泌尿及男性生殖系统感染与炎症

名誉主编 | 黄 健 张 旭

主 编 | 郑军华 陈 山

副主编 | 乔庐东 李恭会 高振利 王养民 吴文起

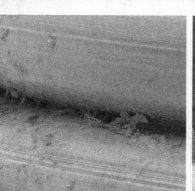
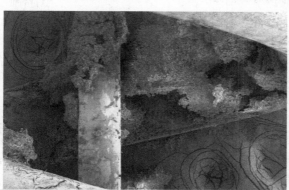
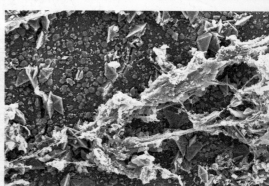

人民卫生出版社

·北 京·

图书在版编目（CIP）数据

泌尿及男性生殖系统感染与炎症 / 郑军华，陈山主编 . —北京：人民卫生出版社，2022.9
ISBN 978-7-117-33250-7

Ⅰ. ①泌…　Ⅱ. ①郑…②陈…　Ⅲ. ①泌尿系统疾病–诊疗②男性生殖器疾病–诊疗　Ⅳ. ①R69

中国版本图书馆 CIP 数据核字（2022）第 107997 号

| 人卫智网 | www.ipmph.com | 医学教育、学术、考试、健康，购书智慧智能综合服务平台 |
| 人卫官网 | www.pmph.com | 人卫官方资讯发布平台 |

泌尿及男性生殖系统感染与炎症
Miniao ji Nanxing Shengzhi Xitong Ganran yu Yanzheng

主　　编：郑军华　陈　山
出版发行：人民卫生出版社（中继线 010-59780011）
地　　址：北京市朝阳区潘家园南里 19 号
邮　　编：100021
E - mail：pmph @ pmph.com
购书热线：010-59787592　010-59787584　010-65264830
印　　刷：北京盛通印刷股份有限公司
经　　销：新华书店
开　　本：889×1194　1/16　印张：35
字　　数：939 千字
版　　次：2022 年 9 月第 1 版
印　　次：2022 年 10 月第 1 次印刷
标准书号：ISBN 978-7-117-33250-7
定　　价：208.00 元

打击盗版举报电话：010-59787491　E-mail：WQ @ pmph.com
质量问题联系电话：010-59787234　E-mail：zhiliang @ pmph.com
数字融合服务电话：4001118166　E-mail：zengzhi @ pmph.com

编 委 （按姓氏笔画排序）

王　毅（中国医科大学附属第一医院）

王春阳（哈尔滨医科大学附属第一医院）

王养民（西安长安医院）

王炳卫（广东省第二人民医院）

王慎鸿（浙江中医药大学附属第一医院
　　　　浙江省中医院）

古炽明（广东省中医院）

史本康（山东大学齐鲁医院）

史涛坪（中国人民解放军总医院）

邢毅飞（华中科技大学同济医学院附属
　　　　协和医院）

权昌益（天津医科大学第二医院）

吕逸清（上海交通大学附属儿童医院
　　　　上海市儿童医院）

乔庐东（首都医科大学附属北京同仁医院）

刘　犇（浙江大学医学院附属第一医院）

刘同族（武汉大学中南医院）

刘余庆（北京大学第三医院）

许云飞（上海市第十人民医院）

许长宝（郑州大学附属第二医院）

杜　震（首都医科大学附属北京同仁医院）

李　岩（山东大学齐鲁医院）

李恭会（浙江大学医学院附属邵逸夫医院）

杨　波（北京大学人民医院）

杨为民（华中科技大学同济医学院附属
　　　　同济医院）

吴　芃（南方医科大学南方医院）

吴文起（广州医科大学附属第二医院）

吴吉涛（烟台毓璜顶医院）

汪小明（广西医科大学第二附属医院）

张　凯（北京大学第一医院）

张　勇（首都医科大学附属北京天坛医院）

张　鹏（首都医科大学附属北京朝阳医院）

陈　山（首都医科大学附属北京同仁医院）

陈　明（东南大学附属中大医院）

陈恕求（东南大学附属中大医院）

陈敏丰（中南大学湘雅医院）

邵　怡（上海市第一人民医院）

果宏峰（北京大学吴阶平泌尿外科中心）

周仕轶（成都中医药大学基础医学院）

庞　然（中国中医科学院广安门医院）

郑　波（北京大学第一医院 北京大学临床
　　　　药理研究所）

郑军华（上海交通大学医学院附属仁济医院）

赵建华（上海中医药大学曙光医院）

胡卫国（清华大学附属北京清华长庚医院）

钟　山（复旦大学附属华山医院）

倪少滨（哈尔滨医科大学附属第一医院）

高　瞻（中国中医科学院西苑医院）

高文喜（湖北省中医院）

高振利（烟台毓璜顶医院）

梅红兵（深圳市第二人民医院 深圳大学
　　　　第一附属医院）

崔　亮（北京大学民航临床医学院
　　　　民航总医院）

董永超（四川宝石花医院）

程　帆（武汉大学人民医院）

魏金星（郑州大学第一附属医院）

编 者 （按姓氏笔画排序）

王　毅（中国医科大学附属第一医院）

王春阳（哈尔滨医科大学附属第一医院）

王养民（西安长安医院）

王炳卫（广东省第二人民医院）

王晓甫（郑州大学附属第二医院）

王慎鸿（浙江中医药大学附属第一医院
　　　　浙江省中医院）

古炽明（广东省中医院）

史本康（山东大学齐鲁医院）

史涛坪（中国人民解放军总医院）

邢毅飞（华中科技大学同济医学院附属
　　　　协和医院）

权昌益（天津医科大学第二医院）

吕逸清（上海交通大学附属儿童医院
　　　　上海市儿童医院）

乔庐东（首都医科大学附属北京同仁医院）

刘　犇（浙江大学医学院附属第一医院）

刘同族（武汉大学中南医院）

刘宇保（清华大学附属北京清华长庚医院）

刘余庆（北京大学第三医院）

刘昌伟（郑州大学附属第二医院）

许云飞（上海市第十人民医院）

许长宝（郑州大学附属第二医院）

杜　震（首都医科大学附属北京同仁医院）

李　岩（山东大学齐鲁医院）

李恭会（浙江大学医学院附属邵逸夫医院）

杨　波（北京大学人民医院）

杨为民（华中科技大学同济医学院附属
　　　　同济医院）

吴　芃（南方医科大学南方医院）

吴文起（广州医科大学附属第二医院）

吴吉涛（烟台毓璜顶医院）

宋海峰（清华大学附属北京清华长庚医院）

汪小明（广西医科大学第二附属医院）

张　凯（北京大学第一医院）

张　勇（首都医科大学附属北京天坛医院）

张　鹏（首都医科大学附属北京朝阳医院）

张建忠（首都医科大学附属北京朝阳医院）

陈　明（东南大学附属中大医院）

陈恕求（东南大学附属中大医院）

陈敏丰（中南大学湘雅医院）

邵　怡（上海市第一人民医院）

果宏峰（北京大学吴阶平泌尿外科中心）

周　飞（首都医科大学附属北京朝阳医院）

周仕轶（成都中医药大学基础医学院）

庞　然（中国中医科学院广安门医院）

郑　波（北京大学第一医院　北京大学临床
　　　　药理研究所）

赵建华（上海中医药大学曙光医院）

胡卫国（清华大学附属北京清华长庚医院）

钟　山（复旦大学附属华山医院）

顾坚毅（上海中医药大学曙光医院）

倪少滨（哈尔滨医科大学附属第一医院）

高　瞻（中国中医科学院西苑医院）

高文喜（湖北省中医院）

梅红兵（深圳市第二人民医院
　　　　深圳大学第一附属医院）

崔　亮（北京大学民航临床医学院
　　　　民航总医院）

董永超（四川宝石花医院）

程　帆（武汉大学人民医院）

褚校涵（郑州大学附属第二医院）

樊长晖（郑州大学附属第二医院）

魏金星（郑州大学第一附属医院）

主编简介

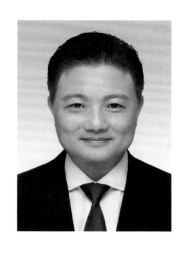

郑军华，主任医生，二级教授，博士生导师。现任上海交通大学医学院仁济医院党委书记，上海世博展览馆方舱医院和新国际博览中心方舱医院院长、总指挥，国家卫生健康委药事管理与药物治疗学委员会副主任委员，中华医学会泌尿外科专科分会副主任委员，中华医学会泌尿外科分会感染炎症学组组长，上海市医学会泌尿外科专科分会主任委员，上海市医院协会理事兼医疗质量安全管理委员会副主任委员。被评为国家卫生健康突出贡献中青年专家，上海市领军人才，上海市优秀学术带头人，上海市卫生系统优秀学科带头人，全国优秀党员，全国抗疫先进个人，上海市最美科技工作者，上海市先进工作者，国务院特殊津贴和吴阶平泌尿外科医学奖获得者。以第一完成人获得国家教育部科技进步奖一等奖1项，上海市科技进步奖二等奖2项，上海市医学科技奖二等奖3项，以第六完成人获得国家科技进步奖二等奖1项。

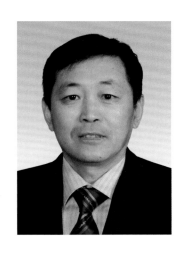

陈　山，教授、硕士生导师，首都医科大学附属北京同仁医院泌尿外科主任医师。兼任中华医学会泌尿外科学分会感染学组名誉组长、中国泌尿感染与炎症防治联盟顾问、北京医学会泌尿外科学分会副主任委员、中国抗癌协会泌尿男生殖系肿瘤专业委员会常务委员、北京医师协会泌尿外科医师分会副会长、《中华外科杂志》编委、《中华泌尿外科杂志》编委、《现代泌尿生殖肿瘤杂志》编委、《现代泌尿外科杂志》编委、《临床泌尿外科杂志》编委。在膀胱肿瘤的综合治疗和泌尿系统感染方面有较高的造诣，在国内较早开展泌尿外科腹腔镜手术（如腹腔镜肾癌根治术、腹腔镜前列腺癌根治术、腹腔镜肾上腺手术、经尿道膀胱、前列腺手术等）。

序

中华医学会泌尿外科学分会（Chinese Urological Association，CUA）于 2007 年组建专家队伍开始编写《泌尿系感染诊断治疗指南》，在此基础上，2010 年 2 月成立感染与炎症学组筹备组。2019 年 6 月，中华医学会泌尿外科学分会感染与炎症学组正式成立。

借着国家加强抗菌药物规范化合理应用等相关政策的东风，发展至今，中华医学会泌尿外科学分会感染与炎症学组队伍逐渐壮大，所获成绩显著。感染与炎症学组第一任组长为首都医科大学附属北京同仁医院陈山教授，时任中华医学会泌尿外科学分会秘书长，他在国内启动了《泌尿系感染诊断治疗指南》编写工作，并组织在多个泌尿外科抗感染领域进行多中心研究，结束了国内泌尿外科抗感染领域没有自己的多中心研究数据的现状。感染与炎症学组现任组长上海交通大学附属仁济医院郑军华教授，为中华医学会泌尿外科学分会副主任委员、上海市医学会泌尿外科分会主任委员，荣获全国抗击新冠肺炎疫情先进个人、全国优秀共产党员等称号，对中华医学会泌尿外科学分会感染与炎症学组的发展壮大做出卓越的贡献。在郑军华教授的带领下，中华医学会泌尿外科学分会感染与炎症学组再接再厉，起草发表了国内泌尿外科感染领域多篇专家共识和专家意见，逐步规范国内泌尿外科医生对泌尿外科感染性疾病的诊疗行为。

这本《泌尿及男性生殖系统感染与炎症》集国内 50 余位专家和教授在总结历年临床诊疗实践，广泛收集文献，参考国内外学术专著及最新的学术进展，特别是在中国的循证医学证据和研究成果基础上编著而成。全书共涵盖 11 篇 50 余章，内容科学性强、创新性强、专业性强，并具有较好的可阅读性、可参考性及可推广性，可以使读者对泌尿及男性生殖系统感染与炎症有更全面、更深入的了解。书中除了讲解临床常见的病种之外，对一些少见的、罕见的泌尿系统感染与炎症也有专业阐述，这些知识对于广大临床医生的临床诊断过程是非常重要的。该专著对泌尿外科医生及相关学科医务人员均具有很好的实用价值，可帮助其建立科学的临床诊断流程，做出正确诊疗决策，解决临床实践问题。

值建党百年华诞、中华医学会泌尿外科学分会成立 40 周年之际，CUA 将继续坚持中华医学会提出的"爱国为民、崇尚学术、弘扬医德、竭诚服务"理念。在中华医学会的引领和支持下，凝心聚力、实干创新、开拓进取，为中华医学会的持续繁荣发展、为践行健康中国战略、为实现伟大"中国梦"贡献泌尿外科人的智慧与力量。

中华医学会泌尿外科学分会主任委员

中华医学会泌尿外科学分会候任主任委员

2021 年 8 月

前　言

　　2019年出版的《吴阶平泌尿外科学》是在中华医学会泌尿外科学分会专业委员会全体委员的共同努力下编写的泌尿外科临床专业著作。此专著中有一章节是泌尿及男性生殖系统感染与炎症,引起了泌尿外科及相关医务人员的广泛关注,同时也反映出大家在泌尿及男性生殖系统感染与炎症方面,还存在很多问题和疑惑,特别是在诊断和治疗方面,仍然存在较大的困难。

　　此次编写的《泌尿及男性生殖系统感染与炎症》这本专著,正是考虑到《吴阶平泌尿外科学》相关内容篇幅有限,在广大医务工作人员的呼吁下产生的。本专著由50余位作者在总结历年临床诊疗实践经验,广泛收集文献,参考国内外专著及最新的学术进展,特别是中国的循证医学证据和研究成果基础上进行编著,共涵盖11篇50余章。本专著科学性强、创新性强和专业性强,并具有较好的可阅读性、可参考性及可推广性。

　　2021年是中国共产党建党100周年。100年风雨兼程,世纪沧桑巨变,伟大的中国共产党穿越血与火的历史烟云,历经建设和改革的风雨洗礼,带领中国人民走上了实现民族伟大复兴中国梦的新征程。

　　2021年同时也是我们中华医学会泌尿外科学分会成立40周年。40年以来,经过几代人的努力,中国泌尿外科事业不断发展壮大,中华医学会泌尿外科学分会已经成为学科现代化、管理科学化、发展国际化的专业学术团体,成为推进我国泌尿外科事业发展的核心力量和国际泌尿外科大家庭的重要一员。

　　这本专著是向伟大的中国共产党成立100周年和中华医学会泌尿外科学分会成立40周年的献礼!本专著是泌尿外科及相关学科的工具书或参考书。我们衷心希望本专著能够成为一本经典的书、一本经得起历史考验的书、一本专科医生培养过程中不可缺少的书。

　　感谢为本专著做出贡献的国内始终关注泌尿系统感染和炎症领域并奋斗在临床第一线的各位编委,特别感谢乔庐东教授作为副主编做出的突出贡献!相信通过大家的共同努力,一定会进一步提高广大医务工作者对泌尿及男性生殖系统感染与炎症的诊疗水平,惠及广大患者。

　　本专著主要由泌尿外科临床专家撰写,工作量大,难免有这样或那样的纰漏,望广大读者给予批评指正。

2021年8月20日

目 录

第一篇

总 论

第一章 泌尿系统感染基本概况 2
第一节 概述 2
第二节 泌尿系统感染定义及流行病学特点 2
第三节 泌尿系统感染发病机制 4
第四节 泌尿系统感染分类及临床评估 13
第五节 泌尿系统感染常用检查方法 23
第六节 泌尿系统感染诊断、鉴别诊断、治疗原则及预后 36

第二章 尿路细菌微生态学 41
第一节 概述 41
第二节 正常尿路微生态 42
第三节 疾病状态下尿路细菌微生态的变化 45

第三章 尿路病原菌和抗菌药物耐药 51
第一节 概述 51
第二节 泌尿及男性生殖系统常见病原菌 52
第三节 非复杂性、社区获得性尿路感染的病原菌 53
第四节 复杂性、医院获得性尿路感染病原菌 54
第五节 泌尿及男性生殖系统感染常见非典型病原体 56
第六节 细菌耐药机制 59
第七节 尿路感染常见的多重耐药菌 60

第四章 泌尿及男性生殖系统感染抗菌治疗 68
第一节 概述 68

第二节　泌尿及男性生殖系统感染治疗的常用抗菌药物 ································· 69

第三节　特殊情况下抗菌药物使用 ··· 82

第四节　抗菌药物附加损害 ··· 87

第五节　抗菌药物管理 ·· 88

第六节　临床抗菌药物使用原则和策略 ·· 91

第七节　其他抗菌疗法 ·· 97

第二篇

泌尿系统非特异感染

第一章　膀胱感染性疾病 ··· 106

第一节　概述 ··· 106

第二节　急性非复杂性膀胱炎 ·· 107

第三节　复杂性膀胱感染 ··· 112

第四节　无症状菌尿 ·· 114

第五节　复发性尿路感染 ··· 118

第二章　肾脏感染性疾病 ··· 125

第一节　概述 ··· 125

第二节　急性肾盂肾炎 ··· 126

第三节　慢性肾盂肾炎 ··· 128

第四节　急性局灶性或多灶性细菌性肾炎 ··· 130

第五节　气肿性肾盂肾炎 ··· 132

第六节　肾脓肿 ·· 134

第七节　肾积水合并感染性肾盂肾炎 ·· 136

第八节　肾周脓肿 ·· 138

第九节　黄色肉芽肿性肾盂肾炎 ··· 140

第三章　妊娠患者尿路感染 ·· 143

第一节　概述 ··· 143

第二节　妊娠患者无症状菌尿 ·· 144

第三节　妊娠患者急性膀胱炎 ·· 146

第四节　妊娠患者急性肾盂肾炎 ··· 147

第四章　复杂性尿路感染 ··· 151

第一节　概述 ··· 151

第二节　复杂性尿路感染的诊断与治疗 ……………………………………………… 154

第三节　临床常见复杂性尿路感染 ………………………………………………… 159

第五章　尿路导管及植入物相关的感染 ……………………………………………… 187

第一节　概述 ……………………………………………………………………… 187

第二节　导尿管相关感染的定义及流行病学 ……………………………………… 188

第三节　导尿管相关尿路感染的形成机制和抗菌药物耐药性 …………………… 189

第四节　导尿管材质及其与尿路感染的关系 ……………………………………… 192

第五节　导尿管留置方式与感染的关系 …………………………………………… 196

第六节　导尿管相关尿路感染的预防 ……………………………………………… 197

第七节　输尿管支架相关的尿路感染 ……………………………………………… 198

第八节　泌尿外科植入物相关感染 ………………………………………………… 200

第六章　尿源性脓毒症 …………………………………………………………………… 205

第一节　概述 ……………………………………………………………………… 205

第二节　定义及流行病学 ………………………………………………………… 205

第三节　临床表现 ………………………………………………………………… 206

第四节　诊断 ……………………………………………………………………… 207

第五节　治疗 ……………………………………………………………………… 209

附　尿源性脓毒症病例分析 ……………………………………………………… 212

第三篇

泌尿系统特异性感染

第一章　泌尿系统真菌感染 ……………………………………………………………… 220

第二章　泌尿及男性生殖系统寄生虫感染 …………………………………………… 226

第一节　概述 ……………………………………………………………………… 226

第二节　泌尿及男性生殖系统丝虫病 ……………………………………………… 226

第三节　泌尿及男性生殖系统滴虫病 ……………………………………………… 231

第四节　泌尿及男性生殖系统血吸虫病 …………………………………………… 233

第五节　泌尿及男性生殖系统阿米巴病 …………………………………………… 237

第六节　泌尿及男性生殖系统包虫病 ……………………………………………… 239

第三章　泌尿生殖系统结核 …………………………………………………………… 244

第一节　概述 ……………………………………………………………………… 244

第二节　泌尿系统结核 ··· 247

第三节　肾结核对侧肾积水 ··· 264

第四节　男性生殖系统结核 ··· 267

第四篇

儿童尿路感染

第一章　流行病学和病因学 ··· 274

第二章　分类及临床表现 ··· 278

第三章　检查及诊断 ·· 281

第四章　治疗 ··· 285

第五篇

男性生殖系统感染

第一章　前列腺炎 ··· 292

第一节　概述、定义和分类 ··· 292

第二节　急性细菌性前列腺炎及前列腺脓肿 ·············· 293

第三节　慢性细菌性前列腺炎 ····································· 295

第四节　慢性前列腺炎/慢性骨盆疼痛综合征 ············ 300

第二章　其他男性生殖系统感染 ··································· 309

第一节　包皮龟头炎及阴茎炎性疾病 ························· 309

第二节　附属性腺感染 ··· 312

第三节　Fournier 坏疽 ·· 330

附　经典病例分析 ··· 333

第六篇

膀胱炎症性疾病

第一章　间质性膀胱炎 / 慢性膀胱疼痛综合征 ·· 342
　第一节　概述 ··· 342
　第二节　流行病学 ··· 345
　第三节　诊断 ··· 345
　第四节　组织病理学特点 ·· 352
　第五节　临床表现 ··· 352
　第六节　治疗 ··· 353

第二章　腺性膀胱炎 ·· 367
　第一节　概述 ··· 367
　第二节　定义及流行病学 ·· 368
　第三节　病因和发病机制 ·· 368
　第四节　病理生理过程 ··· 369
　第五节　临床表现 ··· 369
　第六节　组织病理学特点 ·· 369
　第七节　诊断及临床分型 ·· 370
　第八节　腺性膀胱炎与膀胱肿瘤的关系 ··· 371
　第九节　治疗 ··· 372

第三章　其他膀胱炎症性疾病 ·· 375
　第一节　概述 ··· 375
　第二节　放射性膀胱炎 ··· 375
　第三节　化学性膀胱炎 ··· 378
　第四节　出血性膀胱炎 ··· 379
　第五节　膀胱白斑 ··· 382
　第六节　膀胱淀粉样变 ··· 384
　第七节　嗜酸性膀胱炎 ··· 385
　第八节　皮革性膀胱炎 ··· 387

第七篇

性传播疾病

第一章　淋病···394

第二章　非淋菌性尿道炎···397

第三章　梅毒···400

第四章　软下疳···406

第五章　性病性淋巴肉芽肿···408

第六章　生殖器疱疹···410

第七章　尖锐湿疣···413

第八章　获得性免疫缺陷综合征···417

第九章　鲍恩样丘疹病···427

第十章　生殖器念珠菌病···430

第八篇

泌尿外科操作及手术相关尿路感染

第一章　概述···434

第二章　卫生宣教···435

第三章　环境管理和传播防范···437

第四章　内镜的灭菌与消毒···439

第五章　术前患者评估 …………………………………………………………………… 441

第六章　围手术期抗菌药物预防 ………………………………………………………… 444

第七章　泌尿系统结石内镜治疗的抗菌药物预防 ……………………………………… 449

第八章　经直肠前列腺穿刺术感染的控制策略及抗菌药物预防 ……………………… 452

第九篇

泌尿及男性生殖系统感染与肿瘤

第一章　膀胱慢性炎症与膀胱癌 ………………………………………………………… 458

第二章　前列腺炎与前列腺增生及前列腺癌 …………………………………………… 465

第三章　病毒感染与前列腺癌 …………………………………………………………… 473

第十篇

中医药方法治疗泌尿及男性生殖系统感染与炎症

第一章　泌尿及男性生殖系统感染与炎症中西医结合诊断治疗沿革 ………………… 484

第二章　中医药方法治疗泌尿及男性生殖系统感染与炎症原则与方法 ……………… 492

第三章　中医药方法治疗泌尿及男性生殖系统感染与炎症常用方剂 ………………… 496

第四章　急性肾盂肾炎 …………………………………………………………………… 500

第五章　慢性肾盂肾炎 …………………………………………………………………… 502

第六章　急性前列腺炎 …………………………………………………………………… 504

第七章　慢性前列腺炎 / 慢性骨盆疼痛综合征 ………………………………………… 507

第八章　附睾炎、睾丸炎、精囊炎 ·· 511
　　第一节　附睾炎、睾丸炎 ··· 511
　　第二节　精囊炎 ··· 513

第九章　尿道炎 ·· 516

第十章　间质性膀胱炎 ·· 519

第十一章　放射性膀胱炎 ·· 521

第十二章　腺性膀胱炎 ·· 523

第十三章　非复杂性尿路感染 ·· 526
　　第一节　急性非复杂性膀胱炎 ·· 526
　　第二节　反复发作性膀胱炎 ·· 528

第十一篇

泌尿系统感染领域展望及新进展

第一篇

总　论

第一章　泌尿系统感染基本概况

第一节　概　　述

　　泌尿系统感染也称尿路感染。在感染性疾病中,其发病率仅次于呼吸道感染,可发生于各个年龄段的人群中,如儿童期尿路感染、伴随性生活发生率逐渐增加的急性膀胱炎、伴随绝经期激素水平变化出现的反复发作的尿路感染、糖尿病相关尿路感染以及高龄人群出现的各种合并疾病、与留置导尿管等相关的尿路感染等,涉及各级医疗机构的泌尿外科、老年科室以及其他临床各专业科室。对尿路感染而言,根据不同的目的有不同的分类方法,也因此造成了临床医师对尿路感染诊断和治疗的混乱。相对于肿瘤等领域,近些年来国内在尿路感染领域的创新性研究较少,很多尿路感染发生机制、临床治疗、感染复发的预防等方面突破性研究很少,因此在尿路感染的治疗上没有质的变化。抗菌药物的大量使用和不合理应用,导致尿路感染常见病原菌对临床常用抗菌药物耐药性增加,多重耐药细菌比例增加,给临床治疗带来进一步的困难。

　　本章将深入地阐述尿路感染的基本定义、临床常用分类方法、流行病学特点、发病机制、泌尿外科细菌生物膜等机制方面进行,并对尿路感染的临床表现、常用检查方法、诊断治疗原则、鉴别诊断等临床问题进行讨论。

（乔庐东　编　郑波　审）

第二节　泌尿系统感染定义及流行病学特点

一、泌尿系统感染的定义

（一）基本定义

　　1. 泌尿系统感染　　又称尿路感染(urinary tract infection,UTI),是肾脏、输尿管、膀胱和尿道等泌尿系统各个部位感染的总称。

　　2. 尿路感染　　是尿路上皮对细菌等病原体侵入的炎症反应,通常伴随有尿液病原体检测阳性(细菌性尿路感染为细菌尿)和脓尿。

3. 细菌尿 尿液中有细菌出现即称为细菌尿(简称菌尿)。细菌尿可以是有症状的,也可以是无症状的(无症状菌尿)。细菌尿定义本身包括了尿道、尿道口、尿路导管等部位的细菌定植,也包括了污染,临床根据标本采集方式不同而应用不同的"有意义的细菌尿"计数来表示尿路感染。

4. 脓尿 尿中存在白细胞,通常表示感染和尿路上皮对细菌入侵的炎症应答。脓尿可以发生于尿路感染,也可发生于尿路非感染性疾病(尿路结石、留置的尿路导管等)引发的尿路炎症反应。国内常使用脓细胞(炎症时白细胞发生变异或已残缺,其外形变得不规则、结构不清,称为脓细胞)来定义,实际上尿标本室温久置后,因 pH、渗透压等改变,白细胞也可产生退行性变,难与脓细胞区别,所以白细胞和脓细胞在尿中出现的临床意义相同。

细菌尿和脓尿的关系:细菌尿和脓尿是完全不同的两个概念,临床上可以同时出现,也可以单独出现,代表着患者不同的临床状况。细菌尿不伴有脓尿通常意味着细菌定植,脓尿不伴有细菌尿可能为尿路结石、肿瘤、尿路导管刺激等。二者同时存在时,还要考虑患者的症状以及临床实际需求以决定是否需要抗菌药物治疗。

(二)临床分类中涉及的定义

1. 按感染发生时的尿路状态分类 可分为非复杂性尿路感染和复杂性尿路感染。

(1)非复杂性尿路感染

1)非复杂性膀胱炎:急性、偶发性或复发性膀胱炎,仅限于无已知尿路相关解剖和/或功能异常的非妊娠妇女。

2)非复杂性肾盂肾炎:限于非妊娠,绝经前,无已知泌尿系统解剖或功能异常或合并症的女性的肾盂肾炎。

(2)复杂性尿路感染:指尿路感染患者存在与宿主相关的因素(如糖尿病或免疫抑制)或与尿路相关的特定解剖或功能异常(如尿路梗阻、逼尿肌功能障碍导致的膀胱排空不全等),导致其感染比非复杂性感染更难以根除。对复杂性尿路感染新观点还建议考虑由多重耐药菌引起的感染。复杂性尿路感染的定义涉及广泛的潜在疾病,因此患病人群具有显著异质性。

2. 按感染部位分类 可分为上尿路感染(输尿管开口以上尿路部分感染)和下尿路感染(输尿管开口以下尿路部分感染)。

3. 基于解剖水平的感染定义分类 可分为膀胱炎、肾盂肾炎(急性肾盂肾炎和慢性肾盂肾炎)、男性生殖系统感染(细菌性前列腺炎、附属性腺等部位的感染)、泌尿或男性生殖系统感染引发的血流感染(包括尿源性脓毒症)等相应部位感染。

4. 依据两次感染之间的关系分类 可以分为孤立或散发感染(isolated or sporadic infection)和反复发作性感染(recurrent infection)。孤立或散发感染指患者从未发生过尿路感染或据上次发作间隔时间很长。反复发作性感染可以进一步分为再感染(reinfection)和细菌持续存在(bacterial persistence),再感染指外界细菌再次侵入泌尿系统引起的新的感染;细菌持续存在指复发性感染由存在于泌尿系统中的同一细菌(如泌尿系统结石或前列腺疾病)再次发作产生,也称为复发(relapse)。

5. 依据病原微生物不同的特殊类型 包括非特异性感染(指一般性细菌感染)和特异性感染(指除一般细菌感染之外的其他特殊类型病原体感染,如性传播疾病、泌尿系统结核、真菌感染、血吸虫等寄生虫感染)。

6. 其他 由于感染的病程很难界定,所以除了慢性肾盂肾炎和慢性前列腺炎外,泌尿及男性生殖系统感染通常不用"慢性(如慢性膀胱炎)"一词。

其他与泌尿及男性生殖系统感染有关的定义将在具体章节介绍。

二、泌尿系统感染的流行病学特点

临床常见的尿路感染大多数为细菌感染,概括起来其流行病学特点表现为:

1. 发生率高,对患者生活质量影响大 据统计,全球每年有 1.3 亿 ~1.75 亿人患 UTI,是仅次于呼吸道感染的第二大感染性疾病。据统计,女性一生有 60% 的可能性会患 UTI,每次发作平均症状持续 6.1d,行动受限 2.4d,影响睡眠 0.4d。菌尿发生率随着年龄的增加而增加,研究显示菌尿在 5~14 岁女性儿童中的发生率为 1%,在年轻女性中增加到 4%,以后以每年 1%~2% 的比例递增,到 24 岁时有近 30%的女性会出现症状性尿路感染需要抗菌药物治疗。在 65 岁以上人群中,有 20% 的女性和 10% 的男性出现菌尿,而在医疗机构,尤其是老年患者医疗机构,因为糖尿病、导尿管留置等因素,菌尿、尿路导管相关尿路感染发生率更高,据统计在我国尿路感染占院内感染的 9.39%~50%。

2. 复发率高 对于急性非复杂性下尿路感染,初次发作治愈后的复发是临床上困扰医师和患者的重要问题,临床上将半年内发作 2 次或 1 年内发作 3 次者定义为复发性 UTI（recurrent urinary tract infection,rUTI）。研究表明,约 27% 的泌尿系统感染患者可在 6 个月之内发生再次泌尿系统感染,而 6 个月内 3% 的患者感染发生次数可超过 3 次。其中大多数患者没有需要纠正的尿路异常,但需要长期随访观察,严重影响生活质量。

3. 治疗花费较高 据统计,尿路感染在美国每年产生 16 亿美元的治疗支出。尿路感染是人类健康所面临的严重威胁之一,其重要原因在于治疗尿路感染所造成的抗菌药物使用,会导致细菌耐药性的增加。根据欧洲的统计,每年有 10 500 吨抗菌药物被使用,其中 48% 用于畜牧业而 52% 用于人类;在人类消耗的抗菌药物中,80% 用于非住院患者,其中因尿路感染抗菌治疗使用抗菌药物占很大比例。随着抗菌药物消耗的增加,细菌耐药情况随之增加。欧洲的统计数据显示,每年有 25 000 名患者死于多重耐药细菌感染,因此造成的医疗支出每年超过 150 万欧元。

(乔庐东 编 郑波 审)

第三节 泌尿系统感染发病机制

一、发病机制和毒力因子

(一)感染途径

大多数尿路感染的病原菌从肠道进入尿道,再由尿道上行进入膀胱,病原菌对肠内和尿路上皮黏膜的黏附能力在上行感染中发挥重要作用。这种感染途径在会阴附着粪便或使用涂有杀精子避孕套性交的妇女以及间歇或长期留置导尿管的患者中更为常见。尽管膀胱炎通常局限于膀胱,但约 50% 的感染可以上行至上尿路。临床和实验的证据强烈表明,大多数肾盂肾炎是病原菌由膀胱经输尿管到肾盂和肾实质的逆行上升感染引起的。膀胱炎引起的水肿会导致输尿管膀胱连接处的严重改变,从而产生输尿管膀胱反流。细菌一旦进入输尿管,可以畅通无阻地上行到肾脏。病原菌到达肾盂后,通过肾乳头尖端的集合管进入肾实质,然后通过集合小管继续上行。革兰氏阴性菌及其内毒素、妊娠和输尿管梗阻等影响正常输尿管蠕动功能的因素都会大大增加这种上行感染的发生率。

病原菌通过血行途径感染肾脏在正常个体中较少见,但若发生源自口腔的金黄色葡萄球菌菌血症或合并念珠菌感染,偶尔会导致肾脏的感染。研究表明,上尿路梗阻会增加血行途径感染的发生率。

病原菌通过淋巴管从邻近器官直接延伸到尿路一般仅发生在少数情况,如严重肠道感染或腹膜后脓肿,但很少有证据表明淋巴途径在尿路感染中起着重要的作用。

（二）病原体

大多数尿路感染是由来源于肠道菌群的兼性厌氧菌感染引起的,所以尿路感染本质上是一种内源性感染。此外,尿路感染也可由来源于阴道菌群和会阴部皮肤的表皮葡萄球菌、白念珠菌等所引起。在所有这些病原菌中,大肠埃希菌导致了85%的社区获得性尿路感染和50%的医院获得性尿路感染。其余社区获得性尿路感染则主要由革兰氏阴性变形杆菌、克雷伯菌以及革兰氏阳性粪肠球菌和腐生葡萄球菌引起。医院内感染主要由大肠埃希菌、克雷伯菌、肠杆菌、柠檬酸杆菌、沙雷菌、铜绿假单胞、普罗维登斯菌、粪肠球菌和表皮葡萄球菌引起。较罕见的病原菌如阴道加德纳菌、支原体和解脲脲原体则可能会感染需要间歇或长期留置导尿管的患者。

既往研究中,导致肠外感染的大肠埃希菌可根据多重聚合酶链式反应分为多个种类,其中最常见的尿路致病性大肠埃希菌（uropathogenic escherichia coloi,UPEC）位于B2组别。其中,序列类型为ST131的大肠埃希菌特别值得注意,其引起的尿路感染可迅速进展为多重耐药。最近一项基于地理差异的ST131分离株的研究表明,其中一种大约在10年内出现的ST131亚型H30,是多重耐药大肠埃希菌感染的主要类别,与尿路感染的复发和败血症的发生高度相关。

能引起症状的厌氧菌尿路感染十分少见。然而,在远端尿道、会阴部和阴道通常有厌氧菌定植。在有临床症状的尿路感染中,尿培养只有厌氧微生物阳性的情况罕见。但是对于有膀胱刺激征的患者,如果镜下发现离心尿中存在球菌或革兰氏阴性杆菌,且常规尿培养需氧菌为阴性,需要考虑是否存在厌氧菌感染。厌氧菌感染经常出现在泌尿生殖系统的化脓性感染中。一项男性泌尿生殖系统化脓性感染的研究表明,88%的阴囊、前列腺和肾周脓肿存在厌氧菌感染。

（三）毒力因子

病原菌的毒力因子在决定病原菌能否侵入尿路过程中发挥关键作用,并与感染的严重程度密切相关。通常认为,起源于肠道的致病菌,如UPEC,不但可以偶然引起尿路感染,还可以通过表达具有黏附功能的毒力因子引起尿路感染。在复发性尿路感染患者的尿液中可以发现病原菌上有相同的毒力因子。最近一项关于UPEC基因组分析的研究表明,其存在假定的分子伴侣系统基因和发挥黏附素、毒素、蛋白酶、侵袭素、血清抗性因子作用的自身转运蛋白基因。Sat是其中一种UPEC特异性自身转运蛋白,其在体外实验中显示能对尿路细胞产生毒性,在小鼠肾脏中引起细胞质空泡化和严重组织损伤。溶血素是另一种毒素,能对宿主细胞的细胞膜形成孔状损伤。最近的数据显示,UPEC还能够中和溶酶体,这种中和作用被溶酶体膜瞬时受体电位黏脂蛋白3（transient receptor potential mucolipin 3,TRPML3）所感知,激活直接分泌含有UPEC的溶酶体途径。

病原菌黏附于阴道和尿路上皮细胞是引起尿路感染的关键步骤,黏附作用与病原菌的黏附特性和上皮细胞的接受特性相关。UPEC能表达大量黏附到尿路组织的黏附素。其中最主要的一种黏附素就是菌毛。一个典型的有菌毛的细胞可含有100~400个菌毛。1个菌毛通常直径为5~10nm,长约$2\mu m$,主要由菌毛蛋白构成。根据其介导的不同红细胞血凝反应的能力,菌毛分为不同的类型,其中最常见的为1型菌毛和P菌毛。P菌毛是引起肾盂肾炎的主要毒力因子,由11种基因编码组成肾盂肾炎相关菌毛（pilus associated with pyelonephritis,pap）A~K,其中papG能与肾盂黏膜上的糖脂 α-gal-1-4-β-gal 受体黏附。1型菌毛在非致病性和致病性大肠埃希菌中均有表达。它可以介导豚鼠红细胞的血凝反应,由于甘露糖可以抑制1型菌毛活性,所以1型菌毛也被称为甘露糖敏感性血凝素（mannose-sensitive hemagglutinin,MSHA）。尿路感染患者尿液分析和动物模型研究显示,1型菌毛作为毒力因子引起尿路感染的能力是明确的。1 型菌毛长 1~3μm,直径约 7nm,包含菌毛 A(fimbriae A,Fim A)亚单位及 Fim F、Fim G 和 Fim H3 种小亚单位。Fim A 占整个菌毛蛋白的 95% 以上,Fim H 则位于菌毛的尖端,它可与膀胱黏膜上的甘露糖受体结合,从而使细菌在膀胱内立足,生长繁殖,引发感染,所以 UPEC 的菌毛是引起膀胱炎的关键所在。过去曾有人试图以整个菌毛作为抗原制造疫苗,但由于 Fim A 的抗原性多变,即使同一菌种的细菌,菌毛抗原也不同,故疫苗未研制成功。

上皮细胞的接受性在尿路感染发病机制中的作用,最初是在尿液样本中检测大肠埃希菌对阴道上皮细胞和尿路上皮细胞的黏附能力时提出的。研究人员发现,经常复发尿路感染的女性患者阴道上皮细胞接受性更高,大肠埃希菌更容易与之黏附。人体激素对上皮细胞接受性具有一定作用,在绝经后妇女中,低水平雌激素会增加尿路感染的发生率,雌激素替代疗法可以降低尿路病原菌的定植和尿路感染的发生率。一些女性会定期复发尿路感染,也可能与体内激素水平周期性改变影响上皮细胞接受性有关。

膀胱最表层的细胞称为伞状细胞,其表面被水晶状的六角复合物所覆盖,该复合物由 4 种被称为尿空斑蛋白(uroplakin)的膜蛋白(即 UP Ia、UP Ib、UP II 和 UP)III 组成。实验证明,UP Ia 与 UP Ib 可特异性地与表达 1 型菌毛的 UPEC 相黏合。将大肠埃希菌接种于鼠的膀胱后,电子显微镜下可见细菌与黏膜呈单个黏附,有时也呈生物膜菌落状,突变后缺少 Fim H 黏附素的大肠埃希菌则见不到细菌和膀胱黏附的现象。Fim H 介导的细菌与膀胱上皮细胞的黏附是导致尿路感染的一系列事件的初始步骤。在细菌与膀胱上皮细胞黏附后不久,UPEC 迅速侵入膀胱表面细胞,并构建一个生态环境,帮助自身抵抗宿主的天然免疫。一旦侵入细胞内部,UPEC 在胞质中快速生长分裂,形成小的细胞内细菌群落(intracellular bacterial communities,IBCs)。在快速生长的时候,细菌保持其固有的长约 3μm 的杆状结构,以疏松群落的方式在胞质中随意生长。6~8h 后,早期 IBCs 会降低增殖的速率,显著缩短长度至平均约 0.7μm,并形成生物膜样的群落。作为宿主反应的一部分,上皮细胞会大量脱落,将 IBCs 释放到尿液中,清除体内的大量细菌。在 UPEC 感染的患者尿液样本中,充满类似细菌的上皮细胞约占 22%。此外,1 型菌毛可与其他黏附于膀胱壁上的细菌相互作用形成生物膜(生物膜的生物特性和功能将在后面介绍)。

二、宿主防御机制

通过实验动物和志愿者试验,将 10^6~10^7/mL UPEC 接种于受试者膀胱内,9h 后细菌减至 10^3/mL,72h 后细菌全被灭活,说明人体自身的免疫机制具有消除尿中细菌的能力。

在阴道口、尿道周围区域和尿道存在的正常菌落中含有大量微生物,如乳酸杆菌、凝固酶阴性葡萄球菌、棒状杆菌和链球菌等。这些微生物形成了一道对抗致病原菌定植的天然屏障。抗菌剂和杀精子剂会快速削弱正常菌落的定植能力,同时增加上皮细胞对致病菌的接受性。雌激素可以使糖原在阴道细胞内聚集,有利于乳酸杆菌的生长,使阴道 pH 降低,抑制阴道内细菌的繁殖。病原菌突破尿液和膀胱的正常防御机制的能力是其定植在尿道及其周围的关键,也是大多数尿路感染发生的先决条件。

正常人的尿液对病原菌具有抑制作用,尤其是在病原菌数量较少的时候。尿液中发挥抑制作用的因素有渗透压浓度、尿素浓度、有机酸和 pH 等。稀释的尿液,由于其渗透压低,使细胞内的水分增多,故可抑制细菌的生长;而高渗透压、低 pH 尿液对细菌有高度抑制性。大多数抗菌药物在尿液中的活性与局部高尿素和有机酸成分有关。尿液中最重要的抑菌物质可能为 Tamm-Horsfall 蛋白(可简称 T-H 蛋白)。此低分子量蛋白由远端肾曲小管上皮产生,在尿液中含量超过 100mg/mL,可与尿路上皮结合并覆盖其表面。分析 T-H 蛋白的分子结构可发现其含有 UPEC 细菌 1 型菌毛受体,该受体与细菌黏合后,有利于细菌的排出。T-H 蛋白也称为尿调制蛋白(uromodulin),它能增强尿路的局部免疫反应。但在 T-H 蛋白中不含有 P 菌毛受体,P 菌毛菌株容易从尿中分离出来可能与此有关。T-H 蛋白不仅能阻止细菌黏附和菌落形成以及排出尿内细菌,还可以与多核白细胞结合,增强其吞噬能力和免疫功能。此外,许多其他可溶性因子(如抗菌肽、补体、脂钙素 2、溶菌酶、乳铁蛋白)也会被宿主细胞释放到膀胱腔中,这可能会给到达的细菌创造一个不那么友好的环境。可能保护尿路的抗菌肽包括防御素、人类抗菌肽 LL-37 和核糖核酸酶 7,这些分子可能直接发挥抗菌活性,增加先天性免疫细胞招募,或改变尿液环境,使其对尿液中的病原体不利。其他宿主转录调节因子如低氧诱导因子 1α(hypoxia-inducible factor-1α,HIF-1α)也是如此,在对细菌的反应中表达,潜在地促进一氧化氮、抗菌肽和 β- 防御素 2 等先天防御成分的合成。

最新的研究使用第二代脱氧核糖核酸(deoxyribonucleic acid,DNA)测序技术对尿液中的细菌进行定量分析,描绘了正常女性尿液的微生物组。研究人员使用耻骨上穿刺取得的尿液样本进行检测,尿培养阴性的患者样本中却显示存在着各种不同的微生物。尿培养是评估尿路感染的金标准,该研究则展示出一个更复杂的膀胱生态系统。比如,其中一个尿培养大肠埃希菌阳性参与者的 DNA 分析显示,45% 为气球菌,21% 为放线棒菌,而仅有 2% 是大肠埃希菌。

细菌能否在膀胱内存留、繁殖并引起感染,部分取决于膀胱排空的能力,还与膀胱的先天性免疫、获得性免疫和上皮细胞的剥落有关。膀胱或肾脏对感染的先天性免疫应答主要是形成局部炎症。由于膀胱上皮等黏膜屏障反复受到细菌攻击,它们通常对短暂的微生物存在具有耐受性,因此先天性免疫防御是防止感染的关键。先天性免疫应答的发生比获得性免疫应答更为迅速,涉及一系列免疫细胞,如多形核白细胞、中性粒细胞、巨噬细胞、嗜酸性粒细胞、自然杀伤细胞和树突状细胞等。同时,先天性免疫应答通过巨噬细胞、树突状细胞和自然杀伤细胞等促进获得性免疫的建立。宿主对病原体的识别涉及多个病原体相关分子模式受体(pathogen-associated molecular patterns,PAMPs),比如 Toll 样受体(Toll-like receptors,TLRs)。TLR 信号通路可以激活先天免疫应答,而大量病原体可以激活 TLR 信号通路。研究表明,UPEC 通过 TLR 信号通路调控炎症反应,进而增强自身的毒力因子,突破先天性免疫防御,导致最终的感染。UPEC 产生的多糖胶囊抗原,特别是 K2 或 K1 血清型,可能对 UPEC 提供一些保护作用,以防止 UPEC 被宿主根除。此外,含有 1 型菌毛的细菌感染和破坏上皮细胞后会导致其片状脱落。入侵的细菌激活了细胞内的凋亡程序,诱导特异性凋亡酶——胱天蛋白酶(caspase)释放,使细胞凋亡脱落,这也是宿主对病原菌的防御措施之一。至于体液免疫,复发性 UTI 在女性人群中的流行表明,膀胱炎后持久的保护性免疫反应至少在女性亚群体中尚未建立。上尿路 UTI(肾盂肾炎)可能产生更强的血清学反应,尽管尚不清楚所激发的抗体随后是否会到达膀胱以提供预防未来膀胱炎的保护。总体来说,与先天性免疫系统相比,适应性免疫在控制 UPEC 感染方面的重要性仍未得到充分研究。但了解抗 UTI 功能性、适应性免疫的基础可能对复发性 UTI 和疫苗开发有重大意义。

输尿管的正常蠕动是防御尿路感染的重要机制之一。因为输尿管的蠕动可机械性地防止细菌的黏附。如果输尿管的蠕动失常,膀胱输尿管反流、妊娠时输尿管肾积水等引起的输尿管梗阻都将促进感染的发生。细菌产生的脂多糖(lipopolysaccharide,LPS)及某些钙离子载体均可抑制输尿管平滑肌的收缩,促进感染的发生。实验研究表明,输尿管如无梗阻,则血行感染很难引起肾脏感染,通过输尿管的保护功能可将已种植在肾脏内的细菌排出体外。

三、性别、免疫、遗传等影响尿路感染发生的易感因素

(一) 性别与年龄

人的一生中从新生儿到老年均可发生尿路感染。有研究显示,1 000 例婴儿采用膀胱穿刺法做尿检查,发现约 1% 的婴儿有细菌尿,男性多于女性,这时期的尿路感染是全身严重感染的一部分。在学龄

前儿童中,女孩尿路感染发生率10倍于男孩,常伴有梗阻性及神经性病变,故对学龄前儿童患者,应进行全面的尿路检查。学龄前女孩细菌尿的发生率为1.2%,而同年龄组的男孩则仅为0.03%。女性的细菌尿随着年龄的增长逐渐增高,约每10年增加1%,60~70岁人群发病率高达10%。女性的发病率进入生育期后,因为性行为导致的尿路感染明显增高。学龄前有尿路感染病史者,妊娠后细菌尿发生率可高达63.8%。围绝经期妇女阴道微生物菌群的变化可能会增加发生尿路感染的风险,因此影响绝经后妇女膀胱排空的机械和生理因素对于绝经后妇女很重要。男性患者发生尿路感染多与畸形、梗阻和前列腺炎有关,故不论年龄大小均应做全面的尿路检查,老年患者则应考虑良性前列腺增生。引起尿路感染的病原菌类型也受到患者性别和年龄的影响,比如,腐生葡萄球菌在年轻、性活跃的女性中可引起10%的人发生下尿路感染,而很少引起男性和老年人感染。

(二)梗阻与异物

在任何解剖水平阻碍尿流的梗阻都会增加宿主尿路感染的发生率,包括泌尿系统中有结石或异物(如输尿管支架)以及与神经源性膀胱相关的疾病。梗阻导致的尿流停止能促进细菌的生长和提高其黏附到尿路上皮细胞的能力。在动物血源性尿路感染的模型研究中,输尿管结扎降低了肾脏对感染的抵抗能力。在临床上,一般的膀胱炎或肾盂肾炎在尿路梗阻时可能会威胁患者的生命。尽管梗阻会增加感染的严重程度,但其并不作为感染的诱发因素。比如,拥有大量残余尿的男性患者数年不发生尿路感染,而当放入导尿管后,少量细菌便可能导致严重感染。临时留置导尿管是增加尿路感染风险的主要医学操作,超过80%的医源性感染继发于留置导尿管。将导尿管插入尿道和膀胱会导致宿主释放纤维蛋白原等因子,这些因子会覆盖导管,使包括肠球菌和葡萄球菌属在内的多种病原体能够结合并在导管表面组装生物膜。

(三)膀胱输尿管反流

膀胱输尿管反流(vesicoureteral reflux,VUR)和尿路感染的关系在1960年首次被提出。研究显示,VUR有一定的遗传基础,在同胞儿童中的发病率显著高于一般健康儿童。儿童时期如存在明显的VUR和尿路感染,肾脏会发生进展性损伤,表现为肾脏瘢痕化、蛋白尿和肾衰竭。反流程度较轻时,肾脏损伤会自主恢复或经过治疗后好转。在成人身上,VUR通常不会引起肾功能下降,除非同时发生尿路梗阻和尿路感染。

(四)免疫

尿路同时也是分泌性免疫系统的一部分。在肾盂肾炎发生时,尿液中可以检测到免疫球蛋白G(immunoglobulin G,IgG)和分泌型免疫球蛋白A(secretory immunoglobulin A,SIgA)。在体外实验中,从急性肾盂肾炎患者尿液中提取出的IgG和SIgA可以抑制相同大肠埃希菌对尿路上皮细胞的黏附作用。免疫因素影响尿路易感性的研究在动物和人体实验中取得了一定的进展。研究人员在动物模型实验中发现,P菌毛疫苗可以降低P菌毛大肠埃希菌对尿路上皮细胞的黏附能力并预防急性肾盂肾炎的发生。在人类免疫缺陷病毒(human immunodeficiency virus,HIV)阳性人群中,尿路感染的发生率5倍于正常人群,且更易发生复杂性尿路感染以及尿路感染复发,因此需要更长时间的治疗。

(五)糖尿病

在女性糖尿病患者中,临床有症状或无症状尿路感染的发生率明显高于非糖尿病患者,然而在男性糖尿病患者中没有出现这样的差异。尽管糖尿病患者发生尿路感染通常是无症状的,但糖尿病是发生严重感染的易感因素之一。据报道,即使糖尿病得到很好的控制,无症状菌尿发生频率也会较高。一项随机对照试验(randomized controlled trial,RCT)证明,根除无症状菌尿并不能降低糖尿病患者出现有症状UTI和感染并发症的风险,糖尿病管理不善是有症状UTI和感染并发症的危险因素。

（六）遗传

越来越多的证据表明，遗传因素可能导致 UTI 风险。先天免疫系统方面的遗传变异（包括模式识别受体分子、趋化因子、细胞因子和中性粒细胞活化的遗传变异）与宿主对尿路致病菌的反应至关重要。一项临床研究分别在容易出现无症状菌尿或急性肾盂肾炎的患者中发现了相同的遗传缺陷。无症状菌尿患儿的 TLR4 表达降低。肾盂肾炎高发儿童的中性粒细胞趋化因子受体 1（CXC chemokine receptor 1，CXCR1）表达水平低于对照组，并且在该患者组中发现了新的遗传多态性。这些研究表明，基因控制的免疫机制会影响免疫力和 UTI 易感性。

四、细菌生物膜

细菌生物膜是聚集的微生物和它们的细胞外产物在固体表面形成的集落样结构，是细菌为适应恶劣环境而采取的一种生长方式。人体植入物表面生物膜的形成是一种自然现象，是细菌为了适应环境维持生存而发生的形态以及生理功能的改变，以微菌落为基本单位，包裹于多聚糖、蛋白等物质构成的基质中，形如膜状不可逆地附着于物体表面。细菌生物膜形成对于暂时或永久性人体植入物感染（阴茎假体及人工括约肌，详见相关章节）问题有重要的影响。

（一）细菌生物膜形成

生物膜形成通常分为 3 步：

1. 调节膜形成　这一步的形成来自机体对外来异物的宿主反应。以尿路为例：异物进入尿路与尿液接触，尿液中的 Tamm-Horsfall 糖蛋白、各种离子、多糖及其他成分数分钟内聚集到异物表面，体液中的大分子成分如血清白蛋白、纤维蛋白原、胶原与纤维连接蛋白在细菌微生物到达之前快速在异物表面形成调节膜。调节膜的形成改变了异物的表面特性，使得病原微生物容易在异物表面聚集。

2. 病原微生物的聚集和黏附　这是生物膜形成的第二步。病原微生物黏附于异物表面的能力受到静电力和疏水性的相互作用、离子强度、渗透压和尿 pH 等的影响。其确切的生物学机制仍在研究中。浮游细菌通过释放细胞释放质子和信号分子感知异物平面的存在向异物表面聚集，通过疏水性和静电力的作用黏附于异物表面开始生长繁殖（图 1-1-3-1）。

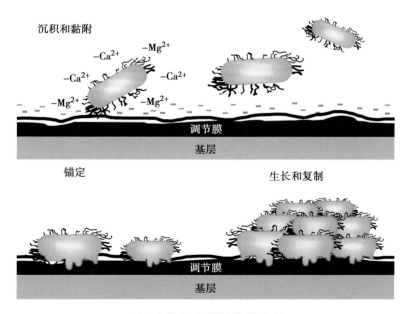

图 1-1-3-1　细菌生物膜形成

3. 表层生物膜结构的形成 此时微生物已经创造了一个躲避抗菌药物和宿主免疫反应的微环境。依菌种不同,微菌落可能由 10%~25% 细菌和 75%~90% 胞外多糖(exopolysaccharide,EPS)基质组成。这些微菌落构成了生物膜的基本单元,并进一步发展形成具有异质性粗糙表面的结构。生物膜通过"水通道"运输必要的营养和氧气,同时内部也通过基因表达分泌化学信号调控细菌密度。生物膜调节细菌群体感应(quorum sensing,QS)即细菌细胞之间通过感受自诱导物来调控细菌群体行为的现象,是细菌调控生物膜形成的重要机制之一。通过信号分子调控基因表达,这种交流可使细菌表达不同的生理行为,包括病原微生物的毒性、对抗菌药物耐药的形成、生物膜的形成与生长等。生物膜的形成与微生物代谢、毒力因子表达等密切相关。群体感应现象与生物膜的形成相互依赖,生物膜提供菌体聚集场所,避免群体感应信号分子的扩散,聚集菌体的群体感应现象为生物膜的形成提供基础。群体感应系统不仅可直接介导细菌生物膜的形成,还可调节胞内第二信使分子水平。

完整的细菌生物膜通常分为:①调节膜,连接到组织或生物材料的表面;②含有密集微生物的基底膜;③表层膜,是最外层,游离的微生物在这里自由活动并扩散于表面(图 1-1-3-2)。

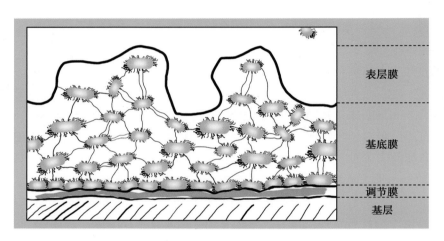

图 1-1-3-2　完整生物膜结构示意图

（二）生物膜细菌的抗菌药物耐药机制

即使在接触抗菌药物的情况下,细菌生物膜仍然会生长,而且抗菌药物的使用基于标本细菌培养,阳性的细菌学结果来自浮游的、自由活动的细菌,但由于细菌生物膜的存在会导致假阴性的细菌培养结果,使得抗菌药物的应用失去指导。由于细胞外基质的阻挡作用,抗菌药物难以穿透生物膜全层,仅能通过杀灭游离细菌而减少生物膜表层细菌的代谢活性而减缓生物膜形成的进程,这是细菌生物膜抗菌药物耐药的外部因素。内部因素则包括生物膜内细菌与生物膜外的游离细菌表型不同降低了对抗菌药物的敏感性,这是由于生物膜内细菌启动基因转变改变了细菌外膜、分子靶点(研究显示会出现 65~80 个蛋白的改变),而表型的改变对细菌耐药起重要作用;同时,生物膜内细菌生长速度缓慢,而很多抗菌药物通常对生长活跃的细菌更敏感,这也增加了生物膜内细菌对抗菌药物耐药性;生物膜内的细菌可以感知外部环境,细菌之间相互传递耐药基因。由于以上原因,生物膜内细菌通常可以在抗菌药物浓度比杀死生物膜外同种游离细菌时高 1 000~1 500 倍的环境中存活。

（三）泌尿外科细菌生物膜感染

1. 尿路导管与细菌生物膜 研究发现,在持续流动的、有细菌存在的人工尿液环境下,铜绿假单胞菌在特氟龙导尿管表面仅需要 6h 就形成了微菌落,24h 就形成了结构完整的生物膜,基本上 2d 就可以在导尿管的内、外腔表面广泛分布。多数情况下,输尿管支架是在无菌环境下被置入的,但仍然不可避免地会出现细菌生物膜形成。在输尿管支架上形成生物膜的细菌种类包括革兰氏阳性菌、革兰氏阴性菌和真菌。因为细菌在生物膜中生长,所以只有 30% 的患者可以发现菌尿,有症状的临床感染发生率则更低。细菌生物膜会堵塞支架的内、外引流通道(图 1-1-3-3),还会改变尿路导管的表面环境,使得尿液中的钙、镁离子沉积,如果合并产尿素酶的细菌(如变形杆菌属、摩根菌属等)感染,分解尿素产生 CO_2 和氨离子,使尿液 pH 升高,在碱性尿环境下与尿液中的钙、镁离子结合,产生感染性结石(图 1-1-3-4),包括碳酸磷灰石和磷酸镁铵结石,引起尿路导管的管腔阻塞,结石的形成又为细菌的进一步繁殖提供保护,形成恶性循环。

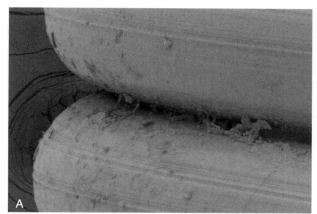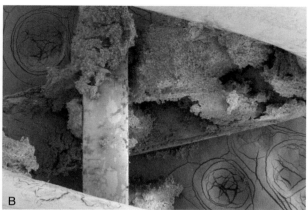

图 1-1-3-3　金属支架表皮葡萄球菌生物膜生长堵塞支架螺旋网及内腔

人们在这一领域做了很多工作,包括在尿路导管上加抗菌药物涂层、镀银涂层等以期通过减少细菌黏附而减少细菌生物膜形成,但由于生物膜形成的第一步是宿主反应,即尿液中纤维蛋白成分形成调节膜,使得这些表面调节功能很快失效。口服抗菌药物对于减少长期置管患者的尿路感染发生几乎无效,而且会诱导细菌耐药。研究显示,掺在导管材质内的控释抗菌药物在置入导管后的 1 周内有减少无症状菌尿发生的作用,但超过 1 周则与对照组没有区别。对镀银涂层导尿管的研究得出了同样的结论,即可以减少 1 周内无症状菌尿的发生率,

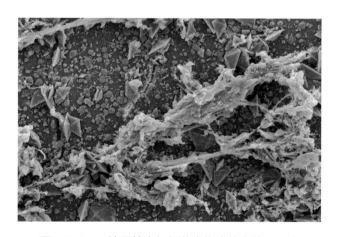

图 1-1-3-4　输尿管支架细菌生物膜伴有结石形成

但尚缺乏长期置管患者研究。亲水涂层的设计源于生物膜形成的第二步,即细菌的黏附需要疏水性,亲水涂层的存在可以减少细菌黏附。临床研究发现,用于间歇清洁自家导尿的带亲水涂层导尿管与普通导尿管相比,使用 1 年内,患者尿路感染的发生率降低 20% 左右,但留置尿路导管 6 周患者的症状性尿路感染的发生率与对照组没有区别。肝素涂层设计也是针对细菌生物膜形成的第二步,即细菌黏附的电荷吸引力。细菌在尿液环境中带负电荷,而肝素本身也带有强烈的负电荷,可以产生对细菌的排斥力,从而减少细菌吸附。但已有的动物实验和临床研究结果显示细菌生物膜生长情况很不确定,临床疗效

仍待进一步研究。磷酰胆碱（phosphorylcholine，PC）支架是近些年研发的输尿管支架工艺，因为PC存在于所有活体细胞的细胞膜中，人红细胞外膜脂质层约占人体总磷酰胆碱脂质的88%，PC高含量是保证血液组织相容性避免血液凝结的原因。而PC支架的原理是将亲脂单体和PC单体与其他共聚单体结合在一起作为输尿管支架的防护表层，从而提高组织相容性，减少纤维蛋白附着和细菌生物膜形成。研究显示，对比普通输尿管支架，留置3个月时，PC支架可以明显减少细菌生物膜形成（普通支架70%，PC支架为30%）。另外一项研究显示，PC支架对比普通支架，梗阻发生率为6.6%∶34%，支架移位发生率为4.4%∶8%，疼痛发生率为13.3%∶19%，UTI发生率为13.1%∶31%。这个结果令人振奋，但样本量小，尚需要大规模临床研究进一步证实其有效性。近年来，有一种低能表面声波（low-energy surface acoustic waves，SAW）被用于导管相关细菌生物膜的治疗，其原理是SAW直接传导至导管表面，可以抑制游离细菌黏附，达到干扰细菌生物膜形成的目的。已有研究显示，对于短期导尿和长达8周的导尿患者，低能SAW均能有效减少细菌生物膜的形成和菌尿的发生。

总体来说，泌尿外科生物材料使用增加说明大家已经认识到生物膜感染的重要性，但目前尿路导管的细菌生物膜感染仍然难以诊断、难以治疗，也缺乏理想的预防措施。未来目标在于发现新的方法诊断和量化生物膜感染、寻找有效的预防机制，以及寻找能有效清除生物膜内细菌的抗微生物制剂和理想的能抑制细菌黏附的表面调节剂。

2. 慢性细菌性前列腺炎与细菌生物膜　有学者对20例既往有明确细菌学证据、应用抗菌药物效果不佳的慢性细菌性前列腺炎患者进行了前列腺穿刺活检或经尿道前列腺电切活检，在60%患者的前列腺组织中发现了和既往发作同样的细菌，这些细菌以生物膜形式牢固地附着在前列腺导管和腺泡壁上。近年来，越来越多的证据显示，细菌生物膜在前列腺慢性感染和炎症迁延不愈中起的重要作用。临床研究发现，慢性细菌性前列腺炎分离出的常见致病菌中，有94%的大肠埃希菌是产生物膜菌株（其中有63%是强产生物膜菌株），分别有75%和15%的革兰氏阴性菌株具有强的和中等的产生物膜能力，革兰氏阳性菌中常见的葡萄球菌分别有46%和36%具有强和中等产生物膜能力。产生物膜菌株感染的患者较非产生物膜细菌感染的前列腺炎患者具有更高的美国国立卫生研究院慢性前列腺炎症状评分（National Institute of Health Chronic Prostatitis Symptom Index，NIH-CPSI）。在接受标准的抗菌药物治疗后的随访中，虽然接近60%的患者细菌学转阴，但NIH-CPSI改善的患者不足10%。

前列腺炎患者的细菌生物膜形成黏附于导管系统的上皮细胞或存在于前列腺的钙化灶内，抗菌药物治疗容易清除游离细菌，但对生物膜内的细菌清除能力有限，细菌持续存在唤醒持续的免疫反应刺激和炎症浸润，导致症状迁延不愈或临床细菌检出困难，使抗菌药物的应用失去指导。目前对于这种状况，临床检测能力有限。而在治疗中，在初始标准疗程抗菌药物治疗失败后，有研究显示使用阿奇霉素和左氧氟沙星或环丙沙星联合用药进行又一个周期的治疗可以取得很好的效果，其中阿奇霉素不仅可以杀灭细菌，同时具有很好的对抗细菌生物膜的作用。

3. 膀胱炎的细胞内细菌群落　大鼠膀胱灌注大肠埃希菌后制作成尿路感染动物模型。取膀胱黏膜标本通过扫描电镜及光学显微镜观察发现，大肠埃希菌感染后2h可见细菌正在穿入膀胱黏膜光滑的表层，6h后在光滑的膀胱上皮表面出现大量包裹在类生物膜结构内的细菌聚集体形成的结节状细菌包涵体结构。进一步研究显示，这些结节状结构并不是固定在宿主细胞的细胞膜上，而是游离在上皮细胞胞质内，表面包含形成正常膀胱上皮细胞光滑表面的膜本体蛋白质，内部包含大量细菌，但这些细菌改变了自身结构，FimH菌毛消失，细菌失去杆状结构而变成均匀一致的球形；球形细胞表面仍然有大量的纤维表达，细菌之间通过这些纤维与细菌包涵体内部的矩阵结构紧密连接在一起，形成稳固的网络样支撑结构。免疫组化染色发现，这些结节状细菌包涵体具有典型大肠埃希菌生物膜形成的重要刺激物——1 型菌毛和抗原 43 的表达以及生物膜基础成分(多糖-蛋白复合物)的表达,证实了这是一个细胞内的生物膜结构。这是人类第一次在上皮细胞内发现生物膜结构,此生物膜结构存在的意义在于急性感染时使得细菌存在于一个稳定的环境中,以应对机体自身免疫机制,避免被吞噬细胞吞噬,并且对抗菌药物治疗产生抵制。有学者将此定义为细胞内细菌群落(IBCs)。IBCs 只产生于表层膀胱上皮细胞,在感染 12h 后,宿主表层细胞脱落时,IBCs 通过激发未知信号通路在形成后数小时内自行消散,内部的细菌变成纤细的丝状溢出,并设法避免被快速清除而侵入邻近细胞或底层细胞,引发感染并启动新的 IBCs 形成周期,建立更稳固的 IBCs。IBCs 表面包含形成正常膀胱上皮细胞表面的膜本体蛋白质,因此可以逃避宿主的免疫机制,以溶酶体结合性膜蛋白(lysosome-associated membrane protein-1,LAMP-1)阳性的细胞内囊泡形式存在,称为膀胱内大肠埃希菌的慢性静态细胞内存储池(quiescent intracellular reservoirs,QIRs),也因此使得膀胱成为继肠道、阴道后的第三大肠埃希菌 QIRs,它的存在是宿主基因变异和致病菌生存策略之间共同作用的结果。

已有学者对急性非复杂性膀胱炎患者的清洁中段尿标本进行检测,结果 14 例(18%)检测到 IBCs,33 例(41%)检测到丝状细菌,对比于未检测到 IBCs 和丝状细菌的患者,这些患者的尿培养细菌计数更多,症状更重。IBCs 的理论很好地解释了如此少量细菌进入膀胱就会引起严重感染症状的原因。急性非复杂性下尿路感染初次发作治愈后的复发是临床上困扰医师和患者的重要问题。既往观点认为,反复发作性下尿路感染每次急性发作时的细菌与初次发作一样来自肠道或阴道,不是膀胱内细菌没有清除,而是由于患者抵抗力低下等原因造成的新感染。IBCs 理论的出现使得反复发作性下尿路感染的发病机制有了新的解释,即再次发作的细菌可能不是来源于肠道或阴道,而是来自膀胱上皮细胞内的 QIRs。动物实验研究证实,对于形成 IBCs 的大鼠模型,膀胱黏膜底层的上皮细胞内的 QIRs 在移行到表层时会引起尿路感染复发。临床研究也证实,68% 的反复发作尿路感染是由于第一次发作同源细菌感染所致,而且对于反复发作的尿路感染患者,虽然尿培养已经证实了尿液无菌,但仍有 24% 患者的膀胱活检组织细菌培养阳性,这些存在于膀胱组织中的细菌有可能成为膀胱炎反复发作的细菌来源。但由于此方面的临床研究较少,所以尚不能定论,但 IBCs 的存在为反复发作膀胱炎的病因研究以及预防和治疗指导提供了很好的思路。

(刘犇　乔庐东 编　郑波 审)

第四节　泌尿系统感染分类及临床评估

对尿路感染而言,基于不同目的,不同学者给出不同的分类方法,本节就一些尿路感染相关研究机构制订的尿路感染分类方法进行详细阐述。需要强调的是,所有分类都是为了方便日常评估和用于临床研究的一种工具,总体目标是为临床医师和研究人员提供标准化的工具和命名。

一、美国感染性疾病学会和欧洲临床微生物学与感染性疾病学会的分类方法

除了按感染部位、两次感染之间的关系等分类外,目前国内外多采用美国感染性疾病学会(Infectious Diseases Society of America,IDSA)和欧洲临床微生物学与感染性疾病学会(European Society of Clinical Microbiology and Infectious Diseases,ESCMID)的分类方法。该方法制订的目的是指导治疗尿路感染的新抗菌药物研发,依据感染发生时不同的尿路状态对尿路感染进行分类,它是目前所有尿路感染治疗新药制订 1~4 期临床研究方案的设计基础。

1. 非复杂性尿路感染 急性非复杂性尿路感染是一种临床综合征。主要症状有尿痛、尿急、尿频、严重血尿、腰背和 / 或腹部不适,以及(极少部分患者)轻度发热。急性膀胱炎由微生物侵入膀胱和 / 或尿道表面黏膜引起的炎症反应。基本上所有急性膀胱炎患者都有菌尿,但 1/3 患者尿培养菌落计数 $<10^5$ cfu/mL。有资料显示,大约有 30% 膀胱炎患者经研究证实存在肾脏感染但没有肾盂肾炎的临床症状,而一般的非侵入性检查很难确诊。临床使用非复杂性尿路感染一词主要针对没有已知潜在肾或泌尿系统功能障碍,但有尿痛、尿频和尿急表现的年轻女性,其所患疾病主要为细菌性膀胱炎,伴或不伴静息性肾盂肾炎。由于很多药物经肾脏代谢,从尿液排出,故抗菌药物容易到达感染部位。极少数女性患者下尿路症状由其他感染性疾病引起,最常见的是由沙眼衣原体、淋病奈瑟菌引起的尿道炎或单纯疱疹病毒感染或阴道炎,而此种情况患者无细菌尿表现,可作为临床鉴别诊断依据。

2. 非复杂性肾盂肾炎 急性非复杂性肾盂肾炎是一种临床综合征,以发热、寒战、腰痛、肋脊角压痛为特征,可能伴有恶心、呕吐等其他症状。患者可不伴有下尿路感染,如尿痛等症状。急性肾盂肾炎少见菌血症引起的低血压等严重后果,这种低血压通常是由细菌感染肾脏引起的全身炎症反应综合征引起的。绝大多数急性非复杂性肾盂肾炎患者为年龄在 18~40 岁的女性。如果没有梗阻,一般以尿培养菌落计数 $\geq 10^4$ cfu/mL 作为急性非复杂性肾盂肾炎的诊断标准。急性非复杂性肾盂肾炎应被认为是一种深部组织感染,感染部位理化环境特殊和药物到达困难,因此局部宿主防御力相对较低。

3. 复杂性尿路感染 尿路感染发生时,患者留置导尿管或存在尿路功能或解剖异常的情况,称为复杂性尿路感染。此类感染症状并不局限于下尿路,而且通常发生于老年患者,男性的尿路感染也被认为是复杂性尿路感染。复杂性尿路感染常由除大肠埃希菌以外其他的细菌引起,更容易对常用抗菌药物耐药,或因尿路植入物的存在导致感染很难治疗。

复杂性尿路感染是指患者发生尿路感染同时还存在以下一项或多项合并因素:①存在留置导管或使用间歇导管;②排尿后残余尿 >100mL;③膀胱出口梗阻、结石或其他原因引起的泌尿系梗阻性疾病;④膀胱输尿管反流或其他泌尿系统异常,包括手术回肠襻;⑤肾脏疾病引起的氮质血症,即使没有明确的尿路解剖异常;⑥肾移植。

此分类方法虽然至今已近 20 年,但由于其方便临床医师实际操作,对指导临床医师制订相应的治疗方案、设计尿路感染相关抗菌药物临床研究等方面有很大的实用价值,故仍被广泛应用,并成为大多数更新分类方法的基础。

二、美国疾病预防控制中心分类

从医院感染控制的角度而言,美国疾病预防控制中心(Centers for Disease Control,CDC)于 1988 年定义了非社区(nosocomial)尿路感染,并于 2008 年应用"医疗保健相关尿路感染"(health care-associated UTI 或 HAI)替代了"非社区尿路感染"。医疗保健相关尿路感染包括症状性尿路感染(symptomatic urinary tract infection,SUTI)、无症状菌尿(asymptomatic bacteriuria,ASB)和其他泌尿系统感染(other infections of the urinary tract,OUTI)。之后,相关概念又经过了不断更新。CDC 于 2021 年发布的《尿路感染(导管相关尿路感染和非导管相关尿路感染)事件》[*Urinary Tract Infection* (*Catheter-Associated Urinary Tract Infection and Non-Catheter -Associated Urinary Tract Infection*) *Events*]对医疗保健相关尿路感染的定义如下:

1. 症状性尿路感染

(1) SUTI 1a:导管相关尿路感染(catheter-associated urinary tract infection,CAUTI)。

(2) SUTI 1b:非导管相关尿路感染(non-catheter-associated urinary tract infection,non-CAUTI)。

（3）SUTI2：年龄≤1岁患者的导管相关尿路感染或非导管相关尿路感染（CAUTI or non-CAUTI in patients 1 year of age or less）。

2. 无症状细菌性尿路感染（asymptomatic bacteremic urinary tract infection，ABUTI）。

美国 CDC 尿路感染诊断标准见表 1-1-4-1。

表 1-1-4-1　美国 CDC 尿路感染诊断标准

尿路感染分类	诊断标准
症状性尿路感染（SUTI）	必须符合 SUTI 1a 或 SUTI 1b 或 SUTI2 诊断标准
SUTI 1a：导管相关尿路感染（CAUTI）	患者必须同时具备以下 1、2 和 3 项 1. 患者在住院区域发生感染时曾留置尿路导管（indwelling urinary catheter，IUC）超过 2d 并且符合以下任何 1 项： ● 感染发生日患者在日历日的任一时段保留着导尿管 † 或 ● 感染发生前一天尿管被拔除 ‡ 2. 患者具备至少 1 项以下症状或体征： ● 发热（>38.0℃） ● 耻骨上压痛 * ● 肋脊角疼痛或压痛 * ● 尿急 ^ ● 尿频 ^ ● 尿痛 ^ 3. 患者尿培养证实不超过 2 种病原菌，至少有 1 种细菌菌落计数≥10^5CFU/mL（见"说明"），SUTI 标准的所有要素必须发生在感染窗口期（infection window period，IWP） † 当录入（美国）国家保健系统（national health system，NHSN）时，选择"保留"作为 IUC 的危险因素 ‡ 当录入 NHSN 时，选择"拔除"作为 IUC 的危险因素 * 无其他已知病因（见"备注"） ^ 保留 IUC 也可能引起患者主诉尿频、尿急或尿痛，因此这些症状不适用于保留导尿的患者 备注：发热是一种感染的非特异性症状，不能因为临床上认为发热是由另一种已知病因引起的而将 UTI 排除在考虑之外
SUTI 1b：非导管相关尿路感染	患者必须同时具备以下 1、2 和 3 项 1. 下列情况之一成立： ● 患者最近 / 曾经留置导尿管，但在住院区域发生感染之日留置时间不超过 2 个日历日 † 或 ● 患者在感染发生当天和前一天均未放置导尿管 † 2. 患者具备至少 1 项以下症状或体征： ● 发热（>38.0℃） ● 耻骨上压痛 * ● 肋脊角疼痛或压痛 * ● 尿急 ^ ● 尿频 ^ ● 尿痛 ^ 3. 患者尿培养证实不超过 2 种病原菌，至少有 1 种细菌菌落计数≥10^5CFU/mL（见"说明"），SUTI 标准的所有要素必须发生在 IWP † 当录入 NHSN 时选择"保留"作为 IUC 的危险因素 * 无其他已知病因（见"说明"） ^ 保留 IUC 也可能引起患者主诉尿频、尿急或尿痛，因此这些症状不适用于保留导尿管的患者 备注：发热是一种感染的非特异性症状，不能因为临床上认为发热是由另一种已知病因引起而将 UTI 排除在考虑之外

续表

尿路感染分类	诊断标准

SUTI 2：年龄≤1 岁患者的导管相关尿路感染或非导管相关尿路感染	患者必须同时具备以下 1、2 和 3 项
	1. 患者年龄≤1 岁（有 ‡ 或无导尿管）
	2. 患者具备至少 1 项以下症状或体征
	  • 发热（>38.0℃）
	  • 低体温（<36.0℃）
	  • 呼吸暂停 *
	  • 心动过缓 *
	  • 嗜睡 *
	  • 呕吐 *
	  • 耻骨上压痛 *
	3. 患者尿培养证实不超过 2 种病原菌，至少有 1 种细菌菌落计数≥10^5CFU/mL（见"说明"），SUTI 标准的所有要素必须发生在感染 IWP
	‡. 如果患者在住院地点曾连续放置 IUC 超过 2d，并且在感染发生当天或前一天仍留置有 IUC，则符合 CAUTI 标准；如果没有这样的 IUC，则符合 UTI（非导管相关）标准
	*. 无其他已知病因（见"说明"）
	备注：发热是一种感染的非特异性症状，不能因为临床上认为发热是由另一种已知病因引起而将 UTI 排除在考虑之外
	
	说明：NSHN 没有将"混合菌群"列在病原体列表中，故不能将其作为符合 NHSN UTI 标准的病原体进行报告。而且，"混合菌群"代表至少 2 种病原微生物，因此从同一培养基中再孵育出额外的病原微生物将代表 2 种以上病原微生物，这种样品也不能用作 UTI 诊断依据
	以下病原菌不能用作 UTI 诊断依据：
	  • 任何种类的念珠菌以及未具体说明的"酵母菌"报告
	  • 霉菌
	  • 双态真菌，或
	  • 寄生虫
	尿液样本可能存在这些微生物，只要有一种细菌≥10^5CFU/mL 即可接受。此外，从血液中鉴定出这类非细菌性微生物不能被认为是继发于 UTI，因为它们在 UTI 定义中被排除在外
	  • 耻骨上压痛无论是由触诊引起（压痛征）还是作为耻骨上疼痛（疼痛症状）的主诉，在感染窗口期病历中任何一种记录都可以作为符合 SUTI 诊断标准的一部分
	  • 下腹痛或膀胱或骨盆不适可以作为耻骨上压痛的表现。病历中的一般性"腹痛"不能解释为耻骨上压痛，因为腹痛的原因很多，而且这种症状太普遍
	  • 左或右下背部或侧腹部疼痛症状可作为肋脊角疼痛或压痛。广义的"腰痛"不能解释为肋脊角疼痛或压痛

无症状细菌性尿路感染（任何年龄）	患者必须同时具备以下 1、2 和 3 项： 1. 患者留置 * 或没有留置导尿管，没有 SUTI1 或 SUTI2 的症状或体征（据年龄不同） 2. 患者尿培养证实不超过 2 种病原菌，至少有 1 种细菌菌落计数≥10^5CFU/mL（见后面"说明"） 3. 患者血培养确定 ** 至少有 1 种病原菌与尿标本培养鉴定菌落计数 >10^5CFU/mL 的细菌相匹配，或符合实验室确定的血流感染（laboratory confirmed bloodstream infection, LCBI）标准 2（无发热）和尿液中常见的共生菌匹配。ABUTI 标准的所有要素必须发生在感染窗口期 *. 患者在感染发生当天，曾经在住院地点放置 IUC 连续超过 2d，并且在感染发生当天或前一天仍留置有 IUC，如果 CAUTI 在当地医疗机构的报告计划中，导管相关 ABUTI 是可以报告的 **. 以培养或非培养为基础的微生物检测方法鉴定的微生物，用于临床诊断或治疗，如非"主动监测培养 / 检测（active surveillance culture/testing, ASC/AST）"

尿路感染分类	诊断标准
	说明:尿标本"混合菌群"的报告不能用于诊断依据,而且以下病原菌不能用作 UTI 诊断依据: ● 任何种类的念珠菌以及未具体说明的"酵母菌"报告 ● 霉菌 ● 双态真菌,或 ● 寄生虫 尿液样本可能存在这些微生物,只要有 1 种菌落计数≥100 000CFU/mL 的细菌即可接受。此外,从血液中鉴定出这类非细菌性微生物不能被认为是继发于 UTI,因为它们在 UTI 定义中被排除在外

引自:Urinary Tract Infection(Catheter-Associated Urinary Tract Infection[CAUTI]and Non-Catheter-Associated Urinary Tract Infection[UTI])Events.(January,2021).https://www.cdc.gov/nhsn/pdfs/pscmanual/7psccauticurrent.pdf.

CAUTI 发生率 =(CAUTI 发生例数 / 导管天数)×1 000

除此之外,为加强泌尿外科手术或操作相关切口部位感染的监控,美国 CDC 制订了"医疗保健相关泌尿系统感染"(即原来的 OUTI)的定义,包括肾、输尿管、膀胱、尿道或腹膜后或肾周围组织的感染。具体标准见表 1-1-4-2。

表 1-1-4-2 美国 CDC 泌尿系统感染诊断标准

泌尿系统感染必须符合至少以下 1 项标准:

1. 基于临床诊断或治疗目的培养或非培养方法(如非 ASC/AST)在患者的体液(非尿液)或受感染部位的组织中发现病原菌

2. 在有创操作或组织病理检查中,大体解剖发现患者有脓肿或其他感染证据

3. 患者至少有 1 种以下症状或体征:
  ● 发热(≥38℃)
  ● 局部疼痛或压痛 *
并且至少满足以下条件之一:
a. 感染部位脓性引流
b. 基于临床诊断或治疗目的培养或非培养方法(如非 ASC/AST)在患者的血液中发现病原菌
并且,影像学证据[包括超声、计算机断层扫描(computer tomography,CT)、磁共振成像(magnetic resonance imaging,MRI)或核素扫描(镓、锝等)]提示感染,如果不确定则需要临床相关支持,特别是医师病历记录中的泌尿系统感染的抗菌药物治疗

4. 患者年龄≤1 岁,并具有至少 1 项下列症状或体征:
  ● 发热(>38℃)
  ● 体温过低(<36℃)
  ● 呼吸暂停 *
  ● 心动过缓 *
  ● 嗜睡 *
  ● 呕吐 *
和至少满足以下条件之一:
a. 感染部位脓性引流
b. 基于临床诊断或治疗目的培养或非培养方法(如非 ASC/AST)在患者的血液中发现病原菌
并且,影像学证据[包括超声、CT、MRI 或核素(镓、锝等)扫描]提示感染,如果不确定则需要临床相关支持,特别是医师病历记录中的泌尿系统感染的抗菌药物治疗

引自:Urinary Tract Infection(Catheter-Associated Urinary Tract Infection[CAUTI]and Non-Catheter-Associated Urinary Tract Infection[UTI])Events.(January,2021).https://www.cdc.gov/nhsn/pdfs/pscmanual/7psccauticurrent.pdf.
*:无其他已知病因。

此分类方法用于医院感染控制意义重大。举例来说，无症状菌尿在普通人群中有一定的发生率，但除了孕妇、准备行尿路手术和尿路黏膜有破损风险的患者外，均无须筛查和治疗，然而从院内感染的角度去理解这一概念则有另一重意义，甚至定义为"无症状细菌性尿路感染"进行上报，旨在加强医院内感染的防控，引起医师的高度重视。从临床诊疗来讲，该定义并不包括社区获得性尿路感染以及常见的非复杂性膀胱炎、非复杂性肾盂肾炎等，对临床治疗的指导作用不大。

三、欧洲泌尿外科协会感染学组对尿路感染的分类及临床评估方法

2010 年，欧洲泌尿外科协会感染学组（European Section of Infection in Urology，ESIU）与国际尿路疾病咨询委员会（International Consultation on Urological Diseases，ICUD）合作，发起了一项旨在提高泌尿外科的诊断和管理水平的倡议，包括对 123 位作者的 3 600 篇参考文献进行系统回顾。倡议在 IDSA 和 ESCMID 分类基础上，结合临床药物实验中 UTI 的临床和微生物诊断标准，提出了一种基于临床表现和危险因素的尿路感染新分类方法（表 1-1-4-3）。

表 1-1-4-3　ESIU 修正后尿路感染分类

分类	描述	临床特征	实验室检查
1	无症状菌尿	没有尿路症状	$\geq 10 \mathrm{WBC/mm^3}$ $\geq 10^5 \mathrm{CFU/mL}$ 间隔$\geq 24\mathrm{h}$ 的连续 2 次中段尿（midstream urine，MSU）培养
2	女性急性非复杂性尿路感染；女性急性非复杂性膀胱炎	尿频、尿急、尿痛，此发作前 4 周内无尿路症状	$\geq 10 \mathrm{WBC/mm^3}$ $\geq 10^3 \mathrm{CFU/mL}$
3	急性非复杂性肾盂肾炎	发热、寒战、腰痛；排除其他诊断；无泌尿系统疾病史或尿路异常临床证据（超声、放射检查）	$\geq 10 \mathrm{WBC/mm^3}$ $\geq 10^4 \mathrm{CFU/mL}$
4	复杂性尿路感染	分类 2 和 3 中的任何症状组合；1 个或多个复杂性尿路感染的合并因素	$\geq 10 \mathrm{WBC/mm^3}$ $\geq 10^5 \mathrm{CFU/mL}$（女性） $\geq 10^4 \mathrm{CFU/mL}$（男性或女性导尿标本）
5	复发性尿路感染（抗菌药物预防）	女性，过去 12 个月通过培养确定的非复杂感染发作至少 3 次；无解剖或功能异常	$\leq 10^3 \mathrm{CFU/mL}$（发作间期）

为了帮助临床医师对患者危险因素进行评估，ESIU 还设定了危险因素评估标准——ORENUC 危险因素评估系统，将患者尿路感染合并的危险因素分为六大类（表 1-1-4-4）。其中，O：无已知危险因素；R：尿路感染复发危险因素，但无严重后果风险；E：泌尿生殖系统外危险因素；U：泌尿系统可解除的（暂时性）危险因素；C：有外部导尿管留置和无法解除的尿路危险因素。

表 1-1-4-4　依据 ORENUC 系统的尿路感染宿主危险因素分类

表型	危险因素分类	危险因素举例
O	无（no）已知危险因素	如健康的绝经前妇女
R	复发性（recurrent）尿路感染的危险因素，但无严重的后果	性行为（频率、杀精剂） 绝经后激素缺乏 某些血型的分泌型 糖尿病控制良好

续表

表型	危险因素分类	危险因素举例
E	泌尿生殖道外（extra-urogenital）疾病伴严重后果风险	早产儿、新生儿 妊娠 男性 糖尿病控制不良 相关免疫抑制（未明确定义）
N	肾脏疾病（nephropathic）伴严重后果风险	相关的肾功能不全（未明确定义） 多囊肾病 间质性肾炎（如止痛药所致）
U	尿路（urological）危险因素，可能导致严重后果，治疗中可解除	输尿管结石引起的输尿管梗阻 控制良好的神经源性膀胱功能障碍 短期留置外部尿液引流管 无症状菌尿
C	永久性导尿管和不可去除的泌尿系统危险因素伴严重后果风险	长期留置外部尿液引流管 不可解除的尿路梗阻 控制不良的神经源性膀胱功能障碍

现结合 ORENUC 分类系统，对 ESIU 修正后尿路感染分类进行阐述：

1. 无症状菌尿　指尿中发现一定数量非致病病原菌生长。大多数无症状人群尿中存在的细菌可能为共生定植菌群。此分类对于尿液中细菌的数量进行了详细的规定：①在没有症状的情况下，女性患者连续 2 次 MSU、男性患者 1 次 MSU 中的细菌（潜在尿路病原菌）生长 $\geqslant 10^5$CFU/mL。对于女性患者，2 次尿标本采集要求间隔 24h 以上，以排除污染。因女性患者一过性菌尿常见，10%~15% 首次菌尿患者在重复培养时会出现阴性结果，间隔时间越长第 2 次尿标本培养阴性的可能性就越大。男性患者在留取尿标本过程中发生污染的概率很小，所以仅检验 1 次标本即可。②对于导尿标本，不论男女，细菌数 $\geqslant 10^2$CFU/mL 即可确诊。男性患者需要除外前列腺炎。对于这些人群，自发性无症状菌尿可能为共生定植菌群所致，对症状性尿路感染是有保护作用的，所以临床应谨慎掌握治疗指征。本分类中让人困惑的是对尿中白细胞数进行了标注即"$\geqslant 10$ 个 /mm³"，这沿用了 IDSA 和 ESCMID 的诊断标准。但 IDSA 在 2005 年的《美国传染病学会成人无症状菌尿诊断和治疗指南》（Infectious Diseases Society of America Guidelines for the Diagnosis and Treatment of Asymptomatic Bacteriuria in Adults）中对无症状菌尿的诊断标准给出了明确的定义，即基于尿培养细菌学结果的诊断，并提出无症状菌尿患者伴有脓尿时不能作为应用抗菌药物指征。尿白细胞升高表示脓尿，临床上常将无症状菌尿和脓尿混淆，需要注意的是菌尿表示尿中存在病原菌，而脓尿仅表示尿路上皮的炎症反应，这个炎症反应可以由细菌引起（即尿路感染），也可以由结石等疾病刺激尿路上皮所引起，所以无症状菌尿是独立于脓尿之外的诊断。68% 的年轻女性患者连续 2 次尿培养阳性但尿中并没有白细胞的升高，所以菌尿和脓尿二者可以分别存在，也可以同时存在，但总体趋势是尿中细菌计数越多，脓尿出现的概率越大。

2. 急性非复杂性尿路感染　包括散发性或复发性社区健康人群急性膀胱炎和急性肾盂肾炎。依据 ORENUC 危险因素分类系统，此部分患者存在宿主风险因素 O 和 R，部分是 E。这些尿路感染多见于尿路内无相关结构和功能异常的女性。有急性下尿路症状的妇女 MSU 尿路病原体菌落计数为 $\geqslant 10^3$CFU/mL 即可诊断非复杂性膀胱炎。对于急性肾盂肾炎，泌尿病原体菌落计数 $\geqslant 10^4$CFU/mL 被认为有诊断意义。

3. 复杂性尿路感染 指尿路感染伴泌尿生殖系统结构或功能异常,或与非复杂性尿路感染相比存在增加不良后果或治疗失败风险的潜在疾病。依据 ORENUC 危险因素分类与复杂性 UTI 相关的危险因素主要属于 N、U 和 C。

对于复杂性尿路感染,有意义的菌尿定义为女性患者 MSU 细菌培养≥10^5CFU/mL,男性患者 MSU 细菌培养≥10^4CFU/mL,导尿标本 MSU 细菌培养≥10^4CFU/mL。

除此之外,复杂性尿路感染的细菌谱更广泛,细菌耐药情况也更明显(详见后面章节)。

4. 复发性尿路感染 即使在解剖和功能都正常的女性人群中,复发性尿路感染仍很常见。此分类定义患者近 12 个月至少有 3 次无并发症的尿路感染发作。复发性尿路感染需要经尿培养证实,依据急性非复杂性膀胱炎的细菌学判定标准,即 MSU 中病原菌≥10^3CFU/mL 判定。而 EAU《尿路感染诊疗指南》(EAU *Guidelines on Urological Infections*)连续多年将复发性尿路感染定义为:每年至少发生 3 次 UTI 或在过去 6 个月中发生过 2 次 UTI。具体诊断和治疗方案详见后面章节。

ESIU 和 ICUD 尿路感染分类包含临床常见尿路感染疾病,但一些疾病的诊断标准与 CDC 医疗保健相关尿路感染诊断标准有差别。

四、泌尿系统感染患者的临床评估

临床医师对尿路感染患者,应根据临床症状、实验室检查和细菌培养以及是否合并危险因素和感染的严重程度等进行综合评估。为便于临床评估,ESIU 对尿路感染诊断标准中的具体细节进行了充分的整理,详细评估内容见表 1-1-4-5。表 1-1-4-6 则根据患者泌尿系统感染临床表现及严重程度进行了分级。

表 1-1-4-5 UTI 的诊断评估标准

Ⅰ. 临床标准
1. 临床表现
 a. 尿道炎(urethritis,UR)
 b. 膀胱炎(cystitis,CY)
 c. 肾盂肾炎(pyelonephritis,PY)
 d. 尿脓毒血症(urosepsis,US)
 e. 男性附属性腺感染(male adnexitis,MA),包括前列腺炎、精囊炎、附睾炎、睾丸炎
2. 症状特异性
 a. UTI 特异性症状
  i. 下尿路 UTI(膀胱炎):尿痛、尿频、尿急、耻骨上疼痛
  ii. 上尿路 UTI(肾盂肾炎):发热、侧腹疼痛、肋脊角压叩痛
 b. 非特异性 UTI 症状,与特定临床情况相关
  i. 导管相关的 UTI,如膀胱痉挛、无其他原因可解释的发热
  ii. 新生儿和幼儿
  iii. 老年患者出现无其他原因可解释的发热、意识障碍
  iv. 神经源性疾病,如生长障碍
3. 按症状严重程度分类(没有有效的评分系统)
 a. 轻度
 b. 中等
 c. 严重
 d. 脓毒症
4. 按感染的模式分类
 a. 孤立或散发感染
 b. 复发性感染
  i. 复发
  ii. 再感染
 c. 未治愈或慢性感染

Ⅱ. 可能的危险因素
1. 患者特征
   a. 性别(男/女)
   b. 早产儿、新生儿、幼儿、青少年
   c. 绝经前妇女
   d. 孕妇
   e. 绝经后妇女
   f. 老年(老年人:身体和/或精神残疾)
2. 泌尿系统外的疾病
   a. 免疫抑制性疾病
      i. 先天性疾病
      ii. 获得性疾病,如获得性免疫缺陷综合征(艾滋病)
   b. 糖尿病
   c. 其他疾病
3. 肾脏相关危险因素(肾脏情况)
   a. 肾功能受损
   b. 肾脓肿
   c. 多囊肾病
4. 泌尿系统危险因素(泌尿道功能或解剖异常)
   a. 功能障碍,如反流、神经源性膀胱引起的功能障碍
   b. 无感染性的梗阻,如肿瘤、非感染性结石
   c. 感染性梗阻,如感染性结石、坏死性肿瘤、支架管
5. 外导管
   a. 导尿管
   b. 膀胱造瘘管
   c. 肾造瘘管
   d. 其他外导管
6. 无症状菌尿(ASB)不被认为是感染,通常认为与感染不相关。但在某些情况下,ASB是一种危险因素,如在妊娠期间以及在泌尿道相关手术前出现。在某些情况下,无症状和症状性菌尿之间的划分比较困难,如幼儿患者、老年患者、脊髓损伤患者

Ⅲ. 病原体/病原学
1. 细菌负荷(菌落计数)
2. 病原体
3. 抗菌药物敏感性/耐药性
4. 毒力等

Ⅳ. 获得 UTI 的环境
1. 社区
2. 门诊
3. 住院
4. 养老院、疗养院
5. 卫生保健相关

Ⅴ. 根据治疗情况分类
1. 病原体对常用的抗菌药物敏感
   a. 抗菌药物容易获得
   b. 抗菌药物不容易获得
2. 病原体对常用抗菌药物敏感性差
   a. 替代性抗菌药物容易获得
   b. 替代新抗菌药物不容易获得
3. 病原体耐药,合适的抗菌药物无法(或不容易)获得

表 1-1-4-6 泌尿系统感染临床表现及严重程度分级

首字母缩略词	临床诊断	临床症状	严重程度分级
CY-1	膀胱炎	尿痛、尿频、尿急、耻骨上疼痛,有时为非特异症状	1
PN-2	轻、中度肾盂肾炎	发热、腰痛、肋脊角压痛、非特异症状,伴或不伴 CY 症状	2
PN-3	重度肾盂肾炎	与 PN-2 相似,但伴有恶心、呕吐,伴或不伴 CY 症状	3
US-4	尿脓毒血症(简单的)	体温 >38℃或 <36℃ 心率 >90 次/min 呼吸频率 >20 次/min 或 $PaCO_2<32mmHg$ (<4.3kPa) WBC>12 000/mm³ 或 <4 000cells/mm³ 或不成熟(带状核)白细胞≥10% 伴或不伴 CY 或 PN 症状	4
US-5	严重尿脓毒血症	在 US-4 基础上,伴随器官功能障碍、低灌注或低血压 低灌注和灌注异常可能包括但不限于乳酸性酸中毒、少尿或急性精神状态改变	5
US-6	脓毒性休克	在 US-4 或 US-5 基础上,经过充分补液仍出现低血压,伴随灌注异常,可能包括但不限于乳酸性酸中毒、少尿或急性精神状态改变。正在使用正性肌力或血管升压药的患者在灌注异常时可能不表现为低血压	6

CY:膀胱炎(cystitis);PN:肾盂肾炎(pyelonephritis);US:尿脓毒血症;$PaCO_2$:动脉血二氧化碳分压(arterial blood partial pressure of carbon dioxide);WBC:白细胞(white blood cell)。

ESIU 以上分类方法、临床表现、危险因素、疾病严重程度以及相应处理原则汇总见图 1-1-4-1。

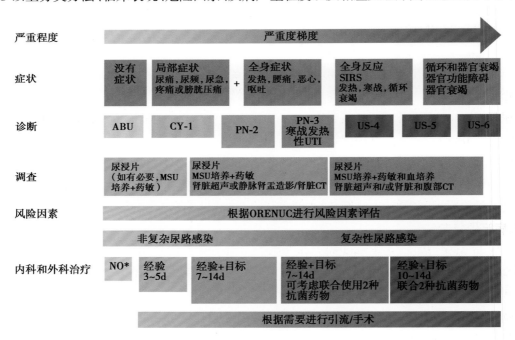

图 1-1-4-1 ESIU 尿路感染分类概要图及诊断和治疗原则

CT:计算机断层扫描;CY:膀胱炎;IV:静脉注射;MSU:中段尿液样本;PN:肾盂肾炎;US:尿脓毒血症;UTI:尿路感染。

*:目前公认的两个例外情况:妊娠期间和泌尿外科手术前。

引自:SMELOVAB V,NABER K,JOHANSEND TEB. Improved classification of urinary tract infection:future considerations. European Urology Supplements,2016,15(4):71-80.

（乔庐东 编 郑波 审）

第五节　泌尿系统感染常用检查方法

一、实验室检查

（一）尿常规检查

尿常规检查通常包括尿液理学检查、尿生化检查和尿沉渣检查。不同时段尿标本留取的特点和用途见表 1-1-5-1。

表 1-1-5-1　不同时段尿标本留取的特点和用途

种类	特点	用途
晨尿	清晨起床后的第一次尿液,其浓缩、酸化,有形成分、化学成分浓度高	适用于有形成分、化学成分和早孕检查
随机尿	可随时采集的尿液标本,其采集方便,标本易得,但影响因素多	适合于门诊、急诊
3h 尿	采集上午 6—9 时时段内的尿液标本	尿液有形成分排泄率检查,如白细胞排泄率等
12h 尿	晚 8 时排空膀胱并弃去此次尿液,采集此后至次日晨 8 时最后一次排出的全部尿液	12h 尿有形成分计数,但其检查结果变化较大,已较少应用
24h 尿	晨 8 时排空膀胱并弃去此次尿液,采集此后至次日 8 时的全部尿液	化学成分定量检查
餐后尿	午餐后 2h 的尿液标本	检查病理性尿蛋白、尿糖和尿胆原

1. 尿液理学检查

（1）尿量：指 24h 内人体排出体外的尿液总量。尿量主要取决于肾脏功能,但也受精神、饮水量、活动量、年龄、药物应用和环境温度等因素的影响。

1）多尿：成人 24h 尿量 >2 500mL,儿童 24h 尿量 >3 000mL 称为多尿。①生理性多尿：指当肾脏功能正常时,由于外源性或生理性因素（如饮水过多、食用含水量多的食物、静脉输液、精神紧张等）所致的多尿,也可见于服用利尿剂、咖啡因、脱水剂等药物者;②病理性多尿：可见于内分泌疾病、肾脏疾病和代谢性疾病等的患者。

2）少尿与无尿：成人尿量 <400mL/24h 或 <17mL/h,学龄前儿童尿量 <300mL/24h,婴幼儿尿量 <200mL/24h,称为少尿（oliguria）;成人 24h 尿量 <100mL,小儿尿量 <30~50mL,称为无尿（anuria）。少尿与无尿主要由肾前性、肾性和肾后性等因素所致。

（2）颜色：因含有尿色素、尿胆素、尿胆原等物质,健康人的尿液肉眼观察多呈淡黄色或黄色。在病理情况下尿液可呈不同的颜色。

1）红色：最常见的尿液颜色变化是红色,其中以血尿最常见。1 000mL 尿所含血量超过 1mL,外观可出现红色尿液,称为肉眼血尿。

2）深黄色：最常见的是胆红素尿。含有大量结合胆红素的尿液称为胆红素尿。胆红素尿的外观呈深黄色豆油样,振荡尿液后其泡沫仍呈黄色,胆红素定性检查呈阳性,常见于胆汁淤积性黄疸及肝细胞性黄疸。尿液放置过久,胆红素被氧化为胆绿素,可使尿液外观呈棕绿色。另外,某些食物和药物也可使尿液外观呈黄色,如维生素 B$_2$、利福平等。

3) 白色:①乳糜尿和脂肪尿外观呈乳白色、乳状浑浊或脂肪小滴,常见于丝虫病及肾周围淋巴管梗阻,脂肪挤压损伤、骨折和肾病综合征等;②脓尿和菌尿外观呈白色浑浊或云雾状,常见于泌尿系统感染,如肾盂肾炎、膀胱炎、尿道炎等;③结晶尿外观呈黄白色、灰白色或淡粉红色,主要由于尿液含有高浓度的盐类结晶所致,以磷酸盐和碳酸盐最常见,还可见尿酸盐、草酸盐结晶。

4) 黑褐色:见于重症血尿、变性血红蛋白尿,也可见于酪氨酸病、酚中毒、黑尿酸症或黑色素瘤等。

5) 蓝色(图 1-1-5-1):主要见于尿布蓝染综合征,也可见于尿蓝母、靛青生成过多的某些胃肠疾病等,以及某些药物或食物的影响。

6) 淡绿色:见于铜绿假单胞菌感染,以及服用某些药物后,如吲哚美辛、亚甲蓝、阿米替林等。

(3) 透明度:正常尿液清晰透明。新鲜尿液发生浑浊可由盐类结晶、红细胞、白细胞(脓细胞)、细菌、乳糜等引起,呈现不同清晰度,如灰白色云雾状、红色云雾状、黄色云雾状、膜状、白色絮状等。

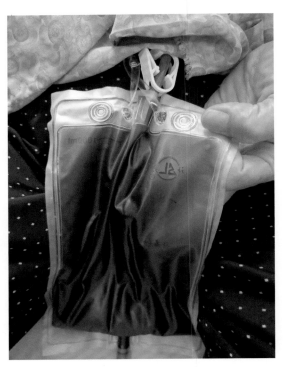

图 1-1-5-1 蓝紫色尿液

(4) 比重:指 4℃条件下尿液与同体积纯水的重量之比,是尿液中所含溶质浓度的指标。比重与尿液中水分、盐类及有机物含量和溶解度有关,与尿液溶质(氯化钠等盐类、尿素、肌酐)的浓度呈正比,也受测试者年龄、饮食和尿量等影响;在病理情况下,则受尿糖、尿蛋白及细胞、管型等成分影响。

1) 比重增高:比重 >1.025 的尿液称为高渗尿或高比重尿,常见于血容量不足导致的肾前性少尿、糖尿病、急性肾小球肾炎、肾病综合征等。

2) 比重降低:比重 <1.015 的尿液称为低渗尿或低比重尿,常见于大量饮水、慢性肾小球肾炎、肾小管间质性疾病、慢性肾衰竭、尿崩症等。

3) 尿比重固定:尿比重固定于 1.010±0.003,提示肾脏浓缩稀释功能丧失。

(5) 酸碱度(pH):尿液酸碱度受食物、药物和多种疾病的影响。

1) pH 降低:进食肉类及混合性食物等,服用氯化铵、维生素 C 等酸性药物,酸中毒、高热、糖尿病、痛风等。

2) pH 增高:进食蔬菜、水果,服用噻嗪类利尿剂、碳酸氢钠等碱性药物,碱中毒、膀胱炎及肾小管性酸中毒等。另外,尿液放置过久,尿素分解释放氨,可使尿液呈碱性。

3) 药物干预:尿液 pH 可作为指导用药的一个指标。用氯化铵酸化尿液,可促使碱性药物从尿液中排出;而用碳酸氢钠碱化尿液,可促使酸性药物从尿液中排出。

2. 尿生化检查 目前最常用的是半自动或全自动的尿液干化学分析仪,使用多联试剂带浸入,一次尿液可同时测定多个项目。

(1) 蛋白质:正常情况下,肾小球滤过膜能够有效阻止相对分子质量在 4 万以上的蛋白质通过。虽然相对分子质量 <4 万的蛋白质能够通过滤过膜,但又可被近曲小管重吸收。所以,健康成人每天通过尿液排出的蛋白质极少(30~130mg),一般常规定性方法检查呈阴性。蛋白质浓度 >100mg/L 或

150mg/24h尿液,蛋白质定性检查呈阳性的尿液,称为蛋白尿。

1）生理性蛋白尿

功能性蛋白尿:是指因剧烈运动(或劳累)、受寒、发热、精神紧张、交感神经兴奋等所致的暂时性蛋白尿,与肾血管痉挛或充血导致的肾小球毛细血管壁通透性增高有关,多见于青少年,尿蛋白定性不超过(+),定量不超过500mg/24h。

体位性蛋白尿:又称为直立性蛋白尿,可能是由于人体直立位时前突的脊柱压迫左肾静脉导致局部静脉压增高所致,卧位休息后蛋白尿即消失。此种蛋白尿多发生于瘦高体形的青少年。

2）病理性蛋白尿:见于各种肾脏及肾脏以外疾病所致的蛋白尿,多为持续性蛋白尿。①肾小球性蛋白尿:常见于急性肾炎、肾缺血和糖尿病肾病;②肾小管性蛋白尿:常见于肾盂肾炎、间质性肾炎、重金属中毒、药物损害及肾移植术后等;③混合性蛋白尿:常见于糖尿病、系统性红斑狼疮等;④溢出性蛋白尿:常见于溶血性贫血、挤压综合征、多发性骨髓瘤、浆细胞病、轻链病等;⑤组织性蛋白尿:常见于肾小管受炎症或药物刺激等;⑥假性蛋白尿:常见于肾脏以下的泌尿道疾病,如膀胱炎、尿道炎、尿道出血及尿液内混入阴道分泌物等。

(2)尿糖:一般指尿液中的葡萄糖,也有微量乳糖、半乳糖、果糖、核糖、戊糖等。健康人尿液中有微量葡萄糖,定性检查为阴性。尿糖定性检查呈阳性的尿液称为糖尿。血糖浓度超过8.88mmol/h,尿液中开始出现葡萄糖时的血糖浓度称为肾糖阈。肾糖阈值可随肾小球滤过率和肾小管葡萄糖重吸收率的变化而变化。肾小球滤过率降低可导致肾糖阈值增高,而肾小管重吸收率降低则可引起肾糖阈值降低。肾小管重吸收能力降低也可引起葡萄糖尿,但其血糖浓度正常。

1）血糖增高性糖尿

代谢性糖尿:由于糖代谢紊乱引起高血糖所致,典型的是糖尿病。

应激性糖尿:指在颅脑外伤、脑血管意外、情绪激动等情况下,延髓血糖中枢受刺激,导致肾上腺素、胰高血糖素大量释放,出现的暂时性高血糖和糖尿。

摄入性糖尿:指短时间内摄入大量糖类或输注高渗葡萄糖溶液,引起血糖暂时性增高而产生的糖尿。

内分泌性糖尿:生长激素、肾上腺素、糖皮质激素等分泌过多,都可使血糖浓度增高。

2）血糖正常性糖尿:指血糖浓度正常,但由于肾小管病变导致其重吸收葡萄糖的能力降低,即肾糖阈下降而出现的糖尿,又称为肾性糖尿。常见于慢性肾炎、肾病综合征、间质性肾炎、家族性糖尿病等。

3）暂时性糖尿:可见于饮食性糖尿、精神性糖尿、妊娠期糖尿、应激性糖尿、新生儿糖尿和药物性糖尿等。

4）其他糖尿:进食乳糖、半乳糖、果糖、甘露糖及一些戊糖等过多或体内代谢失调使血液浓度增高时,可出现相应的糖尿。

5）假性糖尿:尿液中含有的某些还原性物质,如维生素C、尿酸、葡糖醛酸,以及一些随尿液排出的药物,如异烟肼、链霉素、水杨酸、阿司匹林等,可使尿糖定性检查出现假阳性反应。

(3)酮体:是脂肪氧化代谢过程中的中间代谢产物。健康人血液中有少量的酮体。当肝脏内酮体产生的速度超过肝外组织利用的速度时,血液酮体浓度增高,称为酮血症。过多的酮体从尿液排出形成酮尿。尿液酮体检查主要用于糖代谢障碍和脂肪不完全氧化的判断与评价。

1）糖尿病酮症酸中毒:由于葡萄糖利用减少,而分解脂肪产生酮体增加,糖尿病酮症酸中毒患者酮体检查呈阳性。尿液酮体对诊断糖尿病酸中毒或昏迷有极高的价值,并能与低血糖、心脑血管疾病的酸中毒或高血糖渗透性糖尿病昏迷相鉴别(尿液酮体一般不高)。但糖尿病酮症酸中毒患者伴有肾衰竭,而肾阈值增高时,尿液酮体亦可减少,甚至完全消失。

2)非糖尿病性酮症:如感染性疾病(肺炎、伤寒、败血症、结核等)、严重呕吐、剧烈运动、腹泻、长期饥饿、禁食、全身麻醉后等患者均可出现酮尿。

3)中毒:如氯仿、乙醚麻醉后和磷中毒等,尿液酮体检查也可呈阳性。

4)药物影响:服用降糖药的患者,由于药物有抑制细胞呼吸的作用,也可出现尿酮体阳性的现象。

(4)尿液胆红素与尿胆原:相关检查主要用于黄疸的鉴别,通常需要结合血生化指标进行判断。

(5)亚硝酸盐:正常为阴性。阳性见于大肠埃希菌等革兰氏阴性菌引起的尿路感染,尿液中细菌数 $>10^5$/mL 时多数呈阳性反应。阳性反应程度与尿液中细菌数不成正比。亚硝酸盐结合尿白细胞检测用于判断尿路感染。应注意尿中有大量淋巴细胞时该结果为阴性。

(6)白细胞酯酶:尿液白细胞酯酶试验原理主要是单核细胞、中性粒细胞、嗜酸或嗜碱性细胞以及巨噬细胞等的细胞质中含有白细胞酯酶,而该种酶能够对吲哚酚酯进行水解形成有机酸与吲哚酚,吲哚酚进一步氧化则会形成靛蓝,或是吲哚酚与重氮盐结合形成重氮色素,因此其颜色深浅与酶含量成正比关系,从而能够对尿液中的白细胞进行检测。通常反应尿中性粒细胞变化,正常为阴性,尿路感染时多为阳性,存在一定的假阴性。

3. 尿沉渣检查 常用方法有尿沉渣显微镜检查和尿有形成分分析仪检查。

(1)细胞

1)红细胞:离心尿液中红细胞数量增多,超过 3 个/HPF,且外观无血色的尿液称为镜下血尿。在低渗尿液中,红细胞胀大,甚至使血红蛋白溢出,形成大小不等的空环形,称为红细胞淡影或影形红细胞。①均一性红细胞:见于肾小球以外部位的泌尿系统出血,如尿路结石、损伤、出血性膀胱炎、血友病、剧烈活动等;②非均一性红细胞:见于肾小球肾炎、肾盂肾炎、肾结核、肾病综合征,此时多伴有蛋白尿和管型;③混合性红细胞:以上 2 种红细胞混合存在。

2)白细胞和脓细胞:尿液中的白细胞主要是中性粒细胞,在新鲜尿液中其形态与血液白细胞一致;在炎症过程中被破坏或死亡的白细胞称为脓细胞。白细胞检查主要用于泌尿系统感染的诊断。如果尿液白细胞数量增多,超过 5 个/HPF,称为镜下脓尿。白细胞数量增多主要见于肾盂肾炎、膀胱炎、肾移植排斥反应、药物性急性间质性肾炎、新月形肾小球肾炎、阴道炎和宫颈炎等。

3)上皮细胞:尿液中的上皮细胞来源于肾小管、肾盂、肾盏、输尿管、膀胱和尿道等,也可能因为阴道脱落上皮细胞污染标本所致。

上皮细胞检查对泌尿系统疾病有定位诊断的价值:①肾小管上皮细胞数量增多,提示肾小管有病变,见于急性肾小球肾炎、急进性肾炎和肾小管坏死;②移行上皮细胞数量增多,提示泌尿系统相应部位病变,如膀胱炎、肾盂肾炎患者移行上皮细胞明显增多,并伴有白细胞增多;③鳞状上皮细胞数量增多,主要见于尿道炎,并伴有白细胞或脓细胞数量增多。

(2)管型:是蛋白质、细胞及其崩解产物在肾小管、集合管内凝固而成的圆柱形蛋白聚体,是尿沉渣中最有诊断价值的成分。构成管型的主要成分有由肾小管分泌的 Tamm-Horsfall 蛋白(T-H 蛋白)、血浆蛋白、各种细胞及其变性的产物等。管型类型、性质对各种肾炎的诊断有重要的意义。管型的体积越大、越宽,表明肾脏损伤越严重。但是,当肾脏疾病发展到后期,可交替使用的肾单位减少,肾小管和集合管放缩稀释功能完全丧失后,则不能形成管型。所以,管型的消失究竟是病情好转还是恶化,应结合临床资料综合分析。

(3)结晶:尿液的结晶多来自食物或盐类代谢。尿液盐类结晶的析出取决于该物质的饱和度及尿液的 pH、温度和胶体物质(主要指黏液蛋白)的浓度等因素。

　　1）生理性结晶：多来自食物及人体正常的代谢，如草酸钙结晶、磷酸盐结晶、马尿酸结晶、尿酸结晶及非结晶型尿酸盐等，一般无临床意义。

　　2）病理性结晶：可由疾病因素或药物代谢异常所致，如胆红素结晶、脱氨酸结晶、亮氨酸结晶、胱氨酸结晶、胆固醇结晶和药物结晶等。

　　（4）其他：除上述的有形成分外，尿液中还可见细菌、真菌、寄生虫、精子等。

　　1）细菌：健康人新鲜尿液中无细菌存在和生长。当标本采集过程中尿液被污染时，可检出少量细菌，因此非经无菌手段采集到的新鲜尿液中检查到细菌无临床意义。如果在按无菌要求采集的尿液标本中见到较多量的细菌，同时见到大量白细胞和上皮细胞及红细胞，多提示尿路感染。

　　2）真菌：多为白假丝酵母菌，常见于糖尿病患者、女性尿液或碱性尿液。

　　3）寄生虫：尿液中的寄生虫及虫卵多为标本污染所致。如阴道毛滴虫多来自女性阴道分泌物，乳糜尿中可检查出微丝蚴。

　　既往研究显示，尿液外观浑浊对诊断症状性菌尿的敏感性为 90.4%，特异性为 66.4%。尿液生化检查用于诊断尿路感染的敏感性较低，阴性结果对除外尿路感染的特异性较高。尿沉渣对尿路感染诊断的敏感性为 94.4%~100%，特异性为 49.8%~73.4%，可以使 38.5%~58.2% 的患者免于尿培养检查。在临床中，对于诊断泌尿系统感染的常用指标有白细胞、亚硝酸盐、白细胞酯酶。研究显示，单项检测指标中，灵敏度和阴性预测值均是白细胞 > 白细胞酯酶 > 亚硝酸盐定性；特异性和阳性预测值均是亚硝酸盐定性 > 白细胞 > 白细胞酯酶。对于尿常规结果应进行综合判断后，再根据需要考虑细菌培养及药敏，以帮助临床对症治疗。

　　（二）尿培养

　　1. 尿标本留取方法

　　（1）排尿标本：既往做过包皮环切术的男性患者收集尿标本前不需要特殊准备。未行包皮环切术的男性患者收集标本前，应上翻包皮，用肥皂水清洗阴茎头，然后用清水冲净后再收集标本。除非患者不能自行排尿，否则不必导尿取标本。对女性患者，应指导其分开阴唇，使用清水及湿纱布清洗尿道周围区域后再收集中段尿标本。不推荐使用消毒剂消毒尿道口。如果在排尿标本中检测到阴道上皮细胞和乳酸杆菌，考虑存在污染，此时应使用导尿标本。

　　（2）导尿标本：导尿后收集导管中段尿比排尿标本更精确，但有医源性感染的可能。抗菌药物预防此类感染仅限于针对有感染高危因素的患者。如果患者无法自行排尿，应行导尿留取标本。

　　（3）耻骨上穿刺抽吸尿标本：是最精确的留取标本的方法，但通常仅用于不能按要求排尿（如脊髓损伤）的患者，新生儿和截瘫患者也可以使用。

　　2. 尿培养细菌菌落计数数量说明　　自 1960 年起，尿培养细菌菌落计数 $\geq 10^5$ CFU/mL 被认为是尿路感染的诊断指标，此数值对尿路感染诊断的特异性较高。1/3 有下尿路症状的急性膀胱炎患者尿培养菌落计数 $< 10^5$ CFU/mL，以菌落计数 $\geq 10^2$ CFU/mL 作为尿路感染诊断标准的敏感性为 95%，特异性为 85%；使用抗菌药物治疗者以 $\geq 10^3$ CFU/mL 作为尿路感染诊断标准的敏感性为 80%，特异性为 90%。美国感染性疾病学会（IDSA）和欧洲临床微生物学和感染性疾病学会（ESCMID）规定的尿路感染细菌培养标准为：急性非复杂性膀胱炎，中段尿培养 $\geq 10^3$ CFU/mL；急性非复杂性肾盂肾炎，中段尿培养 $\geq 10^4$ CFU/mL；女性中段尿培养 $\geq 10^5$ CFU/mL、男性中段尿培养，或女性复杂性尿路感染导尿标本 $\geq 10^4$ CFU/mL。综上所述，并没有一个固定的数值可以用于在任何情况下诊断所有类型的尿路感染，需要根据临床情况具体分析。

3. 药敏结果解读

（1）基本知识

1）药敏试验（drug susceptibility testing，DST）：体外测定药物抑菌或杀菌能力的试验，以便准确有效地利用药物进行治疗。

2）最低抑菌浓度（minimum inhibitory concentration，MIC）：是测量抗菌药物抗菌活性大小的一个指标，指在体外培养细菌 18~24h 后能抑制培养基内病原菌生长的最低药物浓度。

3）最低杀菌浓度（minimum bactericidal concentration，MBC）：指杀死 99.9%（降低级 3 个数量）的供试微生物所需的最低药物浓度。

4）折点（breakpoint）：能预测临床治疗效果，用以判断敏感、中介、剂量依赖型敏感、耐药、非敏感的最低抑菌浓度（MIC）或抑菌圈直径（单位为 mm）的数值，是临床医师选择抗菌药物治疗病原菌感染的一个重要依据。

5）NCCLS/ CLSI：美国国家标准化委员会（National Committee Clinical Laboratory）/ 美国临床实验室标准化研究所（Clinical and Laboratory Standards Institute）。

6）多重耐药（multidrug-resistant organism，MDRO）：指细菌同时对多种常用抗微生物药物发生耐药。其定义为一种微生物对三类（比如氨基糖苷类、大环内酯类、β- 内酰胺类、喹诺酮类、林可霉素类、四环素类）或三类以上抗菌药物同时耐药，而不是同一类的三种。

7）泛耐药（extensively-drug resistant，XDR）：指细菌对常用抗菌药物几乎全部耐药，革兰氏阴性杆菌仅对黏菌素和替加环素敏感，革兰氏阳性球菌仅对糖肽类和利奈唑胺敏感。

8）全耐药（pandrug resistant，PDR）：指细菌对所有分类的抗菌药物全部耐药，革兰氏阴性杆菌对包括黏菌素和替加环素在内的全部抗菌药物耐药，革兰氏阳性球菌对包括糖肽类和利奈唑胺在内的全部抗菌药物耐药。

9）敏感（sensibility，S）：表示被测抗菌药物普通剂量在体内达到的浓度大于被测定细菌的最低抑菌浓度（MIC），治疗有效。

10）耐药（resistance，R）：表示被测抗菌药物最大剂量在体内浓度小于被测菌的最低抑菌浓度，即使用大剂量该抗菌药物治疗仍无效。

11）中介（intermediary，I）：表示介于敏感和耐药之间的缓冲区域，需加大剂量使用才可能有效，在药物选择时应尽量避免使用此类药物。

（2）药敏试验目的：对敏感性不能预测的临床分离菌株进行药敏试验，其意义在于预测抗菌治疗的效果，指导临床医师选择抗菌药物，提供所选药物的依据以及监测耐药性。

（3）药敏试验判断标准：目前我国药敏试验判断标准是参照美国临床实验室标准化研究所（CLSI）发布的标准文件，根据微生物学、抗菌药物的药代动力学（pharmacokinetics，PK）/ 药效学（pharmacodynamics，PD）和临床资料设定并定期修订抗菌药物对不同细菌敏感的折点，通过折点将细菌分为敏感（S）、中介（I）、耐药（R）。

（4）细菌耐药模式

1）常见细菌耐药模式：β- 内酰胺酶（β-lactam，BL）、超广谱 β- 内酰胺酶（extended-spectrum β-lactamases，ESBLs）、头孢菌素酶（cephalosporinase）、甲氧西林耐药葡萄球菌（methicillin resistant *Staphylococcus*，MRS）、高水平氨基糖苷类耐药肠球菌（high level aminoglycoside resistant *Enterococcus*，HLARE）、耐青霉素肺炎链球菌（penicillin resistant streptococcus pneumoniae，PRSP）。

2）不常见的细菌耐药模式：产碳青霉烯酶肠杆菌、耐万古霉素肠球菌（vancomycin resistant

Enterococcus，VRE）、耐万古霉素金黄色葡萄球菌（vancomycin resistant *Staphylococcus aureus*，VRSA）。

（5）药敏报告单的基本信息：①细菌名称、药敏方法、样本类型、MIC 值、敏感度；②药物种类的选择（天然耐药的抗菌药物不做药敏试验）；③检测标志性药物，提示对其他抗菌药物的敏感性；④检测耐药机制，根据耐药机制提示对其他抗菌药物的敏感性。

（6）抗菌药物药敏含义：①每个方格中的一群类似药物，其结果解释（S、I、R）和临床疗效相似；②每个方格中药物间"或"字表明这些药物交叉耐药性和敏感性几乎完全相同；③大量菌株检测时，重要误差率 + 极重要误差率 <3%，次要误差率 <10%；④"或"用于解释"仅有敏感"解释标准的类似抗菌药物之间（如头孢唑啉或头孢曲松对流感嗜血杆菌）；⑤由"或"连接的一种抗菌药物试验结果可预报其他抗菌药物结果；⑥无"或"连接的药物，由于结果不一致或研究数据不充分，一种药物检测结果不能预测其他药物结果。

（7）药敏结果阳性

1）培养阳性不一定是感染，可能标本污染，可能为定植菌。注意区别定植菌、污染菌、致病菌。

2）适应证明确，细菌感染，明确感染部位、感染性质、感染诊断才需要使用抗菌药物。天然耐药的抗菌药物肯定无效，耐药≠治疗无效，敏感≠治疗有效，一定要结合临床表现和治疗结果进行判断。

3）感染部位的外科治疗（清创、引流、换药）比使用抗菌药物更加重要。

4）改善患者全身情况：器官功能支持，纠正酸碱失衡、电解质紊乱、低蛋白血症、高血糖等。

（8）药敏结果阴性

1）非感染性疾病。

2）感染已治愈。

3）感染未治愈：各种原因导致病原体未检测出来。采样运送不当，标本采集、送检、保存不当，导致病原菌死亡，污染菌大量增殖。

4）抗菌药物影响：经抗菌治疗，标本中含大量抗菌药物，病原菌受损害，不能正常生长。

5）特殊病原体：常规培养无法检测的病原体，如厌氧菌、结核分枝杆菌、衣原体、支原体、病毒等，需要做进一步检测。

（9）药物选择：①感染菌对同一种类药物的 MIC 越小，效果越好；②不同种类抗菌药物之间 MIC 无可比性；③MIC 值是体外药敏标准，PK/PD 是体内标准，临床疗效与 MIC 值的 PK/PD 动态密切相关，治疗方案应参考结合二者制订（时间依赖性抗菌药物在剂量足够的前提下，延长给药时间能获得更好的疗效，浓度依赖性抗菌药物在一定条件下，可以增加剂量，缩短给药时间，提高疗效）。

4. 快速细菌培养检测进展　　目前，临床上诊断 UTI 的金标准是尿培养，然而尿培养过程复杂，从标本采集到鉴定出结果耗时较长，并且大部分送检标本培养结果为阴性，浪费大量的人力、物力。随着现代化科技的飞速发展，临床检验技术也在不断更新，正向着自动化、快速、准确的方向发展。因此，寻找一种省时且准确率高的筛检方法，对于临床诊断 UTI 有十分重要的意义。HB&L 微生物培养仪是一种快速、自动化的尿液和生物样品细菌筛查仪器。其利用光散射技术检测细菌生长，通过散射信号被计算和转化为生长曲线，实时推算原始样本中的细菌浓度，不仅定性细菌是否存在于培养液中，更重要的是通过数学算法反映原始样本中细菌的浓度。对于尿液标本，可于 45min 后得到阳性判断，3h 出阴性结果，同时实时检测生长曲线，更方便做下一步生化、药敏和鉴定。KROUMOVA 等人研究表明，质谱分析前采用 HB&L 增菌技术将样品富集到生长培养基中，能够快速鉴定生长菌落中的细菌。还有研究表明，尿液快速筛查系统中用于增菌的 HB&L 体液培养基适合于所有人体体液培养及血培养，并且能够培养较难培养的细菌。HB&L 与传统方法区别详见表 1-1-5-2。

表 1-1-5-2　尿液培养 HB&L 与传统方法区别

项目	传统方案	HB&L
接种方法	划线法(必须有熟练操作)	注入 0.5mL 尿液(简便)
培养基	平板(2 块)	培养瓶(1 个)
培养时间	18~24h	45min~3h
结果解读	人工判读,半定量(CFU/mL)	自动判读,定量
鉴定	制备菌悬液(0.5McF)	直接上机
药敏	制备菌悬液(0.5McF)	直接上机
报告时间	2~3d	24h 内

(三)尿道分泌物 PCR 检测

聚合酶链反应(polymerase chain reaction,PCR)利用特异的 DNA 引物,将标本中的目标 DNA 序列成百万倍扩增,使敏感性和特异性大大提高。由于方法十分敏感,操作过程中的细小污染就容易出现假阳性结果,同时已经死亡失去致病性的微生物也可呈现阳性反应。因此,对其结果的分析应密切结合临床。临床上通常利用尿道拭子取得尿道分泌物后,进行 PCR 检测,根据结果指导治疗。

淋球菌、沙眼衣原体、解脲脲原体、单纯疱疹病毒、人乳头状瘤病毒是性病的主要病原体,常用检测方法有分泌物直接涂片法、快速抗原检测法、细菌(病毒)培养法、PCR 检测法。分泌物直接涂片法虽然方法简便、易鉴定,但其阳性检测率低,误诊率、漏诊率高。快速抗原检测法作为无创性检测方法,具有不需要任何仪器设备、操作时间短、易于肉眼观察等优势,但同样存在阳性检测率低的问题。细菌培养法是目前世界卫生组织(World Health Organization,WHO)推荐的检测金标准。细菌(病毒)培养法对标本采集、检测人员操作技术、细菌培养条件均有较高的要求,同时还有检测时间长、操作烦琐、服用抗菌药物易产生假阴性等缺点,在一定程度上均可影响细菌的阳性检出率。PCR 检测法是通过体外酶合成特异性 DNA 片段来检测目的 DNA 片段的方法,具有特异性强、灵敏度高、快速简便的特点。与细菌培养法比较,PCR 检测法对标本的质量要求低,对于死亡的细菌同样具有特异性。同时,PCR 检测法是针对细菌的 DNA 进行检测,因此能克服标本过少的问题。

二、影像学检查

大多数尿路感染病例根据临床症状和实验室检查结果就能做出正确的诊断,足够确定大多数患者的治疗方案,因此并不需要常规影像学检查。但是,对于具有以下危险因素的病例,需要进行影像学检查,如潜在输尿管梗阻[如结石(尤其是感染性结石)、输尿管狭窄、肿瘤等]或外科治疗病史诱发梗阻(如输尿管改道或再植),潜在肾乳头坏死,合理应用抗菌药物 5~6d 效果欠佳,需透析或严重肾功能不全的多囊肾、糖尿病、神经源性膀胱、少见病原体感染(如真菌、结核分枝杆菌、变形杆菌等相关尿素裂解病原体)等。对于明确细菌持续存在的原因,可进行影像学检查,特别是对于可能只有通过外科手段处理的难治性或复发性尿路感染病例,导致持续性菌尿存在、可处理的泌尿外科疾病如感染性结石、慢性细菌性前列腺炎、单侧感染后的萎缩肾、异物、尿道憩室和感染的尿道周围腺体、单侧髓质海绵肾、肾切除后无反流、外观正常但受感染的输尿管残端、感染的脐尿管囊肿、感染的肾盏交通性囊肿、肾乳头坏死、瘘管通向膀胱的膀胱周围脓肿等,应行影像学检查明确。

（一）超声检查

超声检查具有简便、无创伤、无痛苦、可反复多次检查等优点。相对于其他检查手段,超声检查经济、价值性高,对人体无放射性损害或造影剂过敏风险,可动态实时多切面连续检查。因此,肾脏超声检查是一个重要的肾成像技术,特别适用于识别结石、肾积水、肾积脓和肾周脓肿等。对于单一结石,应该结合放射线照片和超声检查的结果共同诊断。超声检查也用于判断膀胱残余尿的多少及前列腺的大小。超声检查的不足之处在于其依赖检查者对图像的解释和技术操作。此外,对肥胖或着装的患者以及检查部分有引流管或开放性伤口的患者,实施超声检查存在技术上的缺点。

（二）肾-输尿管-膀胱 X 线片和静脉尿路造影

肾-输尿管-膀胱(kidney-ureter-bladder,KUB)X 线片可显影大部分泌尿系统结石,但需要与钙化、静脉石相鉴别。KUBX 线片对于判断输尿管支架、引流管等其他异物有一定价值。静脉尿路造影(intravenous urography,IVU)可以通过显影情况发现病变,如观察肾盂显影情况评估肾脏功能(肾绞痛发作也可导致显影不良);观察肾盏杯口是否清晰锐利、输尿管走形是否自然,肾盏杯口呈虫蚀样改变或输尿管僵直常见于结核;观察肾盏肾盂输尿管是否扩张评估梗阻、是否有压迹评估肿物挤压、是否有充盈缺,损评估肾盂输尿管膀胱肿瘤或 X 线阴性结石。IVU 是确定输尿管畸形及有无膀胱输尿管反流的一个重要检查,可能适用于评估神经源性膀胱、膀胱憩室以及极少数因尿道憩室导致持续感染的女性患者。但是,CT 尿路成像由于具有强大的处理功能,三维重建后可立体、清晰地再现泌尿系全貌,较 IVU 更受青睐。

（三）CT 和 MRI

CT 和 MRI 是能提供最佳解剖细节的放射学检查。它们在诊断急性局灶性细菌性肾炎、肾和肾周脓肿,以及放射线阴性结石方面,比排泄性尿路造影和超声检查敏感度更高。常规 CT 平扫 + 增强扫描及计算机体层摄影尿路造影(computed tomography urography,CTU)检查可用于诊断泌尿系各种疾病,包括外伤、炎症、结石、肿瘤、先天性畸形及血管性疾病等。在超声检查有阳性发现时,CT 是进一步明确病变的有效检查,优于 MRI。使用 CT 来定位肾和肾周脓肿时,CT 为外科引流及经皮肾穿刺的通路提供了良好的参考。MRI 在软组织分辨上有极高的优势。MRI 在评估肾的炎症方面并没有取代 CT,但在确定肾周炎症的范围方面具有一定优势。

（四）放射性核素检查

锝[^{99m}Tc]二巯丁二酸(technetium-99m dimercaptosuccinic acid,^{99m}Tc-DMSA)肾静态显像是一种用于发现肾脏炎症病变的非侵入性影像学检查。显像结果可见肾脏炎症反应引起的局部灌注不足导致的病变区域肾实质内示踪剂活性降低或缺乏(图 1-1-5-2),目前被认为是诊断肾盂肾炎、肾脏瘢痕化的金标准。但既往行经皮肾镜碎石患者及其他需要建立肾脏操作通道的患者可在同位置出现肾脏示踪剂摄取降低或缺乏,需进行鉴别。该检查具有无创、高敏感性和高特异性的特点,文献报道敏感性为 87%,特异性高达 100%。对于出现尿路感染引起的肾实质受累,应重视并及时处理。有报道 ^{67}Ga 扫描在诊断肾盂肾炎和肾脓肿方面有作用,但并不常用,并且可能在没有感染的患者中出现阳性诊断。

三、感染标志物

（一）传统标志物

在传统标志物中,可选择那些从尿路感染诊断开始就在临床使用的标志物。一项 1 223 例病例的回顾性分析结果显示,传统标志物在尿脓毒血症阴性预测值为 75%,尿脓毒血症阳性预测值为 40%。根据 Averbeck 等人的评论,亚硝酸盐是一种替代标志物,其敏感性仅为 35%~57%,阳性预测值(positive

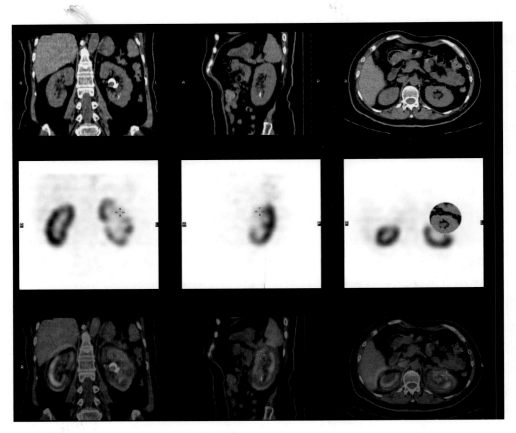

图 1-1-5-2   99mTc-DMSA 肾静态显像显示左肾肾盂肾炎瘢痕形成

predictive value，PPV）很高，为 96%。含有亚硝酸盐的脓尿，培养阳性者为 67%。尿蛋白是尿路感染的非特异性标志物。当出现尿路感染之后，尿液中会产生尿蛋白，而且随着尿路感染的严重程度不同，尿蛋白的成分及数量也会有所变化。

1. C 反应蛋白（C reactive protein，CRP）是相对分子量为 115 000~140 000 的血清 β 球蛋白，因最早发现其和肺炎球菌的 C 多糖相结合而得名（1930 年），是由 5 个相同的亚单位以非共价键结合而成的环状五球体，由肝细胞合成，在人的血清、脑脊液、胸腹水等多种体液中均可测出。CRP 的半衰期约为 15h。正常人 CRP 的浓度很低（0.068~8.2mg/L），但在组织损伤、急性感染发生后 6~8h 开始升高，24~48h 达峰值，可达正常值的数百倍甚至上千倍，升高幅度与感染程度成正比，炎症治愈后浓度迅速下降，7~12d 可恢复至正常水平。CRP 持续增高提示机体存在慢性炎症或自身免疫疾病，CRP 在病毒感染时不会升高，其变化不受患者的个体差异、机体状态和治疗药物的影响。

1950 年，有研究人员将 CRP 纯化并形成结晶，用电子显微技术和 X 线衍射技术探索结构发现，CRP 由 5 个完全相同的单体组成，每个单体呈球形，以非共价形式构成对称的环状五球体，极少数蛋白具有这样的构型。其他动物的 CRP 与人 CRP 的氨基酸序列有惊人的相似性，因而，人们认为 CRP 是最保守的蛋白质，对物种的生存有重要意义。近年的研究证明，CRP 与人类 IgG 重链第三恒定区（CH3）的氨基酸排列顺序非常相似，与补体（complement，C）1 和某些人白细胞抗原（human leukocyte antigen，HLA）的氨基酸排列顺序也有相似之处，提示 CRP 与 IgG、C1、HLA 具有共同起源。CRP 具有与 IgG 和补体相似的调理和凝集作用，促进巨噬细胞的吞噬，刺激单核细胞表面的组织因子表达及其他免疫调节功能。CRP 在炎症或组织损伤时皆可升高，但 CRP 与其他蛋白升高（2~3 倍）不同，可升高 100~1 000 倍，尽管为非特异性的,但对于细菌感染、各种炎症过程及组织坏死与损伤及其恢复期的筛检、监测、病情评估与疗效判断都有重要价值。有研究表明,血培养阳性组较阴性组有所升高,且有显著性差异,也可为临床诊断血流感染提供参考。革兰氏阳性组与革兰氏阴性组 CRP 水平有差异但未见显著性,可部分反映 CRP 对血培养阳性组中革兰氏阳性与革兰氏阴性感染鉴别意义相对较小。

2. 降钙素原(procalcitonin,PCT) 是血清降钙素(calcitonin,CT)的前肽物质。在细菌感染/脓毒血症状态下,PCT 在各个组织、器官大量形成并释放进入血液循环系统,感染后 3~4h 开始升高,于 6~12h 达到峰值,8~24h 达到稳定期,半衰期接近 24h,最高浓度可以达 1 000ng/mL。其代谢不受类固醇等药物治疗影响,肾功能不全时,PCT 半衰期可不同程度的延长。在感染疾病严重程度的发展过程中,PCT 随着严重程度的不同(局部感染、脓毒症、严重脓毒症、脓毒性休克),呈现由低到高的浓度变化。PCT<0.05ng/mL 为正常,0.05~0.5ng/mL 考虑为局部感染,0.5~2ng/mL 考虑可能存在全身感染,2~10ng/mL 高度怀疑感染及全身炎症反应,>10ng/mL 考虑存在严重脓毒症、脓毒性休克。研究发现,尿路感染出现菌血症患者中 PCT 平均值为(8.08±16.37)ng/mL,非菌血症组为(0.34±0.37)ng/mL,使用 PCT≥1.16ng/mL 作为尿路感染引起菌血症诊断标准的敏感率为 100%,特异性为 97%,阳性预测值 84%,阴性预测值 100%,显著优于血乳酸、CRP(通常在 12~24h 开始升高,20~72h 快速上升,3~7d 进入稳定期)和白细胞水平。而 CRP 对于判断患者是否存在脓毒症、脓毒性休克以及患者 30d 死亡率没有作用。PCT 可用于区分不同病原菌感染。研究显示,对于感染性脓毒症,革兰氏阴性杆菌感染患者的 PCT 水平显著高于革兰氏阳性球菌感染和真菌感染,分别为 8.9ng/mL(1.88~32.6ng/mL)、0.73ng/mL(0.22~3.4ng/mL)和 0.58ng/mL(0.35~0.73ng/mL),有助于经验性应用抗菌药物的选择。PCT 还可用于指导临床感染性疾病治疗中抗菌药物的使用。一项前瞻性、多中心、随机、对照、开放性研究纳入 1 575 例感染患者,随机分为 PCT 指导组(n=761)和标准治疗组(n=785)。PCT 指导组在 PCT 峰值下降 80% 以上或 PCT 水平降至 0.5μg/L 以下时建议停用抗菌药物;标准治疗组根据当地抗菌药物使用原则应用。结果显示:PCT 指导治疗组每位患者的医疗总费用降低 3 503 欧元,相比无 PCT 指导治疗的患者节省 9.2%。降低的费用主要来自缩短的住院时间、血培养减少以及抗菌药物治疗天数减少。因此,应用 PCT 监测抗菌药物疗效可减少抗菌药物暴露时间,不增加死亡风险,具有显著的卫生经济学价值。

3. 白介素 -6(interleukin-6,IL-6) 是一种细胞因子,属于白介素的一种。IL-6 由两条糖蛋白链组成:一条为 α 链,分子量为 80kd;另一条为 β 链,分子量为 130kd。IL-6 是多功能的细胞因子,当其作为急性期炎症因子时,主要刺激参与免疫反应的细胞增殖、分化并提高其功能,参与炎症反应和发热反应,通过 IL-6 受体和 gp130 作用于不同靶细胞,发挥多种生物调节作用。IL-6 是体循环中半衰期最长的前炎症介质,激活快速,半衰期约为 1h。IL-6 的生物学作用包括诱导肝脏 CRP 产生和释放、诱导 PCT 产生(炎症反应发生后,IL-6 先生成,之后诱导 PCT 和 CRP 生成),是炎症、脓毒症的早期敏感性"警示"标志物,并且随着疾病的进展 IL-6 水平逐渐升高。一项纳入 6 项研究的荟萃分析显示,IL-6 用于脓毒症的诊断敏感性为 80%,特异性为 85%,曲线下面积(area under curve,AUC)为 0.868,IL-6 用于脓毒症的辅助诊断准确性高。Otto 等人研究显示,寒战、发热性尿路感染患者会出现 IL-6 水平升高,有菌血症者血 IL-6 水平显著高于没有菌血症者,尤其在患者有典型的肾盂肾炎症状、体温显著升高时更为明显,并持续数天,说明 IL-6 水平升高程度与患者感染的严重程度相关。一项纳入 24 例脓毒症患者(15 例脓毒症和 9 例重度脓毒症或脓毒性休克)的研究将患者分为两组(死亡组包括 6 例重度脓毒症或脓毒性休克和 1 例脓毒症患者,存活组包括 17 例剩余患者),连续监测第 0、12、24、48、72、96 小时的 PCT、IL-6、CRP、红细胞沉降率(erythrocyte sedimentation rate,ESR;简称血沉)和 WBC 变化值。结果显示,存活者组 IL-6 浓度持续快速下降,而非存活组 IL-6 浓度延迟下降,与 PCT 和 CRP 相比,IL-6 能更好地评估脓毒症患的预后。另一项研究纳入100例器官功能障碍和疑似感染的危重患者,连续7d监测IL-6、PCT和CRP水平,结果显示:重症感染患者IL-6的7d AUC高达0.883,28d死亡率预测因子中仅IL-6有统计学意义,这说明IL-6是28d死亡率的显著预测因子。

综上所述,在脓毒症/重度脓毒症或脓毒性休克辅助诊断中,PCT有最高的敏感度,而IL-6有更高的特异性。有研究指出,一次内毒素刺激的人体试验中,不同标志物的动力学变化详见图1-1-5-3。IL-6联合PCT可以优势互补,提高辅助诊断脓毒症的及时性与正确率。

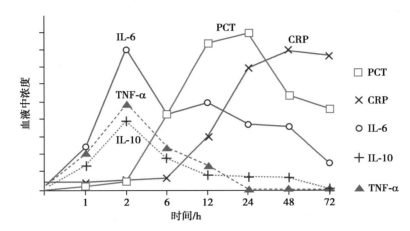

图 1-1-5-3 内毒素刺激后体内各种炎症标志物的动力学变化

（二）经过彻底研究有希望的生物标志物

1. 中性粒细胞明胶酶相关脂质运载蛋白（neutrophil gelatinase-associated lipocalin,NGAL） 是反映肾脏慢性损害的一种有潜力的标志物,在慢性肾脏病患者中能确切反映肾脏损害的程度。炎症、感染、肿瘤、缺血、肾损伤、烧伤、外科手术等都能诱导NGAL表达上调。NGAL水平在感染12h后升高并在3d内达到顶峰。并且,该标志物对年龄和性别的差异很小,因此不需要进行标准化。NGAL的排泄不依赖肾小球滤过,因此并不需要肌酐标准化。基于上述结果,尿NGAL可作为诊断儿童和成人尿路感染的合适标志物。虽然尿路NGAL在尿路感染期间也升高,但根据所列数据,尿路NGAL似乎是预测尿路感染更敏感的标志物。对于鉴别上、下尿路感染,NGAL也可能是一个有用的标志物。

2. 细胞因子 在宿主细胞-病原体相互作用过程中,细胞因子的爆发是为了召集先天性免疫系统的细胞,增强对病原体的防御。在尿路感染中,细胞因子主要产生于膀胱的尿上皮细胞,并分泌到尿液中。目前主要研究的细胞因子包括白介素1B（interleukin-1B,IL-1B）、白介素8（interleukin-8,IL-8）。IL-1B可能是一种很有前途的标志物。IL-8在所有炎症过程中起中心作用。在发生尿路感染时可以观察到IL-8浓度升高,因此可将其作为急性肾盂肾炎的预测因子,但其特异性较低。IL-8在发生各种先天性泌尿系统异常时均有升高。因此,当存在解剖结构障碍时,IL-8不适合用于诊断尿路感染。

（三）有希望但需要进一步研究的标志物

1. 肝素结合蛋白（heparin-bindingprotein,HBP） 是中性粒细胞来源的颗粒蛋白,其结构包含222个氨基酸的单链蛋白,含有8个半胱氨酸残基,在第100、114或145位天冬氨酸残基上具有糖基化位点,结构类似中性粒细胞弹性蛋白,与其同源性为45%。HBP辅助诊断尿道感染:U-HBP作为判断尿路感染的敏感性和特异性分别是93.3%和90.3%,阴性预测值也达到98.3%,但U-HBP的阳性预测值不太理想,只达到70%。U-HBP与亚硝酸盐结合起来将是一个很好的生化指标。

2. 基质金属蛋白酶 -9（matrix metalloproteinase-9，MMP-9）　基质金属蛋白酶是一种金属蛋白酶，具有降解细胞外基质成分的特殊作用。在尿路感染期间，MMP-9 常与 NGAL 并存。Hatipoglu 等人测量了 145 例儿童的尿 MMP-9/NGAL 复合物水平，发现临界值为 0.08ng/mg 时预测 UTI 诊断的敏感性为 98%，特异性为 97%。它可以是一个比 NGAL 更好的指标，由于敏感性和特异性高，可用于鉴别无症状菌尿。

（四）尚未研究清楚的标志物

下列生物标志物在尿路感染期间升高，但没有充分的信息说明它们的临床用途，包括：糖类抗原 19-9（carbohydrate antigen 19-9，CA19-9）、单核细胞趋化蛋白 1（monocyte chemotactic protein 1，MCP1）、Toll 样受体（toll-like receptor，TLR）4、TLR2、神经生长因子（nerve growth factor，NGF）、CD14、CD44。

（五）有争议且目前考虑没有价值的标志物

存在争议且目前考虑没有价值的生物标志物包括在泌尿系统感染诊断或鉴别诊断有效性研究中出现矛盾结果的标志物，或者显示无用的标志物，不适合用于诊断或鉴别诊断尿路感染，对预测感染没有帮助或不实用，包括肾损伤分子 -1（kidney injury molecule-1，KIM-1）、腺苷三磷酸（adenosine triphosphate，ATP）、髓系细胞触发受体 -1（triggering receptor expressed on myeloid cells-1，TREM-1）、载脂蛋白 D 等。

四、基因测序

传统的病原学诊断是临床医师根据患者的临床表现做出的一系列鉴别诊断，然后针对这些诊断结果进行相应的检测，通常一项检测只能对应一种病原体，而宏基因组学第二代测序技术（metagenomics next generation sequencing，以下简称二代测序）检测能覆盖更广范围的病原体。

二代测序在感染性疾病诊断领域中的优势在于其能检测到其他传统手段无法检测到的病原体。因此，二代测序可能在应用于临床疑难杂症或免疫抑制患者时有更大意义。另外，二代测序也被报道可用于"排除"检测，即检测阴性有助于排除感染性疾病诊断，但前提条件是测序覆盖度足够高，能确保样本中存在的病原微生物被检测出来。二代测序的其他潜在应用还包括病原体的耐药基因检测、医院感染控制监测，以及社区传染性疾病暴发监测，但这些应用通常需要极高的覆盖深度。

若怀疑细菌、真菌、DNA 病毒、寄生虫、不典型病原体感染且需进行二代测序检测时，建议采用 DNA 检测；若怀疑核糖核酸（ribonucleic acid，RNA）病毒感染，则建议采用 RNA 检测。对于临床疑似感染的病重、病危或免疫抑制、免疫缺陷患者，建议在完善传统实验室及分子生物学检测的同时，采集疑似感染部位标本进行二代测序。对于怀疑局灶性感染的患者，在对局灶部位完成常规生物化学、培养或 PCR 检测后，若未能获取病原学诊断结果，推荐将二代测序作为二线首选检测手段。

二代测序结果应在与患者临床表现及实验室检查密切结合的前提下进行解读和验证。对于二代测序结果为阴性，但根据其他辅助检查结果（如培养结果）高度提示感染可能的尚不能排除感染的患者，建议必要时再次取样重复二代测序检测。对于脓毒症患者，推荐联合采用传统实验室培养和二代测序来提高病原学的检出率。对于新发、罕见、疑难感染性疾病，以及免疫缺陷患者，二代测序能显著提高病原体的检出率，可作为一线检测手段。目前，二代测序的成本仍较高，尚不能作为轻症感染性疾病的一线检测手段。

（崔亮　编　郑波　审）

第六节 泌尿系统感染诊断、鉴别诊断、治疗原则及预后

一、泌尿系统感染的诊断

(一)症状

泌尿系统感染相关症状包括尿频、尿急、尿痛、耻骨上区不适,有些患者可伴有腰骶部的疼痛和肉眼血尿。门诊患者中大部分为急性膀胱炎,最常见的症状为尿痛、尿急、尿频,下腹部不适、酸胀,可伴有终末血尿,有时为全程血尿,甚至有血块排出,可有急迫性尿失禁。男性慢性前列腺炎患者可在性交或饮酒后诱发膀胱炎。

上尿路感染患者除了排尿症状以外,可伴有全身症状,如寒战、发热、腰痛、恶心、呕吐等。约有 1/3 的膀胱炎患者可进一步发现同时存在急性肾盂肾炎。输尿管支架植入引起的相关肾盂肾炎患者可没有明显的腰痛症状。对尿路感染有诊断意义的临床症状和体征为尿痛、尿频、血尿、背部疼痛和肋脊角压痛。

(二)体格检查

除一般体格检查以外,应进行全面的泌尿系统体检,男性患者还包括外生殖器检查和直肠指检。急性膀胱炎患者可合并耻骨上区压痛。发热、肋脊角叩击痛对急性肾盂肾炎诊断特性高。

盆腔和直肠指检可用于鉴别是否同时合并女性附件炎或男性前列腺炎。当患者出现不明原因发热、寒战、严重低血压、神志不清、感染中毒性休克表现时,要考虑肾盂肾炎的可能。

(三)实验室检查

1. 尿常规检查

(1)尿常规生化检查:现今最常见的是半自动或全自动的尿液干化学分析仪。尿生化检查用于诊断尿路感染的敏感性不高,阴性结果对除外尿路感染的特异性较高。一项纳入 360 例疑似尿路感染患者的研究表明,尿液干化学分析法检测的灵敏度和阴性预测值明显高于尿沉渣分析法。尿生化检查指标包括:①亚硝酸盐(nitrite,NIT),正常为阴性,阳性可见于大肠埃希菌等革兰氏阴性杆菌引起的泌尿系统感染。阳性反应程度与尿液中细菌数成正比。研究表明,WBC 计数试验的灵敏度高于亚硝酸盐试验,可用于尿路感染的筛查;亚硝酸盐试验的灵敏度虽较低,但特异度及阳性预测值均比较高。在临床工作中,如果将二者联用,可以最大限度诊断出泌尿系统感染的患者。②白细胞酯酶:泌尿系统感染时为阳性;如果尿中有大量淋巴细胞,检测结果为阴性。③尿蛋白:泌尿系统感染者可有蛋白尿,通常 <2g/24h。

(2)尿沉渣

1)尿沉渣显微镜检查:离心尿尿沉渣中白细胞 1~2 个 /HP 表示非离心尿中白细胞为 10 个 /mm³,配合革兰氏染色可作为感染的确定性指标。应注意,尿检中没有发现白细胞不能排除上尿路感染。此外,尿检中发现白细胞可见于非感染性肾疾病。无菌尿的脓尿要警惕结核等疾病的存在。

2)尿有形成分分析检查:在严格质量控制下,对尿路感染诊断的敏感性为 94.4%~100%,特异性为 49.8%~73.4%。此方法不能完全替代显微镜检查,可作为显微镜检查前的筛选。

2. 尿培养 参见上一节内容。

3. 感染性指标 参见上一节内容。

4. 影像学检查 参见上一节内容。

5. 侵入性检查 根据疾病情况可以选择膀胱镜等相关检查。

二、鉴别诊断

1. 上尿路感染患者发热、畏寒等全身症状较明显,而尿路症状不明显时容易误诊为全身感染性疾病,询问病史、完善尿常规及尿液细菌学检查有助于鉴别。

2. 女性有尿路感染症状时需考虑是否存在阴道炎、生殖器溃疡或者淋病等情况。如果患者存在阴道分泌物或外阴炎症常可鉴别,盆腔双合诊有助于排除盆腔肿块和盆腔炎。

3. 对于有下尿路感染症状并有脓尿,但尿培养阴性的患者,需与淋球菌感染和支原体感染相鉴别。

4. 对于有下尿路感染症状但没有感染依据的女性患者,需与膀胱过度活动症鉴别。膀胱过度活动症主要见于女性患者,以尿频为主要表现,影像学检查和实验室检查结果基本正常。

5. 青年男性尿路感染需与前列腺炎引起的下尿路症状相鉴别。慢性前列腺炎会表现为会阴部和下腹部坠胀、隐痛不适,阴囊潮湿等症状。中老年男性尿路感染则需与前列腺增生引起的下尿路症状相鉴别。

6. 泌尿系统感染需与泌尿系统结核相鉴别。泌尿系统结核表现为长期的尿路感染症状,顽固性脓尿,抗感染治疗效果不佳,结核菌素纯蛋白衍生物(purified protein derivative,PPD)试验、结核感染 T 细胞斑点(T-SPOT)试验阳性等有助于鉴别。

7. 泌尿系统感染需与泌尿系统结石和肿瘤相鉴别。泌尿系统结石和肿瘤的影像学检查一般会有阳性发现。

8. 泌尿系统感染还需与尿道憩室、异物、息肉等相鉴别。膀胱镜检查有助于鉴别。

三、治疗原则

1. 明确感染性质 临床上,出现泌尿系统感染症状时,应尽可能明确感染性质和致病菌,依据尿液细菌培养和药敏试验结果,有针对性地用药,这是治疗的关键。尚无尿细菌培养结果时,可先根据尿沉渣涂片革兰氏染色来初步估计致病菌,选择恰当的治疗药物。

2. 鉴别上尿路感染和下尿路感染。

3. 明确是血行感染还是上行感染 血行感染发病快,有寒战、高热等全身症状,应当选用血浓度高的抗菌药物,常需静脉给药。

4. 查明有无泌尿系统梗阻因素 泌尿系统梗阻往往不易治愈,且容易产生耐药菌株,易复发。

5. 检查是否存在泌尿系统感染的诱发因素 ①机体抵抗力低下:如妊娠或糖尿病、贫血、慢性肝病、慢性肾病、肿瘤及先天免疫缺陷或长期使用免疫抑制剂;②梗阻因素:如先天性泌尿系统畸形、结石、肿瘤、前列腺增生或神经源性膀胱等;③医院性因素:如留置导尿管、造瘘管,行尿道扩张、前列腺穿刺、膀胱镜检查;④其他因素:如女性尿道短(容易引起上行感染,特别是经期、更年期和性交时)、尿道口畸形或尿道口附近炎症。

6. 抗菌药物的选择 在治疗过程中,必须注意尿液中要有足够浓度的抗菌药物,而不是单纯依靠血中抗菌药物浓度。如果患者有梗阻诱因,必须延长用药时间,同时应适时消除诱因,如手术解除梗阻因素。

7. 手术治疗 在适当时间针对感染灶或病因实施相应的手术治疗。泌尿外科相关微创手术患者,术前准备应充分,选择合适的手术时机;术中应控制手术时间,降低局部压力,必要时分期治疗,多通道手术、多镜联合使用,甚至开放手术也是较好的选择。

8. 尿液 pH 左氧氟沙星对大肠埃希菌和表皮葡萄球菌的抗菌效果随着 pH 升高而升高;磷霉素对

大肠埃希菌、表皮葡萄球菌和金黄色葡萄球菌的抗菌效果随着 pH 升高而降低;头孢呋辛对大肠埃希菌和金黄色葡萄球菌的抗菌效果亦随着 pH 的升高而降低。因此,通过调节尿液 pH 能够改变致病菌对抗菌药物的敏感性。

四、预后

1. 急性非复杂性膀胱炎患者经治疗和采取一定预防措施后,总体预后较好。未经治疗的膀胱炎患者进展至上尿路感染的情况较少见。

2. 急性非复杂性肾盂肾炎,如果诊断和治疗及时,预后较好。

3. 如果患者存在严重上尿路病变(畸形、反流、狭窄等),出现泌尿系统感染复发的概率高,发生肾功能不全的可能性增加。

(陈敏丰 编 郑波 审)

参考文献

[1] SCHAEFFER AJ, MATULEWICZ RS, KLUMPP DJ. Infections of the urinary tract//WEIN AJ, KAVOUSSI LR, PARTIN AW, PETERS CA, et al. Campbell-Walsh Urology [M]. 11th ed. Philadelphia, PA: Elsevier, 2016.

[2] 张天震,刘伶普,李文超,等. 群体感应系统介导细菌生物膜形成的研究进展[J]. 生物加工过程,2020,18(2):177-183.

[3] ANDERSON GG, MARTIN SM, HULTGREN SJ. Host subversion by formation of intracellular bacterial communities in the urinary tract [J]. Microbes Infect, 2004, 6(12): 1094-1101.

[4] TENKE P, KÖVES B, NAGY K, et al. Update on biofilm infections in the urinary tract [J]. World J Urol, 2012, 30(1): 51-57.

[5] MAZZOLI S. Biofilms in chronic bacterial prostatitis (NIH-II) and in prostatic calcifications [J]. FEMS Immunol Med Microbiol, 2010, 59(3): 337-344.

[6] BARTOLETTI R, CAI T, NESI G, et al. The impact of biofilm-producing bacteria on chronic bacterial prostatitis treatment: results from a longitudinal cohort study [J]. World J Urol, 2014, 32(3): 737-742.

[7] KOLUMBIć LAKOS A, SKERK V, MALEKOVIć G, et al. A switch therapy protocol with intravenous azithromycin and ciprofloxacin combination for severe, relapsing chronic bacterial prostatitis: a prospective non-comparative pilot study [J]. J Chemother, 2011, 23(6): 350-353.

[8] ANDERSON GG, PALERMO JJ, SCHILLING JD, et al. Intracellular bacterial biofilm-like pods in urinary tract infections[J]. Science, 2003, 301(5629): 105-107.

[9] ROSEN DA, HOOTON TM, STAMM WE, et al. Detection of intracellular bacterial communities in human urinary tract infection [J]. PLoS Med, 2007, 4(12): e329.

[10] RUBIN RH, SHAPIRO ED, ANDRIOLE VT, et al. Evaluation of new anti-infective drugs for the treatment of UTI. Infectious Diseases Society of America and the Food and Drug Administration [J]. Clin Infect Dis, 1992, 15(Suppl 1): 216.

[11] RUBIN RH, SHAPIRO ED, ANDRIOLE VT, et al. Evaluation of new anti-infective drugs for the treatment of urinary tract infection. Infectious Diseases Society of America and the Food and Drug Administration [J]. Clin Infect Dis, 1992, 15(1): S216-S227.

[12] CENTERS FOR DISEASE CONTROL. Urinary Tract Infection (Catheter-Associated Urinary Tract Infection [CAUTI] and Non-Catheter-Associated Urinary Tract Infection [UTI]) Events. (Jan 2022). https://www.cdc.gov/nhsn/pdfs/pscmanual/7psccauticurrent.pdf.

［13］SMELOVAB V，NABER K，JOHANSEND TEB. Improved Classification of Urinary Tract Infection：Future Considerations［J］. European Urology Supplements，2016，15（4）：71-80.

［14］FLANAGAN PG，ROONEY PG，DAVIES EA，et al. Evaluation of four screening. Tests for bacteriuria in elderly people［J］. Lancet，1989，333（8647）：1117-1119.

［15］KIM SY，KIM YJ，LEE SM，et al. Evaluation of the Sysmex UF-100 urine cell analyzer as a screening test to reduce the need for urine culture for community-acquired urinary tract infection［J］. Am J Clin Pathol，2007，128（6）：922-925.

［16］袁汉尧. 临床检验诊断学［M］. 广州：广东科学技术出版社，2002.

［17］降钙素原急诊临床应用专家共识组. 降钙素原急诊临床应用的专家共识. 中华急诊医学杂志［J］，2012，21（9）：944-951.

［18］王扬. 尿液不同检测方法对泌尿系统感染的诊断价值研究［J］. 中国现代药物应用，2021，15（5）：251-252.

［19］刘小宁. 尿常规亚硝酸盐检测对细菌性尿路感染的诊断价值研究［J］. 中国医药指南，2018，16（7）：97.

［20］TAKAHASHI W，NAKADA TA，YAZAKI M，et al.Interleukin-6 levels act as a diagnostic marker for infection and a prognostic marker in patients with organ dysfunction in intensive care units［J］.Shock，2016，46（3）：254-260.

［21］ROUPAKIAS S，SINOPIDIS X，TSIKOPOULOS G，et al. Dimercaptosuccinic acid scan challenges in childhood urinary tract infection，vesicoureteral reflux and renal scarring investigation and management［J］. Minerva Urol Nefrol，2017，69（2）：144-152.

［22］李同海，张白羽，郭彩芬，等. 尿源性脓毒血症的治疗进展［J］. 医学综述，2019，25（9）：1756-1760.

［23］冷云，周玉真，董科，等. 尿液 pH 对常见泌尿系感染细菌抗菌药物敏感性的影响［J］. 现代预防医学，2019，46（13）：2445-2447，2454.

［24］孙召洋，刘文健，张景皓，等. 泌尿系统感染检测方法研究进展［J］. 检验医学，2019，34（12）：1133-1138.

［25］LI Y，XIE G，QIU J，et al. A new biosensor based on the recognition of phages and the signal amplification of organic-inorganic hybrid nanoflowers for discriminating and quantitating live pathogenic bacteria in urine［J］. Sensors Actuators B：Chem，2018，258：803-812.

［26］CLEMENT S，YOUNG J，MUNDAY E. Comparison of a urine chemistry analyser and microscopy，culture and sensitivity results to detect the presence of urinary tract infections in an elective orthopaedic population［J］. Contemp Nurse，2004，17（1-2）：89-94.

［27］KASS H. Edward，bacteriuria and pyelonephritis of pregnancy［J］. Archives of Internal Medicine，1960，105（2）：194.

［28］WIGTON S，ROBERT. Use of clinical findings in the diagnosis of urinary tract infection in women［J］. Archives of Internal Medicine，1985，136（12）：2222-2227.

［29］王丹晨，邱玲. 脂蛋白相关磷脂酶 A2 与缺血性脑卒中研究进展［J］. 标记免疫分析与临床，2018，25（9）：1402-1405，1412.

［30］杜娟，张林涛，杨文航，等. 尿常规及尿液有形成分分析在尿路感染诊断中的初筛价值研究［J］. 中华医院感染学杂志，2016，26（20）：4617-4620.

［31］ANDREA T，LAURA S，ANTONIETTA C，et al. Evaluation of the Uro4 HB&L system for the rapid diagnosis of lower respiratory tract infections in intensive care units［J］. Journal of Microbiological Methods，2010，81（3）：235-239.

［32］COHEN MS，PING G，FOX K，et al.Sexually transmitted diseases in the People's Republic of China in Y2K：back to the future［J］. Sexually Transmitted Diseases，2000，27（3）：143-145.

［33］LAMPINEN TK，CHAN K，ANEMA A，et al. Self-screening for rectal sexually transmitted infections：human papillomavirus. Diseases Society of America［J］. Clinical Infectious Diseases，2006，42（2）：308-309.

［34］ESTELLE L，ANTOINE DR，PANAGIOTIS F，et al. Dynamics of the transcriptional landscape during human fetal testis and ovary development［J］. Human Reproduction，2020，35（5）：1099-1119.

［35］JOU WW. Utility of dipstick urinalysis as a guide to management of adults with suspected infection or hematuria［J］. South Med J，1998，91（3）：266-269.

［36］黄健. 中国泌尿外科和男科疾病诊断治疗指南（2019 版）［M］. 北京：科学出版社，2020.

［37］MAJD M, RUSHTON HG, CHANDRE R, et al.Technetium-99m-DMSA renal cortical scintigraphy to detect experimental acute pyelonephritis in piglets:comparison of planar (pinhole) and SPECT imaging［J］.J Nucl Med,1996,37(10):1731-1734.

［38］《尿路感染诊断与治疗中国专家共识》编写组.尿路感染诊断与治疗中国专家共识(2015版)［J］.中华泌尿外科杂志,2015,36(4):241-245.

［39］JÓZSEF HORVÁTH, BJÖRN WULLT, KURT G NABER, et al. Biomarkers in urinary tract infections which ones are suitable for diagnostics and follow-up?［J］. GMS infectious diseases,2020,8:Doc24.

［40］王前,郑磊,曾方银,等.超敏C-反应蛋白的研究现状及临床应用［J］.中华检验医学杂志,2004,27(8):542-544.

［41］刘同波,王茂全,关伟,等.降钙素原、C反应蛋白和白细胞介素-6在血液病患者血流细菌感染中的诊断意义［J］.中国实验血液学杂志,2018,(5):1548-1552.

［42］REINHART K, MEISNER M, BRUNKHORST F.Markers for sepsis diagnosis:what is useful?［J］. Crit Care Clin,2006,22(3):503-519.

［43］JIMÉNEZA AJ, MARTIN PG, LIZCANO AL, et al.Usefulness of procalcitonin for predicting bacteremia in urinary tract infections［J］.Actas Urol Esp,2015,39(8):502-510.

［44］NAKAJIMA A, YAZAWA J, SUGIKI D, et al.Clinical utility of procalcitonin as a marker of sepsis:a potential predictor of causative pathogens［J］.Intern Med,2014,53(14):1497-1503.

［45］DJONG DE, OERS JAV, BEISHUIZEN A, et al.Efficacy and safety of procalcitonin guidance in reducing the duration of antibiotic treatment in critically ill patients:a randomised,controlled,open-label trial［J］.Lancet Infect Dis,2016,16(7):819-827.

［46］HOU T, HUANG D, ZENG R, et al.Accuracy of serum interleukin(IL)-6 in sepsis diagnosis:a systematic review and meta-analysis［J］.Int J Clin Exp Med,2015,8(9):15238-15245.

［47］JEKARL DW, LEE SY, LEE J, et al.Procalcitonin as a diagnostic marker and IL-6 as a prognostic marker for sepsis［J］. Diagnostic Microbiology and Infectious Disease,2013,75(4):342-347.

［48］《中华传染病杂志》编辑委员会.中国宏基因组学第二代测序技术检测感染病原体的临床应用专家共识［J］.中华传染病杂志,2020,38(11):681-689.

［49］《宏基因组分析和诊断技术在急危重症感染应用专家共识》组.宏基因组分析和诊断技术在急危重症感染应用的专家共识［J］.中华急诊医学杂志,2019,28(2):151-155.

第二章 尿路细菌微生态学

第一节 概　　述

微生态（micro-ecology）是存在于植物或动物体内的包括共生微生物和病原微生物的共生生态群落。人体微生态是近年发现的具有重要作用的"新器官"，其在维持人体健康和疾病的发生发展过程中发挥着不可或缺的作用。微生物群（microbiota）主要包括细菌、古菌、原生动物、真菌和病毒等具体微生物种类；微生物组（microbiome）是指一个特定环境或者生态系统中全部微生物及其遗传信息，包括其细胞群体和数量、全部遗传物质（基因组）。它界定了涵盖微生物群及其全部遗传与生理功能，其内涵包括了微生物与环境和宿主的相互作用。微生物组学（microbiomics）是以微生物组为对象，研究其结构与功能、内部群体间的相互关系和作用机制，研究其与环境或宿主的相互关系，并最终能够调控微生物群体生长、代谢等，为人类健康和社会可持续发展服务的学科。在对人体微生物群的描述中常用到的指数包括 α 多样性和 β 多样性。α 多样性主要关注局域均匀生境下的物种数量，因此也被称为生境内的多样性（within-habitat diversity）。β 多样性指沿环境梯度不同生境群落之间物种组成的相异性或物种沿环境梯度的更替速率，也被称为生境间的多样性（between-habitat diversity）。不同群落或某环境梯度上不同点之间的共有种越少，β 多样性越大。精确测定 β 多样性具有重要意义，这是因为：①它可以指示物种被生境隔离的程度；②β 多样性的测定值可以用来比较不同地段的生境多样性；③β 多样性与 α 多样性一起构成了总体多样性或一定地段的生物异质性。

在跨学科研究的帮助下，临床医师尝试了解微生物群在各个器官中所扮演的角色，然而这些微生物群与宿主之间所产生的相互作用以及这种相互作用在健康和疾病之间的关系是非常复杂的。对于研究者而言，要想在短时间内探索这种共生关系绝不可能，因为随着研究深入，这一共生关系愈发复杂。自微生物进入学者的研究中以来，国内外主要聚焦于探索肠道微生物，对于泌尿道微生物的研究也是近些年才开展。目前研究人员已经使用高通量测序和增强尿培养（expanded quantitative urine culture，EQUC）技术发现并确认人体尿路中的微生物，由此"健康人泌尿道是无菌状态"这一教条理论被打破。

随着对尿路细菌微生态的深入研究，泌尿道微生物研究领域的权威学者 Alan J Wolfe 教授在 2018 年首次提出概括性术语"urobiome"一词来表达尿液中的微生物群及微生物组。前期的临床研究已经发现尿路微生物与泌尿系统疾病之间存在关联，然而同人体其他部位的微生物组一样，在尿路微生物组研究中仍需要深入探索其与泌尿系统疾病的潜在机制关系。

人体的尿路微生物群主要是由细菌、古生菌、病毒和真菌组成,在性别不同的人群中尿路微生物群不尽相同,并且随着年龄变化微生物群可能也会发生改变。

对于尿路微生物群,我们尚只看到零光片羽。本章将从正常尿路微生态和疾病状态下尿路细菌微生态两个方面进行阐述,并对尿路细菌微生物与泌尿系统疾病的临床表现、诊断、治疗原则等临床问题进行讨论。

(吴芃 编 郑波 审)

第二节 正常尿路微生态

一、人类微生物组计划

近些年来,随着对人体微生态的研究逐渐加深,人们才开始接受在人体的大多数部位并非无菌状态,并且这些细菌主要为非致病菌。然而在医学研究中,传统思想关注到的主要为致病菌,因此人们对于人体自然居住或共生菌的认知少之甚少。实际上,在健康状态下,人体内也存在着各种微生物,如细菌、真菌、病毒和原生动物,并且人体内所包含的微生物细胞大约是人体细胞的10倍。

人类微生物组计划(human microbiome project,HMP)最初于2008年启动,目的是对人类微生物组进行全面描述,并分析其在人类健康和疾病中的作用。2012年,HMP对242名健康人进行了调查。此项工作为研究人员提供了一个初步用来描述健康和疾病人群中微生物群落的框架。尽管在对如何定义"有益"微生物群这一结论时仍存在着许多争议,但就目前研究进展而言可以得出如下比较重要的结果:首先,微生物群落的特征通常不只依赖其中某一种微生物的属性,而以某一组微生物的属性为特征;其次,尽管不同群体的微生物群落各有其特点,但"有益"微生物所发挥的作用往往是相似的。

处理尿液通常采用标准尿培养的方法,这种方法主要针对尿液中快速生长的需氧微生物,而对检测尿液中厌氧及生长缓慢的微生物有很大局限性,导致业内长期以来认为在健康人群的膀胱和尿液中是无菌的。因此,在HMP成立早期,并没有涉及对尿液微生物群的研究,使得对尿路微生物组的研究落后于人体其他微生物组的研究数年。随着分子生物学技术和培养方法的进步,如16s核糖体核糖核酸(ribosomal RNA,rRNA)测序和增强尿培养(EQUC)技术等的出现,使人们对尿路微生物的认知变得更加全面。EQUC技术结合了多种不同的培养基、需氧和厌氧条件以及不同的生长温度,能够分离培养出尿液中80%的细菌,而在标准尿培养的结果中,大多数没有细菌生长(图1-2-2-1)。

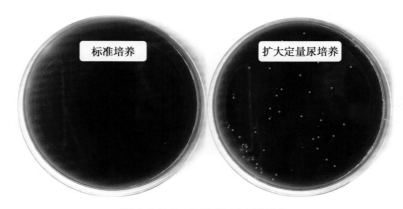

图 1-2-2-1 EQUC 技术的优势

虽然我们对于尿路微生物的认识还处于初级阶段,且目前仍有许多未知需要探索,但这些开创性的研究改变了临床上对于"膀胱中是无菌环境""泌尿道症状是由于某单一病原体感染导致"的刻板认知。研究者们结合在尿路微生物群和微生物组的新发现,将有助于临床治疗和对疾病发病机制的理解。那么这一过程中,最重要的一步就是了解正常尿路微生态的特征,以确定群落中微生物组成与临床疾病之间的联系。尽管缺乏对健康人群中微生物群落的全面认识,但能确定的是,微生物失调(如有益菌的缺失)与多种临床疾病相关,如炎症性肠病、多发性硬化症、糖尿病、过敏、哮喘、自闭症和肿瘤。同样,利用微生物失调这一概念解释泌尿系统疾病的发生,是非常有意义的。这使得临床医师意识到,某些泌尿道疾病可能是由微生物群落失调引起的,而不是单纯的病原体入侵,这也为预防、诊断和治疗疾病提供了新方法。

目前检测、培养尿液微生物的方法逐步趋于成熟,但是样本间存在性别、数量以及采样方式的差异,也会导致测序及培养结果的不同,这一点在对尿路微生物的研究中是非常重要的。现阶段,在对尿路微生物的报道中,在属水平上,乳杆菌属和链球菌属是最常被报道的菌,并且在属水平中皆都为乳酸菌,其在包括泌尿道在内的体内组织中发挥着抵御病原体的保护作用。相比而言,如伯克霍尔德菌属、克雷伯菌属、罗河杆菌属、韦荣球菌属则在泌尿道中检出率较低。

二、女性尿路微生物

起初,女性尿路微生物检测是十分困难的,主要有两个原因:第一,在获取膀胱中尿液时必须防止其被阴道中的细菌所污染;第二,检测到的 DNA 必须证明其来源为活菌。为了克服第一个难题,美国芝加哥洛约拉大学的研究者采取耻骨上穿刺法(suprapubic aspiration,SPA)从膀胱中直接获取尿液样本,此方法收集的尿液可避免被外阴及阴道污染的可能。随后,使用 16s rRNA 测序的方法,将 SPA 样本中的细菌 DNA 与经尿道导尿管(transurethral catheter,TUC)获得的样本中的细菌 DNA 进行比较。为了判断获得的样本是否被阴道所污染,将 TUC 样本与中段尿样本和阴道拭子进行比较。结果发现,SPA 和 TUC 尿液菌群具有相似的特征,但与中段尿和阴道拭子则不同,因此可以得出膀胱中含有细菌 DNA 的结论。那么,另外一个问题随之而来,如何判断检测到尿液中的细菌 DNA 来自活细菌,而不是死亡的细胞 DNA 或尿液中游离的 DNA 呢?洛约拉大学的研究者在先前的工作中已经对膀胱中能检测到的细菌利用 16s rRNA 测序技术进行了分类鉴定。虽然大多数检测到的细菌是可培养的,但由于标准尿培养(将 1μL 尿液在血平板和麦康凯琼脂培养基培养 24h)的条件单一且时间较短,导致大部分菌群无法生长,因此一种增强尿培养(EQUC)技术被推行。与标准尿培养不同,EQUC 将更多的尿液(100μL)在多种培养基上培养 48h,并在不同的大气培养环境(如高浓度 CO_2、缺氧)下培养。与测序结果相对应,大部分检测到的微生物可以通过此方法培养出。

群体分型(分层/层化,stratification)是一种有助于更好地理解人类身心健康等复杂生物问题的有效方法。2011 年,MetaHIT 团队将这种方法应用到肠道微生物中,提出"肠型"的概念,由此可以将不同的群落组成定义为肠型,这对描述肠道微生物群落结构非常有效。而随着对尿路微生物的探索,同样可以将此方法进行合理的使用,越来越多的研究者逐渐认可"尿型"这一概念。这种方法有助于对某个群落进行描述,并可能用于指导临床实践。当然,在每个群落中也可以使用生态参数进行描述,如多样性、稳定性或恢复力。在对无泌尿系统疾病的成年女性中导尿样本的研究发现,不同尿型的多种尿路微生物群落的状态和结构与尿路维持健康状态有关。在健康人群尿型中,最常见的主要是由乳酸菌属构成,这种属同样寄生于阴道内。虽然尚有证据支持女性泌尿道与生殖道内的乳酸菌属可能为同一来源,但此结论仍有待考证。事实上,乳酸菌属被认为在身体的许多部位发挥着保护作用。其他常见的尿型主要由加德纳菌属、链球菌属、葡萄球菌属、棒状杆菌属和大肠埃希菌属构成。随着年龄变化,尿型也会发生变化。比如以加德纳菌属为主的尿型在绝经前女性中更常见,而以大肠埃希菌为主的尿型在绝经后女性中更常见。即使在短期内,尿型会有一定的波动性,但长期观察发现尿型仍是处于稳定状态,其往往会在以乳酸菌属为主的群落和以加德纳菌属为主的群落中相互转换。导致这种短期内的波动与两种因素有关,一种是内在因素(月经周期),另一种是外在因素(通过阴道进行性交)。然而尿路微生态似乎有某种弹性,能够在数天内恢复到正常状态。

成年女性的尿路微生态与发生泌尿道感染(UTI)的易感性有关。尤其在进行盆腔手术导尿或其他经尿路操作等高危时期,尿路微生态更容易受到影响。性交、妊娠后女性的 UTI 患病率会有所升高,这也有可能与尿路微生态有关。因此,对尿路微生态的特征进行风险分层,可以有效地进行具有针对性措施以预防和改善临床症状。除此之外,成年女性的尿路微生物与常见的尿失禁有关,主要包括急迫性尿失禁(urgent urinary incontinence,UUI)和压力性尿失禁(stress urinary incontinence,SUI)。在一项对接受口服索利那新治疗 UUI 的女性中,发现药物疗效似乎与治疗前的尿路微生物有关。而其中在对药物具有明显疗效的女性中发现,症状获得改善的尿路微生物具有与正常尿路微生物相似的特征。这些尿路微生物群中物种很少,并且通常是以乳酸菌为优势菌种。相比之下,治疗无效的女性具有更复杂的微生物群并且没有优势菌。这也为尿路微生物群作为抗胆碱能药物(索利那新)治疗反应的预测因子提供了可能。此外,药物的治疗反应同样与尿路微生态的恢复力和稳定性有关,目前仍需要更多的研究来佐证其与药物治疗反应之间的关系,由此帮助临床医师提供和指导个性化治疗,改善患者预后。

三、男性尿路微生物

早期研究表明,男性排尿获取的尿液微生物组与远端尿道中的微生物组相似,此外,在有性传播感染和非性传播感染的男性尿液微生物组是不同的,并且尿道微生物组可能受到性活动的影响。显然,在研究尿路微生物时,如何避免样本的污染以及确保样本的代表性无疑是至关重要的。在男性中,晨尿样本所检测到的微生物群与远端尿道拭子检测到的微生物群落则非常相似。种种迹象表明,对尿液进行分析检测时,尿液所携带的近端尿道中的微生物会被远端尿道中含量较高的微生物所掩盖。在一项比较使用 TUC 采集和中段尿采集的尿液样本中发现,在中段尿样本中,通过 EQUC 技术检测样本的细菌检出率为 96%,16s rRNA 测序技术检出率为 80%,总检出率为 98%。而在 TUC 样本中,相应的细菌检出率分别为 29%、27%、39%。

最新的研究证实,男性尿路微生物与下尿路症状(lower urinary tract symptoms,LUTS)有关。良性前列腺增生(benign prostatic hyperplasia,BPH)是老年男性常见疾病,常伴发尿频、尿急等泌尿系统症状。通过将 BPH 患者尿液与正常男性尿液进行分析,结果表明其尿路微生物间存在明显差异。并且,在对 BPH 患者进行国际前列腺症状评分(international prostate symptom score,IPSS)中发现,分数的增加与男性膀胱内微生物存在相关性,并且随着尿液中微生物的检测率增加,IPSS 评分的严重程度也随之增加。然而,由于人们对这些给人类带来痛苦的疾病了解较少,目前也没有有效的治疗手段,因此推进对尿液微生物组的研究,为患有慢性前列腺炎 / 慢性骨盆疼痛综合征的男性带来了新的希望。

而这种微生物之间的差异不只出现于 BPH 患者中,在诊断为前列腺癌患者的尿液微生物群也存在着显著差异。有趣的是,前列腺癌组患者的精液和前列腺液中大肠埃希菌数量较高,而尿液中大肠埃希菌数量则较低。此外,前列腺癌患者精液中肠球菌数量较高,而尿液和前列腺分泌物样本中肠球菌数量无显著差异。若将微生物不视为前列腺癌的致病因素,而将其作为前列腺癌患者诊断或对治疗反应的检测指标,是否更具有临床意义,值得研究者们深入讨论。

(吴芃 编　郑波 审)

第三节　疾病状态下尿路细菌微生态的变化

随着现代培养和测序技术的发展,人类尿路细菌微生态逐步进入人们的视野,越来越被认为是影响人类健康和疾病的重要因素。现有的技术已经能够检测整个泌尿系统的微生物,在迄今为止发表的所有研究中,乳杆菌(*Lactobacillus*)和链球菌(*Streptococcus*)是在尿路细菌微生态中最常被报道的菌属。越来越多的研究表明,尿失禁、膀胱癌(bladder cancer,BCa)、前列腺癌、肾癌、肾结石、神经源性膀胱功能障碍(neuropathic bladder dysfunction,NBD)、间质性膀胱炎(interstitial cystitis,IC)、慢性前列腺炎/慢性骨盆疼痛综合征(chronic prostatitis/chronic pelvic pain syndrome,CP/CPPS)等泌尿系统疾病患者的尿路细菌微生态存在着不易感知的变化。

一、尿路细菌微生态与泌尿系统肿瘤

关于微生物组的影响及其在健康和疾病中的功能作用有了重大进展。鉴于共生微生物组对人类健康和疾病众多状态的影响,目前已成为研究热点。现有证据表明,结直肠腺瘤、腺癌以及胃癌和胆道癌与微生物存在关联,特别是细菌微生态。细菌可以通过干扰β-catenin信号通路等机制促进癌症的发生,也可以通过代谢途径及产生致癌化学物质(如亚硝胺和乙醛)来调节癌症发生风险。对健康和疾病状态的连续性研究进一步表明,尿路细菌微生态能够影响泌尿系统的状况。相关细菌微生态的确切性质和作用仍在研究中,但它们的潜在参与现已变得愈发明显。

(一)尿路细菌微生态与膀胱癌

膀胱癌是我国泌尿外科临床上最常见的恶性肿瘤之一。世界范围内,其发病率居恶性肿瘤的第9位。膀胱癌的发生是复杂、多因素、多步骤的病理变化过程,既受内部遗传因素的影响,又受外在环境因素,包括慢性感染[如细菌、血吸虫、人乳头状瘤病毒(human papilloma virus,HPV)感染等]的影响。现有研究表明,与膀胱鳞状细胞癌相关的感染危险因素,如血吸虫感染,可诱导内源性N-亚硝胺和氧自由基的合成,从而诱发膀胱鳞状细胞癌的发生。尿路细菌微生态可能通过调节内源性抗肿瘤免疫反应参与膀胱癌的各个发展阶段。新近研究表明,膀胱癌患者的细菌丰度较健康人群明显升高。根据欧洲癌症研究和治疗组织(European Organzation for Research and Treatment of Cancer,EORTC)评分系统,复发或进展风险高的非肌层浸润性膀胱癌(non-muscleinvasive bladder cancer,NMIBC)患者的尿液中也存在更丰富的细菌。例如,链球菌在膀胱尿路上皮癌患者的尿液中富集,但健康人群中尿液的链球菌丰度都接近零,其次在链球菌丰度较低的膀胱尿路上皮癌样本中,发现假单胞菌属和厌氧菌属的丰度最高。在门水平上,丰度最高的门是厚壁菌门(*Firmicutes*),其次是放线菌门(*Actinobacteria*)、拟杆菌门(*Bacteroidetes*)和变形菌门(*Proteobacteria*)。另有报道指出,鲍曼不动杆菌的毒力因子具有包括上皮细胞的侵袭、磷脂的降解和生物膜形成的作用,这些都有助于逃脱宿主的免疫反应,以及厌氧菌可诱导炎症和细胞外基质(extracellular matrix,ECM)重构,可能在膀胱癌发病、进展和复发中发挥关键作用。现有的各项研究结果表明,较高的细菌丰度可能是NMIBC复发和进展风险较高的潜在指标。

除了研究尿路细菌微生态和肿瘤发生之间的联系外,对治疗的影响也在研究中。随着潜在联系被日益重视,通过控制细菌微生态来降低风险或预防疾病复发的可能性变得愈发有吸引力。早在1992年就有学者提出口服抗菌药物对膀胱肿瘤电切术(transurethral bladder tumer resection,TURBT)后复发有预防作用。此外,降低膀胱癌的发生风险,其主要是通过刺激中性粒细胞分泌细胞因子,诱导树突状细胞成熟和产生抗原特异性的细胞毒性T细胞对抗癌细胞。亦有研究表明,使用选定的细菌诱导抗原特异性细胞毒性可能成为对抗癌细胞的新选择。

运用卡介苗(bacillus calmette guerin,BCG)来预防和降低 NMIBC 患者 TURBT 术后复发的风险已在临床中广泛应用。BCG 中使用的减毒结核分枝杆菌与膀胱癌之间已建立起有益的联系。BCG 被认为是通过纤维连接蛋白来刺激免疫反应,从而进入膀胱细胞。现有证据证实,BCG 接种到膀胱后,引发细菌炎症反应,诱导抗肿瘤免疫效应。某些特定的共生细菌黏附在纤维连接蛋白上,从而占据卡介苗发挥效用的结合位点,这将降低 BCG 的效用,并可能降低清除肿瘤细胞所需的强细胞毒性反应。

在现有的诸多研究中,乳酸菌是被经常提及的一种益生菌。研究表明,乳酸菌可以诱导抗增殖和细胞毒性作用,降低膀胱癌的发病率和复发风险。灌注益生菌可能是直接影响膀胱细菌微生态的一种潜在策略,但也可能通过间接机制进行调控。

目前,尿路细菌微生态已成为膀胱癌研究的一个新焦点,其与免疫功能之间的联系尚未被广泛报道,尿路微生物组正成为影响膀胱癌发生、发展和治疗反应的重要因素。

(二)尿路细菌微生态与前列腺癌

早在 2017 年就有学者提出,在前列腺癌患者中,葡萄球菌属在肿瘤及瘤周组织中富集度更高。Feng 等人首次使用宏基因组和转录组学分析来鉴定 65 例中国前列腺癌患者的肿瘤和邻近良性组织的冰冻标本中的微生物群,共鉴定了超过 40 种细菌属,其中假单胞菌属、大肠埃希菌属、肠杆菌属、不动杆菌属和丙酸杆菌属的数量最为丰富,但是不同组织类型之间的微生物群特征没有显著差异。只有生殖道支原体与前列腺癌独立相关。运用免疫荧光和 RNA 测序在标本中发现,痤疮丙酸杆菌是尿路细菌微生态中特殊的一组,亦与前列腺癌的发展有关。

最近的一项研究表明,前列腺癌患者的前列腺液、尿液和精液中的微生物群落存在显著差异,应用前列腺液变性梯度凝胶电泳测序和系统发育分析结果显示,丰度最高的门分别是拟杆菌门、变形菌门、厚壁菌门、放线菌门。前列腺癌患者的精液和前列腺液样本中大肠埃希菌的数量也较高,而尿液样本中数量较低;精液样本中肠球菌数量较高,而尿液和前列腺液样本中无显著差异。

虽然已有相关研究证实前列腺癌患者的肿瘤组织和瘤旁组织在细菌微生态方面存在显著差异,但微生物组在前列腺癌病理生物学中的可能作用仍不明确,需要进一步的研究来阐明两者之间的关系。

(三)尿路细菌微生态与肾癌

肾细胞癌(renal cell carcinoma,RCC)是最常见的癌症类型之一。发病率逐年上升,全球每年确诊的新病例超过 40 万,死亡人数约为 17.5 万。虽然在过去的数十年里,靶向药物和免疫检查点抑制剂的发展为 RCC 患者提供了巨大的临床益处,但为了进一步降低 RCC 的死亡率,更好地了解 RCC 的发病机制仍是必要的。近年来,越来越多的证据表明,尿路细菌微生态可能在 RCC 的发生发展中发挥重要作用。随着二代测序技术的应用,越来越多的人认识到微生物群对癌症的影响。最近在尿路中发现的一种独特的微生物群,揭示了微生物群与肾脏之间的直接相互作用程度尚不被充分认识的可能性,尽管这种相互作用与肾细胞癌(RCC)发病机制的关系尚未被研究。随着在物种水平上鉴定特定细菌的技术出现,这可能会促进尿液微生物组与 RCC 发病率的进一步研究。

国内有学者通过 16s rRNA 基因测序,对 RCC 组织及其邻近正常组织中的微生物群进行了分析,以阐明微生物群在 RCC 发病和发展中可能的作用。在这项研究中,分析了 24 例 RCC 患者的肿瘤组织和配对正常组织中的微生物群。在门、纲、目、科、属水平上的微生物分类概况概述了微生物区系的变化,在门水平,相对丰度最高的门分别是变形菌门、厚壁菌门、拟杆菌门和放线菌门;纲水平上相对丰度最高的是 α- 变形杆菌纲、β- 变形菌纲、γ- 变形菌纲、杆菌纲;目水平上相对丰度最高的是根瘤菌目、伯克霍尔德菌目、假单胞菌目；科水平上相对丰度最高的是布鲁氏菌科、丛毛单胞菌科、莫拉菌科、*Chitinophagaceae*；属水平上相对丰度最高的是腐生螺旋体属（*Saprospirales*）、苍白杆菌属、不动杆菌属、沉淀物杆状菌属（*Sediminibacterium*）、贪铜菌属（*Cupriavidus*）。

基于 16S rRNA 扩增子测序结果预测微生物群落功能（phylogenetic investigation of communities by reconstruction of unobserved states，PICRUSt）分析确定的微生物群落预测功能谱，RCC 组织与正常组织之间的 9 条京都基因和基因组百科全书（Kyoto encyclopedia of genes and genomes，KEGG）通路存在显著差异。其中，RCC 组织中富集 3 条通路（膜运输、转录、细胞生长与死亡），而相邻正常组织中富集 6 条通路（细胞运动、信号转导、代谢、辅因子与维生素代谢、能量代谢、内分泌系统）。

亦有学者收集了 10 例 6 个月内无尿路感染史的肾癌患者，行腹腔镜肾切除术后获得组织切片，结果在所有肾脏样本中均发现了大量的微生物，且在良性和恶性肾组织之间存在显著差异。这表明健康肾组织和肾细胞癌组织具有特定的微生物组，从而为肾脏生理学和肿瘤发病机制开辟了新的视角。

现有研究多为回顾性研究，较难确定微生物群变化与 RCC 之间的因果关系，因此需要更多的大规模前瞻性研究来进一步阐明尿路细菌微生态与肾癌之间的因果关系。

二、尿路细菌微生态与肾结石

肾结石是世界范围内一种常见的泌尿系统疾病。不同地区的患病率为 5%~20%，10 年随访复发率为 50%，部分患者可发展为慢性肾病或终末期肾病。虽然肾结石发生率高，并发症严重，但其形成的病理生理机制尚不完全明确。肠道微生物组在尿液草酸排泄和肾结石形成中的作用一直是研究的热点，研究表明可能与形成肾结石的病理生理过程相关，但肾结石与尿路细菌微生态的关系仍在探索中。产甲酸草酸杆菌（*Oxalobacter formigenes*）是一种草酸降解菌，在过去的研究中被证实与尿结石的产生呈负相关。已有相关文献报道，尿路微生物组比肠道微生物组更能引起尿结石。

细菌很早就被认为是导致磷酸镁铵类结石的原因，然而其在更常见的草酸钙（CaOx）和磷酸钙（CaPhos）结石形成中的作用尚未被广泛研究。75% 的肾结石主要由草酸钙组成，尿草酸盐被认为是一个关键的危险因素。在临床中，无论结石成分如何，泌尿系统结石患者通常伴有泌尿系统感染。一些研究结果表明，尿结石可能与细菌有关。这些细菌可能来自尿液或结石本身。基于 16s rRNA 基因测序和增强培养（EQUC）技术，有研究者为了确定结石中细菌富集程度是否高于尿液，鉴定了肾结石患者的尿液和结石微生物群。结果表明，与膀胱尿液相比，对结石样本使用 EQUC 后可以分离出表皮葡萄球菌、阴沟肠杆菌、大肠埃希菌和加氏乳杆菌等细菌，而上尿路的尿液与膀胱尿液相比，菌群组成无明显差异。研究者亦比较了肾结石患者的膀胱尿液和健康人群的膀胱尿液在不同分类水平上的微生物群的相对丰度。在门水平上，拟杆菌门（*Bacteroidetes*）、变形菌门（*Proteobacteria*）和厚壁菌门（*Firmicutes*）的平均丰度差异具有统计学意义。在其他分类学水平上，两类人群的膀胱尿液也存在着显著的丰度差异，在属水平上最具代表性的是肾结石患者中的不动杆菌属和健康人群中的普氏菌属。肾结石患者的膀胱尿液和肾盂尿液中的粪杆菌属和乳酸杆菌属的相对丰度明显低于健康人群。与此同时，与健康人群的膀胱尿液相比，肾结石患者的膀胱尿液表现出显著富集的 KEGG 通路包括近端小管碳酸氢盐回收、离子通道、亚油酸代谢和肾素 - 血管紧张素系统。

关于尿路细菌微生态是如何促进泌尿系统结石的形成尚未有定论。一种可能的假设是细菌通过柠檬酸裂解酶的产生改变尿液的饱和度，从而降低尿液柠檬酸水平并导致晶体形成，随后细菌可能诱发炎症反应和促炎蛋白的释放，这些促炎蛋白形成结石基质内芯，并由晶体发展为结石。

三、尿路细菌微生态与下尿路症状

（一）尿路细菌微生态与尿失禁

尿失禁（UI）是较为常见的下尿路症状（LUTS），可分为急迫性尿失禁（UUI）、压力性尿失禁（SUI）、真性尿失禁及混合性尿失禁（mixed urinary incontinence，MUI）。现有研究表明，运用16s rRNA测序技术在患有UUI的成年女性中观察到了尿路细菌微生态的改变。UUI患者相较于非UUI患者的尿路菌群有更高丰度的加德纳菌（*Gardnerella*）和更低丰度的乳酸菌（*Lactobacillus*），以及微生物多样性较低的UUI患者，其症状更为严重。一些乳酸菌（如卷曲乳酸菌）可能是UUI患者膀胱健康的标志，由于其具有产酸特性，可以通过控制无法在酸性环境中生存的细菌的生长来保护下尿路。亦有研究证实，尿路细菌微生态与UUI的发作、症状严重程度和治疗后罹患泌尿道感染（UTI）的风险相关。总之，迄今为止发表的研究已经证明尿路细菌微生态在UUI和对UUI治疗的反应中有明确的作用。未来对UUI患者的研究应致力于确定不同性别和年龄组之间的尿路细菌微生态差异是否与UUI的易感性有关。

（二）尿路细菌微生态与膀胱过度活动症

膀胱过度活动症（over active bladder，OAB）是一种以尿急、伴或不伴急迫性尿失禁（UUI）为特征，通常伴有尿频和夜尿，并排除尿路感染（UTI）及其他相关病变的下尿路症候群。引发OAB的原因十分复杂，一些OAB症状是由神经肌肉和毒蕈碱受体的问题引发，但一些OAB患者对抗毒蕈碱受体、肉毒杆菌毒素或其他治疗没有反应。一项针对女性OAB患者的研究表明，非OAB人群的细菌多样性程度高于OAB人群，且OAB人群的微生物组表现出较大的差异性。在患病人群中检出最多的门是厚壁菌门，其次是变形菌门、放线菌门和拟杆菌门（图1-2-3-1）。在科水平上，OAB人群的双歧杆菌科（*Bifidobacteriaceae*）显著多于非OAB组。利用LEfSe算法识别与OAB相关的特定细菌属发现（图1-2-3-2），通过将对照组和OAB组划分为不同的分类，发现OAB类群中有13个属的丰度下降，包括普雷沃菌属（*Prevotella*）、小杆菌属（*Dialister*）、具核梭杆菌（*Fusobacterium*）、乔奎泰拉菌属（*Jonquetella*）、弯曲菌杆属（*Campylobacter*）、大芬戈尔德菌属（*Finegoldia*）、厌氧球菌属（*Anaerococcus*）、乳酸杆菌属（*lactobacillus*）、锥体杆菌属（*Pyramidobacter*）、脲原体属（*Ureaplasma*）、肠球菌属（*Enterococcus*）、新鞘脂菌属（*sphingobium*）

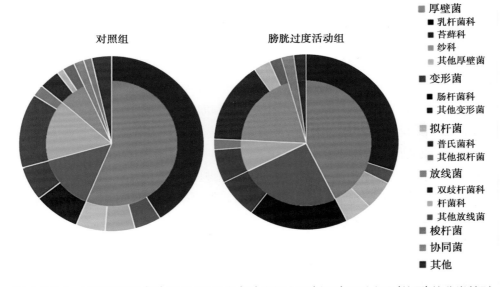

图1-2-3-1 比较对照组（左）和OAB患者（右）在门水平（内圈）和科水平（外圈）的分类差别
相对丰度<0.5%的细菌属被归类为"其他"。

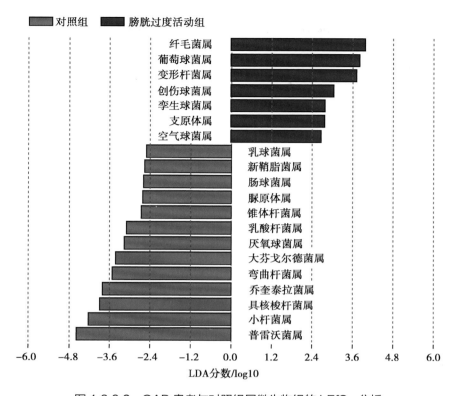

图 1-2-3-2 OAB 患者与对照组尿微生物组的 LEfSe 分析
红色为对照组富集菌属,蓝色为 OAB 患者富集菌属。只有符合线性判别分析评分阈值 >2.5 的属被展示。

和乳球菌属（*Lactococcus*）。相比之下,OAB 组中有 7 个属的相对丰度升高,包括纤毛菌属（*Sneathia*）、葡萄球菌属（*Staphylococcus*）、变形杆菌属（*Proteus*）、创伤球菌属（*Helcococcus*）、孪生球菌属（*Gemella*）、支原体属（*Mycoplasma*）和空气球菌属（*Aerococcus*）。该研究还发现,多样性较低的异常尿液菌群与较高水平的抑郁和焦虑呈正相关。这表明尿路菌群可能与肠道菌群一样具有与大脑沟通的潜力,特别是可能具有引发中枢敏化的潜能。因此,就像成熟的脑 - 肠道 - 微生态轴一样,脑 - 膀胱 - 微生态轴也可能存在。

总之,结合现有研究显示,OAB 患者的尿路菌群较健康人群,在多样性及丰度上都显著下降,异常的尿路微生物群落可能在 OAB 的发病机制和治疗中有很强的指示作用。

（三）尿路细菌微生态与间质性膀胱炎

利用高通量测序分析来自患间质性膀胱炎（IC）女性的清洁中段尿,结果显示,与无症状健康个体相比,在分类组成、丰度和多样性方面存在明显差异。尿液中乳酸杆菌属的丰度显著增加,整体丰度和生态多样性下降。乳酸杆菌通常与阴道微生物菌群有关,并可维持一个酸性环境,发挥保护作用,防止感染。新近的一项研究使用 Ibis T-5000 通用生物传感器系统技术分析了 228 名 IC 患者初始和中段尿液样本中的微生物（细菌和真菌）,在尿液样本中发现了 80 多种不同的微生物物种（超过 30 个属）。虽然复发和非复发病例的菌种组成没有显著差异,但有症状复发的患者念珠菌和酵母菌等真菌的含量较高。

（四）尿路细菌微生态与神经源性膀胱、慢性前列腺炎 / 慢性骨盆疼痛综合征

通过 16s rRNA 测序分析,与神经源性膀胱患者相比,膀胱功能正常的男性和女性患者也观察到了尿路细菌微生态的变化,健康人群的膀胱尿液样本显著富集乳酸杆菌属和棒状杆菌属,而其他细菌属,

如克雷伯菌、肠球菌和大肠埃希菌主要存在于神经源性膀胱患者的尿液中。另一项对中段尿进行 16s rRNA 测序的研究表明,与对照组相比,CP/CPPS 患者的尿路细菌微生态显示出更高的细菌多样性和梭状芽孢杆菌属的富集。综合相关研究表明,这些变化可能与下尿路症状严重程度、临床表型以及功能代谢途径紊乱有关。

（吴苊 编　郑波 审）

参考文献

[1] THOMAS-WHITE K,BRADY M,WOLFE AJ,et al. The bladder is not sterile:History and current discoveries on the urinary microbiome [J]. Curr Bladder Dysfunct Rep,2016,11(1):18-24.

[2] BRUBAKER L,PUTONTI C,DONG Q,et al. The human urobiome [J]. Mamm Genome,2021,32(4):232-238.

[3] ARAGÓN IM,HERRERA-IMBRODA B,QUEIPO-ORTUÑO MI,et al. The urinary tract microbiome in health and disease [J]. Eur Urol Focus,2018,4(1):128-138.

[4] CAVARRETTA I,FERRARESE R,CAZZANIGA W,et al. The microbiome of the prostate tumor microenvironment [J]. European Urology,2017,72(4):625-631.

[5] FENG Y,RAMNARINE VR,Bell R,et al. Metagenomic and metatranscriptomic analysis of human prostate microbiota from patients with prostate cancer [J]. BMC Genomics,2019,20(1):146.

[6] MIYAKE M,OHNISHI K,HORI S,et al. Infection and chronic inflammation in human prostate cancer:detection using prostatectomy and needle biopsy specimens [J]. Cells,2019,8(3):212.

[7] WANG J,LI X,WU X,et al. Uncovering the microbiota in renal cell carcinoma tissue using 16S rRNA gene sequencing [J]. J Cancer Res Clin Oncol,2021,147(2):481-491.

[8] TANG R,JIANG Y,TAN A,et al. 16S rRNA gene sequencing reveals altered composition of gut microbiota in individuals with kidney stones [J]. Urolithiasis,2018,46(6):503-514.

[9] TICINESI A,MILANI C,GUERRA A,et al. Understanding the gut-kidney axis in nephrolithiasis:an analysis of the gut microbiota composition and functionality of stone formers [J]. Gut,2018,67(12):2097-2106.

[10] ZAMPINI A,NGUYEN AH,ROSE E,et al. Defining dysbiosis in patients with urolithiasis [J]. Sci Rep,2019,9(1):5425.

[11] DORNBIER RA,BAJIC P,VAN KUIKEN M,et al. The microbiome of calcium-based urinary stones [J]. Urolithiasis,2020,48(3):191-199.

[12] XIE J,HUANG JS,HUANG XJ,et al. Profiling the urinary microbiome in men with calcium-based kidney stones [J]. BMC Microbiology,2020,20(1):41.

[13] STERN JM,MOAZAMI S,QIU Y,et al. Evidence for a distinct gut microbiome in kidney stone formers compared to non-stone formers [J]. Urolithiasis,2016,44(5):399-407.

[14] KARSTENS L,ASQUITH M,DAVIN S,et al. Does the urinary microbiome play a role in urgency urinary incontinence and its severity? [J]. Front Cell Infect Microbiol,2016,6:78.

[15] WU P,CHEN Y,ZHAO J,et al. Urinary microbiome and psychological factors in women with overactive bladder [J]. Frontiers in Cellular and Infection Microbiology,2017,7:488.

第三章 尿路病原菌和抗菌药物耐药

第一节 概　述

尿路感染是人类健康所面临的最严重威胁之一,而尿路感染病原菌对临床常用的抗菌药物耐药是目前临床治疗中面临的最重要问题。病原微生物对治疗药物逐渐产生耐药性是不可避免的自然现象,其中最主要因素是由于临床使用抗菌药物造成的抗菌药物选择性压力。在临床感染的治疗中抗菌药物品种选择不合适、剂量不足、疗程不恰当等不合理的抗菌药物应用均会加速细菌耐药的产生过程。青霉素临床应用 2~3 年后即有 75% 的金黄色葡萄球菌对其耐药,而目前对青霉素耐药的金黄色葡萄球菌比例已高达 95%~100%;以大肠埃希菌为代表的肠杆菌科细菌是尿路感染最常见的病原菌,但近 20 年,超广谱 β-内酰胺酶(ESBLs)大肠埃希菌和肺炎克雷伯菌比例的增加使得 β-内酰类抗菌药物广泛耐药。近年临床实践中粪肠球菌和屎肠球菌引起的尿路感染出现比例也有所增加,而肠球菌对多种抗菌药物固有耐药,尤其是屎肠球菌对各种抗菌药物的耐药率更是明显高于粪肠球菌,1988 年英国首次报道耐万古霉素肠球菌(VRE),截至目前 VRE 已在许多国家和地区出现。2013 年,美国疾病预防控制中心把碳青霉烯耐药的肠杆菌科细菌(carbapenem-resistant *Enterobacteriaceae*,CRE)列为紧急威胁,而目前 CRE 感染的患者也越来越多地出现在临床诊治中。表 1-3-1-1 列举了历史上随时间出现的选择性耐药的细菌的具体情况。由于国际交往的便捷和频繁,细菌的耐药性得以广泛传播,由此而导致治疗失败、病死率上升、医疗费用的增加,已经成为威胁全球稳定和安全的严重问题。限制和减缓细菌产生耐药性是人类的当务之急。本章就尿路感染常见病原菌、不同类型感染的病原菌分布特点及病原菌的耐药机制、尿路感染常见耐药菌等进行全面深入的讨论。

表 1-3-1-1　历史上随时间出现的选择性耐药的细菌

抗菌药物批准或使用	使用年	耐药菌鉴定	鉴定年
青霉素(penicillin)	1941	青霉素耐药的金黄色葡萄球菌	1942
		青霉素耐药的肺炎链球菌	1967
		产青霉素酶淋病奈瑟菌	1976
万古霉素(vancomycin)	1958	质粒介导的万古霉素耐药屎肠球菌	1988
		耐万古霉素金黄色葡萄球菌	2002

续表

抗菌药物批准或使用	使用年	耐药菌鉴定	鉴定年
两性霉素 B（amphotericin B）	1959	两性霉素 B 耐药耳念珠菌	2016
甲氧西林（methicillin）	1960	耐甲氧西林金黄色葡萄球菌	1960
超广谱头孢菌素类 （extended-spectrum cephalosporins）	1980 （头孢噻肟）	产超广谱 β- 内酰胺酶大肠埃希菌	1983
阿奇霉素（azithromycin）	1980	耐阿奇霉素淋病奈瑟菌	2011
亚胺培南（imipenem）	1985	产 KPC 肺炎克雷伯菌	1996
环丙沙星（ciprofloxacin）	1987	耐环丙沙星淋病奈瑟菌	2007
氟康唑（fluconazole）	1990 （FDA 批准）	氟康唑耐药念珠菌	1988
卡泊芬净（caspofungin）	2001	卡泊芬净耐药念珠菌	2004
达托霉素（daptomycin）	2003	耐达托霉素耐甲氧西林金黄色葡萄球菌	2004
头孢他啶 / 阿维巴坦 （ceftazidime-avibactam）	2015	头孢他啶 - 阿维巴坦耐药产 KPC 肺炎克雷伯菌	2015

KPC：肺炎克雷伯菌碳青霉烯酶（*Klebsiella pneumoniae* carbapenemase）。
数据来源：https://www.cdc.gov/drugresistance/about.html.

（乔庐东 编 郑波 审）

第二节 泌尿及男性生殖系统常见病原菌

临床常见感染性疾病的致病病原微生物包括病毒、细菌、真菌和寄生虫 4 种。其中，细菌为原核细胞微生物，按革兰氏染色分为革兰氏阳性细菌和革兰氏阴性细菌；再按细菌的球状和杆状形态分为革兰氏阳性球菌、革兰氏阳性杆菌、革兰氏阴性球菌和革兰氏阴性杆菌四大类。革兰氏阳性球菌常见致病菌有微球菌科葡萄球菌属的金黄色葡萄球菌、链球菌科链球菌属的溶血性链球菌、肠球菌属的粪肠球菌和屎肠球菌等；革兰氏阳性杆菌常见的致病菌有厌氧杆菌梭菌属的破伤风梭菌等及需氧的棒状杆菌属白喉棒状杆菌、分枝杆菌属的结核分枝杆菌等；革兰氏阴性球菌常见的有奈瑟菌科奈瑟菌属的淋病奈瑟菌和脑膜炎奈瑟菌；革兰氏阴性杆菌常见的有肠杆菌科埃希菌属的大肠埃希菌、假单胞菌属的铜绿假单胞菌及克雷伯菌属的肺炎克雷伯菌等。另外，原核细胞微生物还包括放线菌、螺旋体及多形性的支原体科支原体属的肺炎支原体、脲原体属的解脲脲原体及衣原体科衣原体属的沙眼衣原体等。

大多数尿路感染是由来源于肠道菌群的兼性厌氧菌感染引起，所以尿路感染本质上是一种内源性感染。此外，尿路感染也可由来源于阴道菌群和会阴部皮肤的表皮葡萄球菌和白念珠菌等所引起。在所有这些病原菌中，大肠埃希菌导致了大多数的社区获得性尿路感染和医院获得性尿路感染。其余的社区获得性尿路感染则主要由革兰氏阴性变形杆菌和克雷伯菌，以及革兰氏阳性粪肠球菌引起。医院内感染主要由大肠埃希菌、肺炎克雷伯菌、肠球菌、变形杆菌、铜绿假单胞菌、屎肠球菌和粪肠球菌等引起。较罕见的病原菌，如阴道加德纳菌、支原体和解脲脲原体则可能会感染需要间歇或长期留置导尿的患者。国内尿路感染病原菌特点为大肠埃希菌感染比例较欧美偏低,而产超广谱 β- 内酰胺酶肠杆菌比例较高,另一个特点是肠球菌感染比例增加。

不同性别患者之间尿路病原菌分布是不同的:国内一项研究人群为中国 12 家教学医院非发热性尿路感染患者,在可分析的细菌 175 株中,大肠埃希菌仍是尿路感染的主要病原菌,占总株数的 49.71%,其余依次为表皮葡萄球菌(9.14%)、粪肠球菌(8.57%)、肺炎克雷伯菌(5.41%)、奇异变形杆菌(3.43%)等。按性别分层结果分析显示,女性患者尿路感染以大肠埃希菌、肺炎克雷伯菌为主,而男性患者大肠埃希菌只占 1/3 左右,比例明显低于女性患者,但粪肠球菌比例高达 19.61%,细菌谱呈现多元化特点,考虑可能是男性患者多为复杂性尿路感染的原因。国内的全国细菌耐药监测网(China Antimicrobial Resistance Surveillance System,CARSS)2014—2019 年尿标本细菌耐药监测报告显示,女性患者尿培养大肠埃希菌比例为 57%~57.4%,然后依次为肺炎克雷伯菌(7.5%~8.3%)、屎肠球菌(6.8%~8.7%)、粪肠球菌(5.5%~6.0%)和奇异变形杆菌(3.3%~3.5%);而男性患者尿培养大肠埃希菌比例为 33.1%~34.6%,然后依次为粪肠球菌(9.2%~10.2%)、肺炎克雷伯菌(9.0%~9.4%)、屎肠球菌(7.8%~10.2%)和铜绿假单胞菌(5.6%~6.9%)。在对不同性别患者选择抗菌药物治疗时,要考虑到尿路感染病原菌分布的性别特点。

(乔庐东　编　郑波　审)

第三节　非复杂性、社区获得性尿路感染的病原菌

文献报道,欧美国家急性非复杂性膀胱炎约 75% 的尿路病原菌为大肠埃希菌,其次为肺炎克雷伯菌(6.0%)、腐生葡萄球菌(6.0%),其他少见细菌还有粪肠球菌、链球菌和奇异变形杆菌等。但中国的数据与之并不相同,国内一项前瞻性多中心研究的结果显示,在急性非复杂性膀胱炎的尿路病原菌中排在前 5 位的依次是大肠埃希菌(53.1%)、粪肠球菌(8.3%)、表皮葡萄球菌(7.3%)、变形杆菌(6.3%)和金黄色葡萄球菌(4.2%)。从中可见,国内急性非复杂性膀胱炎尿路病原菌细菌谱呈现复杂化特点,大肠埃希菌、表皮葡萄球菌比例较国外明显降低,而肠球菌、变形杆菌这些在复杂性尿路感染中常见的尿路病原菌越来越多地出现在非复杂性尿路感染患者中。

2009 年发表的一项关于在欧洲和巴西共 10 个国家和地区开展的非复杂性膀胱炎的多中心研究,对 2 335 例非复杂性尿路感染患者的细菌学分析发现,在年龄为 18~65 岁的女性急性非复杂性膀胱炎患者中,大肠埃希菌所占比例为 76.7%,其中有 10.3% 的大肠埃希菌同时对 3 种以上的抗菌药物耐药,ESBLs 阳性比例为 1.7%。耐药率最高的是氨苄西林(48.3%),其次为复方磺胺甲噁唑,耐药率为 29.4%。敏感率最高的是磷霉素、美西林和呋喃妥因,分别为 98.1%、95.8% 和 95.2%,其次是环丙沙星(91.7%)、阿莫西林 / 克拉维酸(82.5%)和头孢呋辛(82.4%)。引起急性非复杂性膀胱炎的大肠埃希菌的细菌耐药状况在不同的国家和地区表现出很大的差异,尤其是在经常将氟喹诺酮类或头孢菌素作为急性非复杂性膀胱炎初始经验用药的国家和地区,大肠埃希菌对传统抗菌药物均表现出较高的耐药率。国内一项多中心研究显示,急性非复杂性膀胱炎患者中大肠埃希菌产 ESBLs 比例高达 49%,急性非复杂性膀胱炎常见病原菌对左氧氟沙星的耐药率为 39.6%,对头孢地尼的耐药率为 42.7%,但对磷霉素、呋喃妥因和阿莫西林 / 克拉维酸的耐药率仅为 2.1%、3.1% 和 6.3%。这提示我们应该改变处方习惯,使用氟喹诺酮类和头孢菌素以外的其他抗菌药物治疗急性非复杂性膀胱炎,以减少头孢菌素和氟喹诺酮类抗菌药物的耐药比例。绝大多数的急性非复杂性尿路感染患者均使用经验性抗菌药物治疗,除非初始治疗无效一般不做细菌学检查,抗菌药物选择停留在经验用药阶段,而我们必须了解本地区的急性非复杂性尿

路感染的细菌构成和耐药状况,选择尿路感染针对性强、尿中浓度高而对其他部位细菌影响小、抗菌药物附加损害少的抗菌药物,才能保证在初始治疗成功的前提下,减少不必要的广谱和更高级抗菌药物应用。国内针对急性非复杂性尿路感染患者人群的细菌谱和细菌耐药状况的研究相对较少,尚需要更高质量的研究来指导临床经验性抗菌药物的使用。

(乔庐东 编　郑波 审)

第四节　复杂性、医院获得性尿路感染病原菌

与非复杂性尿路感染相比,复杂性尿路感染具有更广的菌谱,而且细菌可能更耐药(特别是与治疗有关的复杂性尿路感染)。但是,存在耐药性细菌本身并不足以诊断复杂性尿路感染,还必须同时合并泌尿系统疾病(解剖或功能方面)或者诱发尿路感染的潜在疾病。国内近几年数据显示在复杂性尿路感染女性患者中排在前 5 位的依次为大肠埃希菌、粪肠球菌、屎肠球菌、肺炎克雷伯菌及奇异变形杆菌;男性患者中排在前 5 位的依次为大肠埃希菌、粪肠球菌、屎肠球菌、肺炎克雷伯菌和铜绿假单胞菌。大肠埃希菌耐药率 <20% 的抗菌药物为碳青霉烯类、哌拉西林 / 他唑巴坦、呋喃妥因、磷霉素、头孢哌酮 /舒巴坦、阿米卡星和头孢西丁;另外,在不同时间、不同医院,菌谱及耐药状况都有可能不同。但是总体来看,复杂性尿路感染的细菌谱呈现复杂化特点。

复杂性尿路感染常见的病原菌包括:

1. 大肠埃希菌　大肠埃希菌的致病因子分为以下几类:①与细胞黏附相关的致病因子,包括血型 M 菌毛、1 型菌毛、F1C 菌毛、G 菌毛;同时会与肾盂黏膜结合引发肾盂肾炎的有 P 菌毛、s 菌毛 /F1C 菌毛、Dr 结合黏附素。②与生物被膜形成有关的致病因子是抗原 43,具有黏附、自传导、细菌聚集以及生物膜形成的作用。③铁摄取相关的致病因子,包括具有摄取氯化血红蛋白作用的血红蛋白受体、摄取 3 价铁的耶尔森菌素铁载体受体、Salmochelin 铁载体受体、铁调控单元和需氧菌素铁载体受体。④细菌保护素,包括抑制血清杀菌活性的外膜蛋白 Iss 和纤溶酶抑制物 TraT、保护细菌免受吞噬和溶菌的 Group Ⅱ 荚膜和 Group Ⅲ 荚膜。⑤毒素类致病因子,包括具有细胞骨架重组、信号通路调控作用的细胞毒坏死因子,造成宿主细胞功能或形态异常、终止细胞循环、细胞溶解作用的细胞致死性膨胀毒素,分泌性自转载蛋白毒素,调控宿主细胞信号通路、组织损伤、尿路上皮细胞脱落、细胞溶解作用的 α- 溶血素等。男性与女性患者各年度尿标本分离大肠埃希菌对氨苄西林耐药率均 >80%,对头孢曲松耐药率 >47%,对氨苄西林 / 舒巴坦耐药率 >39%,对头孢哌酮 / 舒巴坦、哌拉西林 / 他唑巴坦、呋喃妥因耐药率 ≤8%,对碳青霉烯类耐药率 <2%。对于 β- 内酰胺类耐药率男性比女性高,其中对头孢曲松的耐药率高 12% 左右,对喹诺酮类中的左氧氟沙星耐药率高 5% 左右。头孢曲松、头孢呋辛、呋喃妥因、复方磺胺甲噁唑和左氧氟沙星耐药率有逐年下降趋势。

2. 肺炎克雷伯菌　为革兰氏阴性需氧杆菌,属肠杆菌科,其毒力因子包括菌毛 / 黏附素(1 型,3 型)、荚膜、O 抗原铁采集系统(肠杆菌素、需氧杆菌素)和脲酶,可引起不同类型的医疗相关感染,包括肺炎、血流感染、伤口或手术部位感染以及脑膜炎,国内外多年报道均在革兰氏阴性菌尿路感染发病率中排第二位。肺炎克雷伯菌通常存在于人体肠道,也存在于人类粪便中,但不致病。肺炎克雷伯菌不会通过空气传播,但在医疗保健环境中可通过人与人之间的接触传播(如通过医疗保健人员或其他人受污染的手在患者之间传播),或通过环境污染传播。医疗机构中的患者在使用呼吸机、静脉导管或因受伤(手术)伤口接触,可能会使肺炎克雷伯菌进入人体并引起感染,另外长期服用某些抗菌药物的患者也很有可能

感染肺炎克雷伯菌。肺炎克雷伯菌是产 ESBLs 的主要菌株之一,中国大陆产 ESBL 肺炎克雷伯菌的比例为 50%~60%,远高于欧美大多数国家。另外,产碳青霉烯酶而对碳青霉烯耐药的肺炎克雷伯菌的出现和增多,增加了临床治疗困难。国内报道男性患者分离肺炎克雷伯菌对头孢曲松耐药率为 58% 左右,女性患者分离株耐药率为 45% 左右,男性比女性患者分离株耐药率高 14%。男性患者分离株对头孢哌酮 / 舒巴坦耐药率均 >20%,女性患者分离株耐药率 <16%。对哌拉西林 / 他唑巴坦耐药率男性患者分离株为 20% 左右,女性患者分离株耐药率 <14%。对碳青霉烯类耐药率男性患者分离株由 9.6% 逐步增加到 16.7%,女性患者分离株由 6.3% 增加到 9.9%,男性比女性患者分离株耐药率高 3% 以上。对呋喃妥因耐药率男性患者分离株为 39.8%~48.5%,女性患者分离株为 28.2%~39.2%,男性比女性分离株高 10% 左右,男性和女性分离株耐药率均有逐年下降趋势。对左氧氟沙星耐药率男性分离株为 40% 左右,女性分离株 <30%。

3. 铜绿假单胞菌 为革兰氏阴性杆菌,有运动能力,需氧,葡萄糖非发酵菌,为条件致病菌,毒力因子包括黏附素 / 菌毛、外毒素(如溶血素)、磷脂酶 C、蛋白酶和弹性蛋白酶绿脓杆菌螯铁蛋白等。铜绿假单胞菌感染通常发生在住院患者或患者免疫力低下的时候,对有慢性肺部疾病患者尤其危险。铜绿假单胞菌尿路感染的危险因素通常为糖尿病以及留置尿路导管,也有因为该细菌污染内镜和内镜检查室引起泌尿外科操作术后铜绿假单胞菌感染暴发的报道。为适应抗菌药物的选择压力,铜绿假单胞菌通过下调其通透性、上调外排泵等机制,增加对头孢菌素等 β- 内酰胺类抗菌药物的耐药,2%~3% 的碳青霉烯类耐药铜绿假单胞菌携带可产生碳青霉烯酶的可移动基因因子使得碳青霉烯类抗菌药物无效,可移动基因因子很容易在细菌之间传播而迅速增加细菌耐药性。某些类型的多重耐药铜绿假单胞菌对包括碳青霉烯类的几乎所有抗菌药物都有耐药性。目前临床数据显示哌拉西林、氟喹诺酮类药物、碳青霉烯类、多黏菌素、磷霉素等对其有很好的抗菌活性,国内数据报道铜绿假单胞菌对头孢哌酮 / 舒巴坦和哌拉西林 / 他唑巴坦的耐药率均 <14%,对碳青霉烯类耐药率为 15% 左右,对阿米卡星耐药率 <8%,对左氧氟沙星耐药率为 20% 左右。男性与女性患者的分离株耐药率无明显差。但临床常用的口服抗菌药物中,只有磷霉素和氟喹诺酮类敏感性较高,尤其是环丙沙星,临床应根据药敏数据选择,重症者应联合用药。

4. 奇异变形杆菌 产尿素酶的需氧革兰氏阴性杆菌。具有菌毛 / 黏附素(MR/P、PMF、ATF、NAF、UCA、MR/K)、毒素(HpmA 溶血素)、自体转运凝集素和细胞毒素(Pta)、荚膜、脲酶、鞭毛、金属蛋白酶和铁获取(氨基酸脱氨酶)等多种毒力因子,其中尿素酶将尿素分解为二氧化碳和氨,升高尿液 pH,使尿氨增加,损伤了糖胺聚糖(glycosaminoglycan,GAG)层,促进了细菌黏附和磷酸镁铵结石的形成,后者聚集形成肾脏结石和导尿管上的硬壳。奇异变形杆菌对四环素类和呋喃妥因天然耐药,男性患者尿标本分离奇异变形杆菌对头孢曲松耐药率 >40%,比女性分离株耐药率高 5% 上。男性和女性分离株对头孢哌酮 / 舒巴坦和哌拉西林 / 他唑巴坦和碳青霉烯类的耐药率均 <3%。对左氧氟沙星耐药率,男性分离株为 35% 左右,女性分离株 <30%。

5. 鲍曼不动杆菌 属于葡萄糖非发酵革兰氏阴性球杆菌或杆菌,致病力较弱,通常侵犯免疫功能受损宿主,如免疫功能受抑制、术后、呼吸机相关性肺炎、烧伤、重症监护病房(intensive care unit,ICU)患者医疗装置相关感染以及营养不良患者,目前正成为重要的全球性院内感染泛耐药革兰氏阴性病原菌。如果从人体正常情况下无菌的部位分离出来、优势菌株、爆发与流行和 / 或临床明显相关时要考虑感染,需要积极控制。国内药敏数据显示男性和女性患者尿标本分离鲍曼不动杆菌对头孢哌酮 / 舒巴坦和米诺环素耐药率分别为 <27% 和 22%,对碳青霉烯类耐药率,男性患者分离株为 31.7%~47.7%,女性患者分离株为 26.5%~41.2%,男性比女性患者分离株高 3% 以上,有逐年下降趋势。对左氧氟沙星耐药

率 >27%。

肠球菌特点及耐药、抗菌药物选择情况将在后面章节介绍。

（乔庐东 编　郑波 审）

第五节　泌尿及男性生殖系统感染常见非典型病原体

一、泌尿及男性生殖系统感染常见非典型病原体

（一）衣原体

1. 病原学特点　衣原体是需氧革兰氏阴性球杆菌类,衣原体科(*Chlamydiaceae*),衣原体属(*Chlamydia*),种则包括肺炎衣原体、沙眼衣原体(Chlamydia trachomatis,CT)和鹦鹉热衣原体等。衣原体是一种独特的微生物,虽然被归类为细菌,但与病毒和细菌有相同的特性。衣原体为专性细胞内病原体,依靠宿主细胞提供营养及能量,衣原体在细胞内的整个生存过程中都是寄居在吞噬小体内,这使它们有效防止了细胞的吞噬溶解功能,通过识别胞质内的包涵体可以检测到衣原体。随着原生体(elementary body,EB)数量的增加传染性也增强,48~72h 后,宿主细胞破裂,感染性微粒被释放,包涵体通过与吞噬相反的过程被完整挤出,然后开始一个新的周期,整个感染周期为 48~72h。衣原体不具有细菌赖以维持形状及稳定性的细胞壁内外膜之间的肽聚糖层,然而 EB 很稳定,它们靠外膜蛋白中的共价二硫化键来抵御物理性伤害,其二硫化键的外膜蛋白由分子量为 60 000 的主外膜蛋白及一种富含半胱氨酸、分子量为 12 000 的蛋白组成,它除了维持衣原体结构上的完整性,主外膜蛋白也是一种转运蛋白,具有通道功能,允许糖及抗菌药物等小分子物质进出。

衣原体不能被革兰氏染色,但在许多方面有细菌的特点,如它们具有 DNA 及 RNA,对某些抗菌药物敏感,具有与革兰氏阴性菌相似的细胞壁。衣原体结构与内容物类似于革兰氏阴性菌,靠二分裂方式繁殖。

衣原体有不同的血清型,其中与泌尿生殖道感染相关的主要为衣原体亚种 D、E、F、G、H、I、J、K 血清型,主要通过性传播。

2. 诊断方法

(1) 组织培养:因其只在细胞内生长,故 CT 的培养一直很困难,但为诊断 CT 的金标准,一般培养物的敏感率为 80%~90%,特异率为 100%,而且还可以对 CT 进行药敏及免疫分型等鉴定。其缺点为:①实验室要求成本高,操作复杂;②标本在处理前只能在 4℃保存 24h(最好是 12h),如果不能在 24h 内接种,则需在 –70℃冷冻;③标本必须放在特别准备的运输介质中;④标本极可能被其他细菌或病毒污染,特别是在阴道或直肠中采集的标本。

(2) 上皮细胞刮片染色细胞学鉴定(如结膜、宫颈、尿道):常用改良的 Giemsa 染色法。细胞学检查的优点是过程简单,缺点是诊断敏感性较差。因此,目前只作为 CT 的辅助诊断手段,实用价值不大。

(3) 抗原检测:目前有两种抗原检测方法。①涂片直接免疫荧光分析(direct fluorescence assay,DFA):总处理时间通常为 30~40min,敏感率≥90%,特异率≥98%。缺点是受实验室技术熟练程度的影响较大。②酶免疫分析:即通过酶联免疫吸附试验(enzyme-linked immunosorbent assay,ELISA)测量抗原抗体反应,样品的处理时间约为 4h。根据研究人群的不同,检测的敏感率为 67%~90%,特异率为 92%~97%。

（4）血清学检测：目前 CT 血清学在临床常规应用中价值不大，基本上是一种研究工具。

（5）核酸扩增检测（nucleic acid amplification test，NAAT）：是美国食品和药品管理局（Food and Drug Administration，FDA）批准用于尿液或阴道拭子最敏感的诊断 CT 感染的方法，其检测敏感率为 90% 以上，特异率≥99%。男性 CT 尿道感染的诊断可通过检测尿道拭子或第一次收集的尿液标本来进行。

（二）支原体

1. 病原菌特点　从种系发生学上来讲，支原体介于病毒与细菌之间，无细胞壁，能在无细胞培养基中生长，生长时需要胆固醇，特异性抗体可抑制生长，对抑制蛋白合成的抗菌药物敏感，对影响细胞壁合成的抗菌药物耐药，同时含有 DNA 及 RNA，是已知最小的自由生活的微生物。支原体作为一组独特的微生物，通常寄居在呼吸道及生殖道黏膜。可分为肺炎支原体和其他支原体，常见的尿路致病支原体包括：①人支原体（mycoplasma hominis，MH），种属关系为支原体类 - 支原体科 - 支原体属 - 人支原体；②生殖器支原体（mycoplasma genitalium，MG），种属关系为支原体类 - 支原体科 - 支原体属 - 生殖器支原体；③解脲脲原体（ureaplasma urealyticum，UU），种属关系为支原体类 - 支原体科 - 脲原体属 - 解脲脲原体。还有其他种的支原体，因发病率低不一一列举。MH 是一种需氧微生物，可将精氨酸变为鸟氨酸，并释放出氨。UU 是一种微量需氧的微生物，菌落体积小，并能水解脲素，转变为氨。

2. 支原体检测　目前没有美国 FDA 批准使用的支原体诊断检测方法。临床使用的检测方法有抗体滴度法、血清学检验等。支原体培养因为其生长缓慢，培养时间可长达 6 个月，世界上只有少数实验室能够恢复临床分离菌，故无法常规使用。因此，NAAT 是检测支原体的首选方法。

二、衣原体、支原体与泌尿及男性生殖系统感染

首先明确的是，CT 感染危害明确，一旦确诊应立即治疗。但不同人群支原体的分离率不同：性成熟无症状妇女宫颈或阴道的 UU 分离率为 40%~80%，MH 为 20%~50%，而正常男性尿道的两者分离率分别为 34%~50% 和 20%~50%，儿童和无性经历的成年人支原体定植率不到 10%，故目前不建议常规对 MH 和 UU 进行筛查检测，也不建议对筛查阳性的无症状男性或女性进行相应的抗菌治疗。临床仅在考虑性传播疾病（sexually transmitted diseases，STD）、不明原因的感染、有下尿路症状及不除外相关病原体感染时才进行相关检测和治疗。

1. 衣原体、支原体与性传播疾病　衣原体、支原体与 STD 关系明确。女性患者 CT 感染危害极大，这些感染大多无症状，但 CT 在引起黏液脓性宫颈炎（mucopurulent cervicitis，MPC）、急性盆腔炎（pelvic inflammatory disease，PID）以及孕期和分娩后母婴感染中起着重要作用。在男性患者中，CT 是非淋菌性尿道炎（nongonococcal urethritis，NGU）的主要病原体，CT 和淋球菌的双重感染很常见，而且在 NGU 中也占到 1/2 的比例。在美国每年约 50 万例急性附睾炎病例中，CT 感染占 50%。支原体也是 NGU 中常见的病原体。有学者研究发现，初就诊的淋球菌性尿道炎患者有 33.8% 同时合并非典型病原体感染，对淋球菌性尿道炎患者进行 7~14d 的标准治疗后，仍存在尿道炎症状的患者有 63.5% 经 PCR 检测可以发现非典型病原体存在。多项研究显示，除 CT 外，MG 为 NGU 的最常见病原菌，15%~20% 的 NGU、20%~25% 的非衣原体 NGU 和约 30% 的持续性或复发性尿道炎均由 MG 引起。详细情况将在性传播疾病章节介绍。

2. 衣原体、支原体与膀胱非特异感染　文献报道非典型病原体与尿路非特异性感染同时并存的比例很不一致。国内一项针对 5 893 例社区获得性尿路感染患者同时进行了尿路病原菌和非典型病原体检测，结果发现尿样中除了大肠埃希菌、肠球菌、链球菌等尿路感染常见病原菌外，同时检测到 CT、UU

阳性率高达 49%；另一个研究对细菌性尿路感染患者同时进行了 CT 检测，也发现 47% 的大肠埃希菌和 100% 的肺炎克雷伯菌感染的尿路感染患者用酶免法尿沉渣检测衣原体试验呈阳性，而且与病原菌生物型或尿液特征（包括 pH、比重和白细胞）无关，但与非特异病原菌的细菌数量有关，故从检验的角度，考虑为高浓度细菌产生的交叉反应导致的假阳性结果。该作者的建议是在进行尿路非典型病原体相关检查时，应除外一般性尿路感染和尿标本的细菌污染，否则会出现假阳性结果。一项对 296 名性活跃期 14~22 岁女性人群的研究发现，这些人群中非特异性尿路感染和 STD（淋病奈瑟菌、CT 感染、UU 感染）的患病率分别为 17% 和 33%，而且下尿路症状和非特异性尿路感染都与 STD 无关。在有尿路感染症状的人群中，尿白细胞酯酶阳性、过去 3 个月有 1 个以上性伴侣以及有 STD 病史是 STD 的高危因素。另一项研究针对急诊明确为 STD（包括淋病奈瑟菌、衣原体和阴道毛滴虫感染）的女性患者，同时具有脓尿和尿培养非特异病原菌阳性的比例仅为 9.6%。综上所述，临床对于典型尿路感染患者不必进行常规 CT、支原体相关检查，但需要对有 STD 高风险患者进行相关化验检查，或者在初始经验性治疗无效后要考虑到相关病原体感染的可能。

3. 衣原体、支原体感染与无菌性脓尿　　无菌性脓尿的定义为尿常规白细胞异常（一般尿白细胞 5~8 个 /HP），但反复细菌培养无明确细菌生长或菌落计数≤10^3cfu/mL。无菌性脓尿可以是有症状的，也可以没有任何下尿路症状。一项研究对 200 份无菌性脓尿患者尿液通过聚合酶链反应（PCR）检测，发现 CT 阳性者 10%，UU 阳性者 5%，MH 阳性者 3%，MG 阳性者 1%，故作者认为对无菌性脓尿患者应进行 PCR 检测了解有无非典型病原体感染。另有学者对有下尿路症状的 288 例无菌性脓尿患者进行了 MH 和 UU 检测，发现总体阳性率为 33.7%，并不比无症状人群高，但对检测阳性患者给予 3 个月的针对性抗菌药物治疗后，这部分患者症状改善率达到了 71.4%。故临床建议对有下尿路症状的无菌性脓尿患者，应积极寻找除一般病原菌感染之外的其他病原体，若有阳性发现应给予相应治疗。而对无症状的无菌性脓尿患者应系统检查明确病因，不建议盲目地抗菌治疗。

4. 衣原体、支原体感染与膀胱过度活动症和间质性膀胱炎 / 盆腔疼痛综合征　　膀胱过度活动症（OAB）和间质性膀胱炎 / 盆腔疼痛综合征的诊断前提都是排除可能的病原菌感染。大多数尿路感染的非特异性病原菌可以通过细菌培养证实，然而非典型病原体则需要通过特殊的检查方法，而且由于 CT、支原体有可能生长于膀胱壁的上皮细胞内导致尿液中的病原菌检测困难。有学者应用 PCR 技术对 84 名女性 OAB 患者进行非典型病原体筛查，发现有高达 42.8% 的患者检查结果阳性，其中 UU 占 40.5%，MH 占 7.1%、CT 占 3.6%，有 8.3% 患者检出两种病原微生物，针对这些患者给予阿奇霉素和多西环素治疗后，82.7% 患者获得明显的症状改善。其他也有多篇报道证实，经验性应用多西环素治疗 OAB 和 IC/BPS 取得一定程度的症状改善。但对现有文献进行综合分析发现，支持数据太少故无法基于目前证据给予明确推荐是否经验性应用相关治疗，但可以明确的是，对所有不明原因的慢性下尿路症状患者，在进行侵入性诊断之前，应检查泌尿生殖道是否存在非典型病原体，对检查阳性者应采取针对性抗菌治疗。

5. 衣原体、支原体和上尿路感染　　CT 引起上尿路感染未见报道。有报道在无菌性脓尿女性患者中用 PCR 进行支原体检测，结果发现 UU 阳性率为 20%，虽然这与无症患者人群中的检出率类似，但 UU 阳性者合并肾小球肾炎的比例明显升高，提出了支原体感染可能有导致肾脏疾病的潜在危害。一项动物研究显示 UU 感染肾单位的尿液 pH 升高至 7.5~8.5，原因是 UU 有产生尿素酶分解尿素的能力，升高尿 pH 以及促进磷酸镁铵（鸟粪石）的形成。临床上有学者对存在尿路感染的鹿角状肾结石患者尿标本进行病原学检查，发现 UU 阳性的比例高达 62.5%。除了结石生长外，UU 对上尿路的不良影响还在于对肾间质的损害：动物实验研究显示，UU 可以在大鼠肾脏中持续生存 6 个月，组织学检查显示 UU

感染导致明显的肾间质炎症、肾小管萎缩和间质纤维化,单核细胞浸润与肾组织 UU 计数成正比。最严重的损害是伴随着肾小管内的透明管状铸型形成,呈现出与普通细菌感染导致的慢性肾盂肾炎一致的典型甲状腺样区域外观。一些动物出现肉眼可见的肾瘢痕。虽然肾髓质的损伤是中度到重度的,但皮质只有轻微的改变,肾小球也没有受到影响。除了动物实验研究外,临床有散在非典型病原体导致肾脓肿、肾周脓肿等报道,几乎均发生在酗酒、应用免疫抑制剂、淋巴瘤以及器官移植术后等特殊类型的患者人群中,临床经多种普通抗感染治疗无效后经基因测序等方法,最终确诊为 MG 或 UU 感染,采取针对性阿奇霉素和多西环素治疗有效。从这些报道中可以看出,在极少数情况下,MH、MG 或 UU 可能会导致上尿路感染,通常都是普通抗菌药物治疗无效,经相关临床化验证实为 MH、MG 或 UU 感染,并进行针对性治疗患者恢复。给我们提示在尿路感染患者的诊治过程中,一些特殊情况下,支原体检查应纳入鉴别诊断。患者免疫功能受损可能是上尿路 MH、MG 或 UU 感染的重要危险因素。

综上所述,CT 及支原体是 STD 的重要病原菌,但其在泌尿及男性生殖系统感染中的致病作用,我们即不能盲目夸大,对特殊人群也不能忽视:女性患者非特异性膀胱炎和非典型病原体感染相对独立,仅对有 STD 高危因素的患者进行非典型病原体相关检测,推荐使用 NAAT,对检测阳性者可给予针对性治疗;有症状的无菌性脓尿患者也建议进行尿路非典型病原体筛查;对于 OAB 和 IC/BPS 患者,在考虑行侵入性检查之前应排除非典型病原体的存在;而上尿路感染中支原体仅见于患者免疫力低下等一些特殊情况,UU 因具有产尿素酶的作用,在尿路感染性结石的形成中有一定作用,但针对该病原体的报道较少,尚需要更多的研究以证实。

（乔庐东　编　郑波　审）

第六节　细菌耐药机制

细菌耐药性又称抗药性,指细菌对抗菌药物作用的耐受性。耐药性可分为固有耐药性(intrinsic resistance)和获得性耐药性(acquired resistance)。固有耐药性又称天然耐药性,是由细菌染色体基因决定、不会改变的,如肠道革兰氏阴性杆菌对青霉素天然耐药,嗜麦芽窄食单胞菌对碳青霉烯类天然耐药。获得性耐药性是由于细菌与抗菌药物接触后,由质粒介导,通过改变自身的代谢途径,使其不被抗菌药物杀灭,如大肠埃希菌产生 β- 内酰胺酶而耐药。

细菌耐药的机制包括:

1. 产生灭活抗菌药物的各种酶或钝化酶(如 ESBLs、金属酶等),使药物在作用于细菌前就被破坏,而氨基糖苷钝化酶则是临床上细菌对氨基糖苷类产生耐药的最常见最重要的机制。

2. 改变药物作用靶位,包括青霉素结合蛋白(penicillin binding protein,PBP)改变导致的 β- 内酰胺类抗菌药物耐药(如对甲氧西林耐药的金黄色葡萄球菌的产生)以及 DNA 拓扑异构酶的改变引起氟喹诺酮类抗菌药物耐药。

3. 细胞膜透性屏障和抗菌药物主动外排泵。细菌细胞壁或细胞膜通透性改变导致抗菌药物无法进入细菌内起作用,如革兰氏阳性菌对多黏菌素类耐药就是因为后者难以通过细菌的厚细胞壁所致,而铜绿假单胞菌对多种抗菌药物的耐药就是因为其外膜存在着独特的外排系统,其次由于其外膜蛋白 OprF 缺失,使药物不易通过所致。

4. 其他　如细菌通过增加抗菌药物的拮抗物产生耐药,或者细菌代谢状态的改变、营养缺陷和外界环境变化等都可使细菌耐药性增加。

需要注意的是,细菌耐药性复杂,临床上很多病原菌同时存在两种以上的耐药机制,使之对多种抗菌药物同时耐药。

(乔庐东 编 郑波 审)

第七节 尿路感染常见的多重耐药菌

多重耐药菌(MDRO)主要是指对临床使用的三类或三类以上抗菌药物同时呈现耐药的细菌。常见多重耐药菌包括对甲氧西林耐药的金黄色葡萄球菌(methicillin resistant *Staphylococcus aureus*,MRSA)、万古霉素耐药肠球菌(VRE)、产 ESBLs 细菌、耐碳青霉烯类抗菌药物肠杆菌科细菌(CRE)如产 I 型新德里金属 β- 内酰胺酶(New Delhi metallo-β-lactamase 1,NDM-1)或肺炎克雷伯菌碳青霉烯酶(KPC)的肠杆菌科细菌、耐碳青霉烯类抗菌药物鲍曼不动杆菌(carbapenem-resistant *Acinetobacter baumannii*,CRAB)、多重耐药 / 泛耐药铜绿假单胞菌(MDR/PDR-PA)和多重耐药结核分枝杆菌等。多重耐药菌感染可导致严重的临床后果,美国疾病预防控制中心 2019 年抗菌药物耐药性威胁报告(antibiotic resistance threats)显示,美国每年发生 280 多万例抗菌药物耐药感染,超过 35 000 人因此死亡。尿路感染常见的多重耐药菌有以下几类:

一、产超广谱 β- 内酰胺酶细菌

超广谱 β- 内酰胺酶(ESBLs)是指由细菌质粒介导的能水解氧亚氨基 β- 内酰胺抗菌药物,并可被 β - 内酰胺酶抑制剂(如克拉维酸)所抑制的一类酶。ESBLs 可通过质粒介导使耐药基因在细菌间扩散,从而造成严重的医院交叉感染和院外耐药菌的扩散。

产 ESBLs 的细菌最先发现于欧洲,各个国家和地区产 ESBLs 细菌的发生率明显不同。日本、荷兰等国家产 ESBLs 细菌的发生率很低,而法国、印度等国家产 ESBLs 细菌的发生率很高,可有高达 50% 以上的克雷伯菌属的细菌产生 ESBLs,而且具有较严重的耐药性。中国第一次报道于 1988 年,国内不同研究者报道的产 ESBLs 细菌发生率各有不同,ESBLs 阳性大肠埃希菌在全国范围内平均分离率为 50%。

常用的临床检测方法有双纸片协同法、肉汤微量稀释法、浓度梯度法等。但双纸片法操作简便、费用低廉,且特异性高,敏感性一般在 85.0% 左右,易被一般实验室推广应用。美国临床和实验室标准化研究所(CLSI)推荐用平板扩散法和稀释法抗菌药物敏感性检测对产 ESBLs 微生物进行筛查,用头孢菌素 / 克拉维酸平板和肉汤微量稀释进行 ESBLs 表型确定试验。筛查和表型确定试验的质量控制通过对产 ESBLs 微生物和非产 ESBLs 微生物同时试验。表型确定试验相比基因型确定试验具有更高的敏感性和特异性,但也不排除会出现假阳性和假阴性。

国内有研究报道,产 ESBLs 大肠埃希菌对除碳青霉烯类、磷霉素外的很多抗菌药物均有较高的耐药性(耐药率为 28.6%~85.7%),较不产 ESBLs 大肠埃希菌的耐药率高 20.0%~80.0%。长期住院、导尿管插入、高龄、应用免疫抑制剂、泌尿系手术等与产 ESBLs 菌株引起的尿路感染有关。除以上原因外,抗菌药物的选择性压力是细菌产生耐药菌株的最主要因素。在头孢菌素的选择压力下,产 ESBLs 有明显增多趋势,在限制这类抗菌药物使用后产 ESBLs 菌也随之减少,表明产 ESBLs 菌感染与头孢菌素选择压力有关。

由于产 ESBLs 的微生物能水解 β- 内酰胺环,并且载有 ESBLs 编码基因的质粒常含耐甲氧苄啶和

磺胺甲基异噁唑的编码基因,因此 ESBLs 引起的尿路感染在药物选择上非常局限。常用的抗菌药物选择如下:

1. 在体外实验中,碳青霉烯类对产 ESBLs 细菌的抗菌性最强,越来越多的临床经验也证实了这一点。碳青霉烯类 6 位羟乙基侧链为反式构象,阻断了 β- 内酰胺酶与 β- 内酰胺环的结合,因此 ESBLs 不能水解碳青霉烯类。而且碳青霉烯类对细菌外膜有良好的穿透性,产 ESBLs 菌对碳青霉烯类的耐药现象比较少见。碳青霉烯类是迄今为止抗菌谱最广、抗菌活性最强的一类抗菌药物。但应注意该类药避免滥用,延缓碳青霉烯类耐药肠杆菌科细菌的增多。

2. 产 ESBLs 细菌对 β- 内酰胺类抗菌药物联合克拉维酸、舒巴坦或他唑巴坦的复方制剂较为敏感。国内的药敏显示 β- 内酰胺 /β- 内酰胺酶抑制剂复方制剂有很好的抗菌活性,敏感性高达80.3%,耐药率仅为 6.1%。但是 β- 内酰胺 /β- 内酰胺酶抑制剂复方制剂的最低抑菌浓度易于随细菌增加而提高,可能导致此类药物对严重感染患者无效。因此不推荐 β- 内酰胺 /β- 内酰胺酶抑制剂复方制剂用于由 ESBLs 引起的严重感染的一线治疗。临床常用的有头孢哌酮 / 舒巴坦和哌拉西林 / 他唑巴坦。

3. 现有的证据表明,产 ESBLs 的大肠埃希菌对磷霉素的耐药率为 3.4%~16.1%。虽然临床证据有限,但是磷霉素氨丁三醇可成为治疗这类病原体引起的社区获得性尿路感染有价值的药物。在其他各种口服抗菌药物耐药性不断增加、临床经验用药越来越困难的今天,磷霉素氨丁三醇的这一优势显得尤为重要。

4. 产 ESBLs 尿路感染者对喹诺酮类耐药率较高,可达 50% 或更高,非产 ESBLs 者耐药率为16%~40%。如在体外实验中未出现耐药,喹诺酮类可被视为对 ESBLs 引起的复杂性尿路感染的治疗选择。目前的新一代氟喹诺酮类抗菌药物西他沙星,相对于既往几代氟喹诺酮类抗菌药物,在分子结构的R1、R7 和 R8 上进行了变动,减少了遗传毒性,改善了体内的代谢通路,增加了药物的稳定性。目前的体外研究显示,对 ESBLs 阳性大肠埃希菌 MIC_{90} 为 1mg/L;已有的临床研究显示,口服西他沙星对急性肾盂肾炎的初始治疗和复杂性尿路感染的序贯治疗均显示出很好的临床疗效和细菌学疗效,更有意义的是在保证了疗效的前提下,还减了少碳青霉烯类抗菌药物的使用。

5. 头霉素 是一类 α- 甲氧基头孢霉素,在头孢烯的结构中引入 7α 甲氧基可提高其对 β- 内酰胺酶的稳定性,因此头霉素类对 ESBLs 的水解效应较稳定,对产 ESBLs 以及不产 ESBLs 的敏感菌具有相同的强的抗菌活性,耐药率约为 10%。但产 ESBLs 病原体可能丢失外膜蛋白导致与 β- 内酰胺酶无关的头霉素耐药。另有研究报道,在头霉素类治疗过程中出现孔蛋白抗性突变型导致头霉素耐药和感染复发。

6. 氧头孢烯类(oxacephems) 结构类似头孢菌素,母核中的 S 原子被 O 原子所取代,并在 7 位 C 上也有反式甲氧基,其性质与头孢菌素近似。本类药物抗菌谱广,对革兰氏阴性菌、革兰氏阳性菌尤其是对甲氧西林耐药的金黄色葡萄球菌有很强抗菌活性,对细菌产生的 β- 内酰胺酶稳定。体外研究显示,拉氧头孢对大肠埃希菌、肺炎克雷伯菌、变形杆菌、肠杆菌属及其他肠杆菌科细菌均具有较好的抗菌活性(包括 ESBLs 大肠埃希菌、肺炎克雷伯菌及变形杆菌),其 MIC_{50} 范围均为 0.25~4mg/L,MIC_{90} 范围均为0.5~8mg/L,敏感率均在 90% 以上,与碳青霉烯类似稍高于酶抑制剂复合制剂。临床常用药物包括拉氧头孢等,对于产 ESBLs 菌具有良好的抗菌作用,可用作相关细菌尿路轻症感染的治疗选择,中重度感染临床资料不足。由于肠杆菌染色体介导或质粒携带的 AmpC 酶可水解头霉素类抗菌药物,因此在使用此类药物抗感染治疗过程中,如临床观察疗效不满意,尽管体外药敏试验显示敏感,也应果断调整治疗方案,避免治疗失败。

7. 呋喃妥因 对产 ESBLs 大肠埃希菌具有很好的体外抗菌活性,具有 85.8% 的敏感率,且尿中浓度高,是治疗下尿路产 ESBLs 大肠埃希菌感染的口服药物选择之一。

8. 氨基糖苷类 常用药物有阿米卡星、依替米星、异帕米星、妥布霉素等,对包括 ESBLs 阳性的革兰氏阴性菌有较好的抗菌活性。这类药物主要分布在细胞外液,尿中浓度高,可用于 ESBLs 阳性细菌轻症尿路感染的治疗。此类抗菌药物的不良反应有耳毒性、肾毒性和神经肌肉阻断作用等,限制了其临床应用,EAU《尿路感染诊疗指南》常推荐与头孢菌素类抗菌药物联合应用以减少此类抗菌药物剂量,但对于具体联合用药方案没有给出推荐。

总之,ESBLs 的种类繁多且不断增加,各种 ESBLs 的特性有所不同。产 ESBLs 细菌可通过产酶细菌的克隆传播和产酶基因的水平传播在医院内造成暴发流行。产 ESBLs 细菌一般为多重耐药株,产 ESBLs 细菌尿路感染的治疗已经成为临床上的一大难题,故对该类细菌尿路感染的防治有重要意义。

二、碳青霉烯耐药的肠杆菌科细菌

碳青霉烯耐药的肠杆菌科细菌(CRE)的定义为对至少一种碳青霉烯类抗菌药物产生耐药性或产生碳青霉烯酶(一种能使其对碳青霉烯类抗菌药物产生耐药性的酶)的肠杆菌科细菌。一些肠杆菌科(如变形杆菌属、摩根菌属、普罗威登斯菌属)对亚胺培南的最低抑菌浓度有内在的升高,因此对这些菌应用美罗培南、多利培南和厄他培南的结果以确定它们是否符合 CRE 定义。

碳青霉烯类抗菌药物(临床常用的有亚胺培南、美罗培南和厄他培南等)对大多数革兰氏阳性菌、革兰氏阴性菌和厌氧菌具有较强的抗菌活性,对超广谱 β- 内酰胺酶和头孢菌素酶(AmpC)稳定,是 ESBLs 阳性肠杆菌科细菌感染的一线抗菌药物。但是近年来由于高级别抗菌药物的大量应用及不合理使用(包括碳青霉烯类、头孢菌素类、氟喹诺酮类和万古霉素),导致耐碳青霉烯类肠杆菌科细菌日益增多,其中最常见的 CRE 菌株为产 KPC 肺炎克雷伯菌(carbapenem-produced *Klebsiella pneumoniae*,CRKP)和大肠埃希菌。在美国 CRE 通常与医疗环境有关,大约 30% 的 CRE 携带碳青霉烯酶。这些碳青霉烯酶基因往往位于可移动基因因子上,这些基因很容易在细菌之间共享,导致耐药性的迅速传播。1996 年在美国北卡罗来纳州首次分离出 1 株对碳青霉烯耐药的肺炎克雷伯菌,从这株细菌分离到可以水解碳青霉烯类的 β- 内酰胺酶,即肺炎克雷伯菌碳青霉烯酶 1(*Klebsiella pneumoniae* carbapenemases-1,KPC-1),之后这类碳青霉烯耐药细菌在全球范围内迅速传播,目前 CRE 的流行已呈全球性,在欧洲、亚洲、美洲,甚至非洲等都有一定的流行。

CRE 的主要耐药机制是产碳青霉烯酶,碳青霉烯酶属于 β- 内酰胺酶,能够水解碳青霉烯类抗菌药物。目前临床常见的此类酶包括 Ambler A 类(如 KPC、GES),Ambler B 类(如 NDM、IMP、VIM)及 Ambler D 类(如 OXA-48、OXA-23 等)。CRE 另一个耐药机制是 OmpK 35、OmpK 36、OmpK 37 等膜孔蛋白缺失使菌株对碳青霉烯类抗菌药物的耐药性增加。同时,CRE 还通过外排泵高表达来增加对碳青霉烯类抗菌药物的耐药性。

目前缺乏确认有效的 CRE 治疗药物。已有的对 CRE 的治疗药物主要是多黏菌素、替加环素、磷霉素及氨基糖苷类。新药研究涉及新型头孢菌素、碳青霉烯酶抑制剂、甘酰胺环素等。CRE 感染的具体治疗方案需要结合耐药菌流行病学特征、药敏结果、感染部位及感染严重程度、抗菌药物的药代动力学/药效学特点等综合考虑。多项研究表明碳青霉烯类药物联合其他药物的优化治疗方案优于单药治疗,但仍在探索之中。

（一）目前可用于 CRE 治疗的药物

1. 多黏菌素　为多肽类抗菌药物,包括多黏菌素 B 和多黏菌素 E(黏菌素),可竞争性结合革兰氏阴性菌外膜中的磷酸酯部分而破坏细胞膜的完整性,使得细胞内物质外漏而起到杀菌作用。其抗菌谱较窄,仅对革兰氏阴性需氧菌(变形杆菌除外)具有较强的抗菌活性,而且其肾毒性比较明显。虽然药敏数据显示多黏菌素对 CRE 具有良好的体外抗菌活性,但因其存在异质性耐药现象导致临床疗效的不确定,所以临床一般通过大剂量或联合用药来解决异质性耐药的问题。应用时需密切监测肾功能并根据肾功能调整多黏菌素的给药方案,并避免与其他致肾损伤药物联合应用。研究显示多黏菌素与利福平、替加环素及亚胺培南联合应用均表现出很好的药物协同作用并能延缓耐药菌株的出现。临床上,当 MIC≤2μg/mL 时,可考虑使用多黏菌素治疗产 KPC 的 CRKP 感染。

2. 磷霉素　磷霉素通过竞争性抑制磷酸烯醇丙酮酸合成酶而干扰细菌细胞壁早期合成,且不易与其他抗菌药物产生交叉耐药。临床数据显示其对革兰氏阴性菌和革兰氏阳性菌均具有广谱抗菌活性,且对 80% 的 CRE 具有抗菌活性,尤其是产 KPC 的 CRKP,甚至包括对黏菌素和替加环素敏感性降低的菌株。当药敏数据显示 MIC≤32μg/mL 时可以考虑用于治疗产 KPC 的 CRKP 感染。磷霉素在联合用药时具有强大的协同作用,临床上将磷霉素静脉制剂与多黏菌素、替加环素、碳青霉烯类及氨基糖苷类联合应用治疗 CRE 所致的血流感染、腹膜炎和肺部感染等,总治愈率达 81.1%,对于耐多黏菌素的 CRE 感染患者有效率仍高达 60%。磷霉素具有尿中浓度高的特点,所以单一用药主要用于治疗尿路感染,临床对治疗不同部位的 CRE 感染的最佳剂量和用药间隔等仍需进行进一步的基础和临床研究。

3. 氨基糖苷类　包括庆大霉素、阿米卡星和妥布霉素等。体外药敏数据显示,CRE 对氨基糖苷类有一定的敏感性。一项临床队列研究显示,应用阿米卡星治疗 CRE 感染微生物清除率为 88%,高于多黏菌素 B 和替加环素,但由于其有效剂量接近药物对人体的毒性剂量而限制了其应用。当 MIC≤2μg/mL(庆大霉素 / 妥布霉素)或 MIC≤4μg/mL(阿米卡星)时可以考虑使用氨基糖苷治疗产 KPC 的 CRKP 感染。

4. 替加环素　是甘氨酰环素类抗菌药物的一个新类,属四环素类衍生物。替加环素广泛分布于皮肤、消化系统和肺内组织,故可用于 CRE 引起的腹腔、皮肤及肺部感染。其清除主要通过胆道和肠道排泄,尿液排泄率为 15%~22%,当药敏数据显示 MIC≤1μg/mL,可考虑使用替加环素治疗产 KPC 的 CRKP 感染。因其血药浓度较低,治疗血流感染很难达到有效的治疗浓度,所以临床推荐基于替加环素较高的体外敏感率,与多黏菌素类、碳青霉烯类或氨基糖苷类等联合应用。

5. 其他抗 CRE 的新药　包括新型含氟四环素类衍生物 Eravacycline、新型头孢菌素头孢地尔(cefiderocol,S-649266)、新型碳青霉烯酶抑制剂复方制剂阿维巴坦(avibactam)和 Relebactam 以及新型氨基糖苷类 Plazomicin(ACHN-490)等药物,现处于临床研究阶段,可能成为未来治疗 CRE 感染的有力临床武器。

（二）常用治疗方案

以上几种抗菌药物在临床使用中,常采用联合用药,临床推荐的治疗产 KPC 的 CRKP 尿路感染和血流感染方案如下:

1. 尿路感染的经验性治疗核心药物为高剂量美罗培南或多利培南和磷霉素或氨基糖苷类,以多黏菌素为辅助药物。临床上应根据 CRKP 对美罗培南的 MIC 值来选择:当 CRKP 对美罗培南的 MIC 值≤8μg/mL 时,应用美罗培南 2g q8h+ 庆大霉素 3~5mg/(kg·d) + 磷霉素 4g q4h 或多黏菌素 E 450 万单位 q12h,或使用头孢他啶 / 阿维巴坦 2.5g q8h;当 CRKP 对美罗培南的 MIC 值 >8μg/mL 时,应用多黏菌素 E 450 万单位 q12h+ 磷霉素 4g q4h + SMZ 20mg/（kg·d），或使用头孢他啶 / 阿维巴坦 2.5g q8h。

2. 当患者出现寒战、发热等血流感染症状时，参照产 KPC 的 CRKP 血流感染治疗方案，经验性治疗核心药物为高剂量美罗培南或多利培南和多黏菌素 B，以氨基糖苷、替加环素、磷霉素、利福平为辅助药物。参照药敏用药时，当 CRKP 对美罗培南的 MIC 值≤8μg/mL 时，应用美罗培南 2g q8h + 替加环素 100mg q12h+ 多黏菌素 E 450 万单位 q12h 或庆大霉素 3~5mg/（kg·d）或磷霉素 4g q4h，或使用头孢他啶 / 阿维巴坦 2.5g q8h；当 CRKP 对美罗培南的 MIC 值 >8μg/mL 时，应用替加环素 100mg q12h+ 多黏菌素 E 450 万单位 q12h 或庆大霉素 3~5mg/（kg·d）或磷霉素 4g q4h；或使用头孢他啶 / 阿维巴坦 2.5g q8h 方案。

（三）CRE 防控

面对 CRE 威胁，医务人员应充分认识到其危险性，了解 CRE 感染的危险因素，采取积极的应对措施，包括医务人员培训、手卫生、接触隔离、严格掌握侵袭性操作指征、检验和临床科室之间沟通渠道的畅通等。对于泌尿外科手术科室，应强调 3 点：①加强尿标本送检，以早期检出 CRE 患者；②对于检出 CRE 患者，区别是定植还是感染，定植者评估手术难度与风险，尽最大可能减少术后严重 CRE 血流感染的发生；③加强多学科合作，针对术前合并感染以及术后出现感染性并发症者，积极请相关科室会诊，加强多学科合作，给予科学的合理的抗菌药物治疗，以保证患者围手术期的安全。

三、耐甲氧西林金黄色葡萄球菌

耐甲氧西林金黄色葡萄球菌（MRSA）依据感染发生区域不同，可以进一步分为：①社区获得性 MRSA（community-acquired MRSA，CA-MRSA），指患者在门诊或入院 48h 之内分离到 MRSA，1 年内无住院或与医疗机构接触史，未留置各种导管及其他穿透皮肤的医用装置；②医院获得性 MRSA（hospital acquired MRSA，HA-MRSA）。1961 年英国的 Jevons 首次发现了 MRSA，至今感染几乎遍及全球，成为院内感染的重要病原菌之一。

MRSA 的耐药机制主要是金黄色葡萄球菌携带有 mecA 基因。该基因编码一种独特的青霉素结合蛋白 PBP2a，PBP2a 对目前上市的所有 β- 内酰胺类抗菌药物亲和力很低，造成对 β- 内酰胺类药物的耐药。MRSA 还可通过改变抗菌药物作用靶位，产生修饰酶，降低膜通透性产生大量对氨基苯甲酸（para aminobenzoic acid，PABA）等不同机制，对氨基糖苷类、大环内酯类、四环素类、氟喹诺酮类、磺胺类、利福平均产生不同程度的耐药。

MRSA 的临床常用检查方法为纸片法和肉汤稀释法，使用 1μg/ 片的苯唑西林纸片出现抑菌圈≤10mm（或 5μg/ 片的甲氧西林纸片出现抑菌圈≤9mm）或苯唑西林 MIC≥4μg/mL（或甲氧西林 MIC≥8μg/mL）即为 MRSA。

自从 1961 年英国发现 MRSA 后，在欧美及亚洲一些国家相继报道了 MRSA 所致的院内感染。尿路感染中 MRSA 的比例也呈现增加趋势，日本的学者报道泌尿科住院患者尿路感染尿标本金黄色葡萄球菌分离率在 1983—1987 年为 1.9%、1988—1992 年为 4.6%、1993—1997 年为 5.3%，而从 1998—2002 年升至 6.6%，其中 MRSA 分离率高达 82.2%。在美国也有相似的报道。国内的多中心研究报道尿路感染病原菌金黄色葡萄球菌分离率为 2.8%，其中 MRSA 比例为 25%。

MRSA 感染的危险因素为免疫缺陷者、大面积烧伤、大手术后患者、长期住院及老年患者，MRSA 极易导致感染的流行和暴发。MRSA 传播主要通过医护人员的手，在患者、医护人员、患者间播散，另外，衣物、敷料等物品可携带 MRSA，促进 MRSA 在院内的流行，患者一旦感染或携带 MRSA，该菌可存在于患者身上达数月之久。

MRSA 尿路感染的临床治疗十分棘手,呋喃妥因、磷霉素氨丁三醇、万古霉素、达托霉素对 MRSA 具有很强的抗菌活性,耐药率低,其中呋喃妥因和磷霉素氨丁三醇血药浓度低,尿中药物浓度高,适用于治疗 MRSA 下尿路感染,万古霉素和达托霉素在血和尿中均能达到较高药物浓度,可用于治疗上尿路 MRSA 感染。医院应加强对新入院患者及 MRSA 易感者的检查、加强消毒制度以及医护人员手卫生以防院内交叉感染。

四、肠球菌

粪肠球菌和屎肠球菌属于需氧革兰氏阳性球菌,是肠道和生殖道的正常菌群,近年来逐渐成为医院感染的主要病原菌之一。尿路感染也不例外,尤其在国内,粪肠球菌和屎肠球菌均是尿路感染的重要病原菌,多年的耐药监测结果显示均处于男性和女性尿路感染的第 2、3 位。其毒力因子包括黏附素(聚集物、D- 甘露糖和 D- 葡萄糖含碳水化合物)和毒素(溶细胞素)。由于该菌细胞壁坚厚,许多抗菌药物难以进入细菌体内表现为耐药,尤以屎肠球菌为明显。

肠球菌产生一种特殊的青霉素结合蛋白(PBP)导致其与青霉素结合力降低,因此对青霉素具有固有的低度耐药性,对头孢菌素也是天然耐药。肠球菌对氨基糖苷类的耐药性则分为细胞壁屏障导致的中度耐药和质粒介导的氨基糖苷醇化酶 AAC(6′)-APH(2″)高水平耐药,高水平耐药也称为高水平氨基糖苷类耐药肠球菌(HLARE)。万古霉素耐药肠球菌(VRE)国内有逐渐增多趋势,尤其是 *vanA* 基因型万古霉素耐药屎肠球菌。实验室常用纸片法和耐药鉴定试验进行 HLARE 和 VRE 检测,其临床意义为:非 HLARE 采用氨基糖苷类抗菌药物和抑制细胞壁合成的 β- 内酰胺类或糖肽类抗菌药物如青霉素、氨苄西林和万古霉素具有协同抗菌作用,而对 HLARE 此方法无效;而目前对 VRE 的有效治疗药物很少,敏感率高的抗菌药物包括达托霉素、磷霉素。

从国内的耐药监测数据看,男性与女性患者各年度尿标本分离的粪肠球菌对氨苄西林和呋喃妥因耐药率分别 <12% 和 <7%,且有逐渐降低的趋势,对利奈唑胺、万古霉素和替考拉宁耐药率均 <3%,对左氧氟沙星耐药率 <35%,对高浓度庆大霉素耐药率 <41%。其中对氨苄西林耐药率男性比女性低 2% 左右,对其他抗菌药物耐药率在性别间无明显差异。男性与女性患者各年度尿标本分离的屎肠球菌对氨苄西林、左氧氟沙星耐药率均为 90% 左右,但对氨苄西林耐药率有逐渐增高趋势。对呋喃妥因耐药率为 48% 左右,对利奈唑胺、万古霉素、替考拉宁的耐药率均 <4%,对万古霉素和替考拉宁耐药率有逐年降低趋势。各抗菌药物耐药率在性别间无明显差异。

(乔庐东　编　郑波　审)

参考文献

［1］FLORES-MIRELES A,WALKER J,CAPARON M,et al. Urinary tract infections:epidemiology,mechanisms of infection and treatment options［J］. Nature Reviews Microbiology,2015,13(5):269-284.

［2］全国细菌耐药监测网 . 全国细菌耐药监测网 2014—2019 年尿标本细菌耐药监测报告［J］. 中国感染控制杂志,2021(1):53-60.

［3］CENTERS FOR DISEASE CONTROL AND PREVENTION. Sexually transmitted diseases treatment guidelines 2015［J］. MMWR Recomm Rep,2015,64(RR-03):1-137.

［4］王千秋,刘全忠,徐金华,等 . 性传播疾病临床诊疗与防治指南 .2 版 . 上海:上海科学技术出版社,2020.

［5］DUTKIEWICZ S. Treatment efficacy of chronic urethral syndrome with Doxycycline in females［J］. Cent Eur J Urol,2010, 63:82-83.

［6］WARREN JW,HORNE LM,HEBEL JR. Pilot study of sequential oral antibiotics for the treatment of interstitial cystitis［J］. J Urol,2000,163:1685-1688.

［7］LEE YS,KIM JY,KIM JC. Prevalence and treatment efficacy of genitourinary mycoplasmas in women with overactive bladder symptoms［J］. Korean J Urol,2010,51:625-630.

［8］DAXBOECKA F,ZITTAB S,STADLER M,et al. Mycoplasma hominis and Ureaplasma urealyticum in patients with sterile pyuria［J］. Journal of Infection,2005,51:54-58.

［9］PICKERING WJ,BIRCH DF,KINCAID-SMITH P. Biochemical and histologic findings in experimental pyelonephritis due to ureaplasma urealyticum［J］. Infection & Immunity,1990,58(10):3401-3406.

［10］CENTERS FOR DISEASE CONTROL AND PREVENTION. Recommendations for the Laboratory-Based Detection of Chlamydia trachomatis and Neisseria gonorrhea-2014［J］. MMWR,2014(63):2.

［11］NASSER FA,ABU-ELAMREEN FH,SHUBAIR ME. Detection of Chlamydia trachomatis and Mycoplasma hominis, genitalium and Ureaplasma urealyticum by polymerase chain reaction in patients with sterile pyuria.Adv Med Sci,2008,53 (1):80-86.

［12］产超广谱 β 内酰胺酶细菌感染防治专家委员会. 产超广谱 β 内酰胺酶细菌感染防治专家共识［J］. 中华实验和临床感染病杂志(电子版),2010,4:207-214.

［13］QIAO LD,CHEN S,YANG Y,et al. Characteristics of urinary tract infection pathogens and their in vitro susceptibility to antimicrobial agents in China:data from a multicenter study［J］. BMJ Open,2013,3(12):e004152.

［14］LAI B,ZHENG B,LI Y,et al. In vitro susceptibility of Escherichia coli strains isolated from urine samples obtained in mainland China to fosfomycin trometamol and other antibiotics:a 9-year surveillance study (2004—2012)［J］. BMC Infect Dis,2014,14:66.

［15］乔庐东,陈山,杨勇,等. 国内不同类型下尿路感染患者尿路病原菌构成及药敏分析的多中心研究［J］. 中华泌尿外科杂志,2015,36(9):690-693.

［16］CONCIA E,BRAGANTINI D,MAZZAFERRI F. Clinical evaluation of guidelines and therapeutic approaches in multi drug-resistant urinary tract infections［J］. J Chemother,2017,29(sup1):19-28.

［17］全晶晶,王瑶,季京淑,等,拉氧头孢对肠杆菌科细菌及厌氧菌的体外抗菌活性观察［J］. 中华医学杂志,2016(18): 1459-1464.

［18］BADER MS,LOEB M,BROOK AA. An update on the management of urinary tract infections in the era of antimicrobial resistance［J］. Postgrad Med,2017,129(2):242-258.

［19］BADER MS,LOEB M,LETO D. Treatment of urinary tract infections in the era of antimicrobial resistance and new antimicrobial agents［J］. Postgrad Med,2020,132(3):234-250.

［20］BAE IK,KANG HK,JANG IH,et al. Detection of carbapenemases in clinical Enterobacteriaceae isolates using the VITEK AST-N202 card. Infect［J］. Chemother,2015,47(3):167-174.

［21］BANERJEE P,JAGGI T,HAIDER M,et al. Prevalence of carbapenemases and metallo-β-lactamases in clinical isolates of enterobacter cloacae［J］. J Clin Diagn Res,2014,8(11):DM01-DM02.

［22］SATLIN MJ,KUBIN CJ,BLUMENTHAL JS,et al. Com-parative effectiveness of aminoglycosides,polymyxin B,and tigecycline for clearance of carbapenem-resistant Klebsiella pneumoniae from urine［J］. Antimicrob Agents Chemother, 2011,55(12):5893-5899.

［23］PEREZ FE,CHAKHTOURA NG,PAPP-WALLACE KM,et al. Treatment options forinfections caused by carbapenem-resistant Enterobacteriaceae:can weapply "precision medicine" to antimicrobial chemotherapy?［J］. Expert Opin Pharmacother,2016,17:761-781.

［24］BASSETTI M,PEGHIN M,PECOR D. The management of multidrug-resistant Enterobacteriaceae［J］.Curr Opin Infect Dis,2016,29:583-594.

［25］MARTIROSOV DM,LODISE TP. Emerging trends in epidemiology and management of infections caused by carbapenemresistant Enterobacteriaceae［J］. Diagn Microbiol Infect Dis,2016,85（2）:266-275.

［26］肖婷婷,肖永红.耐碳青霉烯类肠杆菌科细菌感染治疗策略研究进展［J］.医药导报,2018（1）:1-5.

［27］汪复,张婴元.实用抗感染治疗学.北京:人民卫生出版社,2004.

第四章 泌尿及男性生殖系统感染抗菌治疗

第一节 概 述

泌尿及男性生殖系统感染严重影响患者的生活质量。抗菌药物是最常用的治疗手段,可降低相关感染的发病率和死亡率。治疗目的是针对特定细菌的抗菌药物敏感性,选用合适的抗菌药物治愈感染。然而合适药物的选择存在困难,许多抗菌药物均可选用,但最低有效量和治疗周期不易确定。对于抗菌药物的选择,原则上应从以下方面考虑:已感染的病原体因素(院外或院内感染、一种或多种病原体感染、致病菌或正常菌群的感染、抗菌药物的敏感性等);患者的因素(包括过敏体质、基础疾病、年龄、既往抗菌药物应用史、目前采用的其他治疗方法及是否妊娠等);感染的部位(肾脏、膀胱或前列腺等)。由于大部分抗菌药物由肝脏或者肾脏清除,如果存在肝脏或肾脏疾病,应选择对肝肾功能损伤轻的药物或及时调整某些药物的用量。故对每一例泌尿及男性生殖系统感染患者的治疗,都需要结合患者特点、细菌特点以及药物特点给予个体化的药物品种、给药方式、给药剂量、给药间隔以及合适的疗程才可达到满意的疗效,还能最大限度地减少细菌耐药性的发生。

常用抗菌药物的作用机制包括:①干扰细菌细胞壁合成,如 β- 内酰胺类的青霉素、头孢菌素、碳青霉烯类、磷霉素和万古霉素等;②损伤细菌细胞膜,如多黏菌素 B、制霉菌素等;③影响细菌蛋白质合成,如氨基糖苷类、四环素类、红霉素、林可霉素等;④抑制细菌核酸代谢,如氟喹诺酮类、利福霉素类等;⑤其他,如影响叶酸合成的磺胺类药物等。

本章就泌尿及男性生殖系统感染的常用抗菌药物,抗菌药物的管理,抗菌药物的基本药代动力学 / 药效学特点,临床针对不同感染的抗菌药物应用策略,特殊情况下抗菌药物的应用等相关问题进行深入讨论。

(乔庐东 编 郑波 审)

第二节　泌尿及男性生殖系统感染治疗的常用抗菌药物

一、泌尿及男性生殖系统感染治疗的常用抗菌药物

为推动合理使用抗菌药物、规范医疗机构和医务人员用药行为,原卫生部、国家中医药管理局和总后卫生部共同委托中华医学会会同中华医院管理学会药事管理专业委员会和中国药学会医院药学专业委员会,组织有关专家制订了《抗菌药物临床应用指导原则》,其中就各类抗菌药物的适应证和注意事项进行了详细的阐述。本节结合泌尿及男性生殖系统感染特点,就相关部分以介绍和补充。

（一）青霉素类抗菌药物

青霉素类抗菌药物可分为:①主要作用于革兰氏阳性细菌的药物,如青霉素 G、普鲁卡因青霉素、苄星青霉素、青霉素 V（苯氧甲基青霉素）;②耐青霉素酶青霉素,如甲氧西林（现仅用于药敏试验）、苯唑西林、氯唑西林等;③广谱青霉素,抗菌谱除革兰氏阳性菌外,还包括对部分肠杆菌科细菌有抗菌活性者（如氨苄西林、阿莫西林）和对多数革兰氏阴性杆菌包括铜绿假单胞菌具抗菌活性者（如哌拉西林、阿洛西林、美洛西林）。

1. 适应证

（1）青霉素:适用于溶血性链球菌、肺炎链球菌、对青霉素敏感（不产青霉素酶）的金黄色葡萄球菌等革兰氏阳性球菌所致的感染,包括败血症、肺炎、脑膜炎、咽炎、扁桃体炎、中耳炎、猩红热、丹毒等,也可用于治疗草绿色链球菌和肠球菌心内膜炎,以及破伤风、气性坏疽、炭疽、白喉、流行性脑脊髓膜炎、李斯特菌病、鼠咬热、梅毒、淋病、雅司病、回归热、钩端螺旋体病、樊尚咽峡炎、放线菌病等。青霉素尚可用于风湿性心脏病或先天性心脏病患者进行某些操作或手术时,预防心内膜炎发生。

普鲁卡因青霉素的抗菌谱与青霉素基本相同,供肌内注射,对敏感细菌的有效浓度可持续 24h,适用于敏感细菌所致的轻症感染。

苄星青霉素的抗菌谱与青霉素相仿,为长效制剂。肌内注射 120 万单位后血中低浓度可维持 4 周。本药用于治疗溶血性链球菌咽炎及扁桃体炎,预防溶血性链球菌感染引起的风湿热,亦可用于治疗梅毒。

青霉素 V 对酸稳定,可口服,抗菌作用较青霉素差,适用于敏感革兰氏阳性球菌引起的轻症感染。

（2）耐青霉素酶青霉素类:抗菌谱与青霉素相仿,但抗菌作用较差,对青霉素酶稳定。因产酶而对青霉素耐药的葡萄球菌对本类药物敏感,但甲氧西林耐药葡萄球菌对本类药物耐药。本类药物主要适用于产青霉素酶的葡萄球菌（甲氧西林耐药者除外）感染,如败血症、脑膜炎、呼吸道感染、软组织感染等;也可用于溶血性链球菌或肺炎链球菌与耐青霉素葡萄球菌的混合感染。单纯肺炎链球菌、溶血性链球菌或青霉素敏感葡萄球菌感染则不宜采用。

（3）广谱青霉素类:氨苄西林与阿莫西林的抗菌谱较青霉素为广,对部分革兰氏阴性杆菌（如流感嗜血杆菌、大肠埃希菌、奇异变形杆菌）亦具抗菌活性,对革兰氏阳性球菌作用与青霉素相仿。本类药物适用于敏感细菌所致的呼吸道感染、尿路感染、胃肠道感染、皮肤软组织感染、脑膜炎、败血症、心内膜炎等。氨苄西林为肠球菌感染的首选用药。

哌拉西林、阿洛西林和美洛西林对革兰氏阴性杆菌的抗菌谱较氨苄西林广,抗菌作用也增强;除对部分肠杆菌科细菌外,对铜绿假单胞菌亦有良好抗菌作用;适用于肠杆菌科细菌及铜绿假单胞菌所致的呼吸道感染、尿路感染、胆道感染、腹腔感染、皮肤软组织感染等。

本类药物均可被细菌产生的青霉素酶水解失活。

2. 注意事项

（1）无论采用何种给药途径，用青霉素类药物前必须详细询问患者有无青霉素类过敏史、其他药物过敏史及过敏性疾病史，并须先做青霉素皮肤试验。

（2）过敏性休克一旦发生，必须就地抢救，并立即给患者注射肾上腺素，并给予吸氧、升压药、肾上腺皮质激素等抗休克治疗。

（3）全身应用大剂量青霉素可引起腱反射增强、肌肉痉挛、抽搐、昏迷等中枢神经系统反应（青霉素脑病），此反应易出现于老年和肾功能减退患者。

（4）青霉素不用于鞘内注射。

（5）青霉素钾盐不可快速静脉注射。

（6）本类药物在碱性溶液中易失活。

（二）头孢菌素类抗菌药物

头孢菌素类根据其抗菌谱、抗菌活性、对 β- 内酰胺酶的稳定性不同，目前分为 4 代。第一代头孢菌素主要作用于需氧革兰氏阳性球菌，仅对少数革兰氏阴性杆菌有一定抗菌活性；常用的注射制剂有头孢唑林、头孢噻吩、头孢拉定等，口服制剂有头孢拉定、头孢氨苄和头孢羟氨苄等。第二代头孢菌素对革兰氏阳性球菌的活性与第一代相仿或略差，对部分革兰氏阴性杆菌亦具有抗菌活性；注射制剂有头孢呋辛、头孢替安等，口服制剂有头孢克洛、头孢呋辛酯和头孢丙烯等。第三代头孢菌素对肠杆菌科细菌等革兰氏阴性杆菌具有强大抗菌作用，头孢他啶和头孢哌酮除肠杆菌科细菌外对铜绿假单胞菌亦具高度抗菌活性；注射制剂有头孢噻肟、头孢曲松、头孢他啶、头孢哌酮等，口服制剂有头孢克肟和头孢泊肟酯等，口服制剂对铜绿假单胞菌均无作用。第四代头孢菌素常用者为头孢吡肟，它对肠杆菌科细菌作用与第三代头孢菌素大致相仿，因对 AmpC 酶稳定，对阴沟肠杆菌、产气肠杆菌、柠檬酸菌属等的部分菌株作用优于第三代头孢菌素，对铜绿假单胞菌的作用与头孢他啶相仿，对金黄色葡萄球菌等的作用较第三代头孢菌素略强。

1. 适应证

（1）第一代头孢菌素：注射制剂主要适用于甲氧西林敏感葡萄球菌、溶血性链球菌和肺炎链球菌所致的上下呼吸道感染、皮肤软组织感染、尿路感染、败血症、心内膜炎等，亦可用于流感嗜血杆菌、奇异变形杆菌、大肠埃希菌敏感株所致的尿路感染以及肺炎等。头孢唑林常用于预防手术后切口感染。头孢拉定、头孢氨苄等口服制剂的抗菌作用较头孢唑林差，主要适用于治疗敏感菌所致的轻症病例。

（2）第二代头孢菌素：主要用于治疗甲氧西林敏感葡萄球菌、链球菌属、肺炎链球菌等革兰氏阳性球菌，以及流感嗜血杆菌、大肠埃希菌、奇异变形杆菌等中的敏感株所致的呼吸道感染、尿路感染、皮肤软组织感染、败血症、骨感染、关节感染、腹腔感染、盆腔感染；用于腹腔感染和盆腔感染时需与抗厌氧菌药合用。头孢呋辛尚可用于对磺胺药、青霉素或氨苄西林耐药的脑膜炎球菌、流感嗜血杆菌所致的脑膜炎治疗，也用于手术前预防用药。头孢克洛、头孢呋辛酯、头孢丙烯等口服制剂，主要适用于上述感染中的轻症病例。头孢呋辛酯口服制剂尚可用于淋病奈瑟球菌（包括产青霉素酶及非产青霉素酶菌株）所致单纯性淋菌性尿道炎、宫颈炎、直肠肛门感染。

（3）第三代头孢菌素：适用于敏感肠杆菌科细菌等革兰氏阴性杆菌所致严重感染，如下呼吸道感染、败血症、腹腔感染、肾盂肾炎和复杂性尿路感染、盆腔炎性疾病、骨关节感染、复杂性皮肤软组织感染、中枢神经系统感染等；治疗腹腔、盆腔感染时需与抗厌氧菌药，如甲硝唑合用。本类药物对化脓性链球菌、肺炎链球菌、甲氧西林敏感葡萄球菌所致的各种感染亦有效，但并非首选用药。头孢他啶、头孢哌酮尚可用于铜绿假单胞菌所致的各种感染。

第三代头孢菌素口服剂型主要用于治疗敏感菌所致轻、中度感染,也可用于经第三代头孢菌素注射剂治疗病情已基本好转后的病例;但需注意第三代口服头孢菌素均不宜用于铜绿假单胞菌和其他非发酵菌的感染。

(4)第四代头孢菌素:目前国内应用者为头孢吡肟。本药的抗菌谱和适应证与第三代头孢菌素相同,尚可用于对第三代头孢菌素耐药而对其敏感的产气肠杆菌、阴沟肠杆菌、沙雷菌属等细菌感染,亦可用于中性粒细胞缺乏伴发热患者的经验性治疗。

所有头孢菌素类对甲氧西林耐药葡萄球菌和肠球菌属抗菌作用均差,故不宜选用于治疗上述细菌所致感染。

2. 注意事项

(1)头孢菌素类抗菌药物禁用于对任何一种头孢菌素类抗菌药物有过敏史及有青霉素过敏性休克史的患者。

(2)用头孢菌素类抗菌药物前必须详细询问患者先前是否有头孢菌素类、青霉素类或其他药物的过敏史。既往有明确青霉素或头孢菌素Ⅰ型(速发型)过敏史患者,如临床确有必要使用头孢菌素,则必须在具有专业人员、急救条件下,并在获得患者知情同意后,选用与过敏药物侧链不同的头孢菌素进行皮试,其结果具有一定的参考价值。在用药过程中一旦发生过敏反应,须立即停药。如发生过敏性休克,须立即就地抢救并给予肾上腺素等相关治疗。

(3)多数头孢菌素类抗菌药物主要经肾脏排泄,中度以上肾功能不全患者应根据肾功能适当调整剂量。发生中度以上肝功能减退时,头孢哌酮、头孢曲松可能需要调整剂量。

(4)氨基糖苷类和第一代头孢菌素注射剂合用可能加重前者的肾毒性,应注意监测肾功能。

(5)头孢哌酮可导致低凝血酶原血症或出血,合用维生素 K 可预防出血;头孢菌素可引起戒酒硫样反应,用药期间及治疗结束后 72h 内应避免摄入含酒精饮料。

(三)碳青霉烯类抗菌药物

目前在国内应用的碳青霉烯类抗菌药物有厄他培南、亚胺培南 / 西司他丁、美罗培南和帕尼培南 /倍他米隆。碳青霉烯类抗菌药物对各种革兰氏阳性球菌、革兰氏阴性杆菌(包括铜绿假单胞菌)和多数厌氧菌具强大抗菌活性,对多数 β- 内酰胺酶高度稳定,但对甲氧西林耐药葡萄球菌和嗜麦芽窄食单胞菌等抗菌作用差。

1. 适应证

(1)多重耐药但对本类药物敏感的需氧革兰氏阴性杆菌所致严重感染,包括由肺炎克雷伯菌、大肠埃希菌、阴沟肠杆菌、柠檬酸菌属、黏质沙雷菌等肠杆菌科细菌、铜绿假单胞菌、不动杆菌属等细菌所致败血症、下呼吸道感染、肾盂肾炎和复杂性尿路感染、腹腔感染、盆腔感染等;厄他培南对铜绿假单胞菌、鲍曼不动杆菌等非发酵菌无抗菌活性。

(2)脆弱拟杆菌等厌氧菌与需氧菌混合感染的重症患者。

(3)病原菌尚未查明的免疫缺陷患者中重症感染的经验性治疗。

亚胺培南 / 西司他丁可能引起癫痫、肌阵挛、意识障碍等严重中枢神经系统不良反应,故不适用于治疗中枢神经系统感染。美罗培南、帕尼培南 / 倍他米隆则除上述适应证外,尚可用于年龄在 3 个月以上的细菌性脑膜炎患者。

2. 注意事项

(1)禁用于对本类药物及其配伍成分过敏的患者。

（2）本类药物不宜用于治疗轻症感染，更不可作为预防用药。

（3）本类药物所致的严重中枢神经系统反应多发生在原有癫痫史等中枢神经系统疾病患者及肾功能减退未减量用药患者，因此原有癫痫等中枢神经系统疾病患者避免应用本类药物。中枢神经系统感染的患者有指征应用美罗培南或帕尼培南时，仍需严密观察抽搐等严重不良反应。

（4）肾功能不全及老年患者应用本类药物时应根据肾功能减退程度减量用药。

（四）β- 内酰胺类 /β- 内酰胺酶抑制剂

目前临床应用者有阿莫西林 / 克拉维酸、替卡西林 / 克拉维酸、氨苄西林 / 舒巴坦、头孢哌酮 / 舒巴坦、哌拉西林 / 他唑巴坦和头孢他啶 / 阿维巴坦。

1. 适应证　本类药物适用于因产 β- 内酰胺酶而对 β- 内酰胺类药物耐药的细菌感染，但不推荐用于对复方制剂中抗菌药物敏感的细菌感染和非产 β- 内酰胺酶的耐药菌感染。

阿莫西林 / 克拉维酸适用于产 β- 内酰胺酶的流感嗜血杆菌、卡他莫拉菌、大肠埃希菌等肠杆菌科细菌，甲氧西林敏感金黄色葡萄球菌所致下列感染：鼻窦炎、中耳炎、下呼吸道感染、泌尿生殖系统感染、皮肤软组织感染、骨感染、关节感染、腹腔感染以及败血症等。重症感染者或不能口服者应用本药的注射制剂，轻症感染或经静脉给药后病情好转的患者可口服给药。

氨苄西林 / 舒巴坦静脉给药及其口服制剂舒他西林的适应证与阿莫西林 / 克拉维酸相同。

头孢哌酮 / 舒巴坦、替卡西林 / 克拉维酸、哌拉西林 / 他唑巴坦和头孢他啶 / 阿维巴坦仅供静脉使用，适用于产 β- 内酰胺酶的大肠埃希菌、肺炎克雷伯菌等肠杆菌科细菌、铜绿假单胞菌和拟杆菌属等厌氧菌所致的各种严重感染，其中头孢他啶 / 阿维巴坦可用于治疗对产丝氨酸酶的碳青霉烯耐药的肠杆菌科所致严重感染。

2. 注意事项

（1）应用阿莫西林 / 克拉维酸、替卡西林 / 克拉维酸、氨苄西林 / 舒巴坦和哌拉西林 / 他唑巴坦前必须详细询问药物过敏史并进行青霉素皮肤试验。对青霉素类药物过敏者或青霉素皮试阳性者禁用。对以上合剂中任一成分有过敏史者禁用该合剂。

（2）有头孢菌素或舒巴坦过敏史者禁用头孢哌酮 / 舒巴坦和头孢他啶 / 阿维巴坦。既往有明确的青霉素或头孢菌素 I 型（速发型）过敏史者，如临床确有必要使用头孢菌素，在具有专业人员、急救条件下，并获得患者知情同意后，选用与过敏药物侧链不同的头孢菌素进行皮试，其结果具有一定的参考价值。

（3）应用本类药物时如发生过敏反应，须立即停药；一旦发生过敏性休克，应就地抢救，并给予吸氧及注射肾上腺素、肾上腺皮质激素等抗休克治疗。

（4）中度以上肾功能不全患者使用本类药物时应根据肾功能减退程度调整剂量。

（5）本类药物不推荐用于新生儿和早产儿；哌拉西林 / 他唑巴坦也不推荐在儿童患者中应用。

（五）氨基糖苷类抗菌药物

临床常用的氨基糖苷类抗菌药物主要有：①对肠杆菌科和葡萄球菌属细菌有良好抗菌作用，但对铜绿假单胞菌无作用者，如链霉素、卡那霉素、核糖霉素。其中，链霉素对葡萄球菌等革兰氏阳性球菌作用差，但对结核分枝杆菌有强大作用。②对肠杆菌科细菌和铜绿假单胞菌等革兰氏阴性杆菌具强大抗菌活性，对葡萄球菌属亦有良好作用者，如庆大霉素、妥布霉素、奈替米星、阿米卡星、异帕米星、小诺米星、依替米星。③抗菌谱与卡那霉素相似，由于毒性较大，现仅供口服或局部应用者有新霉素与巴龙霉素，后者对阿米巴原虫和隐孢子虫有较好作用。此外尚有大观霉素，用于单纯性淋病的治疗。所有氨基糖苷类药物对肺炎链球菌、溶血性链球菌的抗菌作用均差。

1. 适应证

（1）中、重度肠杆菌科细菌等革兰氏阴性杆菌感染。

（2）中、重度铜绿假单胞菌感染。治疗此类感染常需与具有抗铜绿假单胞菌作用的 β- 内酰胺类或其他抗菌药物联合应用。

（3）严重葡萄球菌或肠球菌感染治疗的联合用药之一（非首选）。

（4）链霉素或庆大霉素亦可用于土拉菌病、鼠疫及布鲁菌病，后者的治疗需与其他药物联合应用。

（5）链霉素可用于结核病联合疗法。

（6）新霉素口服可用于结肠手术前准备，或局部用药。

（7）巴龙霉素可用于肠道隐孢子虫病。

（8）大观霉素仅适用于单纯性淋病。

2. 注意事项

（1）对氨基糖苷类过敏的患者禁用。

（2）任何一种氨基糖苷类的任一品种均具肾毒性、耳毒性（耳蜗、前庭）和神经肌肉阻滞作用。因此，用药期间应监测肾功能（尿常规、血尿素氮、血肌酐），严密观察患者听力及前庭功能，注意观察神经肌肉阻滞症状。一旦出现上述不良反应先兆时，须及时停药。需注意局部用药时亦有可能发生上述不良反应。

（3）氨基糖苷类抗菌药物对社区获得的上下呼吸道感染的主要病原菌（肺炎链球菌、溶血性链球菌）抗菌作用差，又有明显的耳、肾毒性，因此对门急诊中常见的上下呼吸道细菌性感染不宜选用本类药物治疗。由于其毒性反应，本类药物也不宜用于单纯性上下尿路感染初发病例的治疗。

（4）肾功能减退患者应用本类药物时，需根据其肾功能减退程度减量给药，并应进行血药浓度监测调整给药方案，实现个体化给药。

（5）新生儿、婴幼儿、老年患者应尽量避免使用本类药物。临床有明确指征需应用时，则应进行血药浓度监测，根据监测结果调整给药方案。

（6）妊娠期患者应避免使用。哺乳期患者应避免使用或用药期间停止哺乳。

（7）本类药物不宜与其他肾毒性药物、耳毒性药物、神经肌肉阻滞剂或强利尿剂同用。与注射用第一代头孢菌素类合用时可能增加肾毒性。

（8）本类药物不可用于眼内或结膜下给药，因为可能引起黄斑坏死。

（六）四环素类抗菌药物

四环素类抗菌药物包括四环素、金霉素、土霉素及半合成的四环素类多西环素（强力霉素）、美他环素（甲烯土霉素）和米诺环素（二甲胺四环素）。

1. 适应证

（1）四环素类抗菌药物作为首选或选用药物可用于下列疾病的治疗：①克次体病，包括流行性斑疹伤寒、地方性斑疹伤寒、落基山热、恙虫病、柯氏立克次体肺炎和 Q 热；②支原体感染，如支原体肺炎、解脲脲原体所致的尿道炎等；③衣原体属感染，包括肺炎衣原体肺炎、鹦鹉热、性病淋巴肉芽肿及沙眼衣原体感染等；④回归热螺旋体所致的回归热；⑤布鲁菌病（需与氨基糖苷类联合应用）；⑥霍乱；⑦土拉热杆菌所致的兔热病；⑧鼠疫耶尔森菌所致的鼠疫。

（2）四环素类抗菌药物亦可用于对青霉素类抗菌药物过敏的破伤风、气性坏疽、雅司、梅毒、淋病、非淋菌性尿道炎和钩端螺旋体病的治疗。

（3）四环素类抗菌药物也可用于炎症反应显著痤疮的治疗。

2. 注意事项

(1) 禁用于对四环素类抗菌药物过敏的患者。

(2) 牙齿发育期患者(胚胎期至 8 岁)接受四环素类抗菌药物可产生牙齿着色及牙釉质发育不良,故妊娠期和 8 岁以下患者不可使用该类药物。

(3) 哺乳期患者应避免应用或用药期间暂停哺乳。

(4) 四环素类抗菌药物可加重氮质血症,已有肾功能损害者应避免应用四环素,但多西环素及米诺环素仍可谨慎应用。

(5) 四环素类抗菌药物可致肝损害,原有肝病者不宜应用。

(七) 大环内酯类抗菌药物

目前沿用的大环内酯类抗菌药物有红霉素、麦迪霉素、螺旋霉素、乙酰螺旋霉素、交沙霉素。大环内酯类较新的抗菌药物品种有阿奇霉素、克拉霉素、罗红霉素等,其对流感嗜血杆菌、肺炎支原体或肺炎衣原体等的抗微生物活性增强、口服生物利用度提高、给药剂量减小、不良反应亦较少、临床适应证有所扩大。

1. 适应证

(1) 红霉素(含琥乙红霉素、依托红霉素、乳糖酸红霉素)等沿用大环内酯类

1) 作为青霉素过敏患者的替代药物,用于以下感染:①β 溶血性链球菌、肺炎链球菌中的敏感菌株所致的上下呼吸道感染;②敏感 β 溶血性链球菌引起的猩红热及蜂窝织炎;③白喉及白喉带菌者。

2) 军团菌病。

3) 衣原体属、支原体属等所致的呼吸道及泌尿生殖系统感染。

4) 其他:口腔感染、空肠弯曲菌肠炎、百日咳等。

麦迪霉素、螺旋霉素、乙酰螺旋霉素及交沙霉素主要用于革兰氏阳性菌所致呼吸道、皮肤软组织、眼耳鼻喉及口腔等感染的轻症患者。

(2) 大环内酯类抗菌药物新品种:除用于上述适应证外,阿奇霉素还可用于军团菌病,阿奇霉素、克拉霉素尚可用于流感嗜血杆菌、卡他莫拉菌所致的社区获得性呼吸道感染,与其他抗菌药物联合用于鸟分枝杆菌复合群感染的治疗及预防。克拉霉素与其他药物联合,可用于幽门螺杆菌感染。

2. 注意事项

(1) 禁用于对红霉素及其他大环内酯类抗菌药物过敏的患者。

(2) 红霉素及克拉霉素禁止与特非那定合用,以免引起心脏不良反应。

(3) 肝功能损害患者如有指征应用时,需适当减量并定期复查肝功能。

(4) 肝病患者和妊娠期患者不宜应用红霉素酯化物。

(5) 妊娠期患者有明确指征用克拉霉素时,应充分权衡利弊,决定是否采用。哺乳期患者用药期间应暂停哺乳。

(6) 乳糖酸红霉素粉针剂使用时必须首先以注射用水完全溶解(加入生理盐水或 5% 葡萄糖溶液中),药物浓度不宜超过 0.1%~0.5%,缓慢静脉滴注。

(八) 利福霉素类抗菌药物

利福霉素类抗菌药物目前在临床应用的有利福平、利福喷汀及利福布汀。

1. 适应证

(1) 结核病及其他分枝杆菌感染:利福平与异烟肼、吡嗪酰胺联合是各型肺结核短程疗法的基石。利福喷汀也可替代利福平作为联合用药之一。利福布汀可用于免疫缺陷患者鸟分枝杆菌复合群感染的

预防与治疗。

（2）麻风：利福平为麻风联合化疗中的主要药物之一。

（3）预防用药：利福平可用于脑膜炎奈瑟球菌咽部慢性带菌者或与该菌所致脑膜炎患者密切接触者的预防用药；但不宜用于治疗脑膜炎球菌感染，因细菌可能迅速产生耐药性。

（4）其他：在个别情况下对甲氧西林耐药葡萄球菌如甲氧西林耐药金黄色葡萄球菌、甲氧西林耐药表皮葡萄球菌（以下简称表葡菌）所致的严重感染，可以考虑采用万古霉素联合利福平治疗。

2. 注意事项

（1）禁用于对本类药物过敏的患者和曾出现血小板减少性紫癜的患者。

（2）妊娠3个月内患者应避免用利福平；妊娠3个月以上的患者有明确指征用利福平时，应充分权衡利弊后决定是否应用。

（3）肝功能不全、胆管梗阻、慢性酒精中毒患者应用利福平时应适当减量。

（4）用药期间，应定期复查肝功能、血常规。

（5）结核病患者应避免大剂量间歇用药方案。

（九）万古霉素和去甲万古霉素

万古霉素和去甲万古霉素属糖肽类抗菌药物。去甲万古霉素的化学结构与万古霉素相近，抗菌谱和抗菌作用与万古霉素相仿。

1. 适应证

（1）万古霉素及去甲万古霉素适用于耐药革兰氏阳性菌所致的严重感染，特别是甲氧西林耐药金黄色葡萄球菌（MRSA）或甲氧西林耐药凝固酶阴性葡萄球菌（methicillin resistant coagulase negative *Staphylococcus*，MRCNS）、肠球菌属及耐青霉素肺炎链球菌所致感染；也可用于对青霉素类过敏患者的严重革兰氏阳性菌感染。

（2）粒细胞缺乏症高度怀疑革兰氏阳性菌感染的患者。

（3）去甲万古霉素或万古霉素口服，可用于经甲硝唑治疗无效的艰难梭菌所致假膜性肠炎患者。

2. 注意事项

（1）禁用于对万古霉素或去甲万古霉素过敏的患者。

（2）本类药物具一定的肾毒性、耳毒性，用药期间应定期复查尿常规与肾功能，监测血药浓度，注意听力改变，必要时监测听力。

（3）有用药指征的肾功能不全、老年人、新生儿、早产儿或原有肾、耳疾病患者应根据肾功能减退程度调整剂量，同时监测血药浓度。

（4）万古霉素属妊娠期用药C类，妊娠期患者应避免应用。确有应用指征时，需进行血药浓度监测，据以调整给药方案。哺乳期患者用药期间应暂停哺乳。

（5）应避免将本类药物与各种肾毒性药物合用。

（6）与麻醉药合用时，可能引起血压下降。必须合用时，两药应分瓶滴注，并减缓万古霉素滴注速度，注意观察血压。

（十）磷霉素

1. 适应证

（1）磷霉素氨丁三醇为口服剂，可用于治疗敏感大肠埃希菌等肠杆菌科细菌和粪肠球菌所致急性单纯性膀胱炎和肠道感染。

（2）磷霉素钠为注射剂，可用于治疗敏感金黄色葡萄球菌、凝固酶阴性葡萄球菌（包括甲氧西林敏感及耐药株)、链球菌属、流感嗜血杆菌、肠杆菌科细菌和铜绿假单胞菌所致的呼吸道感染、尿路感染、皮肤软组织感染等。治疗严重感染时需加大治疗剂量并常需与其他抗菌药物联合应用。

2. 注意事项

(1) 既往对磷霉素过敏者禁用。

(2) 磷霉素与β-内酰胺类、氨基糖苷类联合时多呈协同抗菌作用。

(3) 由于磷霉素钠主要经肾排出,肾功能减退和老年患者应根据肾功能减退程度减量应用。

(4) 每克磷霉素钠盐含 0.32g 钠,心功能不全、高血压病及需要控制钠盐摄入量的患者应用本药时需加以注意。

(5) 静脉用药时,应将每 4g 磷霉素溶于至少 250mL 液体中,滴注速度不宜过快,以减少静脉炎的发生。

(十一) 喹诺酮类抗菌药

喹诺酮类包括诺氟沙星、依诺沙星、氧氟沙星、环丙沙星等。左氧氟沙星、加替沙星、莫西沙星、奈诺沙星和西他沙星对肺炎链球菌、化脓性链球菌等革兰氏阳性球菌的抗菌作用增强,对衣原体属、支原体属、军团菌等细胞内病原菌或厌氧菌的作用亦有增强,其中奈诺沙星对 MRSA 具有较强抗菌活性,西他沙星对 MRSA、产 ESBL 大肠埃希菌和铜绿假单胞菌抗菌活性有所增强。

1. 适应证

(1) 泌尿生殖系统感染:本类药物可用于肠杆菌科细菌和铜绿假单胞菌等所致的尿路感染,细菌性前列腺炎、淋菌性和非淋菌性尿道炎以及宫颈炎。诺氟沙星主要用于单纯性下尿路感染或肠道感染。但应注意,目前国内尿路感染的主要病原菌大肠埃希菌中,耐药株已达半数以上,但西他沙星对于大部分其他喹诺酮类耐药大肠埃希菌仍具有很强抗菌活性。

(2) 呼吸道感染:环丙沙星、氧氟沙星等主要适用于肺炎克雷伯菌、肠杆菌属、假单胞菌属等革兰氏阴性杆菌所致的下呼吸道感染。左氧氟沙星、加替沙星、莫西沙星、奈诺沙星和西他沙星等可用于肺炎链球菌和溶血性链球菌所致的急性咽炎、扁桃体炎、中耳炎等,及肺炎链球菌、支原体、衣原体等所致的社区获得性肺炎,此外亦可用于革兰氏阴性杆菌所致的下呼吸道感染。

(3) 伤寒沙门菌感染:在成人患者中本类药物可作为首选。

(4) 志贺菌属肠道感染。

(5) 腹腔、胆道感染及盆腔感染:需与甲硝唑等抗厌氧菌药物合用。

(6) 甲氧西林敏感葡萄球菌属感染:奈诺沙星和西他沙星可用于部分敏感 MRSA 感染。

(7) 部分品种可与其他药物联合应用,作为治疗耐药结核分枝杆菌和其他分枝杆菌感染的二线用药。奈诺沙星对结核分枝杆菌无效。

2. 注意事项

(1) 对喹诺酮类药物过敏的患者禁用。

(2) 18 岁以下未成年患者避免使用本类药物。

(3) 制酸剂和含钙、铝、镁等金属离子的药物可减少本类药物的吸收,应避免同用。

(4) 妊娠期及哺乳期患者避免应用本类药物。

(5) 本类药物偶可引起抽搐、癫痫、神志改变、视觉损害等严重中枢神经系统不良反应,在肾功能减退或有中枢神经系统基础疾病的患者中易发生,因此本类药物不宜用于有癫痫或其他中枢神经系统基础疾病的患者。肾功能减退患者应用本类药物时,需根据肾功能减退程度减量用药,以防发生由于药物在体内蓄积而引起的抽搐等中枢神经系统严重不良反应。

（6）本类药物可能引起皮肤光敏反应、关节病变、肌腱断裂等。偶可引起心电图 QT 间期延长等,用药期间应注意观察。

（十二）磺胺类药

根据药代动力学特点和临床用途,本类药物可分为:①口服易吸收可全身应用者,如磺胺甲噁唑、磺胺嘧啶、磺胺林、磺胺多辛、复方磺胺甲噁唑(磺胺甲噁唑 - 甲氧苄啶,SMZ-TMP)、复方磺胺嘧啶(磺胺嘧啶 - 甲氧苄啶,SD-TMP)等;②口服不易吸收者,如柳氮磺吡啶(SASP);③局部应用者,如磺胺嘧啶银、醋酸磺胺米隆、磺胺醋酰钠等。

1. 适应证

（1）全身应用的磺胺类药:适用于大肠埃希菌等敏感肠杆菌科细菌引起的急性单纯性尿路感染;敏感流感嗜血杆菌、肺炎链球菌和其他链球菌所致的中耳炎;脑膜炎奈瑟球菌所致的脑膜炎。

复方磺胺甲噁唑可治疗肺炎链球菌、流感嗜血杆菌、卡他莫拉菌所致的呼吸道感染,流感嗜血杆菌、肺炎链球菌和其他链球菌所致的急性中耳炎,大肠埃希菌等敏感株引起的反复发作性、复杂性尿路感染,伤寒和其他沙门菌属感染,伊氏肺孢菌肺炎,以及星形奴卡菌病。复方磺胺嘧啶亦可作为脑膜炎奈瑟球菌脑膜炎的预防用药。磺胺林与甲氧苄啶合用对间日疟及恶性疟原虫(包括对氯喹耐药者)有效。磺胺多辛与乙胺嘧啶等抗疟药联合可用于氯喹耐药虫株所致疟疾的治疗和预防。

磺胺类药不宜用于 A 组溶血性链球菌所致扁桃体炎或咽炎以及立克次体病、支原体感染的治疗。

（2）局部应用磺胺类药:磺胺嘧啶银主要用于预防或治疗Ⅱ、Ⅲ度烧伤继发创面细菌感染,如肠杆菌科细菌、铜绿假单胞菌、金黄色葡萄球菌、肠球菌属等引起的创面感染。醋酸磺胺米隆适用于烧伤或大面积创伤后的铜绿假单胞菌感染。磺胺醋酰钠则用于治疗结膜炎、沙眼等。柳氮磺吡啶口服不易吸收,主要用于治疗溃疡性结肠炎。

2. 注意事项

（1）禁用于对任何一种磺胺类药物过敏以及对呋塞米、矾类、噻嗪类利尿药、磺脲类、碳酸酐酶抑制剂过敏的患者。

（2）本类药物引起的过敏反应多见,并可表现为严重的渗出性多形红斑、中毒性表皮坏死松解型药疹等,因此过敏体质及对其他药物有过敏史的患者应尽量避免使用本类药物。

（3）本类药物可致粒细胞减少、血小板减少及再生障碍性贫血,用药期间应定期检查血常规。

（4）本类药物可致肝脏损害,可引起黄疸、肝功能减退,严重者可发生肝坏死,用药期间需定期测定肝功能。肝病患者应避免使用本类药物。

（5）本类药物可致肾损害,用药期间应监测肾功能。肾功能减退、失水、休克及老年患者应用本类药物易加重或出现肾损害,应避免使用。

（6）本类药物可引起脑性核黄疸,因此禁用于新生儿及 2 月龄以下婴儿。

（7）妊娠期、哺乳期患者应避免用本类药物。

（8）用药期间应多饮水,保持充分尿量,以防结晶尿的发生;必要时可服用碱化尿液的药物。

（十三）呋喃类抗菌药

国内临床应用的呋喃类药物包括呋喃妥因、呋喃唑酮和呋喃西林。

1. 适应证

（1）呋喃妥因:适用于大肠埃希菌、腐生葡萄球菌、肠球菌属及克雷伯菌属等细菌的敏感菌株所致的急性单纯性膀胱炎;亦可用于预防尿路感染。

（2）呋喃唑酮:主要用于治疗志贺菌属、沙门菌、霍乱弧菌引起的肠道感染。

（3）呋喃西林：仅局部用于治疗创面、烧伤、皮肤等感染，也可用于膀胱冲洗。

2. 注意事项

（1）禁用于对呋喃类药物过敏的患者。

（2）在新生儿红细胞中缺乏葡糖 -6- 磷酸脱氢酶时应用呋喃妥因可发生溶血性贫血，故新生儿不宜应用。成人患者缺乏此酶也不宜应用。

（3）哺乳期患者服用本类药物时应停止哺乳。

（4）大剂量、长疗程应用及肾功能损害患者可能发生头痛、肌痛、眼球震颤、周围神经炎等不良反应。

（5）呋喃妥因服用 6 个月以上的长程治疗者偶可发生弥漫性间质性肺炎或肺纤维化，应严密观察以便及早发现，及时停药。

（6）服用呋喃唑酮期间，禁止饮酒及含酒精饮料。

（十四）抗结核分枝杆菌和非结核分枝杆菌药

本类药物主要包括异烟肼、利福平、乙胺丁醇、吡嗪酰胺、对氨水杨酸，以及异烟肼 - 利福平 - 吡嗪酰胺（卫非特）和异烟肼 - 利福平（卫非宁）两个复方制剂。

1. 异烟肼　对各型结核分枝杆菌（以下简称结核菌）都有高度选择性抗菌作用，是目前抗结核病药物中具有最强杀菌作用的合成抗菌药物，对其他细菌无作用。

（1）适应证

1）结核病的治疗：异烟肼是治疗结核病的一线药物，适用于各种类型结核病，但必须与其他抗结核病药联合应用。

2）结核病的预防：本药既可单用，也可与其他抗结核病药联合使用。预防应用适用于：①有结核病史的人类免疫缺陷病毒感染者；②与新近诊断为传染性肺结核病患者有密切接触的 PPD 试验阳性幼儿和青少年；③未接种卡介苗的 5 岁以下儿童 PPD 试验阳性者；④PPD 试验阳性的下述人员：糖尿病、硅沉着病（矽肺）、长期使用肾上腺皮质激素或免疫抑制剂的患者；⑤PPD 试验强阳性的可疑结核病患者。

3）非结核分枝杆菌病的治疗：异烟肼对部分非结核分枝杆菌病有一定的治疗效果，但需联合用药。

（2）注意事项

1）本药与乙硫异烟胺、吡嗪酰胺、利福平等其他抗结核病药物合用时，可增加本药的肝毒性，用药期间应密切观察有无肝炎的前驱症状，并定期监测肝功能，避免饮用含酒精饮料。

2）本药可引起周围神经炎，服药期间出现轻度手脚发麻、头晕者可服用维生素 B_1 或维生素 B_6，严重者应立即停药。

3）妊娠期患者确有应用指征时，必须充分权衡利弊后决定是否应用。哺乳期患者用药期间应停止哺乳。

2. 利福平　对结核分枝杆菌和部分非结核分枝杆菌均具抗菌作用。

（1）适应证：利福平适用于各种类型结核病和非结核分枝杆菌感染的治疗，但单独用药可迅速产生耐药性，必须与其他抗结核病药联合应用。

（2）注意事项

1）对本药过敏的患者禁用。

2）用药期间应定期检查血常规及肝功能。肝病患者、有黄疸史和酒精中毒者慎用。

3）服药期间不宜饮酒。

4）本药对动物有致畸作用，妊娠期患者确有应用指征时应充分权衡利弊后决定是否采用，妊娠早期患者应避免使用。哺乳期患者用药期间应停止哺乳。

5）不推荐 5 岁以下儿童患者应用本药。

6）患者服药期间大小便、唾液、痰、泪液等可呈红色。

3. 乙胺丁醇

（1）适应证：乙胺丁醇可与其他抗结核病药联合治疗结核分枝杆菌所致的各型肺结核和肺外结核，亦可用于非结核分枝杆菌病的治疗。

（2）注意事项

1）对本药过敏的患者禁用。

2）球后视神经炎为本药的主要不良反应，尤其在疗程长、每天剂量超过 15mg/kg 的患者中发生率较高。用药前和用药期间应每天检查视野、视力、红绿鉴别力等。一旦出现视觉障碍或下降，应立即停药。

3）用药期间应定期监测血清尿酸，痛风患者慎用。

4）妊娠期患者确有应用指征时应充分权衡利弊后决定是否应用。

5）哺乳期患者用药期间应停止哺乳。

6）不推荐 13 岁以下儿童患者应用本药。

4. 吡嗪酰胺

（1）适应证：吡嗪酰胺对异烟肼耐药菌株仍有作用，与其他抗结核病药联合用于各种类型的肺结核和肺外结核。本药通常在强化期应用（一般为 2 个月），是短程化疗的联合用药之一。

（2）注意事项

1）对本药过敏的患者禁用。

2）肝功能减退患者不宜应用，原有肝脏病、显著营养不良和痛风的患者慎用。

3）服药期间应避免曝晒日光，因可引起光敏反应或日光皮炎。一旦发生光敏反应，应立即停药。

4）糖尿病患者服用本药后血糖较难控制，应注意监测血糖，及时调整降糖药的用量。

5. 对氨水杨酸

（1）适应证：对氨水杨酸为二线抗结核病药物，需与其他抗结核病药联合应用。静脉滴注可用于治疗结核性脑膜炎或急性播散性结核病。

（2）注意事项

1）禁用于正在咯血的患者。消化道溃疡、肝肾功能不全者慎用，大剂量使用本药（12g）静脉滴注 2~4h 可能引发血栓性静脉炎，应予注意。

2）本药静脉滴注液必须新鲜配制，静脉滴注时应避光，以防减效。

3）用药期间应定期做肝肾功能测定，出现肝功能损害或黄疸者，应立即停药并进行保肝治疗。本药大剂量应用可能抑制肝脏凝血酶原的生成，可给予维生素 K 预防出血。

4）本药可引起结晶尿、蛋白尿、管型尿及血尿等，碱化尿液可减少对肾脏的刺激和毒性反应。

6. 利福平 - 异烟肼 - 吡嗪酰胺（卫非特）

（1）适应证：本药适于结核病短程化疗的强化期（即在起始治疗的 2~3 个月）使用，通常疗程为 2 个月，需要时也可加用其他抗结核病药物。

（2）注意事项：参见利福平、异烟肼和吡嗪酰胺。

7. 异烟肼 - 利福平（卫非宁）

（1）适应证：本药可用于结核病的初治和非多重耐药结核病的维持期治疗。

（2）注意事项：参见利福平和异烟肼。

(十五) 抗真菌药

1. 两性霉素 B 及其含脂复合制剂

(1) 适应证

1) 两性霉素 B 适用于下列真菌所致侵袭性真菌感染的治疗:由隐球菌病、北美芽生菌病、播散性念珠菌病、球孢子菌病、组织胞浆菌病,由毛霉属、根霉属、犁头霉属、内孢霉属和蛙粪霉属等所致的毛霉病,由申克孢子丝菌引起的孢子丝菌病,曲霉所致的曲霉病、暗色真菌病等。本药尚可作为美洲利什曼原虫病的替代治疗药物。

2) 两性霉素 B 含脂制剂包括两性霉素 B 脂质复合体(amphotericin B lipid complex,ABLC)、两性霉素 B 胆固醇复合体(amphotericin B cholesterol complex,ABCC)和两性霉素 B 脂质体(liposomal amphotericin B,L-AmB),主要适用于不能耐受两性霉素 B 去氧胆酸盐,或经两性霉素 B 去氧胆酸盐治疗无效的患者。两性霉素 B 脂质体还可用于疑为真菌感染的粒细胞缺乏伴发热患者的经验性治疗。

(2) 注意事项

1) 对本类药物过敏的患者禁用。

2) 两性霉素 B 毒性大,不良反应多见,但本药又常是某些致命性深部真菌病唯一有肯定疗效的治疗药物,因此必须从其拯救生命的效益和可能发生的不良反应两方面权衡考虑是否选用本药。

3) 两性霉素 B 所致肾功能损害常见,少数患者可发生肝毒性、低钾血症、血液系统毒性,因此用药期间应定期检查肾肝功能、血电解质、血常规、心电图等,以尽早发现异常,及时处理。出现肾功能损害时,应根据其损害程度减量给药或暂停治疗。原有严重肝病者不宜选用本类药物。

4) 原有肾功能减退或两性霉素 B 治疗过程中出现严重肾功能损害或其他不良反应、不能耐受两性霉素 B(去氧胆酸盐)的治疗者,可考虑选用两性霉素 B 含脂制剂。

5) 本类药物需缓慢避光静脉滴注,常规制剂每次静脉滴注时间为 4~6h 或更长;含脂制剂通常为 2~4h。给药前可给予解热镇痛药或抗组胺药或小剂量地塞米松静脉推注,以减少发热、寒战、头痛等全身反应。

6) 如果治疗中断 7d 以上,需重新自小剂量(0.25mg/kg)开始用药,逐渐递增剂量。

7) 妊娠期患者须有明确指征时方可应用。

8) 哺乳期患者用药期间应暂停哺乳。

2. 氟胞嘧啶

(1) 适应证:适用于敏感新生隐球菌、念珠菌属所致全身性感染的治疗。本药单独应用时易引起真菌耐药,通常与两性霉素 B 联合应用。

(2) 注意事项

1) 本药禁用于严重肾功能不全及对本药过敏的患者。

2) 下列情况应慎用本药:骨髓抑制、血液系统疾病或同时接受骨髓抑制药物,肝肾功能损害。

3) 老年及肾功能减退患者应根据肾功能减退程度调整剂量,并尽可能进行血药浓度监测。

4) 用药期间应定期检查血常规、尿常规及肝肾功能。

5) 定期进行血液透析和腹膜透析的患者,每次透析后应补给一次剂量。

6) 妊娠期患者有明确应用指征时,应仔细权衡利弊后决定是否应用。哺乳期患者用药期间暂停哺乳。

7) 不推荐儿童患者应用本药。

3. 吡咯类抗真菌药　包括咪唑类和三唑类。咪唑类药物常用者有酮康唑、咪康唑、克霉唑等,后两者主要为局部用药;三唑类中有氟康唑和伊曲康唑,主要用于治疗深部真菌病。

（1）适应证

1）氟康唑适用于以下疾病的治疗。①念珠菌病：用于治疗口咽部和食管念珠菌感染；播散性念珠菌病，包括血流感染、腹膜炎、肺炎、尿路感染等；念珠菌阴道炎。②隐球菌病：用于脑膜以外的隐球菌病；隐球菌脑膜炎患者经两性霉素 B 联合氟胞嘧啶治疗病情好转后可选用本药作为维持治疗药物。③球孢子菌病。④芽生菌病、组织胞浆菌病。

2）酮康唑适用于念珠菌病、芽生菌病、球孢子菌病、组织胞浆菌病、暗色真菌病和副球孢子菌病，本药难以到达脑脊液中，故不用于上述真菌感染累及脑膜者。由于本药的肝毒性，近年来全身应用较前减少。

3）伊曲康唑注射剂适用于治疗芽生菌病、组织胞浆菌病，以及不能耐受两性霉素 B 或经两性霉素 B 治疗无效的曲霉病。口服剂适用于治疗芽生菌病、组织胞浆菌病以及不能耐受两性霉素 B 或两性霉素 B 治疗无效的曲霉病，亦可用于皮肤癣菌所致的足趾和 / 或手指甲癣。因胶囊制剂口服吸收差，现较少用于深部真菌感染的治疗。本药口服液适用于粒细胞缺乏怀疑真菌感染患者的经验性治疗和口咽部、食管念珠菌感染。伊曲康唑注射及口服后，尿液及脑脊液中均无原形药，故本药不宜用于尿路感染和中枢神经系统感染的治疗。

（2）注意事项

1）禁用于对本类药物及其赋形剂过敏的患者。

2）本类药物可致肝毒性，以酮康唑较为多见。临床表现多为一过性肝酶升高，偶可出现严重肝毒性，包括肝衰竭和死亡。因此，在治疗过程中应严密观察临床征象及监测肝功能，一旦出现临床症状或肝功能持续异常，须立即停止治疗。肝病患者有明确应用指征时，应权衡利弊后决定是否用药。

3）本类药物禁止与西沙必利、阿司咪唑、特非那定和三唑仑合用，因可导致严重心律不齐。

4）伊曲康唑不可用于充血性心力衰竭以及有充血性心力衰竭病史的患者。

5）伊曲康唑注射剂中的赋形剂主要经肾排泄，因此注射剂不可用于肾功能减退、肌酐清除率<30mL/min 的患者。

6）妊娠期患者确有应用指征时，应充分权衡利弊后决定是否应用。哺乳期患者用药期间应停止哺乳。

7）氟康唑和伊曲康唑不推荐用于 6 个月以下婴儿。儿童患者确有应用指征时，须充分权衡利弊后决定是否应用。

二、抗菌药物尿路制剂

除了以上《抗菌药物临床应用指导原则》中与泌尿及男性生殖系统感染治疗相关的抗菌药物之外，《国家抗微生物治疗指南（第 2 版）》提出了"尿路制剂"的概念，包括呋喃妥因和磷霉素两种抗菌药物，下面就这两种抗菌药物在尿路感染治疗中的优缺点做进一步说明。

1. 呋喃妥因　自美国食品和药物管理局（FDA）于 1953 年批准至今，临床使用 50 多年。许多大肠埃希菌和柠檬酸菌属菌株对呋喃妥因敏感，但对某些肠杆菌科细菌和肺炎克雷伯菌等抑制作用有限，而变形杆菌属、普罗维登斯菌属、摩根菌属、沙雷菌属、不动杆菌属和假单胞菌属细菌等通常对呋喃妥因耐药。国外文献报道呋喃妥因对产 ESBLs 大肠埃希菌敏感率为 70%，但国内研究显示尿路感染常见致病菌对于呋喃妥因的敏感率均超过 90%。呋喃妥因常用于治疗女性尿路感染，男性尿路感染者如考虑可能有前列腺炎的存在，因为呋喃妥因在前列腺组织中达不到有效治疗浓度，则不宜使用。在女性非复杂性膀胱炎的治疗中，5~7d 的疗效和甲氧苄啶 / 磺胺甲噁唑、环丙沙星及阿莫西林 / 克拉维酸盐（均服用

3d)疗效相当。呋喃妥因的另一个临床应用就是可以有效预防成年女性复发性尿路感染的发生。呋喃妥因不能用于肾衰竭患者或葡糖-6-磷酸脱氢酶缺乏症患者,大剂量、长疗程应用及肾功能损害患者可能发生头痛、肌痛、眼球震颤、周围神经炎等不良反应,而且呋喃妥因服用6个月以上的长程治疗者偶可发生弥漫性间质性肺炎或肺纤维化,应严密观察以便及早发现,及时停药。

2. 磷霉素 是一种人工合成的抗菌药物,抗菌谱广,对尿路感染常见的革兰氏阴性、阳性致病菌均具有良好的抗菌活性。本药属繁殖期杀菌剂,与其他抗菌药物无交叉耐药,与多种抗菌药物联合应用常呈协同作用,而且与其他抗菌药物间无明显交叉过敏。较传统的磷霉素钙而言,磷霉素氨丁三醇大大增加了生物利用度,磷霉素吸收后主要分布在肾脏、膀胱壁、前列腺和精囊腺等组织。磷霉素主要以原形经尿液和粪便排出。本药物口服后在尿液中浓度高,持续作用时间长。国内数据显示,磷霉素氨丁三醇对 ESBLs 阴性、阳性大肠埃希菌均有很好的抗菌作用。对于 ESBLs 阴性大肠埃希菌,磷霉素 MIC_{50}、MIC_{90} 值分别为 0.125mg/L 和 0.5mg/L,细菌敏感率为 95.1%。对于 ESBLs 阳性株,磷霉素仍显示了较好的抗菌活性,细菌敏感率为 87.0%,耐药率仅为 4.3%。对于肺炎克雷伯菌,磷霉素氨丁三醇同样具有很好抗菌活性。磷霉素氨丁三醇对凝固酶阴性葡萄球菌,特别是表皮葡萄球菌具有很好抗菌作用,其对表皮葡萄球菌 MIC_{50}、MIC_{90} 值分别为 0.25mg/L 和 0.5mg/L,细菌敏感率为 100%。粪肠球菌对左氧氟沙星耐药率为 60%,磷霉素对于粪肠球菌的 MIC 值为 16~32mg/L,100% 敏感,具有较好的抗菌作用。而相对非复杂性尿路感染而言,复杂性尿路感染有更广的致病细菌谱,而且细菌更可能耐药,其中原因之一就是 ESBLs 菌株的高比例,而产 ESBLs 菌株对常用的氟喹诺酮类和第二、三代头孢菌素的高耐药率给临床抗菌药物使用带来极大的困难。国内的研究显示,磷霉素对产 ESBLs 的大肠埃希菌具有很好的敏感性,治疗复杂性尿路感染的微生物疗效及综合疗效达到 83.81% 和 64.52%。除了非复杂性膀胱炎和复杂性尿路感染的治疗,磷霉素氨丁三醇 3g 每 7~10d 一剂的治疗方案被用于有效预防复发性尿路感染的急性发作。除了治疗作用外,近期连续有磷霉素氨丁三醇 3g 口服用于预防经直肠前列腺穿刺、经尿道前列腺电切术以及输尿管镜碎石手术后感染性并发症发生的研究发表,其疗效与传统的静脉应用氟喹诺酮类或头孢菌素等抗菌药物基本相当,且口服使用更方便,更具有经济效益比。磷霉素氨丁三醇常见的不良反应主要有腹泻、恶心、胃痛等,基本上为轻度不良反应,大多数患者停药后可自行恢复正常。

综上所述,呋喃妥因和磷霉素对尿标本分离的主要致病菌,如大肠埃希菌、粪肠球菌、肺炎克雷伯菌、表皮葡萄球菌等均具有很好的抗菌活性,而且基本从肾脏排泄,在尿中有很高的浓度,非常适合尿路感染的经验性治疗。尤其在国内尿路感染常见致病菌对常用的氟喹诺酮类药物,第二、三代头孢菌素耐药率高的背景下,抗菌药物尿路制剂的提出更有利于规范临床医师合理使用抗菌药物,减少细菌耐药的发生。

(乔庐东 编 郑波 审)

第三节 特殊情况下抗菌药物使用

特殊病理、生理状况下的抗菌药物应用包括肾功能减退患者、肝功能减退患者、老年患者、新生儿患者、小儿患者、妊娠期和哺乳期患者在发生泌尿和生殖系统感染时的抗菌药物应用指导。以下特殊病理、生理状况下的抗菌药物应用主要遵循国卫办医发〔2015〕43 号附件《抗菌药物临床应用指导原则》。

一、肾功能减退患者抗菌药物的应用

(一)基本原则

许多抗菌药物在人体内主要经肾排出,而某些抗菌药物具有肾毒性,肾功能减退的感染患者应用抗菌药物的原则如下。

1. 根据感染的严重程度、病原菌种类及药敏试验结果等选用无肾毒性或肾毒性低的抗菌药物。

2. 根据患者肾功能减退程度以及抗菌药物在人体内排出途径调整给药剂量及方法。

3. 确有应用肾毒性抗菌药物指征时,必须调整给药方案。

(二)抗菌药物的选用及给药方案调整

根据抗菌药物体内过程特点及其肾毒性,肾功能减退时抗菌药物的选用有以下情况(表 1-4-3-1)。

1. 主要由肝胆系统排泄或由肝脏代谢,或经肾脏和肝胆系统同时排出的抗菌药物用于肾功能减退者,维持原治疗剂量或剂量略减。

2. 主要经肾排泄,药物本身并无肾毒性,或仅有轻度肾毒性的抗菌药物,肾功能减退者可应用,但剂量需适当调整。

表 1-4-3-1　肾功能减退感染患者抗菌药物的应用

肾功能减退时的应用	抗菌药物				
按原治疗剂量应用	阿奇霉素	头孢哌酮	利福喷丁	卡泊芬净	替硝唑
	多西环素	头孢曲松	利福布汀	米卡芬净	乙胺嘧啶
	米诺环素	莫西沙星	利福昔明	伏立康唑口服制剂	
	克林霉素	利奈唑胺		伊曲康唑口服液	
	氯霉素	替加环素		酮康唑	
	萘夫西林				
轻、中度肾功能减退时按原治疗剂量,重度肾功能减退时减量应用	红霉素	美洛西林	氨苄西林/舒巴坦[1]	环丙沙星	利福平
	克拉霉素	哌拉西林	阿莫西林/克拉维酸[1]	甲硝唑	乙胺丁醇
	苯唑西林	磷霉素氨丁三醇	哌拉西林/他唑巴坦[1]	达托霉素[1] 氟康唑[1]	吡嗪酰胺
	氨苄西林	磷霉素钠	头孢哌酮/舒巴坦[1]	奈诺沙星	氟胞嘧啶[1]
	阿莫西林		头孢他啶/阿维巴坦[1]	西他沙星	
轻、中、重度肾功能减退时,均需减量应用	青霉素	头孢氨苄	头孢唑肟	亚胺培南	磺胺甲噁唑
	羧苄西林	头孢拉定	头孢噻肟	美罗培南	甲氧苄啶
	替卡西林	头孢呋辛	头孢吡肟	厄他培南	
	阿洛西林	头孢孟多	拉氧头孢	氧氟沙星	
	头孢噻吩	头孢西丁	替卡西林/克拉维酸	左氧氟沙星	
	头孢唑林	头孢他啶	氨曲南	加替沙星	

肾功能减退时的应用	抗菌药物			
避免应用,确有应用指征时需在治疗药物浓度监测下或按内生肌酐清除率调整给药剂量	庆大霉素	链霉素	万古霉素	两性霉素 B 去氧胆酸盐[2]
	妥布霉素	其他氨基糖苷类	去甲万古霉素	伊曲康唑静脉注射液[2,3]
	奈替米星		替考拉宁	伏立康唑静脉注射液[4]
	阿米卡星		多黏菌素 B	
	卡那霉素		多黏菌素 E	
不宜应用	四环素	呋喃妥因	萘啶酸	

注:[1]轻度肾功能减退时按原治疗剂量,只有严重肾功能减退者需减量。

[2]该药有明显肾毒性,虽肾功能减退者不需调整剂量,但可加重肾损害。

[3]非肾毒性药,因静脉制剂中赋形剂(环糊精)蓄积,当内生肌酐清除率(creatinine clearance rate,Ccr)<30mL/min 时避免应用或改口服。

[4]非肾毒性药,因静脉制剂中赋形剂(环糊精)蓄积,当内生肌酐清除率(Ccr)<50mL/min 时避免应用或改口服。

3. 肾毒性抗菌药物避免用于肾功能减退患者,如确有指征使用该类药物时,需进行血药浓度监测,据以调整给药方案,达到个体化给药;也可按照肾功能减退程度(以内生肌酐清除率为准)减量给药,疗程中需严密监测患者肾功能。

二、肝功能减退患者抗菌药物的应用

肝功能减退时抗菌药物的选用及剂量调整需要考虑肝功能减退对该类药物体内过程的影响程度以及肝功能减退时该类药物及其代谢物发生毒性反应的可能性。由于药物在肝脏代谢过程复杂,不少药物的体内代谢过程尚未完全阐明,根据现有资料,肝功能减退时抗菌药物的应用有以下情况(表 1-4-3-2)。

表 1-4-3-2 肝功能减退感染患者抗菌药物的应用

肝功能减退时的应用	抗菌药物			
按原治疗剂量应用	青霉素 G 头孢唑林 头孢他啶	庆大霉素 妥布霉素 阿米卡星 其他氨基糖苷类	万古霉素 去甲万古霉素 多黏菌素类 达托霉素[1]	氧氟沙星 左氧氟沙星 诺氟沙星 利奈唑胺[1]	米卡芬净
严重肝病时减量慎用	哌拉西林 阿洛西林 美洛西林 羧苄西林	头孢噻吩 头孢噻肟 头孢曲松 头孢哌酮	替加环素 甲硝唑	环丙沙星 氟罗沙星	伊曲康唑 伏立康唑[1] 卡泊芬净[1]
肝病时减量慎用	红霉素	培氟沙星	异烟肼[2]	克林霉素	林可霉素
肝病时避免应用	红霉素酯化物 酮康唑	两性霉素 B 咪康唑	磺胺药 利福平	四环素	氯霉素

注:[1]在严重肝功能不全者中的应用目前尚无资料。

[2]活动性肝病时避免应用。

1. 主要由肝脏清除的药物,肝功能减退时清除明显减少,但并无明显毒性反应发生,肝病时仍可正常应用,但需谨慎,必要时减量给药,治疗过程中需严密监测肝功能。红霉素等大环内酯类(不包括酯化物)、林可霉素、克林霉素属于此类。

2. 药物主要经肝脏或有相当量经肝脏清除或代谢。肝功能减退时清除减少,可导致毒性反应的发生,因此肝功能减退患者应避免使用此类药物,氯霉素、利福平、红霉素酯化物等属于此类。

3. 药物经肝、肾两种途径清除,肝功能减退者药物清除减少,血药浓度升高,同时有肾功能减退的患者血药浓度升高尤为明显,但药物本身的毒性不大。严重肝病患者,尤其肝、肾功能同时减退的患者在使用此类药物时需减量应用。经肾、肝两种途径排出的青霉素类、头孢菌素类药物均属于此种情况。

4. 药物主要由肾排泄,肝功能减退者不需调整剂量。氨基糖苷类抗菌药物属于此类。

三、老年患者抗菌药物的应用

由于老年人组织器官呈生理性退行性变,免疫功能也见减退,一旦罹患感染,在应用抗菌药物时需注意以下事项。

1. 老年人肾功能呈生理性减退,按一般常用量接受主要经肾排出的抗菌药物时,由于药物自肾排出减少,导致在体内积蓄,血药浓度增高,容易有药物不良反应的发生。因此老年患者,尤其是高龄患者接受主要自肾排出的抗菌药物时,应按轻度肾功能减退情况减量给药,可用正常治疗量的1/2~2/3。青霉素类、头孢菌素类和其他 β- 内酰胺类的大多数药物品种即属此类情况。

2. 老年患者宜选用毒性低并具杀菌作用的抗菌药物,青霉素类、头孢菌素类等 β- 内酰胺类药物为常用药物,毒性大的氨基糖苷类药物、万古霉素、去甲万古霉素等应尽可能避免应用,有明确应用指征时在严密观察下慎用,同时应进行血药浓度监测,据此调整剂量,使给药方案个体化,以达到用药安全、有效的目的。

四、新生儿患者抗菌药物的应用

新生儿期一些重要器官尚未完全发育成熟,在此期间其生长发育随日龄增加而迅速变化,因此新生儿感染使用抗菌药物时需注意以下事项。

1. 新生儿期肝、肾均未发育成熟,肝酶的分泌不足或缺乏,肾清除功能较差,因此新生儿感染时应避免应用毒性大的抗菌药物,包括主要经肾排泄的氨基糖苷类药物、万古霉素、去甲万古霉素等,以及主要经肝代谢的氯霉素。确有应用指征时,必须进行血药浓度监测,据此调整给药方案,个体化给药,以确保治疗安全有效。不能进行血药浓度监测者,不可选用上述药物。

2. 新生儿期禁用或避免应用可能发生严重不良反应的抗菌药物(表1-4-3-3),如应禁用可影响新生儿生长发育的四环素类、喹诺酮类药物,避免应用可导致脑性核黄疸及溶血性贫血的磺胺类药物和呋喃类药物。

3. 新生儿期由于肾功能尚不完善,主要经肾排出的青霉素类、头孢菌素类等 β- 内酰胺类药物需减量应用,以防止药物在体内蓄积导致严重中枢神经系统毒性反应的发生。

4. 新生儿的体重和组织器官日益成熟,抗菌药物在新生儿的药代动力学中亦随日龄增长而变化,因此使用抗菌药物时应按日龄调整给药方案。

表 1-4-3-3　新生儿应用抗菌药物后可能发生的不良反应

抗菌药物	不良反应	发生机制
氯霉素	灰婴综合征	肝酶不足,氯霉素与其结合减少,肾排泄功能差,使血游离氯霉素浓度升高
磺胺药	脑性核黄疸	磺胺药替代胆红素与蛋白的结合位置
喹诺酮类	软骨损害(动物)	不明
四环素类	齿及骨骼发育不良,牙齿黄染	药物与钙络合沉积在牙齿和骨骼中
氨基糖苷类	肾、耳毒性	肾清除能力差,药物浓度个体差异大,致血药浓度升高
万古霉素	肾、耳毒性	同氨基糖苷类药物
磺胺药及呋喃类	溶血性贫血	新生儿红细胞中缺乏葡糖 -6- 磷酸脱氢酶

五、小儿患者抗菌药物的应用

小儿患者在应用抗菌药物时应注意以下几点：

1. 氨基糖苷类抗菌药物　有明显的耳毒性、肾毒性,小儿患者应尽量避免应用。临床有明确应用指征且又无其他毒性低的抗菌药物可供选用时,方可选用该类药物,并在治疗过程中严密观察不良反应。有条件者应进行血药浓度监测,根据其结果个体化给药。

2. 万古霉素和去甲万古霉素　也有一定的肾毒性、耳毒性,小儿患者仅在有明确指征时方可选用。在治疗过程中应严密观察不良反应,并应进行血药浓度监测,个体化给药。

3. 四环素类抗菌药物　可导致牙齿黄染及牙釉质发育不良。不可用于 8 岁以下小儿。

4. 喹诺酮类抗菌药物　由于对骨骼发育可能产生的不良影响,该类药物避免用于 18 岁以下未成年人。

六、妊娠期和哺乳期患者抗菌药物的应用

(一) 妊娠期患者抗菌药物的应用

妊娠期抗菌药物的应用需考虑药物对母体和胎儿两方面的影响。

1. 对胎儿有致畸或明显毒性作用者,如四环素类、喹诺酮类药物等,妊娠期避免应用。

2. 对母体和胎儿均有毒性作用者,如氨基糖苷类药物、万古霉素、去甲万古霉素等,妊娠期避免应用;确有应用指征时,须在血药浓度监测下使用,以保证用药安全有效。

3. 药毒性低,对胎儿及母体均无明显影响,也无致畸作用者,妊娠期感染时可选用。青霉素类、头孢菌素类等 β- 内酰胺类和磷霉素等药物均属此种情况。

美国食品和药品管理局(FDA)按照药物在妊娠期应用时的危险性分为 A、B、C、D 及 X 类,可供药物选用时参考(表 1-4-3-4)。

(二) 哺乳期患者抗菌药物的应用

哺乳期患者接受抗菌药物后,药物可自乳汁分泌,通常母乳中药物含量不高,不超过哺乳期患者每天用药量的 1%;少数药物乳汁中分泌量较高,如氟喹诺酮类、四环素类、大环内酯类、氯霉素、磺胺甲噁唑、甲氧苄啶、甲硝唑等药物。青霉素类、头孢菌素类等 β- 内酰胺类和氨基糖苷类等药物在乳汁中含量低。然而无论乳汁中药物浓度如何,均存在对乳儿潜在的影响,并可能出现不良反应,如氨基糖苷类抗菌药物可致乳儿听力减退,氯霉素可致乳儿骨髓抑制,磺胺甲噁唑等可致核黄疸、溶血性贫血,四环素类

表 1-4-3-4　抗微生物药在妊娠期应用时的危险性分类

FDA 分类	抗微生物药				
A. 在孕妇中研究证实无危险性					
B. 动物中研究无危险性,但人类研究资料不充分,或对动物有毒性,但人类研究无危险性	青霉素类 头孢菌素类 青霉素类 /β- 内酰胺酶抑制剂 氨曲南 美罗培南 厄他培南	红霉素 阿奇霉素 克林霉素 磷霉素 达托霉素	两性霉素 B 特比萘芬 利福布汀	甲硝唑 呋喃妥因 吡喹酮	扎那米韦 阿昔洛韦 乏昔洛韦 去羟肌苷 奈非那韦 替比夫定 替诺福韦
C. 动物研究显示毒性,人体研究资料不充分,但用药时可能患者的受益大于危险性	亚胺培南 / 西司他丁 氯霉素 克拉霉素 万古霉素 特拉万星 多黏菌素 E	氟康唑 伊曲康唑 酮康唑 泊沙康唑 氟胞嘧啶 卡泊芬净 阿尼芬净 米卡芬净	SMZ/TMP 替硝唑 氟喹诺酮类 利奈唑胺 利福平 利福昔明 异烟肼 吡嗪酰胺 卷曲霉素 氨苯砜	乙胺嘧啶 阿苯达唑 甲苯达唑 氯喹 甲氟喹 喷他脒 伊维菌素 蒿甲醚 / 本芴醇 阿托伐醌 氯胍	金刚烷胺 金刚乙胺 奥塞米韦 更昔洛韦 膦甲酸 西多福韦 拉米夫定 阿德福韦	恩替卡韦 齐多夫定 扎西他滨 司他夫定 阿巴卡韦 奈韦拉平 地拉韦定 茚地那韦
D. 已证实对人类有危险性,但仍可能受益多	氨基糖苷类 四环素类 替加环素	伏立康唑			
X. 对人类致畸,危险性大于受益	奎宁 利巴韦林	沙利度胺			

注:1. 妊娠期感染时用药可参考表中分类,以及用药后患者的受益程度及可能的风险,充分权衡后决定。

A 类:妊娠期患者可安全使用;B 类:有明确指征时慎用;C 类:在确有应用指征时,充分权衡利弊决定是否选用;D 类:避免应用,但在确有应用指征,且患者受益大于可能的风险时严密观察下慎用;X 类:禁用。

2. 妊娠期患者接受氨基糖苷类药物、万古霉素、去甲万古霉素、氯霉素、磺胺药、氟胞嘧啶时必须进行血药浓度监测,据监测结果调整给药方案。

3. 下列药物未分类,注明为:夫西地酸无发生问题的报道,乙胺丁醇"安全",氯法齐明 / 环丝氨酸"避免用",乙硫异烟胺"不使用"。

药物可致乳齿黄染,青霉素类药物可致过敏反应等。因此治疗哺乳期患者时应避免选用氨基糖苷类、喹诺酮类、四环素类、氯霉素、磺胺药等药物。哺乳期患者应用任何抗菌药物时,均宜暂停哺乳。

(乔庐东 编　郑波 审)

第四节　抗菌药物附加损害

抗菌药物的附加损害(collateral damage)是指因抗菌药物治疗导致的生态不利影响,即多重耐药菌的选择、非意向生态菌群的发展或多重耐药菌感染。对不同抗菌药物,这种损害可以通过各种流行病学研究加以评估。头孢菌素的使用与随后的产超广谱 β- 内酰胺酶大肠埃希菌和肺炎克雷伯菌、万古霉素耐药的肠球菌、不动杆菌属细菌和难辨梭状芽孢杆菌感染有关,喹诺酮类抗菌药物的应用则导致了耐甲氧西林金黄色葡萄球菌的感染以及革兰氏阴性杆菌(如铜绿假单胞菌)对喹诺酮类药物的耐药性增加。因为抗菌药物的诱导和选择作用是细菌获得耐药性的条件之一,敏感菌落中存在着自发的突变菌株,在给予抗菌药物治疗后,因为敏感菌株受到抑制,突变菌株被选择出来,从非优势菌群成长为优势菌群,体现在临床上就是耐药菌感染。有些携带多种耐药基因的细菌成长为优势菌群后,即使患者没有使用过其他抗菌药物,患者也表现为对另一种抗菌药物的交叉耐药现象。事实证明,不管从患者个体水平,还是从人类群体水平,抗菌药物的消耗和细菌耐药之间都有明显联系,随着抗菌药物消耗量的增加,感染性疾病细菌的耐药性也逐渐增加,导致治疗失败、住院时间延长,增加了医疗支出和死亡人数。据目前国内耐药数据而言,第三代头孢菌素和喹诺酮类药物似乎都不适合在医院持续作为"主力"抗菌药物使用。新的抗菌药物研发缓慢,故谨慎使用抗菌药物、优化使用抗菌药物就几乎成了减缓细菌耐药的两个必需途径。感染性疾病是泌尿外科常见疾病,具有明显的专科特色,加强尿路感染病原菌监测、掌握正确抗菌药物应用指征、选择合适的药物、给药途径和抗菌药物治疗的持续疗程等,不仅有助于患者个体治疗成功率的增加,也有助于缓解全球范围抗菌药物耐药性的增加。正如有学者所说:未来抗微生物感染治疗的关键在于控制致病菌的进化而不是只针对病原体的治疗药物本身。

2020 年 5 月,世界卫生组织、联合国粮食及农业组织和世界动物卫生组织召开会议,决定将"抗菌药物"名称改为"抗微生物药物",将每年 11 月的第 3 周定为"世界提高抗微生物药物认识周"。以"团结起来保护抗微生物药物"为主题,通过广泛宣传抗微生物药物合理使用知识,提高社会公众和医务人员对耐药危机的认识;牢固树立抗微生物药物合理使用观念,减少不必要的药物使用,营造全社会关心、支持和参与抗微生物药物合理使用的良好氛围。

(乔庐东 编 郑波 审)

第五节 抗菌药物管理

随着抗菌药物在临床应用的日益广泛,抗菌药物的不合理使用现象也日趋突出,抗菌药物的不合理使用导致细菌耐药已经引起了世界各国的重视。细菌耐药已成为全球公共健康领域的重大挑战,也是各国政府和社会广泛关注的世界性问题。国内医院抗菌药物应用现状不乐观:无指征或指征不强用药、药物种类和剂量选择不合理、术前用药意识淡薄等现象多见。目前欧美国家医院抗菌药物应用频度低,给药时间把握准,总体合格率较高,欧美国家的管理政策值得我们借鉴。抗菌药物管理策略主要包括建立标准治疗指南、建立抗菌药物目录、成立抗菌药物管理组、建立抗菌药物耐药监测系统等策略。根据原国家卫计委颁布的《抗菌药物临床应用指导原则》(2015 年版)《遏制细菌耐药国家行动计划》(2016—2020 年)以及 2017 年《关于进一步加强抗菌药物临床应用管理遏制细菌耐药的通知》,将抗菌药物相关管理政策表述如下。

1. 医疗机构建立抗菌药物临床应用管理体系 医疗机构应严格落实《药品管理法》《医疗机构管理条例》《处方管理办法》《医疗机构药事管理规定》《抗菌药物临床应用管理办法》《医院处方点评管理规范》《抗菌药物临床应用指导原则》等有关规定,建立抗菌药物临床应用管理体系,制定符合本机构实际情况的抗菌药物临床合理应用的管理制度。主要内容包括:①设立由医务、感染、药学、临床微生物、医院感染管理、信息、质量控制、护理等多学科专家组成抗菌药物管理工作组。②鼓励建立多学科合作机制,应建立由感染性疾病、药学、临床微生物、医院感染管理等相关专业人员组成的专业技术团队,为抗菌药物临床应用管理提供专业技术支持,对临床科室抗菌药物临床应用进行技术指导和咨询,为医务人员和下级医疗机构提供抗菌药物临床应用相关专业培训。③制订抗菌药物供应目录和处方集,医疗机构应按照《抗菌药物临床应用管理办法》的要求,严格控制抗菌药物供应目录的品种、品规数量。抗菌药物购用品种遴选应以"优化结构、确保临床合理需要"为目标,保证抗菌药物类别多元化,在同类产品中择优选择抗菌活性强、药动学特性好、不良反应少、性价比优、循证医学证据多和权威指南推荐的品种。④应结合本地区、本医疗机构病原构成及细菌耐药监测数据,制定或选用适合本机构感染性疾病诊治与抗菌药物应用指南,并定期更新,科学引导抗菌药物临床合理应用。⑤继续开展抗菌药物临床应用、细菌耐药监测工作,适时发布监测报告,提高监测结果利用水平。医疗机构应每个月对院、科两级抗菌药物临床应用情况开展调查。⑥大力加强医疗机构信息化建设,将抗菌药物管理要求通过信息化手段予以体现,逐步实现科学、高效管理,形成可持续发展的耐药控制机制。医疗机构应当充分利用信息化管理手段,通过信息技术实施抗菌药物临床应用管理。

2. 抗菌药物临床应用实行分级管理　抗菌药物临床应用的分级管理是抗菌药物管理的核心策略,有助于减少抗菌药物过度使用,降低抗菌药物选择性压力,延缓细菌耐药性上升趋势。医疗机构应当建立健全抗菌药物临床应用分级管理制度,按照非限制使用级、限制使用级和特殊使用级的分级原则,明确各级抗菌药物临床应用的指征,落实各级医师使用抗菌药物的处方权限。

(1) 抗菌药物分级原则:根据安全性、疗效、细菌耐药性、价格等因素,将抗菌药物分为三级。①非限制使用级:经长期临床应用证明安全、有效,对病原菌耐药性影响较小,价格相对较低的抗菌药物;应是已列入基本药物目录,《国家处方集》和《国家基本医疗保险、工伤保险和生育保险药品目录》收录的抗菌药物品种。②限制使用级:经长期临床应用证明安全、有效,对病原菌耐药性影响较大,或者价格相对较高的抗菌药物。③特殊使用级:具有明显或者严重不良反应,不宜随意使用;抗菌作用较强、抗菌谱广,经常或过度使用会使病原菌过快产生耐药性;疗效、安全性方面的临床资料较少,不优于现用药物的;新上市的,在适应证、疗效或安全性方面尚需进一步考证的、价格昂贵的抗菌药物。

(2) 处方权限与临床应用:①根据《抗菌药物临床应用管理办法》规定,二级以上医院应按年度对医师和药师进行抗菌药物临床应用知识和规范化管理的培训,按专业技术职称授予医师相应处方权和药师抗菌药物处方调剂资格。②根据感染部位、严重程度、致病菌种类以及细菌耐药情况、患者病理生理特点、药物价格等因素综合考虑,参照"各类细菌性感染的治疗原则及病原治疗",对轻度与局部感染患者应首先选用非限制使用级抗菌药物进行治疗;严重感染、免疫功能低下者合并感染或病原菌只对限制使用级或特殊使用级抗菌药物敏感时,可选用限制使用级或特殊使用级抗菌药物治疗。③特殊使用级抗菌药物的选用应从严控制。临床应用特殊使用级抗菌药物应当严格掌握用药指征,经抗菌药物管理工作机构指定的专业技术人员会诊同意后,按程序由具有相应处方权医师开具处方。

3. 医疗机构应进行及时、准确的病原微生物检测　医疗人员应根据临床微生物标本检测结果合理选用抗菌药物,因此需要不断提高微生物标本尤其无菌部位标本的送检率和标本合格率,重视临床微生物(科)室规范化建设,提高病原学诊断的能力、效率和准确性。促进目标治疗、减少经验性治疗,以达到更有针对性的治疗目的。医疗机构应建立细菌耐药参比实验室和生物标本库。实验室负责耐药菌的鉴别工作,建立标准耐药研究与监测技术体系,收集保存分离到的各种耐药细菌,提供临床与研究所需标准菌株。

医疗机构、地区和全国性的细菌耐药监测有助于掌握临床重要病原菌对抗菌药物的敏感性,为抗感染经验性治疗、耐药菌感染防控、新药开发以及抗菌药物的遴选提供依据。医疗机构的临床微生物

(科)室应对本医疗机构常见病原微生物(重点为细菌)的耐药性进行动态监测,在机构内定期公布监测数据并检测数据,定期报送地区和全国细菌耐药监测网。临床微生物(科)室应按照所在机构细菌耐药情况,设定重点监测耐药菌,定期向临床科室发布耐药警示信息,并与抗菌药物管理工作组和医院感染管理科协作开展预防控制工作。抗菌药物临床应用管理工作组应根据本机构监测结果提出各类病原菌感染治疗的抗菌药物品种选择建议,优化临床抗菌药物治疗方案。

4. 注重综合措施,预防医院感染　医院感染是影响抗菌药物过度使用与细菌耐药性增长恶性循环的重要因素。抗菌药物管理工作组应与医院感染管理科密切合作,制定手术部位感染、导管相关血液感染、呼吸机相关肺炎、导尿管与相关尿路感染等各类医院感染的预防制度,纠正过度依赖抗菌药物预防感染的理念和医疗行为。通过加强全院控制感染的环节管理,如手卫生管理、加强无菌操作、消毒隔离和耐药菌防控、缩短术前住院时间、控制基础疾病、纠正营养不良和低蛋白血症、控制患者术中血糖水平、重视手术中患者保温等综合措施,降低医院感染的发生率,减少抗菌药物过度的预防应用。

5. 培训、评估和督查

(1) 加强相关专业医务人员培养和培训:医疗机构应强化对医师、药师等相关人员的培训,加强医务人员抗菌药物合理应用能力建设,重点加强基层医务人员知识培训。加强医药专业学生培养,鼓励有条件的高等医学院校在临床医学专业、药学专业开设合理用药课程。大力培养抗菌药物合理应用与耐药控制人才,重点培养感染性疾病、临床药学、临床微生物等专业人才,并保证培养的数量满足医疗机构需求。加强医务人员抗菌药物合理应用与耐药控制继续教育,医务人员每年要完成一定课时的继续教育培训并考核通过。提倡遵循《抗菌药物临床应用指导原则》和基于循证医学证据的感染性疾病诊治指南,严格掌握抗菌药物尤其联合应用的适应证,争取目标治疗,减少经验性治疗,确保抗菌药物应用适应证、品种选择、给药途径、剂量和疗程对患者是适宜的。

(2) 医疗机构应根据实际情况及各临床科室不同专业特点,科学设定医院和科室的抗菌药物临床应用控制指标,对抗菌药物使用趋势进行分析。抗菌药物管理工作组应组织感染、临床微生物、药学等相关专业技术人员组成点评小组,结合医院实际情况设定点评目标,重点关注特殊使用级抗菌药物、围手术期(尤其是Ⅰ类切口手术)的预防用药,以及重症医学科、感染科、血液科、外科、呼吸科等科室抗菌药物应用情况。根据点评结果对不合理使用抗菌药物的突出问题在全院范围内进行通报,对责任人进行告知,对问题频发的责任人,按照有关法律法规和《抗菌药物临床应用管理办法》规定进行处罚。

(3) 卫生计生行政部门应当将医疗机构抗菌药物临床应用情况纳入医疗机构考核指标体系;将抗菌药物临床应用情况作为医疗机构定级、评审、评价的重要指标。各级卫生计生行政部门应当建立抗菌药物临床应用情况公布和诚勉谈话制度,对本行政区域内医疗机构抗菌药物使用量、使用率和使用强度等情况进行监测,定期向本行政区域进行社会公布,并报上级卫生计生行政部门备案;县级以上地方卫生计生行政部门负责对辖区内包括乡镇卫生院(村卫生室)、社区卫生服务中心(站)抗菌药物临床应用使用量、使用率等情况进行监控,并予以公示。

(乔庐东 编　郑波 审)

第六节 临床抗菌药物使用原则和策略

一、抗菌药物使用基本原则

临床抗菌药物应用分为治疗性抗菌药物应用和预防性抗菌药物应用,治疗性抗菌药物应用指应用抗菌药物治疗感染性疾病,预防性抗菌药物应用指使用抗菌药物预防侵入性操作或围手术期感染性并发症的发生,同时泌尿外科预防性抗菌药物应用还包括反复发作尿路感染发作间期的长期低剂量抗菌药物预防应用等情况。现将《抗菌药物临床应用指导原则》规定的抗菌药物应用基本原则介绍如下。

抗菌药物的应用涉及临床各科,正确合理应用抗菌药物是提高疗效、降低不良反应发生率以及减少或减缓细菌耐药性发生的关键。抗菌药物临床应用是否正确、合理,基于以下两方面:①有无指征应用抗菌药物;②选用的品种及给药方案是否正确、合理。

（一）抗菌药物治疗性应用的基本原则

1. 诊断为细菌性感染者,有指征应用抗菌药物 根据患者的症状、体征及血尿常规等实验室检查结果,初步诊断为细菌性感染者以及经病原检查确诊为细菌性感染者方有指征应用抗菌药物;由真菌、结核分枝杆菌、非结核分枝杆菌、支原体、衣原体、螺旋体、立克次体及部分原虫等病原微生物所致的感染亦有指征应用抗菌药物。缺乏细菌及上述病原微生物感染的证据,诊断不能成立者,以及病毒性感染者,均无指征应用抗菌药物。

2. 尽早查明感染病原,根据病原种类及细菌药物敏感试验结果选用抗菌药物 抗菌药物品种的选用原则上应根据病原菌种类及病原菌对抗菌药物是敏感还是耐药,即细菌药物敏感试验(以下简称药敏)的结果而定。因此,在有条件的医疗机构,对于住院患者,必须在开始抗菌治疗前,先留取相应标本,立即送细菌培养,以尽早明确病原菌和药敏结果;对于门诊患者,可以根据病情需要开展药敏工作。

危重患者在未获知病原菌及药敏结果前,可根据患者的发病情况、发病场所、原发病灶、基础疾病等推断最可能的病原菌,并结合当地细菌耐药状况先给予抗菌药物经验性治疗,获知细菌培养及药敏结果后,对疗效不佳的患者调整给药方案。

3. 按照药物的抗菌作用特点及其体内过程特点选择用药 各种抗菌药物的药效学(抗菌谱和抗菌活性)和人体药代动力学(吸收、分布、代谢和排出过程)特点不同,因此各有不同的临床适应证。临床医师应根据各种抗菌药物的上述特点,按临床适应证(参见各类抗菌药物适应证和注意事项)正确选用抗菌药物。

4. 抗菌药物治疗方案应综合患者病情、病原菌种类及抗菌药物特点制订 根据病原菌、感染部位、感染严重程度和患者的生理、病理情况制订抗菌药物治疗方案,包括抗菌药物的选用品种、剂量、给药途径、给药次数、疗程及联合用药等。在制订治疗方案时应遵循下列原则。

（1）品种选择:根据病原菌种类及药敏结果选用抗菌药物。多种药物敏感时,以安全、对细菌耐药性影响较小、价格相对较低为原则。

（2）给药剂量:按各种抗菌药物的治疗剂量范围给药。治疗重症感染(如败血症、感染性心内膜炎等)和抗菌药物不易达到的部位的感染(如中枢神经系统感染等),抗菌药物剂量宜较大(治疗剂量范围高限);而治疗单纯性下尿路感染时,由于多数药物尿药浓度远高于血药浓度,则可应用较小剂量(治疗剂量范围低限)。

（3）给药途径

1）轻症感染可接受口服给药者,应选用口服吸收完全的抗菌药物,不必采用静脉或肌内注射给药。重症感染、全身性感染患者初始治疗应予静脉给药,以确保药效;病情好转能口服时应及早转为口服给药。

2）抗菌药物的局部应用宜尽量避免:皮肤黏膜局部应用抗菌药物后,很少被吸收,在感染部位不能达到有效浓度,反易引起过敏反应或导致耐药菌产生,因此治疗全身性感染或脏器感染时应避免局部应用抗菌药物。抗菌药物的局部应用只限于少数情况,例如全身给药后在感染部位难以达到治疗浓度时可加用局部给药作为辅助治疗。此情况见于治疗中枢神经系统感染时某些药物可同时鞘内给药;包裹性厚壁脓肿脓腔内注入抗菌药物以及眼科感染的局部用药等。某些皮肤表层及口腔、阴道等黏膜表面的感染可采用抗菌药物局部应用或外用,但应避免将主要供全身应用的品种作局部用药。局部用药宜采用刺激性小、不易吸收、不易导致耐药性和不易致过敏反应的杀菌剂,青霉素类、头孢菌素类等易产生过敏反应的药物不可局部应用。氨基糖苷类等耳毒性药不可局部滴耳。

（4）给药次数:为保证药物在体内能最大地发挥药效,杀灭感染灶病原菌,应根据药代动力学和药效学相结合的原则给药。青霉素类、头孢菌素类和其他 β- 内酰胺类、红霉素、克林霉素等消除半衰期短者,应每天多次给药。喹诺酮类、氨基糖苷类等可每天给药 1 次(重症感染者例外)。

（5）疗程:抗菌药物疗程因感染不同而异,一般宜用至体温正常、症状消退后 72~96h。特殊情况,妥善处理。但是,败血症、感染性心内膜炎、化脓性脑膜炎、伤寒、布鲁菌病、骨髓炎、溶血性链球菌咽炎和扁桃体炎、深部真菌病、结核病等需较长的疗程方能彻底治愈,并防止复发。

（6）抗菌药物的联合应用要有明确指征:单一药物可有效治疗的感染,不需联合用药,仅在下列情况时有指征联合用药。

1）病原菌尚未查明的严重感染,包括免疫缺陷者的严重感染。

2）单一抗菌药物不能控制的需氧菌及厌氧菌混合感染,2 种或 2 种以上病原菌感染。

3）单一抗菌药物不能有效控制的感染性心内膜炎或败血症等重症感染。

4）需长程治疗,但病原菌易对某些抗菌药物产生耐药性的感染,如结核病、深部真菌病。

5）由于药物协同抗菌作用,联合用药时应将毒性大的抗菌药物剂量减少,如两性霉素 B 与氟胞嘧啶联合治疗隐球菌脑膜炎时,前者的剂量可适当减少,从而减少其毒性反应。联合用药时宜选用具有协同或相加抗菌作用的药物联合,如青霉素类、头孢菌素类等其他 β- 内酰胺类与氨基糖苷类联合,两性霉素 B 与氟胞嘧啶联合。联合用药通常采用 2 种药物联合,3 种及 3 种以上药物联合仅适用于个别情况,如结核病的治疗。此外必须注意联合用药后药物不良反应将增多。

（二）外科手术抗菌药物预防性应用的基本原则

1. 外科手术预防用药目的　预防手术后切口感染,以及清洁 - 污染或污染手术后手术部位感染及术后可能发生的全身性感染。

2. 外科手术预防用药基本原则　根据手术野有否污染或污染可能,决定是否预防用抗菌药物。

（1）清洁手术:手术野为人体无菌部位,局部无炎症、无损伤,也不涉及呼吸道、消化道、泌尿生殖道等人体与外界相通的器官。手术野无污染,通常不需预防用抗菌药物,仅在下列情况时可考虑预防用药:①手术范围大、时间长、污染机会增加;②手术涉及重要脏器,一旦发生感染将造成严重后果者,如头颅手术、心脏手术、眼内手术等;③异物植入手术,如人工心瓣膜植入、永久性心脏起搏器放置、人工关节置换等;④高龄或免疫缺陷者等高危人群。

（2）清洁 - 污染手术:上下呼吸道、上下消化道、泌尿生殖道手术,或经以上器官的手术,如经口咽部大手术、经阴道子宫全切术、经直肠前列腺手术,以及开放性骨折或创伤手术。由于手术部位存在大量人体寄殖菌群,手术时可能污染手术野导致感染,故此类手术需预防用抗菌药物。

(3) 污染手术:由于胃肠道、尿路、胆道体液大量溢出或开放性创伤未经扩创等可能造成手术野污染的手术。此类手术需预防用抗菌药物。

术前已存在细菌性感染的手术,如腹腔脏器穿孔腹膜炎、脓肿切除术、气性坏疽截肢术等,属抗菌药物治疗性应用,不属预防应用范畴。

(4) 外科预防用抗菌药物的选择及给药方法:抗菌药物的选择视预防目的而定。为预防术后切口感染,应针对金黄色葡萄球菌选用药物。预防手术部位感染或全身性感染,则需依据手术野污染或可能的污染菌种类选用,如结肠或直肠手术前应选用对大肠埃希菌和脆弱拟杆菌有效的抗菌药物。选用的抗菌药物必须是疗效肯定、安全、使用方便及价格相对较低的品种。

给药方法:接受清洁手术者,在术前 0.5~2h 内给药,或麻醉开始时给药,使手术切口暴露时局部组织中已达到足以杀灭手术过程中入侵切口细菌的药物浓度。如果手术时间超过 3h,或失血量大(>1 500mL),可手术中给予第 2 剂。抗菌药物的有效覆盖时间应包括整个手术过程和手术结束后 4h,总的预防用药时间不超过 24h,个别情况可延长至 48h。手术时间较短(<2h)的清洁手术,符合上述清洁手术中②③④类情况的,术前用药 1 次即可。接受清洁 - 污染手术者的手术时预防用药时间亦为 24h,必要时延长至 48h。污染手术可依据患者情况酌量延长。对手术前已形成感染者,抗菌药物使用时间应按治疗性应用而定。

除此之外,反复发作尿路感染抗菌药物的预防方法和泌尿外科手术或操作的围手术期抗菌药物预防性应用在后面相应章节中有详细的介绍。

二、泌尿及男性生殖系统感染抗菌药物的药代动力学 / 药效学

药代动力学(PK)主要是应用动力学原理与数学模式定量研究药物在生物体内吸收、分布、代谢和排泄(absorption,distribution,metabolism,excretion,ADME)随时间变化的动态规律;药效学(PD)则是研究药物对疾病的效果及药物剂量对疗效的影响。临床常用的抗菌药物 PK/PD 理论是将抗菌药物浓度及作用时间和抗菌活性相结合,阐明抗菌药物在特定给药方案下产生抗菌效果的过程。常用 PK 参数见表 1-4-6-1,PD 参数见表 1-4-6-2。

表 1-4-6-1　常用抗菌药物的药代动力学(PK)参数

参数	概念	内容
吸收	药物从给药部位进入血液循环的过程	峰浓度(C_{max}),达峰时间(T_{max}),药 - 时曲线下面积(AUC),生物利度(F)
分布	药物从给药部位进入血液循环后,通过各种生理屏障向组织转运	表观分布容积(Vd)、蛋白结合率(PB)
代谢	药物进入机体后,经酶转化变成代谢产物	代谢酶主要是指肝微粒体细胞色素 P450 酶(CYP450)
排泄	药物主要通过肾脏或经肝脏代谢后以原形或代谢产物经尿液或肠道排出体外	消除半衰期($T_{1/2}$),清除率(CL)

表 1-4-6-2　常用抗菌药物的药效学（PD）参数

参数	概念
最低抑菌浓度（MIC）	是抗菌药物对病原菌抗菌活性的主要定量参数，是指在体外培养基中可抑制细菌生长所需的最低抗菌药物浓度
最低杀菌浓度（MBC）	可杀死 99.9% 的病原菌所需的最低药物浓度
抗真菌药物最低有效浓度（minimum effective concentration, MEC）	在棘白菌素抗真菌药物的抗丝状真菌药敏试验中，与自然生长的菌丝对照，能使菌丝形成小的、圆形的、致密的形态所需的最低抗真菌药物浓度
防耐药突变浓度（mutation preventive concentration, MPC）	防止耐药突变菌株被选择性富集扩增所需的最低抗菌药物浓度
耐药突变选择窗（mutant selection window, MSW）	细菌 MPC 与 MIC 之间的浓度范围，在此范围内，耐药突变菌株更易被选择性富集
抗生素后效应（post-antibiotic effect, PAE）	是指抗菌药物与细菌短暂接触后，细菌受到非致死性损伤，当药物清除后，细菌恢复生长仍然持续受到抑制的效应
抗菌药物后白细胞活性增强效应（post-antibiotic leukocyte enhancement, PALE）	在体内抗菌药物作用后，细菌形态发生变化，有利于增加白细胞识别趋化或吞噬活性，表现为体内 PAE 延长，如氨基糖苷类和喹诺酮类在白细胞存在时，通常其 PAE 可延长 1 倍；但白细胞对 PAE 时间短的抗菌药物，如 β- 内酰胺类未见明显的增强效果
亚抑菌浓度（Sub-MIC）效应	指细菌直接暴露于低于 MIC 的抗菌药物浓度时，细菌生长仍可受到一定程度抑制的效应
杀菌曲线（time-kill curve）	抗菌药物的时效曲线
异质性耐药（hetero-resistance）	指在体外药敏试验菌群中大部分亚群敏感，但也会出现小部分耐药亚群，极少数亚群甚至出现高水平耐药，即为异质性耐药
抗菌药物折点	药敏试验中用来判断菌株对抗菌药物的敏感性或耐药性的界限值
剂量依赖性敏感（susceptible-dose dependent, SDD）	在药敏试验中，当菌株的药敏试验结果位于 SDD 区间时，意味着该菌株的抗菌药物治疗成功率取决于药物应有的剂量
联合抑菌指数（fractional inhibitory concentration index, FICI）	临床治疗重度细菌感染时常需要联合应用两种有协同或相加作用的抗菌药物
血清杀菌效价（serum bactericidal activity, SBA）	指患者或健康人接受抗菌药物后一定时间（一般为达到 C_{max}）采集血清，测定能抑制细菌生长的最高血清稀释倍数

抗菌药物按照药代动力学 / 药效学特点可分为三大类（具体 PK/PD 参数见表 1-4-6-3）：

1. 其杀菌作用主要表现为时间依赖性，如 β- 内酰胺类药物浓度高于 MIC 后，其抗菌效力主要与药物浓度在一定范围内持续时间有关，药物浓度达到 4~5 倍 MIC 时，抗菌活性达到饱和，即使增加药物浓度其杀菌效力也无明显改变。此类药物对于革兰氏阳性球菌及革兰氏阴性杆菌无明显抗菌药物后效应，因此给药频率对于维持药效非常重要。较短的给药间隔有利于药物浓度维持在 MIC 以上以达到抑制感染作用。

2. 时间依赖性且抗菌作用时间较长　该类药物虽然为时间依赖性，但由于 PAE 或 $T_{1/2}\beta$ 较长，使其抗菌作用持续时间延长。替加环素、利奈唑胺、阿奇霉素、四环素类和糖肽类药物等属于此类。一般推荐日剂量分 2 次给药方案。

表 1-4-6-3　抗菌药物分类及 PK/PD 参数特征

抗菌药物类别	PK/PD 参数	药物
时间依赖性，PAE 较短或无	%T>MIC（血清中抗菌药物浓度大于 MIC 的时间与给药间隔之比）	青霉素类、头孢菌素类、氨曲南、碳青霉烯类、林可霉素类、大环内酯类（除阿奇霉素）、5- 氟胞嘧啶类
时间依赖性，PAE 较长	AUC_{0-24}/MIC（血清抗菌药物浓度时间曲线的面积和 MIC 的比值）	阿奇霉素、四环素、万古霉素、替考拉宁、氟康唑、噁唑烷酮类、奎奴普丁 / 达福普丁、三唑类
浓度依赖性	AUC_{0-24}/MIC 或 C_{max}/MIC（血清中抗菌药物峰浓度和 MIC 的比值）	氨基糖苷类、喹诺酮类、达托霉素、酮内酯类、甲硝唑、两性霉素 B、棘白菌素

3. 抗菌药物具有浓度依赖性的杀菌作用和持续的抗菌药物后效应，如氨基糖苷类、氟喹诺酮类药物等。药物浓度越高，抗菌作用越强。因此药物浓度（根据药物峰浓度 C_{max} 及药 - 时曲线下面积）决定了此类抗菌药物的药效，而不是给药频率。

通常情况下，血药浓度为衡量药代动力学 / 药效学的重要指标，然而在很多情况下此指标并不准确，因为感染通常发生在血管外部位，如果此时血药浓度与感染部位药物浓度一致，则可以用来评价药物效力。理论上，最终游离药物浓度会在血浆与细胞外组织液中达到平衡，但是由于血管床表面积与组织容积的比值、抗菌药物的理化特性以及特殊的解剖屏障等因素的影响，感染部位的药物浓度会显著低于血药浓度。因此药物的排泄途径对于不同感染的抗菌药物选择有重要的指导作用（表 1-4-6-4）。对于尿路感染来说，抗菌药物的有效性决定于抗菌药物在尿液中的浓度以及在 MIC 以上的维持时间，对于一般的尿路感染，抗菌药物治疗效果主要与尿液中抗菌药物的浓度有关，而不决定于抗菌药物在血清中的浓度；慢性细菌性前列腺炎在抗菌药物选择时则需要考虑药物在前列腺内的组织浓度；但在出现菌血症、发热以及合并肾脏、前列腺软组织感染时，血清中的药物浓度至关重要。头孢菌素类一般经肾脏排泄，尿中浓度较高。喹诺酮类药物的血浆蛋白结合率较低，很少超过 40%，尿液中药物含量高于血药浓度，适于尿路感染的治疗。常用抗菌药物的肾排泄率见表 1-4-6-5。而治疗慢性细菌性前列腺炎推荐的抗菌药物则包括氟喹诺酮类（环丙沙星和左氧氟沙星）、磺胺类、大环内酯类和四环素类。

表 1-4-6-4　常见抗菌药物的清除途径

清除途径	代表药物
主要经肝脏清除	氯霉素、利福平、大环内酯类、克林霉素、林可霉素、异烟肼、两性霉素 B、四环素类、磺胺类、酮康唑、伊曲康唑、伏立康唑、卡泊芬净、甲硝唑等
经肝、肾双途径清除	美洛西林、哌拉西林、头孢哌酮、头孢曲松、头孢噻肟、氨曲南、环丙沙星、莫西沙星等
主要经肾脏排泄	氨基糖苷类、糖肽类、头孢唑林、头孢他啶、多黏菌素、羧苄西林、左氧氟沙星、亚胺培南等

表 1-4-6-5　常用抗菌药物以原型从尿中排出的排泄率

药物	尿排泄率 /%	药物	尿排泄率 /%
拉氧头孢	93~99	头孢他啶	84~87
磷霉素	90	阿米卡星	84~92
头孢呋辛	89	万古霉素	80~90
头孢吡肟	85~95	磺胺甲噁唑 / 甲氧苄啶	59.2（原型）+25.3（代谢产物）/66.8（原型）

药物	尿排泄率 /%	药物	尿排泄率 /%
左氧氟沙星	80	庆大霉素	50~93
美罗培南	70	环丙沙星	41
西他沙星	69~74	呋喃妥因	40
比阿培南	63.4	吉米沙星	39
哌拉西林 / 他唑巴坦	68/63（原型）+ 15.7（代谢产物）	利奈唑胺	30
头孢孟多	65~85	头孢哌酮 / 舒巴坦	25/84
头孢替安	60~75	莫西沙星	20
达托霉素	59.7	克林霉素	10

三、泌尿及男性生殖系统感染抗菌药物使用基本原则

已知抗菌药物使用指征、剂量和疗程不合理都容易引起病原菌耐药。因此,在临床治疗泌尿及男性生殖系统感染的过程中,应严格掌握抗菌药物应用指征,根据药敏试验结果以及抗菌药物的 PK/PD 特点选择敏感的抗菌药物,抗菌药物的治疗剂量应严格按照最新的指南推荐选择合适的剂量,治疗过程中应根据患者的反应情况和药敏结果及时调整抗菌药物的种类,治疗疗程应至体温正常或合并症情况(如尿路导管或结石)清除后 3~5d,从而最大限度地延缓和减少多重耐药性和泛耐药株的产生。泌尿及男性生殖系统感染抗菌药物使用基本原则总结如表 1-4-6-6。

表 1-4-6-6 泌尿及男性生殖系统感染抗菌药物使用基本原则

项目	类别	基本原则
抗菌药物应用指征	治疗	严格掌握无症状菌尿的抗菌药物应用指征
		非复杂性尿路感染
		复杂性尿路感染:外科去除合并因素以保证抗菌药物疗效
		男性生殖系统感染:抗菌药物 PK/PD(靶器官浓度)+ 药敏
	预防	RUTI:仅在非抗菌药物预防无效的前提下使用
		围手术期:循证医学证据指导,宁缺毋滥
抗菌药物选择原则	经验性治疗	当地细菌谱及耐药数据指导
		当地抗菌药物指南推荐选择
		患者近 3~6 个月抗菌药物使用情况
	目标性治疗	药敏指导
		抗菌药物 PK/PD 及靶器官浓度指导剂量选择
		窄谱、降阶梯

续表

项目	类别	基本原则
抗菌药物应用时机和疗程	重症感染	1h 内,疗程依不同药物和患者对治疗反应而定
	UTI 住院患者	住院后 4h 内,疗程依不同药物和患者对治疗反应而定
	围手术期预防	依药物 PK/PD 特点,保证手术时术野最大限度抗菌药物覆盖
	RUTI 预防	依患者情况选择性生活后服用或长期(3~6 个月)低剂量抗菌药物预防

（乔庐东　编　郑波　审）

第七节　其他抗菌疗法

抗菌药物是治疗尿路感染最有效的方式。但长期使用抗菌药物通常会导致多重耐药微生物的出现,因此需要寻找新的治疗方法。在此简要总结了对抗尿路感染有效的抗菌药物替代疗法。

一、疫苗

疫苗被用于预防复发性尿路感染,其作用机制并非直接杀死传染性病原体,而是通过启动机体对病原体的免疫应答来保护宿主免受感染。疫苗的基本策略是通过给予病原体表面抗原或者灭活的病菌促进宿主产生保护性抗体以预防复发性尿路感染。理想的疫苗可以针对病原体膀胱定植的关键因素。因此,含有 O 抗原(重要的毒力因子,能够激活宿主的先天和适应性免疫)、纤毛亚单位(病原体用于黏附宿主细胞的重要部位,是泌尿道感染的第一步)、α- 溶血毒素(能够导致严重组织损伤的外毒素融合蛋白)、铁载体(病原体用于储存铁,以维持其自身正常生存的重要组分)的疫苗已经开发出来。

目前,已有 4 种现有疫苗通过随机对照试验(RCT)被认为是可行的:Uro-Vaxom®、Urovac®、ExPEC4V 和 Uromune®。下面对其作简要介绍:

1. Uro-Vaxom® 也被称为 OM-89,是口服制剂,由 18 种 UPEC 菌株提取物组成,通过细菌成分病原体相关分子模式来非特异性地激活宿主的先天免疫系统。小鼠动物模型试验已经证实,Uro-Vaxom® 能够诱导膀胱内的免疫防御反应。然而,它在人体试验中的应用却显示了相互矛盾的结果。4 项临床对照研究表明,治疗组每天服用 1 粒 Uro-Vaxom®,连续 3 个月,能够显著减少尿路感染的发作次数,然而最近一项针对 451 名患者的多中心双盲对照试验显示,Uro-Vaxom® 和安慰剂之间的尿路感染发生率并没有显著差异。

2. Urovac® 是一种被制作成阴道栓剂形式的黏膜疫苗,含有 10 种不同热灭活的泌尿道致病菌(分别为 6 种不同血清型的大肠埃希菌菌株、普通变形杆菌、摩氏摩根菌、粪肠球菌和克雷伯菌)。这种疫苗制备的目的是尽量多地纳入常见致尿路感染病原体,从而提供广泛的保护。总体来说,Urovac® 已被证明可以降低泌尿系统感染的复发风险。这种效果在接受后续加强疫苗接种人群中更为显著。

3. ExPEC4V 是由 4 种大肠埃希菌血清型的 O 抗原(O_1A、O_2、O_6A 和 $O_{25}B$)组成,给药方式为单次肌内注射。O 抗原是使细菌能够逃避宿主免疫反应的关键因素。该疫苗已在多个 1 期和 2 期试验中显示出良好的安全性和有效性。

4. Uromune® 是一种由灭活大肠埃希菌、肺炎克雷伯菌、普通变形杆菌以及粪肠球菌组成的新型舌下疫苗。西班牙的 3 项大型回顾性研究对该疫苗进行了评估,结果显示,与抗菌药物预防组相比,使用该疫苗,泌尿系统感染的复发率降低了 70%~90%。而另一项前瞻性观察研究显示,在接受 3 个月的舌下喷雾剂治疗,每天 1 次,75 名受试者中,78% 的人在治疗期间和治疗后 1 年的随访期间均没有发生新的尿路感染。最近的一项更大的前瞻性研究显示,784 名女性中有 65% 的人 6 个月后尿路感染复发 <2 次。最近的一项荟萃分析指出,相较于安慰剂,使用疫苗似乎减少了尿路感染的复发。然而,研究之间的异质性使得疫苗还不能作为常规临床用药。我们需要更多的随机对照试验来评估疫苗治疗尿路感染的有效性和安全性。

二、蔓越莓

蔓越莓是一种生长在北美的浆果,近年来被越来越多地被用于预防复发性尿路感染。虽然作用机制尚不清楚,但其主要功效与其抗细菌黏附特性有关。蔓越莓所具有的 A 型原花青素(A-type proanthocyanidins,PAC-A)可以抑制 i 型大肠埃希菌菌毛在尿路上皮的黏附作用。另一些体外和体内的研究也表明,蔓越莓能够减少细菌对细胞的黏附。同时,蔓越莓还可以影响病原体生物膜的形成,其对铜绿假单胞菌和奇异拟单胞菌的聚集以及粪肠球菌、铜绿假单胞菌和大肠埃希菌的生物膜形成都有抑制作用。

蔓越莓的使用与 UTI 发生率的降低有关。在 2008 年的一篇基于 Cochrane 数据的研究中指出,相较于安慰剂 / 对照组相比,蔓越莓在使用 12 个月时可显著降低女性患者复发性尿路感染的发生率。但也有文献报道了一些相矛盾的结果,最新的数据显示,尿路感染患者在使用蔓越莓后,尿路感染的发生率并没有显著降低。

在上述研究发表后的一则安慰剂对照试验显示,在随机分配服用蔓越莓果汁组的女性中,其尿液中的 P 型菌毛大肠埃希菌的数量和尿路感染的发生率均无明显降低。由于 PAC-A 的剂量、浓度和剂型没有得到很好的定义,在不同的研究中,蔓越莓剂型(果汁、饮品、片剂)不同所导致的 PAC-A 浓度差异可能会解释这些相矛盾的结果,因为很难确定某一种剂型是否优于其他剂型。必须注意的是,研究中使用的许多含有蔓越莓的产品仅用于研究目的,这限制了蔓越莓在研究以外的预防应用。最近的研究表明,蔓越莓原花青素对一系列不同大肠埃希菌菌株具有不同的影响,这可能解释了在临床研究中所观察到的不一致的结果。

为了提高蔓越莓的功效,可以将蔓越莓和其他具有抗菌特性的天然食物组合起来,如蜂胶。蜂胶具有抗微生物、抗炎、抗肿瘤、免疫调节和抗氧化的作用,并被当作食品、护肤品的补充剂使用。体外研究表明,蜂胶增强了蔓越莓原花青素对大肠埃希菌黏附能力、运动能力的抑制作用,并阻碍其生物膜形成、铁代谢和应激反应。在近期一项 RCT 临床试验中显示,在调整了水摄入量后,蜂胶和蔓越莓组早期 3 个月的膀胱炎发生数减少,但平均感染次数没有差异。

三、透明质酸

膀胱上皮是由尿路上皮细胞组成的,这些细胞携带特定的传感器和特性,并形成第一道屏障抵御病原体。为了维持这种对抗感染的能力,这些细胞产生硫酸多糖胺聚糖(GAG),其覆盖上皮细胞并形成一种非特异性的抗黏附因子。膀胱 GAG 层的主要成分是透明质酸(hyaluronic acid,HA)和硫酸软骨素(chondroitin sulfate,CS)。大肠埃希菌等分泌的毒力因子会破坏 GAG 层以便于其黏附膀胱。一种治疗 UTI 的策略是基于膀胱内灌注 HA 或 HA+CS 来重建膀胱上皮的 GAG 层。

一项研究 HA+CS 联合灌注对 276 名女性(18~75 岁)复发性尿路感染的影响的结果显示,用 HA+CS 治疗的患者感染复发率相较于标准治疗组降低了 49%,但复发次数和首次复发的中位时间则没有显著差异。另一项针对 157 名女性的回顾性研究得出了相似的结果,尿路感染的复发率显著降低,复发间隔时间也有所延长。必须注意的是,每周灌注 1 次持续 1 个月然后改为每个月灌注 1 次的给药方案(各参与中心之间不同)可能是患者的限制因素。在对 145 名患有轻度至中度泌尿生殖器萎缩且有复发性尿路感染病史的绝经后女性患者的研究中发现,HA+CS 和雌激素之间可能存在协同作用。该项研究将参与者分为阴道用雌激素、口服 HA、口服 HA+CS+ 阴道用雌激素 3 组,结果显示雌激素和 HA+CS 对绝经后女性的 UTI 复发有显著作用。最近的一项荟萃分析也表明,HA+CS 可降低尿路感染的复发率并延长复发时间。

四、甘露糖

大肠埃希菌通过菌毛 FimH 的甘露糖结合凝集素结构域与甘露糖基化的宿主细胞结合。因此,FimH 成为开发抗毒化合物的最佳靶点。甘露糖是一种与葡萄糖密切相关的单糖。它通过与 FimH 的高亲和力结合来阻断黏附,从而阻止 FimH 与尿路表面宿主甘露糖的结合。口服给药后的吸收速度很快(到达器官需 30min),并通过尿路排出。甘露糖苷对 FimH 的亲和力远高于天然甘露糖,通过与 FimH 结合来阻滞 FimH 的功能。甘露皂苷也是体外生物膜形成的有效抑制剂。一些小鼠模型显示口服甘露糖后细菌在膀胱定植减少,并预防了急性和慢性尿路感染,通过这种方式,外源摄入 d- 甘露糖竞争性地阻断了菌毛与宿主细胞之间的相互作用。一项 RCT 比较了每天服用呋喃妥因和每天服用 d- 甘露糖粉两组患者的尿路感染复发情况。两组复发风险相似,同时 d- 甘露糖组的不良反应减少。

五、中成药

中成药自古就被用于治疗尿路感染。众所周知,一些常用的中成药具有显著的利尿、抗菌、增强免疫力、退热、消炎和止痛的作用。其中一些草药在体外实验研究中被证实可以降低对大肠埃希菌在膀胱上皮细胞的黏附作用。小鼠抗菌实验中发现,三金片(由 5 种中药组成)具有较强的抑菌活性,能通过降低某些细胞因子的分泌来减轻慢性尿路感染的症状。该药被用于治疗急性单纯性下尿路感染。一项纳入 3 项 RCT 的共计 282 名女性的荟萃分析表明,与抗菌药物相比,中成药可显著降低复发性尿路感染的发生率。这些 RCT 中,只有 2 个报道了不良事件,所有研究均未发现有肝肾损害。为了确定中成药在预防和治疗 UTI 中的潜力,还需要进一步的研究。

六、噬菌体

噬菌体是通过感染细菌并在细菌内繁殖来寄生的病毒,可用作杀菌剂。噬菌体疗法目前应用于医学研究的不同领域。事实上,它已被认为是局部感染(如中耳炎、感染烧伤和骨关节感染)的替代治疗方法。然而,它在泌尿道感染中的应用很少。

一个研究小组研究了经尿道前列腺切除术与噬菌体疗法的结合,而不使用抗菌药物。他们首先证明了商业制剂噬菌体混合物对 41 种大肠埃希菌和 9 种肺炎克雷伯菌的体外裂解活性。噬菌体混合物的溶解活性在 66% 和 93% 之间变化。他们还发现了噬菌体适应实验增加溶解活性的潜力,导致其中一种噬菌体混合物的溶解活性从 66% 增加到 93%。

在动物模型中,Dufour 等展示了噬菌体处理大肠埃希菌泌尿道感染的能力。使用相同的噬菌体混合物显著地减少了大肠埃希菌肾感染模型以及大肠埃希菌肺炎模型中的细菌载量,但在大肠埃希菌败血症模型中没有明显减少。

体内研究是用一种称为 Pyo 噬菌体的商业制剂进行的,该制剂由对广谱尿致病菌(金黄色葡萄球菌、大肠埃希菌、链球菌、肠球菌、铜绿假单胞菌和变形杆菌)具有活性的噬菌体系组成。在计划经尿道电切的 9 名患者中,2/3 患者(6/9)的细菌载量下降,并且没有发现任何不良反应。

一份病例报告描述了与双侧输尿管支架相关的复发性绿脓杆菌泌尿道感染的治疗。使用具有抗化脓性链球菌、金黄色葡萄球菌、大肠埃希菌、铜绿假单胞菌、普通假单胞菌和奇异单胞菌活性的噬菌体混合物治疗 6d 后,开始使用美罗培南和多黏菌素 30d。结果显示,在噬菌体处理的前 5d,尿液中的细菌量减少了 10 倍。在随后的抗菌药物治疗 2d 后,检测不到细菌载量。尿液样本在抗菌药物治疗结束后 1 年内保持无菌状态。

一项随机双盲对照安慰剂的试验正在进行中,试验对象是计划行经尿道前列腺电切手术的患者。患者将以 1:1:1 的比例随机接受 7d 的治疗:①噬菌体溶液;②安慰剂溶液;③抗菌药物治疗。

需要更多的人体研究来进一步确定这种治疗方法在尿路感染中的作用。

七、总结

尽管预防性使用抗菌药物仍然是复发性尿路感染的首选预防方法,但全世界范围的抗菌药物耐药性的出现使非抗菌药物疗法的开发成为当务之急。对尿路感染机制的更好理解将有助于指导该主题的未来研究。最近的研究表明,在急性和慢性感染过程中,大肠埃希菌和许多其他革兰氏阴性致病菌的感染是通过动态的胞内和胞外宿主生态位进行的。目前的研究已经探索了包括尿路致病菌的黏附素、毒素、尿素酶、铁代谢和运动性等诸多靶点。尽管非抗菌药物制剂显示了良好的耐受性,并且似乎并未增加共生菌群的耐药性,但上述大多数疗法仍是初步的。现在在应用设计研究来探索基于尿路病原体和宿主免疫系统之间的相互作用的非抗菌药物疗法。同时也要重视,临床试验中使用尿路感染的标准化定义(基于尿路症状的感染和定植)、患者分组以及对风险 / 获益比进行评估,尤其是对耐受性和抗菌药物耐药性的评估,以及对所研究疗法与长期抗菌药物疗法进行经济性评价。

(李岩 编　郑波 审)

参考文献

[1] ANA L,JENNIFER N.Urinary tract infections:epidemiology,mechanisms of infection and treatment options [J].Nat Rev Microbiol,2015,13(5):269-284.

[2] KIMBERLY A,AMANDA L. Gram-positive uropathogens,polymicrobial urinary tract infection,and the emerging microbiota of the urinary tract [J]. Microbiol Spectr,2016,4(2):10.

[3] LOVE WJ,ZAWACK KA,BOOTH JG,et al. Markov networks of collateral resistance:national antimicrobial resistance monitoring system surveillance results from escherichia coli isolates,2004-2012 [J]. PLoS Comput Biol,2016,12(11):e1005160.

[4] SCHAEFFER AJ,MATULEWICZ RS,KLUMPP DJ. Infections of the urinary tract//WEIN AJ,KAVOUSSI LR,PARTIN AW,PETERS CA,et al. Campbell-Walsh Urology [M].11th ed.Philadelphia:PA:Elsevier,2016.

[5] CONCIA E,BRAGANTINI D,MAZZAFERRI F. Clinical evaluation of guidelines and therapeutic approaches in multi drug-resistant urinary tract infections [J].Journal of Chemotherapy,2017,29(sup1):19-28.

[6]《抗菌药物临床应用指导原则》修订工作组.《抗菌药物临床应用指导原则(2015 年版)》国卫办医发〔2015〕43 号

附件.

［7］中国医药教育协会,感染疾病专业委员会.抗菌药物药代动力学/药效学理论临床应用专家共识［J］.中华结核和呼吸杂志,2018,41(6):409-446.

［8］《尿路感染诊断与治疗中国专家共识》编写组.尿路感染诊断与治疗中国专家共识(2015版)［J］.中华泌尿外科杂志,2015,36(4):241-245.

［9］O'BRIEN V P,HANNAN T J,NIELSEN HV,et al. Drug and vaccine development for the treatment and prevention of urinary tract infections［J］. Microbiol Spectr,2016,4(1):10.1128/microbiolspec.UTI-0013-2012.

［10］HUBER M,AYOUB M,PFANNES SD,et al. Immunostimulatory activity of the bacterial extract OM-8［J］. Eur J Med Res,2000,5(3):101-109.

［11］SCHULMAN CC,CORBUSIER A,MICHIELS H,et al. Oral immunotherapy of recurrent urinary tract infections:a double-blind placebocontrolled multicenter study［J］. J Urol,1993,150(3):917-921.

［12］MAGASI P,PÁNOVICS J,ILLÉS A,et al. Uro-Vaxom and the management of recurrent urinary tract infection in adults:a randomized multicenter double-blind trial［J］. Eur Urol,1994,26(2):137-140.

［13］BAUER HW,ALLOUSSI S,EGGER G,et al. A long-term,multicenter,double-blind study of an Escherichia coli extract (OM-89) in female patients with recurrent urinary tract infections［J］. Eur Urol,2005,47(4):542-548.

［14］WAGENLEHNER FME,BALLARINI S,PILATZ A,et al. A randomized,double-blind,parallel-group,multicenter clinical study of Escherichia coli-Lyophilized lysate for the prophylaxis of recurrent uncomplicated urinary tract infections［J］. Urol Int,2015,95(2):167-176.

［15］YANG B,AND FOLEY S. Urinary tract infection vaccines - the 'burning' issue［J］. BJU Int,2019,123(5):743-744.

［16］HOPKINS WJ,ELKAHWAJI J,BEIERLE LM,et al.Vaginal mucosal vaccine for recurrent urinary tract infections in women:results of a phase 2 clinical trial［J］. J Urol,2007,177(4):1349-1353.

［17］AZIMINIA N,HADJIPAVLOU M,PHILIPPOU Y,et al. Vaccines for the prevention of recurrent urinary tract infections:a systematic review［J］. BJU Int,2019,123(5):753-768.

［18］HUTTNER A,HATZ C,VAN DEN DOBBELSTEEN G,et al. Safety,immunogenicity and preliminary clinical efficacy of a vaccine against extraintestinal pathogenic Escherichia coli in women with a history of recurrent urinary tract infection:a randomised,single-blind,placebo controlled phase 1b trial［J］. Lancet Infect Dis,2017,17(5):528-537.

［19］HUTTNER A,GAMBILLARA V. The development and early clinical testing of the ExPEC4V conjugate vaccine against uropathogenic Escherichia coli［J］. Clin Microbiol Infect,2018,24(10):1046-1050.

［20］FRENCK RW,ERVIN J,CHU L,et al. Safety and immunogenicity of a vaccine for extra-intestinal pathogenic Escherichia coli(ESTELLA):a phase 2 randomised controlled trial［J］. Lancet Infect Dis,2019,19(6):631-640.

［21］LORENZO-GÓMEZ MF,PADILLA-FERNÁNDEZ B,GARCÍA-CENADOR MB,et al. Comparison of sublingual therapeutic vaccine with antibiotics for the prophylaxis of recurrent urinary tract infections［J］. Front Cell Infect Microbiol,2015,5:50.

［22］YANG B,AND FOLEY S. First experience in the UK of treating women with recurrent urinary tract infections with the bacterial vaccine Uromune［J］. BJU Int,2018,121(2):289-292.

［23］RAMIREZ SEVILLA C,GÓMEZ LANZA E,MANZANERA JL,et al. Active immunoprophylacis with uromune R decreases the recurrence of urinary tract infections at three and six months after treatment without relevant secondary effects［J］. BMC Infect Dis,2019,19(1):901.

［24］PRATTLEY S,GERAGHTY R,MOORE M,et al. Role of vaccines or recurrent urinary tract infections:a systematic review［J］. Eur Urol,2020,6(3):593-604.

［25］HOWELL AB,REED JD,KRUEGER CG,et al. A-type cranberry proanthocyanidins and uropathogenic bacterial anti-adhesion activity［J］. Phytochemistry,2005,66(18):2281-2291.

［26］LIU Y,BLACK MA,CARON L,et al. Role of cranberry juice on molecular-scale surface characteristics and adhesion behavior of Escherichia coli［J］. Biotechnol Bioeng,2006,93(2):297-305.

［27］RODRÍGUEZ-PÉREZ C,QUIRANTES-PINÉ R,UBEROS J,et al. Antibacterial activity of isolated phenolic compounds from cranberry(Vaccinium macrocarpon)against Escherichia coli［J］.Food Funct,2016,7(3)1564-1573.

［28］WOJNICZ D,TICHACZEK-GOSKA D,KORZEKWA K,et al. Study of the impact of cranberry extract on the virulence factors and biofilm formation by Enterococcus faecalis strains isolated from urinary tract infections［J］. Int J Food Sci, 2016,67(8):1005-1016.

［29］CHAN M,HIDALGO G,ASADISHAD B,et al. Inhibition of bacterial motility and spreading via release of cranberry derived materials from silicone substrates［J］. Colloids Surf B Biointerfaces,2013,110:275-280.

［30］ULREY RK,BARKSDALE SM,ZHOU W,et al. Cranberry proanthocyanidins have anti-biofilm properties against Pseudomonas aeruginosa［J］. BMC Complement Altern Med,2014,14:499.

［31］RODRÍGUEZ-PÉREZ C,QUIRANTES-PINÉ R,UBEROS J,et al. Antibacterial activity of isolated phenoliccompounds from cranberry(Vaccinium macrocarpon)against Escherichia coli［J］. Food Funct,2016,7(3):1564-1573.

［32］WOJNICZ D,TICHACZEK-GOSKA D,KORZEKWA K,et al. Study of the impact of cranberry extract on the virulence factors and biofilm formation by Enterococcus faecalis strains isolated from urinary tract infections［J］. Int J Food Sci, 2016,67(8):1005-1016.

［33］JEPSON RG,CRAIG JC. Cranberries for preventing urinary tract infections［J］. Cochrane Database Syst Rev,2008(1): CD001321.

［34］JEPSON RG,WILLIAMS G,CRAIG J C. Cranberries for preventing urinary tract infections［J］. Cochrane Database Syst Rev,2012,10(10):CD001321.

［35］STAPLETON AE,DZIURA J,HOOTON TM,et al.Recurrent urinary tract infection and urinary Escherichia coli in women ingesting cranberry juice daily:a randomized controlled trial［J］. Mayo Clin Proc,2012,87(2):143-50.

［36］ANGER J,LEE U,ACKERMAN AL,et al. Recurrent uncomplicated urinary tract infections in women:AUA/CUA/SUFU guideline［J］. J Urol,2019,202:282-289.

［37］RANFAING J,DUNYACH-REMY C,LAVIGNE JP,et al. Propolis potentiates the effect of cranberry(Vaccinium macrocarpon) in reducing the motility and the biofilm formation of uropathogenic Escherichia coli［J］. PLoS One,2018, 13(8):e0202609.

［38］PASUPULETI VR.,SAMMUGAM L,RAMESH N,et al. Honey,propolis,and royal jelly:a comprehensive review of their biological actions and health benefits［J］. Oxid Med Cell Longev,2017,2017:1259510.

［39］RANFAING J,DUNYACH-REMY C,LOUIS L,et al. Propolis potentiates the effect of cranberry(Vaccinium macrocarpon) against the virulence of uropathogenic Escherichia coli［J］. Sci Rep,2018,8(1):10706.

［40］BRUYÈRE F,AZZOUZI AR,LAVIGNE JP,et al. A multicenter,randomized,placebo-controlled study evaluating the efficacy of a combination of propolis and cranberry(Vaccinium macrocarpon)(DUAB R) in preventing low urinary tract Infection recurrence in women complaining of recurrent cystitis［J］. Urol Int,2019,103(1):41-48.

［41］CONSTANTINIDES C,MANOUSAKAS T,NIKOLOPOULOS P,et al.Prevention of recurrent bacterial cystitis by intravesical administration of hyaluronic acid:a pilot study［J］. BJU Int,2004,93(9):1262-1266.

［42］CIANI O,ARENDSEN E,ROMANCIK M,et al. Intravesical administration of combined hyaluronic acid(HA) and chondroitin sulfate(CS) for the treatment of female recurrent urinary tract infections:a European multicentre nested case-control study［J］. BMJ Open,2016,6(3):e009669.

［43］CICIONE A,CANTIELLO F,UCCIERO G,et al. Intravesical treatment with highly-concentrated hyaluronic acid and chondroitin sulphate in patients with recurrent urinary tract infections:results from a multicentre survey［J］. Can Urol Assoc J, 2014,8(9-10):E721-E727.

［44］TORELLA M,DEL DEO F,GRIMALDI A,et al. Efficacy of an orally administered combination of hyaluronic acid, chondroitin sulfate,curcumin and quercetin for the prevention of recurrent urinary tract infections in postmenopausal women ［J］. Eur J Obstet Gynecol Reprod Bio,2016,207:125-128.

［45］GODDARD JC,JANSSEN DAW. Intravesical hyaluronic acid and chondroitin sulfate for recurrent urinary tract infections: systematic review and meta-analysis［J］. Int Urogynecol J,2018,29(7):933-942.

［46］HILLS AE,PATEL A,BOYD P,JAMES DC. Metabolic control of recombinant monoclonal antibody N-glycosylation in GS-NS0 cells［J］. Biotechnol Bioeng,2001,75(2):239-251.

［47］DOMENICI L,MONTI M,BRACCHI C,et al. D-mannose:a promising support for acute urinary tract infections in women. A pilot study［J］. Eur Rev Med Pharmacol Sci,2016,20(13):2920-2925.

［48］CUSUMANO CK,PINKNER JS,Han Z,et al.Treatment and prevention of urinary tract infection with orally active FimH inhibitors［J］. Sci Transl Med,2011,3(109):109-115.

［49］KRANJCEC B,PAPES D,ALTARAC S. D-mannose powder for prophylaxis of recurrent urinary tract infections in women:a randomized clinical trial［J］. World J Urol,2014,32(1):79-84.

［50］TONG Y,WU Q,ZHAO D,et al. Effects of Chinese herbs on the hemagglutination and adhesion of Escherichia coli strain in vitro［J］. Afr J Tradit Complement Altern Med,2011,8(1):82-87.

［51］HOSHINO N,KIMURA T,YAMAJI A,et al. Damage to the cytoplasmic membrane of Escherichia coli by catechin-copper (Ⅱ)complexes［J］. Free Radic Biol Med,1999,27(11-12):1245-1250.

［52］FERRY T,BOUCHER F,FEVRE C,et al.Innovations for the treatment of a complex bone and joint infection due to XDR Pseudomonas aeruginosa including local application of a selected cocktail of bacteriophages［J］. J Antimicrob Chemother,2018,73(10):2901-2903.

［53］JAULT P,LECLERC T,JENNES S,et al. Efficacy and tolerability of a cocktail of bacteriophages to treat burn wounds infected by Pseudomonas aeruginosa(PhagoBurn):a randomised,controlled,double-blind phase 1/2 trial［J］. Lancet Infect Dis,2019,19(1):35-45.

［54］DUFOUR N,CLERMONT O,LA COMBE B,et al. Bacteriophage LM33_P1,a fast-acting weapon against the pandemic ST131-O25b:H4 Escherichia coli clonal complex［J］. J Antimicrob Chemother,2016,71(11):3072-3080.

［55］SYBESMA W,ZBINDEN R,CHANISHVILI N,et al. Bacteriophages as potential treatment for urinary tract infections［J］. Front Microbiol,2016,7:465.

［56］DUFOUR N,CLERMONT O,LA COMBE B,et al.Bacteriophage LM33_P1,a fast-acting weapon against the pandemic ST131-O25b:H4 Escherichia coli clonal complex［J］. J Antimicrob Chemother,2016,71(11):3072-3080.

［57］UJMAJURIDZE A,CHANISHVILI N,GODERDZISHVILI M,et al. Adapted bacteriophages for treating urinary tract infections［J］. Front Microbiol,2018,9:1832.

［58］KUIPERS S,RUTH MM,MIENTJES M,et al. Dutch case report of successful treatment of chronic relapsing urinary tract infection with bacteriophages in a renal transplant patient［J］. Antimicrob Agents Chemother,2019,64(1):e01281-19.

［59］LEITNER L,SYBESMA W,CHANISHVILI N,et al. Bacteriophages for treating urinary tract infections in patients undergoing transurethral resection of the prostate:a randomized,placebo-controlled,double-blind clinical trial［J］. BMC Urol,2017,17(1):90.

第二篇

泌尿系统非特异感染

第一章 膀胱感染性疾病

第一节 概 述

膀胱的感染性疾病指膀胱由病原体感染引发的炎症病变,通常情况下即是指下尿路感染,又有膀胱炎之称。它的临床表现主要包括尿频、尿急、尿痛和耻骨上区的疼痛或不适感,部分患者可有肉眼血尿。但当发生尿道感染、阴道感染或非细菌性间质性膀胱炎、膀胱肿瘤、尿路结石等情况时,亦可出现此类症状。儿童或老年患者发生下尿路感染时也可能不出现上述临床症状。一般情况下,如不伴有上尿路感染及其他复杂性尿路感染因素,患者不会出现体温升高和肾区压痛等症状。

下尿路感染可发生于包括儿童、老年人在内的各个年龄段,其中以 16~35 岁多见。下尿路感染以女性多见,是女性最常见的获得性细菌感染之一。据统计,约有 10% 的女性每年会发生一次包括上尿路感染在内的尿路感染,有 40%~60% 的女性一生中会发生至少一次尿路感染。此外,尿路感染的复发亦十分常见,约有 1/2 的患者会在 1 年内复发。发生尿路感染的危险因素,包括女性患者、性交、糖尿病、肥胖以及家族史等。

下尿路感染的致病菌以大肠埃希菌为主,多为上行性感染,少部分情况下可由血液或淋巴液传播而来,当大肠埃希菌进入膀胱以后可黏附在膀胱壁上引起膀胱的炎症反应,同时产生生物膜以抵抗机体的免疫反应。除了大肠埃希菌、克雷伯菌属以及变形杆菌属等亦常见于下尿路感染,特殊菌群感染所致的尿路感染多与结石、导尿管留置等复杂因素的存在有关。此外,近年来革兰氏阳性菌群,如肠球菌和葡萄球菌所致感染的发生率呈现上升的趋势。

根据下尿路感染是否存在获得性感染或者治疗失败的风险因素,有无症状以及是否复发进行分类,可以将下尿路感染分为急性非复杂性膀胱炎、复杂性膀胱感染、无症状菌尿以及反复发作性下尿路感染等不同的亚型。本章将就下尿路感染不同亚型的定义、流行病学特点、发病机制、临床表现、常用检查方法、诊断治疗原则等临床问题进行阐述和讨论。

(邵怡 编 乔庐东 审)

第二节　急性非复杂性膀胱炎

一、非复杂性膀胱炎的诊断

(一)定义、流行病学及危险因素

非复杂性膀胱炎的定义是急性、偶发或复发性膀胱炎,仅限于不伴有泌尿系解剖或者功能上的异常及其他合并症,短期抗菌药物治疗即可治愈,通常不会对肾脏功能造成影响。几乎 1/2 的女性在一生中会经历至少一次膀胱炎发作。有调查显示,到 24 岁时,将近 1/3 的女性至少发生过一次膀胱炎。危险因素包括女性,性交,使用杀精剂、子宫帽及避孕套,新的性伴侣,母亲有尿路感染史及幼年尿路感染史,阴道感染及基因易感性等。

(二)细菌谱

大肠埃希菌(*Escherichia coli*)是最常见的尿路感染的致病菌。75% 的门诊尿路感染患者及 65% 的住院尿路感染由大肠埃希菌引起。其他的致病菌包括腐生葡萄球菌、肺炎克雷伯菌、铜绿假单胞菌、变形杆菌、无乳链球菌等。非大肠埃希菌导致的尿路感染多见于反复尿路感染、男性、有异物或梗阻存在或留置导尿管的患者。

(三)临床表现

该病多发病突然,女性患者发病多与性行为有关。临床表现为尿频、尿急、尿痛、耻骨上膀胱区或会阴部不适、尿道烧灼感。尿频程度不一,严重者数分钟排尿 1 次或有急迫性尿失禁,但应排除存在妇科疾病或其他引起膀胱过度活动症状疾病的可能。尿液混浊,常见终末肉眼血尿,有时为全程肉眼血尿,甚至有血块排出。一般无全身症状,体温正常或仅有低热。

(四)诊断

存在下尿路症状(尿痛、尿频和尿急)并排除妇科疾病或其他引起膀胱过度活动症状的疾病即应考虑非复杂性膀胱炎。但在老年女性患者中,泌尿生殖系统症状不一定与膀胱炎有关。

临床诊断要点:

1. 病史询问(medical history)

(1)尿路感染相关症状的特点、持续时间及其伴随症状。

(2)既往史、药物史及相关病史等(如是否留置导尿管或近期有无尿道腔内操作史、有无糖尿病或免疫抑制疾病史、有无尿道功能或解剖结构异常等),以排除复杂性尿路感染。

(3)患者的一般情况,如睡眠、饮食等。

2. 体格检查(physical examination)

(1)腹部检查:急性膀胱炎患者可有耻骨上区压痛,但缺乏特异性。

(2)尿道外口检查:明确是否存在处女膜融合、处女膜伞、尿道旁腺炎等。

3. 实验室检查(laboratory examination)

(1)尿常规:亚硝酸盐阳性可提示革兰氏阴性菌的存在,白细胞酯酶提示尿液中白细胞的存在。

(2)血常规:如果出现发热应行血常规检查以排除急性肾盂肾炎。急性肾盂肾炎常见血白细胞、中性粒细胞升高,急性膀胱炎可无上述改变。

(3)尿涂片镜检细菌:能快速诊断有意义细菌尿,但有假阳性和假阴性的可能。

(4)尿细菌培养:推荐适用于下列患者,①症状没有缓解或在治疗结束 2~4 周内复发的患者;②症状不典型的女性患者。

4. 影像学检查　非复杂性膀胱炎一般不需要做影像学检查,仅在以下情况考虑行影像学检查:①再发性尿路感染;②疑为复杂性尿路感染;③少见的细菌感染;④妊娠期曾有无症状性细菌尿或尿路感染者;⑤感染持续存在。

（五）急性膀胱炎症状评分

2014年,Jakhongir等设计了一套急性膀胱炎症状评分表。该套量表分为A表(诊断表)和B表(复诊表)(表2-1-2-1)。A表主要用于患者初始评估,分为常见症状、特别症状、生活质量和补充资料4个部分;而B表主要用于患者疗效评估,在A表基础上增加了病程部分。该量表目前已有英语、俄语、德语、意大利语、中文等多种语言版本。

表2-1-2-1　急性膀胱炎症状评分表

首次应诊-A表(诊断表)

时间:＿＿＿＿时:＿＿＿＿分　应诊日期:＿＿/＿＿/＿＿(日/月/年)

请指出过去24h内你有没有以下症状,并评估严重性(请每一项病征只选择一个答案)						
			0	1	2	3
常见	1	尿频但小便量少(经常上厕所)	否	是,轻微	是,中等	是,严重
			≤4次/d	5~6次/d	7~8次/d	≥9次/d
	2	尿急感(突然有非常强烈的感觉想去小便)	否	是,轻微	是,中等	是,严重
	3	小便赤痛	否	是,轻微	是,中等	是,严重
	4	感觉膀胱无法把小便排清(排尿后仍有便意)	否	是,轻微	是,中等	是,严重
	5	非小便时肚脐下腹部有疼痛感	否	是,轻微	是,中等	是,严重
	6	小便有血(非月经)	否	是,轻微	是,中等	是,严重
					"常见"总分=	分
特别	7	腰痛(单边或两边)	否	是,轻微	是,中等	是,严重
	8	异常阴道分泌(如分泌量、颜色、气味)	否	是,轻微	是,中等	是,严重
	9	非小便时尿道口有分泌物	否	是,轻微	是,中等	是,严重
	10	发热	否	是,轻微	是,中等	是,严重
		(假如有量度请指出体温)	≤37.5℃	37.6~37.9℃	38.0~38.9℃	≥39.0℃
					"特别"总分=	分
生活质量	11	请指出以上症状在过去24h内造成的不适程度(选择一项最合适的答案) 0 没有不适(感觉与平时一样) 1 轻微不适(感觉比平时差些) 2 中等不适(感觉很差) 3 严重不适(感觉很严重)				

续表

		请指出以上症状在过去 24h 内如何影响你的日常活动、工作？（选择一项最合适的答案）		
生活质量	12	0 没有影响（与平时工作一样） 1 轻微影响（工作时有点儿不舒服） 2 中等影响（工作时比平常更吃力） 3 严重影响（不能正常工作）		
		请指出以上症状在过去 24h 内如何影响你的社交活动（拜访朋友、聚会等）（选择一项最合适的答案）		
	13	0 没有影响　（正常社交） 1 轻微影响（比平时减少活动） 2 中等影响（需要更多时间留在家中） 3 严重影响（不能外出）		
		"生活质量"总分 = 　　　分		
补充资料	14	请说明你在填问卷时有否		
		正在月经期	否	是
		经前综合征（PMS）(1)	否	是
		更年期症状（如潮热）(2)	否	是
		妊娠	否	是
		确诊有糖尿病	否	是
		(1) 妇女周期性地在月经前出现身体上的不适、心理或行为方面的改变，月经后症状自然消失 (2) 停经前 4~5 年，常见症状有潮热、月经周期和血量异常、盗汗、失眠、情绪不稳定、外阴干燥		

请完成问卷后交回你的医师。感谢您的合作！

复诊问卷 - B 表

时间：_____ 时：_____ 分　应诊日期：　　/　/　（日 / 月 / 年）

	请比较第一次应诊后，症状是否有不同				
病程	0 是，感觉正常（所有症状已经不见）				
	1 是，感觉明显好了（大部分症状减轻了）				
	2 是，感觉比上次好些（仍然有部分症状）				
	3 不，感觉没有变化（症状和上次一样）				
	4 是，感觉更严重（我的情况比上次更差）				

请指出过去 24h 内你有没有以下症状，并评估严重性（请每一项病征只选择一个答案）

			0	1	2	3
常见	1	尿频但小便量少（经常上厕所）	否	是，轻微	是，中等	是，严重
			≤4 次 /d	5~6 次 /d	7~8 次 /d	≥9 次 /d
	2	尿急感（突然有非常强烈的感觉想去小便）	否	是，轻微	是，中等	是，严重
	3	小便赤痛	否	是，轻微	是，中等	是，严重
	4	感觉膀胱无法把小便排清（排尿后仍有便意）	否	是，轻微	是，中等	是，严重

续表

常见	5	非小便时肚脐下腹部有疼痛感	否	是,轻微	是,中等	是,严重
	6	小便有血(非月经期)	否	是,轻微	是,中等	是,严重
					"常见"总分 =	分
特别	7	腰痛(单边或两边)	否	是,轻微	是,中等	是,严重
	8	异常阴道分泌物(如分泌量、颜色、气味)	否	是,轻微	是,中等	是,严重
	9	非小便时尿道口有分泌物	否	是,轻微	是,中等	是,严重
	10	发热	否	是,轻微	是,中等	是,严重
		(假如有量度请指出体温)	≤37.5℃	37.6~37.9℃	38.0~38.9℃	≥39.0℃
					"特别"总分 =	分

生活质量	11	请指出以上症状在过去 24h 内造成的不适程度(选择一项最合适的答案)
		0 没有不适(感觉与平时一样) 1 轻微不适(感觉比平时差些) 2 中等不适(感觉很差) 3 严重不适(感觉很严重)
	12	请指出以上症状在过去 24h 内如何影响你的日常活动、工作?(选择一项最合适的答案)
		0 没有影响(与平时工作一样) 1 轻微影响(工作时有点儿不舒服) 2 中等影响(工作时比平常更吃力) 3 严重影响(不能正常工作)
	13	请指出以上症状在过去 24h 内如何影响你的社交活动(拜访朋友、聚会等)(选择一项最合适的答案)
		0 没有影响　(正常社交) 1 轻微影响(比平时减少活动) 2 中等影响(需要更多时间留在家中) 3 严重影响(不能外出)
		"生活质量"总分 =　　　　　分

补充资料	14	请说明你在填问卷时有否		
		正在月经期	否	是
		经前综合征(PMS)(1)	否	是
		更年期症状(如潮热)(2)	否	是
		妊娠	否	是
		确诊糖尿病	否	是
		(1) 妇女周期性地在月经前出现身体上的不适、心理或行为方面的改变,月经后症状自然消失 (2) 停经前 4~5 年常见症状有潮热、月经周期和血量异常、盗汗、失眠、情绪不稳定、外阴干燥		

请完成问卷后交回你的医师。感谢您的合作!

在常见症状部分主要包括尿频、尿急、尿痛、尿不尽、下腹痛和血尿症状。特别症状部分主要包括腰痛、异常阴道分泌物、尿道口分泌物及发热症状。生活质量部分主要包括不适程度、影响工作生活程度及影响社交程度。补充资料部分需要患者提供填写问卷时是否处于经期、是否有经前综合征、是否有更年期症状、是否妊娠及是否确诊糖尿病。病程部分则需要患者告知与第一次就诊相比症状是否消失、缓解、不变或加重。

常见症状评分阈值定为 6 分，≥6 分认为患有急性膀胱炎，具有 94% 的敏感度和 90% 的特异度。而治疗成功与否的标准定为：①常见症状部分得分≤4 分且任意一项得分均≤1 分；②无明显肉眼血尿，该标准具有 88% 的敏感度和 74% 的特异度。因此，建议在临床实践中可综合急性膀胱炎症状评分及病史、体检、实验室检查及影像学检查进行诊断。

二、绝经前女性非复杂性膀胱炎的治疗

非复杂性膀胱炎的治疗目的在于消灭病原菌，缓解症状，防止肾功能损害和感染的扩散。推荐使用短程抗菌药物疗法，因为与安慰剂相比，使用抗菌药物治疗的女性临床成功率显著提高。对于有轻度至中度症状的女性患者，可考虑个体化对症治疗（如布洛芬）作为抗菌药物治疗的替代方法。

（一）短程疗法

一线治疗可选择采用磷霉素氨丁三醇（3g，隔日 1 次，共 1~3 次）、呋喃妥因（100mg，3 次/d，连用 5d），或左氧氟沙星（0.5g，1 次/d，连用 3d）及第二代头孢菌素。若所在地区的大肠埃希菌耐药率低于 20%，可首选复方新诺明（160/800mg，2 次/d，连用 3d）或甲氧苄啶（200mg，2 次/d，连用 5d）治疗。绝大多数急性非复杂性膀胱炎患者经短程疗法治疗后，尿菌可转阴。

肾功能不全的患者，药物经肾脏排泄减少可能会影响抗菌药物的选择。然而，大多数抗菌药物具有较大范围的治疗指数，一般来说当肾小球滤过率（glomerular filtration rate，GFR）<20mL/（min·1.73m²）时才需要调整剂量，但具有潜在肾毒性的抗菌药物（如氨基糖苷类药物）除外。祥利尿剂（如呋塞米）和头孢菌素的组合具有肾毒性。估计肾小球滤过率（estimated glomerular filtration rate，eGFR）<30mL/（min·1.73m²）的患者禁止使用呋喃妥因，因为该药物的积累会导致不良反应增加以及尿路感染恢复减慢，从而增加治疗失败的风险。

（二）对症治疗

治疗期间建议患者多饮水，可用黄酮哌酯盐或抗胆碱能类药物缓解膀胱痉挛，减轻膀胱刺激症状。

国内曾有学者报道，对首次发生下尿路感染者，可选择单次使用抗菌药物，而对有多次发作史者，给予 3~5d 疗程可降低尿路感染的再发率。

三、绝经后女性尿路感染

绝经后女性急性非复杂性膀胱炎的治疗方案同绝经期前非妊娠女性的急性非复杂性膀胱炎，即建议采用短程疗法联合对症治疗。此外，有研究表明，阴道局部使用雌激素霜剂（雌三醇乳膏）可使绝经后女性泌尿生殖道萎缩的黏膜恢复，并增加阴道内乳酸杆菌的数量，降低阴道 pH，从而有利于预防尿路感染再发。但是，长期使用雌激素可能会增加女性肿瘤的发病率，故应在妇科医师的指导下应用。

对于急性非复杂性膀胱炎的患者，并不推荐治疗后无症状的患者进行尿液分析或者尿培养的常规随访。对于女性患者，若治疗结束后症状未缓解或者在治疗 2 周内复发的患者需进行尿培养及药敏试

验。对这些患者的治疗需考虑感染细菌对原先使用的抗菌药物存在耐药的情况,可以考虑使用其他的抗菌药物进行为期 7d 的治疗。

（邵怡　编　乔庐东　审）

第三节　复杂性膀胱感染

一、流行病学和病因学

(一) 基本定义

复杂性膀胱炎(complicated cystitis)又称复杂性下尿路感染,是指尿路感染患者存在与宿主相关的因素(如潜在的糖尿病或免疫抑制)或与尿路相关的特定解剖或功能异常(如尿路梗阻、逼尿肌功能障碍导致的膀胱排空不全等),导致其感染比非复杂性感染更难以根除。复杂性尿路感染诊断标准参照相关章节。

由于复杂性下尿路感染常发生于伴有泌尿生殖道结构或功能异常或存在其他潜在疾病的患者,导致临床治疗困难,更易进展为全身性、重症性感染。而长期反复抗菌药物的应用,或可导致尿路感染病原体分布发生改变,并诱导病原菌耐药性的产生,使临床医师在抗菌药物的选择上出现困难。

(二) 细菌谱

复杂性下尿路感染致病菌多样,以革兰氏阴性菌最多见(以大肠埃希菌、肺炎克雷伯菌、奇异变形杆菌为主),其次为革兰氏阳性菌,少数由真菌引起。国内复杂性尿路感染细菌谱的特点是大肠埃希菌感染比例降低,而产超广谱 β- 内酰胺酶(ESBLs)菌株比例升高,另一个特点是肠球菌感染比例升高。在一项中国北方及东南地区的多中心研究报道中,引起复杂性下尿路感染的革兰氏阴性菌占 51.3%,主要包括大肠埃希菌(40.5%),其中 ESBLs 阳性比例为 60.0%,肺炎克雷伯菌(5.4%),其中 ESBLs 阳性比例为50.0%,奇异变形杆菌(2.7%),其他革兰氏阴性菌(2.7%)。革兰氏阳性菌占 48.7%,包括粪肠球菌(13.5%),表皮葡萄球菌(13.5%),其中甲氧西林耐药(methicillin resistant,MR)阳性比例为 40.0%,以及其他革兰氏阳性菌(21.6%)。具体分布大致见表 2-1-3-1。

表 2-1-3-1　复杂性尿路感染细菌谱

病原菌	构成比 /%	病原菌	构成比 /%
革兰氏阴性菌	51.3	革兰氏阳性菌	48.7
大肠埃希菌	40.5	粪肠球菌	13.5
肺炎克雷伯菌	5.4	表皮葡萄球菌	13.5
奇异变形杆菌	2.7	其他革兰氏阳性菌	21.6
其他革兰氏阴性菌	2.7		

二、诊断评估

(一) 临床表现

复杂性膀胱感染可能有典型的临床症状,如尿痛、尿急、尿频、耻骨上疼痛和发热等。但在某些临床情况下症状可能是不典型的,如在神经源性膀胱、导管相关尿路感染(CAUTI)等。临床医师还必须认识到下尿路症状(LUTS),不仅可由泌尿道感染引起,还可以由其他泌尿系统疾病引起,如良性前列腺增生、脊柱病变和神经源性膀胱患者的自主神经功能障碍。复杂性膀胱感染中通常还伴有可能与泌尿系统异常有关的内科状况,如糖尿病和肾衰竭。

(二)尿培养

菌尿在诊断复杂性膀胱感染时有重要的作用,对于复杂性尿路感染,取患者清洁中段尿行细菌培养,女性患者细菌数 $>10^5$CFU/mL,男性患者细菌数 $>10^4$CFU/mL,或所有患者导尿留取的尿标本细菌菌落计数 $>10^4$CFU/mL,具有诊断价值。当然临床工作中可能会遇到无症状菌尿患者,该类患者需要取 2 次间隔 24h 尿液,2 次尿液培养细菌数均 $>10^5$CFU/mL 并且为同种细菌,对于复杂性膀胱感染也有诊断意义。

(三)其他相关检查

当患者伴有体温升高时,需行血液细菌培养和药敏试验,测定血清降钙素原(PCT)浓度,判断感染严重程度。出现以下情况之一,建议行影像学检查:①伴有尿路梗阻症状,如排尿困难;②抗菌治疗 72h 后仍有发热;③抗菌治疗后感染迅速复发;④既往反复出现复杂性尿路感染。影像学检查包括超声、腹部 X 线片、尿路造影和泌尿系 CT,超声检查可作为首选。主要目的是寻找泌尿生殖道结构、功能异常或者其他存在易发感染的疾病,判断是否存在脓肿等泌尿系形态学改变,并与其他疾病相鉴别。

三、分型

按照伴随疾病将其分为两类:①尿路感染并发的因素能通过治疗而得以去除的患者,如结石的去除,留置导尿管的拔除;②尿路感染并发的因素的治疗是不能或者不能完全去除的患者,如永久性留置导尿管、手术后尿路解剖异常、神经源性膀胱或移植后免疫抑制状态等。

四、治疗

(一)抗菌药物治疗

推荐根据尿培养和药敏试验结果选择敏感抗菌药物。对于有症状复杂性尿路感染的经验性治疗需要了解可能的病原菌谱和当地的耐药情况,还要对基础泌尿系统疾病的严重程度进行评估(包括对肾功能的评估)。抗菌药物的经验性治疗需根据临床反应和尿培养结果及时进行修正。详细抗菌药物选择参照复杂性尿路感染章节。

(二)外科手术治疗

积极手术治疗引起或加重尿路感染的尿路梗阻性疾病,包括结石、肿瘤、狭窄、先天性畸形等。在施行手术前要积极控制感染,以免手术时继发尿源性脓毒症。

(三)治疗后随访及预防

对于不能去除感染诱发因素的患者,纠正复杂性尿路感染后,需进一步治疗合并症(如积极控制血糖),加强护理,并对患者进行健康教育,增强防范意识。由于引起复杂性尿路感染的致病菌耐药率较高,治疗后仍存在较大的复发风险。建议在治疗结束的前后行细菌培养和药敏试验。除存在膀胱输尿管反流的儿童等特殊情况外,不推荐预防性应用抗菌药物防止尿路感染复发。

(邵怡 编 乔庐东 审)

第四节　无症状菌尿

尿路感染分为症状性尿路感染和无症状菌尿（asymptomatic bacteriuria，ABU），临床中常重视对前者的处理，而忽略对 ABU 的诊治，临床应给予重视。

一、定义

无症状菌尿（ABU）又称隐匿型菌尿，是一种隐匿型尿路感染，属于一种特殊的尿路感染，其细菌可能来自肾脏或来自膀胱。无症状菌尿即指无任何尿路感染症状或体征的真性细菌尿。

一般认为，对于一个没有任何尿路感染症状或体征的患者，以标准方式收集中段清洁尿液标本，培养检测出定量的细菌，连续 2 次 $\geqslant 10^5\text{CFU/mL}$，且 2 次菌种相同，即为 ABU。对于经导尿留取的尿标本如培养的细菌菌落计数 $\geqslant 10^2\text{CFU/mL}$ 时亦可诊断为真性细菌尿。近来也有观点认为，由于男性留取尿标本的过程污染概率小，仅需 1 次检查 $\geqslant 10^5\text{CFU/mL}$ 即可确诊。

二、发病率

ABU 目前病因不明，通常存在于健康女性和泌尿生殖系统异常的人群。其发生由宿主和微生物两方面因素共同决定，其患病率因年龄、性别、性行为和生殖泌尿系统畸形而不同（表 2-1-4-1）。婴幼儿时期，尽管该病的发病率只有不到 0.5%，但随着年龄的增加，其发病率也随之增长。健康女性中菌尿症的患病率在 5~14 岁时为 1% 左右，80 岁以上则超过 20%。而长期住院护理的患者，ABU 的发病率可高达 40%~50%。总体而言，ABU 在女性中发病率更高，且随着年龄增长或处于妊娠期时，发病风险增加，其原因可能是女性尿道较短，这使得来自尿道和会阴的细菌到膀胱的距离更短。事实上，大多数女性在性交后会有一过性菌尿，但这些女性很少出现感染症状，因为机体的正常防御机制在大多数情况下会阻止感染症状的发生。年轻男性 ABU 并不常见，一旦发现应考虑慢性细菌性前列腺炎。而对于存在糖尿病或肾脏疾病等基础疾病的患者，ABU 发病风险更高；住院患者行外科手术、侵入性导尿以及长期留置导尿管也是 ABU 的高危因素。

表 2-1-4-1　不同人群的无症状菌尿患病率

人群	患病率 /%	人群	患病率 /%
儿童		社区老年人（超过 70 岁）	
男性	<1.0	女性	10.8~16.0
女性	1.0~2.0	男性	3.6~19.0
健康的绝经前女性	1.0~5.0	长期护理的老年人	
妊娠期女性	1.9~9.5	女性	25.0~50.0
绝经后女性（50~70 岁）	2.8~8.6	男性	15.0~40.0
糖尿病患者		脊髓损伤人群	
女性	10.8~16.0	间断导尿管导尿	23.0~89.0
男性	0.7~11.0	括约肌切开术后	57.0

续表

人群	患病率 /%	人群	患病率 /%
肾移植患者		血液透析人群	28.0
移植后 1 个月	23.0~24.0	留置导尿管人群	
移植后 1 个月 ~1 年	10.0~17.0	短期	9.0~23.0
移植后 >1 年	2.0~9.0	长期	100.0

ABU 的致病菌有很多种,其中最常见的是大肠埃希菌,其他的肠杆菌科(如奇异变形杆菌、肺炎克雷伯菌等)、铜绿假单胞菌和革兰氏阳性菌(如肠球菌种、金黄色葡萄球菌、凝固酶阴性葡萄球菌和 B 群链球菌)等也是 ABU 的常见致病菌。对于女性患者,肺炎克雷伯菌、肠球菌、B 群链球菌和阴道加德纳菌等也是比较常见的致病菌。肠球菌种、革兰氏阴性杆菌以及凝固酶阴性葡萄球菌则在男性患者中比较常见。对于长期留置尿管的患者,铜绿假单胞菌、奇异变形菌等耐药菌也较为常见。此外,近年来也发现在部分健康成人和神经源性膀胱患者尿中存在某些无法培养鉴定的细菌。

值得注意的是 ABU 患者宿主免疫反应不如有症状性尿路感染强。菌尿特点是尿中性粒细胞数量、白介素 6(IL-6)和肥大细胞蛋白酶 -1 很低。从 ABU 患者中分离出的大肠埃希菌的毒性特征和没有泌尿系统感染的健康人群的肠道菌群共生菌株相比,表现出低的增长速率和细胞最终密度的减少。

三、是否需要治疗

ABU 在临床工作中较为常见,常见的易感因素包括糖尿病、妊娠或绝经后女性、慢性肾脏病,脊髓损伤、长期留置导尿的患者,疾病或药物治疗导致的全身免疫力低下等。

虽然有时 ABU 是有症状性尿路感染的高危因素,但其治疗并不一定减少有症状性尿路感染或其他不良事件的发生。因此,ABU 的治疗与否主要取决于抗菌药物的使用是否能降低特定人群发生不良事件的风险。目前认为,抗菌药物的使用有利于降低妊娠期女性和接受泌尿外科手术的 ABU 患者不良事件的发生,推荐对这两类 ABU 患者进行抗菌药物治疗。

值得注意的是,对于尿路感染合并脓尿的患者,脓尿并不是尿路感染特定的表现,它也可能发生在其他泌尿生殖道的炎症性疾病(如阴道炎),菌尿和脓尿既可以单独存在,也可以合并存在。因此有无脓尿并不足以诊断是否为细菌尿,也不能以此决定是否需要抗感染治疗。

四、筛查和治疗的指征和治疗方案

近来,人们越来越关注微生物群在人体内的重要性,并认为抗菌治疗可能对微生物产生不利影响,如导致细菌耐药性增加和正常人体寄生菌紊乱。在临床工作中,不同人群 ABU 的筛查和治疗原则不同。目前认为,除了妊娠期女性和接受泌尿外科手术(有尿路黏膜破坏风险)的患者外,其余 ABU 人群一般不推荐进行常规筛查和治疗(表 2-1-4-2)。需要注意的是,抗菌药物的滥用可能会使尿路感染复杂化,根据感染的人群不同,ABU 的治疗方案也随之不同。

尿白细胞酯酶和亚硝酸盐试验通常可用于尿路感染的初级评估。尿液白细胞酯酶对脓尿的检测敏感性为 75%~96%,特异性为 94%~98%,但对 ABU 不具有特异性。尿液显微镜检查细菌仍然是一个有效的检测菌尿的方法。

表 2-1-4-2　无症状菌尿的筛查和治疗方案

患者类型	是否推荐常规和治疗
行泌尿外科侵入性手术患者	推荐
妊娠期女性	推荐
婴儿和儿童	不推荐
健康的绝经前、非妊娠女性或健康的绝经后女性	不推荐
糖尿病女性	不推荐
社区老人	不推荐
长期护理的老人	不推荐
脊髓损伤患者	不推荐
留置导尿管患者(注意:拔除导尿管 48h 后仍然出现导管相关菌尿者应考虑接受抗感染治疗)	不推荐
择期非泌尿外科手术患者	不推荐
免疫功能不全和肾移植患者	不推荐
非肾器官移植患者	不推荐

而尿亚硝酸盐检测在诊断菌尿方面的应用也存在局限性,包括:①非产亚硝酸盐的病原体感染;②收集样本到检测样本之间时间过长;③自上次检测出亚硝酸盐水平后的标本放置较长时间。因此,应将尿白细胞酯酶和亚硝酸盐检测相结合,其特异性高于单独检测。

1. 绝经前、未孕女性　虽然绝经前、未孕的 ABU 女性更易出现症状性泌尿系统感染,但 ABU 的短期治疗并不能降低症状性菌尿的发生率或防止菌尿进一步发展。目前尚缺乏证据表明 ABU 会造成远期有害结果或降低生存率(如高血压、肾功能不全、泌尿生殖器肿瘤)。因此,不建议检测或治疗绝经前及未孕女性的 ABU。

2. 妊娠期女性　ABU 是首个被明确的与围生期不良结局密切相关的亚临床感染之一。患 ABU 的妊娠妇女产出早产儿或低体重儿的概率是无菌尿女性的 20~30 倍。

由于白细胞酯酶和亚硝酸盐检测对诊断妊娠妇女菌尿的敏感性较低,所以需要尿培养来进行筛查。目前监测方案尚不统一,国际指南建议在妊娠 12~16 周或产前第一次就诊时进行尿培养,而对于初次筛查培养阴性或首次 ABU 发作后接受治疗的妇女,目前没有足够的证据建议是否在妊娠期间进行重复筛查;另外,也有建议称妊娠前 3 个月应每个月行 1 次尿培养检查。尿培养 >10^5CFU/mL 视为阳性结果。此外,B 组链球菌 >10^4CFU/mL 是细菌阴道定植的指标,通常用于判断是否需要治疗妊娠期感染。

妊娠期间治疗 ABU 可使妊娠妇女继发肾盂肾炎的风险从 20%~35% 降低到 1%~4%。肾盂肾炎作为妊娠妇女住院治疗最常见的非产科原因之一,降低其发生率能够降低围手术期并发脓毒血症和呼吸窘迫综合征的风险,同时也能改善胎儿的状况,减小产出低体重儿和早产儿的概率。值得注意的是,国际指南表明由于未治疗的 ABU 妊娠妇女患肾盂肾炎的发病趋势降低,ABU 妊娠妇女筛查和治疗的建议程度由原来的高度改为中度。患有 ABU 或有症状性尿路感染的妊娠妇女应该接受口服抗菌药物治疗(如阿莫西林、头孢呋辛、头孢氨苄等)并定期复查。但持续抗菌治疗并不能使 ABU 的妊娠妇女获益更多,建议对其进行 3~7d 的抗菌治疗,并定期复查,最佳疗程因服用的抗菌药而异,以药物特点选择效果显著的最短疗程为宜,并至少进行一次随访尿培养。

3. 糖尿病女性 对于合并 ABU 的糖尿病患者,长期抗菌治疗并没有延迟或降低症状性尿路感染的发生率,以及因尿路感染或其他原因住院治疗的概率。因此不建议检测或治疗糖尿病患者的 ABU。

4. 老年人 对于老年 ABU 患者的抗菌治疗不但没有降低症状性感染的发生率或提高生存率,反而可能会因此导致一些不良后果,如艰难梭状芽孢杆菌感染、抗菌药物耐药性增加或药物不良反应。在目前没有证据表明抗菌治疗对这一人群有益的情况下,更加建议结合其他原因综合评估,并仔细观察,而不是将抗菌治疗作为首要处理方案。因此不建议对 ABU 老年患者进行检测和治疗。

5. 中性粒细胞减少的患者 对于中性粒细胞减少的患者而言,目前仍缺乏有效依据表明 ABU 的发生率与其进展为有症状性尿路感染的概率呈正相关,且尚无证据表明中性粒细胞减少患者发生 ABU 的风险高于正常人群。因此不建议对中性粒细胞减少患者的 ABU 进行检测和治疗。

6. 脊髓损伤的患者 脊髓损伤的患者 ABU 和症状性尿路感染发病率均较高。无论是否给予规律抗菌药物治疗,出现症状性尿路感染的发生率相似,而且治疗后尿液培养结果显示细菌的抗菌药物耐药性有所增加,因此不建议对脊髓损伤患者进行 ABU 的检测和治疗。

7. 留置导尿管的患者 如果情况允许,留置的导尿管应及时拔出,患者应该接受间断的导尿管插入以降低症状性尿路感染发生的风险。长期留置导尿管的患者都会合并 ABU,但治疗与否对患者出现症状性尿路感染的发生率是没有区别的,而且,接受抗菌药物治疗的患者在治疗后发生细菌耐药的概率明显增加。因此,不建议进行抗菌治疗或预防性应用抗菌药物,只有出现感染伴随症状时才需要治疗。

对于短期留置导尿的患者,不建议行 ABU 的检测或治疗,但如果在拔除导尿管 48h 后,仍然出现导管获得性菌尿者应考虑接受治疗。

8. 儿童 目前并没有证据表明菌尿症的诊断和治疗对无尿路感染症状的婴儿和儿童有价值。因此,不建议对儿童进行 ABU 的检测和治疗,但无尿路感染症状的婴儿或儿童若出现发热,且不伴随其他方面症状(如咳嗽),应行尿培养检查。

9. 泌尿外科手术 目前认为,对于较小的泌尿外科手术操作,若术中损伤尿路黏膜的可能性较低,如行尿动力学检查、BCG 灌注或膀胱镜检查,则不需要在术前对 ABU 进行检测和治疗。而对于会破坏尿路黏膜完整性的侵入性泌尿外科手术,特别是腔内泌尿外科手术,如经尿道前列腺切除术(transurethral resection of prostate,TURP)、经尿道膀胱肿瘤切除术(transurethral resection of bladder tumor,TURBT)、经皮肾取石术(percutaneous nephrolithotomy,PCNL)等,菌尿是一个术后发生严重脓毒血症的危险因素,因此需进行检测及治疗。

行 TURP 或 TURBT 的患者,术前预防性使用抗菌药物可减少术后发热及脓毒血症的发生,这种情况下行 ABU 的检测和治疗是有价值的。因此,对于不同的泌尿外科手术 ABU 的处理也有所不同。目前研究并未对此类 ABU 治疗的时间达成共识,国际指南建议术前 30~60min 予以单剂量抗菌药物处理 ABU 是足够的,且不良事件发生较少。另外,对放置或更换肾造瘘管和留置输尿管支架的患者,ABU 被认为是感染并发症的危险因素,因此,建议在术前进行筛查和治疗。

对于计划接受人工尿道括约肌或阴茎假体植入手术的患者,由于所有患者均应在器械设备植入前接受标准的围手术期抗菌药物预防,因此不建议检测或治疗。

10. 骨科手术 对于行骨科手术的患者,ABU 的治疗与否并未对术后手术区域的感染带来影响,ABU 并不是关节置换术后手术区域感染的原因,因此不建议对行骨科手术患者的 ABU 进行治疗。

11. 肾移植术后 ABU 可发生在 17%~51% 的肾移植受者中,其危险因素包括女性、急性排斥反应、巨细胞病毒感染、膀胱 - 输尿管反流或狭窄等。目前尚不确定抗菌药物的使用是否有利于降低移植肾术后 ABU 或有症状泌尿系统感染的发病率,以及 ABU 对移植肾长期生存或肾功能改变的具体影响。

同时,抗菌药物使用也会增加耐药菌的风险,因此目前不推荐对肾移植患者的 ABU 进行检测和治疗。

12. 非肾实体器官移植术后 对于非肾实质性器官移植患者,有症状性尿路感染及其不良反应较罕见,ABU 及其并发症的发生风险极低,并且为避免滥用抗菌药物而增加相关不良后果的风险。因此不建议对该类患者进行无症状菌尿的检测和治疗。

五、结语

综上所述,对于 ABU 患者,不同条件下的治疗原则及方案均有差别,医师应综合考虑每个患者的具体情况,合理使用抗菌药物,改善患者的预后,避免过度检查和过度治疗,减少由多重耐药微生物引起的感染。同时,应加强临床医师、护士和药剂师的合作,实现跨学科制订治疗方案,强调疾病综合管理和对患者及家属的宣教,以取得对 ABU 的最佳治疗效果。

(吴文起 编 乔庐东 审)

第五节 复发性尿路感染

一、复发性尿路感染的定义及危险因素

(一) 基本定义

复发性尿路感染(rUTI)系指尿路感染 6 个月内发作 2 次及以上,或 1 年内发作≥3 次,包括非复杂性和 / 或复杂性尿路感染复发。

虽然 rUTI 包括下尿路感染(膀胱炎)和上尿路感染(肾盂肾炎),但复发的肾盂肾炎更适合归类于复杂性尿路感染。为此,在本节中,除非另有说明,尿路感染(UTI)指经尿培养证实的急性细菌性膀胱炎及其相关症状。rUTI 十分常见,应通过中段尿培养病原学检查进行诊断。对于非典型病例,如合并肾结石、梗阻性尿路疾病、间质性膀胱炎或怀疑尿路上皮肿瘤者,应进行膀胱镜及影像学检查。

(二) 分类

反复发作尿路感染根据尿路细菌来源,可分为细菌持续存在和再感染两类。

1. 细菌持续存在 由相同细菌引起,并以在较短时间内再次发生为特点。

2. 再感染 发生时间间隔不尽相同,有时长达 2 周,通常由不同细菌导致。

细菌持续存在和再感染的关系:区分两者的意义在于治疗和管理方式不同,细菌持续存在为存在于泌尿系统的同一种细菌导致的感染,常见于合并泌尿系统解剖结构或功能异常,通常需要识别并采用手术方式切除或处理感染病灶,从而治愈复发性感染。再感染的女性则通常不存在异常的泌尿系统结构,为细菌再次进入泌尿系统导致的再次感染,常发生于机体免疫力和抵抗力低下状态,需要相应抗菌药物治疗和预防并长期随访观察。再感染现象在男性不常见。一旦发现,需要考虑是否存在泌尿系统其他疾病,如尿道狭窄,应该进行泌尿系统的影像学及内镜检查。

(三) 危险因素

1. 女性年龄相关危险因素 尿路感染多见于女性。国外研究表明大约 60% 的女性在一生中经历过有症状的急性膀胱炎,诊断为 UTI。据估计,20%~40% 的既往发生一次膀胱炎的女性可能会再次发作,其中 25%~50% 出现多次复发。对于年轻和绝经前女性,常见危险因素为性交,在性活跃的女性中,使用避孕膜杀精剂是导致 rUTI 的一个危险因素,其他包括新的性伴侣、母亲有泌尿道感染史、儿童时期尿路感染

病史、血型抗原分泌状态等。对于绝经后女性和老年女性,常见危险因素还包括绝经前尿路感染史、尿失禁、雌激素缺乏引起的萎缩性阴道炎、膀胱膨出、残余尿增加、留置导尿管、血型抗原分泌状态等。

2. 合并泌尿系统及其他疾病 反复发作尿路感染的患者可合并泌尿系统疾病,主要包括结构异常、功能异常和梗阻等。相关异常及疾病见表 2-1-5-1。

表 2-1-5-1 泌尿系统异常及其他疾病

解剖及发育异常	排尿异常	泌尿系统梗阻	其他
尿道憩室	膀胱输尿管反流	泌尿系统结石	糖尿病
膀胱憩室	神经源性膀胱	膀胱出口梗阻	妇科疾病
泌尿道瘘管	各种疾病引起的膀胱残余尿增多尿失禁	肾盂输尿管连接部狭窄等	

二、复发性尿路感染的行为改善

rUTI 的预防包括避免相关危险因素、非抗菌措施和抗菌药物预防。干预措施亦应按此顺序进行,如糖尿病患者控制血糖;避免过度清洁破坏阴道正常菌群;避免延长抗菌疗程(超过 5d)及使用广谱或不必要抗菌药物。此外,可采取多种行为和个人卫生措施,如保持充足的水分、性交后延迟排尿、避免长时间憋尿、排便后从前向后擦拭及冲洗和穿紧身内裤,以降低 rUTI 的风险。国外一项前瞻性队列研究表明,肠道微生物群是 rUTI 中致病菌的来源,提示食物摄入和旅行产生环境改变可能是导致 rUTI 的风险。

亦有研究表明,卫生习惯的改变、性交前和性交后排尿、避免使用热水浴缸、使用卫生棉条无法预防 rUTI。由于高质量研究证据有限,需根据后续相关临床试验结果进行更新,但加强对患者的健康教育仍具有积极意义。

三、复发性尿路感染的非预防抗菌药物措施

为了减少 rUTI 细菌耐药性,2015 年 WHO 出版《关于抗菌药物耐药性的全球行动计划》,以提高对世界范围内日益增多的抗菌药物耐药性问题的认识,这也引起对非抗菌药物预防 rUTI 的日益关注。

在绝经后女性中,使用阴道雌激素而非口服雌激素显示出预防 rUTI 的趋势(共计 201 名患者,RR 0.42,95%CI 0.16~1.10),但阴道刺激发生率为 6%~20%。绝经后阴道内雌激素减少,pH 增加,微生物群改变,从乳酸菌变成革兰氏阴性杆菌主导。局部雌激素治疗可降低阴道内 pH,减少革兰氏阴性细菌定植,同时恢复乳酸杆菌活性,口服雌激素则无法发挥这种作用。目前没有证据显示使用阴道雌激素会增加女性发生乳腺癌、子宫内膜增生或癌的风险,因其血清中雌激素水平并未增加。

国外研究显示,OM-89 疫苗(Uro-Vaxom)降低了尿路感染复发率,且具有良好的安全性(共有 4 项研究总计 891 名患者,RR 0.61,95%CI 0.48~0.78),2020 年 EAU《尿路感染诊疗指南》推荐其用于女性 rUTI 患者的免疫预防。

植物制剂如蔓越莓亦可能减少尿路感染复发(两项研究共计 250 名患者,RR 0.53,95% CI 0.33~0.83),口服乳酸菌则不能降低尿路感染的复发率。

四、复发性尿路感染的预防性抗菌药物应用

rUTI 通过尿培养进行诊断,国内一项多中心研究显示,其致病菌多样,以革兰氏阴性菌最多见,主

要为大肠埃希菌，其他包括变形杆菌和克雷伯菌；其次为革兰氏阳性菌，包括粪肠球菌、表皮葡萄球菌等，少数由真菌引起。长期、反复使用一种或多种抗菌药物治疗，常伴随药物不良反应，并导致药物耐药，推荐根据尿路感染细菌培养和药敏结果选择敏感抗菌药物。rUTI 的经验性治疗应考虑可能的病原菌谱以及抗菌药物的耐药情况使用一线治疗方法［如呋喃妥因、甲氧苄啶 - 磺胺甲噁唑（TMP/SMX）、头孢氨苄、头孢克洛、磷霉素氨丁三醇］治疗有症状的尿路感染。对于急性膀胱炎发作的 rUTI 患者，应根据临床效果，合理缩短抗菌药物使用时间，一般不超过 7d。国外专家意见，对于尿培养提示细菌对口服抗菌药物耐药的急性膀胱炎发作 rUTI 患者，可根据尿培养结果使用敏感的静脉抗菌药物，疗程一般不超过 7d。值得注意的是，抗菌药物的选择应基于患者因素，包括过敏及不良反应、耐受性、耐药情况、治疗费用或最近 3 个月内使用过特定抗菌药物等。肌酐清除率小于 30mL/min 的患者不宜使用呋喃妥因，耐药率高于 20% 的区域避免使用甲氧苄啶 - 磺胺甲噁唑，疑诊肾盂肾炎或复杂性尿路感染者应避免使用呋喃妥因、磷霉素氨丁三醇和匹美西林。

预防性抗菌药物的使用包括药物的选择、剂量以及疗程，但具体如何使用抗菌药物以预防 rUTI 缺乏新的研究。国外文献报道，在停止预防性抗菌药物应用后，治疗组和对照组再次发作风险相近；而治疗组不良反应较多，包括恶心、腹泻、阴道念珠菌病、皮肤皮疹、阴道和皮肤灼烧、瘙痒等。此外，持续与间歇使用抗菌药物相比，胃肠道和其他不良反应的发生率显著增加；长期使用抗菌药物后，正常阴道、尿道周围和肛门微生物群均发生改变。有关持续使用抗菌药物的时间和种类，国外一项荟萃分析支持持续使用抗菌药物 6~12 个月治疗 rUTI，另有两项 meta 表明呋喃妥因疗效优于其他抗菌药物，但不良事件风险更高。目前，持续性用药的疗程一般为 3~6 个月，甚至 1 年；间断性用药于性交后使用，疗程可为数月至 1~2 年。国外文献和指南推荐的预防性抗菌药物总结见表 2-1-5-2。

表 2-1-5-2　持续性和间断性预防性抗菌药物的使用

药物	用法用量
持续性预防性抗菌药物	
甲氧苄啶	100mg,po,q24h
甲氧苄啶 - 磺胺甲噁唑	40mg/200mg,po,q24h/q48h
呋喃妥因	50mg/100mg,po,q24h
头孢氨苄	125~250mg,po,q24h
磷霉素	3g,po,q10d
间断性预防性抗菌药物	
甲氧苄啶 - 磺胺甲噁唑	40mg/200mg,80mg/400mg,po
呋喃妥因	50~100mg,po
头孢氨苄	250mg,po
妊娠期间用药	
头孢氨苄	125mg/250mg,po,q24h
头孢克洛	250mg,po,q24h

引自：ANGER J,LEE U,ACKERMAN AL,et al. Recurrent uncomplicated urinary tract infections in women：AUA/CUA/SUFU guideline. J Urol,2019,202（6）：1273-1274.

po：口服（per os）。

（邢毅飞　编　乔庐东　审）

参考文献

［1］G. BONKAT R,BARTOLETTI F,BRUYÈRE,et al. EAU Guidelines on urological infections［M］. Milan:European Association of Urology,2021.

［2］FOXMAN B. Epidemiology of urinary tract infections:incidence,morbidity,and economic costs［J］. Dis Mon,2003,49(2): 53-70.

［3］FOXMAN B. Urinary tract infection syndromes:occurrence,recurrence,bacteriology,risk factors,and disease burden［J］. Infectious disease clinics of North America,2014,28(1):1-13.

［4］NABER KG. Surveillance study in Europe and Brazil on clinical aspects and Antimicrobial Resistance Epidemiology in Females with Cystitis(ARESC):implications for empiric therapy［J］. Eur Urol,2008,54(5):1164.

［5］WAGENLEHNER FM,HOYME U,KAASE M,et al. Uncomplicated urinary tract infections［J］. Dtsch Arztebl Int,2011, 108(24):415-423.

［6］HOOTON TM. Clinical practice. Uncomplicated urinary tract infection［J］. N Engl J Med,2012,366(11):1028-1037.

［7］VAN BUUL LW,VREEKEN HL,BRADLEY SF,et al. The development of a decision tool for the empiric treatment of suspected urinary tract infection in frail older adults:a delphi consensus procedure［J］. J Am Med Dir Assoc,20181,9(9): 757-764.

［8］VAN NIEUWKOOP C. Predicting the need for radiologic imaging in adults with febrile urinary tract infection［J］. Clin Infect Dis,2010,51(11):1266.

［9］GÁGYOR I,BLEIDORN J,KOCHEN MM,et al. Ibuprofen versus fosfomycin for uncomplicated urinary tract infection in women:randomised controlled trial［J］. BMJ,2015,351:h6544.

［10］《抗菌药物临床应用指导原则》修订工作组. 抗菌药物临床应用指导原则:2015年版. 北京:人民卫生出版社,2015.

［11］RAZ R,STAMM WE. A controlled trial of intravaginal estriol in postmenopausal women with recurrent urinary tract infections［J］. N Engl J Med,1993,329(11):753-756.

［12］杨仁勇,徐联方,谈华明,等.7-甲异炔酮防治老年女性再发性尿路感染和张力性尿失禁的随访结果分析[J]. 中国中西医结合肾病杂志,2001,2(8):482-483.

［13］SCHAEFFER AJ,MATULEWICZ RS,KLUMPP DJ. Infections of the urinary tract//WEIN AJ,KAVOUSSI LR,PARTIN AW,PETERS CA,et al. Campbell-Walsh Urology［M］. 11th ed. Philadelphia,PA:Elsevier,2016.

［14］《尿路感染诊断与治疗中国专家共识》编写组. 尿路感染诊断与治疗中国专家共识(2015版)—复杂性尿路感染[J]. 中华泌尿外科杂志,2015,36(4):241-244.

［15］BADER MS. An update on the management of urinary tract infections in the era of antimicrobial resistance［J］.Postgrad Med,2017,129(2):242-258.

［16］SOBEL JD. Urinary tract infections//MANDELL GL,BENNETT JE,et al.Principles and practice of infectious diseases［M］. 8th ed.Philadelphia:Elsevier Saunders,2014.

［17］QIAO LD. Characteristics of urinary tract infection pathogens and their in vitro susceptibility to antimicrobial agents in China:data from a multicenter study［J］.BMJ Open,2013,3(12):e004152-e004152.

［18］乔庐东,陈山,杨勇,等. 国内不同类型下尿路感染患者尿路病原菌构成及药敏分析的多中心研究[J]. 中华泌尿外科杂志,2015,36(9):690-693.

［19］DING X. Value of evaluating procalcitonin kinetics in diagnosis of infections in patients undergoing laparoscopic radical cystectomy［J］. Medicine(Baltimore),2017,96(42):e8152-e8152.

［20］YU M. Complicated Genitourinary Tract Infections and Mimics［J］. Curr Probl Diagn Radiol,2017,46(1):74-83.

［21］IFERGAN J. Imaging in upper urinary tract infections［J］. Diagn Interv Imaging,2012,93(6):509519.

［22］KONINGSTEIN M. Recommendations for the empirical treatment of complicated urinary tract infections using surveillance data on antimicrobial resistance in the Netherlands［J］. PLoS One,2014,9(1):e86634-e86634.

［23］QIAO LD.Evaluation of three-dose fosfomycin tromethamine in the treatment of patients with urinary tract infections：an uncontrolled，open label，multicentre study［J］. BMJ Open，2013，3（12）：e004157-e004157.

［24］全晶晶.拉氧头孢对肠杆菌科细菌及厌氧菌的体外抗菌活性观察［J］.中华医学杂志，2016，96（18）：1459-1464.

［25］BARTOLETTI R.Treatment of urinary tract infections and antibiotic stewardship［J］. European Urology Supplements，2016，15（4）：81-87.

［26］PANNEK J.Treatment of complicated urinary tract infections in individuals with chronic neurogenic lower urinary tract dysfunction：are antibiotics mandatory?［J］. Urol Int，2018，100（4）：434-439.

［27］ALIDJANOV JF，NABER KG，ABDUFATTAEV UA，et al. Reevaluation of the acute cystitis symptom score，a self-reporting questionnaire. Part Ⅰ. development，diagnosis and differential diagnosis［J］. Antibiotics（Basel），2018，7（1）：6.

［28］ALIDJANOV JF，NABER KG，PILATZ A，et al. Additional assessment of Acute Cystitis Symptom Score questionnaire for patient-reported outcome measure in female patients with acute uncomplicated cystitis：part Ⅱ［J］. World J Urol，2020，38（8）：1977-1988.

［29］KULCHAVENYA E. Editorial Comment to Role of increasing leukocyturia for detecting the transition from asymptomatic bacteriuria to symptomatic infection in women with recurrent urinary tract infections：A new tool for improving antibiotic stewardship［J］. Int J Urol，2018，25（9）：806-807.

［30］KELLER SC，FELDMAN L，SMITH J，et al. The use of clinical decision support in reducing diagnosis of and treatment of asymptomatic bacteriuria［J］. J Hosp Med，2018，13（6）：392-395.

［31］DITKOFF EL，THEOFANIDES M，AISEN CM，et al. Assessment of practices in screening and treating women with bacteriuria［J］. Can J Urol，2018，25（5）：9486-9496.

［32］SKELTON F，MARTIN LA，EVANSs CT，et al. Determining best practices for management of bacteriuria in spinal cord injury：protocol for a mixed-methods study［J］. JMIR Res Protoc，2019，8（2）：e12272.

［33］DULLR B，FRIEDMAN SK，RISOLDI ZM，et al. Antimicrobial treatment of asymptomatic bacteriuria in noncatheterized adults：a systematic review［J］. Pharmacotherapy，2014，34（9）：941-960.

［34］IPE D S，SUNDAC L，BENJAMIN WH，et al. Asymptomatic bacteriuria：prevalence rates of causal microorganisms，etiology of infection in different patient populations，and recent advances in molecular detection［J］. Fems Microbiology Letters，2013，346（1）：1-10.

［35］TAN CK，ULETT KB，STEELE M，et al. Prognostic value of semi-quantitative bacteruria counts in the diagnosis of group B streptococcus urinary tract infection：a 4-year retrospective study in adult patients［J］. BMC Infectious Diseases，2012，12（1）：1-8.

［36］WOLFE AJ，TOH E，SHIBATA N，et al. Evidence of uncultivated bacteria in the adult female bladder［J］. Journal of Clinical Microbiology，2012，50（4）：1376-1383.

［37］FOUTS DE，PIEPER R，SZPAKOWSKI S，et al. Integrated next-generation sequencing of 16S rDNA and metaproteomics differentiate the healthy urine micro biome from asymptomatic bacteriuria in neuropathic bladder associated with spinal cord injury［J］. Journal of Translational Medicine，2012，10（1）：174.

［38］SIDDIQUI H，NEDERBRAGT AJ，LAGESEN K，et al. Assessing diversity of the female urine microbiota by high throughput sequencing of 16S rDNA amplicons［J］. BMC Microbiology，2011，11（1）：244.

［39］SALVADOR E，WAGENLEHNER F，KOHLER CD，et al. Comparison of asymptomatic bacteriuria Escherichia coliisolates from healthy individuals versus those from hospital patients shows that long-term bladder colonization selects for attenuated virulence phenotypes［J］. Infect Immun，2012，80（2）：668-678.

［40］SOBEL JD，KAYE D. Urinary tract infections. 6th ed. Philadelphia：Elsevier Cliurchill Livingstone，2005.

［41］GUINTO VT，DE GUIA B，FESTIN MR，et al. Different antibiotic regimens for treating asymptomatic bacteriuria in pregnancy［J］. Cochrane Database of Systematic Reviews，2010，65（8）：CDO07855.

［42］CHIU J，THOMPSON GW，AUSTIN TW，et al. Antibiotic prescribing practices for catheter urine culture results［J］. Canadian Journal of Hospital Pharmacy，2013，66（1）：13-20.

［43］HEALTH NCCF W. Urinary tract infection in children：diagnosis，treatment and long-term management［J］. Pulse，2007（Suppl 2）：S38.

［44］CORDERO-AMPUERO J，CONZALEZ-FERNANDEZ E，MARTI NEZVELEZ D，et al. Are antibiotics necessary in hip arthroplasty with asymptomatic bacteriuria？ Seeding risk with/without treatment［J］. Clinical Orthopaedics and Related Research，2013，471（12）：3822-3829.

［45］SOUSA R，MUNOZMAHAMUD E，QUAYLE J，et al. Is asymptomatic bacteriuria a risk factor for prosthetic joint infection？［J］Clinical Infectious Diseases，2014，59（1）：41-47.

［46］GREEN H，RAHAMIMOV R，GOLDBERG E，et al. Consequences of treated versus untreated asymptomatic bacteriuria in the first year following kidney transplantation：retrospective observational study［J］. European Journal of Clinical Microbiology & Infectious Diseases，2013，32（1）：127-131.

［47］ORIGOEN J，LOPEZ-MEDRANO F，FERNANDEZ-RUIZ M，et al. Should asymptomatic bacteriuria be systematically treated in kidney transplant recipients？ results from a randomized controlled trial［J］. Am J Transplant，2016，16（10）：2943-2953.

［48］李婧闻，乔甫. 无症状菌尿临床诊治的研究进展［J］. 中华医院感染学杂志，2020，30（7）：1111-1115.

［49］NICOLLE LE，GUPTA K，BRADLEY SF，et al. Clinical practice guideline for the management of asymptomatic bacteriuria：2019 update by the Infectious Diseases Society of America［J］. Clin Infect Dis，2019，68（10）：e83-e110.

［50］孙颖浩. 吴阶平泌尿外科学［M］. 北京：人民卫生出版社，2019.

［51］ANGER J，LEE U，ACKERMAN AL，et al. Recurrent uncomplicated urinary tract infections in women：AUA/CUA/SUFU Guideline［J］. J Urol，2019，202（2）：282-289.

［52］GUPTA K，TRAUTNER BW. Diagnosis and management of recurrent urinary tract infections in non-pregnant women［J］. BMJ（Clinical research ed），2013，346：f3140.

［53］GEERLINGS SE. Clinical presentations and epidemiology of urinary tract infections［J］. Microbiol Spectr，2016，4（5）：doi：10.1128/microbiolspec.UTI-0002-2012.

［54］SCHOLES D，HOOTON TM，ROBERTS PL，et al. Risk factors for recurrent urinary tract infection in young women［J］. The Journal of infectious diseases，2000，182（4）：1177-1182.

［55］SCHOLES D，HAWN TR，ROBERTS PL，et al. Family history and risk of recurrent cystitis and pyelonephritis in women. J Urol，2010，184（2）：564-569.

［56］NICOLLE LE. Asymptomatic bacteriuria in the elderly［J］. Infectious disease clinics of North America，1997，11（3）：647-662.

［57］FOXMAN B，SOMSEL P，TALLMAN P，et al. Urinary tract infection among women aged 40 to 65：behavioral and sexual risk factors［J］. Journal of clinical epidemiology，2001，54（7）：710-718.

［58］HOOTON TM. Recurrent urinary tract infection in women［J］. Int J Antimicrob Agents，2001，17（4）：259-268.

［59］CZAJA CA，STAMM WE，STAPLETON AE，et al. Prospective cohort study of microbial and inflammatory events immediately preceding Escherichia coli recurrent urinary tract infection in women［J］. The Journal of infectious diseases，2009，200（4）：528-536.

［60］BEEREPOOT MA，GEERLINGS SE，VAN HAARST EP，et al. Nonantibiotic prophylaxis for recurrent urinary tract infections：a systematic review and meta-analysis of randomized controlled trials［J］. J Urol，2013，190（6）：1981-1989.

［61］PERROTTA C，AZNAR M，MEJIA R，ALBERT X，et al. Oestrogens for preventing recurrent urinary tract infection in postmenopausal women［J］. The Cochrane database of systematic reviews，2008（2）：Cd005131.

［62］RANK EL，LODISE T，AVERY L，et al. Antimicrobial Susceptibility Trends Observed in Urinary Pathogens Obtained From New York State［J］. Open forum infectious diseases，2018，5（11）：ofy297.

［63］ZHONG YH，FANG Y，ZHOU JZ，et al. Effectiveness and safety of patient initiated single-dose versus continuous low-dose antibiotic prophylaxis for recurrent urinary tract infections in postmenopausal women：a randomized controlled study［J］. The Journal of international medical research，2011，39（6）：2335-2343.

［64］ALBERT X,HUERTAS I,PEREIRO Ⅱ,et al. Antibiotics for preventing recurrent urinary tract infection in non-pregnant women ［J］. The Cochrane database of systematic reviews,2004(3):Cd001209.

［65］PRICE JR,GURAN LA,GREGORY WT,et al. Nitrofurantoin vs other prophylactic agents in reducing recurrent urinary tract infections in adult women:a systematic review and meta-analysis ［J］. American journal of obstetrics and gynecology,2016,215(5):548-560.

［66］AHMED H,DAVIES F,FRANCIS N,et al. Long-term antibiotics for prevention of recurrent urinary tract infection in older adults:systematic review and meta-analysis of randomised trials ［J］. BMJ Open,2017,7(5):e015233.

第二章　肾脏感染性疾病

第一节　概　　述

　　肾脏感染是泌尿系统常见的感染性疾病。由于肾脏感染临床表现多样以及病理变化过程复杂,临床上难以建立有效的微生物和病理诊断体系,导致临床医师对肾脏感染性疾病诊断和治疗的困难。急性发热、寒战和腰痛的是肾脏感染典型症状,但这些症状不是肾脏感染特异性症状。相反,严重的肾脏感染可能表现为非特异性局部症状或全身症状隐匿性发作,也可能完全无症状。因此,临床上需要有可靠的临床指标和合适的影像学方法及实验室检查来建立肾脏感染的诊断体系。实验室检查与肾脏感染之间无特异性关联,细菌尿和脓尿是肾脏感染的特征,但不能准确预测肾脏感染。相反,严重肾脏感染合并输尿管梗阻的患者尿液可能是无菌的。肾脏感染的病理学和影像学诊断标准也存在一定缺陷,间质性肾炎症,曾经被认为主要是由细菌感染引起的,现在被认为是一种与各种免疫、先天性或化学病变有关的非特异性的组织病理学改变,这些病变通常在没有细菌感染的情况下发生。肾脏感染性肉芽肿性疾病通常具有类似于肾囊肿、肾肿瘤或其他肾脏炎症性疾病的影像学或病理学特征。肾脏感染对肾功能的影响是多方面的,急性或慢性肾盂肾炎可能短暂或永久影响肾功能,但非梗阻性肾盂肾炎不再被认为是肾衰竭的主要原因。肾盂肾炎合并尿路梗阻或肉芽肿性肾脏感染时,可能会迅速导致明显的炎症并发症,然后肾衰竭,甚至死亡。

　　本章将就肾脏感染的常见临床分类、基本定义、流行病学特点、肾脏感染性疾病的发病机制等方面进行深入的阐述,并对肾脏感染性疾病的临床表现、常用检查方法、诊断、鉴别诊断、治疗原则等临床问题进行讨论。

(梅红兵　编　魏金星　审)

第二节　急性肾盂肾炎

一、定义

急性肾盂肾炎是由细菌直接引起的累及肾盂、肾盏和肾实质的急性感染性炎症。临床表现以寒战、高热、腰痛及显著的尿路刺激征为主要症状,伴随菌尿或脓尿。发病体温可达 39.0℃以上,常伴有全身不适、恶心、呕吐等。本病多累及单侧肾脏,也可累及双侧。大多数病例是由大肠埃希菌上行感染所致,少数由其他细菌引起。随着抗菌药物的广泛应用,急性肾盂肾炎大部分可以治愈。急性肾盂肾炎典型的病理变化是基于死于严重脓毒血症感染患者的肾脏改变确定的。

二、病因及发病率

急性肾盂肾炎好发于女性,其中以生育年龄妇女以及小婴儿发病率为高。女性发病率约为男性的 10 倍。但 65 岁以上的人群,男女发病率之间的差异明显缩小。

急性肾盂肾炎感染的细菌主要来自尿路的上行感染。包括各种器械检查或尿道手术,均可将细菌由体外带入。需氧性的革兰氏阴性菌是主要致病菌,最常见的是大肠埃希菌和变形杆菌,尤以大肠埃希菌为主,占 60%~80%。革兰氏阳性球菌,尤其是凝固酶阳性的葡萄球菌、金黄色葡萄球菌等偶尔亦引起急性肾盂肾炎。葡萄球菌亦可通过血液途径侵入肾脏引起菌尿症和肾脓肿。厌氧菌引起的急性肾盂肾炎较罕见。感染患者的肾组织和尿液中都可培养出致病菌。

从生理结构上来说,女性尿道较短且靠近肛门,尿道口周围的致病菌容易通过性生活和妇科阴道检查等进入膀胱,继而上行感染致急性肾盂肾炎。特别见于合并有生理学、解剖学或其他异常因素而引起局部防御机制缺陷的女性患者。而男性尿道较长,尿道口距离肛门也较远,因而不易发生尿路的上行感染。此外,男性的前列腺液具有一定的杀菌作用,可防止致病菌的入侵。

一旦致病菌通过尿道进入膀胱,是否发生感染则取决于膀胱的防御机制,如膀胱平滑肌的协同作用及排尿功能、尿液的杀菌特性、促进或抑制细菌与膀胱表面细胞黏附的种种因素等。一旦发生膀胱感染,细菌是否沿输尿管上行侵入肾脏则受细菌毒力、膀胱输尿管反流、输尿管蠕动性质和肾髓质对细菌的易感性等多种因素的影响。正常情况下,排尿对泌尿道有冲洗自净作用,膀胱黏膜的白细胞及产生的抗体具有抗菌作用,细菌不易在泌尿道繁殖,膀胱内尿液呈无菌状态。只有当防御机制削弱时,细菌才可乘虚而入,感染泌尿道,引起急性肾盂肾炎。泌尿系统结石、前列腺肥大、妊娠子宫和肿瘤的压迫等引起的尿道阻塞,可致尿流不畅、尿液潴留,有利于细菌感染、繁殖;膀胱三角区解剖结构异常、下尿道梗阻、膀胱功能紊乱等引起的膀胱输尿管反流是导致细菌由膀胱到达输尿管和肾盂的重要途径;导尿、膀胱镜检查及其他尿道手术引起的泌尿道损伤为细菌感染提供了条件。

三、症状及体征

(一) 症状

急性肾盂肾炎常见的症状有明显的寒战、中度或重度发热、持续腰痛(单侧或双侧)和膀胱炎的症状(尿频、尿急、尿痛),常伴有全身不适、虚脱、恶心、呕吐,甚至腹泻。

(二) 体征

患者一般呈急性重病容,间歇性寒战、发热(38.5~40℃)、心动过速(90~140 次/min)。患侧肋脊角叩痛阳性,由于触痛和局部肌肉痉挛,常不能触及肾脏。腹部可有肌紧张,出现反跳痛则提示有腹膜感染,此时肠鸣音减弱。

四、诊断

(一)实验室检查

典型的血常规检查显示为白细胞明显升高(多形核中性粒细胞和杆状核细胞),红细胞沉降率加快,尿液混浊可有脓尿、菌尿、中度蛋白尿,常见镜下或肉眼血尿。尿常规可见大量脓细胞,偶尔可见白细胞管型,尿培养菌落计数≥10^5/mL。抗菌药物药敏试验对选择治疗和控制并发的菌血症有重要的指导意义。因急性肾盂肾炎常伴菌血症,因此需进行连续的血培养。无并发症的急性肾盂肾炎患者的肾功能多无改变。

(二)影像学检查

1. X线检查 由于肾脏及其周围组织水肿,腹部平片可见肾轮廓模糊不清。在无并发症的肾盂肾炎的急性期,排泄性尿路造影通常无明显的异常表现。病情严重者肾脏可扩大,造影剂显影延迟,肾盏显影不良或不显影。经适当治疗后,尿路造影结果可恢复正常。

2. B超 早期无明显改变。随着病情加重,肾肿大,可显示肾皮髓质界限不清,并有部分低回声区,少数可见肾盏、肾盂黏膜增厚,回声增高。肾窦内血流信号可见增多。

3. CT和MRI CT平扫可发现肾肿大,且对肾盂肾炎、肾脓肿及X线阴性结石等的诊断优于造影和B超。MRI可以发现肾周炎症改变。

五、鉴别诊断

急性胰腺炎和急性肾盂肾炎疼痛的部位和性质有相似之处,因此容易误诊。血清淀粉酶的升高,而尿液检查正常有助于胰腺炎的确诊并可排除急性肾盂肾炎。

基底部肺炎是一种引起肋下疼痛的发热性疾病。但其疼痛有胸膜炎性质,胸部X线检查有异常表现。

有时急性阑尾炎、胆囊炎、憩室炎等急腹症必须与急性肾盂肾炎相鉴别,尽管早期的症状和体征相似,但尿液分析和其他实验室检查有助于鉴别诊断。

女性急性盆腔炎患者须与急性肾盂肾炎相鉴别。体格检查发现有特征性体征和尿液培养阴性提示急性盆腔炎。在男性患者,急性肾盂肾炎需要与急性前列腺炎、急性附睾睾丸炎相鉴别。急性肾盂肾炎还需与肾脓肿、肾周围脓肿鉴别。

六、治疗

(一)特殊治疗

对感染严重或并发于肾脏疾病、尿路畸形的急性肾盂肾炎患者,需住院治疗。立即采集血、尿标本进行培养,确定致病菌后做抗菌药物敏感试验。在药敏试验结果未弄清之前,可凭经验选择抗菌药物。尽管每个医师选择的抗菌药物有所不同,但一般可用毒性较小的广谱抗菌药物治疗,如第三代的喹诺酮类抗菌药物,以左氧氟沙星为代表;或半合成青霉素类,如哌拉西林;或第三代的头孢菌素类抗菌药物,如头孢哌酮。若致病菌对药敏感,临床疗效好,则继续治疗,并且可以酌情改用适当的抗菌药物降阶梯治疗。对引起致病的因素,如尿路梗阻、结石感染等,须尽早解除,以免发生并发症。

（二）一般治疗

症状消失前卧床休息。对于疼痛、发热和恶心等,可用药物对症处理。鼓励多喝水或静脉补液,以维持足够的体液和尿量。

（三）疗效不满意

经 48~72h 治疗后病情仍无改善,可能是抗菌药物的选择不当或有各种感染因素(如尿路梗阻)的存在。可以根据药敏结果选用有效抗菌药物,或联合应用抗菌药物,并应做影像学检查,及时发现并解除合并因素,否则并发于尿路梗阻的急性肾盂肾炎可引起菌血症和不可逆的肾损害。对于实验室检查尿常规异常的患者,泌尿系 B 超检查往往能及时排查是否合并尿路梗阻等致病因素。

七、预后

临床改善并不等于感染的痊愈,1/3 的患者在症状完全改善后仍然有病菌的潜伏。因此治疗期间或治疗后必须重复进行多次尿培养,至少随访半年。

（梅红兵　编　魏金星　审）

第三节　慢性肾盂肾炎

一、定义

慢性肾盂肾炎是一种慢性化脓性肾脏感染。通常由儿童期反复发作的膀胱输尿管和肾脏以下感染性尿反流引起,但也可由于其他危险因素引起,如结石和慢性梗阻、神经源性膀胱、尿流改道及其他引起尿流不畅的因素等。病变特点是慢性间质性炎症、纤维化和瘢痕形成,常伴有肾盂和肾盏的纤维化和变形。

二、病因

慢性肾盂肾炎常见于女性。有的患者在儿童时期有过急性尿路感染,治疗后症状消失,但是仍有无症状菌尿,成人时逐渐进展为慢性肾盂肾炎。最常见的病因是结构性异常,如先天性肾脏和尿路异常,见于儿童,可为单侧或双侧。在成人,糖尿病、免疫缺陷或获得性梗阻,如结石、前列腺增生、淋巴结病、腹膜后纤维化、膀胱癌、宫颈癌或神经源性膀胱等引起的尿流不畅和膀胱输尿管反流等均可导致慢性肾盂肾炎。

三、病理及发病率

慢性肾盂肾炎大体改变的特征是一侧或双侧肾脏体积缩小,出现不规则的瘢痕。如病变为双侧性,则两侧改变不对称。肾脏切面皮髓质界限不清,肾盂黏膜粗糙。肾脏瘢痕数量多少不等,分布不均,多见于肾的上、下极。镜下表现为局灶性的淋巴细胞、浆细胞浸润和间质纤维化。部分区域肾小管萎缩,肾小管扩张。

尽管关于该病的发病率和流行率的数据很少,但现有文献估计,慢性肾盂肾炎的发病率为 1~2/1 000 名女性,低于 0.5/1 000 名男性。由结构异常引起的慢性肾盂肾炎多见于婴儿和 2 岁以下儿童。

四、症状及体征

慢性肾盂肾炎的临床表现复杂多样,根据炎症所处的时期不同、肾实质损伤和肾功能减弱的程度不同而有所不同。半数以上患者有急性肾盂肾炎既往史,当炎症处于静止期时,症状不明显,可有持续性细菌尿,常有乏力、低热、厌食及肾区轻微不适等症状,或伴有轻度的尿频、尿急、尿痛等下尿路刺激症状。当炎症急性发作时,可伴有畏寒、发热、肾区疼痛及膀胱刺激症状,偶有肉眼血尿出现。慢性肾盂肾炎可有肾小管功能损害,如浓缩功能减退,低渗、低比重尿,夜尿增多及肾小管性酸中毒等;至晚期,可出现肾小球功能损害,氮质血症直至尿毒症,患者可出现恶心、呕吐、面部、眼睑等组织松弛部位水肿;有些患者以高血压为首发症状,大多数患者迟早会发生高血压,且保持中等程度以上的高血压,以舒张压为主。这些患者可有眼底出血、渗出,甚至视盘水肿,如血压得不到满意的控制,则肾功能恶化较快,预后较差。

慢性肾盂肾炎表现多样且容易反复发作,其原因为:①诱发因素的存在;②肾盂肾盏黏膜、肾乳头部因瘢痕变形,有利于致病菌潜伏;③长期使用抗菌药物后,细菌产生了耐药性,或进入细胞内,使抗菌药物失去杀菌能力;④在体液免疫或抗菌药物作用下,细菌胞膜不能形成,以原浆质形式存在,在髓质高渗环境下仍有生命力,故一旦环境有利,重新生长胞膜并繁殖,此即原浆型菌株(L 型)。所以,慢性肾盂肾炎被认为是较难根治且逐渐进展的疾病。

五、诊断

1. 尿常规检查　典型表现为脓尿,常伴镜下血尿,蛋白尿常见,一般为 1~3g/24h,亦可呈大量蛋白尿,偶尔有白细胞管型和阳性尿培养,若有白细胞管型对慢性肾盂肾炎有诊断价值。

2. 尿细菌培养和尿菌落计数检查　革兰氏阴性杆菌 $>10^5$/mL;革兰氏阳性球菌 $>10^3$/mL 具有诊断意义。

3. 血常规检查　慢性肾盂肾炎急性期可有白细胞及中性粒细胞升高,可有轻度贫血。

4. 肾功能检查　慢性肾盂肾炎晚期可出现肾功能损害,肾小管损害先出现,之后出现肾小球损害。

5. B 超检查　双侧肾大小不等,表面凹凸不平,支持慢性肾盂肾炎的诊断。

6. 腹部平片、泌尿系 CT、静脉尿路造影等影像学检查　肾极区的局灶性瘢痕,伴肾盏扭曲,肾盂扩张,以及由于慢性疾病引起的肾脏生长减少而引起的整体萎缩;对侧肾脏代偿性增大很常见。

7. 膀胱镜检查　一般不作为常规检查手段。膀胱镜检查可发现膀胱黏膜水肿充血等膀胱炎的征象。输尿管开口形态或位置异常提示可能有输尿管抗反流功能不全和膀胱输尿管反流。用无菌测定液冲洗膀胱后,插入输尿管导管至上尿路收集尿液并进行培养可确定感染的部位。

六、诊断

现在对于慢性肾盂肾炎的诊断标准应该严格。影像学上应该有肾皮质斑痕和肾盂肾盏的变形,肾功能检查有异常,在病史或者尿细菌学检查有尿路感染的证据。如果没有这些改变,即使病史再长也不能诊断为本病。诊断标准:①尿路感染病史超过 1 年,且持续性细菌尿或反复发作;②影像学检查有肾外形凹凸不平,且双肾大小不等,或肾盂肾盏变形、缩窄;③经治疗症状消失后,仍有持续性肾小管功能损害(如肾浓缩功能差、尿比重低、酚红排泄率下降等)。具备上述 3 条,无论有无肾盂肾炎组织学证据,均可诊断为慢性肾盂肾炎。若缺乏这些明显的证据,要确诊则比较困难。怀疑有本病者,要明确:①致病菌;②单侧还是双侧感染;③原发病灶;④肾实质损伤范围及肾功能损害程度;⑤有无尿路梗阻。

七、治疗

（一）一般治疗

注意适当休息，增加营养及纠正贫血，中医中药治疗等促进患者全身情况改善。

（二）寻找并去除病因

有慢性感染疾病，如前列腺炎、盆腔炎、尿道炎、先天性泌尿道畸形、尿路梗阻、尿路结石等应给予积极治疗。另外，高血压、糖尿病和尿酸性肾病应积极控制血压、血糖和血尿酸。

（三）抗菌药物治疗

抗菌药物治疗在慢性期间具有非常重要的意义，需要达到彻底地控制菌尿和反复发作的目的。所以需要根据细菌培养和药敏试验，选择对致病菌敏感的抗菌药。在尿培养和药物敏感试验结果报告前，可经验性地选用对革兰氏阴性杆菌有效的药物，然后结合临床表现和药物敏感试验结果选择有效和毒性小的抗菌药物。必要时通过联合用药，目的是提高疗效和减少耐药菌株的出现，药物联合应用可发挥药物之间的协同抗菌作用。长程应用抗菌药物，总疗程 2~4 个月甚至 6 个月。急性发作期的治疗同急性肾盂肾炎，慢性肾盂肾炎多在停药后 2 个月内复发，因此，在尿细菌培养转阴停药后 2 个月内要追踪，每个月复查尿常规和尿细菌培养。对反复发作者每晚睡前排尿后服用小剂量抗菌药物抑制细菌生长，疗程 3~6 个月，以控制复发。如果发作行为与性交有关，可在性交后排空小便，以有效的抗菌药物服用 1~3d。男性患者每个月上半个月固定时间药物治疗，3~6 个月为一个疗程；或在急性发作期后每晚 1 次，服用原来药量的 1/2~1/3，继续服用治疗 3~6 个月。

（四）手术治疗

对于患有慢性肾盂肾炎的成人，无论其是单侧还是双侧，通常不提倡手术治疗。但是慢性肾盂肾炎伴有脓液充满集合系统且肾脏无功能是肾切除术的指征。单侧萎缩性肾盂肾炎引起的高血压可能受肾素调节，此类患者经仔细评估后，如有适应证也应做患肾切除术。

八、预后

发病时的年龄、解剖异常、肾脏病的严重程度和尿路感染治疗的疗效等决定慢性肾盂肾炎的预后。治疗时若能寻找到病因并及时解除病因（如解除尿路梗阻和纠正膀胱输尿管反流等），则预后较好。慢性肾盂肾炎一般不演变成肾衰竭，但由于治疗不彻底和延误诊断导致双侧肾脏瘢痕萎缩，病情恶化，需行血液透析治疗或肾移植。

（梅红兵 编　魏金星 审）

第四节　急性局灶性或多灶性细菌性肾炎

一、定义

急性局灶性或多灶性细菌性肾炎是一种由细菌感染引起的局限性或多灶性肾实质内的无液化（化脓）炎性肿块的急性病症，是肾脏感染的一种少见严重类型。

二、病因及发病率

急性局灶性或多灶性细菌性肾炎为致病菌经血液循环或尿路逆行导致感染,前者多合并有上呼吸道和皮肤感染史,致病菌多为革兰氏阳性菌,而后者多见于革兰氏阴性菌,如大肠埃希菌感染,这类患者常常免疫力低下,约半数的患者患有不同程度的糖尿病,并经常出现脓毒血症。实验室检查发现,最为常见的致病菌为大肠埃希菌,在尿培养中的出现率达 80% 左右。其余细菌包括克雷伯菌属、变形杆菌、假单胞菌、肠球菌和葡萄球菌。急性细菌性肾炎由于发病急,很难能得到病理诊断。典型的病理表现为大量的白细胞浸润,局限于单个肾叶(局灶)或多个肾叶(多灶)。越来越多的证据表明,急性局灶性或多灶性细菌性肾炎,有可能是介于肾盂肾炎和肾脓肿的疾病发展中间状态,若短期内得不到有效的治疗,其很可能迅速发展为肾脓肿。

三、症状及体征

急性细菌性肾炎的临床表现与急性肾盂肾炎非常类似,只是往往更加严重,至少有 50% 以上的患者会出现菌血症。患者主要表现为发热和腰痛,感染症状较重者会出现寒战及消化系统相关表现,部分患者表现为间断性肉眼血尿、尿频、尿急等症状。查体多可发现患侧肾区叩击痛,部分患者可触及肿大的肾脏。

四、诊断

急性细菌性肾炎时患者血常规常明显异常,尿常规及尿培养可呈阳性。但在一些患者中,尿常规及尿培养可能表现为阴性,且与病情严重程度没有正相关的表现。在诊断过程中,一般影像学检查更具诊断意义。彩超对病灶的诊断价值弱于 CT。典型的彩超表现可见患肾体积增大,局部可见略低回声的团块,边界不清,肾脏皮髓质分界不清。尚有部分病例可出现肾周积液的征象。CT 平扫检查患肾轮廓增大,病灶呈楔形、圆形或不规则形,常局限于患肾上下极,这种影像学表现主要与感染灶沿肾血管或肾小管在肾实质内扩散分布相关。其密度呈等密度或低密度改变,边界可不清,无包膜。CT 增强扫描时,动脉期和静脉期轻度强化的楔形或不规则形病灶边界显示清晰,但没有明确的包膜,也不存在明显的液化区,CT 值比水高。其影像与肾肿瘤仍存在一些相似之处,依据肾盂排泄期病灶内斑片状强化可确诊。在增强 CT 中的低强化区主要是因组织充血、水肿、炎症细胞浸润和血管收缩所造成。而排泄期病灶内部出现的强化区主要为病灶内尚有功能的肾单位,由于在排泄期滤过和浓缩造影剂所造成。多灶性病例表现基本相似,只是检查发现多个肾叶同时受累。

五、鉴别诊断

诊断时,特别需与肾脏肿瘤性疾病相鉴别。急性局灶性肾炎在增强 CT 上表现为楔形或不规则形,无占位效应。而肾癌则表现为球形或类球形的肾实质占位,多为膨胀性生长,伴分叶或钙化,很少与肾盂相连,且多数可见清晰的包膜。同时,炎性病灶在排泄期可见到斑片状强化,而癌性病灶内癌细胞无法浓缩造影剂,进而不形成斑片状强化。除此,若癌灶同时伴有肾静脉或腔静脉癌栓时,或异常的肾门淋巴结肿大时,可帮助鉴别肿瘤性疾病。

特别指出的是,当部分癌症病例出现继发感染时,鉴别起来较为困难。经过一段时间有效的抗感染治疗后,需复查 CT 增强,以观察病灶变化。B 超引导下经皮肾肿物穿刺只有在抗菌药物治疗后仍不能很好地区分时,可以考虑尝试。部分患者因无法鉴别,也存在行肾脏探查术或肾部分切除术的报道。

六、治疗

急性细菌性肾炎是非特异性细菌感染性疾病,治疗原则以抗感染治疗为主。抗菌药物的使用以细菌培养和对应的药敏试验为依据。在尚未得到明确的细菌培养结果前,以广谱抗菌药物为主。如果患者发病前曾明确诊断为上呼吸道感染或皮肤疖肿,以抗革兰氏阳性菌药物为主。合并有尿频、尿急、尿痛或间断血尿者以抗革兰氏阴性细菌药物为主。应用抗菌药物治疗时应给予不少于 1 周的静脉用药,而后给予 1 周的口服用药。在治疗过程中,如肾脏或肾周脓肿形成,应及时行外科穿刺引流术。抗菌药物敏感时,感染相关的症状多于用药后 3d 内消失。如果抗菌药物治疗无效,提示需要进一步进行适当的检查,以排除梗阻性肾病、肾或肾周脓肿、肾癌或急性肾静脉血栓形成等特殊情况。

七、预后

若前期诊断明确,该类疾病往往预后较好。在对一些多灶性细菌性肾炎患者的长期随访时发现,部分患者会出现患肾体积缩小以及肾乳头坏死导致的局部肾盏变形。

(梅红兵　编　　魏金星　审)

第五节　气肿性肾盂肾炎

一、定义

气肿性肾盂肾炎(emphysematous pyelonephritis,EPN)是一种罕见的严重的发生于肾实质及肾周的气性坏死性感染。其最主要特征是产气致病菌产生的气体聚集在肾实质及肾周,如果不及时妥善治疗,其临床进展可能迅速、严重,甚至危及生命。

二、发病率

EPN 是一种罕见的肾盂肾炎类型。临床上少见,本病大部分诊疗信息来源于病例报道。目前文献报道的 EPN 患者均为成年人,发病率在女性患者与男性患者相比约为 4∶1,EPN 的主要危险因素为糖尿病和泌尿系梗阻。糖尿病是 EPN 最常见的相关因素,几乎 95%EPN 的发生与未控制的糖尿病相关,但本病很少发生于青少年糖尿病患者。大肠埃希菌和肺炎克雷伯菌是本病最常见的病原体。目前,EPN 的发病机制和气肿形成的机制尚不明确。虽然葡萄糖发酵可能是一个因素,但它并不能完全解释EPN 的病理特征和临床表现,因为在非糖尿病患者中也有为数不多的 EPN 发生。

三、症状及体征

EPN 的临床表现缺乏特异性,常见的症状和体征可表现为严重的急性肾盂肾炎。一般以发热、恶心、呕吐、腹痛为典型的症状,严重者可出现急性肾功能不全、血气酸碱失衡、高血糖、血小板减少和意识障碍,甚至可迅速发展为感染性休克。腰肋部的叩击痛是 EPN 最常见的体征,部分患者可出现肾区或阴囊的捻发感。

四、诊断

(一)实验室检查

通常表现为感染相关指标异常（白细胞增多、中性粒细胞比例增多、降钙素原升高、血培养阳性等），尿培养结果阳性率高。大肠埃希菌是最常见的致病菌，肺炎克雷伯菌和变形杆菌相对少见。

(二)X 线片

早期 EPN 患者 KUB 主要表现肾实质内气体影，呈弥漫性、斑驳状气体阴影，以肾上极呈新月形的气体聚集更为明显，但是检查结果容易与肠气混淆（图 2-2-5-1）；随着感染的进展，气体突破肾周筋膜扩散至腹膜后和腹腔。

(三)泌尿系 CT

CT 是目前诊断和指导治疗 EPN 的首选影像学检查，能够确定肾实质受累范围、程度，肾实质内积气及气体向周围弥散情况，以及集合系统有无梗阻等。EPN 的 CT 特点表现为患肾肿大、形态失常，肾实质和肾周间隙可见大量弥漫性气体和低密度软组织密度影共存。根据 CT 的不同表现，EPN 可分为：Ⅰ型，气体局限于集合系统；Ⅱ型，气体局限于肾盂和肾实质，未扩散至肾周间隙（图 2-2-5-2）；Ⅲa 型，气体或脓肿侵及肾周间隙，不超过肾周筋膜（图 2-2-5-3）；Ⅲb 型，气体或脓肿侵及肾旁间隙；Ⅳ型，双侧 EPN（图 2-2-5-4）或孤肾 EPN。

五、治疗

气肿性肾盂肾炎是一种外科急症。一经确诊，需积极广谱抗菌药物治疗、液体复苏、控制血糖、维持血压、保护肾功能及营养支持治疗。轻症患者经积极有效的内科保守治疗，感染多能得到有效控制。对于保守治疗无效患者，建议行肾穿刺引流术。若患者一般情况恶化、肾穿刺引流无效且对侧肾功能可代偿时，立即行患肾切除术可有效治疗 EPN。如果气体侵犯肾实质引起肾脏穿孔，则会合并气腹症和急腹症，需要及时行手术治疗，以减少腹腔内脏器污染的程度和范围。

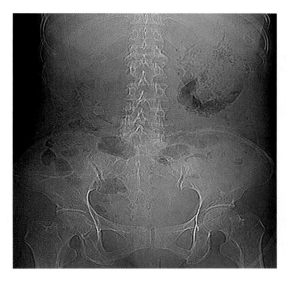

图 2-2-5-1　左侧气肿性肾盂肾炎 KUB 影像

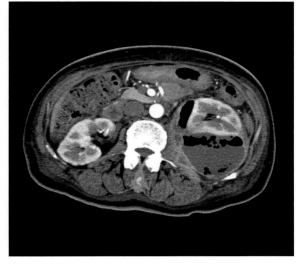

图 2-2-5-2　左侧气肿性肾盂肾炎，气体局限于肾盂和肾实质

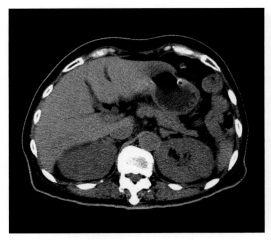

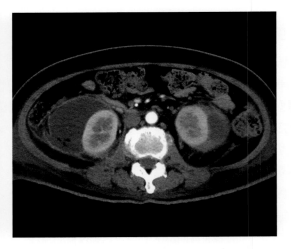

图 2-2-5-3 左侧气肿性肾盂肾炎,气体位于肾周间隙

图 2-2-5-4 双侧气肿性肾盂肾炎

六、预后

EPN 的死亡率较高,总死亡率约为 43%。对 EPN 死亡相关危险因素的荟萃分析表明 EPN 患者死亡的重要危险因素有单纯的保守治疗、双侧 EPN、CT 表现以肾实质破坏和大量气体存在为主要特征的 EPN、血小板减少症;同时,低血压、肾功能不全和意识障碍也和 EPN 死亡率增加相关。CT 表现以肾实质破坏和大量气体存在、没有液体聚集的 EPN 通常起病急、病情重、死亡率高于以肾脏或肾周围液体集聚伴气泡、集合系统存在气泡为主要特征的 EPN 患者。出现严重脓毒血症表现的患者,仅采用肾穿刺引流术和抗菌药物保守治疗时死亡率也较高。因此强调:早期采用肾穿刺引流术和广谱抗菌药物抗感染治疗是 EPN 治疗的关键;如果患者病情好转,应及时行相关检查了解肾功能以评估是否早期行患肾切除术;如果患者一般情况恶化、肾穿刺引流及抗感染治疗无效,及时行患肾切除术可有效治疗 EPN,降低死亡率。

(梅红兵 编 魏金星 审)

第六节 肾 脓 肿

肾脓肿(renal abscess)是指身体某部位化脓性感染灶或细菌经血运或尿路逆行到达肾皮质引起局部或全部肾组织感染。

一、病因

肾脓肿也称肾皮质脓肿(renal cortical abscess,RCA),系肾皮质化脓性感染,以往多是由葡萄球菌经血运进入肾脏皮质引起的严重感染,现在常为革兰氏阴性菌经尿路上行性感染所致。早期阶段为感染灶水肿,伴有为数不等的小脓肿,随着感染加重,小脓肿逐渐融合形成较大肾脓肿,坏死液化明显时即形成典型的肾脓肿。约 50% 肾脓肿的感染蔓延至肾包膜并侵入肾周间隙而形成肾周脓肿。临床上,有很多疾病继发感染或手术后并发症可导致肾脓肿,如先天性畸形、泌尿系统结石、上尿路梗阻、经皮肾镜术后感染等情况,另吸毒也对肾脓肿造成严重影响。肾脓肿发病率较低,约占肾脏病变的 2%。肾脓肿女性的发病率高于男性。

二、临床表现

临床表现为突然起病,发热、肾区叩痛和肌紧张,尿中白细胞增多,尿培养可有致病菌生长。大多数肾脓肿患者早期有腰痛、恶心、呕吐、乏力、低热等症状,也可有不同程度的贫血,脓毒血症时有高热、寒战等全身表现。患者可有膀胱刺激症状,如尿频、尿急、尿痛,也可无膀胱刺激症状。查体患者患侧腰部明显压痛及肾区叩击痛,病程较长的患者腰部有的可扪及肿块。

三、实验室及影像学检查

血常规检查一般有白细胞升高,尿常规尿培养早期可呈阴性,但不能因为阴性尿培养而除外肾脓肿的诊断。

B超是肾脓肿的首选检查。肾脓肿早期,表现为肾脏弥漫性或者局限性的增大,肾实质内出现孤立性或多发性包块,边界模糊不清,内部回声不均匀,有些类似肾肿瘤的表现。典型肾脓肿,表现为不规则的无回声区,厚壁,肾实质最终被透声比较差的液性无回声区所取代。脓肿局部肾包膜回声模糊、中断,与周围组织固定。呼吸时没有相对运动,致使整个肾脏运动明显受限。

X线片可显示患肾肾影增大,静脉肾盂造影患肾可不显影,对于区分早期肾脓肿和急性肾盂肾炎意义不大。

CT在肾脓肿的诊断中作用优于B超,常作为确诊的方法。CT可以清楚显示肾轮廓、肾与肾周间隙及邻近组织结构的关系。肾脓肿早期,CT上脓肿表现为患肾增大,肾实质内局部可见类圆形低密度区,边界不清,增强检查可有轻度不规则强化,但低于肾皮质;肾脓肿成熟后表现为圆形或卵圆形境界清楚的低密度病灶,边缘较早期清楚。增强检查时,同一层面可显示环状强化的脓肿壁及壁外低密度水肿带,呈双环征,而中心低密度区无强化,为脓腔,部分脓腔内还可见低密度气体影。肾脓肿感染蔓延至肾周间隙时可见肾周脂肪密度增高。当合并有肾周和肾旁脓肿时,表现为肾筋膜增厚、肾旁脂肪层模糊,代之以混杂密度肿块,内可有小气泡影,严重者可累及腰大肌而形成腰大肌脓肿;肾盂可形成瘢痕,引起肾盂、肾盏变形。不论脓肿的位置及范围如何,均会导致患肾不同程度的功能障碍,表现为CT强化程度弱于正常肾。这是肾脏炎性病变的一个重要特征。

MRI在肾脓肿的诊断上有一定意义。肾脓肿的MRI表现:肾脓肿在MRI T_1 加权像上呈低信号,脓肿壁信号稍高;T_2 加权像上呈高信号,脓肿壁呈低信号;包膜下脓肿可见肾皮质呈弧形受压。但MRI不是肾脓肿的常规检查。

四、诊断

肾脓肿结合临床和实验室影像学检查资料,诊断多无困难。CT检查可清楚显示肾轮廓、肾周围间隙及与其邻近结构的关系,可指导临床治疗。

确诊一般需要超声引导下穿刺肾脓肿,抽出脓液,并行细菌培养及药物敏感性检测,这样既能确定肾脓肿诊断,又能明确感染病原菌,指导临床治疗。

五、治疗

肾脓肿的治疗主要是外科引流,应用敏感抗菌药物,祛除病因。如患者肾脓肿因上尿路梗阻、结石、膀胱输尿管反流等疾病所致,应将上述原因进行纠正。脓肿早期脓腔没有形成时,可单用抗菌药物治愈;脓腔形成后,直径<3cm的单房脓肿需要超声引导下穿刺引流脓液加敏感抗菌药物治疗;针对直

径 >5cm 的较大多房肾脓肿,多采取外科手术切开引流,严重者肾部分切除;肾脏破坏严重,功能严重丧失,需行肾切除术。抗菌药物的治疗时间要长,一般 6~8 周。

六、预后

随着医疗水平提高,检查设备普及,肾脓肿的治疗效果比较满意,但也有复发的甚至恶化的情况出现,需警惕。

（史涛坪 编　魏金星 审）

第七节　肾积水合并感染性肾盂肾炎

肾积水合并感染性肾盂肾炎是一种泌尿外科急症。常迅速进展为败血症或感染性休克。任何解剖水平的尿路梗阻导致的肾积水是增加宿主泌尿道感染易感性的关键因素。尿路梗阻抑制了正常的尿液流动,由此导致的肾脏积水,损害了肾脏的防御机制。肾积水也有助于细菌在尿液中的生长和增强它们黏附在尿路上皮细胞上的能力。在实验性血液源性肾盂肾炎的动物模型中,除非将输尿管结扎,否则肾脏对感染具有相对的抵抗力。尿路梗阻在泌尿道感染发病机制和增加感染严重程度中起了重要作用。当出现尿路梗阻尤其合并肾积水时,轻度的肾盂肾炎可能就会危及生命。研究表明,尿路梗阻合并感染是导致高达 85% 的尿源性脓毒症和休克病例的根本原因,疾病相关的死亡率约为 50%。本节将就肾积水合并感染性肾盂肾炎的定义、临床症状、诊断及治疗原则等问题进行讨论。

一、定义

肾积水合并感染性肾盂肾炎指积水的肾脏发生细菌感染。肾积水合并严重的感染性肾盂肾炎会导致肾盂积脓(pyonephrosis)。肾盂积脓指感染性的肾积水合并肾实质的化脓性破坏,从而可能引起肾功能的完全或几乎完全的丧失。临床上,肾积水合并感染性肾盂肾炎变成肾盂积脓的临界点往往很难判断。肾积水合并感染性肾盂肾炎的快速判断和治疗对于避免肾功能损害和预防脓毒症至关重要。

二、临床表现

患者通常临床症状很重,伴有高热、寒战、腰腹痛和压痛。然而,患者可能偶尔只有体温升高和模糊的胃肠道不适。既往合并有尿路结石、感染或手术史很常见。如果输尿管完全梗阻,则可能不存在细菌尿。

三、诊断

肾积水合并感染性肾盂肾炎的诊断主要包括两个方面:①肾积水的程度及存在泌尿道结构、功能异常或存在其他导致泌尿道梗阻的因素;②感染的程度及是否已形成肾盂积脓。

1. 完善病史采集　相关症状的特点及伴随症状;既往史(有无泌尿道解剖性或功能性异常,有无泌尿道结石病史,有无糖尿病或免疫抑制疾病史等)。

2. 体格检查　常有肾区叩击痛或压痛,注意有无休克征象。

3. 实验室检查　除常规检查外,需完善血和尿的病原学检查以及感染指标检查,完善肾积水合并感染性肾盂肾炎的诊断和感染程度的判断。

4. 影像学检查 影像学检查主要包括超声和泌尿系 CT。

（1）超声：因其简单便捷，可以作为临床诊断为感染性肾盂肾炎患者的初始评估。超声可以评估泌尿道有无解剖性结构异常或引起尿路梗阻的因素，如肾盂输尿管连接部狭窄或结石等。同时超声可以评估肾积水的程度。肾积水合并感染性肾盂肾炎的成像特征，包括肾大、肾盂积水、水肿导致的肾窦脂肪减少、皮髓质分界缺失，彩色多普勒上可见低灌注区域和脓肿形成。

（2）CT：是评估复杂肾盂肾炎的首选成像方式。它能提供生理性和解剖性两方面更详细的信息。CT 上可能表现为肾盂壁的增厚、肾周脂肪间隙密度增高、肾筋膜增厚。如果在肾盂实质内发现致回声性降低的局部区域，则建议诊断肾盂坏死。

通过测量扩张集合系统内液体的亨斯菲尔德单位（hounsfield unit，HU）值有助于鉴别单纯肾积水和肾积水合并感染性肾盂肾炎。肾积水合并感染性肾盂肾炎时，HU 值较高。国外学者研究报道将 HU 值的临界值设为 6.3，诊断肾积水合并感染性肾盂肾炎的敏感性和特异性分别为 71.6% 和 71.5%。而将 HU 值的临界值设为 8.46，诊断肾积水合并感染性肾盂肾炎的敏感性和特异性分别为 68.4% 和 92.6%。

四、治疗

肾积水合并感染性肾盂肾炎，往往由于引流不畅，即便应用大量广谱抗菌药物，感染亦很难控制，且可造成脓肾、感染性休克和弥散性血管内凝血（disseminated intravascular coagulation，DIC）等严重并发症，甚至危及生命。因此利用外科技术解除梗阻，充分引流，加之应用有效的抗菌药物，在肾积水合并感染性肾盂肾炎的治疗中非常重要。

1. 抗菌药物治疗 在病原学结果未明确前，给予经验性治疗。一般可选择的药物包括脲基青霉素 +β- 内酰胺酶抑制剂、头孢菌素（第 3b 代）、碳青霉烯类。若病情严重且怀疑革兰氏阳性球菌感染，应经验性选用万古霉素。

一旦病原学结果及药敏明确后，尽可能改为窄谱敏感抗菌药物。

2. 解除梗阻 对于有梗阻、引流不充分而使感染不能得到有效控制者，应尽早采取措施解除梗阻、充分引流，这对控制感染更为有利。尤其对于已经应用大剂量广谱抗菌药物而体温和症状未控制患者，尽早置管或穿刺引流很有必要。一味单纯采取内科保守治疗，有时反而会延误治疗，甚至造成脓肾，丧失肾功能。对于提示肾功能有明显损害者，更应及时解除梗阻。

目前常用解除梗阻的方法，包括逆行留置输尿管支架管和顺行留置肾盂引流管。留置输尿管支架管是解除输尿管梗阻的简便、安全、有效的方法。且由于其内置，大大减少其外源性感染的机会，并减轻患者的痛苦以及术后护理的不便，是临床解除输尿管梗阻常用的选择方案。超声引导下穿刺置入肾盂引流管亦是解除梗阻的常用选择方案，尤其是在由于种种原因存在或可能存在逆行放置输尿管支架管不成功的情况下，超声引导下顺行置入肾盂造瘘管应是首选。

目前关于这两种解除梗阻方法的优劣一直存在争论，未达成共识。其实比解除梗阻方法更为重要的是解除梗阻的时机。逆行置入输尿管支架管或顺行置入肾盂引流管各有优缺点，同时受患者因素及医疗条件等因素影响，能最迅速解除患者梗阻的方式，就是最佳的选择。此外，国内有学者报道，在单纯解除梗阻泌尿功能不能立即恢复的情况下，致使抗菌药物不能由尿携带至患侧肾盂，感染难以控制。在充分引流的基础上沿肾盂引流管局部应用抗菌药物，能达到杀菌目的，效果较好。

3. 外科手术治疗 积极手术治疗引起或加重尿路梗阻的疾病，包括结石、肿瘤、狭窄以及先天性解剖学异常等。但在外科手术治疗前，要积极控制感染。

（史涛坪 编 魏金星 审）

第八节　肾周脓肿

一、定义

肾周脓肿可由下尿路感染上行感染所致,随着局部扩散,肾脏感染向外转移到肾周脂肪,从而导致肾周感染和脓肿形成。肾周脓肿也可由肾脏外的病灶感染经血行播散到肾周间隙所致,致病菌多为金黄色葡萄球菌。

二、病因、流行病学

该病的发病率较低,易感因素主要包括糖尿病、妊娠、尿路感染和尿路结构异常。尿路异常包括肾结石、输尿管结石,尤其是大型鹿角形结石、神经源性膀胱、膀胱输尿管反流、梗阻性肿瘤、乳头状坏死和多囊肾病等。20%~60% 的肾周脓肿患者伴有肾结石。75% 的肾周脓肿是尿路感染的并发症。肾周脓肿进一步发展,可能影响肾包膜和 Gerota 筋膜(肾周筋膜)。从而脓肿可以进一步延伸到腰大肌、腹腔甚至盆腔,造成大面积感染,危及生命。

三、症状

该病多见于男性。致病菌常为革兰氏阴性杆菌、金黄色葡萄球菌等。肾周脓肿患者的表现通常是非特异性的。患者常表现为隐匿性发热、腰痛、腹痛和疲劳等症状。许多肾周脓肿患者通常不出现尿路感染的典型症状,如排尿困难和尿频。韩国一项对 56 例肾周脓肿患者的研究显示,最常见的症状是发热和寒战:75% 的患者出现发热,63% 的患者出现寒战。其他症状包括腰腹部疼痛、厌食和排尿困难,其中排尿困难为最少见的症状,入院前症状的平均持续时间约为 12d。老年患者和自主神经病变患者、糖尿病或慢性酒精中毒患者,表现出更多的疲劳症状。如果脓肿波及肝脏、胸腔,可能会出现右上腹部疼痛、胸痛症状。

四、体征

肾周脓肿的发病位置为腰背部脊柱旁多见,常合并泌尿系统结石或泌尿系统感染。查体时视诊可有腰部隆起,双侧腰部不对称,炎性皮肤改变,如皮肤红斑、破溃等,触诊可有局部压痛、肋脊角压痛、肾区叩击痛,脓肿较大时可触及明显的肿块。

五、辅助检查

尿液分析用于评估是否存在脓尿和蛋白尿。肾周脓肿的尿液分析可能是正常的,因为脓肿可能未与集合系统相通:约 30% 的患者尿液分析结果正常,40% 尿培养结果阴性。肾周脓肿患者的尿液分析如果是正常的,该脓肿有很大可能是由血行播散引起,因为与肾脏集合系统没有联系。

血常规检查示白细胞增多、炎症标志物[包括血沉(ESR)和 C 反应蛋白(CRP)]升高是一个非特异性参数。血常规可见白细胞升高并有核左移的现象,可有不同程度的贫血、红细胞沉降率上升。如患者有其他肾脏疾病或双侧病变,有可能出现血清肌酐和血尿素氮升高。肾周脓肿的患者血培养可能会检测到细菌生长,根据培养细菌结果可指导该病的治疗。

胸部、腹部 X 线片检查虽不能确定肾周脓肿的诊断,但对诊断有很大帮助。胸部 X 线片检查可能发现同侧膈肌抬高和固定、有渗出液、肺脓肿肺下叶浸润和不张、肺炎瘢痕形成等表现。腹部 X 线片检查可能发现脊柱侧凸(凹向患侧)、肿块、肾结石、肾及腰大肌失去正常轮廓、肾或肾周出现气体或肾脏固定,常提示肾周脓肿的可能。

排泄性尿路造影检查可证实肾周脓肿患者的患肾异常。主要表现有受累肾脏显影不良或不显影、肿块、肾脏移位、肾盂或输尿管结石、肾盏扩张或阻塞(有或无结石)。但以上影像学特征均不是肾周脓肿的特异性表现。

超声检查可通过不同物质回声的不同判定病变的性质,脓液在超声上表现为高回声,而水或尿液表现为低回声,由此可辨别有无脓肿形成。

CT 增强检查是脓肿确诊首选的影像学检查方法,也是鉴别肾周脓肿的最佳方法,它能鉴别脓肿并确定其范围。增强 CT 也可用于评估邻近结构(包括肝脏、纵隔和膈肌)的化脓情况。肾周脓肿通常局限于 Gerota 筋膜。一旦突破 Gerota 筋膜,脓肿可能进一步延伸到腹膜后器官或破裂进入集合系统。肾周脓肿也可向前延伸至膈下脓肿。也可能穿透腰大肌和侧面肌肉。肾周脓肿也可向尾部延伸,并可导致膀胱旁和腹股沟脓肿。脓肿扩展到腹腔以及破裂到结肠是不常见的。

核素成像和磁共振成像在诊断肾周脓肿方面的应用有限。

六、治疗

肾周脓肿确诊后主要的治疗方式包括抗菌药物治疗、经皮脓肿穿刺引流和外科手术。

对于脓肿直径 <3cm 的患者应用抗菌药物治疗、同时给予肠外营养。经验性应用抗菌药物,最初应选用针对革兰氏阴性菌和金黄色葡萄球菌的药物。经验性抗菌药物的选择也取决于可疑的微生物:对于肾盂肾炎和相关的肾周脓肿患者,抗菌药物治疗应针对肠杆菌科细菌;对于合并肾周脓肿的葡萄球菌菌血症患者,应针对葡萄球菌进行经验性抗菌药物治疗,待细菌培养明确后再根据药敏调整敏感抗菌药物。抗菌药物的使用时间应至少为 2~3 周。治疗反应应在整个药物治疗过程中进行评估。临床症状和实验室检查结果,包括腰痛、体温、白细胞计数、CRP 和 ESR。如果治疗成功,症状和化验结果都会改善。

对于脓肿 >3cm 的患者或脓肿小但抗菌药物治疗效果不佳的患者,应用抗菌药物的同时需行经皮脓肿穿刺引流,保持引流通畅,彻底控制感染,待患者各项指标恢复后,可拔除引流管,改为口服抗菌药物治疗,抗菌药物的使用时间以 2~3 周为宜。

当肾周脓肿合并有泌尿系梗阻时,如肾结石、肾积水、膀胱输尿管反流或脓肿太大,无法进行抗菌药物治疗和经皮脓肿穿刺引流时,可选择行外科手术处理合并疾病,并行脓肿切开引流或脓肿切除,术中注意避免脓肿的播散,可使用蒸馏水冲洗创面。对于肾脏梗阻性疾病引起的肾盂肾炎进一步发展所导致的肾周脓肿,若手术无法解决梗阻或患肾功能丧失,必要时可选择肾切除,肾切除也适用于慢性感染和萎缩的肾脏发展为肾周脓肿的患者。

七、预后

若肾周脓肿未及时诊断治疗可引起严重疾病,疾病的严重程度取决于感染的程度和患者有无其他基础疾病。预后不良的重要预测因素包括高龄、糖尿病、脓肿大小、嗜睡和肾功能不全。因此肾周脓肿的早期确诊、早期治疗是关键,诊断及时、治疗有效,则患者预后良好。

(史涛坪　编　魏金星　审)

第九节　黄色肉芽肿性肾盂肾炎

黄色肉芽肿性肾盂肾炎(xanthogranulomatous pyelonephritis，XGP)又名肾盂肾炎黄色瘤、肾性黄色瘤病、泡沫细胞肉芽肿、肿瘤样黄色肉芽肿肾炎等，是一种罕见的严重慢性肾脏感染性疾病，可导致弥漫性肾损害。1916年，Schlagenhanfer首先从病理上描述此病，1935年，被Oberling命名为XGP，约占肾脏炎性疾病的12.7%。该病比较少见，需要与多种肾脏疾病相鉴别，如肾结核、肾脓肿、肾癌等。

一、流行病学

黄色肉芽肿性肾盂肾炎发病无区域性。在性别和年龄上以中年女性患者多见，小儿和老年患者少见。发病率女男之比国内文献报道为3.1∶1，国外文献报道为17.1∶1。这可能与肾盂肾炎多见女性有关。一般单侧患病多见，但亦有罕见病例为双侧患病。

黄色肉芽肿性肾盂肾炎病因尚不明确，可能与以下因素有关。①感染学说：长期慢性细菌感染致肾实质持续破坏脂质释放，从而引起组织细胞增生和吞噬并形成以泡沫细胞为特征的肉芽肿；②患者自身代谢障碍，如脂代谢异常；③免疫功能紊乱；④其他可能相关因素，包括静脉闭塞和出血、淋巴管堵塞等。在本病的发病机制中，推测不止一个独立的因素起作用，可能是上述因素的综合作用，使肾组织脂肪变性和结缔组织反应及类脂质在单核细胞中积聚与弥漫浸润，从而形成黄色肉芽肿性肾盂肾炎。

二、病理特征及分型

本病病理上以进行性肾组织破坏、脓肿、肉芽肿组织形成，病灶内含有大量的黄色瘤细胞为主要特征。根据累及的范围分为2种形式。①弥漫型：患肾增大变形，肾实质严重破坏，呈多发囊实性病变，肾盂肾盏表面或肾实质内可见大小不等的黄色瘤样肿物，病变可扩展到肾周或肾外组织，并累及周围邻近组织器官；②局灶型：较少见。主要表现为肾实质局限型黄色瘤样肿物，为肾实质局灶性病变。局限性XGP易误诊为肾癌。根据黄色肉芽肿性肾盂肾炎病变过程，Malek等人将其分为3期。Ⅰ期：病变仅累及肾实质；Ⅱ期：病变累及肾脏，并累及肾周筋膜；Ⅲ期：病变累及大部分或全部肾脏及肾外脂肪组织和器官。

三、临床表现

患者临床表现差异比较大，可以有腰痛、肾区疼痛、发热、血尿、肝功能损害、乏力、厌食、消瘦等，部分患者腹部可触及包块。临床上以女性多见，常有泌尿系统感染的病史。

四、诊断

患者常因腰痛、发热和肿块而就诊，检查发现患侧肾叩击痛，血和尿白细胞升高者，首先需与肾积水合并感染、肾积脓、单纯性肾盂肾炎、肾周脓肿相鉴别。

1. 完善病史采集　相关症状的特点及伴随症状、既往史等。

2. 体格检查　常有肾区叩击痛或压痛。

3. 实验室检查　患者尿常规提示尿白细胞增多，中段尿培养半数阳性，其中以大肠埃希菌及变形杆菌居多。血常规多提示伴有贫血、白细胞增多和血沉加快。部分患者同时还伴有肝功能异常和碱性磷酸酶升高。

4. 影像学检查　主要包括超声、CT 检查。

（1）超声检查：①弥漫型病变超声表现为肾体积增大、结构失常，肾内可探及多个无回声和 / 或低回声或混合性病变，常伴有集合系统扩张；②局灶型病变超声表现为肾体积无明显增大，肾局部突出变形，可见局灶性均匀或不均匀的回声减低或等回声区，集合系统结构尚清晰。

（2）CT 检查：弥漫型病变 CT 常表现为肾脏增大变形，肾窦内因慢性炎性反应而变窄消失，肾盂显示不清，肾实质内可见多发囊状低密度灶，因病灶内组织成分不同，其密度可近于水密度直至近于软组织密度，增强扫描病灶囊性占位边缘可见强化，其内可见坏死区。集合系统常可见结石。肾周脂肪囊模糊，肾周筋膜增厚、粘连，炎症可向肾周组织延伸，甚至可以累及肝脏、脾脏、结肠、十二指肠等。分泌期部分患者肾功能减退。局灶型病变 CT 检查常表现为肾内局限性实性或囊性病灶，或伴有坏死区，增强扫描可见实性部分强化。若合并肾结石者，可提示本病；若无肾结石者，有时难与肾癌相鉴别。

（3）磁共振检查：主要表现为肾体积增大，囊性病变在 T_1 加权像为中密度，T_2 加权像为高密度。虽然磁共振检查对于判断病灶肾外的浸润范围有优势，但总的诊断价值并未优于 CT。

（4）静脉肾盂造影：弥漫型可见肾盂肾盏扩张、变形，边缘不光整或模糊，功能受损致肾盂肾盏显影不良或不显影。局限型肾盂肾盏不同程度受压、变形。

五、治疗

手术和抗感染是本病的重要治疗方法。单纯抗感染治疗效果往往不佳，抗感染治疗药物应根据病原学培养及药敏结果选择。

手术治疗方面，大多数学者推荐肾切除术作为首选，可彻底去除病灶，控制感染。手术方式包括开放和腹腔镜或机器人患肾切除术，手术入路包括经腹腔或经腰部入路。由于本病肾脏周围常炎症浸润粘连严重，对于微创手术，尤其是腹腔镜手术仍有挑战。随着黄色肉芽肿性肾盂肾炎的早期诊断水平的提高和手术技术的发展进步，保留肾单位的手术受到越来越多的重视。因此，对于弥漫型和局灶型 XGP 应该区别对待，可根据临床分期决定手术方式，Ⅰ期和Ⅱ期可行保留肾单位手术，Ⅲ期因炎症广泛，且病变累及肾周组织，建议行肾及周围病变组织切除术，尤其能切除整个炎性肿块很重要。对于局灶型病变，腹腔镜手术尤其是机器人手术具有明显优势。文献报道由腹腔镜手术中转开放手术的情况多发生在弥漫型病变，常因为肾周围组织粘连严重、分离困难导致。

六、预后

黄色肉芽肿性肾盂肾炎属少见病。大部分患者与反复发作的泌尿道结石、梗阻、感染有关。手术切除患肾或局部彻底切除病灶后，患者预后良好。

（史涛坪　编　　魏金星　审）

参考文献

［1］孙颖浩. 吴阶平泌尿外科学［M］. 北京：人民卫生出版社，2019.

［2］NICOLLE LE，BRADLEY S，COLGAN R，et al. Infectious Diseases Society of America guidelines for the diagnosis and treatment of asymptomatic bacteriuria in adults［J］. Clin Infect Dis，2005，40（5）：643-654.

［3］BONADIO M，MEINI M，SPITALERI P，et al. Current microbiological and clinical aspects of urinary tract infections［J］.

Eur Urol,2001,40(4):439-445.

[4] RONALD A. The etiology of urinary tract infection:traditional and emerging pathogens [J]. Am J Med,2002,113(Suppl 1A):14S-19S.

[5] BROWNE RF,ZWIREWICH C,TORREGGIANI WC.Imaging of urinary tract infection in the adult [J]. Eur Radiol,2004, 14(Suppl 3):E168-183.

[6] ADEMOLA BL,ATANDA AT,AJI SA,et al. Clinical,morphologic and histological features of chronic pyelonephritis:An 8-year review [J]. Niger Postgrad Med J,2020,27(1):37-41.

[7] FOGO AB,LUSCO MA,NAJAFIAN B,et al. AJKD atlas of renal pathology:chronic pyelonephritis [J]. Am J Kidney Dis, 2016,68(4):e23-e25.

[8] ROBERTS JA. Mechanisms of renal damage in chronic pyelonephritis (reflux nephropathy)[J]. Curr Top Pathol,1995,88: 265-287.

[9] PETERS C,RUSHTON HG. Vesicoureteral reflux associated renal damage:congenital reflux nephropathy and acquired renal scarring [J]. J Urol,2010,184(1):265-273.

[10] BERGMAN B,NORRGÅRD O. Nephrectomy in unilateral chronic pyelonephritis. A long-term follow-up study [J]. Int Urol Nephrol,1990,22(3):209-214.

[11] WILKINSON R. Management of unilateral chronic pyelonephritis [J]. J R Soc Med,1985,78(4):278-281.

[12] SIEGER N,KYRIAZIS I,SCHAUDINN A,et al. Acute focal bacterial nephritis is associated with invasive diagnostic procedures -a cohort of 138 cases extracted through a systematic review [J]. BMC Infect Dis,2017,17(1):240.

[13] JANETT S,MILANI GP,FARÉ PB,et al. Pyuria and microbiology in acute bacterial focal nephritis:a systematic review[J]. Minerva Med,2019,110(3):232-237.

[14] ZAONTZ MR,PAHIRA JJ,WOLFMAN M,et al. Acute focal bacterial nephritis:a systematic approach to diagnosis and treatment [J]. J Urol,1985,133(5):752-757.

[15] CAVOL G,FINAZZO F,CAROLLO C,et al. Emphysematous pyelonephritis [J]. Saudi Journal of Kidney Diseases and Transplantation,2019,30(6):1485-1487.

[16] UBEE SS,MCGLYNN L,FORDHAM M . Emphysematous pyelonephritis [J]. Bju International,2011,107(9):1474-1478.

[17] HUANG JJ,TSENG CC. Emphysematous pyelonephritis:clinicoradiological classification,management,prognosis,and pathogenesis [J]. Archives of Internal Medicine,2000,160(6):797-805.

[18] FALAGAS ME,ALEXIOU VG,GIANNOPOULOU KP,et al. Risk factors for mortality in patients with emphysematous pyelonephritis:a meta-analysis [J]. The Journal of Urology,2007,178(3):880-885.

第三章 妊娠患者尿路感染

第一节 概　　述

尿路感染是妊娠期最常见的感染之一,发生率约为 10.2%。妊娠期妇女发生尿路感染是普通女性的 2 倍。妊娠是尿路感染的独立危险因素,妊娠期间存在多种生理性诱因促发尿路感染,如妊娠后阴道分泌物增加,易导致阴道外口的细菌污染。妊娠期生理性糖尿利于细菌繁殖。妊娠期雌、孕激素剧增,孕激素可使尿道平滑肌松弛,蠕动减慢,尿流速度减慢,加之妊娠期增大的子宫对膀胱和右侧输尿管造成的压迫,引起尿液淤滞;雌激素促使肾盏、肾盂、输尿管扩张且蠕动减弱,自妊娠中期开始可存在轻度扩张和积水,一定程度上存在膀胱输尿管反流,而膀胱输尿管反流是肾盂肾炎发生的重要病理基础。

尿路感染按其发生部位分为下尿路感染和上尿路感染;按有无症状分为无症状性尿路感染和症状性尿路感染,其发生率分别为 13.0% 和 17.9%。无症状性尿路感染是指尿培养细菌阳性但无尿路感染的症状,这是最常见的形式,常发生于妊娠第 1 个月,其中 10%~40% 病例在妊娠期出现急性肾盂肾炎,因此在妊娠早期常规对孕妇进行尿培养检查是十分必要的;症状性尿路感染包括下尿路感染(急性膀胱炎)和上尿路感染(急性肾盂肾炎),严重妊娠期尿路感染可引起感染性休克、妊娠期高血压综合征、贫血等,妊娠期 UTI 病原菌所释放的内毒素等细菌产物可引起孕妇发热及宫内感染,对妊娠结局不利,可引起胎儿宫内发育迟缓、早产、呼吸窘迫综合征、先天畸形及胎儿死亡等严重后果。因此对妊娠期合并的尿路感染加以正确分析及合理治疗,具有重要的意义。

本章将就妊娠期尿路感染的基本定义、临床常见分类及流行病学特点进行深入的阐述,并对不同类型的妊娠期尿路感染的临床表现、常用检查方法、诊断治疗原则、鉴别诊断等临床问题进行讨论。

(许云飞 编　魏金星 审)

第二节 妊娠患者无症状菌尿

一、妊娠患者无症状菌尿的定义

妊娠患者无症状菌尿是妊娠患者无任何尿路感染的症状和体征,但进行多次尿细菌培养为阳性,且培养菌落计数达到菌尿标准。无症状菌尿是一种临床常见的病症,因其无明显的泌尿道感染的临床症状及体征,临床确诊较为困难,其临床治疗时机也是问题的难点之一。

二、妊娠患者无症状菌尿的流行病学特点

无症状菌尿在健康女性、患有排尿功能障碍的泌尿系统异常的患者、老年患者以及长期在医疗照护机构进行诊疗的人群中最为常见。

在健康的年轻绝经前非妊娠妇女中,无症状菌尿的患病率为 1%~5%。无症状菌尿的患病率随着患者年龄的增长而增加,Rodhe 等人的队列研究发现无症状菌尿在成人中的患病率,社区中 80 岁或以上的女性约占 20%,男性约占 10%。在长期的医疗相关照护机构中,其中近 50% 的女性居民和 40% 的男性居民患有无症状菌尿。

在 2019 年最新发布的美国感染性疾病学会(IDSA)无症状菌尿的临床实践指南中,根据各研究报告更新了不同人群的无症状菌尿的患病率:女性的患病率普遍高于男性,且随着年龄增加其患病率随之增加。糖尿病的女性和男性患者患病率分别为 10.8%~16% 和 0.7%~11%;外科手术和侵入性导尿操作是无症状菌尿发生的高危因素,尤其是长期留置导尿管的患者,其无症状菌尿的患病率为 100%。而对于肾移植患者,移植后的第 1 个月往往患病率最高,约 24%。可见无症状菌尿的女性发病率更高,且在妊娠期和随之年龄增长而发病风险增加。

近几年来国内关于成人无症状菌尿的研究报道,研究对象主要分布于住院患者、糖尿病患者及妊娠妇女,成人患者无症状菌尿的患病率为 20%~50%,并无明显的地域分布的差异。不同人群患病率虽有所不同,但是主要病原体均以大肠埃希菌为主。

三、发病机制及病原学

无症状菌尿的发生与宿主行为、机体免疫、环境因素等均有关。尿液通常是无菌的,但当细菌侵入膀胱并且未被消除时,尿液可以成为良好的培养介质。最常见的细菌进入泌尿道的途径是从尿道口开始的。男性和女性尿道口周围通常都有细菌,尿道的下 1/3 经常会被细菌污染,这些细菌因排尿而被冲走,往往并不能引起症状。

女性的患病率明显高于男性的原因,包括女性尿道口与肛周区域的接近程度以及细菌迁移的相对容易。女性尿道相对较短,靠近阴道和直肠,该区域有丰富的微生物存在,若存在解剖学或功能异常,进行性活动后,或者泌尿道操作(如导尿等)则更容易发生。在女性妊娠期,随着妊娠期女性生理的变化,由于雌、孕激素分泌增加,尤其是孕酮,使尿路平滑肌松弛、蠕动减弱,尿流缓慢;卵巢静脉扩张、孕期膨大的子宫右旋压迫输尿管;远端 1/3 输尿管平滑肌增生,使管腔容积减少,导致上 2/3 输尿管扩张。妊娠期肾脏解剖结构改变导致肾盂和输尿管积水,增加了妊娠尿路感染的风险。妊娠期会阴部 pH 改变、局部机体抵抗力低下、生理性糖尿、氨基酸尿及尿中水溶性维生素等营养物质增多,均有利于细菌生长,亦增加妊娠期泌尿系统感染的发生率。

80%~90% 的无症状菌尿最常见的病原微生物是革兰氏阴性菌,以大肠埃希菌为主,其他病原体包括肺炎克雷伯菌、奇异变形杆菌、肠球菌、葡萄球菌、产气肠杆菌。这些菌株不同于通常定植于胃肠道的菌株,因为它们具有更强的泌尿道定植能力和逃避宿主免疫反应的能力。例如,大肠埃希菌菌株利用其毒力因子,增强与尿道上皮组织黏膜的粘连,促进其长久的定植,并可减弱输尿管蠕动并抑制巨噬细胞活性。此外,其释放的内毒素可刺激炎性细胞产生大量细胞因子及其他血管活性物质,引起多种组织受损而出现严重并发症。妊娠期与同期育龄期妇女尿路感染患者的常见病原菌相似,均以大肠埃希菌为主,约占 81%,其次为变形杆菌、产气杆菌。妊娠期、同期育龄期妇女尿路感染患者的发生原因类似,绝大多数由肠道细菌逆行感染,并与女性泌尿系统的局部解剖生理特点相关。在未获知病原菌药敏结果之前或尿液培养阴性的情况下,了解致病菌谱及其药物敏感性可指导经验用药。

四、诊断标准

国内外略有差异。2005 年美国传染病学会 IDSA 的指南中无症状菌尿的诊断标准为当患者无尿路感染迹象或症状、患者尿液标本分离出至少 10^5CFU/mL 的菌落数时,可以确定为无症状菌尿。女性须有两个连续的阳性尿液标本。若通过临时置管、间歇导尿或耻骨上联合穿刺收集的尿液标本,菌落数需 $\geq 10^2$ CFU/mL。长期留置导尿管的患者,因为长期留置导管可能导致沿导管的生物膜发生污染而影响尿液培养结果,对这些患者来说,菌落数需 $\geq 10^5$CFU/mL 方可判定。2019 年 IDSA 进行了指南的更新,主要强调两点:①女性须有 2 个连续的标本,最好在 2 周内,以确认菌尿的持续存在;②通过临时置管或穿刺收集的尿液标本中菌落计数 $\geq 10^2$CFU/mL 且 $<10^5$CFU/mL 时,可证实为真正的菌尿。

国内的《尿路感染诊断与治疗中国专家共识的诊断标准(2015 版)》诊断标准与 2005 版美国 IDSA 发布的《无症状菌尿诊疗指南》相差不大,仅有针对男性患者的诊断标准不同:①对于无症状的女性患者或留置尿管患者,尿培养菌落数 $\geq 10^5$CFU/mL;②对于男性或女性导尿样本,分离菌落数 $\geq 10^2$CFU/mL;③男性患者清洁尿标本培养出 1 种菌株菌落数 $\geq 10^3$CFU/mL。

五、筛查和诊治策略

无症状菌尿由于没有 UTI 症状,易被漏诊。由于围生期无症状菌尿的高发生率,可继发孕妇肾盂肾炎甚至尿脓毒血症,引起胎儿生长受限和低出生体重儿,而且已有有效的治疗手段,因此目前很多国家实行孕中期无症状菌尿的常规筛查与治疗。历来有研究证实未经治疗的无症状菌尿的孕妇会在妊娠后期发生急性肾盂肾炎,肾盂肾炎会导致早产的发生甚至增加新生儿死亡率,妊娠期无症状菌尿可能与新生儿宫内发育迟缓和低出生体重相关。妊娠早期进行无症状菌尿的筛查和治疗,有助于减少发生肾盂肾炎的风险,并且减少早产的发生,提高胎儿存活率。

虽然有系统总结评价现有的随机对照试验和前瞻性试验得出结论为无可靠证据支持孕妇常规筛查,甚至有的研究表明无症状菌尿与早产无相关性,且即使不治疗,进展为肾盂肾炎的绝对风险也仅为 2.4%,因此建议不需要对无症状菌尿孕妇进行常规筛查和治疗。另一项 Cochrane 评价调查了干预措施对预防无症状菌尿的孕妇复发性尿路感染的影响,并评估了其对早产的影响,其结论为只有低证据可用,无足够的证据支持进行筛查与治疗。但 2018 年加拿大关于妊娠期无症状菌尿筛查与治疗的建议和 2005 年、2019 年美国 IDSA《无症状菌尿诊疗指南》中提到,综合 20 世纪 60—90 年代的研究,虽然妊娠期无症状菌尿筛查和治疗的证据质量较低,但相较于其危害性和一旦发生所致的后果而言,筛查和治疗对妊娠妇女的益处超过可能的危害,均建议所有孕妇进行妊娠早期的无症状菌尿筛查和治疗。因此,在大多数医疗保健系统中,对妊娠期无症状菌尿的筛查仍是常规孕产妇保健计划的一部分。

一般建议在妊娠早期进行筛查,如美国预防工作组建议在妊娠 12~16 周或在第 1 次产前检查时通过尿培养筛查,送检标本应为孕妇的清洁中段尿,尽量避免送检污染的尿液标本。孕妇应在妊娠早期(3 个月内)进行尿培养以筛查是否有菌尿,也有部分专家建议在妊娠前 3 个月内应每个月进行 1 次尿培养筛查,以避免漏筛。对于初始筛查阴性的孕妇和妊娠后期检出尿培养阴性的女性不建议再进行反复筛查。综上所述,目前建议孕妇应在妊娠早期进行无症状菌尿的筛查。

对于尿培养阳性结果符合无症状菌尿的诊断标准时,推荐孕妇进行积极治疗。抗菌药物的选用原则是根据尿培养的病原学药敏结果选择对孕妇及胎儿安全的治疗方案。由于要保证孕妇的安全性,β- 内酰胺抗菌药物(主要有氨苄西林、头孢氨苄)或磷霉素氨丁三醇推荐作为优选方案。尽量不使用喹诺酮类、氯霉素、四环素类、氨基糖苷类、磺胺类、呋喃妥因等可影响胎儿发育的药物。根据 Cochrane 评价的结论,孕妇治疗应为标准治疗疗程(4~7d),采用标准治疗疗程其治疗效果优于仅使用单剂量治疗。从国内专家共识的推荐药物和疗程,主要方案为磷霉素氨丁三醇 3g,隔天 1 剂共 1~3 剂;阿莫西林 500mg,每 8h 口服 1 次,共服用 3~5d;头孢氨苄 500mg,每 8h 口服 1 次,共服用 3~5d。

而对于无症状菌尿治疗后的妊娠妇女是否需要定期筛查,美国 IDSA 2005 年发布的《无症状菌尿诊疗指南》建议 "定期复查",发现复发则需要再治疗。但是其 2019 年更新的指南中提到并无证据说明无症状菌尿治疗后再进行反复筛查具有好处。国内专家共识则建议无症状菌尿治疗后的孕妇应进行定期复查。

(许云飞 编 魏金星 审)

第三节 妊娠患者急性膀胱炎

一、妊娠患者急性膀胱炎的定义

急性膀胱炎是由非特异性细菌感染引起的膀胱壁急性炎症性疾病。妊娠期急性膀胱炎的发生率为 1%~4%,无症状菌尿常可导致急性膀胱炎的发生率增加 3~4 倍。妊娠期 10% 的孕妇有无症状菌尿,未治疗的无症状菌尿可导致 30% 的孕妇患者发展成有症状的膀胱炎。

二、妊娠患者急性膀胱炎的病原学特点

导致围生期急性膀胱炎的细菌和非围生期相同,大肠埃希菌占了 80% 的感染源。其他革兰氏阴性菌,如变形杆菌、克雷伯菌也很常见;而革兰氏阳性菌如 B 族链球菌(占 5%)和葡萄球菌相对较少,肠球菌、阴道加德纳菌、解脲支原体的发生率更小。

三、临床特点

80% 的孕妇因子宫压迫、血容量扩大、肾血流量和肾小球滤过率增加可出现尿频、夜尿增多和耻骨上压迫感等症状,因此尿频、尿急症状对诊断孕妇急性膀胱炎没有特异性。妊娠合并无症状菌尿患者无急性膀胱炎症状。妊娠合并急性膀胱炎的最显著症状是排尿困难,其他包括尿频、尿急、尿痛、血尿、脓尿和耻骨上疼痛,一般无全身感染症状。

四、体格检查和实验室检查

妊娠子宫逐渐增大可能掩盖急性膀胱炎疾病体征。无症状菌尿患者通常没有体征,易被忽视。膀

胱炎患者可有膀胱压痛,对有症状的孕妇建议阴道检查(妊娠晚期出血患者例外),以排除阴道炎或宫颈炎。实验室检查项目主要如下。

1. 尿液检查

(1)尿常规:孕期检查易被非尿物质污染,故强调需要取清洁中段尿。与急性膀胱炎有关的常用指标包括:尿白细胞,正常参考值 <5 个 /HP;尿红细胞,正常参考值为 0~3 个 /HP;尿蛋白定性 <(+),24h 尿蛋白 <150mg。急性膀胱炎时,上述指标均可能超标。生化指标还包括:亚硝酸盐(NIT)阳性见于大肠埃希菌等革兰氏阴性杆菌引起的 UTI;白细胞酯酶(leukocyte esterase,LE):正常值为阴性,急性膀胱炎时为阳性。

(2)尿培养:治疗前的中段尿标本培养是诊断急性膀胱炎最可靠的指标。女性急性膀胱炎细菌培养标准为:中段尿培养菌落计数 $\geqslant 1 \times 10^5 CFU/mL$。

2. 血液检查　外周血白细胞计数 $>12 \times 10^9/L$ 或 $<4 \times 10^9/L$ 或未成熟细胞 $\geqslant 10\%$;CRP 显著升高(> 正常值 2 个标准差);病情严重出现脓毒血症时,可有电解质、酸碱平衡失调、器官功能障碍、高乳酸血症($>3mmol/L$)、血清降钙素原显著升高(> 正常值 2 个标准差)。高热时需常规进行血液细菌培养和药敏试验。

五、治疗

治疗开始前应调整生活方式,确保良好生活习惯,减少尿道细菌污染,防止治疗不当和复发性感染。

推荐根据尿培养和药敏试验结果给予 7d 抗菌药物治疗,经验用药可给予二代头孢菌素、三代头孢菌素、阿莫西林、呋喃妥因或磷霉素。治疗 1 周后应再行尿培养检查了解治疗效果。若反复发作急性膀胱炎推荐每天睡前口服头孢呋辛 125~250mg 或呋喃妥因 50mg 或磷霉素氨丁三醇 3g,每 7~10d 一剂直至产后,以预防复发。

(许云飞　编　魏金星　审)

第四节　妊娠患者急性肾盂肾炎

一、妊娠患者急性肾盂肾炎的定义

妊娠患者急性肾盂肾炎是指肾盂黏膜及肾实质的急性感染性疾病,为常见的妊娠期并发症,发病率占所有孕妇合并疾病的 0.5%~0.8%,主要为大肠埃希菌感染,另外还由变形杆菌、葡萄球菌、粪链球菌及绿脓杆菌等引起。妊娠期急性肾盂肾炎可导致流产、早产、胎膜早破、脓毒症、感染性休克等不良事件,其中最严重的并发症是感染性休克。无症状菌尿是导致急性肾盂肾炎发生的高危因素。妊娠期 10% 的孕妇有无症状菌尿,未治疗的无症状菌尿可导致 30% 的孕妇患者发展成有症状的膀胱炎,其中有 50% 的患者可发展为肾盂肾炎。此外,低龄、吸烟、低学历、肾结石和糖尿病等也是妊娠期急性肾盂肾炎常见的危险因素。该病多见于妊娠中晚期和产褥期。尿脓毒血症约占妊娠期脓毒血症的 1/4,后者孕期发病率约为 0.18%,是我国孕产妇死亡的四大原因之一。因此,对妊娠期急性肾盂肾炎高危人群进行筛查、干预具有重要的临床价值。

二、临床特点

妊娠期急性肾盂肾炎患者典型临床表现包括全身症状和泌尿系症状。全身症状包括寒战、发热、头痛、肌肉酸痛、食欲减退、恶心、呕吐等消化系症状。其中，发热多为38~39℃，部分患者>40℃。泌尿系症状多为腰痛、尿频、尿急、尿痛、急迫性尿失禁、排尿不畅等膀胱刺激症状，其中腰痛多为钝痛或酸痛，少数患者可出现腹部绞痛。

因急性肾盂肾炎存在高热、腹痛、肋部疼痛等表现，临床上需要与存在以下症状的疾病进行鉴别。

发热：若患者有高热症状，需与上呼吸道感染及产褥期感染鉴别，上呼吸道感染有明显的呼吸道症状、全身肌肉酸痛，病毒感染时白细胞计数及中性粒细胞分类均降低；产褥期感染可有恶露异常、子宫或宫旁有压痛等。上呼吸道感染及产褥期感染一般不存在肋脊角叩痛，同时尿检查常无异常。

腹痛：急性肾盂肾炎若合并持续性腹痛及血尿症状，常提示泌尿道破裂可能，诊断需要与下述急腹症鉴别。①急性胃肠炎：有发热、恶心、呕吐及腹泻症状，常有不洁饮食史。②胆绞痛：既往多有胆石症史，右上腹多见，严重时可向肩部放射；生化检查多有胆汁酸增高，同时可伴有黄疸、发热等症状；超声检查常可在胆囊或胆管处发现结石。③急性阑尾炎：起病常在脐周，伴转移性右下腹痛，但在孕中、晚期症状可能不典型。④子宫肌瘤变性：超声检查能发现变性的肌瘤，可存在低热、腹痛症状。⑤胎盘早期剥离：可有腹部压痛、子宫敏感或局限性压痛，有或无阴道流血，多存在胎心率改变。

体格检查：妊娠子宫逐渐增大可能掩盖尿路感染疾病体征。无症状菌尿患者通常没有体征，易被忽视。对有症状的孕妇建议阴道检查（妊娠晚期出血患者例外），以排除阴道炎或宫颈炎。肾盂肾炎患者有发热（>38℃）、耻骨上压痛、肋脊角或输尿管点压痛、肾区叩击痛等。约1/2患者腰部叩击痛发生在右侧，1/4患者在左侧，1/4患者为双侧。实验室检查见本章第三节。

影像学检查：妊娠期急性肾盂肾炎患者的肾脏超声检查可发现肾盂肾盏扩张、泌尿道结石、肾内和肾周脓肿或蜂窝织炎。但妊娠期超声灵敏度下降，许多结石无法显影。MRI检查相比于彩色多普勒超声有其优势，妊娠期CT检查由于其辐射性是相对禁忌的。

三、诊断与治疗

妊娠期急性肾盂肾炎患者的诊断同非妊娠女性患者一样。急性肾盂肾炎可根据上述病史、体格检查和实验室检查明确诊断。

妊娠期急性肾盂肾炎患者在一般治疗上应卧床休息，以侧卧位为好，左右侧轮流体位，以减少增大的子宫对输尿管的压迫；多饮水或静脉补液，增加尿量。

在药物选择上，推荐首先根据妊娠期急性肾盂肾炎患者尿培养或血培养及药敏试验结果给予抗菌药物静脉输液治疗。经验用药可选择二代头孢菌素、三代头孢菌素或氨基青霉素加β-内酰胺酶抑制剂。通常急性肾盂肾炎患者症状好转后应继续口服抗菌药物至少14d以预防复发。如果经积极治疗48~72h内症状仍无明显改善，需考虑泌尿道梗阻存在，妊娠期也可考虑放置双J输尿管支架以解除梗阻。

若急性肾盂肾炎患者伴有恶心、呕吐、脱水症状等，在治疗上应该给予补充足量液体；若存在水电解质及酸碱平衡失调，应积极纠正。患者体温过高时应予以物理降温或药物退热治疗，呕吐严重者可用止吐药对症处理。住院予静脉滴注抗菌药物，治疗期间需密切观察病情变化，预防发生肺水肿、成人型呼吸窘迫综合征等并发症。

围生期患者应用抗菌药物的注意事项：妊娠期患者抗菌药物的应用需考虑药物对母体和胎儿两方

面的影响,青霉素类、头孢菌素类、呋喃妥因(在妊娠晚期禁用,因为可能致胎儿或新生儿溶血性贫血)、磷霉素、氨曲南、美罗培南等药物毒性低,对胎儿及母体均无明显影响,FDA 分类为 B 级,妊娠期感染时可选用。产后也须考虑到产妇哺乳,酌情用药。

关于 B 族链球菌:从妊娠女性尿液中分离出的 B 族链球菌(即无乳链球菌)与胎膜早破、早产和新生儿败血症有关。使用青霉素治疗可降低胎膜早破和早产发生率,因此在诊断时即应治疗,分娩前还需预防性治疗,以防止新生儿感染。

关于终止妊娠:大多数情况下妊娠合并肾盂肾炎经过敏感抗菌药物治疗后病情能得到缓解,可以继续妊娠。在少数病情严重的患者中,如果经敏感抗菌药物及其他药物支持治疗后病情仍不能缓解,且估计胎儿娩出不能够存活,或怀疑胎儿感染或窘迫时,可再考虑终止妊娠。肾盂肾炎不是剖宫产术指征,但如果存在产科因素,或患者全身情况差,不能耐受分娩,可考虑剖宫产术。

关于围生期尿石症的诊治:泌尿道结石也是围生期尿路感染的常见原因之一。子宫孕期压迫、孕酮分泌增加输尿管蠕动等原因,更增加了泌尿道结石发生和并发感染的危险性。一些无症状泌尿道结石可以在孕期首次出现症状并被诊断。孕期诊断依据除了疼痛病史及体征外首推超声检查,可以发现2mm 以上的结石,部分 X 线片阴性的结石也能通过超声发现。此外,超声检查还可以了解结石以上肾实质和集合系统的扩张程度,间接评价肾功能有无损伤。但由于受胎儿及肠道内容物的影响,超声诊断输尿管中下段结石的敏感性较低。磁共振水成像能够了解上尿路梗阻的情况,而且不需要造影即可获得与静脉肾盂造影同样的效果,因此孕期也可以考虑采用。围生期尿道结石通过保守治疗大多可以缓解。98% 直径 <5mm 的结石可以自行排出。对于 5~10mm 的输尿管结石也可以采用药物排石治疗,包括 α 受体阻滞剂(B 类药)和钙通道阻滞剂(适用于妊娠期高血压和先兆早产的患者)。对于严重病例,孕中期患者可以选用超声引导下经皮肾穿刺造瘘(percutaneous nephrostomy,PCN),或输尿管内支架置入术治疗上尿路梗阻。输尿管镜下取石术仅限于直径在 10mm 以下的泌尿道结石,在有尿路感染或结石直径大于 10mm 时应避免。

四、小结

综上所述,围生期尿路感染是孕期常见的合并症,可分为无症状菌尿、急性膀胱炎、急性肾盂肾炎和尿脓毒血症几个病情阶段,可引起严重的母儿并发症。因此,孕期如发现尿路感染,需要积极治疗。抗菌药物的选择应考虑对细菌敏感、对胎儿安全的原则,同时治疗时间需要达到足够疗程,通过及时有效的治疗可以显著改善母儿结局。

在围生期尿路感染的预防方面,医院及医师应加强对妊娠期尿路感染的健康宣教,提高保健意识。规范产检,及时发现并治疗贫血、妊娠期糖尿病等;妊娠期要注意外阴部卫生,穿着宽松透气内裤,勤换洗;坚持多饮水,勿憋尿,2~3h 排尿 1 次,防止细菌在尿道定植;妊娠中晚期尽量左侧卧位,减少对膀胱及输尿管的压迫,在妊娠前 3 个月和后 3 个月应避免或节制性生活,性生活后应立即排尿;对于有尿路感染家族史和个人史的孕妇,应进行孕前尿常规、泌尿系统超声检查,治疗潜在的无症状性尿路感染、尿路梗阻等易感疾病。

在我国,无症状菌尿的筛查目前尚未列入孕期保健指南,现阶段我国孕期保健机构先对孕期尿常规检查中发现异常或对有尿路感染高危因素者进行尿培养及细菌菌落计数检查,可能更符合当前我国国情。随着国内产科界对无症状菌尿的认识逐渐提高,开展孕期妇女无症状菌尿筛查的临床及卫生经济学研究势在必行,将有助于制定适合我国国情的孕期无症状菌尿的筛查及治疗指南。

(许云飞 编　魏金星 审)

参考文献

［1］李婧闻,乔甫.无症状菌尿临床诊治的研究进展［J］.中华医院感染学杂志,2020,30(7):1111-1115.

［2］MOORE A,DOULL M,GRAD R,et al. Recommendations on screening for asymptomatic bacteriuria in pregnancy［J］. CMAJ,2018,190(27):E823-E830.

［3］杨悦,张永祥,刘娟,等.无症状菌尿与有症状泌尿道感染患者的临床特点研究［J］.中华医院感染学杂志,2018,28(14):2109-2111,2119.

［4］CAI T,NESI G,MAZZOLI S,et al. Asymptomatic bacteriuria treatment is associated with a higher prevalence of antibiotic resistant strains in women with urinary tract infections［J］. Clin Infect Dis,2015,61(11):1655-1661.

［5］DETWEILER K,MAYERS D,FLETCHER SG. Bacteruria and urinary tract infections in the Elderly［J］. Urol Clin North Am,2015,42(4):561-568.

［6］肖国虎,陈勇,翁敏杰.妊娠妇女复发性泌尿道感染中无症状菌尿的特点及治疗［J］.中华临床感染病杂志,2015,8(5):454-455.

［7］侯静,李爱玲,温向琼,等.妊娠妇女尿路感染临床特征分析［J］.中国当代医药,2010,17(9):9-10.

［8］张羽.围生期急性泌尿道感染的诊治［J］.实用妇产科杂志,2016,32(1):8-10.

［9］朱峰城,李瑞满.妊娠合并泌尿系统感染的诊断与治疗［J］.中华产科急救电子杂志,2017,6(4):234-237.

第四章 复杂性尿路感染

第一节 概　　述

尿路感染的自然病程,因受到被感染者病理或生理因素的影响,在临床上呈现出复杂多变的特点。有些尿路感染呈良性病程,即使没有接受抗菌药物治疗也可以自然痊愈,但也有些感染会出现进行性加重的倾向,甚至威胁患者生命。因此,尿路感染被分为单纯性尿路感染(simple urinary tract infection)和复杂性尿路感染(complicated urinary tract infection,cUTI),目的是将具有良性病程的感染与复发或进展加重、风险较高的感染区分开来。

虽然各个科学研究机构以及指南编写组织对复杂性尿路感染的定义并不统一,但对复杂性尿路感染自然病程的特征描述是一致的,即复杂性尿路感染具有更高的复发率以及迁延为慢性病程的倾向,同时具有更高的进展风险或产生严重后果的风险,临床治疗较为困难,更易进展为全身性、重症性感染。造成这种病程特点的原因,更主要源于感染宿主,尿路感染宿主的病理或生理因素(如泌尿生殖道的结构或功能异常或合并其他疾病)增加了获得感染或者治疗失败风险,这是复杂性尿路感染的病理生理基础。

一、流行病学

目前,国内外还缺乏复杂性尿路感染的大规模流行病学研究数据,随着人口老龄化以及介入性诊疗操作的增多,各种影响尿路正常功能的因素日益复杂,复杂性尿路感染的发生率也逐渐升高。2014年的一项基于互联网大数据的泌尿外科感染全球患病率(global prevalence on infections in urology,GPIU)研究显示,2003—2010 年住院的 19 756 名泌尿科患者中,有 1 866 名(9.4%)在住院期间出现了尿路感染。导管相关尿路感染(CAUTI)是最常见的医院内获得性感染(占 40% 以上),80% 以上医院内获得性尿路感染都与置管有关。国内的一项多中心研究结果显示,2011—2015 年 ICU 患者导管相关尿路感染的发病率为 1.54~3.50 例 /1 000 置管日。复杂性尿路感染对患者的预后,如发病率、死亡率、远期后遗症等,可能产生显著的影响。2019 年的一项跨国际多中心回顾性队列研究(combacte-magnet rescueng study)观察了来自 8 个国家 20 家医院的 807 例住院期间的复杂性尿路感染,导管相关尿路感染患者的 30d 死亡率为 15.2%,而非因导尿管引起的尿路感染患者 30d 死亡率仅为 6%。

早期研究显示,伴有尿路梗阻的患者尿路感染发生率较无梗阻者高 12 倍。在需要接受手术治疗的良性前列腺增生患者中,术前尿培养结果显示 21%~44% 存在菌尿。尿路感染在神经源性膀胱患者中具有很高的发生率,每位患者每年平均出现 2.5 次尿路感染,在确诊神经源性膀胱后第 1 年内,超过 1/3 的患者会出现下尿路感染。据国内研究报道,约 22% 的尿石症合并尿路感染,而在梗阻性结石患者中尿路感染率达 26.14%。对于急性上尿路感染的患者,尿路梗阻被认为是脓毒性休克的首要危险因素。

妊娠期女性无症状菌尿(ASB)的发生率为 2%~7%,与非妊娠期女性相近(5%~6%)。但由于妊娠期女性激素水平及子宫压迫,可能出现上尿路扩张、膀胱容量减小、膀胱输尿管反流等变化,而且妊娠期女性处于相对免疫抑制状态,导致尿路感染更易出现加重的倾向。25%~40% 的妊娠期无症状菌尿可进展为有症状的尿路感染。产前急性肾盂肾炎的发生率约为 0.5%,其中有 15%~20% 可伴有菌血症,约 2% 进展为脓毒血症。

外科手术(尤其是泌尿系统手术)围手术期常需留置导尿管,另外持续膀胱冲洗、尿道黏膜损伤等因素,均可能增加尿路感染发生率。据国内研究报道,泌尿外科住院患者在院内发生感染的概率为 3.9%,其中尿路感染占 24.2%。泌尿系统手术后尿路感染的发生率为 3.29%~9.46%,与开放性手术相比,膀胱及前列腺部位的手术相关尿路感染发生率相对较低。盆腔放射治疗可能导致膀胱尿路上皮萎缩,增加了尿路感染的风险,尿路感染发生率为 14%~38.5%,具体取决于放射的剂量、范围及方式。尿流改道是根治性膀胱切除术的重要组成部分,但术后尿路的解剖性改变,增加了获得性感染的风险,术后尿路感染率可达 3.9%~9.5%。

糖尿病引起尿糖增高、中性粒细胞功能障碍以及细菌对尿路上皮细胞的黏附性增加,尿路感染风险增高,上尿路感染更易损害肾功能。在国内的一项回顾性研究中,2 型糖尿病患者中尿路感染率为 11.2%。慢性肾功能不全可引起免疫功能下降,全身各器官的感染风险亦有所增加。国内 2017 年的一项研究结果显示,尿路感染在非终末期慢性肾病患者中的发生率为 13.7%,在终末期肾病的患者中的发生率为 6.2%。器官移植受者长期处于免疫抑制状态,感染是最主要的移植后并发症,据国内一项荟萃分析报道,肾移植受者的平均尿路感染率为 38%(16.0%~75.0%)。

二、病原菌谱

由于复杂性尿路感染临床表现多样,反复发作且有加重倾向,可能导致长期抗菌药物的反复应用,或可引起尿路感染的病原菌分布发生改变,并诱导病原菌耐药性的产生,使临床医师在抗菌药物的选择上出现困难。在单纯性尿路感染中,大肠埃希菌是主要的病原菌,而在复杂的尿路感染中,尽管主要病原菌仍为大肠埃希菌,但大肠埃希菌以外的其他病原菌则更为常见(图 2-4-1-1)。

复杂性尿路感染致病菌多样,以革兰氏阴性菌最多见(以大肠埃希菌、肺炎克雷伯菌、奇异变形杆菌为主),其次为革兰氏阳性菌,少数由真菌引起。随着抗菌药物和免疫抑制剂的广泛使用,革兰氏阳性球菌及真菌性尿路感染发生率增多,多重耐药现象也呈增加趋势。国内复杂性尿路感染细菌谱的特点是大肠埃希菌感染比例降低,而产超广谱 β- 内酰胺酶(extended spectrum beta-lactamases,ESBLs)菌株比例升高,另一个特点是肠球菌感染比例升高。

在 2015 年一项中国北方及东南地区的多中心研究报道中,引起复杂性下尿路感染的革兰氏阴性菌占 51.3%,主要包括大肠埃希菌(40.5%),其中 ESBLs 阳性比例为 60.0%,肺炎克雷伯菌(5.4%),其中 ESBLs 阳性比例为 50.0%,奇异变形杆菌(2.7%),其他革兰氏阴性菌(2.7%);革兰氏阳性菌占 48.7%,包括粪肠球菌(13.5%)、表皮葡萄球菌(13.5%),其中甲氧西林耐药(MR)阳性比例为 40.0%,以及其他革兰氏阳性菌(21.6%)。

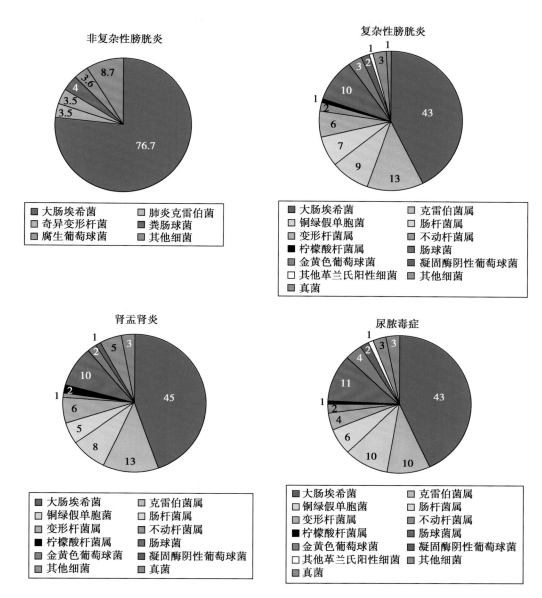

图 2-4-1-1　不同类型的尿路感染病原菌谱

　　在 2017 年一项中国南方地区的多中心研究报道中,引起复杂性尿路感染的革兰氏阴性菌占 73.20%,主要包括大肠埃希菌(48.2%)、肺炎克雷伯菌(9.5%)、铜绿假单胞菌(4.9%)、奇异变形杆菌(4.6%)、阴沟肠杆菌(1.9%)、鲍曼不动杆菌(1.8%);革兰氏阳性菌占 19.23%,其中肠球菌属(尤其是粪肠球菌和尿肠球菌)是最为常见,占 14.4%;此外还包括念珠菌属(12.5%)和支原体感染(3.9%)。

　　需要引起重视的是,无论是革兰氏阳性菌或阴性菌,复杂性尿路感染致病菌的多重耐药比例均较高。国内研究显示,复杂性下尿路感染的致病菌对于常用抗菌药物如左氧氟沙星的敏感率仅为 32.4%,对头孢菌素敏感率为 43.2%。引起复杂性尿路感染的大肠埃希菌及肺炎克雷伯菌,对广谱青霉素类的耐药率达 56%~94%,对头孢菌素类、环丙沙星及氨曲南的耐药率均达 45% 以上。

(刘余庆　编　杨为民　审)

第二节　复杂性尿路感染的诊断与治疗

一、定义

复杂性尿路感染的定义经历了不断的演变与发展。传统意义上的单纯性尿路感染,指的是未妊娠健康女性感染的、通过常规抗菌药物治疗即可治愈的尿路感染。而所有其他尿路感染均被称为复杂性尿路感染,包括男性的膀胱炎。但这一定义并不能体现复杂性尿路感染的病理生理基础,也不能显示复杂性尿路感染的具体临床特征。由于复杂性尿路感染病因复杂多变,临床表现亦呈多样化,临床个体之间的抗菌药物治疗方案存在很大差异,因此难以通过临床表现的典型特征有效定义复杂性尿路感染。

近年来,越来越多的研究者认为,定义复杂性尿路感染的关键性问题在于导致感染过程加重的相关因素。因此,复杂性尿路感染的定义有两个必要条件:①尿培养阳性;②同时伴有增加获得感染或治疗失败风险的病理或生理因素,如泌尿生殖道的结构或功能异常,或其他潜在疾病。欧洲泌尿外科学会(European Association of Urology,EAU)2021 年版指南认为,复杂性尿路感染发生在以下个体中:宿主相关因素(如潜在的糖尿病或免疫抑制)或尿路相关特定解剖或功能异常(如梗阻、逼尿肌功能障碍导致的膀胱排空不全)导致其感染比非复杂性感染更难以根除。

与复杂性尿路感染相关的常见因素包括:任何部位尿路梗阻、尿路异物、膀胱排空不全、膀胱输尿管反流、近期尿路操作史、男性尿路感染、女性妊娠、糖尿病、免疫抑制、医疗保健相关感染、分离出产 ESBL 病原菌、分离出多重耐药菌株。

二、分类

复杂性尿路感染按照伴随疾病可分为 4 类。①泌尿生殖系统外危险因素的尿路感染:糖尿病、免疫缺陷、免疫抑制剂使用及其他;②有肾脏危险因素的尿路感染:多囊性肾病、肾脏缺如、肾功能不全和透析、肾移植、器官供者;③有暂时性泌尿道危险因素的尿路感染:泌尿系统结石诱发的感染、非感染性结石的尿路感染、泌尿道内镜治疗泌尿系统结石的抗菌药物处理及介入后感染的治疗;④有永久性泌尿道危险因素的尿路感染:神经源性膀胱功能障碍与尿路感染、流出道和储尿囊的感染性并发症、前列腺癌根治术后尿路感染、膀胱癌根治术后尿路感染等。

2010 年,EAU 泌尿外科感染学组(European Section of Infections in Urology,ESIU)根据泌尿外科感染全球患病率研究的监测数据,提出了一种复杂性尿路感染的分类系统(图 2-4-2-1)。该系统的核心功能是,根据疾病的严重性等级和风险因素对尿路感染进行分类,以指导临床医师对患者进行评估和治疗。其设计参考了肿瘤 TNM 分类方法,根据疾病的临床特征划分为低风险、中风险和高风险。ESIU 分类系统根据尿路感染的临床表现和宿主风险因素(ORENUC)划分严重性等级。考虑到在复杂性尿路感染中,病原菌日益增加的耐药性降低了经验性治疗的治愈率,ESIU 分类系统还包括了病原体的危险因素,如致病性病原体的种类特征和抗菌药物敏感性。

三、临床表现

由于复杂性尿路感染的特殊性,临床表现多样。下尿路感染常有尿频、尿急、尿痛,或伴有发热等症状,而上尿路感染则以肾区疼痛、发热较为多见,或伴有恶心、呕吐等症状。有的患者无显著临床症状。

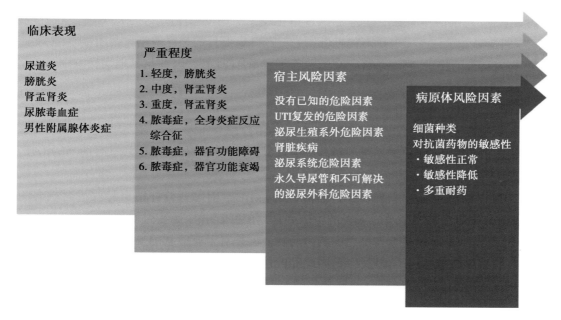

图 2-4-2-1　EAU 泌尿外科感染学组（ESIU）尿路感染分类系统

　　临床表现除尿路感染症状以外，还包括由原发疾病所引起的临床症状。泌尿生殖道解剖、功能异常，或者其他存在感染易发因素的原发病，可能引起较复杂的临床症状。有些合并疾病的症状，须与尿路感染的症状鉴别，如前列腺增生、经尿道手术后、下尿路置管的患者，也可有尿频、尿急、夜尿次数增多等下尿路症候群，糖尿病患者可以有多尿，尿路结石可能引起肾区疼痛或下尿路刺激症状。

　　由于并发因素（长期置管、尿液滞留、术后尿路解剖异常等）无法在短期内去除，复杂性尿路感染往往反复发作，或长期处于菌尿、脓尿状态。而在致病易感因素（如糖尿病、结石梗阻、免疫抑制等）的影响下，感染病情有迁延、加重的倾向，可能演变为气肿性肾盂肾炎（EPN）、气肿性膀胱炎（emphysematous cystitis，EC）、黄色肉芽肿性肾盂肾炎（XGP）、肾脓肿、肾乳头坏死（renal papillary necrosis，RPN）等。严重时可能造成患侧肾功能丧失，甚或扩展为全身性感染，引起致命性尿脓毒血症。

　　复杂性尿路感染的诊断主要包括两个条件：①提示有尿路感染的尿液分析结果；②存在泌尿生殖道结构、功能异常或者其他易发感染的原发病及其他合并因素。复杂性尿路感染的病史采集应包括：①尿路感染症状，如尿频、尿急、尿痛等下尿路刺激症状，及腰痛和/或下腹部痛等；②全身感染症状，如寒战、发热、头痛、恶心、呕吐、食欲缺乏等；③伴随疾病本身引起的症状，如尿路结石、糖尿病引起的症状；④先前的治疗史，尤其是抗菌药物的应用史。体检包括泌尿外生殖器的检查，腹部和肾区的体检。盆腔和直肠指检对鉴别是否同时存在合并疾病有意义。

　　复杂性尿路感染的实验室检查不仅包括尿常规，应尽可能在应用抗菌药物治疗前，留取清洁外阴后中段尿培养。对于复杂性尿路感染，清洁中段尿培养菌落计数女性 $>10^5$cfu/mL、男性 $>10^4$cfu/mL，或所有患者导尿留取的尿标本菌落计数 $>10^4$cfu/mL 具有诊断价值。根据患者的病情可选择性进行血液检查，血液白细胞计数和中性粒细胞升高，血沉增快。若怀疑伴有肾功能不全、糖尿病、免疫缺陷等潜在性疾病，必须进行相关的血液学检查。当患者伴有体温升高时，另需进行血液细菌培养和药敏试验，测定血清降钙素原（PCT）浓度。血清 PCT 浓度的升高程度与感染严重程度呈正相关，有助于早期判断脓毒血症。

出现以下情况之一,建议行影像学检查:①伴有尿路梗阻症状,如排尿困难、肾绞痛;②抗菌治疗72h后仍有发热;③抗菌治疗后感染迅速复发;④既往反复出现复杂性尿路感染。影像学检查包括超声、腹部平片、尿路造影和泌尿系CT,超声检查可作为首选。主要目的是寻找泌尿生殖道结构、功能异常或者其他存在易发感染的疾病,判断是否存在脓肿等泌尿系形态学改变,并与其他疾病鉴别。

四、治疗

复杂性尿路感染的治疗,不仅包括应用抗菌药物治疗感染本身,而且必须对导致感染易感性及难治性的相关因素加以纠正,对泌尿系统的病理或生理异常以及潜在的复杂因素进行适当的治疗。

(一)抗菌药物治疗

由于复杂性尿路感染临床表现多样,选择抗菌药物治疗前需充分评估患者就诊时疾病的严重程度、所在地区细菌耐药性情况以及感染者的特殊因素(如免疫功能、药物过敏史等)。此外,必须进行尿液培养和药敏试验,根据其结果选择敏感的抗菌药物。但是对于有症状的复杂性尿路感染,可能难以在患者就诊当日获得尿培养和药敏试验结果,因此经验性抗菌药物治疗也是必要的。

目前国内尿路感染病原菌呈现日益复杂化的特点,下尿路感染病原菌中产ESBLs大肠埃希菌比例较高,而且粪肠球菌比例亦有升高趋势,其中复杂性下尿路感染更为明显。常见致病菌引起的下尿路感染很多都已存在氟喹诺酮类、头孢菌素类药物的耐药性。在经验性治疗前,要尽可能地了解可能流行地区的病原菌谱和耐药情况,还要对基础泌尿系统疾病的严重程度进行评估(包括对肾功能的评估),给予适当的抗菌药物;一旦培养结果及药敏结果回报,应及时调整初始的经验性治疗方案,尽可能改为窄谱敏感抗菌药物(表2-4-2-1)。

表2-4-2-1 经验性治疗的抗菌药物选择

抗菌药物选择阶段	备选抗菌药物
初始经验性治疗的抗菌药物选择	氟喹诺酮类 氨基青霉素+BLI 氧头孢烯类(拉氧头孢、氟氧头孢) 头孢菌素(2或3a代) 氨基糖苷类 磷霉素氨丁三醇(下尿路感染) 氟喹诺酮类*
初始经验性治疗失败或感染严重者的抗菌药物选择	脲基青霉素(哌拉西林)+BLI 头孢菌素(3b代)+BLI 氧头孢烯类(拉氧头孢、氟氧头孢)* 磷霉素氨丁三醇(下尿路感染)* 碳青霉烯类 联合治疗:氨基糖苷类+BLI、氨基糖苷类+氟喹诺酮类
不推荐用于经验性治疗的抗菌药物	氨基青霉素,如阿莫西林、氨苄西林 甲氧苄啶-磺胺甲基异噁唑(仅用于病原体的药敏试验结果已知时)

注:BLI=β-内酰胺酶抑制剂(beta-lactamase inhibitors)。
*:该类抗菌药物尚未被用于初始治疗。

1. 轻中度患者或初始经验性治疗

(1)氟喹诺酮类:作用靶点是2种Ⅱ型拓扑异构酶,即拓扑异构酶Ⅱ(DNA促旋酶)和Ⅳ,二者均是细菌细胞生长所必需的酶。这类药物的分子通过与 DNA 和靶酶形成三元复合物而抑制 DNA 的断裂,重接循环并导致细胞凋亡。对于近期未用过氟喹诺酮类药物治疗的轻中度患者,可选择左氧氟沙星(500mg 静脉滴注或口服,1 次 /d)作为初始经验性治疗。左氧氟沙星具有高尿液浓度的特点,尿排泄率可高达 84%,抗菌谱可以广泛覆盖尿路感染常见病原菌,对铜绿假单胞菌有很强的杀菌效果,同时对于部分 ESBLs 阳性的大肠埃希菌、粪肠球菌也有一定的杀菌效果。也可使用环丙沙星(200mg 静脉滴注,2 次 /d),对大肠埃希菌和铜绿假单胞菌具有较好的杀菌效果,但环丙沙星在尿液中的排泄率仅为 43%。考虑到尿路感染的常见致病菌对环丙沙星和其他氟喹诺酮类药物耐药率较高,应密切观察病情进展及治疗情况,根据临床反应和尿培养结果及时进行修正。2021 年版 EAU《尿路感染诊疗指南》认为,如果泌尿外科患者最近 6 个月内使用过氟喹诺酮治疗感染,则不推荐使用环丙沙星和其他氟喹诺酮类药物对复杂性尿路感染进行经验性治疗。

(2) 头孢菌素(2 代或 3a 代):相比 1 代头孢菌素而言,2 代头孢菌素(如头孢呋辛、头孢替安、头孢孟多)对 β- 内酰胺酶的稳定性相对增强,其对革兰氏阴性菌的杀菌活性显著增加,同时保持了对葡萄球菌属较高的杀菌活性。与 1 代相比,2 代头孢菌素对敏感性革兰氏阴性菌的活性增加 4~8 倍,但对普通变形杆菌、摩氏杆菌属、沙雷菌属和铜绿假单胞菌没有活性。3a 代头孢菌素侧链取代基的空间位阻可保护药物分子不受头孢菌素酶的影响,故对革兰氏阴性菌的活性进一步增强。3a 代头孢菌素对革兰氏阴性菌有很高的杀菌活性,其对肠杆菌的活性约为 2 代头孢菌素的 10 倍,但对葡萄球菌杀菌活性较弱。药代动力学特征与二代头孢菌素相比区别不大。

(3) 磷霉素氨丁三醇:磷霉素在体内具有独特的作用机制,可直接阻止大肠埃希菌、变形杆菌、铜绿假单胞菌、金黄色葡萄球菌等革兰氏阴性球菌的细胞壁合成所必需的丙酮酸转移酶,发挥杀菌作用,因此作为一种广谱杀菌剂,磷霉素与其他抗菌药物无交叉耐药。磷霉素氨丁三醇为磷霉素的口服制剂(3g,口服,隔天 1 次),主要以原型从尿中排出,对复杂性尿路感染的大肠埃希菌、粪肠球菌、肺炎克雷伯菌等均有很好的抗菌活性。国内 2015 年研究证实,磷霉素氨丁三醇 3g 口服,隔天 1 次,共 3 剂的给药方案,可以成功用于治疗非多重耐药、多重耐药细菌引起的非发热性下尿路感染,临床疗效满意,不良反应轻微,因此可用于非发热性下尿路感染的初始经验性治疗。

(4) 氧头孢烯类(拉氧头孢、氟氧头孢):是半合成的非典型 β- 内酰胺类抗菌药物。在体外试验中对产 ESBLs 肠杆菌属细菌发挥出稳定的抗菌活性,并且具有血药浓度维持久、组织分布广、对细胞和组织穿透力强等良好的临床药理特点。肾排泄率达 93%~99%,尿液药物浓度较高,对需氧菌及厌氧菌均具有较高的抗菌活性,能耐受大多数 β- 内酰胺酶,对革兰氏阴性杆菌(包括 ESBLs 阳性大肠埃希菌)具有高效广谱的抗菌活性。2016 年国内体外抗菌活性观察结果表明,拉氧头孢对大肠埃希菌、肺炎克雷伯菌、变形杆菌、肠杆菌属及其他肠杆菌科细菌均具有较好的抗菌活性(包括 ESBLs 阳性大肠埃希菌、肺炎克雷伯菌及变形杆菌),敏感率均在 90% 以上,其敏感性与碳青霉烯类相近且高于酶抑制剂复合制剂,对厌氧菌也表现出较高的抗菌活性,MICs 范围为 ≤0.064~256mg/L,MIC 50 为 2mg/L,MIC 90 为 64mg/L。

(5) 氨基糖苷类:是一类含有多个氨基和羟基的亲水性糖。这类药物主要通过结合原核生物核糖体中的 16S 核糖体 RNA 而抑制细菌蛋白质的合成。氨基糖苷类抗菌药物(奈替米星和阿米卡星)为全身用药,通过肾小球滤过几乎完全经尿排泄,长期以来作为一线药物治疗尿路感染,但随着使用时间的延长,耐药性逐渐增加,且因具有耳毒性使其在抗菌治疗领域的应用受到限制。2018 年在美国和欧洲批准上市一种新型氨基糖苷类抗菌药物 Plazomicin,能耐受大部分氨基糖苷类修饰酶,推荐用于治疗 18 岁及以上的复杂性尿路感染,包括由以下易感微生物引起的肾盂肾炎:大肠埃希菌、肺炎克雷伯菌、奇异变形杆菌和阴沟肠杆菌。由于关于 Plazomicin 临床有效性和安全性的研究数据尚不充分,目前仅被选择性推荐用于治疗选择有限或无其他替代治疗方案的复杂性尿路感染患者。Plazomicin 是目前唯一一种每天用药 1 次的氨基糖苷类抗菌药物,其治疗由肠杆菌科(包括多药耐药菌株)引起的复杂性尿路感染的疗效可与美罗培南相当。

2. 重症患者或初始经验性治疗失败患者

(1) 氟喹诺酮类:如果未被用于初始治疗。

(2) 脲基青霉素(哌拉西林)+β- 内酰胺酶抑制剂:脲基青霉素是在氨基青霉素的氨基上连接极性更强的基团,虽然增强了抗菌活性,但对金黄色葡萄球菌及某些肠杆菌属和沙雷菌属中的 β- 内酰胺酶不稳定,因此常用复合制剂抵消革兰氏阴性菌产生的 β- 内酰胺酶的某些活性。哌拉西林 / 他唑巴坦(3.375~4.5g,静脉滴注,1 次 /6h),具有广谱抗菌活性,包括大多数铜绿假单胞菌、肠杆菌科、肠球菌,因为同时带有 β- 内酰胺酶抑制剂,对产 ESBLs 的肠杆菌有很好的抗菌作用。哌拉西林 / 他唑巴坦对假单孢菌属和普通变形杆菌均具有活性,对粪肠球菌也有活性,但对尿肠球菌无活性。

(3) 头孢菌素(3b 代):增强了分子与革兰氏阴性杆菌中青霉素结合蛋白的亲和力,并使其对 β- 内酰胺酶高度稳定。而吡啶基的引入则可使头孢他啶分子迅速渗入菌体以及具有良好的药动学性质,平均尿排泄率为 90%。3b 代头孢菌素增加了对假单胞菌的抗菌活性,如头孢他啶(2g,静脉滴注,1 次 /8h)和头孢吡肟(2g,静脉滴注,1 次 /8h)。

(4) 碳青霉烯类:对绝大多数产 β- 内酰胺酶的细菌具有抗菌活性,其稳定性扩展至广谱及 AmpC β- 内酰胺酶。厄他培南是一类碳青霉烯的唯一代表物,其尿液中药物排出率约为 80%,其中药物原型和代谢产物在尿液中各占约 40%。多项研究表明厄他培南在复杂性尿路感染的疗效、安全性、药物经济学中发挥其独特的价值。2016 年的一项比较厄他培南、头孢曲松与左氧氟沙星治疗社区获得性复杂性尿路感染的有效性研究,表明常见革兰氏阴性杆菌对厄他培南、头孢曲松和左氧氟沙星的敏感率分别为 98.1%、93.8% 和 87.0%,而且厄他培南治疗后患者退热时间更短。2017 年的另一项随机对照研究,比较了厄他培南、哌拉西林 / 他唑巴坦与头孢吡肟治疗由产 ESBL 大肠埃希菌引起的尿路感染的疗效,厄他培南组临床成功率为 97.0%,与哌拉西林 / 他唑巴坦组(93.9%)相近,而头孢吡肟组临床成功率仅为 33.3%。在 2015 年中国抗菌药物临床应用指导原则中,推荐厄他培南用于急性肾盂肾炎、反复发作尿路感染经验性治疗。在 2017 年中国抗微生物治疗指南中,推荐厄他培南用于肾盂肾炎及肾周脓肿的治疗。此外,二类碳青霉烯的代表物包括亚胺培南和美罗培南,二者具有广谱抗菌(包括非发酵革兰氏阴性菌)活性。其活性谱覆盖多种革兰氏阳性(除 MRSA、尿肠球菌和耐万古霉素肠球菌外)和革兰氏阴性尿路病原体。美罗培南对铜绿假单胞菌的活性略优于亚胺培南,但对革兰氏阳性尿路病原体的活性弱于后者。亚胺培南、美罗培南、帕尼培南及比阿培南,可用于敏感菌所致的各类感染。亚胺培南的用法为静脉滴注,0.5g 1/6h 或 1g1 次 /8h;美罗培南的用法为 0.5~1.0g,静脉滴注,1 次 /8h。

3. 革兰氏阳性球菌的抗菌治疗　如果患者病情严重且尿培养提示革兰氏阳性球菌,应经验性选择万古霉素(1g,静脉滴注,1 次 /12h),但要检测血药浓度,肾功能不全者根据肌酐清除率调整剂量。

4. 抗菌治疗的疗程　抗菌治疗疗程与合并疾病的治疗密切相关。对于发热或合并因素可以去除的患者,治疗至体温正常或合并因素(如尿路导管或结石)清除后 3~5d。当患者血流动力学稳定且无发热至少 48h 的时候,由于所用抗菌药物的相对禁忌而需要短期治疗的患者可以考虑缩短治疗时间。一般抗菌治疗疗程为 7~14d,下尿路感染患者疗程通常为 7d,上尿路感染或脓毒症患者治疗疗程通常为 14d。对于反复发作者可能需要长期抗菌药物治疗。对于长期留置导尿管或者尿路支架管的患者,为了避免抗菌药物长期应用引起细菌耐药,应尽量缩短抗菌药物应用的疗程。

5. 特殊病理、生理状况下的抗菌药物应用,请参见其他章节。

（二）外科手术治疗

在抗菌治疗的同时，应积极处理任何泌尿系统异常和/或其他潜在的复杂因素，如积极手术治疗引起或加重尿路感染的尿路梗阻性疾病，包括结石、肿瘤、狭窄、先天性畸形等。在施行手术前要积极控制感染，以免手术时继发尿源性脓毒症。

（三）治疗后随访及预防

对于不能去除感染诱发因素的患者，纠正复杂性尿路感染后，需进一步治疗合并症（如积极控制血糖），加强护理，并对患者进行健康教育，增强防范意识。由于引起复杂性尿路感染的致病菌耐药率较高，治疗后仍存在较大的复发风险。建议在治疗结束的前后行细菌培养和药敏试验。除存在膀胱输尿管反流的儿童等特殊情况外，不推荐预防性应用抗菌药物防止尿路感染复发。

（刘余庆 编　杨为民 审）

第三节　临床常见复杂性尿路感染

一、糖尿病患者尿路感染

在糖尿病合并的感染性疾病中，泌尿系统感染发病率高居第二位，仅次于肺部感染，其发病率为16%~35%。由于代谢紊乱、免疫力低下和合并神经源性膀胱，近1/2的患者会反复发生泌尿系统感染，女性更为常见。耐药菌和真菌性尿路感染的治疗尤为困难。

（一）病因

尿液中葡萄糖含量的增加为致病菌的生长和繁殖提供丰富的营养物质，糖代谢功能障碍导致蛋白质合成减少、分解增加，体内免疫细胞分泌的免疫球蛋白、抗体、补体等免疫因子的合成减少，淋巴细胞转换率、迁移、趋化、吞噬的功能下降，这使得患者体液免疫和细胞免疫功能受损。致病菌表面的菌毛分泌黏附素黏附于尿路上皮细胞，是尿路感染的初始步骤。此外，持续的高血糖引起神经系统病变，发展为神经源性膀胱的概率较大，引起的尿潴留大大增加了感染机会。以上多种因素的共同作用使糖尿病患者更容易并发尿路感染。

（二）临床表现

糖尿病患者尿路感染与普通人群尿路感染症状相似，包括尿频、尿急、尿痛、肉眼血尿等泌尿系统症状，也存在下腹坠胀感、腰痛、乏力、发热等全身表现。由于免疫功能的下降，糖尿病患者常发生反复性尿路感染，半年内可发作两次，或是1年内发作超过3次。部分患者也可无自觉症状，在体检时发现。另一部分患者的临床表现不典型，表现为多种多样的尿路感染。

（三）病原体

糖尿病患者尿路感染最常见的致病菌为革兰氏阴性菌，其所占比例高达74%，以产超广谱β-内酰胺酶的大肠埃希菌、肺炎克雷伯菌为主；革兰氏阳性菌约占21%，以肠球菌属、金黄色葡萄球菌为主。并且，糖尿病患者耐药菌感染的风险更高。

（四）诊断

糖尿病患者尿路感染最重要的诊断依据为患者有明显糖尿病症状（多饮、多食、多尿以及不能解释的体重下降）且任意血糖≥11.1mmol/L、空腹血糖≥7.0mmol/L或既往糖尿病史。同时伴有尿路感染的相关症状及感染学指标的异常，一般包括尿常规、清洁中段尿细菌培养、菌落计数、药敏试验和病原菌检查。

尿常规检查中尿路感染患者常发现白细胞增多,可伴有镜下血尿。膀胱炎患者可见肉眼血尿。尿液沉渣检查中发现白细胞管型、尿蛋白,提示上尿路感染。对于反复发生尿路感染的患者可行清洁中段尿细菌培养、菌落计数及药物敏感试验以进一步明确诊断。当男性患者中段尿液中细菌计数 $>10^4$ cfu/mL,女性患者细菌计数 $>10^5$ cfu/mL,或经无菌导尿留取的尿液细菌计数 $>10^4$ cfu/mL,可以认为是有意义的菌尿。药物敏感试验可指导临床抗菌药物的使用。

对于首次尿培养为阴性的患者,可以再行尿培养 2~3 次。如果尿培养与患者症状不相符时,应考虑为其他系统疾病。在行血常规相关炎症检查时,应注意局部感染常为阴性,当疾病进展出现全身感染症状时,血常规中白细胞总数、中性粒细胞总数及其比例通常会升高,需要进一步行血培养检查。泌尿系统重症感染患者,可通过 C 反应蛋白、降钙素原等炎症指标来评价抗菌药物治疗的疗效。

此外,还可通过泌尿系超声、X 线、CT、MRI、静脉尿路造影、膀胱尿道造影等影像学检查(造影感染急性期慎用),来进一步明确泌尿系统中存在的异常解剖结构及相关合并症,如肾输尿管畸形、肾结石、输尿管结石、尿道狭窄、前列腺增生等,可考虑解除异常结构及合并症后,调整抗菌药物的使用。

(五) 治疗

糖尿病患者发生尿路感染的原因多种多样,有研究指出感染程度与血糖水平相关,反复的尿路感染可能存在其他病因。因此,需要在控制血糖的基础上,根据不同患者的病情制订个体化的治疗方案。

1. 控制患者血糖水平 患者控制的血糖水平应根据患者具体情况,综合患者年龄、病程、自身状态、重要的并发症、其他系统疾病等制订合适的血糖控制目标。对于无并发其他系统疾病的非老年患者,空腹血糖应控制在 7mmol/L,餐后 2h 血糖应控制在 10mmol/L;而对于老年患者为防止低血糖的发生,可适当调整血糖控制目标。

2. 抗菌药物的治疗 最佳的抗菌药物应根据尿细菌培养及药敏结果来选择。当经验性用药治疗尿路感染时,需要根据患者可能感染的致病菌结合当地耐药情况,还要对尿路感染严重程度及相应的基础疾病进行评估后选择合适的抗菌药物,根据患者临床反应及时调整。

(1) 初始经验用药或感染症状较轻患者用药:可选用左氧氟沙星等氟喹诺酮类药物,因其在尿液中具有较高的浓度,且对大肠埃希菌、粪肠球菌等也有一定的杀伤效果,可广泛覆盖尿路感染常见致病菌。第二代头孢菌素对葡萄球菌具有较强的杀伤作用;三代头孢菌素对于革兰氏阴性菌效果较好。磷霉素氨丁三醇可用于不伴发热的单纯性尿路感染。

(2) 对于初始经验用药失败或重症患者用药:脲基青霉素(哌拉西林)、β- 内酰胺酶抑制剂对于大多数肠杆菌科、肠球菌及铜绿假单胞菌具有广谱抗菌活性,并且 β- 内酰胺酶抑制剂可对产 β- 内酰胺酶的肠杆菌具有抗菌活性。复杂性尿路感染可选用碳青霉烯类抗菌药,病情缓解后,应以降阶梯式更换窄谱抗菌药。对于尿培养提示为革兰氏阳性菌的患者,可经验性选择万古霉素,但需密切监测药物浓度,肾功能不全者根据肌酐水平调整用量。

(3) 联合用药:对于糖尿病患者复杂性尿路感染,可选用两种或两种以上药物联合应用,注意用药剂量及时间,严格把握停药指征。

(4) 抗菌药物应用疗程:治疗至体温正常或相关并发症缓解后的 3~5d。

3. 手术治疗 对于反复发作、持续应用抗菌药物未缓解的部分患者,相关影像学检查发现尿路解剖或功能异常时,可采取相应的手术治疗。对于尿路结石的患者,可根据结石发生的不同部位,行体外冲击波碎石、经输尿管镜碎石术或经皮肾镜碎石取石术,但术前应控制感染,减少术后发生并发症的风险。对于前列腺增生的患者,可行前列腺电切术,解除尿道梗阻。对于神经源性膀胱患者,可行经尿道膀胱造瘘术,减少膀胱内尿潴留。其他疾病可根据病情选择合适的手术方式。术后还需维持一段时间的抗菌药物治疗。

二、上尿路结石与尿路感染

上尿路结石与尿路感染（urinary tract infections,UTIs）均为泌尿系统常见疾病。两者不仅是常见的共患病,而且在发病机制和临床病程中相互影响。泌尿系统结石不仅可通过梗阻促进 UTIs,而且可以为 UTIs 致病菌提供寄居点,因此在结石未清除情况下,尿液中细菌难以被抗菌药物完全杀死,这是尿路感染反复发作的重要原因。同时,UTIs 是结石形成的重要诱因,尤其产脲酶细菌感染可通过分解尿素导致异常碱性尿,从而促进感染性结石形成。然而,目前越来越多研究表明 UTIs 不仅促进感染性结石的形成,而且在非感染性结石的形成中也可能起着重要作用,尤其对草酸钙结石。研究表明草酸钙结石患者的膀胱中段尿和结石标本中培养出来的最常见细菌均为尿路致病性大肠埃希菌（UPEC）,且比例都超过 50%。此外,术前未控制的尿路感染是结石患者出现术后感染性并发症的主要原因,尤其尿源性脓毒症。本节就上尿路结石与尿路感染的关系进一步讨论。

（一）上尿路结石合并梗阻性肾盂肾炎

1. 流行病学　上尿路结石合并感染是临床中常见情况,尤其以女性多见。研究表明,近年来泌尿系统结石相关尿路感染的发病率正逐渐升高,有 8%~24% 的急性尿路结石发作患者同时合并尿路感染。结石梗阻情况下,尿路感染通常可进一步加重,发展为急性肾盂肾炎,如尿路感染反复,则可迁延为慢性肾盂肾炎,引起肾脏的纤维化及结构改变。研究表明,结石相关梗阻性肾盂肾炎的主要致病菌为大肠埃希菌,可占病原菌中 60% 左右。值得注意的是,结石梗阻时,患者膀胱中段尿培养阳性率可明显低于肾盂尿培养阳性率,两者细菌谱有一定的相似性（表 2-4-3-1）。

表 2-4-3-1　上尿路结石合并梗阻性肾盂肾炎患者的膀胱中段尿及肾盂尿培养结果比较

微生物种类	膀胱中段尿培养阳性率	肾盂尿培养阳性率
大肠埃希菌	35.7%~64.5%	48.9%
奇异变形杆菌	3.6%~19.4%	7.2%
肠球菌	3.2%~14.2%	9.4%
肺炎克雷伯菌	3.2%~12.1%	6.1%
葡萄球菌	7.1%~8.4%	6.5%
铜绿假单胞菌	1.8%~7.1%	4.8%
不动杆菌	3.2%~3.6%	1.8%
真菌	3.6%~6.5%	1.2%

2. 发病机制　上尿路结石和其导致的梗阻可促进尿路感染。尿路结石本身可作为致病菌长期、稳定的寄居点,能持续向集合系统释放致病菌。同时,上尿路结石梗阻可增加尿路感染风险。一方面,尿潴留为细菌黏附到尿路上皮细胞、繁殖和感染宿主提供了时间和机会。另一方面,上尿路梗阻可引起患者肾脏浓缩功能减退及肾乳头坏死。当出现肾脏浓缩功能减退时,抗菌药物在尿液中难以达到有效杀菌浓度,因此难以彻底清除尿液中细菌,这促进了耐药性菌株的形成,使治疗变得复杂。此外,梗阻引起肾乳头坏死可为细菌提供黏附位点。细菌繁殖、扩散,入侵肾皮质则形成肾脓肿,或进入肾窦或肾纤维囊、脂肪囊而形成肾周脓肿,甚至入血向全身扩散,导致尿源性脓毒症、感染性休克。例如,梗阻时间较

长或梗阻程度严重,可导致肾功能不全,甚至出现肾功能丧失。

3. 临床评估

(1) 症状、体征:上尿路结石合并梗阻呈间歇 - 发作型,间歇期和发作期表现差别较大。上尿路结石合并急性肾盂肾炎患者腰痛、高热、血尿症状及肾区叩痛常明显,体温通常为 38~39℃,甚至 40℃以上。部分患者可出现腰区皮肤红肿、皮温升高,且压痛明显。慢性肾盂肾炎患者的症状及体征则常不典型,部分患者出现乏力、低热等表现,部分患者表现为无症状菌尿。但当双侧上尿路均患病且病情发展至终末期时,患者均可出现全身水肿、恶心、呕吐等氮质血症表现。

(2) 实验室检查

1) 尿常规:上尿路结石合并梗阻性肾盂肾炎者,肾盂尿和膀胱中段尿的尿常规检查通常出现尿白细胞计数升高,部分患者出现亚硝酸盐阳性。当尿白细胞数量≥5 个 / 高倍镜视野时称为脓尿。脓尿合并发热等症状通常提示尿路感染,但同时应注意脓尿的假阴性。如上尿路完全梗阻时,感染未扩散至膀胱可导致尿常规检查的假阴性,此时应注意鉴别,避免盲目进行手术致术后尿源性脓毒症。部分尿路致病菌,主要为革兰氏阴性杆菌,可将尿液中硝酸盐还原为亚硝酸盐,因此测定尿液中亚硝酸盐可间接了解尿路细菌感染情况,但尿亚硝酸盐检测同样需要注意假阴性结果,如尿液中亚硝酸盐含量过低、尿路完全梗阻等。

2) 细菌培养:上尿路结石合并梗阻性肾盂肾炎患者需进行膀胱中段尿培养、肾盂尿培养及血培养。通常认为中段尿细菌培养菌落计数 $>10^5$cfu/mL 为有意义的菌尿。然而,梗阻性肾盂肾炎患者可不出现菌尿。在严重结石梗阻甚至完全梗阻时,患侧尿液潴留于上尿路,因此膀胱尿细菌培养可呈假阴性。此时,术中取肾盂尿进行细菌培养,对病原菌鉴定及指导术后抗菌药物使用有重要意义。此外,研究表明并发急性肾盂肾炎且血培养阳性的结石患者易发生严重脓毒症或感染性休克,因此同样应该进行血培养检查。

3) 血常规:急性梗阻性肾盂肾炎患者通常发现血白细胞增高、中性粒细胞增加,中毒症状明显的重症感染患者可出现血白细胞降低和核右移,慢性炎症则可见淋巴细胞增多,但部分慢性梗阻性肾盂肾炎患者血常规可无明显异常。发作间期无特殊。

4) 其他:降钙素原、超敏 C 反应蛋白、白介素 6(IL-6)等是全身炎症感染的标志物,可作为梗阻性肾盂肾炎诊断的辅助指标。

(3) 影像学检查:伴有结石梗阻的肾盂肾炎患者应完善泌尿系统 B 超、静脉肾盂造影、泌尿系统 CT 等影像学检查。泌尿系统 B 超有助于了解肾积水程度,静脉肾盂造影有助于判断梗阻程度,而 CT 在梗阻性肾盂肾炎患者中应用价值较大,可快速定位梗阻部位,且可根据 CT 值及肾内、肾周影像初步判断感染严重程度及范围。妊娠期女性可用磁共振替代 CT。

4. 治疗　结石相关梗阻性肾盂肾炎是泌尿外科急症之一。需要立即行外科引流、抗菌药物治疗及密切监测。

(1) 急诊引流:据报道,梗阻性肾盂肾炎和脓毒症患者未接受引流者病死率可达 19%,但接受引流后,病死率可降至 9%,因此急诊引流与梗阻性肾盂肾炎患者预后密切相关,是降低患者死亡率的重要措施。引流方法主要包括经皮肾穿刺造瘘(percutaneous nephrostomy,PCN)和输尿管逆行置管。具体方法应根据患者具体病情选择:脓液黏稠时,PCN 效果更好,输尿管逆行置管容易出现堵管。同时,PCN 提供的脓液培养阳性率高于输尿管逆行置管,能更好地指导抗菌药物的使用。但 PCN 的并发症发生率较高。输尿管逆行置管创伤小,适用于凝血功能异常患者。但存在严重梗阻时输尿管逆行置管存在一定失败率,术后容易出现尿路刺激症状,并且 PCN 仅需要局部麻醉,因此 PCN 是一些病情紧急或梗阻严重患者的首选引流方式。外科引流时应收集引流尿液进行细菌培养及药物敏感试验,术后依据药敏结果和抗菌疗效指导抗菌药物的应用。

（2）抗菌药物治疗：一旦发现急性梗阻性肾盂肾炎，应立即选择广谱抗菌药物进行抗感染治疗。抗菌药物的选择应根据膀胱中段尿、肾盂尿细菌培养的药敏结果或当地细菌谱决定。细菌培养阳性的患者应选择敏感性抗菌药物用药 1~2 周。

上尿路结石合并慢性肾盂肾炎的患者，建议延长抗菌药物疗程，选择敏感抗菌药物治疗至少 2~3 周，必要时给予长期低剂量抗菌药物抑菌治疗。

（3）手术清除结石：合并结石梗阻的尿路感染，尤其梗阻性肾盂肾炎，通常难以通过单纯抗菌药物治疗完全清除尿液细菌，因此应在感染控制后进行二期手术以完全清除结石。目前国内有学者尝试对合并脓肾的肾结石患者，应用负压碎石设备进行一期手术取石，但该处理方式导致术后感染的风险仍然较大，需谨慎选择。

（二）感染性结石

感染性结石是泌尿系统结石的常见类型，主要包括磷酸镁铵、碳酸磷灰石、尿酸铵，其形成与产脲酶细菌所致的尿路感染密切相关。但除尿路感染外，部分碳酸磷灰石和尿酸铵的形成也受其他因素影响，如肾小管酸中毒引起的异常碱性尿可促进碳酸磷灰石形成。此外，有资料显示新疆地区儿童（<2 岁）尿酸铵的构成比可高达 30%~40%，这可能与地域性饮食结构导致的高尿酸尿有一定关系。感染性结石生长速度快，如不治疗，可在短时间内迅速长满肾盂和肾脏各个肾盏，形成鹿角形结石。感染性结石同时可诱发慢性肾盂肾炎，甚至会导致肾衰竭和尿源性脓毒症。据报道，非手术治疗的感染性结石患者 10 年死亡率为 28%，而接受取石手术治疗的 10 年死亡率为 7%。

1. 流行病学　感染性结石约占泌尿系统结石的 10%~18.4%。女性感染性结石的发病率高于男性（男女之比约 1∶2）。随着医疗卫生水平的提高，近 20 年来感染性结石的发病率似乎呈逐年下降趋势。研究发现，澳大利亚感染性结石的发病率从 20 世纪 70 年代的 14% 降至 2014 年的 7%。然而，我国的感染性结石的发病率呈逐年升高的趋势，这可能与我国人口老龄化和耐药菌株增加有关。

2. 发病机制

（1）尿液 pH：感染性结石的形成与尿液 pH 升高密切相关。感染性结石形成大多始于产脲酶细菌所致的尿路感染，最常见的致病菌为奇异变形杆菌，此外还包括克雷伯菌、假单胞菌、葡萄球菌和少数大肠埃希菌。产脲酶细菌可分解尿素并形成高尿 pH 和高铵离子浓度的尿液环境，从而引起感染性结石的沉淀。此外，肾小管酸中毒常伴有肾小管泌氢障碍或肾小管碳酸氢根重吸收障碍，这些电解质代谢异常引起的碱性尿亦可促进碳酸磷灰石的形成。当尿 pH 达到 6.5 时，在高铵、高尿酸的尿液环境下，尿酸铵晶体开始生成；当尿 pH 达到 6.8 时，碳酸磷灰石晶体开始生成；当 pH 达到 7.2 时，铵离子可与尿中的磷酸根及镁离子结合形成磷酸镁铵。研究表明，在高磷、高铵和低镁情况下，磷酸镁铵（鸟粪石）可以在 pH 低至 5.3 的水溶液中形成。

（2）晶体学过程：与其他类型结石相似，感染性结石主要经历过饱和、晶体成核、晶体生长和聚集 4 个过程。脲酶介导的尿 pH 和铵根离子升高使得尿液达到过饱和水平。感染性结石晶体成核和生长的速度由局部过饱和度决定，并受尿液的大分子物质调节。尿柠檬酸和焦磷酸可以抑制磷酸镁铵成核，而糖胺聚糖可以促进磷酸镁铵成核。同时，柠檬酸盐、焦磷酸盐和磷酸柠檬酸盐又可以调节感染性结石的生长过程。研究表明，在细菌丰度较高的感染性结石中，柠檬酸盐会被细菌分解代谢，从而不再发挥结石抑制剂的作用。

另外，有学者表明“纳米细菌”介导了碳酸磷灰石的成核。Kajander 和 Ciftcioglu 最早提出了“纳米细菌”的概念，并认为尿液中的碳酸盐磷灰石晶体源于“纳米细菌”细胞膜的分泌。随着对“纳米细菌”研究的深入,Didier Raoult 等人发现这些"纳米细菌"其实是微小的矿物质 - 胎球蛋白复合体,其中的胎球蛋白是碳酸磷灰石重要的成核因子。然而,目前对"纳米细菌"导致感染性结石形成的具体机制尚未阐明。

（3）细菌生物膜的作用:细菌生物膜是附着于非生物或生物表面,并由自身产生的胞外聚合物及其基质包裹的细菌群体。以生物膜形式生存的细菌对抗菌药物、外界环境压力和机体的免疫反应具有较强的抵抗力。胞外聚合物(extracellular polymeric substances,EPS)是由细菌自身产生的多糖、蛋白质、脂质、核酸和其他有机化合物组成的复杂基质,其是生物膜形成的重要因素。EPS 不仅可阻止抗菌药物进入生物膜,起到保护性屏障的作用,而且能够为晶体的成核、生长和聚集提供场所。此外,EPS 还具有促进细菌黏附、营养捕获或运输、稳定生物膜结构等作用。生物膜中产脲酶细菌形成的微菌落持续分解尿素,促进感染性结石晶体的成核与生长,生物膜上的晶体又为尿液中浮游细菌提供黏附位点,促进新的微菌落的形成。以此循环往复,细菌生物膜与形成的磷酸镁铵或碳酸磷灰石晶体层层叠加,最终形成感染性结石。

3. 诊断　感染性结石的患者通常不出现急性肾绞痛,一般主诉腹背部偶有定位不清的钝痛,常因反复尿路感染和 / 或肉眼血尿至医院就诊而被发现。感染性结石的尿 pH 常 >7.0,尿白细胞、尿亚硝酸盐等感染指标可升高。血液分析可了解机体炎症状况及肾功能,为感染性结石所产生的影响提供诊断依据。此外,CT 作为常规检查,术前可通过 CT 值初步判断结石成分。

目前感染性结石的诊断主要依赖于术后的结石成分分析。最常用的结石成分分析方法是傅里叶变换红外光谱法(Fourier transform infrared spectroscopy,FT-IR)。此外,结石形态学分析可根据结石形状、颜色、是否存在 Randall 斑块等特征帮助判断结石成分并发现潜在的成石病因。

4. 治疗　感染性结石的治疗主要是彻底取尽结石、控制感染、预防结石复发及最大限度地保护肾功能。

（1）外科治疗

1）体外冲击波碎石术(extracorporeal shock wave lithotripsy,ESWL):目前推荐 ESWL 用于直径 <2cm 感染性结石的治疗。与其他类型结石相比,感染性结石的质地松脆,在 ESWL 治疗过程中容易被粉碎。但是,ESWL 在治疗结石负荷较大的感染性结石可能会出现石街、急性肾损伤、周围脏器损伤等并发症。

2）输尿管镜碎石术(ureteroscopy,URS):一般不推荐单独使用 URS 治疗结石负荷较大的感染性结石,但与 ESWL 相比,URS 的结石清除率更高,而且不受患者体型等特性影响。由于其微创的特点,URS 能够安全用于凝血异常的患者。对于结石负荷较大的鹿角型结石,采取 URS 联合经皮肾取石术(PCNL)的方法可以缩短手术时间,减少肾穿刺的通道数量,提高结石清除率。此外,URS 也是清除 ESWL、PCNL 术后残石的有效辅助手段。

3）经皮肾取石术(PCNL):是治疗直径 >2cm 的结石、鹿角型结石的首选治疗手段。PCNL 的结石清除率高,但是常伴随着较高的并发症发生率,如出血、感染、肾脏及邻近脏器损伤等。

（2）抗菌药物治疗:若术前尿培养阳性,应根据药敏结果给予敏感抗菌药物治疗;若合并梗阻的结石患者抗感染治疗欠佳,应及时进行外科引流。由于碎石过程中结石内的细菌可被释放到泌尿系统中,即使尿培养阴性,感染性结石患者术前也应预防性使用抗菌药物治疗。术中应常规留置结石样本进行结石培养,以便指导术后抗菌药物的使用。目前一般推荐术后采用长期低剂量抗菌药物治疗来控制感染和预防结石复发,通常使用 3 个月以上。

（3）脲酶抑制剂:在严重感染的情况下可酌情使用脲酶抑制剂,包括乙酰异羟肟酸(acetohydroxamic acid,AHA)、羟基脲和乙酰基甲氧酸等。AHA 在尿液中的浓度较高,能够很好地穿透细菌细胞壁,是最常用的脲酶抑制剂。研究表明,与安慰剂相比,服用 AHA 的脊髓损伤患者结石生长显著减少(33% 和 60%)。然而,患者服用 AHA 后可能出现精神神经学、血液学异常和胃肠道的不良反应,22% 的患者不能耐受,因而限制了它在临床上的推广。此外,肌酐水平大于 2.5mg/dL 的肾功能不全患者、孕妇和育龄妇女禁用 AHA。

(4)酸化尿液:目前临床使用抗坏血酸、氯化铵、硫酸铵、亚硝酸铵和 L- 蛋氨酸等药物酸化尿液,氯化铵和硫酸铵分别用于短期和长期治疗。然而,使用这些药物很难维持尿液的酸化水平,特别是在有感染的情况下,因此尿液酸化在治疗感染性结石的作用有限。

5. 随访　感染性结石复发率高,且未控制的尿路感染可引起肾功能不全,因此治疗后随访十分重要。无石率、远期并发症和肾功能变化是感染性结石患者随访的关注点。通常在术后 1 个月、3 个月、6个月对感染性患者进行 B 超或 KUB 检查,以确定无石率,必要时进行 CT 检查。随访期间可通过尿常规、血生化检查等观察是否出现慢性尿路感染、肾功能不全等情况。

(三)继发性感染结石

泌尿系统结石可分为感染性结石和非感染性结石。产脲酶微生物可促进感染性结石形成。非感染性结石既往认为主要与代谢异常有关,而最近的研究表明,非产脲酶细菌也可促进以草酸钙结石为代表的非感染性结石形成。部分草酸钙结石中可培养出多种细菌(表 2-4-3-2),其中最常见的是尿路致病性大肠埃希菌 UPEC,且仅 0~5% 的 UPEC 可能产脲酶。在草酸钙结石的核心内检出大量 UPEC,它具备促进草酸钙晶体成核和聚集的能力。由于结石形成的始动条件是过饱和的草酸钙在尿液中形成晶体,UPEC 可能并非单纯被包裹在草酸钙结石中,而是通过诱导草酸钙晶体在尿液中成核聚集,最终促进了草酸钙结石的形成。然而,目前继发性感染结石的相关研究较少,其发病机制和诊断标准尚不明确。

表 2-4-3-2　结石培养阳性率

细菌种类	结石培养阳性率	细菌种类	结石培养阳性率
大肠埃希菌	8.3%~68.0%	铜绿假单胞菌	12.0%~33.0%
粪肠球菌	8.3%~26.0%	不动杆菌	5.4%~34.0%
肺炎克雷伯菌	8.0%~18.0%	屎肠球菌	1.4%
葡萄球菌	9.4%~26.0%	摩根菌属	0.5%
奇异变形杆菌	8.3%~53.0%		

1. 流行病学　非感染性结石中,草酸钙结石占 60%~80%。活细菌在代谢性结石中的检出率可达 32.7%。UPEC 既是尿路感染最多见的细菌,也是非感染结石患者尿液及结石中最常见的细菌。在草酸钙结石细菌培养结果的菌谱中,UPEC 占 50% 以上。值得注意的是,来源于同一草酸钙结石患者尿液和结石中的 UPEC 菌株具有相对一致的抗菌药敏感性、基因分型、系统发育组、毒力和耐药基因。

2. 发病机制　体外试验发现,UPEC、肺炎克雷伯菌、金黄色葡萄球菌和肺炎链球菌均可促进草酸钙晶体的聚集,其中 UPEC 的作用较明显,并且只有活细菌才能促进草酸钙晶体在体外的生长聚集,死菌或细菌碎片并不具备该作用。在输尿管支架管表面形成的草酸钙晶体结壳下发现细菌生物膜,表明尿路致病菌可能通过产生细菌生物膜促进草酸钙结石形成。从儿童尿路感染患者分离的 UPEC 可促进高草酸尿症小鼠草酸钙晶体在肾脏的沉积。机制研究发现,UPEC 菌体成分可单独发挥促进草酸钙晶体聚集的作用,如脂多糖可通过改变表面电荷促进草酸钙晶体的聚集;外膜囊泡通过延伸因子 Tu 蛋白的 EF 手性钙离子结合位点促进草酸钙晶体黏附聚集;细菌鞭毛的主要成分鞭毛蛋白同样具备促进草酸钙晶体形成和聚集功能,其作用强于脂多糖和外膜囊泡。此外,在非感染性结石培养出的细菌中,40% 的细菌具有枸橼酸裂解酶活性,可降低尿液中结石形成抑制物枸橼酸的浓度,因此这类细菌可能促进草酸钙结石形成。

UPEC还可通过与宿主相互作用,导致肾小管炎症损伤促进草酸钙结石形成。UPEC感染时,肾小管细胞炎症、坏死相关指标高表达并被活化。胞外菌激活 Toll 样受体 4(TLR4),胞内菌激活 NOD 样受体(NOD like receptor,NLR),促进炎症级联信号放大激活下游丝裂原活化蛋白激酶的 c-jun 氨基末端激酶(c-jun N-terminal kinases,JNKs)、肿瘤坏死因子受体 1(tumor necrosis factor receptor 1,TNFR1)、诱导型一氧化氮合酶(inducible nitric oxide synthase,iNOS)、高迁移率族蛋白 1(high mobility group box chromosomal protein 1,HMGB1)在肾脏表达。同时,晶体黏附相关分子骨桥蛋白表达也增高,使草酸钙晶体在肾小管内停留,对促进草酸钙结石形成有重要作用。此外,上尿路感染导致的渗出白细胞和凋亡坏死的肾小管细胞进入肾小管腔,死亡细胞的细胞膜等结构在原尿中呈网片状或团块状,为晶体的黏附提供更多位点,最终促进草酸钙结石形成。

3. 诊断　继发性感染石的症状、体征、实验室检查和影像学等检查与普通上尿路结石合并感染无明显差别。继发性感染石诊断的重点在于结石细菌培养和结石成分分析。

(1) 细菌培养:尿路细菌培养包括膀胱中段尿培养、肾盂尿培养和结石培养。值得注意的是,肾盂尿培养阳性率高于膀胱中段尿培养。并且,对结石培养细菌的预测价值而言,肾盂尿培养的细菌优于膀胱中段尿培养的细菌。

(2) 结石成分分析:该检查对诊断继发性感染结石具有重要价值,是与感染性结石鉴别的重要手段。具体检测方法见本章感染性结石诊断部分。

4. 治疗　应在彻底取尽结石的同时重视感染的治疗和控制,预防结石复发,最大限度保护肾功能。具体治疗措施见本章上尿路结石合并感染部分。

5. 随访　继发性感染结石的随访应重视尿路感染情况和结石复发情况。由于继发性感染结石尚在研究中,因此其随访应在感染性结石随访方案的基础上,不但要注重尿路感染的随访和控制,还应该重视代谢性因素和结石的监测。

(四) 上尿路结石微创术后感染

感染是上尿路结石微创治疗术后最主要的并发症之一。常导致住院时间和抗菌药物使用时间的增加。严重的术后感染可危及生命,常需要重症监护室的支持,是微创术后患者死亡的主要原因之一。

1. 微创术后感染的危险因素　上尿路结石患者微创治疗术后感染的发生与许多因素相关(表2-4-3-3)。围手术期需要对患者进行全面的危险因素评估,以便可以更针对性地预防术后感染性并发症的发生。

表 2-4-3-3　上尿路结石微创治疗术后感染常见危险因素

危险因素分类	输尿管镜碎石术常见危险因素	经皮肾镜取石术常见危险因素
自身因素	女性、老龄、营养不良、免疫抑制、糖尿病、尿路梗阻、反复尿路感染、冠心病、慢性肾功能不全、既往肾结石手术史,BMI 过高或过低、神经源性膀胱	女性、截瘫、糖尿病、老龄、既往 PCNL 手术史、神经源性膀胱、慢性肾功能不全、尿流改道术后
术前因素	未预防性使用抗菌药物、结石负荷大、ASA 高评分、术前住院时间长、术前长时间留置双 J 管、术前尿培养阳性、留置导尿管	术前尿培养阳性、结石负荷大、术前留置肾造瘘管、肾积水、脓尿、结石位置、血肌酐水平
术中因素	手术时间长、肾盂内压高、小口径 UAS、感染性结石、结石培养阳性	手术时间长、结石培养阳性、多通道、输血、首次穿刺见脓、肾盂尿培养阳性、平均肾盂内压 ≥20mmHg

BMI:体重指数(body mass index);ASA:美国麻醉师协会(America Society of Aneshesiologists);UAS:输尿管通道鞘(ureteral access sheath)。

2. 术后感染性并发症 按病情的严重程度,术后感染性并发症可包括术后发热、全身炎症反应综合征(systemic inflammatory response syndrome,SIRS)、尿源性脓毒症和感染性休克。

(1) 术后发热:通常认为上尿路结石患者微创术后体温≥38℃为术后发热,它是上尿路结石微创术后十分常见的感染并发症,发生率可达 4.9%~25%,但其需与手术应激相关的体温升高相鉴别。

(2) SIRS:是上尿路结石微创术后感染恶化的表现,其发生率可达 0.9%~9%。患者出现以下两项或两项以上情况可考虑为 SIRS:①体温 >38℃或 <36.0℃;②心率 >90 次 /min;③呼吸频率 >20 次 /min 或 $PaCO_2$<32mmHg;④外周血白细胞计数 >12×10^9/L 或 <4×10^9/L,或未成熟细胞≥10%。

(3) 尿源性脓毒症:是由尿路感染引起的脓毒血症。主要表现为宿主对感染的反应失调,从而导致危及生命的器官功能障碍。微创术后尿源性脓毒症的发生率常 <1%。需要注意的是,若尿源性脓毒症不及时处理,死亡率可高达 20%~40%,因此,尿源性脓毒症的早期诊断尤为重要。快速序贯器官衰竭评估(quick sequential organ failure assessment,qSOFA)可用于尿源性脓毒症的早期诊断。符合 qSOFA 标准两项或两项以上可考虑为尿源性脓毒症:①呼吸频率≥22 次 /min;②收缩压≤100mmHg;③意识障碍(格拉斯哥昏迷指数 <13 分)。

(4) 感染性休克:严重脓毒血症时,患者合并循环衰竭和细胞代谢异常,即感染性休克。微创术后感染性休克的发生率为 0.3%~0.6%。临床上主要表现在经充分容量复苏后仍存在持续性低血压,需缩血管药物方可维持平均动脉压≥65mmHg,且血清乳酸水平 >2mmol/L。

3. 发病机制 微创术后感染与结石及尿液中存在细菌关系密切。结石作为一种异物,为细菌提供了良好的生长环境。不仅感染性结石,相当一部分的代谢性结石(如草酸钙结石、磷酸钙结石)的培养可呈阳性。并且,结石上的细菌生物膜可导致细菌对抗菌药物的抵抗力增强,造成抗菌药物治疗效果欠佳。结石中的内毒素也是引起术后感染并发症的重要因素,研究表明,感染性结石中的内毒素浓度很高,如果进入循环系统可导致机体出现严重的尿源性脓毒症。大负荷结石(结石 >200mm^2)内含有较多的内毒素,在明显增加手术时间的同时,也增加了术后感染的风险。另外,合并糖尿病、截瘫等危险因素的患者菌尿发生率较高,如术前抗菌治疗不充分,尿液中可存在较多的细菌。因此,在碎石过程中,如肾盂内压过高,结石粉碎后释放出来的细菌和内毒素,或尿液中存在的细菌,可通过穿刺创口的淋巴、静脉通道进入血液循环,最终导致术后感染性并发症的发生。

4. 预防措施

(1) 预防性抗菌药物的应用:对未合并尿路感染的上尿路结石患者,围手术期使用预防性抗菌药物是预防术后感染的常用策略,但具体应用策略需根据微创手术方式决定。国内外指南均建议,ESWL 术前如患者未合并感染则不需要使用预防性抗菌药物,而经输尿管镜碎石术(ureteroscopic lithotripsy,URL)、逆行性肾内手术(retrograde intrarenal surgery,RIRS)及 PCNL 术前应根据当地细菌菌谱及耐药情况使用单剂量预防性抗菌药物,术后用药≤24h。对于存在感染高危因素的患者,如结石负荷大(结石直径≥2cm)和 / 或肾积水、近期有发热史、长期留置尿路引流管、合并糖尿病、接受免疫抑制治疗等,应延长术前抗菌药物疗程至 1 周。

(2) 术前控制感染:对术前合并尿路感染的上尿路结石患者,建议微创手术前应根据尿培养的药敏结果或当地细菌谱情况选用合适的抗菌药物以控制尿路感染。然而,术前控制尿路感染的具体抗菌药物策略存在争议。目前有证据表明,针对微创手术前尿路感染应使用至少 1 周的抗菌药物,并复查尿培养评估治疗效果。对于结石合并严重感染的患者,则建议积极抗感染的同时行一期手术以尿路引流,感染控制后再行二期手术碎石。

(3) 其他:术前未控制的高血糖、肾功能不全等与术后感染的发生密切相关,因此术前应注意积极调控血糖、血肌酐等指标。术中则应尽可能缩短手术时间,严格控制液体灌注速度及灌注量,避免肾盂内压过高。术后应注意营养支持,以增强机体免疫力及抵抗力,尤其对免疫抑制患者。另外,应密切关注肾造瘘管、输尿管支架管等尿路引流管的引流情况,避免尿路梗阻、尿液反流等因素引发术后尿路感染。

5. 早期识别　尿源性脓毒症通常发生于手术后 6h 内,因此尽早识别并积极采取有效措施是成功治疗的关键。术后需要密切关注患者体征的变化情况,qSOFA 评分在尿源性脓毒症的早期诊断中可起到一定的作用。此外,研究发现上尿路结石碎石术后 2h 内外周血白细胞的急剧下降可预测术后尿源性脓毒症。近年来,作为早期全身感染的敏感炎症指标,血清降钙素原(PCT)和 IL-6 等也受到了关注。血清 PCT 及 IL-6 浓度的升高均可预测术后尿源性脓毒症的发生。

6. 治疗　对于术后发热,静脉注射抗菌药物治疗通常是有效的,但需要密切关注患者的病情发展,谨防尿源性脓毒症的发生。一旦怀疑为尿源性脓毒症,应立即完成尿液、血液、分泌物和脓液的微生物标本留样,并及时行细菌培养及药敏试验,并密切监测血压、心跳、尿量、呼吸、氧饱和度和中心静脉压等重要指标。

尿源性脓毒症的治疗核心包括初期复苏、抗菌药物治疗和感染源控制。补液是初期复苏的重要手段。尿源性脓毒症及感染性休克初期应及时补充晶体液。当出现组织灌注不足且怀疑有血容量不足时,应采用早期液体冲击疗法进行治疗(按至少 30mL/kg 的剂量输注晶体液)。同时,建议在低血压出现早期(1h 内)进行足量抗菌药物治疗。经验性用药时建议使用亚胺培南、美罗培南、帕尼培南等碳青霉烯类药物;此外,如存在泌尿系统梗阻,应及时行逆行输尿管置管或经皮肾造瘘,解除梗阻,引流,避免感染进一步加重。

三、尿路梗阻与感染

尿路梗阻(urinary tract obstruction)即泌尿系统梗阻,是指尿路任何部位,如肾盂、输尿管、膀胱、尿道等,发生了阻塞性病变。尿液由肾脏产生后,经肾盂、输尿管、膀胱及尿道排出,只有尿路通畅,才能维持泌尿系统的正常功能。而结石、肿瘤、狭窄、先天性畸形或神经源性膀胱等,往往引起尿路解剖或功能的异常,导致尿路梗阻(表 2-4-3-4)。尿路梗阻时,尿液不能排出,可引起梗阻近侧端的输尿管和肾脏积液,严重梗阻不及时解除,则导致肾实质损害及进一步的肾衰竭。由于尿路梗阻导致的尿流停止可促进尿液中细菌的生长,同时增强细菌黏附到尿路上皮细胞的能力,因此在任何解剖水平的尿路梗阻都可以增加宿主尿路感染的发生率。既往研究表明,在动物血源性尿路感染的模型中,输尿管结扎可降低肾脏对感染的抵抗能力。此外,有调查显示尿路梗阻患者的尿路感染发生

表 2-4-3-4　尿路梗阻的常见病因

部位及分类	常见疾病
肾脏	
先天性疾病	肾盂输尿管连接部梗阻、多囊肾、肾囊肿等
肿瘤性疾病	肾透明细胞癌、肾盂移行细胞癌等
炎症性疾病	肾结核、棘球绦虫感染等
代谢性疾病	肾结石等
混合性疾病	肾乳头糜烂、肾动脉瘤、肾外伤等
输尿管	
先天性疾病	输尿管狭窄、异位输尿管(腔静脉后)等
肿瘤性疾病	输尿管尿路上皮癌、转移癌等
炎症性疾病	输尿管结核、囊性输尿管炎等
混合性疾病	腹膜后纤维化、主动脉瘤压迫、放疗后粘连等
膀胱和尿道	
先天性疾病	后尿道瓣膜、包茎、尿道狭窄、尿道下裂等
肿瘤性疾病	膀胱癌、前列腺癌、阴茎癌等
炎症性疾病	前列腺炎、尿道旁脓肿压迫等
混合性疾病	良性前列腺增生、神经源性膀胱等

率较无梗阻者要高 12 倍。因此,尿路梗阻与尿路感染的关系极其密切。

(一)上尿路梗阻合并感染

梗阻部位发生在输尿管膀胱开口近端及以上的尿路梗阻称为上尿路梗阻。泌尿系统结石是最常见的原因,此外还可见于输尿管狭窄、先天性肾盂输尿管连接部梗阻、肿瘤压迫等。既往有上尿路或腹部手术病史的患者,应考虑输尿管梗阻的可能;婴幼儿患者应首先排除先天性畸形的可能;老年患者应注意排除肿瘤压迫。上尿路梗阻合并感染是泌尿外科的常见病,主要原因是上尿路梗阻所致的尿液潴留为细菌在肾、输尿管黏膜上皮黏附、繁殖和感染宿主提供了时间和机会。

1. 流行病学 上尿路梗阻合并感染容易发展至梗阻性肾盂肾炎,甚至尿源性脓毒症、感染性休克。目前研究表明,在尿源性脓毒症病例中,上尿路梗阻患者占比可高达 80%,而大肠埃希菌是上尿路梗阻合并感染患者最常见的病原菌。与梗阻性肾盂肾炎发展有关的大肠埃希菌的自身特点通常是携带染色体编码因子,如 P 菌毛、1 型菌毛、O 血清型、K 血清型等。同时,在尿路致病性大肠埃希菌中,通常有两个分子量大、编码毒力相关基因的 DNA 片段,称为"毒力岛"。此外,上尿路梗阻所致肾积水的程度可能与尿路感染发生率相关:Ⅰ级为 4%,Ⅱ级为 14%,Ⅲ级为 33%,Ⅳ级为 40%。对于婴幼儿,产前诊断为重度肾积水者,分娩后 12 个月内尿路感染的发生率可达 8%~36%。

2. 症状及体征 上尿路梗阻合并急性感染患者的症状往往明显,常出现畏寒、高热等全身症状。患者体温一般为 38~39℃,也可高达 40℃,且常伴腰痛和肾区叩痛。部分患者可触及压痛明显的腹部包块。此外,部分患者在梗阻不完全时可出现尿频、尿急等下尿路刺激症状,但完全梗阻在不解除情况下,下尿路刺激症状可不明显。感染严重时,可使肾脏组织结构快速破坏,引起肾盂内压力升高,肾内感染可扩散至肾实质、肾周甚至血液内,引起肾脓肿、肾周脓肿、脓毒血症等并发症,最终导致患者出现低血压、心率加快等感染性休克表现,危及患者生命,但婴幼儿及老年体弱者症状可不典型。

上尿路梗阻合并慢性感染的发病和病程常较隐匿。患者尿路感染症状常不明显,可出现乏力、低热等不典型表现,也可间歇性出现腰酸、腰痛、尿急、尿痛等尿路刺激症状,部分患者表现为间歇性无症状菌尿。慢性感染损伤肾脏间质时,可导致尿液浓缩能力下降,及多尿、夜尿增多等症状。如上尿路梗阻合并慢性感染发展至终末期,通常引起肾功能损害,患者可出现水肿、乏力、食欲减退、贫血等肾功能不全表现。

3. 诊断

(1) 实验室检查:行血常规、血生化、尿常规、尿培养等检查。必要时检查凝血功能、肝功能、血气分析、血 C 反应蛋白(CRP)、血降钙素原(PCT)等。血常规中白细胞计数、中性粒细胞比例和尿常规中白细胞酯酶、亚硝酸盐等指标可协助明确尿路感染情况并有助于监测抗感染治疗疗效。尿培养及药物敏感试验可明确患者有无菌尿,指导抗菌药物的应用,根据药敏用药可减少耐药菌株产生,并最大限度地控制感染。血生化检查中肌酐可用于明确肾功能情况,钠、钾离子浓度等指标有助于判断电解质情况。CRP 和 PCT 可被用作血液中细菌感染的生物指标。此外,感染严重时,患者凝血功能、肝功能、内环境及营养状态可能出现异常。目前研究报道尿路感染还有许多现代化诊断方法,如 IL-6、IL-8 等新型生物标志物,以及流式细胞技术、质谱分析法、PCR 技术等。

(2) 影像学检查:上尿路梗阻合并感染时,为及时了解梗阻部位及病因,临床上可根据病情需要适当选择泌尿系统超声、静脉肾盂造影(intravenous pyelography,IVP)、CT 等多种影像学检查手段。泌尿系统超声及 IVP 均有助于判断肾积液程度,IVP 还可定位尿路梗阻部位。CT 检查可快速检查出梗阻病因,还可根据肾内积水及肾周情况做出感染严重程度的初步判断,有较高应用价值。当肾盂内积液出现感染情况时,其 CT 值可较正常的肾积水高,感染越重,CT 值越高,当肾内积脓时,部分患者积液的 CT 值甚至高于肾实质。如感染向肾周扩散,CT 上则可出现肾周炎性渗出、肾周或盆腔积液等表现。

4. 临床治疗

（1）病因治疗：对上尿路梗阻合并感染患者进行原发疾病治疗极其重要。梗阻是感染的重要诱因，在积极控制感染的同时，应进行适当的外科干预以去除致病的梗阻因素，尽可能恢复尿路的正常解剖结构和功能，防止反复尿路感染发生。

（2）紧急治疗：如患者感染严重，出现严重脓毒血症甚至感染性休克，应在积极抗感染、纠正休克和内环境紊乱的同时，尽快行尿液引流，待感染控制后再进行病因治疗。

1）早期液体复苏：液体容量不足的患者可按 30mL/kg 的剂量输注晶体液、胶体液，以晶体液为主。最初 6h 内的复苏目标为：中心静脉压达到 8~12mmHg；65mmHg≤平均动脉压≤90mmHg；中心静脉血氧饱和度 >70%；红细胞压积 >30%；尿量≥0.5mL/（kg·h）。

2）抗菌药物治疗：一旦怀疑尿源性脓毒症，应在 1h 内经静脉途径应用广谱抗菌药物进行经验性抗感染治疗。注意抗菌药物应用前应取得尿液及血液标本进行培养，随后应根据培养及药物敏感试验结果选择对病原菌有效且肾毒性小的抗菌药物进行抗感染治疗。

3）感染源控制：紧急情况下解除梗阻应首先采取微创治疗手段，如输尿管逆行置管或经皮肾穿刺造瘘，以充分引流尿液，避免感染进一步加重。

（3）合并症治疗：①对有出血风险者可应用 H_2 受体抑制剂或质子泵抑制剂以预防应激性溃疡；②绞痛发作时，可应用镇痛、解痉等药物缓解；③如出现内环境紊乱、营养欠佳等情况，应予以纠正酸碱失衡及电解质紊乱，进行营养支持，可考虑在患者耐受情况下早期给予口服或肠内营养；④合并高血压、糖尿病等基础疾病者，应予以控制血压、血糖，使最高血糖水平≤180mg/dL；⑤合并肾功能不全者，应监测血肌酐、尿素氮等肾功能指标，必要时予以血液透析治疗。

（二）下尿路梗阻合并的尿路感染

下尿路梗阻是临床常见疾病，包括膀胱源性、前列腺源性和尿道源性的疾病。其中前列腺增生（BPH）是导致下尿路梗阻的常见原因，也是男性患者发生尿路感染的最主要因素。前列腺增生患者出现尿路感染的发生率约为 0.1/100 人年，尤其在住院的男性患者中，合并有 BPH 病史者往往容易发生尿源性菌血症。

1. 流行病学　下尿路梗阻多是指膀胱出口、尿道发生梗阻。常见原因包括膀胱肿瘤、神经源性膀胱、尿道瓣膜形成、包茎、尿道狭窄以、尿道上下裂、前列腺增生和前列腺肿瘤等。前列腺增生患者容易出现尿路感染病原菌的复杂化、多样化，而长期的抗菌药物应用也使得病原菌更易耐药并最终出现白念珠菌等真菌感染。文献报道从严重尿路感染患者中分离出的病原菌中，最常见的革兰氏阴性菌为大肠埃希菌，最常见的革兰氏阳性菌为粪肠球菌。

2. 症状及体征　与 BPH 所引起的临床表现不同的是，尿路感染并不是性别特异性疾病，所以 BPH 患者合并尿路感染时必须仔细辨别其症状是否与 BPH 有关。虽然大量残余尿（postvoid residual，PVR）的存在便于细菌黏附、增殖，并容易引起严重且难以清除的尿路感染。但截至目前，尚没有足够的证据证实尿路感染的发生与老年男性患者残余尿量增加或膀胱出口梗阻严重程度有关。目前，BPH 合并尿路感染患者主要分为两类。①症状性尿路感染：BPH 患者合并尿路感染的典型症状包括尿痛、尿频、尿急、排尿困难等尿路症状突然加重，并不时伴有低热或高热等临床表现；②单纯无症状菌尿：据文献报道，有 28%~54% 准备行前列腺电切术的 BPH 患者术前存在菌尿，且术前留置导尿管的患者术后菌尿发生率更高，可达 44%~57%。

3. 诊断

（1）体格检查：应常规进行外生殖器检查以排除尿道口狭窄与尿道肿物；进行腹部检查以排除尿潴

留;进行直肠指诊检查以排除急性细菌性前列腺炎;同时观察患者是否存在肋脊角疼痛等症状。

(2) 尿液检查:对 BPH 患者,应进行尿常规分析以明确患者的症状是否与感染有关,尿液分析正常者可以排除尿路感染,尿常规异常或者怀疑感染的患者,应进一步进行尿液的细菌学检查和药物敏感性分析。

(3) 影像学检查:对存在泌尿系统感染病史的 BPH 患者应行尿路影像学检查。对复杂性尿路感染患者,腹部超声与静脉尿路造影有同样的筛查效果,是首选的影像学检查,必要情况下,可以进行 CT 检查以获得更详细的信息。

4. 治疗　前列腺增生所致的尿路梗阻合并尿路感染时,治疗不仅需要有效的抗菌药物,还需要适当的外科干预以去除致病因素,及时解除尿路梗阻,尽可能恢复尿路的正常解剖结构和功能,以防止尿源性脓毒症和尿路感染的反复发作,从根本上去除尿路感染最主要的易感因素。

(1) BPH 患者合并症状性尿路感染的治疗:BPH 患者在接受治疗前往往会进行尿液筛查以排除尿路感染的可能性,如果同时存在尿路感染必须进行及时正确的评估,然后行针对性治疗。

1) 药物治疗:合并轻、中度尿路感染的 BPH 患者,能口服抗菌药物者,推荐给予经验性口服广谱抗菌药物。重度感染患者抗菌药物的选择则应在经验用药的基础上进一步涵盖抗铜绿假单胞菌的静脉制剂。所有患者均应在获得细菌培养和药敏数据的第一时间开展靶向药物治疗。目前常用的抗菌药物包括氨基糖苷类、β-内酰胺酶抑制剂复合制剂、碳青霉烯类以及更高一代的头孢菌素和氟喹诺酮类药物。对于已经发热或严重全身感染的患者,则建议 10~14d 的抗菌药物治疗,并分别在抗菌药物治疗和停止治疗后 7~14d 复查尿液细菌培养以确定治疗是否有效。

2) 手术治疗:经尿道前列腺切除术(TURP)的手术指征之一便是膀胱出口梗阻引起尿路感染反复发作。临床数据显示在接受手术的老年 BPH 患者中,以反复尿路感染为手术指征者占 12%。日本的一项研究显示,BPH 住院患者中有 4% 是因为并发了尿路感染。

(2) BPH 患者合并无症状菌尿的治疗:已有临床证据表明,BPH 患者术前存在菌尿但无相关临床表现的患者在接受 TURP 后,菌血症的发生率可高达 60%,并有 6%~10% 的患者进一步发展成脓毒血症。而术前对单纯存在菌尿的患者进行常规的抗菌药物治疗可以大幅度减少 TURP 术后感染性并发症的发生。目前,对 BPH 合并无症状菌尿的患者,抗菌药物治疗的起始时间并无明确规定,国际指南推荐的方法是在术前当晚或者手术当天术前开始抗菌药物治疗。BPH 患者术后出现无症状菌尿,若不留置尿管,抗菌药物治疗可以在术后立即停止;而术后留置导管的患者,则推荐持续予抗菌药物治疗直到尿管拔除。

四、神经源性膀胱与尿路感染

神经源性膀胱(neurogenic bladder,NB)是由于神经系统病变或损伤导致的下尿路功能障碍。神经源性膀胱病因众多,所有可能影响储尿和 / 或排尿神经调控通路的相关疾病都可能导致下尿路功能障碍,如来源于脑、脊髓或周围神经系统的病变或损伤,以及感染性因素、医源性因素等。尿路感染(UTI)是 NB 患者最常见的并发症之一,UTI 反复发作严重影响了患者的生活质量,残余尿增多、膀胱压力过高、导尿等危险因素均增加了 NB 患者发生 UTI 的风险,恰当的膀胱管理是降低 UTI 发病率的重要措施之一。

(一) 流行病学

UTI 的常见病因有脊髓损伤(spinal cord injury,SCI)、脑瘫(cerebral palsy,CP)、多发性硬化(multiple sclerosis,MS)、帕金森病(Parkinson's disease,PD)和脊柱裂(spina bifida,SB)等。在不同的病因导致 NB

的患者中,UTI 的发生率各不相同,其中 SCI 患者 UTI 的发病率较高。据美国 2016 年的数据统计,每年约有 1.7 万新发脊髓损伤患者。UTI 是 SCI 患者中最常见的感染性疾病,年发病率约为 20%,给患者及其家庭带来巨大的经济负担。一项基于美国人群的研究显示,在脊髓损伤和多发性硬化的患者中,大约有 31% 的患者在诊断为神经源性膀胱的第 1 年内发生过尿路感染,并且有 21% 的人需要进一步住院治疗。据估计,脑瘫的患病率为 2.11‰,约有 1/3 的患儿表现出神经源性膀胱的症状,并且越来越多的患儿可以活到成年。

（二）发病机制

1. 宿主防御机制改变　在阴道口、尿道周围区域和尿道存在着大量自然菌群,如乳酸杆菌、凝固酶阴性葡萄球菌、棒状杆菌和链球菌等,这种微生物的微环境构成了对抗病原菌定植的天然屏障。而在NB 患者中,由于长期反复应用抗菌药物、膀胱管理不当、个人卫生不良等原因,定植菌群发生改变,病原菌突破尿液及膀胱正常的防御机制,在尿路上皮定植和黏附,最终导致感染的发生。传统观念认为,细菌只存在于尿液和细胞外空间,但研究发现,在急性感染期间,UPEC 可以侵入到尿路上皮细胞内。一项关于小鼠 UTI 模型的实验表明,泌尿系统感染后 UPEC 的细胞内细菌群落(IBCs)可在尿路上皮细胞内生长繁殖,形成膀胱内大肠埃希菌的慢性静态细胞内存储池(QIRs),并在尿路上皮形成生物膜,细菌大量繁殖可引起感染复发。

膀胱尿路上皮的糖胺聚糖(GAG)层作为防止细菌入侵的重要屏障,可抑制微生物定植和黏附。NB患者由于膀胱过度充盈、膀胱压力过高、尿路上皮细胞受损、长期留置导尿管等因素,GAG 层受到破坏。SIgA 作为体液免疫的重要组成成分,被分泌到尿道黏膜表面,干扰微生物对宿主尿路上皮的黏附作用。一项评估 NB 患者尿路上皮 SIgA 免疫染色的研究发现,37 例 NB 患者活检样本中只有 18 例显示强度或中度免疫染色,而对照组活检的尿道上皮均显示 SIgA 强烈免疫染色,提示 NB 患者的 SIgA 水平明显下降。膀胱最表层的细胞被称为伞状细胞,含有 1 型菌毛的大肠埃希菌与尿路上皮细胞黏附会导致感染的伞状细胞凋亡、脱落,这也是宿主对病原菌的重要防御措施之一,但 NB 患者的这种反应会减弱。

2. 膀胱功能改变　正常情况下,有效排空膀胱能够限制细菌在膀胱内定植,预防 UTI 的发生。但NB 患者储尿或控尿的神经通路异常,可以导致膀胱和尿道括约肌兴奋性异常及膀胱感觉、容量及顺应性改变,只有膀胱逼尿肌反射亢进伴尿道括约肌松弛障碍和逼尿肌 - 括约肌协同失调患者的 UTI 的发生率会增加,可表现为排尿困难、残余尿量增加,造成膀胱高压,甚至引起膀胱 - 输尿管反流、肾盂输尿管积水、肾功能损害等上尿路并发症。膀胱功能改变阻碍了这种保护性的尿液冲刷作用,促进细菌定植和黏附到尿路上皮细胞的能力。研究发现,尿路感染的风险与残余尿量有显著相关性。

神经源性膀胱会导致膀胱顺应性降低或持续的膀胱高压力排尿,使膀胱内压增加、膀胱血流量减少、红细胞聚集阻塞血管管腔,造成膀胱壁红细胞外渗,进而出现膀胱壁广泛出血。动物研究表明,细菌更易定植在尿路上皮出血的部位。同时,在过度扩张的膀胱中也观察到了血流减少现象。

3. 导尿　是导致 NB 患者易感 UTI 的最重要危险因素之一,其通过多种机制打破宿主的自身防御机制,利于病原菌定植(详见第二篇第五章)。

（三）细菌谱

NB 患者发生 UTI 的致病菌与健康人群相似,但由于导尿技术、个人卫生情况以及皮肤菌群等多种原因影响,各种致病菌的发病率有所不同。在健康人群中,泌尿系统感染的主要致病菌为革兰氏阴性杆菌,主要是由大肠埃希菌定植。而在 NB 患者中,大肠埃希菌发病率更低,其他致病菌的发病率更高,如铜绿假单胞菌、克雷伯菌、肠球菌、葡萄球菌和其他菌,通常是医院内感染相关细菌。同时,NB 患者混合感染的发病率更高,衣原体、支原体及真菌等非典型病原菌的感染亦不能忽视。

（四）诊断

神经源性膀胱患者发生泌尿系统感染的危险因素较多,与年龄、神经系统损伤节段及程度、排尿方式等有关,常见的危险因素包括膀胱残余尿增加、膀胱内压增高、膀胱输尿管反流,此类患者多数需要通过导尿引流尿液,留置尿管对下尿路黏膜造成损伤并且增加导尿管相关细菌定植,且部分神经系统疾病患者,尤其是脊髓损伤患者机体防御能力差,存在长期卧床、喝水较少等易感因素,并有助于尿路结石的形成,促进 UTI 的发生。

神经源性膀胱的患者诊断 UTI 依靠临床症状、体征,结合实验室检查即可确定诊断。根据 2019 版《中国泌尿外科和男科疾病诊断治疗指南》,目前尚缺乏 NB 患者诊断 UTI 的"金标准",症状、体征和实验室检查结果量化阈值目前尚无确切循证医学依据,导致抗菌药物的滥用或延迟使用。推荐主要诊断依据如下:

1. 临床诊断　NB 患者 UTI 包括无症状菌尿、症状性感染和细菌定植状态,大部分患者为无症状菌尿。患者缺乏尿频、尿急、尿痛等尿路感染的典型症状,而多数症状为非特异性的,取决于原发神经系统疾病病变程度和部位,包括泌尿系统表现,如尿失禁、浑浊尿、恶臭尿、脓尿、腰背部或腹部不适、排尿困难等,一些是泌尿系以外的表现,如发热、痉挛、嗜睡或不安、自主神经反射异常等。由于缺乏典型的症状及相关感觉,仅依据临床表现预测 NB 患者是否存在泌尿系统感染的准确率较低。恶臭尿和浑浊尿是预测 UTI 较为准确的征象;没有脓尿被认为是 UTI 最敏感的阴性预测指标;发热特异性高,敏感性差,是泌尿系统感染的一种严重表现,说明尿路软组织损伤,甚至可能导致尿脓毒血症以及感染中毒性休克。虽然仅仅依靠患者症状不能准确预测 UTI 的发生,但患者的自我评价及表现仍然是早期发现和干预的重要环节。在临床症状的基础上,尿常规检查见白细胞超过正常上限即可初步做出临床诊断。

2. 病原学诊断　治疗前的中段尿培养是诊断尿路感染最可靠的指标,但 UTI 的定义在各个指南中有所不同,尿培养细菌菌落计数结果应考虑对患者排尿方式等临床因素进行具体分析,但无论界值是多少,临床表现是泌尿系统感染的最重要征象,不推荐对无症状的留置导尿管的患者进行常规尿培养,有泌尿系统感染的症状、体征和菌尿应诊断为 UTI,通过尿培养明确病原菌种类,根据药敏试验指导抗菌药物的使用。当患者伴有发热、腰痛等全身症状时,考虑上尿路感染的可能,需行血培养和药敏试验,测定血 PCT 浓度,以判断感染的严重程度。

3. 影像学标准　超声检查是首选的常规检查,可以评估肾、输尿管、膀胱形态和残余尿量。对于存在排尿困难、肾绞痛等怀疑为尿路梗阻的患者,建议行超声检查评估是否存在泌尿系统结石和肾积水。反复发作尿路感染的患者,可能存在膀胱压力过高、残余尿过多、膀胱输尿管反流等膀胱功能病变,推荐行尿动力学检查,并根据结果调整排尿方式。对于无痛性血尿的患者应行膀胱镜检查以除外膀胱肿瘤的存在,尤其是长期留置导尿管和膀胱造瘘的患者,应考虑定期行此项检查。

（五）治疗

1. 去除危险因素　首先应积极去除神经源性膀胱导致 UTI 的危险因素,如良好的膀胱管理、处理输尿管膀胱反流、改善膀胱的结构和功能等。对于留置导尿管的患者,细菌可定植在导管内外的生物膜内甚至形成导管的结壳,应及时更换导尿管或更改导尿方式。间歇导尿是协助患者膀胱排空的首选方法,无菌间歇导尿更有助于减少泌尿系统感染和菌尿的发生,而清洁间歇导尿更为方便且费用较低。研究表明,应用亲水涂层导尿管的患者与无涂层的导尿管相比,症状性 UTI 的发生率更低,并使病原菌耐药性降低。

2. 抗菌药物的应用　多数神经源性膀胱患者为无症状菌尿,一般不考虑药物治疗,应用抗菌药物不仅不能减少泌尿系统感染的发生,还会显著增加菌群耐药性和抗菌药物应用的不良反应。但多发性硬化患者可能需要服用免疫抑制剂,这类患者则需要治疗无症状菌尿,防止感染进一步进展,避免神经症状加重或造成假性进展。对于确诊的 NB 患者,非发热性 UTI 不需要立即处理,建议等尿分析和药敏结果后使用合适的抗菌药物。伴有发热症状的 UTI 患者应立刻经验性应用抗菌药物治疗,以预防尿脓毒血症的发生,应结合患者病情严重程度、既往尿培养结果、抗菌药物使用史和当地细菌耐药性情况决定临床用药,待尿培养及药敏试验结果回报后给予适当的抗菌药物。

非发热性 UTI 应口服应用抗菌药物,而发热患者,尤其是血培养阳性患者,应静脉给药。应用抗菌药物多以 72h 为疗效评估周期,一般建议 5~7d,依据感染严重程度或复发感染,可以延长至 14d。超过 28d 的疗程可以增加菌群耐药性,且不会改善临床结果。

3. 抗菌药物的选择　神经源性膀胱患者的泌尿系统感染属于复杂性尿路感染,应使用特异性强、抗菌谱窄的抗菌药物,同时应尽可能使用对正常菌群影响较小的抗菌药物。对于非发热患者如果需要进行经验性治疗,对伴有发热或临床评估考虑感染进展可能的患者,经验性用药一般首选以革兰氏阴性菌为主的抗菌药物,但对病情严重的患者,考虑病原菌以革兰氏阳性菌为主者多重耐药菌感染的可能性大,需要应用广谱抗菌药物,联合或不联合阿莫西林的氨基糖苷类,或第二代、第三代头孢菌素,联合或不联合氨基糖苷类的广谱青霉素。

(六) 预防

恰当的膀胱管理方式是预防神经源性膀胱 UTI 的关键,包括正确处理膀胱功能障碍(降低膀胱内压、排空膀胱)、选择正确的排尿方式、去除泌尿系统结石等 UTI 相关危险因素。由于神经源性膀胱患者反复发生 UTI,可导致泌尿系统结构变化,发生侵蚀、狭窄、憩室甚至尿道皮肤瘘。重新建立适当的膀胱功能可减少 UTI 的发生,研究表明在逼尿肌注射 A 型肉毒毒素可明显降低神经源性膀胱患者 UTI 的发生率。对部分非手术治疗无效的患者,可通过手术方法改善膀胱功能,达到降低膀胱压力、改善膀胱顺应性、纠正输尿管反流、保护上尿路功能等目的。

预防性应用抗菌药物仅限于复发性 UTI 及存在膀胱输尿管反流的部分病例。大多数神经源性膀胱患者不需要预防用药,因为预防用药不仅不能减少临床 UTI 的发生,还会增加神经源性膀胱患者和健康人群多重耐药菌感染的发生率,必须严格限制抗菌药物的使用。多饮水、提高个人卫生水平等生活习惯的改善也是预防泌尿系统感染的重要手段。

五、尿流改道术后尿路感染

目前普遍认为根治性膀胱全切术(radical cystectomy,RC)+ 尿流改道术(urinary diversion,UD)是肌层浸润性膀胱癌(muscle-invasive bladder cancer,MIBC)的标准治疗术式。此外,在先天性畸形、神经系统障碍和严重的膀胱炎症性疾病的患者中,也可能需要尿流改道术。最常见的尿流改道类型是回肠通道术和原位新膀胱术。这类患者术后有很高的尿路感染发生率,几乎 1/2 的患者在随访的第 1 年至少发作过 1 次症状性 UTI,最常见的是在手术后的前 3 个月内。

(一) 流行病学

尿路感染是尿流改道术后最常见的并发症之一。目前各个研究关于尿流改道术后尿路感染的发病率有所不同。回肠通道术后发生肾盂肾炎的概率为 10%~20%,多见于术后 3~7d,约有 4% 的患者死于尿脓毒血症。大部分尿流改道术后的患者存在菌尿,多数尿培养呈阳性。研究显示,症状性 UTI 在术后 3 个月内较常见,29% 的原位新膀胱患者在手术后的 3 个月内发生症状性 UTI,而回肠通道术的患者这一比例为 8%,随着时间的推移,前者的发病率显著下降,两者没有显著性差异。

常见的致病微生物包括大肠埃希菌、肺炎克雷伯菌、铜绿假单胞菌等,有关不同类型尿流改道术后尿路感染的病原学研究有待进一步开展。目前的研究显示,回肠通道术患者尿培养结果通常显示为混合感染,而结肠通道术患者多为单一菌种,回肠新膀胱较结肠新膀胱更易发生厌氧菌尿路感染。

（二）发病机制

1. 残余尿　新膀胱术后的患者由于肠道作为贮尿囊没有正常的膀胱排尿反射,使得尿液在贮尿囊中的停留时间延长;且新膀胱的收缩力明显弱于膀胱逼尿肌的收缩力,这使得新膀胱有大量残余尿的存在。在新膀胱中,细菌定植与尿液残留高度相关,这也能解释随着患者逐渐掌握新的排尿模式和储尿囊尿动力学特征的改变,无症状菌尿随着时间推移而持续下降的原因。

2. 肠上皮生物学特性　与尿路上皮不同,肠上皮通常与细菌处于共生状态,可能无法抑制细菌增殖,肠段降低了尿液的抑菌作用。此外,肠段的扩张也有助于细菌通过肠段种植到血液循环中。然而随着时间的推移,UTI 发病率逐渐下降,这可能是由于手术后肠道黏膜逐渐萎缩使新膀胱不利于细菌定植,感染病原体识别受体表达模式的改变或固有免疫活化也可能在其中发挥了重要作用。

3. 反流　输尿管肠管吻合方式是尿流改道术中最具争议的环节,包括抗反流术式和非抗反流术式,理论上既要保证引流通畅,避免吻合口狭窄,又要防止尿液反流,避免肾盂肾炎和结石的形成,保护肾功能。因抗反流吻合技术相对复杂,掌握不熟练易引起狭窄、梗阻,对上尿路的危害超过了抗反流吻合对上尿路的保护作用,目前多数主张应用非抗反流的吻合方式。术后患者通过 valsalva 运动排尿时,腹压同时传导到储尿囊、肾盂和输尿管,实际的反流率比影像学上的低。

（三）临床评估

尿流改道术后尿路感染属于复杂性尿路感染,除了评估临床表现及尿细菌学检测等化验检查,还应完善影像学检查,如泌尿系统超声、静脉尿路造影、排泄性膀胱尿道造影和泌尿系统 CT、MRI 以及膀胱镜检查等。以评估泌尿系统解剖结构、功能异常,以及有无其他尿路感染的诱发因素。

（四）治疗

首先应根据相关影像学检查结果,排除上尿路梗阻、结石或排空不全等诱发因素。不推荐对无症状患者进行抗菌药物治疗,治疗无症状菌尿可能只会促进耐药菌的发展,而且往往没有必要。研究者观察到,尿流改道术后患者具有较高的铜绿假单胞菌感染率和较高的细菌耐药性,部分原因可能是高强度地应用围手术期抗菌药物。如果尿培养结果显示变形杆菌或铜绿假单胞菌为主要致病菌时,更易造成上尿路损害,因此这样的患者应该接受抗菌药物治疗,若尿培养为混合菌群,无症状患者可以继续观察。而在复发性肾盂肾炎的患者中,推荐预防性应用抗菌药物。当发生尿脓毒血症时,必须接受住院治疗,严密监测,静脉应用抗菌药物治疗至少 7d。应该注意的是,部分尿脓毒血症患者既往没有 UTI 发作的记录,这表明危及生命的并发症可能是这一独特患者群体尿路感染的主要表现。

六、肾病、肾移植和免疫抑制患者尿路感染

（一）肾病患者尿路感染

在肾病患者中,发生尿路感染的病例以慢性肾病(chronic kidney disease,CKD)多见。CKD 是各种原发性或继发性肾脏疾病患者进行性肾功能损害所出现的一系列症状或代谢紊乱的临床综合征,是各种慢性肾脏疾病发展恶化的结果。有基础肾脏疾病的患者往往存在免疫功能紊乱,极易并发尿路感染。CKD 患者合并尿路感染的发生率较普通人群高 16%,早期治疗能有效改善其预后。

1. 病因　肾组织萎缩、瘢痕形成引起的梗阻是诱发尿路感染的重要因素,细菌难以被冲洗清除,在尿流淤积处大量繁殖;梗阻以上部位所受压力增加,血液供应和正常生理功能受到影响,黏膜抵抗力降低;CKD 患者机体免疫力低下,肾穿刺、血液透析及腹膜透析等侵入性操作也为致病菌的感染创造了条件。

2. 临床表现　CKD 并发尿路感染的临床表现不典型,大多数无自觉症状,而以脓尿为主,10%~30% 患者表现为尿路刺激症状、发热、腰痛、输尿管点压痛或肾区叩压痛等症状和体征。

3. 病原体　CKD 合并尿路感染的致病菌多样,以革兰氏阴性菌(以大肠埃希菌、肺炎克雷伯菌、奇异变形杆菌为主)最多见,其次为革兰氏阳性菌(以尿肠球菌、金黄色葡萄球菌为主),少数由真菌引起。国内复杂性尿路感染细菌谱的特点是大肠埃希菌感染比例降低,而产超广谱 β- 内酰胺酶(ESBLs)菌株比例升高,另一个特点是肠球菌感染比例升高。

4. 诊断　当满足以下条件时,可以诊断为 CKD 合并尿路感染:①临床诊断为 CKD1~5 期;②有尿路感染的症状;③尿培养至少检测出一种细菌。需要注意的是 CKD 患者尿中出现白细胞,不一定是由尿路感染所致。因此,CKD 并发尿路感染的诊断应以尿细菌学检查、尿细胞计数等为主,尿培养前服用抗菌药物也会影响检测的阳性率。出现以下情况之一,建议行影像学检查:①伴有尿路梗阻症状,如排尿困难、肾绞痛;②抗菌治疗 72h 后仍有发热;③抗菌治疗后感染迅速复发;④既往反复出现复杂性尿路感染。影像学检查包括超声、腹部 X 线片、尿路造影和泌尿系 CT。超声检查可作为首选。

5. 治疗

(1) 一般治疗:包括对症治疗、多饮水、勤排尿及生活方式的调整等,CKD 患者还应注意低盐、低脂、低嘌呤、优质低蛋白饮食,降尿酸,纠正贫血,控制血压,抗血小板聚集等综合处理。

(2) 抗菌药物治疗:抗菌治疗原则及常用抗菌药物推荐根据尿培养和药敏试验结果选择敏感抗菌药物。对于有症状复杂性尿路感染的经验性治疗需要了解可能的病原菌谱和当地抗菌药物的耐药情况,还要对基础泌尿系统疾病的严重程度进行评估,肾功能不全的患者应根据肌酐清除率调整药物的剂量(表 2-4-3-5)。抗菌药物的经验性治疗需根据临床反应和尿培养结果随时进行修正。一般推荐治疗为7~14d,疗程与潜在疾病的治疗密切相关。伴有下尿路症状的患者治疗时间通常为 7d,有上尿路症状或脓毒症患者通常为 14d。根据临床情况,疗程有时需延长至 21d。对于长期留置导尿管或尿路支架管的患者,应尽量缩短治疗时间,以避免细菌耐药。对于复杂性尿路感染患者不推荐预防性应用抗菌药物防止尿路感染复发。

表 2-4-3-5　CKD 合并尿路感染患者使用抗菌药物的剂量调整

分类	药物名称	正常给药方式与剂量	肾功能不全时药物剂量调整	CRRT 患者给药方式
氟喹诺酮类	左氧氟沙星	0.25~0.75g q24h 静脉滴注或口服	Ccr >50~90mL/min:100% Ccr 20~50mL/min:750mg q48h 或首剂 500mg,后续 250mg	首次剂量:0.5g q24h 维持剂量:0.25g qd
	环丙沙星	200~400mg 静脉滴注或 500mg 口服 q12h	Ccr <30mL/min:400mg q24h	0.6~0.8g qd
头孢菌素(第 2 代或第 3a 代)	头孢呋辛	0.75~1.5g q8h 静脉滴注	Ccr>20mL/min:0.75~1.5g q8~12h Ccr10~20mL/min:0.75g q12h Ccr <10mL/min:0.75g qd	0.75~1.5g q8~12h
	头孢替安	1~2g q8h 静脉滴注	Cc <16.6mL/min:75%	

续表

分类	药物名称	正常给药方式与剂量	肾功能不全时药物剂量调整	CRRT 患者给药方式
头孢菌素（第 3b 类）	头孢他啶	1~2g q8h 或 q12h 败血症 6g/d 静脉滴注	Cc>5mL/min：1~2g q8~12h Cc31~5mL/min：1g q12h Ccr 16~30mL/min：1g q24h Ccr 6~15mL/min：0.5g q24h Ccr<6mL/min：0.5g q48h	2g q8h
	头孢吡肟	1~2g/d q8~12h 静脉滴注	Ccr>50~90mL/min：2g q8h Ccr10~50mL/min：2g q12~24h Ccr<10mL/min：1g q24h	2g q12~24h
磷霉素类	磷霉素氨丁三醇	3g q48h 口服	Ccr <10mL/min：禁用	/
脲基青霉素 +β-内酰胺酶抑制剂	哌拉西林 /他唑巴坦	4.5g q6~8h 静脉滴注	Ccr >40~90mL/min：4.5g q6~8h Ccr 20~40mL/min：4.5g q6~8h Ccr <20mL/min：4.5g q12h	4.5g q6h
硝基呋喃类	呋喃妥因	0.1g q6h 口服	Ccr <50mL/min：不推荐使用	/
氨基糖苷类	庆大霉素	1~1.7mg/kg q8h 或 5mg/kg qd	Ccr >50mL/min：正常剂量 Ccr10~50mL/min：正常剂量 30%~70% q12h Ccr<10mL/min：正常剂量 Ccr 20%~30% q24~48h	/
碳青霉烯类	亚胺培南	1~2g q8~12h 静脉滴注	Ccr>70mL/min：1~2g q8~12h Ccr41~70mL/min：0.5g~0.75g q8h Ccr21~40mL/min：0.25~0.5g q8~12h Ccr5~21mL/min：0.25~0.5g q12h Ccr<5mL/min：不推荐使用	0.5g q6h 或 0.5g q8h
	美罗培南	1~2g q8h 静脉滴注	Ccr>50mL/min：1~2g q8h Ccr10~50mL/min：0.5~1g q12h Ccr<10mL/min：0.5g q24h	1g q8h 或 q12h
糖肽类	万古霉素	1g q12h 静脉滴注	Ccr>50~90mL/min：1g Ccr q12~24h Ccr10~50mL/min：1g q12~96h Ccr<10mL/min：1g q4~7d	负荷剂量：15~20mg/kg 维持剂量：0.5g q24~48h 并结合血药浓度调整给药剂量

注：CRRT= 连续肾脏替代疗法，Ccr= 肌酐清除率。

引自：GILBERT B，ROBBINS P，LIVORNESE LL. Use of Antibacterial Agents in Renal Failure［J］. Medical Clinics of North America，2011，95（4）：677-702.

（3）手术 / 外科干预治疗：积极手术治疗引起或加重尿路感染的尿路梗阻性疾病包括结石、肿瘤、狭窄、先天性畸形等。在施行手术前要积极控制感染，以免术后继发尿源性脓毒症。

（二）肾移植及免疫抑制患者尿路感染

尿路感染是肾移植术后最常见的感染并发症。宿主对尿路感染的抵抗力依赖于机体自身免疫功能，而宿主遗传变异及外源性干预导致的免疫抑制反应也是引起尿路感染的常见原因。本章旨在介绍肾移植受者及免疫抑制患者尿路感染的病因、病原体、临床表现、诊断及治疗。

1. 病因　宿主抵御病原微生物入侵的第一道防线是天然免疫，其中天然免疫分子如 Tamm-Horsfall 蛋白（Tamm-Horsfall protein，THP）、Toll 样受体（TLRs）、抗菌肽、可溶性模式识别分子等在启动机体对尿路致病性大肠埃希菌的防御中起着重要作用。天然免疫分子大多由尿路上皮细胞表达及分泌，在发生尿路感染时，免疫分子通过破坏细菌的外膜结构，直接杀灭细菌；通过阻断细菌与上皮细胞相互作用，抵抗细菌感染；通过模式识别受体，从而调节炎性因子的释放；通过对吞噬细胞的趋化及募集作用，从而促进吞噬细胞对细菌的作用。

肾移植是治疗终末期肾病最经济、有效的方法，但伴随着泌尿生殖道解剖的改变和免疫抑制剂的使用，机体免疫力下降，患者罹患尿路感染的风险增高。此外长期大剂量服用免疫抑制剂的自身免疫病患者、先天性或获得性免疫功能障碍和缺陷的患者机体内免疫分子的表达和产生减少，对病原微生物的防御能力降低，尿路感染极易发生。

2. 病原体　肾移植后尿路感染通常由革兰氏阴性菌引起，占 70% 以上。大肠埃希菌是普通人群中最常见的致病微生物，在肾移植中也是最常见的致病菌（30%~80%）。克雷伯菌、铜绿假单胞菌和变形杆菌是其他常见的革兰氏阴性菌。然而，抗菌药物的过度使用导致对常见抗菌药物（如甲氧苄啶磺胺甲噁唑和氟喹诺酮类药物）的耐药性显著增加，多重耐药和广泛耐药病原体（尿肠球菌、金黄色葡萄球菌、肺炎克雷伯菌、不动杆菌）感染的增加。革兰氏阳性病原体（链球菌、腐生葡萄球菌）较少引起尿路感染。假丝酵母菌是肾移植患者泌尿系统感染最常见的真菌病原体，发生在大约 11% 的肾移植受者中。念珠菌尿路感染可引起罕见的严重并发症，如上行性感染、念珠菌血症和输尿管膀胱交界处真菌球阻塞等，严重影响移植物存活率和患者的预后。

3. 诊断　肾移植及免疫抑制患者尿路感染最重要的诊断依据为：患者尿常规提示尿路感染，存在免疫疾病病史或肾移植手术史。患者常出现脓尿、高热；查体有膀胱区压痛、前列腺增生，前列腺、睾丸、附睾触痛以及阴道脓性分泌物；尿检白细胞酯酶阳性、亚硝酸盐增加伴血尿或蛋白尿；尿细菌学培养及实验室检查可发现微生物、耐药菌株，肌酐和 C 反应蛋白升高；泌尿系统超声检查往往合并肾盏扩张、结石和膀胱排空不完全；询问病史患者有免疫抑制剂用药史或抗菌药物滥用等情况。

4. 临床表现　年龄是肾移植后患者尿路感染的独立危险因素。成人中女性患尿路感染的风险高于男性；在小儿人群中，男童的尿路感染风险更高。术后放置输尿管支架可以最大限度地降低移植后可能发生的主要泌尿系统并发症（如尿漏、梗阻）的风险，但同时也增加了发生泌尿系统感染的风险。另外，长期留置导尿管也是发生泌尿系统感染的重要因素，研究表明，肾移植后 24~48h 内拔除导尿管可极大避免尿路感染的发生。移植前较长时间的透析和尿路梗阻也是肾移植后患者发生尿路感染的重要危险因素。肾移植患者服用的抗排异药物也会造成不同程度的泌尿系统感染。胸腺球蛋白、环孢素、泼尼松和硫唑嘌呤联合常规免疫抑制方案治疗，和以霉酚酸酯（mycophenolate mofetil，MMF）为基础的治疗均显示出较高的泌尿系统感染风险。

1 年内出现 3 次或前 6 个月内出现 2 次下尿路症状的患者可诊断为尿路感染。复发性尿路感染定义为上一次治疗结束 2 周后，尿培养中再次分离出引起前一次感染的同种微生物，且抗菌药物敏感性模式相同。新的菌尿发作定义为同一种微生物、不同的抗菌药物敏感性模式,或尿培养检测出不同的微生物。

具体临床表现可分为无症状菌尿(ASB)和症状性尿路感染。

(1) ASB:是从采集的尿液样中生长出 >100×10^{3}cfu/mL 的细菌,但患者没有任何泌尿系统感染症状或体征。

(2) 症状性尿路感染:是从采集的尿液样中生长出 >100×10^{3}cfu/mL 的细菌,患者同时伴有泌尿系统感染症状或体征。与 ASB 相比,症状性尿路感染可能进展为脓毒症、急性细胞排斥反应、同种异体移植物功能受损、移植物丢失和死亡,因此通常根据致病微生物的敏感性选择抗菌药物治疗。

症状性尿路感染又进一步分类为膀胱炎和肾盂肾炎。膀胱炎的主要临床表现为尿频、尿急、尿痛等膀胱刺激症状;肾盂肾炎除了膀胱刺激症状和肋脊角疼痛、肾区压痛等局部症状外,还可能合并发热、寒战等全身症状。

5. 治疗

(1) 非细菌性尿路感染:真菌性尿路感染应尽早拔除导尿管和输尿管支架,同时应用抗真菌药物如氟康唑或两性霉素 B。全身性念珠菌病患者的尿路感染须选用氟康唑,推荐首次剂量加倍(200mg),之后 100mg/d,并维持 4d 以上。肾移植术后 BK 病毒感染应立即减少免疫抑制剂剂量,无效时可用西多福韦或来氟米特。

(2) 细菌性尿路感染:移植后细菌性尿路感染通常使用病原菌敏感性抗菌药物。目前推荐使用复方新诺明和喹诺酮。几项前瞻性随机试验证实,复方新诺明可显著降低移植后尿路感染发病率;喹诺酮类药物中氧氟沙星对肾功能损害不大,可与硫唑嘌呤联用,而环丙沙星则会产生严重不良反应,故不推荐。此外,革兰氏阴性杆菌给予喹诺酮类(诺氟沙星、氧氟沙星)、呋喃唑酮(痢特灵)、哌拉西林、头孢菌素一代或呋喃妥因等单用或联合用药,无效者改用哌拉西林、氧氟沙星或头孢菌素三代静脉滴注等。革兰氏阳性菌给予氨苄西林或头孢唑林,并针对其病情和 / 或病理类型同时治疗其肾病。结核性尿路感染使用三联药物治疗(异烟肼 + 利福平 + 乙胺丁醇),应注意药物的相互作用;若肾移植早期结核感染,建议行移植肾切除。

肾移植术后出现的尿路感染,若无并发症需要抗菌药物治疗 5~7d,有全身症状的下尿路感染或肾盂肾炎患者抗菌药物疗程为 10~14d。对于复发性尿路感染,抗感染治疗至少 6 周,需进一步明确原因,纠正诱发因素(如最佳糖尿病控制、移除或更换支架和导管、根据药物水平和临床进程尽量减少免疫抑制等)。

(吴吉涛　吴文起　柴雨濛　张勇　编　　杨为民　审)

参考文献

[1]《尿路感染诊断与治疗中国专家共识》编写组. 尿路感染诊断与治疗中国专家共识(2015版)——复杂性尿路感染[J]. 中华泌尿外科杂志,2015,36(4):241-244.

[2] BADER MS,LOEB M,BROOKS AA. An update on the management of urinary tract infections in the era of antimicrobial resistance[J]. Postgrad Med,2017,129(2):242-258.

[3] TANDOGDU Z,CEK M,WAGENLEHNER F,et al. Resistance patterns of nosocomial urinary tract infections in urology departments:8-year results of the global prevalence of infections in urology study[J]. World Journal of Urology,2014,32(3):791-801.

［4］GOMILA A,J CARRATALÀ,ELIAKIM-RAZ N,et al. Clinical outcomes of hospitalised patients with catheter-associated urinary tract infection in countries with a high rate of multidrug-resistance:the COMBACTE-MAGNET RESCUING study［J］. Antimicrob Resist Infect Control,2019,8:198.

［5］杜震,乔庐东,闫伟,等.导管相关尿路感染患者尿路上皮细胞内检出细菌群落的临床意义［J］.中华泌尿外科杂志, 2017,38(1):51-54.

［6］LI Y,CAO X,GE H,et al. Targeted surveillance of nosocomial infection in intensive care units of 176 hospitals in Jiangsu province,China［J］. J Hosp Infect,2018,99(1):36-41.

［7］陈楠,陈晓农.复杂性尿路感染的诊断与治疗［J］.中华全科医师杂志,2005,4(9):522-523.

［8］ICKEL JC,DOWNEY J,YOUNG I,et al. Asymptomatic inflammation and/or infection in benign prostatic hyperplasia［J］. BJU Int,1999,84(9):976-981.

［9］MANACK A,MOTSKO SP,HAAG-MOLKENTELLER C,et al. Epidemiology and healthcare utilization of neurogenic bladder patients in a US claims database［J］. Neurourol Urodyn,2011,30(3):395-401.

［10］YONGZHI L,SHI Y,JIA L,et al. Risk factors for urinary tract infection in patients with urolithiasis-primary report of a single center cohort［J］. BMC Urol,2018,18(1):45.

［11］REYNER K,HEFFNER AC,KARVETSKI CH. Urinary obstruction is an important complicating factor in patients with septic shock due to urinary infection［J］. Am J Emerg Med,2016,34(4):694.

［12］DE BESSA J JR,DE CARVALHO MRAD FC,MENDES EF,et al. Antibiotic prophylaxis for prevention of febrile urinary tract infections in children with vesicoureteral reflux:a meta-analysis of randomized,controlled trials comparing dilated to nondilated vesicoureteral reflux［J］. J Urol,2015,193(5 Suppl):1772-1777.

［13］黄健,董文.微创时代根治性膀胱切除术后尿流改道的选择［J］.中华泌尿外科杂志,2018,39(7):489-492.

［14］LAVALLEE LT,SCHRAMM D,WITIUK K,et al. Peri-operative morbidity associated with radical cystectomy in a multicenter database of community and academic hospitals［J］. PLoS One,2014,9(10):e111281.

［15］DING X,YANG D,KE C,et al. Value of evaluating procalcitonin kinetics in diagnosis of infections in patients undergoing laparoscopic radical cystectomy［J］. Medicine(Baltimore),2017,96(42):e8152.

［16］GILSTRAP LC,RAMIN SM. Urinary tract infections during pregnancy［J］. Obstet Gynecol Clin North Am,2001,28(3): 581-591.

［17］WING DA,FASSETT MJ,GETAHUN D. Acute pyelonephritis in pregnancy:an 18-year retrospective analysis［J］. Am J Obstet Gynecol,2014,210(3):219,e1-6.

［18］杨瑜,陈明,朱伟东,等.泌尿外科医院感染危险因素与病原菌耐药分析［J］.中华医院感染学杂志,2016,26(1): 120-122.

［19］王光春,周婷婷,车建平,等.泌尿系统手术后尿路感染危险因素分析［J］.同济大学学报(医学版),2013,34(2):68- 71.

［20］BONETTA A,ROVIELLO G,GENERALI D,et al. Enteric-coated and highly standardized cranberry extract reduces antibiotic and nonsteroidal anti-inflammatory drug use for urinary tract infections during radiotherapy for prostate carcinoma ［J］. Res Rep Urol,2017,9:65-69.

［21］ROVIELLO G,GENERALI D,AIETA M,et al. Lower urinary tract infections from external beam radiation therapy in prostate cancer:A single institution experience［J］. Rep Pract Oncol Radiother,2018,23(4):298-299.

［22］HE K,HU Y,SHI JC,et al. Prevalence,risk factors and microorganisms of urinary tract infections in patients with type 2 diabetes mellitus:a retrospective study in China［J］. Ther Clin Risk Manag,2018,14:403-408.

［23］SUN Y,JIANG L,SHAO X. Predictive value of procalcitonin for diagnosis of infections in patients with chronic kidney disease:a comparison with traditional inflammatory markers C-reactive protein,white blood cell count,and neutrophil percentage［J］. Int Urol Nephrol,2017,49(12):2205-2216.

［24］WU X,DONG Y,LIU Y,et al. The prevalence and predictive factors of urinary tract infection in patients undergoing renal transplantation:A meta-analysis［J］. Am J Infect Control,2016,44(11):1261-1268.

［25］QIAO LD，CHEN S，YANG Y，et al.Characteristics of urinary tract infection pathogens and their in vitro susceptibility to antimicrobial agents in China：data from a muhicenter study［J］.BMJ Open，2013，3（12）：e004152.

［26］乔庐东，陈山，杨勇，等．国内不同类型下尿路感染患者尿路病原菌构成及药敏分析的多中心研究［J］.中华泌尿外科杂志，2015，36（9）：690-693.

［27］LI X，CHEN Y，GAO，et al.A 6-year study of complicated urinary tract infections in southern China：prevalence，antibiotic resistance，clinical and economic outcomes［J］.Ther Clin Risk Manag，2017，13：1479-1487.

［28］BONKAT G，BARTOLETTI R，BRUYÈRE F，et al.EAU guidelines on urological infections［M］.Milan：European Association of Urology，2021.

［29］MNIF MF，KAMOUN M，KACEM FH，et al.Complicated urinary tract infections associated with diabetes mellitus：pathogenesis，diagnosis and management［J］.Indian J Endocrinol Metab，2013，17（3）：442-445.

［30］谭乐明，杨成，杨旭凯，等．尿源性脓毒血症严重程度的相关因素分析［J］.南方医科大学学报，2019，39（1）：93-99.

［31］YU M，ROBINSON K，SIEGEL C，et al.Complicated genitourinary tract infections and mimics［J］.Curr Probl Diagn Radiol，2017，46（1）：74-83.

［32］IFERGAN J，POMMIER R，BRION MC，et al.Imaging in upper urinary tract infections［J］.Diagn Interv Imaging，2012，93（6）：509-519.

［33］KONINGSTEIN M，VAN DER BIJ AK，DE KRAKER ME，et al.Recommendations for the empirical treatment of complicated urinary tract infections using surveillance data on antimicrobial resistance in the Netherlands［J］.PLoS One，2014，9（1）：e86634.

［34］QIAO LD，ZHENG B，CHEN S，et al.Evaluation of three-dose fosfomycin tromethamine in the treatment of patients with urinary tract infections：an uncontrolled，open-label，multicentre study［J］.BMJ Open，2013，3（12）：e004157.

［35］BARTOLETTI R，CAI T，WAGENLEHNER FM，et al.Treatment of urinary tract infections and antibiotic stewardship［J］.European Urology Supplements，2016，15（4）：81-87.

［36］PANNEK J，PANNEK-RADEMACHER S，WÖLLNER J.Treatment of complicated urinary tract infections in individuals with chronic neurogenic lower urinary tract dysfunction：are antibiotics mandatory？［J］.Urol Int，2018，100（4）：434-439.

［37］国家卫生计生委医政医管局、国家卫生计生委合理用药专家委员会．国家抗微生物治疗指南［M］.2版．北京：人民卫生出版社，2017.

［38］KANG CI.Clinical practice guidelines for the antibiotic treatment of community-acquired urinary tract infections［J］.Infect Chemother，2018，50（1）：67-100.

［39］AHMAD S，HUSSAIN A，KHAN MSA，et al.Diabetes mellitus and urinary tract infection：causative uropathogens，their antibiotic susceptibility pattern and the effects of glycemic status［J］.Pak J Med Sci，2020，36（7）：1550-1557.

［40］DE LASTOURS VICTOIRE，FOXMAN BETSY.Urinary tract infection in diabetes：epidemiologic considerations［J］.Curr Infect Dis Rep，2014，16（1）：389.

［41］HAMMAR NIKLAS，FARAHMAND BAHMAN，GRAN MIKAEL，et al.Incidence of urinary tract infection in patients with type 2 diabetes.Experience from adverse event reporting in clinical trials［J］.Pharmacoepidemiol Drug Saf，2010，19（12）：1287-1292.

［42］AL-RUBEAAN KHALID A，MOHARRAM OSAMA，AL-NAQEB DEKRA，et al.Prevalence of urinary tract infection and risk factors among Saudi patients with diabetes［J］.World J Urol，2013，31（3）：573-578.

［43］ZUBAIR KALEEM ULLAH，SHAH ABDUL HALEEM，FAWWAD ASHER，et al.Frequency of urinary tract infection and antibiotic sensitivity of uropathogens in patients with diabetes［J］.Pak J Med Sci，2019，35：1664-1668.

［44］JOHNSSON KM，PTASZYNSKA A，SCHMITZ B，et al.Urinary tract infections in patients with diabetes treated with dapagliflozin［J］.J Diabetes Complications，2013，27（5）：473-478.

［45］GEERLINGS SE，BROUWER EC，VAN KESSEL KC，et al.Cytokine secretion is impaired in women with diabetes mellitus［J］.Eur J Clin Invest，2000，30（11）：995-1001.

［46］NITZAN O，ELIAS M，CHAZAN B，et al.Urinary tract infections in patients with type 2 diabetes mellitus：review of prevalence, diagnosis, and management [J]. Diabetes Metab Syndr Obes, 2015, 8:129-136.

[47] NICOLLE LINDSAY E. Urinary tract infection in diabetes [J]. Curr Opin Infect Dis, 2005, 18(1), 49-53.

[48] VIERS BR, COCKERILL PA, MEHTA RA, et al. Extended antimicrobial use in patients undergoing percutaneous nephrolithotomy and associated antibiotic related complications [J]. J Urol, 2014, 192(6):1667-1672.

[49] 黄健. 中国泌尿外科和男科疾病诊断治疗指南(2019版) [M]. 北京:科学出版社, 2019.

[50] TÜRK (CHAIR) C, NEISIUS A, PETŘÍK A, et al. EAU guidelines on urolithiasis [M]. Milan:European Association of Urology, 2021.

[51] CHEN D, ZHANG Y, HUANG J, et al. The analysis of microbial spectrum and antibiotic resistance of uropathogens isolated from patients with urinary stones [J]. Int J Clin Pract, 2018, 72(6):e13205.

[52] MUFARRIJ PW, LANGE JN, ASSIMOS DG, et al. Multibacterial growth from a surgical renal stone culture:a case report and literature review [J]. Rev Urol, 2012, 14(3-4):108-114.

[53] 吴伟宙, 黄健, 梁雄发, 等. 单中心15269例泌尿系结石患者的结石成分分析[J]. 中华泌尿外科杂志, 2018, 39(9):651-655.

[54] HEYNS CF. Urinary tract infection associated with conditions causing urinary tract obstruction and stasis, excluding urolithiasis and neuropathic bladder [J]. World J Urol, 2012, 30(1):77-83.

[55] 王澍, 施永康, 黄晓波, 等. 上尿路结石合并感染的细菌培养及药物敏感性分析[J]. 北京大学学报(医学版), 2014, 46(5):798-801.

[56] HAMASUNA R, TAKAHASHI S, NAGAE H, et al. Obstructive pyelonephritis as a result of urolithiasis in Japan:diagnosis, treatment and prognosis [J]. Int J Urol, 2015, 22(3):294-300.

[57] 乔庐东, 孙则禹, 叶章群, 等. 上尿路结石患者围术期抗菌药物应用的专家意见[J]. 中华泌尿外科杂志, 2017, 38(9):641-643.

[58] KUMAR S, BAG S, GANESAMONI R, et al. Risk factors for urosepsis following percutaneous nephrolithotomy:role of 1 week of nitrofurantoin in reducing the risk of urosepsis [J]. Urol Res, 2012, 40(1):79-86.

[59] CHEN D, JIANG C, LIANG X, et al. Early and rapid prediction of postoperative infections following percutaneous nephrolithotomy in patients with complex kidney stones [J]. BJU Int, 2019, 123(6):1041-1047.

[60] ZENG T, CHEN D, WU W, et al. Optimal perioperative antibiotic strategy for kidney stone patients treated with percutaneous nephrolithotomy [J]. Int J Infect Dis, 2020, 97:162-166.

[61] MARIAPPAN P, SMITH G, BARIOL SV, et al. Stone and pelvic urine culture and sensitivity are better than bladder urine as predictors of urosepsis following percutaneous nephrolithotomy:a prospective clinical study [J]. J Urol, 2005, 173(5):1610-1614.

[62] SINGH I, SHAH S, GUPTA S, et al. Efficacy of intraoperative renal stone culture in predicting postpercutaneous nephrolithotomy urosepsis/systemic inflammatory response syndrome:a prospective analytical study with review of literature [J]. J Endourol, 2019, 33(2):84-92.

[63] 吴文起, 吴伟宙, 钟芳灵, 等. 草酸钙结石尿路大肠埃希菌的特征分析[J]. 临床外科杂志, 2019, 27(2):102-104.

[64] 刘余庆, 邱敏, 刘可, 等. 一期输尿管软镜联合经皮肾镜治疗鹿角形结石合并脓肾的疗效和安全性[J]. 中华泌尿外科杂志, 2020, 41(4):267-271.

[65] HUANG J, TUSONG H, BATUER A, et al. High prevalence of pediatric urinary tract stones in Xinjiang Uyghur [J]. Urolithiasis, 2019, 47(3):265-272.

[66] 孙西钊, 吕建林, 叶章群. 泌尿系感染性结石的病因和诊治[J]. 中华泌尿外科杂志, 2010, 31(2):141-143.

[67] ZHANG S, HUANG Y, WU W, et al. Trends in urinary stone composition in 23,182 stone analyses from 2011 to 2019:a high-volume center study in China [J]. World J Urol, 2021, 39(9):3599-3605.

[68] LEE MC, BARIOL SV. Changes in upper urinary tract stone composition in Australia over the past 30 years [J]. BJU Int, 2013, 112(2):65-68.

[69] ESPINOSA-ORTIZ EJ, EISNER BH, LANGE D, et al. Current insights into the mechanisms and management of infection

stones［J］. Nat Rev Urol,2019,16(1):35-53.

［70］RAHMAN NU,MENG MV,STOLLER ML. Infections and urinary stone disease［J］. Curr Pharm Des,2003,9(12):975-981.

［71］MAH TF,O'TOOLE GA. Mechanisms of biofilm resistance to antimicrobial agents［J］. Trends Microbiol,2001,9(1):34-39.

［72］CORRALES M,DOIZI S,BARGHOUTHY Y,et al. Classification of stones according to michel daudon:a narrative review［J］. Eur Urol Focus,2021,7(1):13-21.

［73］FLANNIGAN R,CHOY WH,CHEW B,et al. Renal struvite stones-pathogenesis,microbiology,and management strategies［J］. Nat Rev Urol,2014,11(6):333-341.

［74］DENG T,LIU B,DUAN X,et al. Antibiotic prophylaxis in ureteroscopic lithotripsy:a systematic review and meta~analysis of comparative studies［J］. BJU Int,2018,122(1):29-39.

［75］WILLIAMS JJ,RODMAN JS,PETERSON CM. A randomized double-blind study of acetohydroxamic acid in struvite nephrolithiasis［J］. N Engl J Med,1984,311(12):760-764.

［76］DE CÓGÁIN MR,LIESKE JC,VRTISKA TJ,et al. Secondarily infected nonstruvite urolithiasis:a prospective evaluation［J］. Urology,2014,84(6):1295-1300.

［77］KANLAYA R,NARUEPANTAWART O,THONGBOONKERD V,et al. Flagellum is responsible for promoting effects of viable escherichia coli on calcium oxalate crystallization,crystal growth,and crystal aggregation［J］. Frontiers in Microbiology,2019,10:2507.

［78］陈东,张玉艳,蓝创歆,等. 泌尿系结石患者尿液菌谱特征分析［J］. 中华泌尿外科杂志,2016,37(11):855-859.

［79］BARR-BEARE E,SAXENA V,HILT E,et al. The Interaction between Enterobacteriaceae and Calcium Oxalate Deposits［J］. PLoS One,2015,10(10):e0139575.

［80］CAMPOS ACC,ANDRADE NL,FERDOUS M,et al. Comprehensive molecular characterization of escherichia coli isolates from urine samples of hospitalized patients in Rio de Janeiro,Brazil［J］. Frontiers in Microbiology,2018,9:243.

［81］KHAN SR. Renal tubular damage/dysfunction:key to the formation of kidney stones［J］. Urol Res,2006,34(2):86-91.

［82］CHUTIPONGTANATE S,SUTTHIMETHAKORN S,CHIANGJONG W,et al. Bacteria can promote calcium oxalate crystal growth and aggregation［J］. Journal of Biological Inorganic Chemistry,2013,18(3):299-308.

［83］TAVICHAKORNTRAKOOL R,BOONSIRI P,PRASONGWATANA V,et al. Differential colony size,cell length,and cellular proteome of Escherichia coli isolated from urine vs. stone nidus of kidney stone patients［J］. Clin Chim Acta,2017,466:112-119.

［84］KHAN SR. Calcium oxalate crystal interaction with renal tubular epithelium,mechanism of crystal adhesion and its impact on stone development［J］. Urol Res,1995,23(2):71-79.

［85］DJOJODIMEDJO T,SOEBADI DM,SOETJIPTO. Escherichia coli infection induces mucosal damage and expression of proteins promoting urinary stone formation［J］. Urolithiasis,2013,11(1):e857-e857a.

［86］DOĞAN HS,SAHIN A,CETINKAYA Y,et al. Antibiotic prophylaxis in percutaneous nephrolithotomy:prospective study in 81 patients［J］. J Endourol,2002,16(9):649-653.

［87］CHUGH S,PIETROPAOLO A,MONTANARI E,et al. Predictors of urinary infections and urosepsis after ureteroscopy for stone disease:a systematic review from eau section of urolithiasis(EULIS)［J］. Curr Urol Rep,2020,21(4):16.

［88］KREYDIN EI,EISNER BH. Risk factors for sepsis after percutaneous renal stone surgery［J］. Nat Rev Urol,2013,10(10):598-605.

［89］FOWLER JE JR. Bacteriology of branched renal calculi and accompanying urinary tract infection［J］. J Urol,1984,131(2):213-215.

［90］MCALEER IM,KAPLAN GW,BRADLEY JS,et al. Endotoxin content in renal calculi［J］. J Urol,2003,169(5):1813-1814.

［91］MCALEER IM,KAPLAN GW,BRADLEY JS,et al. Staghorn calculus endotoxin expression in sepsis［J］. Urology,2002,

59(4):601.

[92] 陆奇,余月,习海波,等.经皮肾取石术后发生脓毒血症的危险因素评估及防治[J].中华泌尿外科杂志,2017,38(3):238-240.

[93] 曾滔,安凌悦,吴伟宙,等.结石细菌培养在 PCNL 术后感染性并发症治疗中的作用[J].中华泌尿外科杂志,2020,41(4):251-255.

[94] BOUADMA L,LUYT CE,TUBACH F,et al. Use of procalcitonin to reduce patients' exposure to antibiotics in intensive care units(PRORATA trial):a multicentre randomised controlled trial [J]. Lancet,2010,375(9713):463-474.

[95] CHEW BH,MILLER NL,ABBOTT JE,et al. A randomized controlled trial of preoperative prophylactic antibiotics prior to percutaneous nephrolithotomy in a low infectious risk population:a report from the EDGE consortium [J]. J Urol,2018,200(4):801-808.

[96] WU H,ZHU S,YU S,et al. Early drastic decrease in white blood count can predict uroseptic shock induced by upper urinary tract endoscopic lithotripsy:a translational study [J]. J Urol,2015,193(6):2116-2122.

[97] QI T,LAI C,LI Y,et al. The predictive and diagnostic ability of IL-6 for postoperative urosepsis in patients undergoing percutaneous nephrolithotomy [J]. Urolithiasis,2021,49(4):367-375.

[98] DREGER NM,DEGENER S,AHMAD-NEJAD P,et al. Urosepsis-etiology,diagnosis,and treatment [J]. Dtsch Arztebl Int,2015,112(49):837-847.

[99] SCHAEFFER AJ,MATULEWICZ RS,KLUMPP DJ. Infections of the urinary tract//WEIN AJ,KAVOUSSI LR,PARTIN AW,PETERS CA,et al. Campbell-Walsh Urology [M]. 11th ed. Philadelphia,PA:Elsevier,2016.

[100] SONG SH,LEE SB,PARK YS,et al. Is antibiotic prophylaxis necessary in infants with obstructive hydronephrosis? [J]. J Urol,2007,177(3):1098-1101.

[101] COELHO GM,BOUZADA MC,LEMOS GS,et al. Risk factors for urinary tract infection in children with prenatal renal pelvic dilatation [J]. J Urol,2008,179(1):284-289.

[102] LEE JH,CHOI HS,KIM JK,et al. Nonrefluxing neonatal hydronephrosis and the risk of urinary tract infection [J]. J Urol,2008,179(4):1524-1528.

[103] ROBERTS JA. Management of pyelonephritis and upper urinary tract infections [J]. Urol Clin North Am,1999,26(4):753-763.

[104] ROTH CC,HUBANKS JM,BRIGHT BC,et al. Occurrence of urinary tract infection in children with significant upper urinary tract obstruction [J]. Urology,2009,73(1):74-78.

[105] 欧阳永兴,任家庚,杨泽新,等.多层螺旋 CT 在上尿路梗阻合并感染中的诊断价值[J].影像研究与医学应用,2019,3(11):146-148.

[106] FRITZENWANKER M,IMIRZALIOGLU C,CHAKRABORTY T,et al. Modern diagnostic methods for urinary tract infections [J]. Expert Rev Anti Infect Ther,2016,14(11):1047-1063.

[107] 陈中举,田磊,杨为民,等.2016—2018 年泌尿外科患者尿路感染病原菌分布及耐药性分析[J].临床泌尿外科杂志,2020,35(2):103-107.

[108] 《泌尿外科手术部位感染预防中国专家共识》编写组.泌尿外科手术部位感染预防中国专家共识(2019 版)[J].中华泌尿外科杂志,2019(6):401-404.

[109] CHUNG VY,TAI CK,FAN CW. Severe acute pyelonephritis:a review of clinical outcome and risk factors for mortality[J]. Hong Kong Med J,2014,20(4):285-289.

[110] ERIC H KIM,JEFFREY A LARSON,GERALD L ANDRIOLE. Management of benign prostatic hyperplasia [J]. Annu Rev Med,2016,67:137151.

[111] BILAL CHUGHTAI,JAMES C FORDE,DOMINIQUE DANA MARIE THOMAS. Benign prostatic hyperplasia [J]. Nat Rev Dis Primers,2016,2:16031.

[112] KRISHAN P SINGH,GANG LI,FANNY S MITRANI-GOLD. Systematic review and meta-analysis of antimicrobial treatment effect estimation in complicated urinary tract infection [J]. Antimicrob Agents Chemother,2013,57(11):5284-

5290.

［113］XINMEI TAN，QIWEN PAN，CHANGGAN MO. Carbapenems vs alternative antibiotics for the treatment of complicated urinary tract infection：a systematic review and network meta-analysis［J］. Medicine（Baltimore），2020，99（2）：e18769.

［114］RAJ C DEDHIA，ELIZABETH CALHOUN，KEVIN T MCVARY. Impact of phytotherapy on utility scores for benign prostatic hyperplasia/lower urinary tract symptoms health states［J］. J Urol，2008，179（1）：220-225.

［115］MICHAEL J BARRY，ALAN CANTOR，CLAUS G ROEHRBORN. Relationships among participant international prostate symptom score，benign prostatic hyperplasia impact index changes and global ratings of change in a trial of phytotherapy in men with lower urinary tract symptoms［J］. J Urol，2013，189（3）：987-992.

［116］HAMID R，AVERBECK MA，CHIANG H，et al. Epidemiology and pathophysiology of neurogenic bladder after spinal cord injury［J］. World J Urol，2018，36（10）：1517-1527.

［117］WHITENECK GG，CHARLIFUE SW，FRANKEL HL，et al. Mortality，morbidity，and psychosocial outcomes of persons spinal cord injured more than 20 years ago［J］. Paraplegia，1992，30（9）：617-630.

［118］OSKOUI M，COUTINHO F，DYKEMAN J，et al. An update on the prevalence of cerebral palsy：a systematic review and meta-analysis［J］. Dev Med Child Neurol，2013，55（6）：509-519.

［119］PFAU A，SACKS T. The bacterial flora of the vaginal vestibule，urethra and vagina in the normal premenopausal woman［J］. J Urol，1977，118（2）：292-295.

［120］MULVEY MA，SCHILLING JD，HULTGREN SJ. Establishment of a persistent Escherichia coli reservoir during the acute phase of a bladder infection. Infect Immun［J］. 2001，69（7）：4572-4579.

［121］APODACA G，KISS S，RUIZ W，et al. Disruption of bladder epithelium barrier function after spinal cord injury［J］. Am J Physiol Renal Physiol，2003，284（5）：F966-976.

［122］CORNISH J，LECAMWASAM JP，HARRISON G，et al. Host defence mechanisms in the bladder. Disruption of the layer of mucus［J］. Br J Exp Pathol，1988，69（6）：759-770.

［123］SIRIGU P，PERRA MT，TURNO F，et al. Immunohistochemical demonstration of secretory IgA in human urothelium［J］. Histol Histopathol，1995，10（3）：645-650.

［124］VAIDYANATHAN S，MCDICKEN IW，SONI BM，et al. Secretory immunoglobulin A in the vesical urothelium of patients with neuropathic bladder--an immunohistochemical study［J］. Spinal Cord，2000，38（6）：378-381.

［125］MERRITT JL. Residual urine volume：correlate of urinary tract infection in patients with spinal cord injury［J］. Arch Phys Med Rehabil，1981，62（11）：558-561.

［126］DROMERICK AW，EDWARDS DF. Relation of postvoid residual to urinary tract infection during stroke rehabilitation［J］. Arch Phys Med Rehabil，2003，84（9）：1369-1372.

［127］KIM BR，LIM JH，LEE SA，et al. The relation between postvoid residual and occurrence of urinary tract infection after stroke in rehabilitation unit［J］. Ann Rehabil Med，2012，36（2）：248-253.

［128］KERSHEN RT，AZADZOI KM，SIROKY MB. Blood flow，pressure and compliance in the male human bladder［J］. J Urol，2002，168（1）：121-125.

［129］HERNÁNDEZ GONZÁLEZ E，ZAMORA PÉREZ F，MARTÍNEZ ARROYO M，et al. Epidemiologic，clinical and microbiological characteristics of nosocomial urinary infection in the spinal cord lesioned patient［J］. Actas Urol Esp，2007，31（7）：764-770.

［130］ESCLARÍN DE RUZ A，GARCÍA LEONI E，HERRUZO CABRERA R. Epidemiology and risk factors for urinary tract infection in patients with spinal cord injury［J］. J Urol，2000，164（4）：1285-1289.

［131］廖利民. 神经源性膀胱诊断治疗指南［M］. 北京：科学出版社，2019.

［132］GOETZ LL，CARDENAS DD，KENNELLY M，et al. International Spinal Cord Injury Urinary Tract Infection Basic Data Set［J］. Spinal Cord，2013，51（9）：700-704.

［133］MASSA LM，HOFFMAN JM，CARDENAS DD. Validity，accuracy，and predictive value of urinary tract infection signs and symptoms in individuals with spinal cord injury on intermittent catheterization［J］. J Spinal Cord Med，2009，32（5）：568-

573.

［134］LINSENMEYER TA,OAKLEY A. Accuracy of individuals with spinal cord injury at predicting urinary tract infections based on their symptoms ［J］. J Spinal Cord Med,2003,26(4):352-357.

［135］CARDENAS DD,MOORE KN,DANNELS-MCCLURE A,et al. Intermittent catheterization with a hydrophilic-coated catheter delays urinary tract infections in acute spinal cord injury:a prospective,randomized,multicenter trial ［J］. PMR, 2011,3(5):408-417.

［136］廖利民. 脊髓损伤患者泌尿系管理与临床康复指南[J]. 中国康复理论与实践,2013,19(4):301-307.

［137］MANO R,GOLDBERG H,STABHOLZ Y,et al. Urinary tract infections after urinary diversion-different occurrence patterns in patients with ileal conduit and orthotopic neobladder ［J］. Urology,2018,116:87-92.

［138］WULLT B,HOLST E,STEVEN K,et al. Microbial flora in ileal and colonic neobladders ［J］. Eur Urol,2004,45(2):233-239.

［139］MANO R,BANIEL J,GOLDBERG H,et al. Urinary tract infections in patients with orthotopic neobladder ［J］. Urol Oncol,2014,32(1):50.e59-14.

［140］KAMANI L,KALWAR H. Fungal urinary tract infection among chronic liver disease patients with hepatic encephalopathy and its treatment outcomes ［J］. JGH Open,2021,5(2):213-218.

［141］KUO IC,LEE JJ,HWANG DY,et al. Pyuria,urinary tract infection and renal outcome in patients with chronic kidney disease stage 3-5 ［J］. Sci Rep,2020,10(1):19460.

［142］KHETAN S,KHETAN P,KATKAR V,et al. Urinary tract infection due to Fusarium oxysporum in an immunocompetent patient with chronic kidney disease ［J］. J Biomed Res,2018,32(2):157-160.

［143］SHANKAR M,NARASIMHAPPA S,N S M. Urinary tract infection in chronic kidney disease population:a clinical observational study ［J］. Cureus,2021,13(1):e12486.

［144］HSIAO CY,LIN HL,LIN YK,et al. Urinary tract infection in patients with chronic kidney disease ［J］. Turk J Med Sci, 2014,44(1):145-149.

［145］KWON YE,OH DJ,KIM MJ,et al. Prevalence and clinical characteristics of asymptomatic pyuria in chronic kidney disease ［J］. Ann Lab Med,2020,40(3):238-244.

［146］ISHIGAMI J,TALIERCIO J,HI F,et al. Inflammatory markers and incidence of hospitalization with infection in chronic kidney disease ［J］. Am J Epidemiol,2020,189(5):433-444.

［147］HOLLYER I,ISON MG. The challenge of urinary tract infections in renal transplant recipients ［J］. Transpl Infect Dis, 2018,20(2):e12828.

［148］RAGNARSDÓTTIR B,LUTAY N,GRÖNBERG-HERNANDEZ J,et al. Genetics of innate immunity and UTI susceptibility ［J］. Nat Rev Urol,2011,8(8):449-468.

［149］GILBERT B,ROBBINS P,LIVORNESE LL. Use of antibacterial agents in renal failure ［J］. Medical Clinics of North America,2011,95(4):677-702.

［150］FIORENTINO M,PESCE F,SCHENA A,et al. Updates on urinary tract infections in kidney transplantation ［J］. J Nephrol,2019,32(5):751-761.

［151］NESS D,OLSBURGH J. UTI in kidney transplant ［J］. World J Urol,2020,38(1):81-88.

［152］TERLIZZI ME,GRIBAUDO G,MAFFEI ME. Uropathogenic escherichia coli(UPEC)infections:virulence factors,bladder responses,antibiotic,and non-antibiotic antimicrobial strategies ［J］. Front Microbiol,2017,8:1566.

第五章 尿路导管及植入物相关的感染

第一节 概　　述

　　泌尿系统是由肾脏、输尿管、膀胱和尿道组成。肾单位负责形成终尿，其他部分负责尿液的运输、贮存和排出。在临床实践中，占主导的问题是尿路梗阻，特别是下尿路梗阻（即尿潴留），而采用导尿管进行引流是最常用的处理下尿路梗阻的方法。下尿路置管引流的历史较长，医学文献丰富，并且在临床执业中占主导地位。

　　上尿路置管引流主要包括经输尿管留置支架管从肾盂到膀胱的内引流方式，以及经肾造瘘管从肾盂到体表的外引流方式。经肾造瘘通道置管外引流所使用导管的材质和结构与膀胱引流的导尿管类似，并且所处的环境条件也类似：即导管的一部分在体内，一部分在体外，因此导管相关的处理原则可以相互参照。输尿管留置支架管引流时，支架管位于体内，没有直接位于体外的部分，需要长期置管引流的情况较少，相关文献相对较少。

　　膀胱是由平滑肌组成的空腔器官，连同尿道一起共同组成了尿液暂存和排出的结构。膀胱内的感受器和逼尿肌负责尿液量的感知并且为排尿提供动力。尿道内外括约肌和膀胱逼尿肌在神经系统的协调下共同完成排尿行为。如果膀胱本身或者神经支配有异常，膀胱逼尿肌收缩无力，可引起动力性尿潴留。如果尿道有狭窄或者有男性前列腺增生，可导致下尿路机械性梗阻，也会引起残尿增多或尿潴留。使用导尿管引流膀胱尿液是非常有效的方法，可以作为暂时或永久性措施。有一些病变也可能引起膀胱逼尿肌收缩不稳定和易激惹，形成膀胱过度活动症。植入骶神经电刺激装置可以改善膀胱肌 - 神经失调的问题。如果括约肌失去功能，尿液就会不受控流出，形成真性尿失禁。在其他方式无效的情况下，植入人工尿道括约肌可以实现控尿。此外，在男性勃起功能障碍的治疗中，如果其他方法无效，阴茎假体植入也成为一种选择。

　　这几种治疗手段均需要在体内植入功能性装置，植入物相关感染自然成为需要关注的内容。本章根据这些装置使用的广泛程度和重要性，分别就导尿管相关感染、输尿管支架相关内容以及其他内植物包括人工尿道括约肌、阴茎假体、骶神经调节装置等分别进行叙述。

（王毅 编　史本康 审）

第二节　导尿管相关感染的定义及流行病学

一、导尿管的历史和导尿管相关感染的流行病学

尿路感染是最常见的医院内感染,特别是有留置导尿管时更易发生。将近25%的住院患者由于各种原因曾在医院内进行过导尿。在泌尿外科及手术后的患者中,有40%的医院内感染发生在泌尿系统,而其中80%与留置导尿管有关。人体置入导尿管以后,如果时间稍长,不论多么小心均会发生尿路感染。在不同时期和不同性质的医疗机构报告中,导尿管相关的尿路感染发生率有一定差异,例如在普通门诊留置导尿管的患者并不多见,而在神经内外科病房、重症监护病房、临终关怀机构等,留置导尿管则较为普遍。

人们对导尿管相关感染的认知历史并不久远。这个过程主要是由3个方面的发展所推动:一个是微生物学,特别是细菌学的发展,人们对尿路感染的病原学成因有了详细的了解,并且确定了诊断标准;二是现代导尿管的发明和工业化生产的实现,使导尿管得以被广泛使用;三是抗菌药物的发展和推广,使得医师有了对抗细菌的武器。

在导尿术出现的早期,仅初步解决了膀胱尿液引流的问题,对导管本身所带来的不利影响既无系统认识,也无有效的应对方法。人们曾使用过多种不同的材料作为导尿管的主体结构。在公元前300年,古希腊医生埃拉西斯特拉图斯曾使用铜、锡、青铜和黄金,而埃及人曾利用铅和纸莎草作为导尿管材料。公元前100年,中国曾使用涂漆或涂油的葱叶、干燥的芦苇秆和棕榈叶作为导管。第一个具有延展性和弹性的导尿管是由法国人伯纳德在1779年首创的。在此基础上,于1853年发展出了带有球囊的导尿管,当时是使用橡胶或者被亚麻籽油浸过并烘干的编织物作为材料。

现今我们最常用的Foley导尿管是在20世纪30年代中期由Frederick B. Foley第一次引入,以乳胶作为材料生产出来的,因此被称为Foley导尿管。此种导尿管是现今最广泛使用的导尿管。典型的Foley导尿管是由长220~380mm的有弹性且易弯曲的中空管道构成主体,直径为3.69~5.94mm。主体内包含引流通道。在导管的膀胱侧有一个球囊。尿液引流孔位于导管尖端的下方,球囊位于引流孔稍远的位置。导尿管经尿道插入膀胱后,向球囊内注入灭菌水,使其扩张。扩张的球囊可以封闭尿道内口,并且承托导尿管的整体结构,使尿管不易脱出膀胱。Foley导管发明以来,数十年过去了,虽然制作导管的材料有一定扩展,但基本设计几乎没有变化,这足见Foley导尿管设计的合理性。

在导尿管被广泛使用之后,人们很快发现,不论多么小心处理,尿路感染都会很快发生,并且很难完全控制。导尿管相关感染逐渐被人们重视。现今,使用抗菌药物对抗细菌感染,自然是人们首先想到的方法。然而,在Foley导尿管开始推广的20世纪30年代,人们并没有特别有效的抗菌药物可供使用。虽然抗菌药物百浪多息已经出现,但是抗菌药物在临床上大规模推广的时代应该以青霉素的广泛使用作为开始。在此之后,各种各样的抗菌药物不断出现并且不断更新换代。使用抗菌药物对导管相关感染进行治疗的文献大多集中于20世纪60—90年代,可能就是这个原因。人们发现用抗菌药物对抗导管相关感染,特别是长期置导尿管者,效果并不明显。人们研究的方向逐渐向导尿管管理方法和导尿管设计方面进行探索。人们发现,如果使用开放式的引流系统,到第4天时菌尿就已经普遍出现了。封闭引流系统引入临床以后,菌尿的形成时间被推迟了,但是留置导尿管30d后仍会普遍出现。到目前为止,在减少短期置管相关感染方面,有一定的改善;对于长期置管的患者,菌尿几乎100%出现,没有特别有效的对策。同时人们还发现导尿管相关感染是低死亡风险的,没有明确证据显示留置导尿管可明显导

致重症或死亡。甚至在老龄患者中也是如此。医院内导尿管相关菌血症的研究显示由此导致的死亡率为 9%~13%。

二、导尿管相关感染的定义

由于导尿管相关感染是尿管置入人体后出现的尿路感染,它的定义和诊断应包含于复杂性尿路感染的范畴。复杂性尿路感染是指尿路感染伴有增加获得感染或者治疗失败风险的疾病,如泌尿生殖道的结构或功能异常或其他潜在疾病。诊断复杂性尿路感染有两条标准:尿培养阳性,以及下面所列出因素中至少 1 条:

1. 留置导尿管、支架管,或间歇性膀胱导尿。

2. 残余尿 >100mL。

3. 任何原因引起的梗阻性尿路疾病,如膀胱出口梗阻、神经源性膀胱、结石和肿瘤。

4. 膀胱输尿管反流或其他功能异常。

5. 尿流改道。

6. 化疗或放疗损伤尿路上皮。

7. 围手术期和术后尿路感染。

8. 肾功能不全、肾移植、糖尿病、免疫缺陷。

对于尿液细菌培养的阳性标准,应当参照复杂性尿路感染的要求,也即女性患者细菌数量 >10^5cfu/mL,男性患者细菌数量 >10^4cfu/mL。当然,临床工作中可能会遇到尿培养阴性的情况,考虑到留置导尿管患者易发生尿路感染,特别是长期置管患者的菌尿症几乎达 100%,遇到这种情况时,需要再连续培养 2 次,2 次尿液培养细菌数均 >10^5cfu/mL,并且为同种细菌,对诊断有意义。

研究显示,从较长时间置管的导管内取尿进行培养同从新插入导尿管或耻骨上取尿培养相比,前者无论从微生物的种类和数量上均高于后者。因此,采集尿样前应当更换导尿管,这样可以避免尿培养结果假象的出现。另外,在长期留置导尿管的患者中,至少存在一种菌株的菌尿症是非常普遍的,大多数患者有两种或以上的菌株感染。多菌株感染可达 95%。在送检尿样时,如有必要,应与检验部门沟通,告知该尿样取自留置尿管的患者,以便用适当的方式进行培养和检测,防止误判为样本污染而丢弃结果。

(王毅 编 史本康 审)

第三节 导尿管相关尿路感染的形成机制和抗菌药物耐药性

1. 下尿路的防御机制 在生理情况下,泌尿系统具有多种防御机制,对病原菌的定植和感染发生有抵抗作用。这些机制包括尿路上皮细胞持续不断的脱落、黏膜的免疫功能以及每天多次排尿对尿路的冲洗减菌作用等。插入导尿管以后,导管表面可以提供细菌定植的地点,而导管表面并没有人体所具有的抗菌防御机制;同时导管本身可作为桥梁,使膀胱同外界处于连通的状态,虽然可以将膀胱内相对无菌的尿液直接排到外部环境,但也导致外界的细菌绕过尿道所有防御机制逆行进入膀胱。细菌可以从尿道外口周围的皮肤迁移进入尿道,沿导尿管的内外表面上行,或者在插管时由尿管直接带入膀胱。如果尿液引流系统有开放(如定期排空集尿袋或更换尿袋时),外界的细菌可以借机污染引流系统,并且经导管的管腔上行进入膀胱。还有，由于导管的结构本身和置管后有固定水囊的存在，在膀胱内总会有一定的尿液残留，此处尿液不易被经常排空，而且富含对细菌有益的营养物质会形成供细菌生长的良好环境。一旦外界的病原微生物凭借导管上行进入膀胱，就会在这里繁殖发展起来。

2. 生物膜形成和导管结壳　导尿管本身并不是规则的几何体，在引流孔和球囊边缘有不光滑的结构，加工过程中产生的瑕疵，以及导管表面微观层面上也不光滑，流过导管的尿液中含有对细菌十分有益的营养物质，这些都为生物膜的形成提供了有利条件。导尿管插入以后，来源于尿中的物质（如蛋白质、电解质和有机物）逐渐在导管表面相对不光滑的位置沉积下来，形成薄膜。此膜可以使导管的任何抗黏着特性失去作用，为细菌黏附和生物膜的最终形成创造了条件。细菌附着在导管表面以后，出现细菌细胞的分化并且分泌细胞外基质，通过细胞与细胞间的信号传递指引形成松散的三维结构，即生物膜。其中的微生物之间相互联系，在功能上成为一个整体，有利于细菌生存，对机械性清除具有抵抗作用。在同时经导尿管和经耻骨上膀胱穿刺获得的尿液中，前者所发现的菌株有 1/4 未出现在后者的样品中，这提示一些微生物仅寄居于导管上。

生物膜位于附着物的表面，其内含有微生物群落，群落中的细菌被胞外聚合物（EPS）构成的基质所包绕。与以浮游态生存的细菌相比，和生物膜相关联的细菌表现出生长率下降、独特的生理特性和基因表达的改变。围绕细菌群落周围的细胞外多聚物，能够阻碍生物膜外部的药物向其内部扩散，或者通过化学中和锚定作用，保护其内部细菌免受药物的损害。同时，生物膜可以为细菌群落提供机械性的支持，这种支持足以抵抗膜外部流体和介质的冲刷。机体免疫机制以及对浮游态生存的细菌十分有效的抗菌药物，如果细菌位于生物膜内，则会出现明显的抵抗甚至失效。生物膜作为有机整体可以更好地抵抗环境压力和提供保护，生物膜中的细菌会有更好的生存优势，形成生物膜以后会给导尿管相关感染的控制和处理带来挑战。

导尿管相关感染形成的生物膜大多是结晶型生物膜（crystalline biofilm）。结晶型生物膜的形成，一般是由能够产生尿素酶的细菌感染造成的。这些细菌包括雷氏普罗威登斯菌、普通变形杆菌、奇异变形杆菌等。奇异变形杆菌是导致导管结壳和阻塞的主要病原菌。尿路置管后，最初定植的细菌往往不是奇异变形杆菌，但是随着置管时间的延长，奇异变形杆菌定植的可能性逐渐增加。在长期置管并且经历过导管结壳和阻塞的患者中，最高可在 40% 的样品中分离出奇异变形杆菌。该菌有较强的形成生物膜的能力并能产生较高活性的尿素酶，这是导致在导管表面结壳的主要因素。结晶型生物膜形成以后，其内沉积的晶体对细菌群落有保护作用。同非结晶型生物膜相比，表现出更强的抵抗抗菌药物的能力。

导管内结壳会造成引流通道变细，膀胱内尿液排出受阻，以致膀胱内细菌蓄积。在下尿路梗阻严重时，可引起膀胱内已经感染的尿液反流至上尿路，有可能发生肾盂肾炎、菌血症和尿脓毒血症。此外，导管上沉积的小结晶或者结壳本身较硬且不光滑，可引起膀胱和尿道上皮的损伤。置管时间较长时，尿管球囊本身会有不同程度的体积缩小，如果球囊表面有结壳，会使结壳碎裂。碎片会积存于膀胱，引起膀胱黏膜损伤。小碎片长时间停留在膀胱内，可作为形成膀胱结石的核心，形成膀胱结石。当长期置管的患者更换新的尿管时，膀胱内感染的尿液、结壳碎片和结石可以成为细菌来源，很快引起新导管的细菌定植、导管结壳和生物膜再形成。而新插入尿管的患者，之前往往没有菌尿症，形成导管相关感染还需要一定的时间。

奇异变形杆菌产生的尿素酶，可以将尿液中的尿素分解产生氨。氨可以提高尿液的 pH，使其呈碱性。尿液中可溶的成分通常在碱性环境下逐渐形成磷酸镁铵（鸟粪石）和碱式磷酸钙晶体（羟基磷灰石）。这些晶体在生物膜形成时被包裹在其中，最终形成矿化的生物膜结构。在参与导管相关感染的产尿素酶的细菌中，奇异变形杆菌所产的尿素酶具有更强的活性，使导管的结壳更快形成。不管生物膜外的尿液环境是中性的还是酸性的,在该菌的作用下,生物膜内可形成明显的碱性微环境,而碱性环境可促进在生物膜局部内形成结晶。如果生物膜外尿液的 pH 不适合晶体形成,但这不会影响到生物膜内的晶体形成过程。2015 年,Wilks 等人研究后认为,奇异变形杆菌形成结晶生物膜的过程是由 4 个连续的阶段构成的。首先由大量细胞外多糖支持的少量细菌构成基础,在此基础上形成一层微晶体层,随后有大量晶体物质沉积,最后结构不断扩大扩展形成成熟的生物膜。其他研究报道持有不同意见,有人认为初始阶段应该是先形成微晶体层,这个结构是细菌细胞附着的先决条件,然后生物膜才在此基础上形成。使用场发射环境扫描电镜进行研究后,人们对奇异变形杆菌形成的晶体型生物膜的精细结构有了更进一步的了解,主要是由薄片状的磷酸钙晶体结构、大量的基质和钙化物组成,其中含有细菌群落。

奇异变形杆菌除了能产生尿素酶以外,还有一些特性可以促进导管相关感染的发生。其中特别引人注目的是群集运动能力。高鞭毛密度的群集细胞群像筏子一样,通过鞭毛运动拖动整个细菌群落变长,并且可在固体表面上快速移动。这种群集运动能力,可以使其在各种类型的导管表面移动,也能使其从尿道周围的皮肤沿导管表面向上移动,最终进入膀胱。群集细胞菌群在导管表面上移动时,产生尿素酶等有害因子的能力也有所增加,这可以促进含晶体生物膜的不断扩展。群落中的细菌,通过改变基因表达、细胞生理功能的调整以及细胞外基质的产生,使细胞之间产生某种协作行为,对抗抗菌药物的敏感性也发生了改变。

奇异变形杆菌的基因组中编码有大量的菌毛操纵子,这些操纵子最多可以产生 17 种不同结构的菌毛。其中有几种菌毛可以帮助奇异变形杆菌附着于宿主的细胞和组织,也可以帮助细菌在导管表面的沉积层黏附。菌毛对宿主细胞的黏附作用,是逆行性尿路感染发生的关键病理生理机制。在这些不同的菌毛中,到底是哪种菌毛对结晶型生物膜的形成有决定性作用,还需要进一步研究和阐明。到目前为止,还有许多菌毛的作用不清楚。

此外,对细菌的耐药机制进行研究时发现,如果干扰奇异变形杆菌的多耐药外流泵基因 *bcr/CflA*,可以使其形成结晶型生物膜和导管结壳的能力弱化。在对其他细菌形成生物膜的研究中也有一些有意义的发现:与处于浮游态不在生物膜内的细菌相比,生物膜内的细菌外排泵表达增加;用化学抑制剂或者删除相关基因可以导致生物膜形成弱化或停止。这些研究结果提示,调节细菌外排泵可能成为控制生物膜形成的潜在手段。随后在 2017 年有人报道了使用外流泵抑制剂作用于奇异变形杆菌,发现可以减少结晶型生物膜的形成。

由于制作多菌株生物膜的模型非常困难,而建立单菌株生物膜的模型较为容易,所以到目前为止,对多菌株生物膜的导管相关感染的研究较少。实际上,含有多菌株的生物膜感染在置管患者中更为常见,特别是在长期置管的患者中。尽管如此,在体外进行导管相关感染的研究中,用形成单菌株生物膜的模型来代表和估计多菌株生物膜形成的情况,还是有一定意义的。在对多菌株生物膜相关感染的研究中,比较引人注意的是 Macleod 和 Stickler 在 2007 年的报道。我们已知,奇异变形杆菌是导管形成生物膜和引起导管结壳的主要细菌。而他们在研究中发现,不同种类的细菌在和奇异变形杆菌同时存在时,尽管许多菌株的存在对奇异变形杆菌形成生物膜和导管结壳没有影响,但是如果有阴沟肠杆菌或者铜绿假单胞菌存在时,生物膜形成和结壳的时间有明显的延迟。这提示,在多菌株存在时,有些细菌之间有对抗作用,可以延缓生物膜的形成。

对于非复杂性尿路感染,从尿液中分离出的主要病原菌为大肠埃希菌,而且单一菌株感染较为常见。导管相关尿路感染属于复杂性尿路感染,其致病菌的范围较广。除了大肠埃希菌外,流行的菌株有奇异变形杆菌、金黄色葡萄球菌、粪肠球菌、铜绿假单胞菌、摩根氏菌、普罗威登斯菌和肺炎克雷伯菌。最常培养出的细菌为奇异变形杆菌、铜绿假单胞菌、大肠埃希菌和粪肠球菌。在长期置管的患者中,多菌株群落形成的生物膜更为常见,病原菌多为院内流行菌株或者社区环境菌株,最常见的感染微生物仍是大肠埃希菌,奇异变形杆菌也较为常见,但不常见于短期置管患者中。不论短期置管还是长期置管,细菌耐药情况较为普遍。使用导尿管的患者往往病史较为复杂,有可能与长期不规范使用抗菌药物所形成的耐药有一定关系。对于长期置管的患者,由于有生物膜的形成,在生物膜相关机制的作用下,感染菌也表现出对抗菌药物的抵抗。不同社区的细菌谱和耐药情况不尽相同,因此导管相关感染的情况应根据所属区域的既往细菌培养结果进行估计,确诊依赖于尿细菌培养。

(王毅 编 史本康 审)

第四节 导尿管材质及其与尿路感染的关系

人们继续对抗菌药物进行研究的同时,也开始对导管的材质和表面特性进行了广泛的探索,期望从导管相关感染的形成机制出发,通过改变导管的理化特性,来达到抑制感染发生的目的。

1. 对导尿管材质要求 目前,导管的设计、生产和材料选用的规则均比较完善。许多国家均有相应的标准和规范。

(1) 生物材料的选用和生物相容性的要求:用于生物体的材料,包括导尿管,必须符合一定的要求,以求最大程度地减少组织反应及毒性作用,与组织相容性要好。在没有明确的规范以前,曾经用过的某些材料有一定的细胞毒性,在临床使用时会出现一些问题。有了明确的规范以后,从原料的选用、生产过程的质量控制到最终产品的检验均要遵循这些标准。我国很早就颁布了与导尿管设计生产相关的管理规范和标准。

(2) 物理和机械性能要求

1) 应有光滑的表面:导尿管的尖端、导流孔、球囊和导管体部均应光滑,这样在插入和拔出导管时不易损伤尿道和膀胱,并且能够提高患者的舒适度。

2) 要有一定的弹性和延展性:有弹性的导管在插入时更易于适应尿道腔的弯曲,便于操作并能够减少组织损伤。硬度大的导管容易产生损伤,而过于柔软的导管在插入时不易对抗尿道阻力反而造成置管困难。

3) 导尿管本身要有一定的硬度以支撑管腔不被压闭。弹性较差的导管,其球囊容易破裂,在拔管时导管也容易断裂。

2. 导尿管主体常用材料 最初的 Foley 导尿管用天然乳胶或聚异戊二烯生产。此种材料至今仍被继续使用,构成大多数导管的基础原料。导尿管的规格、硬度、弹性等性能,可以在生产过程中通过工艺调整来实现。天然乳胶的生物组织相容性相对不好,容易发生导管感染和导管结壳。但是原料来源充足,容易加工,原料和生产成本低。它具有出色的物理特性:良好的抗刮擦性和回弹性能、较强的抗张力,其他任何材料均不宜与之相比,其性能适合生产导尿管。尽管该材料有一些不足,目前仍在继续使用。

3. 在尿液引流系统中进行改进的努力 为降低导管相关感染的发生,人们尝试在引流袋中加入消毒剂和抗菌药物,通过持续释放药剂,来控制引流系统中的细菌生长。其中以控释玻璃(controlled release glasses,CRG)为代表。控释玻璃又被称为慢释放聚合物(slow release polymers,SRP),主要由磷酸钠、磷酸钙作为基础的无机聚合物,呈玻璃样外观,能在较长的时间内释放结合在其内部的有效成分,如疫苗、多肽、防腐剂、抗菌剂、消毒剂等。内部结合成分释放的速率,可以事先调整,在使用前确定。有研究报道,在 CRG 中结合氧化银,将其放入导尿引流装置中(导管中或引流袋中),进行观察。银不仅有一定的生物相容性,而且抗菌作用十分突出,通过控制释放速度,保证银的浓度在 1~100mg/L,就可以达到引流尿液的灭菌效果。在研究中还发现,用缓慢释放药剂的方法,可以提供最长时间为 10d 的抗菌作用,但是感染降低的程度不仅依赖于导管护理的水准,还与留置导管的时间相关。尽管此种方法在短期置管中可以成功地减少导管相关感染,但对于长期置管的感染、导管结壳以及导管过敏等情况,并没有帮助。

4. 覆涂层导尿管 导尿管置入后,尿液中的物质沉积在导尿管表面,形成条件层(conditioning films),然后细菌附着在其表面,这是形成生物膜的初始阶段。如果能对这个阶段进行阻断,应该可以控制生物膜的形成。依据已知的生物膜形成过程,为降低导尿管表面条件层的形成和随后的细菌定植。可以考虑采用改变导尿管表面理化特性的策略,例如采用疏水性材料、改变导尿管表面电荷以及调整表面拓扑结构,或者在导尿管上加入抗菌药物,以期消灭或抑制定植菌。

(1)银涂层:已有不少研究报道了含银导尿管在抗感染作用中的有效性,但结论并未统一。一方面有疗效肯定的报道。例如在 1949 年的一个报道中认为,用覆银涂层的导尿管,能降低导尿管相关感染的发生。后来在 1979 年的一组 102 例患者的研究中支持了这一观点。该研究数据显示,使用银涂层导尿管的患者没有一例出现细菌感染。后来的一些研究也有报道,使用银合金涂层导尿管与不使用者相比,尿路感染的发生有显著性差异。而在另一方面,也有其他作者得出不同的结论。有一项研究显示,在使用含有氧化银成分的导尿管时,导尿管相关感染的发生没有明显下降,不仅如此,在男性患者中葡萄球菌感染还有增加;与含银合金涂层导尿管相比,含氧化银涂层的导尿管抗细菌感染的有效性很差,而含银合金涂层导尿管抗菌效果好于含氧化银涂层的导尿管的结果,可能源于含氧化银导尿管留置时间要比含银合金导尿管留置时间更长的因素。该研究还推断,使用含银涂层的导尿管抗菌有效性的差异,不仅与涂层的类型有关,而且还与患者的性别有关,说明形成导尿管相关感染的病理生理机制,男性和女性是不同的。

尽管对银涂层的作用有不同的甚至相反的研究报道,但众所周知,银离子本身的确有抗菌活性,因此在含银导管研究方面仍有继续进展的可能。有一篇 2001 年发表的论文描述了一种新的含银涂层,其成分由卵磷脂、枸橼酸银和液态硅胶组成。将其用于全硅胶装置,观察 7d,在其表面没有发现细菌生长。使用含银成分的导尿管,在短期置管中,对降低感染的发生可能有意义。

(2)水凝胶涂层和含抗菌成分的水凝胶涂层:水凝胶是由相互交联的大分子聚合物构成的物质。在相互交联的结构内,可以吸收比较多的液体。吸收水后,可使体积增大到相当于同体积水的 10%~98%,但这不会影响水凝胶的原始外形。吸水后外形保持不变的特点,对于作为导尿管覆层材料是十分重要的。此种材料的另一特性是不溶解于水,在生理环境中可以保持完整和稳定。水凝胶常采用的材料是聚甲基丙烯酸 -2- 羟基乙酯。水凝胶涂层水化以后,与外界接触的表面可以形成薄层水膜,可提高表面光洁度和润滑程度。在提高导尿管表面光洁度和润滑程度后,导尿管插入时,由于润滑非常好,插入过程会十分顺利,并且在留置导尿管期间,导尿管表面与尿路表面组织的亲和性会比较好。采用水凝胶涂层导尿管,是希望通过减轻组织损伤来改善长期置管的并发症。

尽管从原理上看水凝胶覆层导尿管似乎较为先进,但是在实际研究中对其抗感染和抗结壳作用的报道并不一致。有研究表明,银 / 水凝胶涂层导尿管产生阻塞的时间会更短,尽管这种导尿管的设计初衷是为了抵抗细菌污染和减轻随后发生的导管结壳。图 2-5-4-1 显示的是 4 种不同涂层导尿管的结壳时间。在 2000 年的一篇文献中显示,使用银 / 水凝胶涂层导尿管与全硅胶导尿管相比,感染的发生没有显著差异,没有足够的证据支持推广使用这种导尿管的必要性。

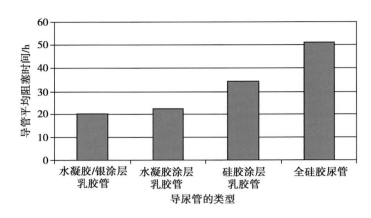

图 2-5-4-1 不同涂层导尿管结壳时间比较

引自：PUGACH JL，DITIZIO V，MITTELMAN MW，et al. Antibiotic hydrogel coated Foley catheters for prevention of urinary tract infection in a rabbit model. J Urol，1999，162(3 Pt 1)：883-887.

由于水凝胶的弹性系数与天然乳胶有明显差异，在导尿管使用中，甚至在生产中，涂层易产生裂隙，这会导致有小的残片或突起产生，为细菌定植提供了便利条件。对于水凝胶本身，是否对细菌感染有屏障作用，是否能改善导管结壳作用，研究结论也存在冲突，不能肯定有好处。有研究表明，细菌对水凝胶涂层导管的黏附作用显著低于标准乳胶导尿管，而在实际使用中的结果则相反。其他一些研究也得出相似的结论，与使用标准导尿管相比，水凝胶涂层导管的细菌感染情况没有显著差别。甚至在2000年的一项研究显示，水凝胶涂层可以帮助细菌的迁移。

有研究比较了银/水凝胶涂层导尿管与加有抗菌药物的银/水凝胶涂层导尿管的作用，结果显示，银/水凝胶涂层导尿管对减轻细菌黏附没有效果，而含抗菌药物的导尿管有明显抗细菌黏附的作用。研究中使用了妥布霉素、头孢曲松和环丙沙星，其中含环丙沙星的导尿管抗菌作用最好。还有人使用其他抗菌药物，如含呋喃西林也显示有一定作用。这些研究都是在体外进行的，而且时间均在7d以内。

（3）聚四氟乙烯（polytetrafluoroethylene，PTFE）涂层：聚四氟乙烯（特氟龙），分子结构十分坚固，在医学领域有广泛的应用，是组织相容性最好的材料之一。尤其是特氟龙具有极低的摩擦系数，应该特别适合做导尿管涂层材料。特氟龙还具有疏水性的特点，材料本身在体内不易受到体液的影响，同时也不影响周围的液体环境。特氟龙在20世纪60年代开始用于导尿管的生产。引入这种材料的目的是利用特氟龙低摩擦系数和自润滑的特性，在进行插管操作时患者受到的损伤较小，且舒适性好；同时，考虑到其极度光滑的表面以及疏水性的特点，有可能对抑制细菌感染和改善结壳有好处。随后就有少量的观察研究进行了报道，提示特氟龙可能降低结壳的发生。但是很快，研究显示了相反的结论，也即特氟龙涂层导尿管并不优于标准乳胶导尿管。有研究显示，之所以具有优越理化性能的特氟龙没有起到抗菌、抗结壳的作用，是因为从肉眼宏观角度看，特氟龙涂层导尿管的外表面的确比其他类型的导尿管表面更为光滑，但是如果把涂层放大观察就会发现，在微观角度下，特氟龙涂层并不是一个完整的整体，而是呈小片状相互连接构成的，连接的罅隙处有小的重叠和起伏。这些在微观层面上的起伏和罅隙，正好为细菌的附着提供了十分有利的位点。

（4）硅胶涂层和全胶导尿管：硅胶涂层用于导尿管，最初的目的和水凝胶一样，是为改进导尿管表面的润滑性。硅胶是具有最好生物相容性的人工合成材料之一。不仅用于涂层，也可以用来生产全硅胶产品。水凝胶与硅胶相比，水凝胶机械强度和弹性不好；与乳胶相比，硅胶具有与天然乳胶相似的性能，可用来替代乳胶。除此之外，硅胶的刚性相对较好，全硅胶导尿管的管壁可以做得较薄，引流通道比同外径的乳胶管相对要大。有报道指出,全硅胶导尿管比其他导尿管形成结壳和阻塞的时间更长。但是由于硅胶管较硬,有些患者可能会感到不适,更愿意选用乳胶管。此外,硅胶球囊比乳胶缩小较快,容易失效。关于硅胶涂层和全硅胶导尿管对改善导尿管相关感染和结壳的作用,研究报道的结论并不一致。一些实验显示,硅胶涂层导尿管与水凝胶涂层导尿管或者含银涂层导尿管相比,细菌的黏附和发展成尿路感染的情况并无区别。而另有观察报道显示硅胶有明显的抗细菌黏附作用。例如,1987 年的一篇研究报道指出,由细菌感染而导致的导管结壳和阻塞,全硅胶导尿管要明显好于乳胶导管。而另外的一些报道显示,硅胶涂层导尿管和全硅胶导尿管与同时期可以得到的其他类型导尿管相比,在对抗细菌感染和结壳的能力上,并没有显示出过人之处。

有研究者用奇异变形杆菌结晶型生物膜体外模型进行研究,结果显示,这些导管的改进对抑制结晶型生物膜的形成效果很差。研究包括了水凝胶涂层导尿管、磷酸胆碱涂层导尿管、含银水凝胶导尿管和含呋喃西啉涂层导尿管。不仅实验研究不支持,临床观察的数据也不支持。Pickard 等人在 2012 年报道显示,含银合金和呋喃西啉涂层的导尿管对改善导尿管相关感染没有确定的作用,这个研究所包含的对象还仅仅是住院的短期置管患者。因而可以推断,对于长期置管的情况,其有效的可能性会更差。

奇异变形杆菌本身对许多抗菌药物有天然的抗药性,含有抗菌药物的导尿管在插入人体之后,随着导尿管上药物的不断洗脱,药物的浓度很快降低,不久也就失去作用。含抗菌药物的导尿管在药物完全释放前,均会有一个药物浓度较低的阶段存在,这会使细菌不仅不能被完全杀灭,而且会由于药物的选择性压力而发展成耐药菌株。此外,导管表面的结晶型生物膜中与导管表面相接触的条件沉积层,对导管所释放的药剂有一定的屏障作用。那些距导尿管表面较近先被药物杀灭的细菌个体,其死后的细胞本身不仅对药物有阻碍作用,而且为后来的细菌黏附和定植提供了更安全和广阔的锚定点。这些因素均会使含抗菌药物的导管抗菌特性很快失效。

(5) 导尿管表面物理性能改变的尝试:生物膜形成的初期阶段是条件层的沉积和细菌的黏附。在微观层面上,细菌的大小是在微米尺度上的,尿液中矿物质结晶沉积也是在微米这个尺度上。而在这个尺度上,导尿管表面是不光滑的。人们自然会想到,如果在微米级尺度上导管表面是光滑的,或者在纳米尺度上改变导管表面的起伏形态和应力,那么应该对生物膜的形成和细菌的定植可能有抑制作用。已经有学者进行了有益的探索,初步显示出了积极的结果。

例如,有人使用 Sharklet 微表面结构进行研究。人们发现在鲸鱼的皮肤上常会附着大量的海洋污物,而鲨鱼的皮肤却总能保持光滑干净。通过进一步的研究发现,鲨鱼表皮覆盖着一层凹凸不平的由微小盾鳞构成的角质层,鳞片排列紧凑有序,呈齿状,齿尖趋向同一方向,前后相邻的鳞片在边缘部位有重叠现象。这些微小鳞片上附有刺状突起和钢毛,它们有特殊的排列方式,这种结构被称为微沟槽结构。鲨鱼表皮的特殊构造构成了不适合细菌生存和繁殖的环境。Sharklet 结构就是从鲨鱼皮的结构中得到启发,开发了一种仿鲨鱼皮的表面结构。体外实验研究结果显示,这种结构对大肠埃希菌、金黄色葡萄球菌的定植和生物膜的形成有抑制能力。据推测,像这样的在纳米尺度上的微拓扑结构,可能通过改变作用于细菌上的机械力,使即将黏附和定植的细菌改变了接近的角度和方向,从而最终使细菌不易定植。但是目前还没有有关奇异变形杆菌的相关研究报道。

从以上的文献回顾中,至少到目前为止,我们可以得出这样的结论,从开始的乳胶导尿管,到采用各种不同材质的导尿管,以及使用不同涂层的导尿管,没有一种方法可以明显降低长期置管相关感染的发生。

(王毅　编　史本康　审)

第五节　导尿管留置方式与感染的关系

在临床实践中,由于使用目的的不同,有如下几种置管方式:一次性导尿、短期置管、长期置管、间歇导尿、耻骨上引流和阴茎套引流。在导尿管相关菌尿的形成中,主要的风险因素是置管的持续时间。对于新留置导尿管的患者,每天菌尿形成的发生率为 3%~10%。因此,到第 30 天绝大多数的患者将有菌尿出现。在置管超过 28d 的患者中可有 50% 的患者经历复发的导尿管结壳和阻塞。多数文献认为短期置管应该定义为 7d 以内,超过 28~30d 为长期置管。

1. 一次性导尿　是指插入导尿管并完成引流尿液后随即拔除导尿管的操作,最长时限不超过 24h。一次性导尿后,菌尿发生于 1%~5% 的患者中。在女性患者、尿潴留的患者、围生期导尿患者、前列腺梗阻患者、糖尿病患者、虚弱患者和老年患者中危险性增加。

2. 短期置管　是指置管成功以后,留置导尿管不大于 1 周的情况。大多数短期置管相关菌尿是由单一细菌引起的,15% 可能是由多菌株引起的,表现为院内的流行菌株或者社区环境菌株。最常见的菌种为大肠埃希菌,其余为铜绿假单胞菌、肺炎克雷伯菌、奇异变形杆菌、表皮葡萄球菌、肠球菌。在有器械检查或者内镜手术(如 TURP)的置管患者中,菌尿的发生率显著增高。

3. 长期置管　是指留置导尿管时间不少于 28~30d。尽管长期置管的患者普遍有菌尿发生,但因上行感染或菌血症而产生症状的情况非常少见。如果患者出现发热症状,查明是否存在其他原因特别重要。在长期置管的患者中,大多数患者有两种或以上的菌株感染,多菌株感染可达 95%。最常见的感染微生物仍是大肠埃希菌,其他相关的菌株包括肠球菌、假单胞菌属、变形杆菌属、摩根氏菌属、不动杆菌属。少见的是斯氏普罗威登斯菌。对长期带管的患者,每个月进行尿培养,显示菌株经常变换,无论是否应用抗菌药物。

4. 间歇导尿　是指由患者本人或其看护者,经尿道插管排空膀胱后立刻拔除导尿管的方法。具体方式有两种:

(1) 无菌间歇导尿术:使用无菌手套、无菌一次性使用导管、无菌引流容器,使用无菌操作技术进行操作。

(2) 清洁间歇导尿术:使用清洁手套(或不用手套)、非灭菌清洁液、清洁非灭菌容器,在清洁但非灭菌的情况下进行间歇导尿。包含使用无菌术进行操作,但使用清洁非灭菌导管;也包含使用清洁操作技术,但使用灭菌导管的情况。

与留置导尿管相比,间歇导尿有如下优点:①可以减少留置导尿管的相关并发症,如尿道和膀胱颈长期受压迫带来的损伤、尿道瘘的形成、持续性尿路感染、膀胱结石等;②导尿期间生活和自我护理相对方便,可以有性生活。

由于该方法具有侵袭性小、容易操作等优点,目前仍是膀胱排空障碍患者的重要治疗手段,在达到排空膀胱目的的同时而不必长期置管。间歇导尿的方法,在女性患者中应用较多。每次插管有 1%~3% 获得菌尿,到第 3 周时菌尿会普遍存在。从经验上来说,在间歇导尿的患者中,出现尿道周围感染、发热、结石和肾功能恶化的情况,应该比永久留置尿管的患者更少见,但没有设计良好的对照研究证实这一点。对于长期间歇导尿的患者,到目前为止还没有强有力的证据证明无菌间歇导尿与清洁间歇导尿两者的尿路感染发生率之间有明显差异。使用无涂层或有涂层导尿管、采用一次性使用或重复使用的导尿管也是如此。含涂层导尿管通常价格较高,插管时舒适性可能较好。采用何种材质的导尿管和使用何种方式进行间歇导尿取决于患者的经济情况和自身意愿。

5. 耻骨上膀胱造瘘引流 在手术后短期置管的患者中,耻骨上(膀胱造瘘)导尿与经尿道置管两者在尿路感染的发生上没有区别。对于长期置管者,前者可能与降低菌尿发生有关,但目前缺乏有说服力的随机对照研究证明其在预防导尿管相关感染上更具优势。对于膀胱造瘘引流的患者,造瘘口位于患者的下腹部,进行护理和清洁不甚方便。对于男性患者,耻骨上经膀胱造瘘通道置管可减少经尿道置管的其他并发症,如尿道狭窄、生殖道继发感染等,患者的耐受性较好。

6. 阴茎套引流 是指在阴茎上放置阴茎套收集尿液,然后集于导管中引入集尿袋的方法。这种方法适用的范围较窄,适用于没有下尿路梗阻的真性尿失禁的男性患者。阴茎套引流严格意义上不属于置管引流,没有导管进入人体,人体的抗菌防御机制没有被破坏。与长期尿道置管相比,阴茎套引流的菌尿发生率更低。不利的方面是可能发生皮肤浸渍和溃疡。采用阴茎套引流的患者应该每天更换阴茎套引流管。

（王毅 编 史本康 审）

第六节 导尿管相关尿路感染的预防

经过多年的实践和研究,人们已经认识到只要置管时间过长,不论是否使用抗菌药物或者采用不同材质和设计的导尿管,尿路感染一定会发生。对于短期置管的患者,最佳的方式是尽早移除导尿管;也可采用可能有效的抗菌导尿管,但要考虑费效比的问题。对于长期留置导尿管的患者,主要目的是预防有症状感染的出现,而不是消除菌尿症。

1. 导尿管使用和管理 在长期置管的情况下,采用不同材质的导尿管,导尿管相关感染的发生没有明显差异,主要的预防手段在于导尿管的管理。目前没有有效的手段预防性消除长期置管患者的菌尿发生。可采用的方法包括:

(1) 采用封闭引流系统:可以延迟菌尿的出现。

(2) 严格执行导尿管引流的适应证和拔除指征:尽量减少不必要的插管和不适当的长期置管。

(3) 如果因病情原因导尿管不能移除,除定期更换导尿管外,推荐耻骨上引流(男性)和间歇导尿。男性患者采用耻骨上引流可减少尿道狭窄及生殖道感染的发生。对于没有出口梗阻的男性患者推荐阴茎套引流。上述方式各有利弊,可根据具体情况选用。

(4) 导管材质的选择:橡胶导管引起的局部炎症反应和组织损伤最严重,乳胶管其次,硅胶管最轻。乳胶导尿管价廉,但可能发生刺激和过敏反应。硅胶与乳胶相比不易结壳。

(5) 留置导尿管的操作应坚持无菌原则:操作中应使用足够的润滑剂,选用尽可能小号的导尿管,使尿道损伤减至最小。

(6) 对导尿管、尿道或集尿袋使用抗菌药物不能预防菌血症的发生。

(7) 长期置管的患者,导管上有生物膜形成,生物膜有较强的抗机械冲洗能力。每天用生理盐水冲洗膀胱不能降低菌尿患者的发热事件。反复冲洗可使密闭的引流系统反复开放,增加外源性病原体进入的机会。

更换导尿管的时间长短尚无定论,留置时间不应长于生产商推荐的时限。从导管相关感染的机制上来说,更换较长时间留置的导尿管理论上可能获益,但更换导尿管本身是对泌尿道的损伤性操作,并且可能带来外源性细菌的进入,过于频繁地更换导尿管不一定有益。通常做法是根据患者的耐受情况确定留管时间间隔:如果出现有症状感染、导尿管破损、导管结壳或者引流不畅等情况均应更换;在使用高剂量广谱非肠道给药的抗菌药物的情况下导尿管应经常更换；当患者发热，不能排除来源于泌尿道的有症状感染时，应更换导尿管并进行尿培养等相关检查。

2. 饮食调节　饮食调节的目的在于通过饮食的改变，使尿液的 pH、尿中的成分、尿液的浓度等发生变化，进而有可能延缓导尿管结壳的发生。饮食调节的方法比较简单易行、成本低、安全，可以广泛使用。这种方法已经有许多学者进行了研究。比较引人关注的是蔓越莓果汁。长期以来，人们认为饮用蔓越莓果汁具有治疗或缓解非复杂性尿路感染的功效，认为饮用蔓越莓果汁后可能通过抑制病原菌在尿路中的生长和黏附来达到治疗的目的。人们自然会想到，饮用蔓越莓果汁是否对导管结晶型生物膜的形成和导尿管结壳有抑制作用呢？Morris 和 Stickler 在 2001 年报道了相关的研究。他们收集每天饮用 500mL 水或 500mL 蔓越莓果汁的志愿者产生的尿液，在体外进行奇异变形杆菌形成生物膜的模型实验。结果显示，两者均明显好于不增加饮用任何一种液体的样本，但这两者之间没有区别；如果使用每天饮用 1 000mL 水或者蔓越莓汁的志愿者尿液进行实验，结果会更好，而这二者之间也没有区别。因此他们认为，延缓导尿管生物膜形成的因素不是果汁的作用，而是入液量增加带来的好处。这从临床直觉上非常容易理解，增加入液量，可以使尿量增加，尿量增加不仅有冲洗减菌作用，而且可以降低尿液的浓度，从而可以降低导尿管相关感染和导尿管结壳的发生。但是入液量究竟多少是合适的，特别是还要考虑尿液 pH 的情况，这就成了一个比较复杂的问题。

人们把溶解于尿液中的磷酸钙和磷酸镁开始出现沉淀和结晶时的 pH 称为 pHn。研究显示，在发生反复导尿管结壳的病例中，相比于没有发生结壳的患者，pHn 明显降低。但是 pHn 值本身不能作为单独的指标，不同的复发性导尿管结壳的患者之间，pHn 并不稳定一致；而且即便是同一例长期置管的患者，在不同时间段，pHn 也不相同。所以要想改善导尿管结壳，应该在增加入液量的情况下，再对 pHn 进行调整，才可能会更好。临床观察和实验研究均显示，增加柠檬酸盐的摄入可能对减轻导尿管结壳有好处。Khan 等人在 2010 年报道，摄入柠檬汁或者柠檬酸钾，可以明显升高 pHn，降低导尿管结壳的风险。然而长期多量增加液体或者含柠檬酸饮料的摄入，对于许多患者来说不易依从。

（王毅　编　史本康　审）

第七节　输尿管支架相关的尿路感染

输尿管承担尿液从肾盂到膀胱的运输功能。不论何种原因造成的输尿管梗阻，最终均会导致肾功能损害，甚至出现全身并发症。引起输尿管梗阻的原因很多，对于现今的泌尿外科医师来说，处理这些问题的临床技术已经相当成熟。而在这些处理方法中，大多数都离不开输尿管支架的帮助。在美国，每年有 9 万余例需要输尿管置管的患者，主要用于肾输尿管结石梗阻的缓解、肾盂或输尿管梗阻的重建手术、肾移植术中的输尿管膀胱吻合等。国内没有精确的数据统计，但输尿管支架的使用也极为普遍。

输尿管支架的作用原理是通过自身的机械性支撑作用，维持输尿管腔以及输尿管接口部位处于扩张状态，保证输尿管引流的通畅。使用输尿管支架的主要目的有如下 4 个方面：①缓解输尿管内、外因素造成的梗阻，如先天发育异常、输尿管外疾病的压迫、结石或肿瘤的阻塞、炎症水肿、外伤等；②在手术中置管，便于手术中辨识和定位输尿管；③肾盂或输尿管尿外漏的内引流；④肾盂输尿管手术后至吻合口愈合之前的支撑和引流。

输尿管支架管经历了漫长的发展和演化过程。在 19 世纪，Gustav Simon 开始在膀胱切开术中试用输尿管插管，成为第一位有记载的输尿支架使用者。1885 年，Joaquín Albarrán 使用输尿管支架进行输尿管引流,并且在 1897 年利用支架管具有弹性可以偏曲的特点,通过输尿管插管,处理输尿管侧向成角造成的梗阻。几乎在同期,James Brown 在 1893 年使用"Brenner-Leiter"膀胱镜开展了第 1 例膀胱镜下的男性患者输尿管插管术。"Brenner-Leiter"膀胱镜(1889 年)内有一个操作通道,可以让一个导管穿过镜体进入膀胱。Brown 医师为一位男性的截瘫患者,通过膀胱镜进行了双侧输尿管插管取尿,目的是确认不同侧别的肾脏功能情况。该患者经检查后确诊为双侧慢性肾盂肾炎。经膀胱镜输尿管插管术,在当时是一项突破性的技术,因为在此之前,为确定单肾切除的侧别,只能依靠临床症状、体征和膀胱尿的化验结果,有一定的盲目性。Brown 医师通过经膀胱镜的输尿管插管,可以获得单侧肾来源的尿液样本,这极大地提高了诊断的准确性。后来他又研制出了能放置两个导管的膀胱镜,做到了一次入镜膀胱可以双侧输尿管插管。在 20 世纪前中期,还有许多医师在做上尿路重建手术时,用软橡胶导管进行了顺行输尿管置管。

在 20 世纪早期,输尿管支架的主体是由蚕丝编织而成,外面涂有清漆。在这种结构的基础上,还衍生出多种特点的支架管,例如在导尿管外涂有不透 X 线的涂料,使导管可以在 X 线下显示出来;还有在支架管远侧端附加玻璃质的坠物,便于辅助输尿管结石的检测和定位。在经历两次世界大战之后,化学工业的快速进步推动了新材料的出现。人们发现硅胶具有较为合适的柔韧性和弹性,又有一定的抗结壳性能,因此在当时成为主流的导管材料。

1967 年,泌尿外科医师 Paul Zimskind 首先报道,经膀胱镜置入的硅胶输尿管支架在体内放置最长时间达 19 个月。Gibbons 医师在 20 世纪 70 年代报道了 1 例患者,因双侧输尿管下段梗阻在单侧置入硅胶材质的输尿管支架,时间长达 44 个月,直至患者由于其他原因死亡为止。该患者因主动脉 - 十二指肠瘘导致死亡,尸检显示支架管没有结壳,管周围的结缔组织没有明显的增生改变,这充分显示了硅胶导管的耐久性。在 1970 年,Joel Marmar 医师改进了插管方法,他用硅胶黏合剂封闭了硅胶输尿管支架管的近侧,在逆行输尿管插管时,可以在支架管内置入助推导管,通过助推来帮助支架管上行。Orikasa 医师在 1973 年报道了使用助推管 + 导丝的操作方式。早期的硅胶输尿管支架和相应的置入方法,初步解决了对输尿管支架的需求,并且在临床上也显示出了相当的安全性和有效性。

初期的支架管主体只是长管状的形态,使用时有不少缺点。支架在 X 线下不显影,不便于进行检查和定位;置入后非常容易上下移位;导管韧度不稳定,置入后不能长期保持初始形态;还有,当时支架管的上下端各仅有一个小孔进行引流,容易发生阻塞而导致引流失败。自 1972 年开始,Gibbons 医师对 Marmar 输尿管支架陆续进行了改进。他在硅胶支架管的末端加上了一个硅胶材质的围领,防止支架向近侧移位;在管的肾盂段和膀胱段分别开了数个侧孔,改善引流,防止阻塞;在导管中部侧面加上数个翼状结构,使导管固定于输尿管壁上;还在导管的近侧加入了一个在 X 线下显影的血管夹。在 1974 年,Gibbons 与 Heyer-Schulte 公司合作,在导管内埋入了不锈钢线圈来增加支架的弹性和韧度,在管的末段加入凸缘取代围领来减轻膀胱三角区的刺激,并且在末段加入小尾结构以方便支架管取出。

经过改进的输尿管支架管大大方便了临床使用,使得经膀胱镜输尿管置管这一技术逐渐成为泌尿外科常用的操作。但是 Gibbons 输尿管支架还是有需要改进的缺点。一个是由于支架管的中部有多个小翼状结构,使管的周径增加了约 4Fr,相比于支架仅有 7Fr,达到了 11Fr,插管时较为困难,拔管时也不容易;另一个是尽管支架末段增加了凸缘结构,还是偶有导管上移的情况发生。在 1978 年,Finney 报道了使用近、远侧均有猪尾样结构的支架管,该管在 X 线下显影,整体光滑,中间没有固定翼,采用弹性硅胶材料,易于置管和拔除。双侧猪尾样的结构使导管在体内固定良好,不易移动。这种导管被称为 Finney double-J 支架管。此后 double-J 管的结构基本上没有变化,改进的只是支架管的材质和涂层。现今使用的支架管主体一般采用的是聚氨酯,覆以亲水性凝胶涂层。还有一些支架管着重于某些特定功能的强化,如金属支架管,可用于抗压和更长时间的留置等。

不同于导尿管,从 20 世纪 70 年代开始大规模使用输尿管支架管以来,人们已经发现输尿管支架管相关感染几乎不构成临床威胁,反而是如果发生导管阻塞引起上尿路引流不畅或完全梗阻,会造成很大的麻烦。对于必须长期置输尿管支架的患者,医师们主要关注的是导管结壳引起的拔除困难以及没有及时发现导管阻塞所引起的上尿路积水或感染的情况。目前没有大样本的临床研究显示输尿管相关感染必须成为临床关注的焦点。许多小样本的研究显示,置入输尿管支架以后,发生菌尿症的可能性要高于不置支架管者,但明显低于长期置导尿管的患者菌尿症发生的情况;输尿管相关尿路感染造成严重后果的可能性较低,除非有其他合并危险因素的存在。

2010 年 MA Rahman 等人报道,在 100 例置支架管的患者中,菌尿率为 21%;2012 年报道,从置输尿管支架管的患者尿中分离出的主要病原菌为大肠埃希菌,相比于 21% 的菌尿发生率,支架管细菌定植率高达 45%,提示尿培养结果不能代表导管表面细菌定植的情况。2015 年 García-Aparicio L 报道了 73 例置 double-J 管的患者,结果显示尿路感染率较低,主要病菌为铜绿假单胞菌。

由于输尿管支架管置入后位于体内相对无菌的环境。不似留置导尿管后膀胱与外界相通的情况,下尿路抗菌的自然生理机制仍然起作用。这可能是输尿管支架相关尿路感染低于长期置导尿管患者的主要因素。

对于输尿管支架管,目前一般的处理原则主要有如下建议:

1. 如果情况允许,应尽早取出支架管。

2. 如果必须长期置管,应定期更换。初期更换的时间间隔不要过长,每次更换时应观察支架管结壳的情况,再逐渐延长更换间隔,但是不要长于生产商规定的最长时限。

3. 不宜使用抗菌药物预防尿路感染的发生,支架管相关菌尿引起全身感染的可能性较低,而且长期使用抗菌药也不能完全消除菌尿症,反而可能引起细菌耐药。

4. 保证充分的入液量,以保证充分的尿流。

5. 及时发现可能的导管阻塞,提前更换。

6. 要高度关注置入输尿管支架管同时伴有长期置导尿管的患者,导管相关菌尿症的可能性几乎为 100%。

7. 单纯输尿管支架相关无症状菌尿不必特殊治疗。如果发生有症状感染,在查明原因的同时,可参照导尿管相关感染的处理原则。

(王毅 编 史本康 审)

第八节 泌尿外科植入物相关感染

在现代泌尿外科中,除了各种导管以外,有时还需要在体内植入其他装置。比较引人关注的有人工尿道括约肌、阴茎假体以及骶神经调节器等。植入这些器械的患者总数较少,这些植入物相关感染还没有大样本量的临床观察报道。虽然这些器械的临床用途各有不同,但它们有共同的特点:这些内植物均在无菌手术条件下植入人体;植入后处于体内相对无菌的环境。如果器械本身灭菌彻底,手术当中无菌原则充分,患者身体健康,一般不易发生感染。这和导尿管、输尿管支架所处的环境完全不同。

1. 人工尿道括约肌 人工尿道括约肌植入的部位富含血流,继发感染的发生率不足 2%。预置抗菌药物能否降低置入术后感染的发生缺乏有效的临床证据支持。继发感染时对分泌物进行细菌培养,发现革兰氏阳性细菌感染发生率比革兰氏阴性细菌更高,其中最多见的病原菌为金黄色葡萄球菌及表皮葡萄球菌。这些病原菌均为皮肤表面的常见菌,往往与植入时的无菌术不彻底或者患者抵抗力不足有关。

围手术期的处理对于预防植入后继发感染非常重要。已经证实可能有效的方案包括:

(1)进行植入手术前5天开始采用4%氯己定溶液15mL每天擦洗腹部及会阴部皮肤2次。

(2)术前至术后24h内使用静脉抗菌药物进行预防,抗菌药物可以联合使用万古霉素和庆大霉素以充分覆盖可能导致感染的细菌谱。手术24h后继续采用头孢菌素口服10d。

(3)手术开始前进行备皮,备皮后立即使用聚维酮碘溶液消毒术野2遍。

(4)在植入前采用20mg庆大霉素、50 000U杆菌肽、1L生理盐水混合溶液充分清洗。

(5)术后一旦出现感染征象,立即开始抗菌药物治疗,在取得细菌学证据之前,用覆盖金黄色葡萄球菌及表皮葡萄球菌等皮肤表面常见感染菌的药物治疗,菌培养结果回报后进行相应调整。如果效果仍不佳,则应手术取出内植物并进行充分术区引流。

2. 阴茎假体植入后感染　病原菌一般来源于表皮。阴茎假体感染发生率为0.6%~8.9%。在近80%感染的阴茎假体中可发现表皮葡萄球菌,另外在20%感染的阴茎假体中分离出的细菌为革兰氏阴性菌,包括奇异变形杆菌、铜绿假单胞菌、大肠埃希菌等。病原微生物通常在首次手术中即侵入阴茎假体并导致感染,细菌污染假体后会在假体表面形成生物膜。生物膜在阴茎假体取出后仍可持续存在,因此在对假体进行补救性再植之前,彻底清洗假体至关重要。

阴茎假体感染须与手术切口处表浅皮肤感染相鉴别。表浅皮肤感染局限于皮肤,通常在术后很快出现,使用抗菌药物治疗疗效确切。假体感染常在术后数月甚至数年出现,治疗上需要手术干预。感染也可能在术后数天内出现,此类情况与表浅皮肤感染难以鉴别。两者均可表现为手术切口处皮肤红肿,可伴有因术后水肿所致的植入物周围波动感,患者主诉有局部疼痛。在缺乏明确假体感染证据(如脓性分泌物、显著进行性水肿)时可给予口服抗菌药物治疗,如症状明显改善则考虑表浅组织感染的可能,如果停药后症状反复或者加剧则提示假体感染可能性大,需手术移除。

阴茎假体急性感染通常在术后数天至数周内出现,全身反应明显,病情较重,典型体征包括发热(可伴寒战)、阴囊和/或阴茎红肿、植入物周围有波动感、手术切口有脓性分泌、假体泵固定于阴囊壁。进行CT或MRI检查可协助诊断。MRI对于阴茎解剖成像更有优势,能够区别假体相关感染及其他原因引起的类似症状,如疼痛可能是由于假体过大、屈曲或软组织感染所致。对于植入时间过短的患者,CT鉴别术后水肿及感染较为困难。慢性假体感染通常在术后数月出现,一般表现为阴囊及阴茎持续疼痛,全身症状不明显,血常规正常。影像学对于诊断价值不大,但有助于手术方案的制订。

阴茎假体植入部件被缺少血供的纤维组织包裹,而且由于细菌生物膜的存在,单纯抗菌药物治疗效果较差。当临床怀疑发生假体感染时需要取出假体。是否取出已感染的假体需要迅速做出决定,否则局部感染可能较快进展,阴茎组织水肿、坏死,最终导致脓毒血症而危及生命。

阴茎假体感染的治疗最常用的方法是以新的假体替换已感染的假体,称补救性假体再植,或暂时植入可塑性假体。据报道,补救性再植的再次感染发生率高达13%。补救性阴茎假体再植术中要求去除首次移植术中不可吸收的缝线,必要时在腹部另行手术切口。假体取出后需要进行细菌培养,获得细菌学结果以指导后期的治疗。移植物所在区域需充分灌洗,依次以万古霉素-庆大霉素溶液、过氧化氢(双氧水)及聚维酮碘溶液进行灌洗,最后用抗菌药物溶液反复灌洗以清除残留的过氧化氢及聚维酮碘溶液。植入新假体之前应更换手术衣、手套,术野要重新铺巾,假体无菌包装应避免过早打开。手术后即刻给予复方新诺明等组织穿透性较强的抗菌药物。据报道,抗菌冲洗后仍有25%的患者会出现再植后组织内细菌生长,因此口服抗菌药物疗程应延长至 30d。补救性阴茎假体再植成功率超过 80%。再植术失败的原因包括抗菌灌洗时间过短、病原菌毒性过强以及移植部位蜂窝织炎。如果局部有蜂窝织炎,需在术前 3d 使用静脉抗菌药物治疗,特殊情况可考虑推迟植入手术。

新一代阴茎假体的改进主要包括使用抗菌涂层及亲水表面涂层,这一改进明显降低了假体感染率。抗菌涂层内有极低浓度的利福平及米诺环素,在术中及术后可有效预防细菌黏附且细菌耐药发生率极低。亲水涂层可使假体在植入前通过浸泡吸收特定的抗菌药物,临床中更加实用。研究报道显示,新一代带涂层假体感染发生率在 1% 左右,较传统假体明显降低 2.5%~4.6%。

阴茎假体感染的预防措施包括:

(1) 术中抗菌药物的使用:静脉滴注万古霉素及庆大霉素维持至 24h,万古霉素术前 1h 起。

(2) 术后口服抗菌药物 1~2 周,如存在院内或院外 MRSA 感染,建议选用敏感抗菌药物。

(3) 严格控制血糖,术前尿培养阴性。

(4) 皮肤条件较差者术前应洗浴。

(5) 氯己定溶液会阴消毒,切开前晾干 3min。

(6) 术者手部严格消毒。

(7) 采用带涂层假体。

(8) 利福平/庆大霉素抗菌液浸泡植入物及冲洗伤口,切口多层缝合。

3. 骶神经调节器相关感染 骶神经刺激,也称骶神经调节。它是指将短脉冲刺激电流连续施加于骶神经,人为地激活兴奋或抑制性神经通路,干扰异常的骶神经反射弧,进而调节膀胱、尿道括约肌及盆底等骶神经支配的效应器官的行为,起到神经调节的作用。骶神经刺激的绝对适应证主要包括难治性急迫性尿失禁、难治性尿频尿急综合征和非梗阻性的慢性尿潴留等,近年来适应证也在不断扩大。

骶神经调节器的主体是一个可控的电脉冲发生装置,它与心脏起搏器的原理类似,植入手术的相关管理原则可以参照。由于手术是在皮肤区域进行的,术后感染的病理生理过程可以类同于无菌皮肤切口手术,主要病原菌也是如此。感染是植入术的主要并发症之一,发生率为 3%~10%。感染主要通过装置周围的红、肿、热、痛等临床表现做出初步判定,也可以用 CT、超声等进行影像辅助诊断,由于植入器械本身有电子器件,不宜用 MR 进行检查。预防骶神经调节器植入术后感染主要包括以下几个方面:

(1) 消毒方式的选择:术前充分的皮肤切口消毒可以有效地降低切口周围的感染。氯己定-酒精比碘酒可更有效地降低外科切口感染的发生率。但是否同样适用于骶神经调节器的切口感染仍需进一步研究。

(2) 预防性抗菌药物的应用:多数文献认为金黄色葡萄球菌是主要的病原菌之一。可预防应用覆盖金黄色葡萄球菌及其他皮肤感染常见菌株的抗菌药物。国内有研究提出术前 30min 静脉应用头孢西丁或氟喹诺酮、术中使用大量无菌蒸馏水及万古霉素冲洗骶孔穿刺部位和切口位置处以及静脉抗菌药物使用时间维持 24~48h 的综合性抗感染措施,能够有效预防术后切口局部感染。

(3) 抗菌药物凝胶的使用。有研究显示在关闭伤口前使用抗菌药物凝胶在骶神经刺激器周围进行填埋可以有效地降低或避免术后感染的发生,也有一些研究得出了阴性甚至相反的结果,因此该方法目前还不能确定有效。

(王毅 编 史本康 审)

参考文献

［1］ HELEY R WC，ULVER DH，WHITE JW，et al. The nationwide nosocomial infection rate.Anew need for vital statistics ［J］. Am J Epidemiol，1985，121（2）：159-167.

［2］ LAWRENCEE L，TURNERI G. Materials for urinary catheters：a review of their history and development in the UK ［J］. Med Eng Phys，2005，27（6）：443-453.

［3］ ROGER CL，FENELEY，IAN B，et al. Urinary catheters：history，current status，adverse events and researchagenda ［J］. J Med Eng Technol，2015，39（8）：459-470.

［4］ STICKLERD J. Clinical complications of urinary catheterscaused by crystalline biofilms：something needs to be done ［J］. J Intern Med，2014，276（2）：120-129.

［5］ TOUZEL RE，SUTTON JM，WAND ME. Establishment of a multi-species biofilm model to evaluatechlorhexidine efficacy［J］. J Hosp Infect，2016，92（2）：154-160.

［6］ WILKS SA，FADER MJ，KEEVIL CW.novel insights into the proteus mirabilis crystalline biofilm using real-time imaging［J］. PLoS ONE，2015，10（10）：e0141711.

［7］ SCAVONE P，IRIBARNEGARAY V，CAETANO AL，et al. Fimbriae have distinguishable roles in Proteus mirabilis biofilm formation ［J］. Pathog Dis，2016，74（5）：ftw033.

［8］ HOLLING N，DEDI C，JONES CE，et al. Evaluation of environmental scanning electron microscopy for analysis of Proteus mirabilis crystalline biofilms in situon urinary catheters ［J］. FEMS Microbiol Lett，2014，355（1）：20-27.

［9］ NZAKIZWANAYO J，SCAVONE P，JAMSHIDI S，et al.Fluoxetine and thioridazine inhibit efflux andattenuate crystalline biofilm formation by Proteus. Sci Rep，2017，7（1）：12222.

［10］ PUGACH JL，DITIZIO V，MITTELMANM W，et al. Antibiotic hydrogel coated Foley catheters for prevention of urinary tract infection in a rabbit model ［J］. J Urol，1999，162（3 Pt 1）：883-837.

［11］ MANNA E.E，MANNA D，MMETTEAL M.R，et al. Surface micropattern limits bacterialcontamination ［J］. Antimicrob Resist Infect Control，2014，17（3）：28.

［12］ THOMAS D，RUTMAN M，COOPER K，et al. Does cranberry have a role incatheter-associated urinary tract infections? ［J］. Can Urol AssocJ，2017，11（11）：E421-E424.

［13］ BERMINGHAM SL，HODGKINSON S，WRIGHT S，et al. Intermittent self catheterization with hydrophilic，gel reservoir，and non-coated catheters：a systematic review and cost effectiveness analysis ［J］. BMJ，2013，346：e8639.

［14］ RYAN PD，ANDREW WS，ROBERT PG，et al. Evolution of the ureteral stent：the pivotal role of the gibbons ureteral catheter ［J］. Urology，2018，115：3-7.

［15］ MITRA RD，DANIEL SE.The impact of an antibiotic coating on the artificial urinary sphincter infection rate ［J］.J Urol，2013，190（1）：113-117.

［16］ MAGERA JS，ELLIOTT DS. Artificial urinary sphincter infection：causative organisms in a contemporary series ［J］. J Urol，2008，180（6）：2475-2478.

［17］ SEREFOGLU EC，MANDAVA SH，GOKCE A，et al. Long-term revision rate due to infection in hydrophilic-coated inflatable penile prostheses：11-year follow-up ［J］. J Sex Med，2012，9（8）：2182-2186.

［18］ CARSON CC，MULCAHY JJ，HARSCH MR. Long-term infection outcomes after original antibiotic impregnated inflatable penile prosthesis implants：up to 7.7 years of followup ［J］. J Urol，2011，185（2）：614-618.

［19］ DAROUICHE RO，BELLA AJ，BOONE TB，et al. North American consensus document on infection of penile prostheses［J］. Urology，2013，82（4）：937-942.

［20］ LEE C，PIZARRO-BERDICHEVSKY J，ClIFTON MM，et al. Sacral neuromodulation implant infection：risk factors and prevention ［J］. Curr Urol Rep，2017，18（2）：16.

［21］ HARAWAY AM，CLEMENS JQ，He C，et al. Differences in sacral neuromodulation device infection rates based on preoperative antibiotic selection ［J］. Int Urogynecol J,2013,24(12):2081-2085.

［22］ AMEND B,BEDKE J,KHALIL M,et al. Prolonged percutaneous SNM testing does not cause infection-related explanation ［J］. BJU Int,2013,111(3):485-491.

［23］ SIMPSONJ A,PEACOCK J,MAXWELL-ARMSTRONG C. Use of a gentamicin-impregnated collagen sheet(Collatamp®) following implantation of a sacral nerve stimulator for faecal incontinence ［J］. Colorectal Dis,2012,14(4):e200-202.

［24］ 张鹏,张小东,张朝华,等. 预防骶神经调节术围术期及术后切口局部感染的经验初探[J]. 中华医学杂志,2015,95(34):2787-2790.

［25］ ANDERSSON RE,LUKAS G,SKULLMAN S,et al. Local administration of antibiotics by gentamicin-collagen sponge does not improve wound healing or reduce recurrence rate after pilonidal excision with primary suture:a prospective randomized controlled trial ［J］. World J Surg,2010,34(12):3042-3048.

第六章 尿源性脓毒症

第一节 概 述

尿源性脓毒症是指尿路感染导致的脓毒症,其发病率及死亡率逐年增加。以泌尿系统结石相关腔镜手术为例,与传统开放手术明显不同之处是腔镜手术在肾脏集合系统相对封闭的空间进行操作,肾盂内压力的增高使细菌和内毒素可能通过静脉系统或淋巴系统反流进入血液循环,产生血源性感染,进而导致脓毒症,甚至脓毒性休克。所以尿源性脓毒症是泌尿系统结石腔镜手术潜在的严重并发症之一,如果诊断和治疗不及时,有极高的死亡率。

本章针对尿源性脓毒症定义、流行病学、临床表现、诊断、早期预警和治疗进行讨论,并提供典型病例分析。

(胡卫国　刘宇保　宋海峰 编　史本康 审)

第二节 定义及流行病学

2016 年脓毒症被定义为宿主对感染反应失调引起的危及生命的器官功能障碍,脓毒性休克则是脓毒症的一个子集,其潜在的循环、细胞和代谢异常,显著增加了死亡风险。序贯器官衰竭评分(sequential organ failure assessment,SOFA)用于评估器官衰竭程度。由于 SOFA 评分难以在重症监护室外实施,随后又提出 qSOFA 评分,当该评分≥2 分时,再用 SOFA 评分进一步诊断。

既往的脓毒症定义过度关注于全身炎症反应综合征,特异性差,为解决这些限制,脓毒症的新定义标准更多集中于识别器官功能障碍,促炎和抗炎过程虽然参与了失调反应,但脓毒症不再被单纯认为只是一种炎症性疾病。尿路感染包括急性肾盂肾炎、急性膀胱炎、急性前列腺炎和尿源性菌血症等。这些情况也会导致宿主反应失调,从而引起脓毒症和脓毒性休克的产生。

据一项全球流行病学调查数据表明,1990—2017 年,虽然脓毒症的年龄标准化发病率和死亡率下降 37.0% 和 52.8%,但其仍然是全球健康损失的主要原因,占全球死亡总数的 19.7%,世界卫生大会和世界卫生组织在 2017 年将脓毒症列为全球卫生重点,以此促进改善脓毒症的预防、诊疗和管理。尿源性脓毒症发病率及死亡率占比逐年增加,目前其发病率居第 7 位,死亡率居第 14 位。在中国,每年约

24 万死亡人数(12%)与脓毒症有关,相当于每 10 万死亡人数中,约有 73.7 人与脓毒症有关。泌尿生殖系统是导致脓毒症第 4 大感染部位(14%),仅次于肺(60%)、腹部(20%)和血液(15%)。在脓毒症中革兰氏阳性菌较革兰氏阴性菌更常见,但尿源性脓毒症的主要致病菌仍是革兰氏阴性菌,以大肠埃希菌为主(44.6%),其次为肠球菌(10.7%)、铜绿假单胞菌(10.4%)和克雷伯菌属(9.8%)。

(胡卫国　刘宇保　宋海峰 编　史本康 审)

第三节　临　床　表　现

1. 尿路感染的临床表现　尿源性脓毒症患者前期一般可具有典型尿路感染的相关症状,主要包括尿频、尿急、尿痛、耻骨上区不适和腰骶部疼痛。患者除了排尿症状外,感染较重者往往合并全身症状,包括寒战、发热、腰痛、恶心、呕吐等。急性膀胱炎患者可有耻骨上区压痛,但缺乏特异性。肾盂肾炎患者可有发热、心动过速、肋脊角压痛等典型体征,当患者存在不明原因的发热、寒战,要考虑存在肾盂肾炎的可能。泌尿生殖道结构、功能异常或存在其他易发感染的原发病所引起的临床症状多种多样。盆腔和直肠检查对鉴别是否同时存在的合并疾病有重要意义。

尿液检查:①亚硝酸盐(NIT):阳性见于大肠埃希菌等革兰氏阴性杆菌引起的尿路感染。②白细胞脂酶(LE):正常值为阴性,尿路感染时为阳性。③尿蛋白:尿路感染可有蛋白尿,通常 <2g/24h。④尿沉渣镜检:离心尿尿沉渣中白细胞显著增高且配合革兰氏染色可以作为感染的确定性诊断。另外,尿检没有白细胞不能排除上尿路感染可能。⑤尿培养:治疗前的中段尿标本培养是诊断尿路感染最可靠的指标。对于复杂性尿路感染,清洁中段尿培养菌落计数女性 $>10^5$CFU/mL、男性 $>10^4$CFU/mL,或所有患者导尿留取的尿标本细菌菌落计数 $>10^4$CFU/mL 具有诊断价值。

2. 器官功能衰竭的临床表现　器官功能衰竭一般是指人体各脏器功能正常或相对正常情况下,由于严重创伤、感染性休克或突发意外事故等出现一个或多个脏器功能衰竭或功能不全。尿源性脓毒症作为临床上较为严重的感染性疾病,极易诱发器官功能衰竭。

(1) 肺衰竭:急性呼吸窘迫综合征(acute respiratory distress syndrome,ARDS)初期患者呼吸加快,有呼吸窘迫感。呼吸窘迫感用一般的吸氧法不能得到缓解。肺部听诊无啰音,X 线胸片亦无明显异常。进展期时患者可有明显的呼吸困难和发绀,呼吸道分泌物增多,肺部有啰音。发生意识障碍,如烦躁、谵妄或昏迷。体温可增高,X 线胸片有广泛性点片状阴影。

(2) 肾衰竭:临床上表现为少尿或无尿期和多尿期两个不同时期。可有水中毒表现,出现恶心、呕吐、头晕、心悸、呼吸困难、水肿、嗜睡以及昏迷等症状;高钾血症表现,如周身无力、肌张力低下、手足感觉异常、口唇和肢体麻木、神志恍惚、烦躁等一系列神经系统症状;另外可有高磷血症、低钙血症、低氯血症、代谢性酸中毒等情况,以及大量代谢产物积聚,出现血尿素氮和肌酐快速升高,伴有恶心、呕吐、头痛、烦躁、倦怠无力、意识模糊,甚至昏迷。

(3) 肝衰竭:临床表现为意识障碍即肝性脑病的变化。Ⅰ度(前驱期)为情绪改变;Ⅱ度(昏迷前期)为瞌睡和行为不自主;Ⅲ度(昏睡期或浅昏迷期)为嗜睡,但尚可唤醒;Ⅳ度(昏迷期)为昏迷不醒,对各种刺激失去反应,瞳孔散大、过度换气等。亦可出现黄疸、肝臭和出血等。

(4) 胃肠道衰竭:呕血和排柏油样便常为早期表现,大出血可导致休克,反复出血可导致贫血。胃、十二指肠并发穿孔时,可有腹部疼痛、压痛、肌紧张等腹膜炎表现。

(5) 凝血功能衰竭:进展时有皮下出血瘀斑、呕血、咯血等症状。可伴有血小板减少,凝血酶原时间延长,低纤维蛋白血症及出现纤维蛋白降解产物。

(6) 心血管衰竭:可出现急性心力衰竭、心动过速即心律失常等。无心肌梗死而出现低血压,心脏指数 $<1.5L/(min \cdot m^2)$。

(7) 中枢神经系统衰竭:可出现意识障碍,对语言、疼痛刺激等反应减退。

3. 脓毒性休克　尿源性脓毒症引发的脓毒性休克因严重泌尿系统感染所致。其主要致病菌为革兰氏阴性杆菌,其释放的内毒素成为导致休克的主要因素。内毒素可促使组胺、激肽、前列腺素及溶酶体酶等炎性介质释放,引起全身性炎症反应,最终可导致微循环障碍、代谢紊乱及多器官功能衰竭(multiple organ failure,MOF)等。按照休克的病程演变,其临床表现可分为休克代偿期(休克早期)和休克抑制期(休克期)两个阶段。

(1) 休克代偿期:在此阶段中枢神经系统兴奋性提高,交感 - 肾上腺轴兴奋。表现为精神紧张、兴奋或烦躁不安。周围血管的收缩使皮肤苍白、四肢厥冷。有心率加速、呼吸变快和尿量减少等表现。血压正常或稍高,但因小动脉收缩使舒张压升高、脉压缩小。此时若能及时诊断并予以积极治疗,休克常能被较快纠正。否则病情继续发展,则进入休克抑制期。

(2) 休克抑制期:患者的意识改变十分明显,有神情淡漠、反应迟钝,甚至出现意识模糊或昏迷。可有出冷汗、口唇肢端发绀、脉搏细速、血压进行性下降。严重时全身皮肤、黏膜明显发绀,四肢厥冷,脉搏摸不清,血压测不出,尿少甚至无尿。若皮肤、黏膜出现瘀斑或消化道出血,提示病情已发展至 DIC 阶段。若出现进行性呼吸困难,给予吸氧治疗不能改善呼吸状态,应考虑已发生呼吸窘迫综合征。

无论是革兰氏阳性菌还是革兰氏阴性杆菌所致的脓毒症,在休克早期都可能由于发热、周围血管扩张而表现为肢端皮肤温暖,而在休克后期则都表现为湿冷。并且,患者血流动力学状态会随其病情的发展过程(好转或恶化)而发生变化。

(胡卫国　刘宇保　宋海峰 编　史本康 审)

第四节　诊　　断

1. 诊断标准　尿源性脓毒症是指由泌尿生殖道感染引起的脓毒症,是由感染引发的全身炎症反应。最初的脓毒症诊断标准中以全身炎症反应综合征(SIRS)的症状为主要指标,其诊断标准为符合以下两项或两项以上者:①体温 $>38℃$ 或 $<36℃$;②心率 >90 次 /min;③呼吸频率 >20 次 /min 或动脉血二氧化碳分压 $<32mmHg(1mmHg=0.133kPa)$;④白细胞计数 $>12×10^9/L$ 或 $<4×10^9/L$ 或未成熟粒细胞百分比 $>10\%$。

2016 年第 3 次国际脓毒症共识会上,首次把序贯器官衰竭评分(SOFA)纳入定义中。根据最新的 Sepsis-3 诊断标准(表 2-6-4-1),脓毒症的诊断主要根据 SOFA 评分量表(表 2-6-4-2)或 qSOFA 评分,其中 SOFA 评分≥2 分有诊断意义。由于 SOFA 评分在重症监护室外难以实施,则另外发展出 qSOFA 评分系统。qSOFA 诊断标准只包含 3 项指标:①低血压(收缩压≤100mmHg);②呼吸急促(呼吸频率≥22 次 /min);③意识障碍(格拉斯哥昏迷指数评分 <15 分)(表 2-6-4-3)。符合上述其中 2 项及以上,即 qSOFA≥2 分时,再用 SOFA 评分量表进一步评估。如果 SOFA≥2 分同时有尿路感染证据,就可以诊断为尿源性脓毒症。脓毒性休克的最新定义是在脓毒症的基础上出现补液无法纠正的低血压及血乳酸水平 $>2mmol/L$。qSOFA 评分系统较先前的 SIRS 标准更简单、易于操作,方便临床医师在床旁早期辨识脓毒症,迅速给予强有力的措施干预,以提高患者生存率。

表 2-6-4-1　Sepsis-3 诊断标准

诊断	标准
脓毒症	宿主对感染的反应失调而致的危及生命的器官功能障碍,SOFA 评分≥2 qSOFA 由意识状态改变、收缩压≤100mmHg 和呼吸频率≥22 次 /min 共 3 项组成,符合 2 项或 2 项以上,即 qSOFA 评分≥2 则为疑似脓毒症。
感染性休克	脓毒症患者经充分容量复苏后仍存在持续性低血压,需缩血管药物维持平均脉动压≥65mmHg,且血清乳酸水平 >2mmol/L。

表 2-6-4-2　SOFA 评分量表

衰竭器官 / 系统	变量	0 分	1 分	2 分	3 分	4 分
呼吸系统	PaO_2/FiO_2/mmHg	≥400	<400	<300	<200 呼吸机支持	<100 呼吸机支持
血液系统	血小板 $/(10^9 \cdot L^{-1})$	≥150	<150	<100	<50	<20
肝脏	胆红素 $/(mg \cdot dL^{-1})$	<1.2	1.2~1.9	2.0~5.9	6.0~11.9	>12.0
心血管系统	平均动脉压 /mmHg	≥70	<70			
	多巴胺 $/(\mu g \cdot kg^{-1} \cdot min^{-1})$			≤5	>5	>15
	多巴酚丁胺 $/(\mu g \cdot kg^{-1} \cdot min^{-1})$			任何剂量		
	肾上腺素 $/(\mu g \cdot kg^{-1} \cdot min^{-1})$				≤0.1	>0.1
	去甲肾上腺素 $/(\mu g \cdot kg^{-1} \cdot min^{-1})$				≤0.1	>0.1
中枢神经系统	格拉斯哥昏迷评分	15	13~14	10~12	6~9	<6
肾脏	肌酐 $/(mg \cdot dL^{-1})$	<1.2	1.2~1.9	2.0~3.4	3.5~4.9	≥5.0
	尿量 $/(mg \cdot d^{-1})$	≥500			<500	<200

FiO_2:用力吸氧量(forced inspiratory oxygen);PaO_2:动脉血氧分压(arterial blood partial pressure of oxygen)。

表 2-6-4-3　格拉斯哥昏迷指数评分

睁眼反应	评分 / 分	言语反应	评分 / 分	运动反应	评分 / 分
正常睁眼	4	正常交谈	5	遵命动作	6
呼唤睁眼	3	胡言乱语	4	对疼痛产生定位反应	5
刺痛睁眼	2	只能说出单词	3	对疼痛产生屈曲反应	4
无反应	1	只能发音	2	异常屈曲	3
		无反应	1	异常伸展	2
				无反应	1

　　2. 早期诊断指标　尿源性脓毒症发生时,隐蔽性强,起病迅速,进展快,病死率很高。如同急性心肌梗死的诊治一样,脓毒症治疗也存在黄金时间。治疗启动时间对提高患者生存率极为重要,越早做出诊断和干预,患者生存率越高。目前已有许多关于生物标志物及辅助诊断帮助早期预警尿源性脓毒症的研究,大部分已在临床实践中广泛应用。

（1）白细胞（WBC）：是机体内针对炎症反应中变化最快的一类细胞，中性粒细胞变化与细菌感染息息相关。监测 WBC 变化是评估患者实时病情常用的方法之一。近期研究表明，WBC 的急剧下降可提示脓毒症的发生。上尿路腔内碎石术后 2h WBC<2.85×10⁹/L 可预警尿源性脓毒性休克，敏感性为 95.9%，特异性为 92.7%。低 WBC 是腔内碎石术后 2h 早期预警尿源性脓毒症指标之一。

（2）C 反应蛋白（CRP）：是一种急性时相反应蛋白。当机体产生急性炎症反应或组织损伤时，CRP 会在数小时迅速升高，并有成倍增长之势。CRP 可用于细菌和病毒感染的鉴别诊断：一旦发生炎症，CRP 水平即升高，而病毒性感染 CRP 大都正常，脓毒症 CRP 迅速升高，在临床上广泛用于脓毒症的辅助诊断。在一项针对尿石症相关急性肾盂肾炎人群的研究中提到，当 CRP>15mg/dL，是尿源性脓毒性休克的预警因素。但另有研究指出 CRP 在脓毒症反应中具有一定滞后性，在尿源性脓毒症起病 24h，CRP 可作为辅助预警因子，其早期预警不如 PCT 及 WBC 迅速。

（3）降钙素原（PCT）：目前国内外各大指南均推荐将降钙素原（PCT）用于辅助脓毒症的早期诊断。PCT 是降钙素前体物，健康人体内不含有或含量极少（<0.05ng/mL），在全身受到细菌、真菌、寄生虫等感染时显著升高，病毒或局部感染时其值往往正常或仅轻微升高。感染后 3~4h 开始升高，于 6~12h 达到峰值，8~24h 达到稳定期，半衰期接近 24h，非常利于早期诊断。在感染疾病严重程度的发展过程中，PCT 随着严重程度的不同（局部感染、脓毒症、严重脓毒症、脓毒性休克），呈现由低到高的浓度变化，PCT<0.05ng/mL 为正常，0.05~0.5ng/mL 考虑为局部感染，0.5~2ng/mL 考虑可能存在全身感染，2~10ng/mL 高度怀疑感染及全身炎症反应，>10ng/mL 考虑存在严重脓毒症、脓毒性休克。因此血清 PCT 对脓毒症患者早期诊断具有较好的敏感性和特异性，可作为危重病患者的常规监测指标，而且有助于临床医师对脓毒症严重程度的评估。

（4）白介素 6（IL-6）：是主要的促炎细胞因子之一。通过 TNF-α、IL-1 途径诱导，与 SIRS 的发生有直接联系，被认为是反映 SIRS、MODS 等危重病情的指标，也是判断危重患者预后的重要指标。IL-6 的生物学作用包括诱导肝脏 CRP 的产生和释放、诱导 PCT 的产生，炎症反应发生后，IL-6 率先生成，是炎症、脓毒症的早期敏感性"警示"标志物，并且随着疾病的进展 IL-6 水平逐渐升高。IL-6 对于感染早期诊断作用敏感性高，但是特异性不如 PCT，常常与其他指标如 PCT、CRP 等联合应用，评估感染程度及转归。

（胡卫国　刘宇保　宋海峰　编　史本康　审）

第五节　治　疗

由于尿源性脓毒症进展迅速，病情严重，尤其是脓毒性休克死亡率高，因此临床中提高警惕、早期识别和积极正确干预对于改善预后尤其重要。治疗脓毒症的黄金时间是在诊断后的 3~6h 内，保持中心静脉压（central venous pressure，CVP）=8~12mmHg；平均动脉压（mean arterial pressure，MAP）=65~90mmHg；尿量 >0.5mL/（kg·h）、前 6h 中心静脉血氧饱和度（central venous oxygen saturation，ScvO₂）>70%、控制感染源、抗菌药物和类固醇药物等干预措施。诊断脓毒症之后，每延迟治疗 1h，其死亡率就增加 15%。

既往倡导的早期目标导向治疗策略，目前也存有争议。在早期一项单中心的随机对照研究中，早期目标导向治疗被证明可以改善急诊脓毒性休克患者的预后。然而，在后续多项研究中显示该策略并未取得积极效果。一项针对 3 个多中心临床试验的荟萃分析得出结论：早期目标导向治疗并不比常规治疗产生更好的效果，反而与更高的住院费用相关。总体上讲，尿源性脓毒症的治疗主要应包括以下方面：

1. 抗感染治疗　是脓毒症治疗成功的关键因素之一,对改善患者预后至关重要。抗菌药物应在临床疑诊脓毒症后立即使用(1h 内),且在应用抗菌药物前应留取尿培养(1 套)和血培养(2 套),但不应该为了获取血培养标本而延迟抗菌药物的给药治疗。抗菌药物的选择应尽可能覆盖所有可疑的病原菌并考虑当地的耐药情况和尿液中药物浓度,并根据培养结果及时进行调整。在尿源性脓毒症的治疗中,抗菌药物应使用较大剂量并根据肾功能情况进行调整。在脓毒性休克中,拯救脓毒症行动指南推荐至少两种类型的抗菌药物联合使用,多数情况下,可使用一种碳青霉烯类或广谱青霉素 /β- 内酰胺酶抑制剂组合,也可使用第 3 代或更高级别的头孢菌素。而对无休克的脓毒症或中性粒细胞减少的患者则不推荐常规联用抗菌药物。有荟萃分析结果显示,抗菌药物的降阶梯治疗与持续应用广谱抗菌药物对患者的病死率差异无统计学意义。因此,对绝大多数严重感染,在确定病原菌后应降阶梯至最窄谱抗菌药物以缩小覆盖范围。降钙素原(PCT)水平可作为辅助手段指导脓毒症患者抗菌药物疗程。治疗尿源性脓毒症常用的抗菌药物及其用法用量见表 2-6-5-1。

表 2-6-5-1　治疗尿源性脓毒症常用的抗菌药物及其用法用量

抗菌药物	每天剂量	治疗时间
头孢噻肟	2g,tid	7~10d 较长的疗程适合于临床反应缓慢的患者
头孢他啶	1~2g,tid	
头孢曲松	1~2g,tid	
头孢吡肟	2g,bid	
哌拉西林 / 他唑巴坦	4.5g,tid	
头孢曲松 / 他唑巴坦	1.5g,tid	
头孢他啶 / 阿维巴坦	2.5g,tid	
庆大霉素 *	5mg/kg,qd	
阿米卡星 *	15mg/kg,qd	
厄他培南	1g,qd	
亚胺培南 / 西司他丁	0.5g,tid	
美罗培南	1g,tid	

*:尚无单一用药的研究;bid:2 次 /d;tid:3 次 /d;qd:1 次 /d。

2. 去除感染源　泌尿系统的梗阻、脓肿、异物、结石等均是尿源性脓毒症常见的病因。因此,解除梗阻和充分引流以及去除异物是最重要的源头控制策略,是尿源性脓毒症治疗的关键组成部分,需要在条件允许时尽快进行。对于解除梗阻的手段,可采用输尿管内支架置入术或经皮肾造瘘术,待感染控制后择期处理引起梗阻的病变(如结石、狭窄等)。荟萃分析的结果并没有显示输尿管支架置入和经皮肾造瘘术的哪一种更具优势,两者之间可以单独选择。尿潴留(即使没有脓尿)最好的治疗方法是留置导尿,但如果存在急性前列腺炎或附睾炎的情况下,应行耻骨上膀胱造瘘引流尿液。

3. 液体复苏　脓毒症患者存在明确的血管扩张以及毛细血管渗漏,造成血容量和血管容积的失衡。对尚未出现休克的脓毒症患者进行早期补液治疗以及对脓毒性休克患者进行快速液体复苏,可显著提高患者的存活率。因此,脓毒症和脓毒性休克一经诊断,就应当积极开展液体治疗或液体复苏。

拯救脓毒症运动（Surviving Sepsis Campaign，SSC）2018年更新提出的"1小时集束化治疗"就包含了在脓毒症和脓毒性休克一经诊断应立即液体治疗和液体复苏的推荐。其中建议，对于脓毒症所致的低灌注/脓毒性休克的患者应立即给予30mL/kg的晶体液，并在3h内完成，已有研究将其作为复苏早期的常规操作，并有相关证据支持。

在初始液体治疗和后续容量替代治疗中，应将晶体液作为首选。不推荐羟乙基淀粉用于容量替代治疗，多项荟萃分析结果显示羟乙基淀粉相比于晶体液或白蛋白，可导致更高的死亡率和连续肾脏替代治疗（continuous renal replacement therapy，CRRT）风险。如果大量晶体液不能有效提升血压，则可以使用白蛋白。多项比较白蛋白和其他液体复苏治疗的荟萃分析结果显示白蛋白治疗可以显著降低脓毒症和脓毒性休克患者（成人和儿童）28d和90d病死率。在患者血红蛋白降至70g/L以下且排除心肌缺血、严重低氧血症或急性出血等情况时可考虑输注红细胞。对于血小板 $<10\times10^9/L$，或 $<20\times10^9/L$ 同时存在高出血风险的患者，可以预防性输注血小板。如有活动性出血或需进行手术或有创操作，血小板应 $>50\times10^9/L$。

早期液体治疗的目标应包括：①尽快恢复血管容积和容量的平衡：平均动脉压≥65mmHg，尿量 $>0.5mL/(kg\cdot h)$，血乳酸 $<2.0mmol/L$；②保证电解质平衡和内环境稳定。③英国国家早期预警评分（National Early Warning Score，NEWS）<4或快速序贯器官衰竭评分（qSOFA）<2。

液体治疗过程中应随时评估。需密切监测心率、血压、尿量、血乳酸等指标，随时进行补液的调整。在患者血流动力学指标持续改善的前提下，补液应谨慎，推荐进行补液试验评估液体反应性后再合理给予液体。另外，治疗过程中还可以采用被动抬腿试验、容量负荷试验、补液后每搏输出量的变化、收缩压变化、脉压变化及机械通气后胸膜腔内压变化等动态指标检测液体反应性。另外，需避免补液过量。有研究表明，脓毒症液体复苏中，第1天有21%的患者出现组织水肿，3d内出现液体负荷过高的患者高达48%。如果患者出现组织水肿的情况，应当降低补液速度，或增加胶体液如白蛋白制剂。如果补液中患者出现病情恶化的迹象，应当立即进行再评估，可采用侵入性血流动力学监测或超声（如评价心功能）以判断休克的类型。

4. 血管活性药物使用　对于脓毒性休克患者，在液体复苏开始的同时，应尽快使用血管活性药物，以维持平均动脉压在65mmHg以上。血管活性药物以去甲肾上腺素为首选，一项纳入11项随机对照研究荟萃分析比较了去甲肾上腺素与多巴胺用于脓毒性休克患者的疗效，结果显示与多巴胺相比，去甲肾上腺素可显著降低患者病死率，并可显著降低心律失常的风险，因此不推荐多巴胺用于脓毒性休克的治疗。去甲肾上腺素使用剂量较高时，可以加用血管升压素（最大剂量0.03U/min）以达到目标MAP或降低去甲肾上腺素的用量。另有研究表明，对于急性肾衰竭的脓毒性休克患者，联用小剂量血管升压素较单用去甲肾上腺素获益更多。心肌功能障碍的患者以多巴酚丁胺为首选。

5. 辅助治疗

（1）糖皮质激素：在充分的液体复苏和血管活性药物治疗后，MAP仍不能达到65mmHg时，可考虑给予氢化可的松，剂量为200mg/d。

（2）氧疗和机械通气：应对所有的脓毒症患者进行辅助供氧，并通过脉搏血氧测定持续监测氧合情况。对尿源性脓毒症诱发急性呼吸窘迫综合征（ARDS）的患者，需进行机械通气，低潮气量肺保护策略广为接受，可降低患者的病死率。指南推荐潮气量设置为6mL/kg，平台压应≤30cmH₂O，并使用较高的呼气末正压（positive end expiratory pressure，PEEP）通气以防止肺泡萎陷，增加气体交换面积。对 $PaO_2/FiO_2<150mmHg$ 的患者使用俯卧位通气，以降低胸膜腔压力梯度，提高胸壁顺应性，促进分泌物清除，从而改善通气。对于机械通气的患者，应用最小剂量的连续性或间断性镇静以达镇静目标。

（3）肾脏替代治疗（renal replacement therapy，RRT）：对于脓毒症合并急性肾损伤（acute kidney injury，AKI）的患者，如需行 RRT，连续肾脏替代治疗（CRRT）和间歇性 RRT 均可。但对于血流动力学不稳定的脓毒症患者，建议使用连续肾脏替代治疗。

（4）血糖管理：推荐采用程序化血糖管理方案，推荐每 1~2h 监测 1 次血糖，连续 2 次测定血糖 >10mmol/L 时启用胰岛素治疗，目标血糖为 ≤10mmol/L。

（5）其他：如充分评估出血风险后，可选择低分子肝素皮下注射预防深静脉血栓；存在上消化道出血风险的患者需使用质子泵抑制剂预防应激性溃疡；早期进行肠内营养等。

（胡卫国　刘宇保　宋海峰 编　史本康 审）

附　尿源性脓毒症病例分析

【病历摘要】

本病例是 1 例比较典型的输尿管结石梗阻继发感染进而引起脓毒性休克的病例。患者起病急，病情进展迅速，很快发展为休克状态，并诱发 DIC，但由于对疾病的识别诊断和干预措施实施及时恰当且有效，最终患者预后较好。

【病例简介】

患者，女性，62 岁。身高 155cm，体重 55kg。因突发左侧腰背部疼痛伴发热 3d 就诊。患者 3d 前无明显诱因在家中突发左侧腰背部胀痛，较剧，难忍，无他处放射痛，无明显加重或缓解因素，伴有发热，体温最高达 40℃ 左右，伴恶心、呕吐数次，为胃内容物，无胸闷、胸痛，无肉眼血尿，无尿频、尿急、尿痛，无头痛、头晕等不适，急至当地医院。查腹部 CT 示左输尿管结石，左肾积水。给予抗感染、补液等处理后，患者发热及腰痛未见明显改善，现为进一步诊治来我院就诊。门诊拟左输尿管结石收治入院。患者自发病以来，精神、睡眠、食欲欠佳，小便如上述，大便无特殊，体重无明显变化。

既往史：2 型糖尿病病史，血糖控制不佳。个人史无特殊。

体格检查：体温 38.5℃，脉搏 101 次 /min，呼吸 22 次 /min，血压 115/68mmHg。神志萎靡，痛苦貌。双肾区无红肿，无隆起，双肾未触及，左肾区叩痛阳性，双侧未闻及血管杂音。左上腹压痛可疑阳性，Murphy 征（−），其余腹部区域无压痛，未触及肿物。膀胱区无隆起，无压痛，叩诊为浊音。

辅助检查：腹部 CT 提示左侧肾盂输尿管连接部结石，直径约 6.0mm，继发左肾积水（图 2-6-附-1）。

实验室检查：尿常规示亚硝酸盐阳性，白细胞 +++，红细胞 +++，尿蛋白 ++。血常规示 WBC $17.45×10^9$/L，红细胞（red blood cell，RBC）$3.95×10^{12}$/L，血红蛋白（hemoglobin，Hb）114g/L，血小板（platelet，PLT）$88×10^9$/L，中性粒细胞百分比（neutrophil%，NE%）92%。生化：血肌酐（serum creatinine，SCr）295μmol/L，血尿素氮（blood urea nitrogen，BUN）20.5mmol/L，K^+ 5.65 mmol/L。降钙素原（PCT）>100ng/mL。

入院诊断：左输尿管结石伴左肾积水，尿源性脓毒症，急性肾功能不全，高钾血症，血小板减少。

【讨论与临床决策】

首先面临的临床问题是什么？

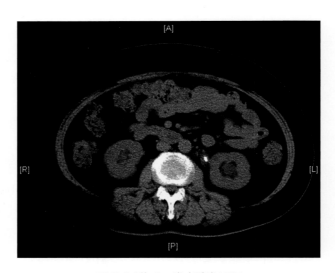

图 2-6-附-1　患者腹部 CT

该患者左侧腰痛起病,伴发热,影像学提示左输尿管结石,化验 PCT、WBC、NE% 升高,尿常规示白细胞显著增多,考虑左输尿管结石继发梗阻和感染诊断明确;患者 qSOFA 评分为 2 分,SOFA 评分为 4 分。诊断为尿源性脓毒症,继发急性肾功能不全、高钾血症和血小板减少。尿源性脓毒症治疗的关键在于早期识别和及时干预,因此在对患者疑诊或者明确诊断后,应尽快进行干预和治疗。广谱抗感染是治疗的基础,根据最新的拯救脓毒症指南,抗感染治疗应在诊断后 1h 内立即应用,并且在抗菌药物使用之前留取尿培养、血培养。对于尿源性脓毒症,特别是结石梗阻导致的脓毒症,诊断明确或者高度怀疑时,抗菌药物的使用推荐以降阶梯方案为主,可以抓住有效治疗时机,快速逆转疾病进程。本例患者脓毒症的根本病因在于左侧输尿管结石梗阻,因此早期病因源头控制十分重要。对于输尿管结石梗阻引起的尿源性脓毒症,及时解除梗阻、充分引流是基本外科治疗原则。方法主要有两种,其一是经尿道输尿管支架置入内引流;其二是经皮肾穿刺造瘘术外引流。二者的目的都是解除梗阻,引流尿液。梗阻的解除对感染控制、保护肾功能是十分必要的。根据文献报道,在治疗效果上二者无区别,主要应根据患者的具体情况进行选择。患者目前血小板减少,肾造瘘出血风险更高,且患者积水不重,经皮肾穿刺造瘘相对难度大,因此应首先考虑输尿管支架置入。

【治疗经过】

患者入院后,结合相关检查,考虑为输尿管结石梗阻继发感染引起的尿源性脓毒症,立即留取血培养、尿培养,完善血气分析,给予开放静脉、心电监护、吸氧,使用美罗培南 0.5g 静脉滴注 q8h,抗感染治疗,积极补充晶体液。并且,紧急安排经尿道膀胱镜下输尿管支架置入术,术中置入输尿管支架后,可见支架管口及侧孔大量白色脓絮状物引出。患者术后返回病房后突然血压下降至 80/50mmHg (MAP 60mmHg);血气分析示:动脉血氧分压(PaO$_2$)70mmHg,动脉血二氧化碳分压(PaCO$_2$)35mmHg,碳酸氢根(HCO$_3^-$)18mmol/L,乳酸(lactic acid,LAC)4.2mmol/L。立即开始液体复苏(0.9% NaCl 1 500mL)、鼻导管吸氧,监测血压升高不明显,遂液体复苏同时给予去甲肾上腺素持续泵入,后患者血压上升到 95~110/60~77mmHg,心率 90~110 次 /min,SpO$_2$ 95%~97%,体温恢复正常,PCT 28ng/mL。2d 后患者血压再次出现波动性下降至 85~90/55~60mmHg,同时出现血尿、下肢出血点,四肢发绀加重,复查 PLT 42×10^9/L,PT 22s,APTT 48s,FIB 1.0g/L,考虑合并 DIC,积极给予新鲜冰冻血浆 200mL 1 次 /d 输注。经过前述充分抗感染、补液、氧疗及对症治疗后,患者病情逐渐稳定,停用血管活性药物后生命体征良好,复查 Scr、PCT 逐渐下降,PLT、PT、APTT 等恢复至正常水平。尿培养回报结果为大肠埃希菌 ESBL,降级抗菌药物为头孢哌酮钠舒巴坦钠 3g q8h。10d 后患者恢复良好,出院。1 个月后患者行左侧输尿管软镜碎石术,手术顺利,术后恢复良好。

【并发症及处理】

患者入院时即存在急性肾功能不全及高钾血症,考虑与输尿管结石急性梗阻及重症感染相关。单侧输尿管结石引起急性肾功能不全并不罕见,本例患者合并重症感染,加重了肾功能损伤。对于这种情况,在充分抗感染的基础上立即解除梗阻,充分引流是十分必要的治疗手段。最终,在充分抗感染和解除梗阻充分引流后,患者肾功能逐渐改善。

患者经过充分液体复苏和抗菌药物治疗,生命体征趋于稳定后再次出现波动,出现下肢出血点,伴四肢发绀加重,复查实验室指标提示 PLT 进行性下降,凝血指标明显异常,纤维蛋白原下降,但此时患者感染指标呈好转趋势,考虑为重症感染诱发 DIC,经过新鲜冰冻血浆输注和积极原发病治疗后 DIC 逐渐好转。DIC 是脓毒症及脓毒性休克的常见并发症。脓毒症是 DIC 的首要病因,明显的 DIC 发生于 20%~50% 的脓毒症患者,脓毒症时 DIC 存在与否及严重程度与预后密切相关。脓毒症时 DIC 的发生不是单一因素造成的,凝血及抗凝之间的平衡失调是主要原因。脓毒症时凝血激活、抗凝物质减少及纤溶抑制是 DIC 的主要原因。通常脓毒症患者在采取控制感染、清除病灶等综合措施后,凝血障碍会自行改善。在综合治疗的基础上,针对脓毒症 DIC 的治疗关键要判断是否有活动性出血或患者是否有血栓形成发生。如果患者没有出血,根据相关指南,应采用肝素或低分子肝素进行抗凝治疗;脓毒症 DIC 如果有出血,则推荐补充血液制品,如新鲜冰冻血浆及机采血小板或其他凝血因子。本例患者在病程中出现 DIC,并伴有血尿及下肢出血点,因此没有采取抗凝治疗,而是通过输注新鲜冰冻血浆补充凝血因子来改善凝血功能,最终在积极控制感染、解除梗阻、稳定循环的基础上,患者 DIC 最终改善。

【经验与体会】

问题一:本病例的病因是什么?

本病例的病因是输尿管结石梗阻合并感染引起的尿源性脓毒症。患者系老年女性,为泌尿系统感染的高危人群,且有既往糖尿病病史,血糖控制不佳为重要危险因素。

问题二:本病例诊断有无金标准? 诊断方法有几种,最好的诊断方法是什么? 有无诊断上的技巧、难点? 容易误诊的情况是什么? 本人拥有的诊断手段是什么?

尿源性脓毒症为尿路感染引起的脓毒症。脓毒症的定义目前参考 Sepsis3.0。对于感染或疑似感染的患者,当脓毒症相关序贯器官衰竭(SOFA)评分较基线上升≥2 分时可诊断为脓毒症。由于 SOFA 评分操作起来比较复杂,临床上也可以使用床旁快速 SOFA(qSOFA)标准识别重症患者,如果符合 qSOFA 标准中的至少 2 项时,应使用 SOFA 评分进一步评估患者是否存在脏器功能障碍。脓毒性休克为在脓毒症的基础上出现持续性低血压,在充分容量复苏后仍需血管活性药来维持平均动脉压≥65mmHg,以及血乳酸 >2mmol/L。对于脓毒症的病原学诊断十分重要。根据《中国脓毒症 / 脓毒性休克急诊治疗指南 2018》推荐,在不显著延迟启动抗菌药物治疗的前提下,推荐常规进行微生物培养。在抗菌药物治疗开始之前先采样培养与改善预后有关。如果能及时采样,则先采样进行培养;如果不能马上获得标本,应尽快启动抗菌药物治疗。

问题三:本病例的临床决策是否得当?

本病例以输尿管结石梗阻合并感染起病,病情进展迅速,很快发展为脓毒性休克。在治疗中早期识别脓毒症、及时抗感染和积极解除梗阻充分引流是治疗的基础和重中之重。qSOFA 评分用于早期识别脓毒症方便有效。本病例在明确诊断后,对该患者及时进行了病原学培养,并立即给予广谱抗感染治疗和液体治疗,迅速安排了针对病因的治疗(置入输尿管支架,解除梗阻)。从治疗的角度来讲,梗阻的解除应在条件允许的情况下尽早进行。如果存在脓毒性休克,应积极抗休克治疗,稳定循环,为解除梗阻的外科操作尽快创造条件,梗阻解除将为其他治疗的生效提供保障,从而最大可能地改善治疗结局。患者在治疗过程中出现 DIC,以出血为主要表现,因此在纠正治疗上选择新鲜冰冻血浆输注,最终在积极控制感染和及时解除梗阻、有效维持循环的基础上,预后良好。

问题四:本病例导致并发症产生的原因是什么? 如何早期发现并诊断并发症?

并发急性肾功能不全:本病例入院时即合并急性肾损伤及高钾血症,原因首先考虑与输尿管结石急性梗阻相关。另外,严重感染和脓毒症在一定程度上加重了肾功能损伤,脓毒症可诱发肾血管严重收缩,减少肾脏有效灌注,且脓毒症时的微循环功能障碍以及炎症介质(细胞因子、趋化因子、补体)对肾小管的毒性作用,都可以引起肾功能的损害。急性肾损伤为一组临床综合征,指突发和持续的肾功能突然下降。临床上,对于本病例同类的患者,首先应保持对合并急性肾损伤的高度警惕,及早行生化实验室检查可明确血肌酐、尿素氮等水平和电解质情况。对于这种情况,在充分抗感染的基础上立即解除梗阻,充分引流是十分必要的治疗手段。

并发 DIC:患者在治疗期间并发了 DIC。纤溶酶原激活物抑制剂过量生成导致纤维蛋白溶解受到过度抑制是脓毒症并发 DIC 的重要特征。早期对脓毒症并发的 DIC 进行识别和干预可明显改善脓毒症患者的预后。脓毒症相关凝血障碍（sepsis-induced coagulopathy，SIC）是 DIC 的早期阶段。因此，脓毒症并发 DIC 的诊断分为简化的"两步法"。第一步：脓毒症患者一旦出现 PLT 下降，首先应考虑是否合并 SIC，此时应迅速进行包括 PT、纤维蛋白原降解产物（fibrinogen degradation products，FDP）、D- 二聚体（D-Dimer）、FIB 等在内的凝血功能检测，结合 qSOFA 评分，明确是否合并 SIC。SIC 的诊断标准包括：血小板计数 $<100\times10^9/L$（2 分）、$100\sim150\times10^9/L$（1 分）；INR>1.4（2 分）、1.2~1.4（1 分）；SOFA 评分≥2（2 分）、1（1 分）。若总分≥4 分，可诊断 SIC。第二步：继续监测实验室指标，若出现 PLT 进行性下降、FDP 升高、PT 延长、纤维蛋白原减少，同时，临床上有出血或微血栓、器官功能衰竭等，考虑 DIC 诊断。

问题五：本病例的处理并发症临床决策是否得当？

并发急性肾功能不全：本病例及时明确了患者的尿源性脓毒症诊断及病因（输尿管结石梗阻），及时发现肾功能异常，并在早期积极抗感染、液体治疗的基础上，尽快安排了输尿管支架置入术以解除梗阻充分引流，保护了肾功能，并且为后续治疗措施的起效创造了条件。指南推荐对于脓毒症合并 AKI 的患者，如果仅有肌酐升高或少尿而无其他透析指征时，不建议进行肾脏替代治疗。本例患者虽然肌酐升高，但血钾水平略高出正常上限，无透析指征，因此未进行肾脏替代治疗。

并发 DIC：脓毒症并发 DIC 时，目前国内外指南都着重强调抗感染、液体复苏等的治疗地位，抗凝治疗的总体疗效不确切，是否进行抗凝治疗的关键要判断是否有活动性出血或患者是否有血栓形成发生。本例患者存在血尿及下肢出血点，因此没有采取抗凝治疗，而是通过输注新鲜冰冻血浆补充凝血因子来改善凝血功能，同时积极处理患者原发病，最终患者 DIC 迅速改善，临床决策得当。然而在实际临床中，受诸多限制，新鲜冰冻血浆很多时候无法及时获取，这种情况下，早期识别、预警和干预就尤为重要。

问题六：临床决策执行情况如何？决策判断与实际情况有无出入？有无其他意外情况发生？

本病例按照临床决策进行原发病和并发症的处理，决策判断与实际情况没有出入，无其他意外情况发生。

问题七：本病例的临床结局如何？本人是否满意？

本病例在感染控制，病情稳定后成功实施结石手术治疗，最终痊愈出院，患者及其家属对手术及治疗效果表示满意。

问题八：如何预防该病例并发症的发生？

急性肾功能不全：患者及时就诊、早期解除梗阻、及时有效控制感染等措施，或可预防急性肾损伤的发生。

并发 DIC：本病例为脓毒症并发 DIC，因此对脓毒症进行早期且有效的识别和管理可预防 DIC 发生。同时，当临床出现血小板下降时，需及早考虑 DIC 诊断，给予治疗量的低分子肝素可能避免病情进展为 DIC。

【专家点评】

这是一个典型的输尿管结石梗阻致尿源性脓毒症的病例。结石不大，病情凶险。患者为老年女性，合并糖尿病，且平素血糖控制不佳，为泌尿系统感染的高危人群，加上输尿管结石梗阻，最终诱发感染加重导致脓毒症。在整个诊疗过程中，医务人员首先通过相关病史、体格检查、辅助检查和相关化验迅速识别，参照诊断标准快速得出正确诊断。其次治疗方面及时进行了输尿管支架置入内引流，早期解除了梗阻，同时应用降阶梯抗菌药物使用方案，使得后续治疗能发挥最大效果。在病程中，虽然由于感染严重，诱发了 DIC，但是同样因为梗阻解除及时，抗感染、抗休克积极充分，最终患者治疗效果较好，预后满意。因此，在处理类似患者的过程中，应强调早期识别、早期预警和早期干预。

（胡卫国　刘宇保　宋海峰　编　史本康　审）

参考文献

［1］SINGER M,DEUTSCHMAN CS,SEYMOUR CW,et al. The third international consensus definitions for sepsis and septic shock(sepsis-3)［J］. Jama,2016,315(8):801-810.

［2］CECCONI M,EVANS L,LEVY M,et al. Sepsis and septic shock［J］. Lancet,2018,392(10141):75-87.

［3］JOHNSON JR,RUSSO TA. Acute pyelonephritis in adults［J］. N Engl J Med,2018,378(1):48-59.

［4］RUDD KE,JOHNSON SC,AGESA KM,et al. Global,regional,and national sepsis incidence and mortality,1990-2017: analysis for the Global Burden of Disease Study［J］. Lancet,2020,395(10219):200-211.

［5］WENG L,ZENG XY,YIN P,et al. Sepsis-related mortality in China:a descriptive analysis［J］. Intensive Care Med,2018, 44(7):1071-1080.

［6］TANDOǦDU Z,BARTOLETTI R,CAI T,et al. Antimicrobial resistance in urosepsis:outcomes from the multinational, multicenter global prevalence of infections in urology(GPIU)study 2003-2013［J］. World J Urol,2016,34(8):1193-200.

［7］《尿路感染诊断与治疗中国专家共识》编写组. 尿路感染诊断与治疗中国专家共识(2015版)［J］. 中华泌尿外科杂志, 2015,36(4):241-242.

［8］BONE RC,BALK RA,CERRA FB,et al. Definitions for sepsis and organ failure and guidelines for the use of innovative therapies in sepsis. The ACCP/SCCM Consensus Conference Committee. American College of Chest Physicians/Society of Critical Care Medicine［J］.Chest,1992,101(6):1644-1655.

［9］SINGER M,DEUTSCHMAN CS,SEYMOUR CW,et al. The third inter-national consensus definitions for sepsis and septic shock(Sepsis-3)［J］.JAMA,2016,315(8):801-810.

［10］WU HY,ZHU SB,YU SC,et al.Early drastic decrease in white blood count can predict uroseptic shock induced by upper urinary tract endoscopic lithotripsy:a translational study［J］. J Urol,2015,193(6):2116-2122.

［11］WU HY,WANG ZH,ZHU SB,et al.Uroseptic shock can be reversed by early intervention based on leukocyte count 2 h post-operation:animal model and multicenter clinical cohort study［J］. Inflammation,2018,41(5):1835-1841.

［12］MONNE R ET G,LABAUNE JM,ISAAC C,et al.Procalcitonin and C-reactive protein levels in neonatal infections［J］. Acta Paediatr,1997,86(2):209-212.

［13］《降钙素原急诊临床应用专家共识》编写组. 降钙素原(PCT)急诊临床应用的专家共识［J］. 中华急诊医学杂志, 2012,21(9):944-951.

［14］RIVERS E,NGUYEN B,HAVSTAD S,et al.Early goal-directed therapy in the treatment of severe sepsis and septic shock ［J］.N Engl J Med,2001,345(19):1368-1377.

［15］KELLUM JA,ANGUS DC,JOHNSON JP,et al.Continuous versus intermittent renal replacement therapy:a meta-analysis ［J］.Intensive Care Med,2002,28(1):29-37.

［16］RAMSEY S,ROBERTSON A,ABLETT MJ,et al.Evidence-based drainage of infected hydronephrosis secondary to ureteric calculi［J］.J Endourol,2010,24(2):185-189.

［17］GORDON AC,RUSSELL JA,WALLEY KR,et al.The effects of vasopressin on acute kidney injury in septic shock［J］. Intensive Care Med,2010,36(1):83-91.

［18］BRIEL M,MEADE M,MERCAT A,et al. Higher vs lower positive end-expiratory pressure in patients with acute lung injury and acute respiratory distress syndrome:systematic review and meta-analysis［J］. JAMA,2010,303(9):865-873.

［19］BURNS KE,ADHIKARI NK,SLUTSKY AS,et al.Pressure and volume limited ventilation for the ventilatory management of patients with acute lung injury:a systematic review and meta-analysis［J］. PLoS One,2011,6(1):e14623.

［20］HAASE N,PERNER A,HENNINGS LI,et al.Hydroxyethyl starch 130/0.38-0.45 versus crystalloid or albumin in patients with sepsis:systematic review with meta-analysis and trial sequential analysis［J］. BMJ,2013,346:f839.

［21］XU JY,CHEN QH,XIE JF,et al.Comparison of the effects of albumin and crystalloid on mortality in adult patients with severe sepsis and septic shock:a meta-analysis of randomized clinical trials［J］. Crit Care,2014,18(6):702.

［22］JIANG L,JIANG S,ZHANG M,et al.Albumin versus other fluids for fluid resuscitation in patients with sepsis:a meta-analysis［J］. PLoS One,2014,9(12):e114666.

［23］SONG F,ZHONG LJ,HAN L,et al. Intensive insulin therapy for septic patients:a meta-analysis of randomized controlled trials［J］. Biomed Res Int,2014,2014:698265.

［24］MOUNCEY PR,OSBORN TM,POWER GS,et al.Trial of early,goal-directed resuscitation for septic shock［J］. N Engl J Med,2015,372(14):1301-1311.

［25］DREGER NM,DEGENER S,AHMAD-NEJAD P,et al.Urosepsis-etiology,diagnosis and treatment［J］. Dtsch Arztebl Int,2015,112(49):837-847,quiz 848.

［26］AVNI T,LADOR A,LEV S,et al.Vasopressors for the treatment of septic shock:systematic review and meta-analysis［J］. PLoS One,2015,10(8):e0129305.

［27］GUO Y,GAO W,YANG H,et al.De-escalation of empiric antibiotics in patients with severe sepsis or septic shock:A meta-analysis［J］. Heart Lung,2016,45(5):454-459.

［28］INVESTIGATORS P,ROWAN KM,ANGUS DC,et al. Early,goal-directed therapy for septic shock-a patient-level meta-analysis［J］. N Engl J Med,2017,376(23):2223-2234.

［29］LEVY MM,EVANS LE,RHODES A.The surviving sepsis campaign bundle:2018 update［J］. Intensive Care Med,2018,44(6):925-928.

［30］中华医学会急诊医学分会,中国医师协会急诊医师分会,中国人民解放军急救医学专业委员会,等.脓毒症液体治疗急诊专家共识［J］. 中华急诊医学杂志,2018,27(1):30-38.

［31］BONKAT G,CAI T,VEERATTERAPILLAY R,et al.Management of urosepsis in 2018［J］.Eur Urol Focus,2019,5(1):5-9.

［32］梁霞,邹望远.尿源性脓毒症的研究进展［J］.中南大学学报(医学版),2019,44(4):455-460.

［33］DUGAR S,CHOUDHARY C,DUGGAL A.Sepsis and septic shock:guideline-based management［J］. Cleve Clin J Med,2020,87(1):53-64.

［34］曹钰,柴艳芬,邓颖,等.中国脓毒症/脓毒性休克急诊治疗指南(2018)［J］.临床急诊杂志,2018,19(9):567-588.

第三篇

泌尿系统特异性感染

第一章　泌尿系统真菌感染

一、概述

泌尿系统真菌感染临床并不少见,念珠菌属是原发性累及泌尿系统最常见的真菌属,约占院内所有尿培养阳性病原体的 1%。白念珠菌属最常见,其次是热带念珠菌和光滑念珠菌,其他念珠菌如近平滑念珠菌、克柔念珠菌等也时有检出。一项回顾性研究显示,门诊患者尿样本中检出念珠菌的比例为 0.11%~0.75%,而住院患者中检出念珠菌的比例更高,为 3.49%~10.63%。

白念珠菌存在于 15%~60% 的人群中,定植于正常人口咽部、结肠及阴道。多项研究表明,念珠菌通常不会导致念珠菌血症,但可能是潜在疾病严重程度的标志。由念珠菌尿进展而来的念珠菌血症占 0~8%。医院获得性念珠菌尿在 ICU 的罹患率为 28.3%,由于入选对象的限制,实际院内获得性念珠菌尿的发病率应该更高。在美国,念珠菌属在院内获得性菌血症病因中占第 4 位,病死率高达 40%,为所有菌血症中病死率之首。在一项前瞻性多中心研究中,在 ICU 住院超过 7d 的危重患者中,念珠菌尿的发生率为 22%。在同一研究中,念珠菌尿患者的死亡率显著高于无念珠菌尿患者。一项评估 1 408 名留置导尿住院患者尿培养的研究显示,念珠菌是导致导尿管相关泌尿系统感染或无症状定植的第二大病原体。在肾移植患者中,念珠菌尿的发病率为 3.4%~11%,通常大多数患者无临床症状;在脊髓损伤的长期导尿患者中,念珠菌尿的发生率为 17%,且留置导尿管与念珠菌尿显著相关,而间歇导尿患者出现念珠菌尿的比例明显要低。一项 2 型糖尿病患者中段尿培养的研究显示,念珠菌尿的发病率为 10%,其中女性患者发病率更高。

除了念珠菌属外,其他真菌如隐球菌、阿萨希毛孢子菌、霉菌等发生播散性感染时可累及肾脏,但通常并不导致有症状的尿路感染。双相真菌中的皮炎芽生菌可引起前列腺感染,荚膜组织胞浆菌可引起附睾睾丸炎。

二、发病机制

念珠菌尿和念珠菌泌尿系统感染的危险因素和诱因主要有高龄、女性、糖尿病、广谱抗菌药物的使用、ICU 住院、留置导尿管、膀胱功能障碍、上尿路结石、尿路梗阻、尿路有创操作、肾脏移植、先天性泌尿系统畸形或结构异常等。念珠菌通常从长时间或频繁使用抗菌药物、糖尿病、留置导尿管的患者尿液中分离出来。广谱抗菌药物的使用抑制了胃肠道和生殖道菌群,导致念珠菌定植。留置导尿管可突破生理和微生物屏障,便于念珠菌等微生物的侵入,生物膜的产生可能有助于念珠菌规避宿主防御机制和降低体内抗真菌药物的敏感性。ICU 住院是念珠菌感染的另一个重要危险因素,高剂量的抗菌药物暴露是可能的原因。念珠菌尿通常在女性中更为普遍,因为女性尿道较短,念珠菌在外阴定植的可能性较高。

泌尿系统真菌感染主要有两种发病机制:一种是经肾脏血行播散(顺行性感染);另一种是经尿道和膀胱上行(逆行性感染)。类似细菌性泌尿系统感染的发病机制,大多数有症状的念珠菌泌尿系统感染是从外阴上行至尿路感染演变而来,患者可出现膀胱炎或肾盂肾炎的症状。在阴道中发现的念珠菌菌株与导致留置导尿管女性念珠菌感染的菌株有关,推测念珠菌可从会阴扩散到膀胱定植,再逆行扩散到肾集合系统。念珠菌血症可发生肾实质播散,而这些患者通常没有典型的尿路感染症状,但有其他系统性表现。念珠菌血症或播散性念珠菌病患者可出现念珠菌尿。值得注意的是,念珠菌尿通常不是念珠菌血症的感染来源。无症状念珠菌尿患者发生念珠菌血症的风险较低,但尿路梗阻或手术干预显著增加了上尿路感染和念珠菌血症的风险。

真菌球是泌尿系统念珠菌感染的罕见并发症,可能与生物膜形成有关。它是由真菌细胞、脱落的肾上皮和尿路上皮细胞组成的混合团块,可源于坏死组织聚集、黏膜碎片、陈旧血凝块和异物或结石碎块,难以清除,导致尿路梗阻,并发腹痛、血尿、尿潴留,甚至肾功能损害。在新生儿患者中,真菌球的形成通常是播散性念珠菌病的一种表现。

三、临床表现

大多数念珠菌尿患者无症状,大约只有 4% 的念珠菌尿患者是有症状的,临床表现取决于感染部位。念珠菌性膀胱炎可出现尿频、尿急、排尿困难、血尿和脓尿。肾脏念珠菌感染表现为急性肾盂肾炎的症状,有发热、寒战、腰部疼痛,并可能出现输尿管梗阻,形成念珠菌感染性肾周脓肿或脓肾等。对于念珠菌血症患者,无法解释的肾功能损害应考虑到累及肾脏的可能。

附睾睾丸炎在念珠菌性泌尿系统感染不常见。患者多为老年人,有致病危险因素,如糖尿病、留置导尿管、尿流梗阻、既往广谱抗菌药物治疗等。念珠菌性附睾 - 睾丸炎临床表现可能与细菌感染相似,但往往是双侧的,病程更长,从 5d 到 5 个月不等。念珠菌性前列腺炎可引起尿频、尿急、排尿困难等下尿路症状,很少出现急性脓肿。男性外生殖器真菌感染包括阴茎冠状沟和阴茎头的酵母菌病,主要由白念珠菌感染引起,可发生反复感染的包皮龟头炎。

四、诊断

(一)实验室检查

念珠菌尿的诊断主要依靠尿液真菌涂片及尿液的真菌培养,但是标本容易被污染。PCR 通过念珠菌肌动蛋白基因进行 PCR 扩增使念珠菌尿诊断敏感性和特异性达到 100%,能对危重患者隐性念珠菌血症进行高效的检测。危重患者如果发生念珠菌感染应首先考虑为侵袭性念珠菌病的可能,应重复进行尿常规检查及清洁中段尿或经耻骨上膀胱穿刺抽吸尿液进行培养。尿培养菌落 >10^3CFU/mL 时可确诊为念珠菌感染。

值得注意的是,尿培养中的念珠菌菌落计数并不能帮助区分污染、定植或感染。在许多研究中,真菌 - 细菌联合感染和定植并不少见。在尿液样本中直接检测出芽酵母、菌丝或假菌丝可能是念珠菌感染的线索。在一项 146 例导管相关念珠菌尿患者评估研究中,28% 患者的尿液沉积物中可见念珠菌,33% 患者的尿液样本中有白细胞。25%~30% 的念珠菌尿患者同时存在菌尿,可导致尿白细胞阳性。

（二）影像学检查

影像学检查可用于肾盂肾炎、肾或肾周脓肿、尿路梗阻、真菌球以及前列腺等的评估。超声检查是泌尿系统真菌感染的首选检查方法，对发现肾积水和假丝酵母菌肾盂肾炎可能存在的肾脏局灶性低回声病变有较高价值。排泄性尿路造影或逆行肾盂造影可用于真菌球的诊断，上尿路真菌球可引起梗阻，影像学表现为充血缺损、钙化区和空泡。计算机断层扫描尿路造影（computer tomography urography，CTU）检查有助于确定结构异常、肾积水、脓肿、气肿性肾盂肾炎和真菌球的形成，并可以评估肾脏排泄功能。

五、治疗

因为很难区分患者的念珠菌尿是由于定植还是真正的泌尿系统念珠菌感染，所以临床医师面临两难的选择，即是否开始抗真菌治疗。一般认为，对于无症状念珠菌尿不应使用抗真菌药物治疗，除非患者属于具有较高播散可能的高危人群，如中性粒细胞减少患者、出生体重极低（<1.5kg）婴儿和需行泌尿系统手术的患者。对于无症状念珠菌尿患者，通常建议先排除污染。对于没有留置导尿管的患者，可在1d 或 2d 后重复尿培养以排除污染。对于老年妇女和难以获得清洁尿液样本的患者，可以通过导尿管获取第二份样本，如果重复培养念珠菌阴性，则提示是污染。无症状留置导尿管患者应在更换导尿管次日重复培养，如果重复培养为阴性，则不建议进一步诊断或治疗。念珠菌在无症状患者的持久性需要评估易感因素。排除易感因素如拔除导尿管通常真菌可自行清除，不推荐使用抗真菌药物。无任何已知危险因素的无症状患者应进行尿培养，在没有抗真菌治疗的情况下，大部分患者的念珠菌可在数周至数月内消失。肾移植患者无症状念珠菌尿也不推荐用药，抗真菌治疗似乎并没有改善预后。

（一）抗真菌药物治疗

抗真菌药物的敏感性和尿液中的浓度是治疗念珠菌药物选择的重要因素。在抗真菌治疗前，首先去除真菌尿的诱发因素，是保证抗真菌治疗效果的前提。

对于无症状念珠菌尿患者，若单纯尿培养阳性，既往无相关病史、无糖尿病等危险因素可不治疗；有危险因素存在者，去除危险因素（拔除导尿管、内支架管，停止使用抗菌药物及提高营养状态等，如不能彻底拔除导尿管或内支架管则更换新导尿管或内支架管），以清除念珠菌繁殖和感染后再培养，好转者不需要治疗；当去除危险因素后念珠菌尿仍无好转或持续性念珠菌尿患者需采取积极再评估和治疗措施。若住院患者有播散性念珠菌病证据或中性粒细胞减少、低体重新生儿、侵袭性念珠菌病高发的ICU 中的高危患者、实体器官移植受者或准备进行泌尿外科经尿路手术操作的患者存在无症状念珠菌尿时，需进行抗真菌治疗。

有症状的念珠菌尿患者均需要接受治疗，泌尿系统影像学、侵袭性念珠菌病的危险因素评估、病原学检查以及其他非无菌身体部位培养是一些推荐的方法。在身体多个部位（如尿路、呼吸道、口腔、直肠、腹股沟等）存在念珠菌定植可能是侵袭性念珠菌病的重要线索。

药物治疗一般选择经肾排泄的氟康唑、两性霉素 B 和氟胞嘧啶。真菌培养及药敏试验是必要的，尤其是有过抗真菌治疗病史的患者，需考虑真菌耐药性的发生。白念珠菌是真菌性尿路感染的最常见菌属，由于它对氟康唑很敏感，氟康唑在尿液中的浓度很高，治疗相对容易；相反，耐氟康唑的光滑念珠菌引起的泌尿系统感染可能极难治疗。对于大多数念珠菌分离株，氟康唑在尿中的浓度很容易达到最低抑菌浓度。氟康唑口服剂量为 200~400mg/d 时，尿液中的浓度可达到 100mg/L，不仅对敏感菌株（MIC 8mg/L）、剂量依赖性菌株（MIC 16~32mg/L）足够，有时对耐药菌株（MIC 64mg/L）也足够。推荐用药方法为口服氟康唑 200mg/d（3mg/kg）治疗 2 周。随着氟胞嘧啶在不同形式的念珠菌性泌尿系统感染中的疗效得到证实,它可用于对氟康唑不耐受的患者。一般推荐口服剂量为 25mg/kg,4 次 /d,肾功能不全的患者需调整用量。接受氟胞嘧啶长期治疗的患者需要密切监测其不良反应造成的损害,必要时可与两性霉素 B 联合使用,以避免耐药菌株的出现。两性霉素 B 对大多数念珠菌具有活性,主要缺点是需要静脉给药和具有毒性。对于氟康唑耐药的光滑念珠菌,推荐两性霉素 B 0.3~0.6mg/(kg·d),治疗 1~7d 或口服氟胞嘧啶 25mg/kg,4 次 /d,治疗 7~10d。其他抗真菌药物如卡泊芬净和其他吡咯类抗真菌药物在尿液中活性药物浓度低,通常对治疗泌尿系统真菌感染无效。通过血行播散的局限于肾脏的感染可以用卡泊芬净治疗,因为即使不能达到足够的尿液浓度,但在肾组织的浓度是足够的。两性霉素 B 冲洗膀胱容易复发,通常不建议使用,特别是对于不需要留置尿路导管的患者。

1. 膀胱炎 如条件允许,应拔除导尿管;对于氟康唑敏感的真菌,口服氟康唑,每天 200mg(3mg/kg),持续 2 周;对于氟康唑耐药的光滑念珠菌,口服氟胞嘧啶,25mg/kg,每天 4 次,持续 7~10d,或两性霉素 B,每天 0.3~0.6mg/kg,持续 1~7d;对于克柔念珠菌,两性霉素 B,每天 0.3~0.6mg/kg,持续 1~7d。

2. 肾盂肾炎 对于有肾造瘘管或支架的患者,如果条件允许,予以拔出或更换。氟康唑 200~400mg(3~6mg/kg)口服,1 次 /d,2 周;氟胞嘧啶 25mg/kg 口服,4 次 /d,7~10d;两性霉素 B 0.3~1.0mg/kg,静脉滴注,1 次 /d,1 周。对于氟康唑耐药的光滑念珠菌,两性霉素 B 每天 0.3~0.6mg/kg,联合使用或不使用口服氟胞嘧啶,4 次 /d,每次 25mg/kg。对于克柔念珠菌,两性霉素 B 0.3~0.6mg/(kg·d),持续 1~7d。

3. 真菌球 氟康唑 400mg 口服,1 次 /d,2~4 周;氟胞嘧啶 25mg/kg,口服,4 次 /d,2~4 周;两性霉素 B 0.3~1.0mg/kg,静脉滴注,1 次 /d,1~7d;如果患者有肾造瘘管,通过造瘘管予以两性霉素 B(25~50mg,200~500mL 无菌生理盐水)冲洗;结合外科引流。

(二)手术及外科干预

有留置导尿管或肾脏输尿管内支架管的患者,拔出或更换新的导尿管及内支架管;需永久性尿流改道者选择耻骨上膀胱穿刺造瘘;B 超及 CT 等影像学检查明确有泌尿系统梗阻性疾病的患者需手术治疗解除梗阻,有真菌球或局部脓肿形成需手术引流;有先天性畸形或结构异常在感染控制后进行手术矫形。

对于存在危险因素或诱因的人群进行针对性预防,控制血糖,缩短导尿管或输尿管内支架管等留置时间,减少或避免不必要的侵入性操作。ICU 患者需进行隔离预防交叉感染,避免长时间使用抗菌药物,缩短抗菌药物应用疗程及剂量。器官移植后患者避免过度免疫抑制,对高危移植患者(接受强化免疫诱导治疗、有真菌定植或感染病史、术后严重排斥反应、合并其他微生物感染接受大剂量抗感染药物治疗等)进行靶向预防,改善营养不良状态,及时纠正先天性畸形或结构异常,积极治疗尿路梗阻性疾病。

(三)合并真菌感染的上尿路结石治疗

上尿路结石治疗前后合并泌尿系统或血流真菌感染的患者在临床上并不少见。这类患者通常病情复杂,长时间应用多种抗菌药物,结石与感染互为因果,不彻底清除结石而单纯进行抗真菌治疗几乎无效。因此,对合并真菌感染的上尿路结石患者需抗真菌药物联合外科手术治疗。治疗原则包括术前充分的引流,合理的抗真菌药物治疗,术中注意肾盂内压力控制,术后持续的抗真菌治疗等措施才能获得安全和满意的治疗效果。

术前充分引流可采用留置输尿管支架管引流或经皮肾穿刺造瘘引流的方法 1~2 周,同时应根据尿细菌培养结果选择敏感的抗真菌药物治疗 1~2 周。手术方式要根据患者结石情况和身体耐受情况,尽可能选择经皮肾镜碎石术以达到最大限度清除结石和真菌团块的目的,还能够更好地保证术中较低的肾盂内压力。如果患者结石特点或全身情况不能耐受经皮肾镜手术,输尿管软镜碎石术可作为备选的手术方法。有文献报道,输尿管软镜碎石术后易出现真菌性感染性休克,因此使用软镜治疗时要注意严格控制肾盂内压力,同时最大限度取净结石,必要时可分次手术。

需要注意的是在所有尿路装置(如支架管、导尿管)拔除后仍需抗真菌治疗 1~2 周,而术前没有尿路真菌感染的上尿路结石患者术后发热应考虑真菌血流感染的存在,并且要注意播散性真菌感染的可能。

(陈恕求 编　陈明 审)

参考文献

[1] COLODNER R,NURI Y,CHAZAN B,et al. Community-acquired and hospital-acquired candiduria:comparison of prevalence and clinical characteristics [J]. Eur J Clin Microbiol Infect Dis,2008,27(4):301-305.

[2] ALFOUZAN WA,DHAR R. Candiduria:evidence-based approach to management,are we there yet? [J]. J Mycol Med,2017,27(3):293-302.

[3] GAJDACS M,DOCZI I,ABROK M,et al. Epidemiology of candiduria and Candida urinary tract infections in inpatients and outpatients:results from a 10-year retrospective survey [J]. Cent European J Urol,2019,72(2):209-214.

[4] PAUL N,MATHAI E,ABRAHAM OC,et al. Factors associated with candiduria and related mortality[J]. J Infect,2007,55(5):450-455.

[5] SAFDAR N,SLATTERY WR,KNASINSKI V,et al. Predictors and outcomes of candiduria in renal transplant recipients [J]. Clin Infect Dis,2005,40(10):1413-1421.

[6] HELBIG S,ACHKAR JM,JAIN N,et al. Diagnosis and inflammatory response of patients with candiduria [J]. Mycoses,2013,56(1):61-69.

[7] 胡跃世,李鹏,曹志华,等. 尿路真菌感染调查与药敏分析[J]. 中华医院感染学杂志,2016,26(25):1053-1055.

[8] 李丹,魏洪涛,吕忠文,等. 念珠菌性泌尿系感染的菌群分布及耐药性分析[J]. 中国实验诊断学,2013,(8):1496-1497.

[9] EDMOND MB,WALLACE SE,MCCLISH DK,et al. Nosocomial bloodstream infections in United States hospitals:a three-year analysis [J]. Clin Infect Dis,1999,29(2):239-244.

[10] FRANCISCO AL,JUAN NS,CRISTOBAL L,et al. Candiduria in critically ill patients admitted to intensive care medical units [J]. Intensive Care Med,2003,29(7):1069-1076.

[11] PADAWER D,PASTUKH N,NITZAN O,et al. Catheter-associated candiduria:risk factors,medical interventions,and antifungal susceptibility [J]. Am J Infect Control,2015,43(7):e19-22.

[12] DENIS B,CHOPIN D,PIRON P,et al. Candiduria in kidney transplant recipients:is antifungal therapy useful? [J]. Mycoses,2018,61(5):298-304.

[13] GOETZ LL,HOWARD M,CIPHER D,et al. Occurrence of candiduria in a population of chronically catheterized patients with spinal cord injury [J]. Spinal Cord,2010,48(1):51-54.

[14] ESMAILZADEH A,ZARRINFAR H,FATA A,et al. High prevalence of candiduria due to non-albicans Candida species among diabetic patients:a matter of concern? [J]. J Clin Lab Anal,2018,32(4):e22343.

[15] FISHER JF,SOBEL JD,KAUFFMAN CA,et al. Candida urinary tract infections-treatment [J]. Clin Infect Dis,2011,52(Suppl 6):S457-466.

[16] JAIN N,KOHLI R,COOK E,et al. Biofilm formation by and antifungal susceptibility of Candida isolates from urine [J]. Appl Environ Microbiol,2007,73(6):1697-1703.

[17] BOUGNOUX ME,KAC G,AEGERTER P,et al. Candidemia and candiduria in critically ill patients admitted to intensive care units in France:incidence,molecular diversity,management and outcome [J]. Intensive Care Med,2008,34(2):292-

299.

［18］WANG K,HSUEH K,KRONEN R,et al. Creation and assessment of a clinical predictive model for candidaemia in patients with candiduria［J］.Mycoses,2019,62(7):554-561.

［19］ZEKAVER O,ALI M. Candida urinary tract infections in adults. World.J Urol,2020,38(11):2699-2707.

［20］TAN WP,TURBA UC,DEANE LA. Renal fungus ball:a challenging clinical problem［J］.Urologia,2017,84(2):113-115.

［21］ROBINSON JL,DAVIES HD,BARTON M,et al. Characteristics and outcome of infants with candiduria in neonatal intensive care—a Paediatric Investigators Collaborative Network on Infections in Canada(PICNIC)study［J］.BMC Infect Dis,2009,9:183.

［22］ALFOUZAN WA,DHAR R. Candiduria:evidence-based approach to management,are we there yet?［J］. J Mycol Med,2017,27(3):293-302.

［23］JENKIN GA,CHOO M,HOSKING P,et al. Candidal epididymoorchitis:case report and review［J］. Clin Infect Dis,1998,26(4):942-945.

［24］KAUFFMAN CA,FISHER JF,SOBEL JD,et al. Candida urinary tract infections-diagnosis［J］. Clin Infect Dis,2011,52(6):S452-S456.

［25］KRISHNASAMY PV,LIBY C 3rd. Emphysematous pyelonephritis caused by Candida tropicalis［J］. Am J Med,2010,123:e7-8.

［26］PAPPAS PG,KAUFFMAN CA,ANDES DR,et al. Clinical practice guideline for the management of candidiasis:2016 update by the infectious diseases society of America［J］. Clin Infect Dis,2016,62(4):e1-50.

［27］SAFDAR N,SLATTERY WR,KNASINSKI V,et al. Predictors and outcomes of candiduria in renal transplant recipients［J］. Clin Infect Dis,2005,40(10):1413-1421.

［28］KAUFFMAN CA. Diagnosis and management of fungal urinary tract infection［J］. Infect Dis Clin North Am,2014,28(1):61-74.

［29］SOBEL JD,BRADSHAW SK,LIPKA CJ,et al. Caspofungin in the treatment of symptomatic candiduria［J］. Clin Infect Dis,2007,44(5):e46-49.

［30］TUON FF,AMATO VS,PENTEADO SR. Bladder irrigation with amphotericin B and fungal urinary tract infection—systematic review with meta-analysis［J］.Int J Infect Dis,2009,13(6):701-706.

［31］杜震,乔庐东,平浩,等.上尿路结石治疗中合并真菌感染患者的临床特点和治疗策略［J］.中华泌尿外科杂志,2020,41(4):272-276.

［32］陈文忠,李逊,曾国华,等.上尿路结石并发真菌感染的微创经皮肾镜治疗［J］.临床泌尿外科杂志,2004(5):260-261.

［33］LUCA C,FRANCESCO B,PIETRO C,et al. A fatal mycotic sepsis after retrograde intrarenal surgery:a case report and literature review［J］.Urologia,2017,84(2):106-108.

第二章　泌尿及男性生殖系统寄生虫感染

第一节　概　　述

在发展中国家,寄生虫病是危害健康的主要因素之一。但因寄生虫而导致泌尿及男性生殖系统疾病的情况并不常见。目前已知的寄生虫中,血吸虫和丝虫能引起相对严重的泌尿及男性生殖系统疾病,而其他寄生虫所导致的泌尿生殖道疾病少见。

感染寄生虫不代表一定得寄生虫病,感染后出现寄生虫病症状者较少,因此需要根据感染的程度及其他因素将寄生虫感染和寄生虫病区分开。此外,在临床上对寄生虫病患者进行诊疗时,需充分了解这些寄生虫病的特性及临床属性(病原学、流行病学、病理生理、临床表现、诊断、治疗以及预防)。本部分将重点讨论泌尿及男性生殖系统丝虫病、滴虫病、血吸虫病、阿米巴病、棘球蚴病(包虫病)。

（程帆　编　史本康　审）

第二节　泌尿及男性生殖系统丝虫病

一、病原学与流行病学

（一）病原学

丝虫病是指丝虫寄生在淋巴组织、皮下组织或浆膜腔所致的寄生虫病。寄生于人体的丝虫有 8 种,其中班氏丝虫、马来丝虫及帝汶丝虫寄生于淋巴系统,而旋盘尾丝虫、罗阿丝虫及链尾丝虫寄生于皮下组织,常现丝虫及奥氏丝虫寄生于体腔。

丝虫病分为淋巴性和非淋巴性。班氏丝虫(Wuchereria bancrofti)所导致的丝虫病占人类淋巴性丝虫病的 90%,并在热带地区广泛流行,人类是其唯一宿主。马来丝虫和帝汶丝虫可导致其他淋巴性丝虫病,多寄生于灵长类动物或猫科动物体内。班氏丝虫所致的丝虫病流行遍布亚洲、非洲、拉丁美洲(海地、多米尼加共和国、圭亚那和巴西)、大洋洲及太平洋诸岛屿,而马来丝虫病仅限于亚洲。非淋巴性丝虫病由旋盘尾丝虫引起,其是非洲河盲症的病原体,能够引起腹股沟淋巴结病和阴囊象皮肿。

淋巴性丝虫病的分布在不同地区具有不同的特点,该病以蚊虫作为传播媒介,包括按蚊(非洲和太平洋的农村地区)、库蚊(城市地区,尤其是印度)以及一些太平洋岛屿的埃及伊蚊等。尖音库蚊是班氏丝虫最常见的传播媒介,这一蚊媒多见于城镇。在我国,淡色库蚊与致倦库蚊是传播班氏丝虫病的最主要蚊媒,而中华按蚊和雷氏按蚊是传播马来丝虫病的最主要蚊媒。尽管丝虫在不同地方的传播中能够适应不同种类的蚊媒,但在丝虫病的高流行区也只有约 1% 蚊子的叮咬是具有传染性的,淋巴阻塞性疾病也只有那些多年来反复感染的人才会发生。

班氏和马来丝虫的成虫形态相似,虫体细长犹如丝线,外观呈乳白色。其中,班氏丝虫的虫口稍小且无口囊。两种丝虫均为雌雄异体,且常相互缠绕,共同寄生于宿主的淋巴系统(包括淋巴管及淋巴结)内。班氏雄虫身长 28.2~42mm,马来雄虫身长 20~28mm,两种雌虫身长约为雄虫 2 倍,形态结构基本一致。班氏微丝蚴长 244~296μm,宽 5.3~7μm,马来微丝蚴长 177~230μm,宽 5~6μm。微丝蚴从淋巴系统进入宿主血液循环系统后,白天多藏匿于肺的细小毛细血管内,夜间进入外周血循环系统。微丝蚴在外周血循环系统滞留夜多昼少的这一现象称为夜现周期性。班氏和马来丝虫的微丝蚴在外周血液循环中的高峰时间不同,马来微丝蚴为晚 8 时至次晨 4 时,班氏微丝蚴为夜晚 10 时至次晨 2 时,微丝蚴夜现周期性的相关机制尚不清楚,有待进一步研究。

两种丝虫的生活史相同,需要经过幼虫发育和成虫发育两个阶段。人为丝虫的终宿主,蚊子为丝虫的中间宿主。它们生活周期从人到蚊子,再由蚊子再次传播至人,如此不断循环。当蚊媒叮咬微丝蚴携带者后,微丝蚴通过血液被吸入蚊胃,在蚊胃中脱去鞘膜后穿过胃壁侵入蚊媒的胸肌,这一时期耗时 1~7h。微丝蚴在胸肌内因活动减弱及虫体的缩短逐渐发展为腊肠期幼虫,这一时期需 2~4d。随后腊肠期幼虫虫体将进一步发育,重新变得细长并成为感染期丝状蚴,这期间丝虫虫体内部组织将进一步分化并进行 2 次蜕皮。当蚊再次叮咬人时,感染期丝状蚴自蚊下唇侵入人体造成感染。

当感染期丝状蚴经蚊媒叮咬进入人体后,其具体的移行途径及规律仍未研究清楚。目前普遍认同的观点是幼虫进入人体后将迅速侵入附近的微小淋巴管,再移行至上行的大淋巴管和淋巴结中,幼虫在大淋巴管和淋巴结中进行两次蜕皮后即可变为成虫。班氏丝虫的成虫大多寄生于主动脉旁、髂血管、腹股沟及阴囊内的淋巴管,而马来丝虫的成虫多寄生于腹股沟或更远端的淋巴管。

多数发育成熟的雌性班氏丝虫子宫中含有从虫卵到成熟微丝蚴等各阶段的虫体,而微丝蚴在宿主体内存活时间较长,往往可存活数个月到两年以上。此外,微丝蚴虫体数量与微丝蚴血症严重程度之间并没有必然联系。

（二）流行病学

在丝虫流行地区,丝虫病发病率从儿童时期就开始上升,其中淋巴水肿和生殖器疾病在 10 岁以前少见。大约 1/3 的丝虫感染者有明显的临床症状。在印度、巴布亚新几内亚和非洲,患者出现临床症状的比例较高;而在美洲,患者出现临床症状的比例相对较低。

中国也曾经是丝虫病流行的重灾区。其中,中部和南部地区(如湖北、山东、河南、江苏、湖南、安徽、海南、上海、贵州、浙江、广东、江西、福建、广西、四川和重庆等省、自治区、直辖市)为该病的主要流行区域(尚未包括台湾)。在山东及台湾地区只有班氏丝虫病流行,而其他丝虫病流行区域均同时流行班氏丝虫病和马来丝虫病。据流行病学调查资料统计,我国开展丝虫相关疾病防治工作以前共有 3 099.4 万名淋巴丝虫感染者,其中 2 559.4 万名患者为具备传染源作用的微丝蚴血症者,540 万名患者有淋巴系统急性炎症或淋巴水肿、象皮肿、鞘膜积液、乳糜尿等临床症状,受威胁人口达 3.3 亿。

中华人民共和国成立以来,党和政府十分重视丝虫病的防治,将丝虫病列入优先防治疾病的病种中,同时在各大丝虫病流行区域展开了系统性调查和防治工作。1995—2006 年,各疾病流行省、自治区、直辖市均严格按卫生部制定的标准进行审评,其中广西壮族自治区于 1995 年第一个通过省级消除丝虫病审评,到 2006 年 2 月,16 个丝虫病流行区域(省、自治区、直辖市)全部通过审评,实现了全国范围内消除丝虫病的目标。

二、病理与病理生理

丝虫引起的病理变化主要表现为淋巴系统受侵袭与损害后的组织学变化以及其导致的淋巴液循环障碍。马来丝虫主要侵袭双下肢浅层淋巴管与淋巴结,不累及深筋膜以下的淋巴管与淋巴结(深筋膜起着屏障作用),同时很少累及腹膜后与精索淋巴管,所以很少引起泌尿生殖系统症状。班氏丝虫侵袭肢体浅层淋巴管及淋巴结并侵袭腹膜后、精索、肠淋巴管、淋巴干、乳糜池和胸导管等淋巴系统,容易引起泌尿生殖系统丝虫病。

流行病学研究和动物实验表明,宿主对微丝蚴和成虫的反应各不相同。虽然丝虫病高发区与低发区患者的病理学和临床特征各不相同,但是在两组人群中都会发生显著的体液和细胞免疫反应。这些体液和细胞免疫反应表现为丝虫特异性 IgE 滴度上升,同时能够在体外试验中检测到嗜酸性粒细胞介导的杀伤微丝蚴的 IgE。

丝虫病急性期的病理改变是淋巴管、淋巴结周期性发作的过敏性炎症反应,主要表现为淋巴管壁水肿增厚、管壁内皮细胞增生、纤维蛋白沉积和管壁内外嗜酸性粒细胞浸润。淋巴液回流障碍可导致相应淋巴结的病理变化。腹股沟淋巴结的炎性肿大,并向小腿与足部的毛细淋巴管扩散,这种下行性淋巴管炎民间称为"流火"。此外,在较大的淋巴管内有时可呈现以死亡变性的虫体和嗜酸性粒细胞为中心的肉芽肿,淋巴管管壁坏死、液化和淋巴管周围出现大量嗜酸性粒细胞和浆细胞浸润,形成嗜酸性脓肿。病程较长时往往可呈现上皮样细胞和巨细胞放射状排列,类似结核结节,晚期可呈现淋巴管及其周围组织的纤维化和钙化。

丝虫感染后的早期病理变化可能导致瘢痕形成和淋巴管阻塞。这一病理变化可发生在成虫寄居处及沿淋巴分布的地方(睾丸、淋巴管、淋巴结等)。丝虫感染所致的病理变化长期存在,同时死亡的丝虫虫体可以引起炎症反应,因为人们经常在手术切除的病变组织中发现濒死或死亡的成虫虫体。从组织学角度看,丝虫感染所致的病理损伤表现为在表皮碎片或死亡丝虫虫体周围有大量的肉芽肿并伴有嗜酸性粒细胞浸润明显增加。丝虫性脓肿是皮下丝虫损伤最严重的表现,常出现在死亡虫体的周围并伴有无菌脓液渗出。此外,丝虫引起的间断性炎症会导致淋巴管堵塞,并在堵塞部位周围会有瘢痕组织形成,逐渐变为明显的块状物或硬化的条索。

丝虫病在慢性期即感染后期的病理生理变化往往与大量纤维组织增生及虫体钙化密切相关。纤维组织增生及虫体钙化使得淋巴结变硬,同时淋巴管的纤维化将造成淋巴管的阻塞,最典型的表现为闭塞性淋巴管内膜炎。淋巴管的堵塞会造成远端淋巴管回流障碍,严重时可造成淋巴管的曲张甚至淋巴管破裂。当淋巴管的堵塞发生于皮下淋巴管时,淋巴液将不断地刺激淋巴管周围组织,使周围纤维组织增生,导致皮下组织增厚、变粗糙、变硬,并进展为典型的象皮肿。当淋巴管的阻塞位于深部淋巴系统时,则可出现乳糜尿、淋巴性腹水、鞘膜积液、乳糜腹泻等一系列相关症状。此外淋巴管堵塞会导致局部区域的循环障碍,容易合并继发性细菌感染,严重时可以形成广泛的表皮溃疡。

三、临床表现

该病的临床表现轻重不一,多数感染者无明显症状。丝虫病的潜伏期为感染性幼虫进入人体至血中发现微丝蚴的时间。班氏丝虫及马来丝虫潜伏期为 4 个月 ~1 年,帝汶丝虫为 3 个月。潜伏期的症状多较轻微,表现为疲惫、乏力、低热、食欲减退、恶心、呕吐等,亦可表现为荨麻疹、阴囊内痛性结节、嗜酸性粒细胞增多等过敏性炎症症状。发病期症状常分为急性期及慢性期症状。

1. 急性期

（1）淋巴结炎和淋巴管炎:表现为不定时周期性发作的腹股沟和腹部淋巴结肿大、疼痛,继而出现淋巴管的肿胀和疼痛,沿大腿内侧向下蔓延至足背,形成离心性发展的红线,称逆行性淋巴管炎。其发作频率为每个月或数个月 1 次,症状持续 1~3d,在淋巴结炎和淋巴管炎发作时常伴有畏寒、发热及乏力等全身感染症状。当淋巴结内炎症迁延至皮内微小淋巴管时,该淋巴管回流区域的皮肤则会出现弥漫性的红肿及疼痛,伴灼烧感,此症状及体征类似丹毒,故又称丹毒样皮炎(俗称"流火")。丹毒样皮炎症状往往持续 1 周后逐渐消退。

（2）丝虫热:最常见于班氏丝虫病流行区域,以周期性发热表现最常见,可伴有畏寒、发热,体温最高可达 40℃以上。部分患者仅发热,无寒战,2~3d 后消退。

（3）附睾炎、睾丸炎:常见于班氏丝虫病。主要表现为一侧腹股沟区疼痛并向下放射至睾丸,有时类似输尿管绞痛。触诊可发现睾丸及附睾明显肿大并伴有不同程度的压痛。同时可在精索上触及一个或者多个痛性结节,此类痛性结节多在急性炎症消退后变小,但反复发作可导致结节逐渐增大并质地变硬,合并有精索静脉曲张可能使疼痛和肿胀加剧,炎症反应重。急性精索附睾炎、睾丸炎往往合并有畏寒、发热、乏力等全身症状。

（4）丝虫性嗜酸性粒细胞增多症:典型特征为明显持续性的外周血嗜酸性粒细胞增多(占白细胞总数的 20%~80%)、皮质激素治疗后症状缓解、对抗丝虫药物敏感。全身症状表现为畏寒、发热,肺部症状往往表现为咳嗽、咳痰、哮喘、淋巴结肿大等。与此同时,肺部往往伴有游走性病灶,胸片可见肺纹理增粗和广泛粟粒样斑点状阴影,组织活检中会发现嗜酸性间质性肺炎。

2. 慢性期

（1）淋巴结肿大和淋巴管曲张:表现为肿大淋巴结内淋巴窦扩张,其周围的曲张淋巴管呈向心性分布并形成包块,多见于腹股沟和股部。触诊感觉似海绵状包囊,中央发硬。穿刺可抽出淋巴液,有时可找到微丝蚴。淋巴管曲张常见于精索、阴囊及大腿内侧。临床上需将精索淋巴管曲张与精索静脉曲张相鉴别,因为曲张的精索淋巴管往往相互粘连成索状,两者触诊相似。

（2）鞘膜积液:多见于班氏丝虫病,是丝虫寄生导致腹膜后淋巴管损害而造成精索及睾丸淋巴管阻塞,淋巴液淤滞于鞘膜腔内形成鞘膜积液。患者可有重垂感或下坠感,阴囊体积增大,表面皮肤皱褶消失,透光试验阳性。鞘膜积液内积液常呈草绿色,也可为乳白色,穿刺液离心沉淀可找到丝虫微丝蚴。

（3）乳糜尿:为班氏丝虫病晚期的主要表现之一,通常间歇性发作,少部分可自行缓解。乳糜尿患者淋巴管破裂部位多位于肾盂及输尿管,极少在膀胱。乳糜尿导致大量脂肪和蛋白质流失,可能造成严重的营养方面的后果,临床上常突然出现,发作前可无症状,也可伴有畏寒、发热,腰部、盆腔及腹股沟处疼痛。乳糜尿易凝固,可堵塞尿道致排尿困难,堵塞输尿管时可出现肾绞痛。乳糜尿呈乳白色,混有血液时呈粉红色,静置可分 3 层:上层为脂肪;中层为较清的液体,混有小凝块;下层为粉红色沉淀物,含红细胞、淋巴细胞及白细胞等,有时亦能找到微丝蚴。

（4）淋巴水肿与象皮肿:丝虫导致淋巴回流障碍并引起淋巴水肿,可因淋巴液回流改善后自行消退。若淋巴液回流持久不畅,淋巴液浸润周围组织并不断刺激其产生大量纤维组织,导致皮下组织增厚、变粗、皱褶、变硬,形成象皮肿。临床表现为凹陷性坚实性水肿,皮肤变粗、增厚,皮皱加深,有苔藓样、疣状结节。由于局部血液循环障碍,极易引起继发感染,使象皮肿加重和恶化,形成慢性溃疡。

四、诊断

在诊断丝虫性疾病时，首先应进行全面的病史采集及详细的体格检查，而后结合相应的实验室及影像学检查来确诊。与此同时，应注意与血吸虫病、淋病导致的精索附睾炎、自发性睾丸鞘膜积液、恶性肿瘤晚期或者严重结核导致的阴囊淋巴水肿等疾病相鉴别。

1. 病史　有蚊虫叮咬史，长期居住在丝虫病流行区或在流行季节去过该地区作短期居住，以往有急性或反复感染的淋巴管炎或排过乳糜样尿液史。

2. 症状与体征　典型的周期性发热、淋巴管炎、腹股沟淋巴结肿痛、鞘膜积液、精索炎、阴囊或下肢的淋巴水肿和象皮肿、尿呈乳白色或乳糜血尿、尿道中有乳糜凝块堵塞阻碍尿液排出等。

3. 血液检查　外周血中找到微丝蚴即可确诊。午夜前后采外周血做厚片检查有无微丝蚴（30%~40% 的感染者存在微丝蚴血症），有时可在乳糜血尿与鞘膜积液中检测到微丝蚴。血常规呈现出嗜酸性粒细胞占比明显升高，占白细胞总数的 20%~80%。如果继发细菌感染，则中性粒细胞占比会明显升高。

4. 免疫检查法　包括皮内试验、间接免疫荧光抗体检测、补体结合试验、酶联免疫吸附试验等。但因其对多种寄生虫病有交叉反应，所以特异性不高。

5. 超声波与淋巴管造影　采用超声检查能够直接在淋巴管中观察到成虫，而在无症状患者中也能看到虫体活跃运动（丝虫跳舞征）。X 线片显示钙化的虫体也具有诊断意义。淋巴管造影可直接显示病变部分淋巴管及淋巴结的损害，能够将丝虫病和其他原因的淋巴管阻塞相鉴别，适用于淋巴管数量和功能下降的情况，但淋巴管造影无法将丝虫病与其他淋巴病变区分开。

五、治疗

近几十年来，丝虫病的控制策略和治疗方案已经取得了很大的进步，其主要策略是通过抗丝虫药物群体化疗法及有效的蚊媒防治来控制疾病传播。丝虫病早期一般不致命，及时诊断配合规范治疗，一般预后良好。但是晚期患者往往因易合并感染而预后变差。由于大多数丝虫病患者有亚临床表现，因此建议有症状和无症状丝虫病患者均进行治疗。

1. 病原治疗　目前最常用的 3 种药物是乙胺嗪（又名海群生）、伊维菌素、呋喃嘧酮。

乙胺嗪对微丝蚴及成虫均有较好的杀灭作用，是目前临床上治疗丝虫病的首选药物。其具体治疗方法及药物剂量有以下 4 种。①短程疗法：适用于马来丝虫患者，成人 1.5g，一次顿服，或 0.75g，2 次 /d，连服 2d；②中程疗法：常用于班氏丝虫病，0.6g/d，分 2~3 次口服，疗程 7d；③间歇疗法：成人每次 0.5g，每周 1 次，连服 7 周，此法阴转率高，疗效可靠，不良反应小；④流行区全民食用乙胺嗪药盐：药盐为每千克食盐加 3g 乙胺嗪，食用 6 个月，可取得一定疗效。选择合适的治疗方案及药物剂量应根据患者患病的丝虫种类、个体情况及感染程度等因素综合考虑。

乙胺嗪的不良反应包括畏寒、发热、头疼、恶心、呕吐和关节痛，部分感染严重患者可出现皮肤痛性结节、淋巴结炎和附睾炎，往往在开始治疗后的 1~2d 内会出现。这些不良反应主要与微丝蚴及成虫死亡后出现的过敏反应有关，其严重程度与微丝蚴的数量成正比。对于血中微丝蚴数量较多的患者，可在前几天应用较低剂量的乙胺嗪（海群生）以降低不良反应，提前给予皮质激素或抗组胺药物也能降低这些不良反应。对严重心、肝、肾疾病，活动性肺结核，急性传染病，妊娠 3 个月内或 8 个月以上及月经期妇女应缓用或禁用。

单剂口服 200~400μg/kg 伊维菌素能够达到与乙胺嗪相似的杀微丝蚴作用，其不良反应更轻，但这种药物对于成虫却是无效的。呋喃嘧酮既能杀死淋巴性疾病中的成虫也能杀死微丝蚴,20mg/(kg·d),分 2~3 次,连服 7d。其不良反应与乙胺嗪相仿。

药物疗法是集体治疗计划的基础,这些治疗方案通过降低体内的微丝蚴数量从而成功地阻断了流行地区丝虫病的传播。

2. 对症治疗

(1) 淋巴管炎及淋巴结炎:可给予泼尼松、保泰松、阿司匹林等药物口服,疗程 2~3d。若合并有细菌感染者,应加用敏感抗菌药物。

(2) 乳糜尿:在药物治疗丝虫病的基础上应绝对卧床休息,多饮水,限制脂肪及高蛋白食物的摄入,同时加以抬高骨盆部等方式辅助治疗。此外,用 1% 硝酸银或 12.5% 碘化钠溶液做肾盂内药物冲洗也能够取得较好的疗效,对乳糜血尿者可酌情用止血药。用腹带捆绑腹部的方法来增加腹内压力,从而阻止乳糜尿的发生,但是这种方法的确切效果存在争论,因为在一些病例中该方法可能会增加乳糜尿的发生率。诊断性的逆行性淋巴管造影能够对淋巴瘘管进行硬化治疗(在 48% 的病例中有效),这降低了需要手术治疗的概率。手术治疗以肾蒂淋巴管结扎术疗效最为确切。腹腔镜手术已成为标准方法,具有创伤小、并发症少、恢复快等特点,已在各大临床中心运用。

(3) 淋巴水肿及象皮肿:弹力袜的使用和末端肢体抬高是降低淋巴水肿发生的重要辅助措施。加强皮肤护理(保持患肤清洁、避免挤压摩擦),辐射热或微波热疗法和积极治疗继发感染能阻止甚至逆转淋巴水肿的进展,阻止象皮肿的发生。下肢严重的象皮肿可实行皮肤移植术,隐匿象皮肿可实行整形术。

(4) 丝虫性精索附睾炎和鞘膜积液:对丝虫性精索附睾炎患者应首先行丝虫性和细菌性病因检查,并根据结果选用合适敏感的抗菌药物。若精索附睾炎反复发作、疼痛难忍,导致畸形并累及周围血管的时候,应该进行根治性切除手术。对于较大有症状的睾丸鞘膜积液,应进行鞘膜切除术。大多数根治性手术都需切除多余组织,并进行阴囊和女性外阴重建术以改善症状和外观。

六、预防

1. 有效地治疗丝虫病患者,切断传染源。

2. 大力整治卫生环境,增加杀虫剂和家庭蚊帐的使用,消灭蚊子的滋生地,切断其传播途径。

3. 对流行地区人群采取普查普治,全民食用乙胺嗪药盐。将乙胺嗪作为一种预防性药物使用。每年建议使用剂量为 6mg/kg。试验表明预防性使用伊维菌素也能起到类似的有益健康的作用。

4. 加强个人防护,切断丝虫病传播途径。

(程帆 编　史本康 审)

第三节　泌尿及男性生殖系统滴虫病

一、流行病学与病原学

滴虫病是由阴道毛滴虫感染所致的一种传染病。毛滴虫是寄生在人体阴道及泌尿道的鞭毛虫,其传播途径主要为性传播。滴虫病发病呈全球性分布,各种族人群感染均较普遍。每年全世界近 1 740 万新发病例,其中北美的新发病例超过 800 万,发展中国家的发病率持续上升,有多个性伴侣的妇女发病率也表现出同样的上升趋势。

阴道毛滴虫属原虫类,没有包囊期,只有滋养体期。人类是它的唯一宿主,潜伏期为 4~28d。滋养体呈梨状,无色透明,长约为 15μm,其前端有鞭毛 3~5 根,侧面有波动膜(undulating membrane),滴虫依靠前鞭毛的摆动以及波动膜的波动而做螺旋式运动。阴道毛滴虫对周围环境的适应性非常强,在 3~5℃环境下能生存 21d,46℃环境下仍然能存活 20~40min,阴道毛滴虫的最佳繁殖环境温度为 35~37℃,周围环境 pH 5~6。阴道毛滴虫因其极强的适应能力在离开人体后依旧可以传播。

阴道毛滴虫的致病力随宿主生理状态、免疫功能、阴道内细菌感染情况等而变化。健康妇女阴道内因乳酸杆菌的作用使得 pH 维持在 3.8~4.4,这一 pH 可以抑制其他细菌生长,不利于滴虫生长。然而妊娠及月经后的生理周期使得阴道内 pH 接近中性,这一环境将有利于滴虫和细菌繁殖。当滴虫在阴道寄生并繁殖时,经过一系列的代谢作用(消耗糖原、阻碍乳酸杆菌的酵解作用等)使得乳酸浓度下降,最终导致阴道的 pH 升高(转变为中性甚至碱性),这一 pH 变化往往会加重炎性反应。

二、临床表现

男性滴虫病患者往往无特异性症状,可表现出不同程度的尿道刺痒、不适感和尿急的症状,往往在排尿时症状加重,并伴有浆液性或脓性分泌物自尿道口流出。严重者可发生后尿道炎、膀胱炎、前列腺炎、附睾炎和包皮龟头炎等,可出现脓性分泌物和排尿困难等症状。

50% 的女性患者无症状。女性患者的临床表现包括从阴道突然排出大量泡沫状白色或绿色恶臭的分泌物,外阴瘙痒并伴有灼烧感。滴虫病其他症状有后背疼痛、性交困难、耻骨上区不适、尿道炎、膀胱炎等。如果滴虫病经尿道逆行感染导致急性肾盂肾炎时可出现畏寒、发热、腰痛、恶心、呕吐等症状,并且伴有明显的肾区叩痛。滴虫病主要体征是泡沫样分泌物、特征性草莓样女阴及草莓样子宫颈。此外,有研究证实妊娠妇女患滴虫病后可能增加胎儿早产和 HIV 传播的风险。

三、诊断

在分泌物及尿沉渣中找到毛滴虫是确诊该病的依据。采用悬滴法和涂片染色法可以在镜下找到滴虫。女性阴道分泌物镜检表现为特征性的 pH 升高,阴道涂片或尿液涂片检查中可见运动性滴虫,其体积通常是多形核细胞的 1~4 倍。男性滴虫病的诊断则根据尿培养或尿液显微镜检查(最好选择晨起第一杯尿)。滴虫培养较直接镜检法敏感,需在厌氧环境下孵育至少 48h,若结果为阴性应连续培养 7d 并定期复检。

四、治疗

患者及其性伴侣均应接受相应的治疗以预防感染复发。

1. 甲硝唑 对大多数的患者及妊娠中期孕妇均有效果,常使用单剂量治疗(2.0g)。如单次给药治疗失败的非妊娠妇女,推荐使用 0.5~1.0g,2 次 /d,连用 7d。这种剂量的用法可产生同样的疗效(此种疗法效果与单一剂量相似),但是不良反应,特别是胃肠道不良反应更常见,因此患者在治疗期间禁止饮酒。如果症状无缓解或怀疑治疗失败,治疗 5~7d 和 30d 后应分别进行复查。推荐重复使用甲硝唑 0.5g,2 次 /d,连用 7d 或 2g,1 次 /d,连用 3~5d。可选择阴道内放置甲硝唑栓的治疗方法,但效果不及口服的一半。克霉唑及其他制剂的局部用药已被证实无效,患者若对甲硝唑过敏,则需进行脱敏疗法。

2. 替硝唑 一次疗法:2g,一次服用。病情严重者,1 次 /d,每次 1g,首次剂量加倍,连服 3~5d。应注意妊娠前 20 周及哺乳期妇女禁用甲硝唑或替硝唑。

3. 治疗结束后 3d 应复查有无毛滴虫,隔天 1 次,连续 3 次阴性时,方可认为治愈。为了确保完全治愈,此后连续 3 个月经周期,当月经干净后再检查有无毛滴虫,均为阴性方可认为治愈。

五、预防

1. 改善公共设施,净化公共浴厕,提倡淋浴和蹲式厕所。
2. 注意公共卫生和个人卫生,尤其是月经期卫生。
3. 发现无症状的带虫者及患者都应及时诊治以减少和控制传染源。

（程帆　编　史本康　审）

第四节　泌尿及男性生殖系统血吸虫病

一、流行病学与病原学

血吸虫属吸虫纲,复殖目,裂体科,裂体属。成虫寄生于人和哺乳动物血管后所致疾病称为血吸虫病(schistosomiasis)。埃及发现的木乃伊及中国长沙马王堆出土的古尸体内皆发现有血吸虫虫卵,据此推断,该病在埃及及中国流行已超过 2 000 年。

寄生在人体内的血吸虫主要有 6 种。①日本血吸虫(Schistosoma japonicum):为肠血吸虫,主要分布在远东;②曼氏血吸虫(Schistosoma mansoni):为肠血吸虫,主要分布在非洲、南美加勒比海一些岛屿上;③埃及血吸虫(Schistosoma haematobium):为泌尿生殖系统血吸虫,主要分布在非洲、西南亚;④间插血吸虫(Schistosoma intercalatum):为肠血吸虫,主要分布在非洲中部;⑤湄公血吸虫(Schistosoma mekongi):为肠血吸虫,主要分布在湄公河流域;⑥马来血吸虫(Schistosoma malayensis):为肠血吸虫,主要分布在马来西亚。其中以前三者最为常见,危害最严重。

各种血吸虫在人体内主要通过虫卵肉芽肿致病。由于每种血吸虫寄生在人体内的部位、产卵的数量多少、虫卵沉积的部位以及激发宿主免疫反应的抗原活性不同,所以以虫卵所引起宿主脏器损害的程度也有较大的差异。泌尿及男性生殖系统病变主要是由埃及血吸虫侵犯膀胱周围静脉丛而引起的尿路疾病。病变主要在膀胱、输尿管,肾及生殖系统较少被累及。中国国内的血吸虫病主要是日本血吸虫病,侵犯泌尿及男性生殖系统者少见,其虫卵有时可沉积在睾丸鞘膜、阴囊壁、附睾、精索和阴茎海绵体,引起局部病变,而肾脏受累者更罕见。

当前世界上有 70 多个国家,5 亿~6 亿人受到血吸虫的威胁,感染人口达 2 亿,并呈上升趋势。血吸虫病在中国属于乙类传染疾病,主要由日本血吸虫引起,湖南、江西、湖北、江苏、安徽、四川、云南 7 个省份有流行。引起泌尿系统生殖道疾病的埃及血吸虫主要流行于非洲、葡萄牙南部、亚洲西部塞浦路斯、中东黎巴嫩、叙利亚、伊拉克、伊朗以及印度孟买南部。在中国尚未发现埃及血吸虫流行区,但有援外工作人员归国后被发现有感染该病的报道。

埃及血吸虫生活史包括虫卵、毛蚴、母胞蚴、子胞蚴、尾蚴、囊蚴及成虫 7 个阶段。血吸虫童虫在门脉中发育成成虫,成虫直到成熟产卵时才逆行进入门脉血流并由肝脏移行到膀胱周围静脉丛或肠系膜小静脉,受精的雌虫在此处每天可排出 1 000 多个虫卵。虫卵穿过血管壁或结成团块阻塞血流,引起血管坏死破裂。虫卵到达组织内引起大量嗜酸性粒细胞及巨细胞等浸润,形成虫卵肉芽肿与坏死。此外,部分虫卵落到肠腔或膀胱腔内,随粪便或尿排出人体外。虫卵只能在淡水中生存,水温在 25~30℃最为适宜,阳光充足时,2~3d 内孵化成毛蚴。毛蚴在水中游动,很快找到特异性中间宿主钉螺(否则在 48h

内死亡)。毛蚴钻入钉螺体内发育成母胞蚴,每个母胞蚴又产生 20~40 个子胞蚴,每个子胞蚴又能产生 2 000 个左右尾蚴(1 个毛蚴可产生 105 个尾蚴),多在白天气温增高时排出。尾蚴离开螺体后浮游于水中,一般存活 1~3d,冬天可达 7d 左右。尾蚴不耐高温,55℃以上 0.5~1min 即死亡。当尾蚴接触到宿主人的皮肤时,借助其头部的小刺及分泌的蛋白酶,可刺破皮肤进入皮下。当饮用生疫水时,尾蚴可穿透口腔黏膜进入人体。尾蚴进入人体后,脱掉尾部形成童虫,童虫经淋巴管或毛细血管随血循环到肺部,穿过肺实质经肺部微血管进入体循环,最后定居于门静脉内发育成成虫。如果童虫误入其他器官内,大多不能生存。从尾蚴进入人体到成虫排卵,需 80~110d。

二、病理与病理生理

血吸虫成虫对人体的影响相对较小,但虫卵对人体危害大,虫卵并非单个沉积,而是成堆出现的。大量的虫卵在膀胱、输尿管黏膜层及肌肉内沉积,导致嗜酸性粒细胞和巨噬细胞大量聚集而形成肉芽肿。反复的炎症肉芽肿刺激易导致输尿管下段、膀胱的黏膜与部分肌层纤维化,形成瘢痕组织。当虫卵沉积于输尿管时,造成输尿管纤维化狭窄,严重时可引起输尿管壁薄、僵硬、蠕动性减弱或者消失,从而引起梗阻或反流,导致上尿路积水,如继发细菌性感染可导致肾盂肾炎甚至脓肾,影响肾功能。当虫卵沉积于膀胱黏膜时,可造成广泛纤维化并导致膀胱挛缩和膀胱容积减小。输尿管及膀胱周围亦可形成纤维脂肪瘤病(fibrolipomatosis)压迫输尿管加重输尿管梗阻。此外,泌尿生殖道之间或尿路小肠之间还可发生瘘管。

埃及血吸虫虫卵随血液播散,故可累及盆腔绝大多数器官,如前列腺、精囊、阴囊、女性阴唇、阴道、子宫、卵巢、输卵管等。此外,虫卵也可沉积在盲肠、结肠、直肠、肝、肺、脑及脊髓等处引起病变。当虫卵随血循环到达肺部时,可引起肺部粟粒样肉芽肿,与此同时大量虫卵反复栓塞肺小动脉会导致慢性肺动脉高压及肺源性心脏病。尽管流行区患者青春期以后虫卵排出减少,但如果未得到及时治疗,病变仍可继续发展。

三、临床表现

主要症状表现在泌尿生殖系统。

1. 尾蚴侵入皮肤 此期往往不易被发觉。当人体接触疫水时,大量毛蚴侵入人体皮肤时,可引起尾蚴性皮炎,表现为皮肤瘙痒、红肿、荨麻疹等。尾蚴性皮炎可持续几小时到几天不等,多发生在接触疫水后 3~18h。

2. 侵袭期 指童虫发育成成虫的过程。童虫进入人体血液后,随血流到达肺部毛细血管。童虫穿过肺实质进入肺静脉时,可引起肺部痉挛性咳嗽、哮喘、呼吸困难、胸闷、发热等症状。成虫进入肝脏及门静脉系统时,可引起肝脾大,伴有压痛。侵袭期最常见的症状是长期高热,体温达 38~40℃,伴畏寒、多汗、头痛、腰背部痛等。在侵袭期尿检可检出血吸虫虫卵。

3. 症状期 大量虫卵沉积于膀胱、输尿管壁及生殖系统会引起宿主一系列免疫反应。长期的炎症刺激引起大量嗜酸性粒细胞及巨噬细胞的聚集,继而形成肉芽组织,肉芽组织随之由瘢痕组织所代替并引起尿频、尿急、尿痛等不适症状,因此对于反复出现膀胱刺激症状,又无其他明显病因时,需注意该病的可能。此外,虫卵死亡并钙化会引起尿路狭窄及膀胱挛缩等。

(1) 膀胱病变:为最常见的并发症。血吸虫虫卵引起如镜下血尿及尿频、尿急、尿痛、腰痛等不适。而反复的镜下血尿或肉眼血尿应引起足够的重视,必要时需行尿常规和尿沉渣分析。膀胱病变可分为以下 3 个阶段。

第一阶段:应激性膀胱期。此时,膀胱黏膜及肌肉长期受到虫卵的炎性刺激而变薄,神经、血管暴露,易受激惹收缩,因此常出现膀胱输尿管连接处痉挛性收缩,使肾盂及输尿管内压骤然增高,引起腰背疼痛。

第二阶段:膀胱无力期。因反复的慢性炎性刺激,造成膀胱广泛的纤维形成,久而久之造成膀胱壁扩张、变薄。膀胱颈部因广泛的纤维化可造成出口梗阻,加重排尿困难症状。当逼尿肌功能不足以代偿膀胱出口梗阻压力时,便出现残余尿增多,过多的残余尿会引起充盈性尿失禁、膀胱憩室、结石等一系列继发症状。

第三阶段:挛缩性膀胱期。长期的炎症刺激及纤维的广泛形成导致膀胱有效容量逐渐变小,膀胱刺激症状进一步加重。当膀胱颈挛缩严重时,可出现急性尿潴留、逆行射精等症状。此外,长期的刺激也可使膀胱发生癌变,病理类型以鳞状细胞癌发生率最高。

(2) 输尿管病变:膀胱壁内段及下段输尿管受侵犯最为多见。发病机制与膀胱病变相似,可出现相似的病程和病理特征。输尿管可发生纤维化和狭窄,狭窄部以上的输尿管扩张、迂曲、反流及钙化。有输尿管血吸虫病变的患者,96% 都存在输尿管反流,这会加重肾积水程度并导致肾脏瘢痕、萎缩、钙化及结石形成。此外,有 84% 的患者合并细菌感染,导致肾盂肾炎,严重者可形成脓肾。此外,输尿管积水往往早于肾积水,这就是为什么肾小管的功能(主要是浓缩功能)损害早于肾小球功能受损。

(3) 尿道病变:血吸虫虫卵同样可沉积于尿道黏膜的血管,从而损伤尿道,产生溃疡。当继发细菌感染时可形成脓肿、尿道周围炎、尿瘘等,反复的感染可造成尿道瘢痕狭窄。

(4) 生殖器病变:血吸虫虫卵可沉积于精囊壁肌层使精囊增大、结节形成变硬,病变扩展至黏膜时可发生溃疡,出现血精。症状可表现为腰痛、会阴部痛及尿痛等。当虫卵同时累及前列腺时,可出现会阴痛、性欲减退、勃起功能障碍等症状,需与慢性前列腺炎鉴别。此外,偶有附睾、睾丸发现血吸虫性肉芽肿。女性血吸虫病生殖器病变常见于成年女性外阴及阴道外部,也可见于卵巢、输卵管、子宫及宫颈。病变类型多表现为血吸虫性溃疡及肉芽肿,症状为脓性白带、性交后出血等。

四、诊断

1. 病史　有流行区疫水接触史,有典型症状。

2. 实验室检查　取 24h 尿或终末尿做尿沉渣分析,尿沉渣可找到血吸虫虫卵,粪便中也可找到虫卵。另外,血清免疫学检查也有助于血吸虫病的诊断,但只能说明患者感染过血吸虫病,并不能确定其当前一定感染该病。

3. 直肠或膀胱镜检查　如多次粪便或尿液中未找见虫卵,可以行直肠镜取活检,因为直肠存在虫卵的可能性与膀胱相近,行直肠镜检查可避免尿路感染的风险。与此同时,膀胱镜检查亦可见到黏膜血吸虫病的特异改变,也可辅助诊断。膀胱早期特异性改变为膀胱黏膜下沉积的虫卵呈散在的灰白色颗粒如沙粒样,颗粒周围的黏膜充血,每个颗粒相当于以一个虫卵为核心的肉芽肿。晚期特异性改变表现为虫卵钙化导致膀胱黏膜呈毛玻璃样红斑充血,伴有溃疡,溃疡边缘不整,基底苍白,周围黏膜充血。由于长期的慢性刺激,膀胱黏膜呈现增生样病变,如囊性膀胱炎、腺性膀胱炎、多发性血吸虫性息肉等,严重时可出现恶变。此外,膀胱颈下可见输尿管口狭窄或扩张呈洞状,膀胱颈部挛缩变窄,膀胱黏膜可形成小梁及假性憩室,可合并有膀胱结石。

4. 影像学检查

(1) X 线片:膀胱及输尿管多处点状钙化,高度提示该病的可能。膀胱在空虚时呈现宽窄不等的横线样钙化,而在充盈时,可呈现蛋壳样钙化。输尿管可表现为单侧或双侧输尿管线样钙化,其中钙化多局限于输尿管下段,偶有波及整个输尿管。

(2)排泄性尿路造影:常显示患侧肾脏受损表现,如肾皮质菲薄、显影迟缓、肾盂积水等。输尿管则表现出僵硬、蠕动性差、迂曲、上段扩张、下段狭窄等。

(3)膀胱尿道造影:主要表现有膀胱容积明显减少,甚至可出现膀胱输尿管反流征象。膀胱内血吸虫性肉芽肿或息肉样改变导致膀胱壁界限模糊,膀胱造影出现充盈缺损表现。尿道造影可见到尿道狭窄或尿瘘。

(4)超声检查:B超检查具有无创伤、经济、实效等优点,可用于初步筛选。腹部B超检查可显示膀胱壁增厚或类息肉样病变、钙化及结石,肾输尿管积水、钙化及结石,等等。

(5)泌尿系统CT平扫或CTU检查。

(6)磁共振检查。

五、治疗

1. 杀灭埃及血吸虫药物

(1)吡喹酮(praziquantel):对埃及血吸虫、日本血吸虫、曼氏血吸虫皆有效。用法:60mg/(kg·d),分3次服用或40mg/(kg·d),分1~2次服用。吡喹酮是治疗血吸虫感染的首选治疗药物,治疗3~4周后,对所有临床类型及各期血吸虫病均有效。

(2)敌百虫(metrifonate):7.5~10mg/(kg·d),一日疗法,分3次服用。隔2周再服1次。

2. 并发症的外科治疗 因为吡喹酮药物治疗血吸虫病即能收到较好的临床效果,所以并发症治疗应首选药物治疗。治疗后再评估是否需要手术治疗。

(1)早期输尿管壁段狭窄:可尝试经膀胱镜输尿管扩张或行输尿管口切开术,但远期效果不佳,多数会再次狭窄。因此,建议反复狭窄者,行输尿管膀胱再植术;合并输尿管下段狭窄者,可尝试输尿管膀胱肌瓣吻合术。

(2)若患有一侧输尿管中段以下的长段狭窄,不主张行输尿管与对侧输尿管吻合术。血吸虫病常是双侧输尿管皆有病变,因此建议行回肠代输尿管术。对于双侧输尿管中段以下狭窄,可用一段回肠吻合成"Y"形代替输尿管。

(3)无张力巨输尿管、输尿管狭窄致同侧脓肾或分泌性尿路造影示同侧肾功能丧失,均建议尽早行肾穿刺造瘘术引流一段时间(至少4周)。待肾功能完全恢复后,再考虑后期治疗方案。

(4)双侧输尿管梗阻导致梗阻性无尿,需急诊行膀胱镜下输尿管插管引流或输尿管镜下内支架引流。如果插管或引流失败,应急诊手术行肾造瘘术。

(5)膀胱颈部挛缩可行经尿道膀胱颈电切,切除挛缩的瘢痕组织。

(6)膀胱挛缩可考虑乙状结肠扩大膀胱术或回肠膀胱术。

(7)膀胱发生恶变时,应考虑膀胱部分切除术或根治性切除术。

六、预防

应根据流行区具体情况,因地制宜、因时制宜采取下列防治措施:

1. 灭螺 兴修水利与药物结合灭螺。

2. 大规模治疗血吸虫病患者。

3. 改善卫生环境 卫生宣传教育,加强大小便管理。避免接触疫水。在流行区应到海水或有人管理的游泳池内游泳。

4. 对可疑病例及时诊治。

（程帆 编 史本康 审）

第五节 泌尿及男性生殖系统阿米巴病

一、流行病学与病原学

该病呈世界性分布趋势,以热带、亚热带地区及卫生条件较差的地区流行显著,患病人数约占世界人口的1/10。因阿米巴病死亡的人数居寄生虫病致死人数的第3位,但大部分宿主感染阿米巴后无明显症状。随着近年中国经济快速发展及生活条件大幅提高,阿米巴病在中国发病罕见,仅极少数地区存在。阿米巴病发病率和死亡率与虫株、地理位置、宿主的免疫状态等因素相关。

阿米巴病是由溶组织内阿米巴(entamoeba histolytica)所引起的疾病。阿米巴侵袭到组织内,即可引起轻重不等的症状。溶组织内阿米巴主要寄生于结肠内,最易引起阿米巴痢疾,故也被称作阿米巴性结肠炎。阿米巴可侵犯肝、肺、脑等其他器官,引起肠外阿米巴病。泌尿生殖系统阿米巴病较罕见,在同性恋(肛交)和异性恋(口交)人群中发病率有所增加,因此阿米巴病也被认为是一种性传播疾病。根据美国的一份研究报道,溶组织阿米巴感染率在城市同性恋者中约为30%,而普通居民的感染率在5%以下。

溶组织内阿米巴的生活史包含两个阶段,即滋养体期及包囊期。当人食入含包囊的食物后,滋养体由包囊内逸出,寄生在人体结肠腔内或肠壁上并进行分裂繁殖。滋养体大小不等,直径为15~60μm,平均直径为30μm。滋养体从中上段结肠移行至下段结肠,当生存条件恶劣时,滋养体便分泌囊壁形成包囊,包囊随粪便排出体外。被人体排出的滋养体,在体外不会形成包囊,一旦离开人体很快就会死亡,不具备疾病传播能力。但成熟的包囊(4核包囊)耐受外界不利环境条件的能力很强,在外界环境中存活时间较长(数天至数月),用于饮用水消毒的常规氯浓度无法杀死包囊,当饮用水加热至50℃时才可杀死包囊。

二、病理与病理生理

在肠道阿米巴病中,典型的病理特征为烧瓶样溃疡。病变一般局限在浅肌层,镜下可见大量坏死组织,以浆细胞和淋巴细胞浸润为主,中性粒细胞少见。感染严重时,病灶可向深肌层侵犯并形成大片坏死病灶,黏膜大片脱落。此外,肠壁纤维化后可形成肉芽肿,称为阿米巴肿(ameboma)。阿米巴肿质硬,呈结节状,可活动,需注意与肠道肿瘤相鉴别。肠外阿米巴病主要是以肝阿米巴脓肿最常见,泌尿及男性生殖系统阿米巴病较少见。

三、临床表现

1. 无症状感染 通常无症状携带包囊者不会发展为有症状的阿米巴病,少部分携带者仅表现为胃肠道轻微不适,并可在短期内排出包囊。

2. 肠道阿米巴病 主要包含阿米巴结肠炎、肠阿米巴肿等。阿米巴结肠炎急性期主要表现为阿米巴痢疾症状,如腹痛、腹泻、里急后重、黏液脓血便等下消化道症状,大便常表现为腥臭味黏液脓血便。

3. 肝脏阿米巴病 症状发作可急可缓,60%的患者无明显肠道症状。特异性表现为右上腹痛,可伴有高热（38~39℃）、畏寒、体重下降、肝大等。肝脓肿累及肺时可导致发热、胸痛、呼吸困难、咳果酱样痰等。肝脓肿常伴有肾脏脓肿，右肾更容易累及。此外，肝脏阿米巴病可通过血源性播散至脑、肺、心包或其他部位。

4. 泌尿系统阿米巴感染　当肝脓肿破裂侵及肾周筋膜时，可造成肾周围脓肿，穿透肾盂时可导致肾脏阿米巴感染或肾脓肿。肾脏阿米巴感染与细菌性肾盂肾炎相似，常有高热、腰痛等不适症状。阿米巴也可随之下行感染膀胱，引起膀胱急性感染。此外，阿米巴可随血循环到淋巴系统感染泌尿系统，当脓肿诱发小静脉血栓形成时，血尿可能是最显著的症状。根据阿米巴侵犯泌尿系统的程度，尿液可呈米汤样、果酱样等，甚至可排出带腐臭味的坏死组织。

5. 皮肤阿米巴感染　皮肤阿米巴感染常因直接接触阿米巴滋养体而引发，肛门周围及阴囊部的阿米巴感染多由肠阿米巴滋养体直接蔓延感染所致，表现为皮肤浅表溃疡。肛门周围皮肤有小擦伤时，可被粪便中阿米巴滋养体感染，当合并细菌感染时可出现肛周脓肿、肛瘘等。男性同性恋者通过肛交而致阴茎皮肤感染阿米巴，继而出现表浅性溃疡，边缘隆起，表面覆以脓性或脓血性分泌物或棕黄色坏死组织，易出血，触痛明显。合并其他细菌感染时更难以确诊，应与阴茎结核或阴茎痛相鉴别。

四、诊断

1. 粪便检查或分泌物检查　检查目标为阿米巴滋养体。将粪便或分泌物加1~2滴盐水直接涂片显微镜下检查（注意室温最好在25~30℃），可找到活滋养体。急性病变滋养体内可含有红细胞，此外也可通过碘液涂片法从粪便中检查包囊。

2. 泌尿系统阿米巴病　尿沉渣中可找到红细胞、白细胞、组织碎屑及滋养体。

3. 膀胱阿米巴病　膀胱镜取活体组织检查，切片中可见到滋养体。

4. 阿米巴病血清抗体试验　肠阿米巴病血清抗体试验可能为阳性或阴性，肠道以外阿米巴病常呈阳性。故怀疑肠道以外阿米巴病，血清试验是一个重要的诊断方法。

5. 影像学检查　如B超、CT等常对诊断有帮助。

五、治疗

除支持疗法外，药物治疗包括：

1. 甲硝唑（metronidazole）　为治疗阿米巴的首选药物。但该药物主要针对滋养体，对包囊效果不佳。用法为0.4~0.8g，3次/d，连用5~7d。不良反应有食欲缺乏、恶心、呕吐等。

2. 替硝唑（tinidazole）　2g，1次/d，连服3d。

以上两种药对孕妇及哺乳期妇女禁用。服药期间，禁饮酒及含酒精的饮料。

3. 依米丁（emetine）　0.06g［1mg/（kg·d）］深部肌内注射，连用6~9d。由于其毒性较大，重复治疗需要间隔20~30d。肾功能不全患者、年老体弱者及孕妇禁用。

4. 其他　肾脏阿米巴病如需手术治疗时，需待药物治疗病情稳定后再施行，防止阿米巴播散。

六、预防

1. 保护水源，避免污染。

2. 保护环境卫生，倡导良好个人卫生习惯。加强粪便、垃圾的无害化处理，增强个人卫生，防止病从口入。

（程帆　编　史本康　审）

第六节　泌尿及男性生殖系统包虫病

一、流行病学与病原学

包虫病（棘球蚴病）是流行于畜牧业发达地区的人畜共患病。包虫病可分为两种类型：一种是单房性包虫囊肿（Echinococcosis unilocular），由细粒棘球绦虫（Echinococcus granulosus）虫卵感染所致；另一种是多房性包虫病（Echinococcosis multilocularis），由多房棘球绦虫的虫卵感染引起。

包虫是棘球绦虫的幼虫，其终宿主是狗，主要中间宿主是羊。包虫病主要流行区大多为牧羊区，如澳大利亚、阿根廷、希腊、西班牙和中东地区。由于包虫有顽强的生命力，即使在非牧羊地区也偶有散在的病例发生。此外，在阿拉斯加、西伯利亚、欧洲部分地方（多房棘球绦虫）、中美（沃氏棘球绦虫）发现了其他属的细粒棘球绦虫包囊。人类感染包囊多是由于偶然吃了狗或其他野生宿主排泄物中的虫卵。在中国，包虫病主要在西北部牧业区流行。一项全国寄生虫普查调查显示，中国西部地区有囊型包虫病25 696例（97.4%），泡型包虫病690例（2.6%）。

细粒棘球绦虫分为虫卵、幼虫、成虫3个阶段。成虫寄生在终宿主（如犬、狼等），虫卵随粪便排出。中间宿主（人、羊等）误食虫卵后，虫卵发育成棘球蚴，棘球蚴在肝、肺、脑等脏器形成。终宿主吞食含棘球蚴的中间宿主组织或器官后，棘球蚴在终宿主体内发育成成虫。在细粒棘球绦虫生活史中危害最严重的是棘球蚴，棘球蚴为单房囊，其结构为囊壁和囊内容物（发生囊、原头蚴、囊液等，有的还包括子囊和孙囊）。囊壁分为生发层与角质层，其中角质层主要作用是囊泡与宿主之间交换物质，呈白色半透明状，如粉皮样甚脆易破。生发层主要是起生发作用，可长出许多生发囊，生发囊脱落于囊液中成为子囊，子囊内又可生出孙囊。生发层还能产生育囊，每个育囊内包裹10~40个原头节，游离于囊液中称为囊砂。囊砂是包虫的种子，漏入腹腔可发育生长成继发性包虫。在包虫的外围包裹着中间宿主（羊、人）的组织增生形成厚层强韧的纤维组织包膜，被称为外囊，具有限制及屏障作用。包虫由小到大缓慢增长，病程最长可达40余年，包虫最大可达20kg，囊液透明如水，pH 7.8，含蛋白质和无机盐类，比重1.008~1.015。

二、病理与病理生理

包虫病对人体的危害主要是机械压迫和囊液对人体的毒性刺激及过敏反应。因棘球蚴生长缓慢，常在感染后5~20年才出现症状，而棘球蚴对人体危害的严重程度取决于棘球蚴的体积、数量、寄生时间和部位。寄生在犬小肠内的细粒棘球绦虫产卵随粪便排出，污染草场、水源和环境，当人误食入被虫卵污染的食物，则成为中间宿主，虫卵在十二指肠内孵化为六钩蚴，穿破肠黏膜潜入毛细血管，顺门静脉血流首先进入肝脏停留发育成棘球蚴。六钩蚴可通过肝窦迁移至肺脏寄生，此外有少数六钩蚴可通过肺循环游弋至全身，各脏器组织均可寄生患病，故多脏器多发性包虫病亦属常见。包虫病最常见寄生部位为肝（69.9%）、肺（19.3%）、腹腔（3%），其他部分包括脑（0.4%）、脾（0.4%）、肾（0.3%）、盆腔（0.3%）等。

三、临床表现

1. 感染初期　包虫属于非易感性寄生虫病。六钩蚴易被机体免疫系统识别并吞噬后可避免发病。但包虫常在幼年时感染，潜伏寄生，到青少年期才开始发病。据统计儿童包虫病占28%，15~30岁占39%，31~45岁占24%，45岁以上仅占9%（且多为病程很久、退行性变的包虫）。

2. 早期症状 包虫外围肥厚的外囊限制了包虫增长并且可以避免囊液中有毒蛋白质被吸收,故其对人体无直接损害。包虫呈占位性扩张生长,早期可无明显症状,待增大到一定程度,便开始出现脏器受压症状,如腰腹部胀痛等症状。包虫引起泌尿系统最常见的症状是包囊压迫引起的腰部钝痛不适。

3. 合并感染 在病史过久、子囊繁衍过多、囊液减少以及营养物质不足等情况下包囊会出现坏死感染,亦可因包虫破入空腔脏器而继发感染,总体感染发生率占16%。包虫继发感染后常形成急性脓肿或脓肿包裹物,由于囊性的包裹可使全身及局部炎症体征皆较轻,常为非特异性症状如乏力、低热、消瘦、坠胀、隐痛等。当脓肿扩散或外膜破裂时,可引起全身脓毒血症和局部急性感染体征。肾包虫病合并急性感染时,常可出现发热、剧烈腰痛、肾积脓等临床表现。

4. 包囊破裂 常在外力挤压冲击、穿刺、感染等诱因下发生穿孔或破裂,发生率为14%。破裂分为外囊和内囊破裂。若为内囊破裂,导致包虫囊与外囊分离,包虫囊与宿主间的营养被切断,易造成包虫囊坏死继发感染。若为外囊破裂,包虫可随囊液一并流出囊外。包虫内容物涌出的途径有:

(1) 肾包虫破入泌尿道:包虫破裂,囊内容物漏入泌尿道,迅速引起肾绞痛、尿频、尿急、尿痛等急性症状。当包虫组织或团块堵塞输尿管时,肾绞痛加剧并可引起肾输尿管积水。包虫破入膀胱时会出现较重的膀胱刺激症状,并且尿中可见白色碎片状包囊组织或脓性液体。包虫破入泌尿道后可因包囊缩小而失去单纯性包虫囊肿的典型症状及体征。

(2) 包虫破入腹腔:产生两种危害,即突发急剧的急性腹膜炎和过敏性休克,严重时甚至出现心搏骤停,需抗休克及急诊手术吸出溢入腹腔的囊液,摘除包虫并冲洗腹腔后一般可恢复正常。但远期危害是肉眼难以发现的包虫囊内的子囊及原头节漏入腹腔造成播散种植,数月或数年后数以百千计的包虫萌生,形成腹腔广泛转移和粘连。易并发肠梗阻、肠穿孔及腹腔脓肿,最终因慢性消耗衰竭导致包虫病性恶病质。

(3) 包虫破入腹膜后:囊液及子囊可破入腹膜后间隙并沿腰大肌聚集于髂窝。触诊可触及包块,若包块继续生长或坏死变性,可继发感染,犹如寒性脓肿。

四、诊断

1. 接触史 包虫病主要流行于畜牧地区,人与犬、羊频繁接触而被感染。现阶段随着交通越来越发达,畜牧产品加工不仅仅局限于畜牧区,间接传染的可能性大大增加。因此在流行区城镇居民的患病率也呈显著上升趋势。据全国寄生虫病普查显示,在23个省、自治区已发现当地原发包虫病患者。

2. 临床症状 包虫囊肿为占位性扩张生长,早期并无明显自觉症状,少部分在无意中发现,尤其是人体浅表处摸到或扪及无痛性包块。随着包虫囊的长大,逐渐出现脏器受压症状。包虫侵犯泌尿系统时,早期可无明显症状,中晚期可出现腰痛、泌尿系统梗阻等症状。当包虫合并感染或脓肿破裂时,可产生较明显的感染或局部刺激症状。

3. 局部体征 包虫囊的典型体征是:囊性占位表面光滑,边缘整齐,界限清晰,触之硬韧,压之有弹性,叩之有震颤感即包虫囊震颤征(hydatid thrill)。另外,肾包虫需与肾癌相鉴别,肾癌触诊往往质硬,无弹性感,无震颤感。影像学检查肾癌常为实性不均质特征,而包虫多为囊性液性包块。包虫病常在多处组织或器官出现囊性包块,也是其重要的鉴别要点。精索或睾丸包虫,局部可出现球形肿物,增长缓慢,透光试验阳性,如同鞘膜积液,但囊性包块张力较高。

4. X线检查 肾包虫病在X线平片上可见变形增大的肾脏及包虫囊的弧形阴影。逆行肾盂造影可见肾盂、肾盏或输尿管被挤压向一侧突出。但由于X线分辨率有限,只能根据造影剂的轮廓,大致判断泌尿系统的破坏情况,并不能很好地与肾肿瘤、囊肿等疾病相鉴别。

5. 超声波探查 对包虫病的诊断具有重要价值。B 型超声为首选的影像学检查,表现为一个或多个类圆形液性区,边界往往清楚。较大的包虫病,由于外囊与内囊(包虫)界面间隙相对较宽,且包虫后壁呈明显增强效应,因此常可见双壁征。病史较长且有钙盐沉积时,可有不规则絮状强回声光带,伴宽大尾影。含子囊的包虫可见分隔状光带,用探头挤压振动时可见原头节漂浮的光点。

6. CT 及 MRI 成像 由于囊液的显像近似于水,而囊壁或囊内组织显像与囊液对比明显。因此常可见母囊内显出多个小囊,呈囊中囊征。在横断面呈蜂窝状分隔,为该病的特有影像特征。CT 及 MRI 对该病成像清晰,易与肾肿瘤、囊肿等占位性病变鉴别。

7. 实验室检测 与其他寄生虫疾病类似,可见全血嗜酸性粒细胞计数增高。包虫破入泌尿道后若患者无血尿,则可在尿液中看到白色粉皮样碎片,显微镜下可找到原头节或六钩蚴。

8. 免疫诊断

(1)卡松尼皮内过敏试验(Casoni):阳性率高达 90%,但假阳性率较高(18%~67%)。在棘球蚴摘除或钙化后仍持续较长时间。目前已被其他方法替代。

(2)间接红细胞凝集试验(indirect haemagglutination test,IHA):阳性率 76%~82%。其敏感性与特异性均较强,罕见假阳性反应。

(3)酶联免疫吸附试验(ELISA):是敏感性强、特异性高、简便易行、符合 "3S" 原则的免疫试验诊断方法。阳性率为 80%~84%。

(4)金黄色葡萄球菌 A 蛋白 ELISA(staphylococcal protein A ELISA,SPA-ELISA):敏感性高,假阴性低,准确性好。阳性率为 92%。

(5)快速 ELISA(fast-ELISA):具有操作简便、快速及特异性高等优点。阳性率 85%。

(6)唾液抗体 ELISA:操作简便,适合流行病普查的诊断方法。阳性率为 84%。

(7)免疫印迹试验:特异性较高。

五、治疗

1. 药物治疗 甲苯咪唑、吡喹酮及阿苯达唑(丙硫咪唑)具有杀灭原头节及损坏包虫囊生发层的作用,但目前尚未有达到治愈标准的药物。药物仅作为术前、术后预防种植转移或无法手术根治的广泛多发包虫病的控制治疗手段。

2. 手术摘除 是目前唯一可能治愈包虫病的治疗手段。早期发现包虫囊,应及时行器官或组织部分切除或完整剥离内囊以最小损伤达到治愈目的。手术原则是尽量完整摘除包囊,术中防止囊液外溢,填埋或缝合外囊空腔,防止术后复发。

(1)全囊切除:包虫的外囊并不是指包虫囊的一部分,而是包虫囊生长过程中周围组织增生或纤维化形成。当包虫囊与外囊粘连不易剥离时,可沿着外囊表面将其与周围组织分离并切除。对病史长或包虫巨大长期压迫周围脏器并造成组织或脏器萎缩,失去功能,可将组织一并切除。

(2)完整摘除包虫囊:生长在脏器表面的包虫囊,可轻柔分离外囊,并将外囊壁切开一口,轻轻挤压底部内囊,包虫囊可沿切口处部分膨出。由于包虫囊壁极为脆弱,切不可触及锐性物,可十字形剪开外囊切口,手指钝性分离内外囊壁,包虫囊即可取出。用标本袋取出,取出的标本为防止污染周围环境需再加套标本袋,尽早焚烧处理。

(3)包虫穿刺摘除:按无瘤手术操作原则,先用纱布保护病灶,使之与周围腹腔脏器隔开,以二通针穿刺吸出囊液,注入 20% 盐水使原头节脱水而毁损,提起并剪开外囊,摘除已塌瘪的包虫及子囊。

需注意的是,要对包虫囊留下的空腔囊壁行蒸馏水或用抗包虫药物冲洗,缝合空腔,留置引流管。

对于术中怀疑可能污染的地方,应行蒸馏水或抗包虫病药物冲洗。

六、预防

由于包虫病难以治疗,严重危害人类健康。所以应针对其生活史施行"预防为主"的策略。

1. 加强对羊、牛肉的检疫,规范其加工环节,防止将动物内脏喂狗,切断传播给中间宿主的机会。

2. 在流行地区对牧羊犬,定期投喂吡喹酮,即可在细粒棘球绦虫进入成熟期前将其杀死,防止其产生虫卵,切断中间宿主传给终宿主的机会。

3. 防止犬粪污染草场、水源,做好个人卫生及环境卫生,倡导良好的饮食习惯,提高人群的防范意识。

（程帆 编　史本康 审）

参考文献

[1] 王钊. 中国丝虫病防治[M]. 北京:人民卫生出版社,1997.

[2] 孙德建,伍卫平,姚立农. 坚持科学的和可持续的防治策略实现全国消除丝虫病[J]. 国际医学寄生虫病杂志,2009, 36(5):274-278.

[3] STEEL C,GUINEA A,OTTESEN EA. Evidence for protective immunity to bancroftianfilariasis in the Cook Islands [J]. Journal of Infectious Diseases,1996,174(3):598.

[4] CHAUBAL NG,PRADHAN GM,CGAUBAL JN,et al. Dance of live adult filarial worms is a reliable sign of scrotal filarial infection [J]. J Ultrasound Med,2003,22(8):765-769;quiz 770-772.

[5] KAZURA JW,MOSES B,NEAL A,et al. Transmission intensity and its relationship to infection and disease due to Wuchereria bancrofti in Papua New Guinea [J]. Journal of Infectious Diseases,1997,(1):242-246.

[6] 史宗俊,孙德建. 我国丝虫病防治研究五十年[J]. 中国寄生虫学与寄生虫病杂志,1999,17(5):267-270.

[7] COTCH MF,ND PJ,NUGENT RP,et al. Trichomonasvaginalis associated with low birth weight and preterm delivery. The Vaginal Infections and Prematurity Study Group [J]. Sexually Transmitted Diseases,1997,24(6):353-360.

[8] SORVILLO F,KERNDT P . Trichomonas vaginalis and amplification of HIV-1 transmission [J]. Lancet,1998,351(9097):213.

[9] 汪世平. 医学寄生虫学[M]. 北京:高等教育出版社,2012.

[10] 郭应禄,主译. 坎贝尔-沃尔什泌尿外科学[M].9 版. 北京:北京大学医学出版社,2009.

[11] 雷正龙,郑浩,张利娟,等. 2013 年全国血吸虫病疫情通报[J]. 中国血吸虫病防治杂志,2014,21(6):591-597.

[12] 诸欣平. 人体寄生虫学[M].8 版. 北京:人民卫生出版社,2013.

[13] AGBOR VN,NJIM T,MBOLINGONG FN. Bladder outlet obstruction;a rare complication of the neglected schistosome, Schistosoma haematobium:two case reports and public health challenges [J]. BMC Res Notes,2016,9(1):493.

[14] KOUKOUNARI A,DONNELLY CA,SACKO M,et al. The impact of single versus mixed schistosome species infections on liver,spleen and bladder morbidity within Malian children pre-and post-praziquantel treatment [J]. BMC Infect Dis,2010, 10:227.

[15] SHIFF C,NAPLES JM,ISHARWAL S,et al. Non-invasive methods to detect schistosome-based bladder cancer:is the association sufficient for epidemiological use [J]. Trans R Soc Trop Med Hyg,2010,104(1):3-5.

[16] 张浩,张育新,邹保国,等. 血吸虫性膀胱炎 1 例[J]. 中国病原生物学杂志,2008(5):403.

[17] 柴志武,徐乾成,徐春梅. 埃及血吸虫病误诊为泌尿系统感染 1 例[J]. 中国血吸虫病防治杂志,2014(1):111.

[18] 郑德福,冯萍,肖宁,等. 近 30 年血吸虫病对人体泌尿生殖系统的损害[J]. 寄生虫病与感染性疾病,2010(2):62-67.

［19］吴春华,许建业,司红兵.泌尿系统包虫病的诊治(附6例报告)［J］.宁夏医学院学报,2001(1):64-65.

［20］许建业,司红兵,梁大用.腹膜后及膀胱包虫病的诊治［J］.临床外科杂志,2002(1):30-31.

［21］BENEDETTO AD,MACCHIONE L,CICCARELLO G,et al. Isolated large hydatid cyst in the kidney of an elderly man［J］. Urology,2012,79(4):e47-48.

［22］ABU-QAMAR AA,ALJADER KM,HABBOUB H. Isolated renal hydatid disease:experience at the queen rania urology center,the king hussein medical center［J］. Saudi J Kidney Dis Transpl,2004,15(2):149-154.

第三章 泌尿生殖系统结核

第一节 概　　述

结核病(tuberculosis,TB)是危害人类健康的重大疾病,最早可追溯至史前人类以及古代埃及。目前,在全球范围内结核病的发病率呈明显回升趋势,并且在发病机制、临床表现、治疗、预后等方面均发生了不同程度的变化。作为全身结核病的一部分,泌尿生殖系统结核病是泌尿外科常见的感染性疾病。近年来,由于诸如艾滋病、糖尿病等疾病引起的免疫力低下、疾病临床表现不典型性、早期鉴别诊断考虑不足、治疗不规范等原因,造成耐药结核分枝杆菌菌株和多药耐药结核分枝杆菌菌株的产生,使得一些患者长期误诊误治并导致严重后果,应当引起高度重视。详细的病史采集和体格检查,尤其是详细了解患者症状演变过程及诊疗经过、了解有无泌尿系统以外结核如肺结核和肠结核等诊断是诊断泌尿及男性生殖系统结核最重要的步骤。尽管药物化疗是泌尿生殖系统结核目前主要的治疗方法,手术治疗有时仍然不可避免,与药物治疗互为补充,手术治疗包括结核病变毁损性手术以及重建性手术,手术后仍继续药物治疗。

一、历史回顾

结核病危害人类已数百万年,可能在地球上出现人类时,就已有结核分枝杆菌存在。早在7 000年前,人们就已经认识到结核是一种消耗性疾病。在公元前4 000年残留骨髓中就发现有结核的特征性改变。在公元前1000年的古埃及,结核是一种常见疾病。在18—19世纪工业革命时期,结核病也曾广泛流行,如英国有近1/4的死亡是由这种消耗性疾病引起的。1801年,在英国伦敦,30%的死亡者均由结核病引起,死亡率高达900/10万人,居各种疾病之首,是青壮年死亡的主要原因,故结核病也被称为白色瘟疫及人类死亡元凶(the captain of all the men of death)。

1804年,Laennec通过数百例尸检发现,肺结核患者肺内有结核浸润及空洞形成,身体其他部位亦有类似的结核病变。1839年,Schönleinn指出结核结节为该病的基本病理改变,因而命名为结核病。1882年,Koch发现了结核病的病因:患者体内有一种微生物,经过体外培养后,接种到易感宿主,可以致其患病。此后,科赫法则(Koch Postulates)成为研究所有感染性疾病的基础。同年,Ehrlich发现该细菌有抗酸染色特征。1992年,Meddler发表了他关于死于肺结核患者的经典研究结果,揭示了肾结核的发病机制。他回顾分析了30例患者近10万张肾脏连续病理切片。在肾皮质中,镜下可见结核病变,而且几乎均为双侧。Meddler 等人认为这些病理变化应该是"转移性的"而不是"继发性的",因为在原发感染发生时,病菌即通过血流感染了肾脏。

现在诊断结核病常用的细菌染色、结核分枝杆菌培养及结核菌素皮试等都是 Koch 早年所提倡使用的方法。近年来,由于分子生物学的进步,人类开始有可能采用新的技术,研究结核分枝杆菌的 DNA 结构,制造新的更有效的疫苗预防结核,也可用结核分枝杆菌的特异性 DNA 作为探针(DNA Probe)与结核分枝杆菌进行原位杂交,早期准确地诊断结核,进行治疗。

外科治疗泌尿生殖系统结核始于 1870 年。当时 Bryant 为肾积脓的患者进行了第 1 例肾切除手术。但在抗结核药应用之前,此类患者中 85% 死于结核病。抗结核药物的发现是结核治疗的最伟大里程碑。1944 年,链霉素(streptomycin,SM)的抗结核作用被发现,随后,一系列的药物被应用于临床,主要包括对氨基水杨酸(para-aminosalicylic acid,PAS;1946 年)、异烟肼(isoniazid,INH;1952 年)、利福平(rifampicin,RFP;1966 年)等。这些药物随后被用于各种类型结核病的短期化疗。

在现代化疗应用之前,结核病的死亡率即已逐步下降,原因是多方面的,环境、生活、营养的改善都可使死亡率下降,但自然选择的力量、个体自身的免疫力亦占重要地位。百余年来,结核病的防治工作取得了显著的进展,死亡率有所下降,但未完全肃清,仍是当今的全球性疾病。

二、流行病学

20 世纪 90 年代以来,由于对结核病的忽视、移民难民增加、人类免疫缺陷病毒(HIV)流行、耐药结核病例增加、接受卡介苗治疗的膀胱癌患者尿液随意丢弃等因素影响,全球结核病疫情明显回升。据 WHO 报道,目前全球有近 1/3 的人已感染结核分枝杆菌,每年新发结核病患者 800 万 ~1 000 万例,其中 60% 在亚太地区,而 100 万例在中国,每年约有 300 万人死于结核病,在发病较高、人口稠密的地区,成年人近半数均被感染。我国的结核病患者数居世界第二位。结核病已位居单一病原菌疾病死因的第一位。WHO 数据显示,2011 年中国结核病的发病率为 75/10 万人,患病率为 104/10 万人,死亡率为 3.5/10 万人,HIV 感染者中的患病率为 1.2%。中国多药耐药(multidrug resistance,MDR)患者在新发病例中占 5.7%,在复发病例中占 26%。

肺外结核病例占所有结核病病例数的 10%。泌尿生殖系统结核是最常见的肺外结核病之一,仅次于周围淋巴结核,其中泌尿系统结核占 30%~40%。在发展中国家肾结核最为多见,所占比例也显著较高。这些国家中,肺结核患者尿结核分枝杆菌阳性率高达 15%~20%。附睾结核是临床最常见的男性生殖系统结核,与泌尿系统结核关系密切,但病理研究发现前列腺结核的发病率远比想象的高。

艾滋病、糖尿病、血液透析、肾移植患者的肾结核患病率明显高于正常人群,免疫力低下是主要易感因素。艾滋病患者 24%~58% 合并结核,有些地区的艾滋病患者死后尸检,50% 的患者发现合并播散性鸟-细胞内分枝杆菌(mycobacterium avium-intracellulare,MAI)感染。结核病的临床症状可早于艾滋病,症状常不典型,有时表现为严重的播散型及肺外型结核,在艾滋病流行地区,遇到严重播散型结核患者,应警惕并存艾滋病的可能。不典型临床肾结核的数量增多,致使早期诊治困难,误诊、漏诊常有发生,让结核病的控制更加困难,使结核的防治提出面临了新的挑战。

三、病因与发病机制

(一)细菌学

结核分枝杆菌属于分枝杆菌属,对人有致病性者主要为人型杆菌及牛型杆菌,前者人体内首先感染部位分别为肺部和消化道,然后再通过各种途径传播到其他器官。近年来,牛型杆菌感染率下降。另外,在艾滋病患者中出现鸟-细胞内分枝杆菌,这类杆菌对常用的抗结核药有耐药性。

结核分枝杆菌细长、稍弯、两头微钝,发育生长期多呈分枝状,有时可呈丝状、棒状。人型结核分枝杆菌严格需氧,主要寄生于细胞内,不易染色,但经品红加热染色后,使用酸性酒精冲洗亦无法使之脱色,故称为抗酸杆菌。细菌在不利条件下也可出现变异,失去细胞壁成为 L 型结核分枝杆菌。采用 Ziehl-Neelsen 法染色时,结核分枝杆菌染为鲜红色,背景呈蓝色。结核分枝杆菌细胞壁中含有较多的类脂质,与巨噬细胞有较强的亲和力。

在活动性结核灶中,细菌分为 4 个亚群:活跃期、半活跃期、半休眠期和休眠期。病灶周围的炎症反应造成的酸性环境使结核分枝杆菌代谢受到抑制,进入半休眠期。一旦其脱离此环境则迅速转为活跃期。结核分枝杆菌生长缓慢,每 20~24h 才繁殖一代,抗菌药物一般只对繁殖生长的结核分枝杆菌有效。不繁殖的细菌,代谢不能被抗菌药物阻断,在应用抗菌药物时亦能存活下来,所以少数结核分枝杆菌可在细胞内长期潜伏,呈休眠状态,甚至终身不繁殖,不易为抗菌药物所消灭。结核分枝杆菌能自发或经理化、生物因素诱导形成 L 型菌。近年来,检出 L 型结核分枝杆菌的文献越来越多。它不引起皮肤迟发型超敏反应,也不易引起结核性病理损伤,但可以在体内长期生存,在一定条件下恢复为原生结核分枝杆菌,导致结核病发生。感染 L 型结核分枝杆菌的结核病患者,其临床表现不典型,PPD 试验不敏感,误诊率高,疗效差。结核分枝杆菌可自发基因突变,因而有原发的对抗结核药耐药的菌株,但原发的耐两种药物的菌株极少。多数耐药菌株是由于治疗不当造成的继发性耐药菌株,可导致单耐药、多耐药、耐多药及严重耐多药结核病。

目前应用于结核分枝杆菌的基因型分型方法主要分为两类:一类是以限制性片段长度多态性(restriction fragment length polymorphism,RFLP)为基础的方法,常用片段有 IS6110、IS1081、多态性 GC 富集重复片段(polymorphic GC-Rich repetitive sequence,PGRS)、直接重复序列(direct repeat,DR)、主要多态性串联重复序列(major polymorphic tandem repeat,MPTR)等;另一类是以对结核分枝杆菌基因组中特定多态性区域序列进行 PCR 扩增为基础的方法,常用于扩增的片段有 IS6110、PGRS、编码 16S-23SrRNA 基因分隔区、DR 及其间隔、结核分枝杆菌散在分布的重复单位(mycobacterial interspersed repetitive units,MIRU)等。

(二)发病机制

结核病的发病是人体与结核分枝杆菌相互作用的结果。细胞免疫与迟发变态反应参与其发生、发展,病变进展的速度和程度取决于结核分枝杆菌的毒力和机体的免疫状态,其中细胞免疫起关键作用。结核分枝杆菌蛋白所致的延迟过敏反应一般发生在感染后 3~4 周,可引起组织破坏。可通过结核菌素皮肤试验检测,阳性者说明有结核感染,体内存有活结核分枝杆菌者将终身阳性。患者结核感染后的反应与以往是否有过感染及由感染引起的免疫反应有关。第一次感染称为原发感染或初次感染,而在体内已建立细胞免疫及延迟过敏反应后发生的感染称为原发后感染(post-primary infection)或再感染,二者机制不同。

1. 原发感染　结核分枝杆菌首次吸入肺内抵达肺泡后(一般在肺上叶的下部及肺下叶的上部),细菌立即被肺泡巨噬细胞及白细胞所吞噬。此时的巨噬细胞不能杀灭结核分枝杆菌,细菌在巨噬细胞内可毫无遏制地繁殖生长,并很快经肺门淋巴结血行向全身播散。播散于感染后数天甚至数小时即可发生,全身所有部位均可被波及。结核分枝杆菌繁殖较慢,出现症状时往往需要几周的时间。初次感染的早期病理改变,主要为肺部的炎性病变而无结核结节。感染 3~4 周后,体内细胞免疫及延迟过敏反应建成,感染的进程被显著遏制,激活了的巨噬细胞在原发与播散的病灶内限制细菌的繁殖,使细菌显著减少,原发及所有其他组织内的病灶也相继被吸收,最后可毫无保留或很少留下痕迹。所以早期的原发感染,虽有全身广泛播散,但病理改变很轻微。过敏反应、细胞免疫发生后,早期的非特异性炎症反应被肉芽肿性结核结节所取代。结节主要由淋巴细胞、巨噬细胞组成,中心常有干酪样坏死。此时90%的患者感染被控制,播散被遏止,临床亦无表现。这类患者已被结核分枝杆菌感染,但由于免疫力较强,未发展成结核病,只有少数小儿及免疫力低下的成人,直接由原发感染发展成结核病。

2. 原发后感染或再感染　患者原发感染灶已消退,细胞免疫已建成,但体内又重新出现结核。现在认为这类感染多为早期原发感染播散时留下的病灶复发,为内源性再感染。约5%的患者,于原发感染2~5年后,肺尖部出现结核,这可能与肺尖部的氧张力高利于细菌的生长繁殖有关。而其他肺外结核(5%),如肾结核、骨关节结核及淋巴结核等则多于原发感染后10~20年或更长的时间开始出现临床症状。由于机体已感染致敏,并已具有细胞免疫功能,故能限制感染的播散,但组织破坏则较显著,与原发感染有显著的差别。结核分枝杆菌在稳定静止病灶内可长期存活下来,不引起疾病,但一旦时机成熟仍可发病,对患者终身都具有潜在危险。

3. 播散途径　肾结核的主要原发病灶为肺结核,少数来自骨、关节、肠、淋巴结的结核病灶。大量实验研究、尸检和临床观察证实,血行播散是肾结核的主要感染方式。肾脏、附睾和女性输卵管均是血行播散的主要种植部位。前列腺结核也可由血行播散引起,但是尿液中的结核分枝杆菌更易导致前列腺结核。其他部位的泌尿生殖系统结核可由直接蔓延、逆行感染或经淋巴播散。

4. 免疫　结核感染发生后,细胞免疫与延迟过敏反应同时发生,细胞免疫是通过 T 淋巴细胞与单核吞噬细胞相互协助而完成的。巨噬细胞首先吞噬并处理结核分枝杆菌,然后将处理后的结核分枝杆菌连同细胞膜上的人白细胞 DR 抗原(human leukocyte antigen DR,HLA-DR)呈递给 T 淋巴细胞;将抗原与 HLA-DR 同时呈递给 T 淋巴细胞,才能使 T 淋巴细胞充分地活化。激活后的 T 淋巴细胞能分泌各种淋巴因子,使巨噬细胞增大、吞噬及杀菌功能加强、成纤维细胞及胶原纤维增多,并使巨噬细胞移向结核病灶,将结核分枝杆菌包围而后予以杀灭,故激活后的巨噬细胞对防止结核起到关键性的作用。但激活后的巨噬细胞,其功能是非特异性的,除结核分枝杆菌外,它也能杀灭一些非结核菌、病毒及肿瘤细胞,这也是采用 BCG 治疗肿瘤的理论基础。

延迟过敏反应在抗原含量不大时,对控制感染是有益的,如抗原含量过多,则过敏反应本身即可引起细胞死亡、干酪样坏死,对机体不利。此外结核感染较严重时,可增强 T 抑制淋巴细胞(suppressor lymphocyte)的功能,使结核菌素皮肤试验反应受抑制,称为变应缺失(anergy)。

(王春阳　编　倪少滨　审)

第二节　泌尿系统结核

一、病理

泌尿系统结核的主要病理改变,概言之为肾皮质的阻塞性缺血性萎缩,肾髓质的干酪样坏死、空洞形成及尿路的纤维化、梗阻。

(一)肾结核

肾结核是常见的肺外器官结核病,多为原发性肺结核病和/或骨结核的血行播散,临床常表现为单侧肾脏受累。90%的肾结核为原发感染时结核分枝杆菌经血行抵达肾脏所致,只有少数是因进行性原发感染或肺及体内其他部位的原发后感染扩散所致。初次感染后,结核分枝杆菌被巨噬细胞吞噬并迅速繁殖,向全身播散,经血流侵入肾脏,在肾小球毛细血管丛中形成微结核病灶。机体抵抗力正常的情况下,感染 3~4 周后,细胞免疫及迟发型变态反应建立,多数结核分枝杆菌被杀死,病灶相继吸收愈合,病变轻微,也不出现临床症状,仅可引起结核分枝杆菌尿,称为病理性肾结核。只有少数小儿及免疫力低下的成人直接由原发感染发展成结核病。尸检发现结核病患者的病理性肾结核病灶相当普遍。少数病理性肾结核在全身或局部抵抗力低下时,残留病灶中的结核分枝杆菌增殖,并进而发展为肾髓质结核,由于机体已感染致敏,组织破坏显著,出现轻重不一的临床症状,称为临床肾结核。一般,从病理性肾结核发展到临床肾结核需要经历 2~20 年。

肾结核主要为肾髓质及乳头病变,结核分枝杆菌进入肾髓质后,即呈进行性发展,引起组织破坏,结核分枝杆菌在髓质部生长繁殖远比在皮质部活跃。繁殖加速的原因尚不明了,可能与氧张力、尿素浓度或尿渗透压有关。结核结节可彼此融合,中心发生坏死,形成干酪样病变。这种坏死破溃一般发生在肾乳头处,干酪样物质液化后可排入肾盂形成空洞,有时可于空洞内发现坏死脱落的肾乳头。肾内一旦空洞形成,多不能自行愈合而将逐渐扩大。肾盏及肾盂黏膜上的结核,可在肾内经淋巴、血行或直接蔓延,从肾的一部分扩散到其他部分,最后形成多数空洞或肾积脓,使整个肾脏遭到破坏。

肾结核病理的另一特点为高度的纤维化。纤维化是细胞免疫的表现,是对干酪样变的病理反应,纤维化使肾皮质与髓质分隔开来,血管周围的纤维化可使肾内的动脉狭窄、内膜增厚,致使肾皮质缺血、萎缩,称为梗阻性肾皮质萎缩(obstructive atrophy of the cortex)。这是肾结核肾皮质的主要病理改变,只有少数患者在肾皮质内见到聚合的肉芽肿形成较大的结核瘤。

纤维化亦可向下延至肾盂及输尿管,使肾盂及输尿管壁增厚,重者甚至可使肾盂及输尿管完全闭合,增厚的病变可于 CT 检查中显示出来。由肾结核肉芽肿性病变及纤维化引起的梗阻可加重原有结核病的发展,使梗阻以上的病变破坏加快。肾盏颈部狭窄则可于近端形成闭合性脓肿。结核病发展至肾周围时,可发生结核性肾周围炎或肾周围寒性脓肿,向外破溃形成经久不愈的结核性窦道。

晚期肾结核可发生钙化。钙化常为严重肾结核的标志,先出现于较大脓腔的边缘、呈斑点状,而后逐渐扩及全肾,形成贝壳样钙化,使肾脏完全萎缩。肾结核钙化的机制尚不明确。全肾钙化时,输尿管常完全闭塞,患肾的尿液不能流入膀胱,膀胱结核可逐渐好转愈合,膀胱炎症消失,形成所谓的自家肾切除(肾自截),但肾结核钙化并不表明病变完全愈合,钙化多发生在脓肿的表面,干酪样物质内仍存有活的结核分枝杆菌。肾结核时结核分枝杆菌可随尿液下行,至输尿管、膀胱,也可进一步扩散到前列腺及附睾。

（二）输尿管结核

结核分枝杆菌可经肾下传至输尿管,侵犯输尿管黏膜、黏膜固有层及肌层。病变早期,黏膜水肿充血,有散在的结核结节,进而许多结核结节融合,发生干酪样坏死,并形成溃疡。后期肉芽组织机化、管壁纤维组织增生。纤维组织增生可致输尿管增粗、僵硬,进而导致输尿管狭窄或完全阻塞,使狭窄近端及肾盂扩张、积水。输尿管狭窄多见于输尿管膀胱连接部的膀胱壁段,其次为肾盂输尿管连接部,中段者较少见。

（三）膀胱结核

膀胱结核常继发于肾结核,病变好发于膀胱三角区,尤以输尿管开口周围最常见。早期黏膜充血水肿,进一步发展为结核结节,可形成黏膜溃疡。结核结节最先出现在患侧输尿管口的周围,然后向他处扩散,蔓延至三角区并逐步累及整个膀胱。结核结节可相互融合、形成溃疡,溃疡可侵及膀胱肌层,引起严重广泛的纤维组织增生,使膀胱肌肉失去伸缩的能力,容量缩小、膀胱挛缩。纤维组织的增生也可使输尿管口狭窄,或使输尿管口闭合不全,形成洞状,狭窄与闭合不全可同时并存。狭窄引起梗阻、肾积水,闭合不全则可使膀胱内感染的尿液反流至对侧肾脏,引起积水并感染健肾。膀胱病变严重溃疡较深时,病变可穿透膀胱壁,形成膀胱阴道瘘或膀胱直肠瘘。

（四）尿道结核

尿道结核发生在男性患者,主要病理改变为溃疡和狭窄,狭窄可引起排尿困难,加重肾脏的损害。急性期病变主要为结核结节伴干酪样坏死,表现为尿道有脓性分泌物,可伴有附睾炎、前列腺炎等。慢性期病变主要为广泛的纤维化,表现为尿道狭窄。

二、临床表现

泌尿系统结核是全身结核病的一部分,多数继发于肺结核,少数继发于肠结核或骨关节结核。可累及肾、输尿管、膀胱、尿道、前列腺、精囊、睾丸、输精管、输卵管等部位。泌尿生殖系统结核在男性中高发(男女比例为 2:1),40~50 岁为高发年龄。

泌尿系统结核最主要的是肾结核,起病缓慢,早期往往无任何临床症状,因此极易漏诊。肾结核多发生于 20~40 岁的青壮年。肾结核的早期往往无任何临床症状,只在尿检查时发现有异常,尿呈酸性反应,有少量蛋白、红细胞和白细胞,此时尿中可能查出结核分枝杆菌。这类早期患者只在结核病疗养院中定期查尿或在健康检查及因其他疾病做尿检时才能发现。随病程进展,多数患者呈现下尿路症状,超过 50% 患者表现为储尿功能障碍,其中最主要为尿频。开始时夜尿较为明显,排尿次数逐渐增多,排尿时有灼热感并伴有尿急。尿频开始是由于含有脓细胞及结核分枝杆菌的尿液刺激膀胱所引起,以后则由于膀胱黏膜为结核分枝杆菌感染、结核性膀胱炎所致。尿频从每天 3~5 次逐渐增多至 10~20 余次,如果膀胱病变严重,黏膜有广泛溃疡或膀胱挛缩,则尿频每昼夜可达数十次,甚至百余次,患者终日不能离开贮尿器。肾结核的典型症状是尿频的同时,有尿痛、尿急、血尿,所以晚期结核病患者,排尿极为痛苦。根据国内统计,77.6% 的患者有尿频、尿急、尿痛等膀胱炎症状。

血尿是泌尿系统结核的另一重要症状,多在尿频、尿急、尿痛等膀胱刺激症状发生后出现,部分患者血尿也可是最初症状。血尿的来源可为肾脏和膀胱,而以后者为主。临床表现以终末血尿居多,终末血尿是因排尿膀胱收缩时,膀胱结核性溃疡出血所致。血尿也可为全程血尿,不伴有任何症状。在膀胱炎症之前出现,血尿来自肾脏。因此,青年患者发生无痛性血尿时也应考虑有肾结核的可能,但如肾脏出血严重,尿中有凝血块,则可出现肾绞痛,这种情况较少见。据国内统计,67.8% 的患者均有血尿。泌尿系统结核患者一般均有不同程度的脓尿,显微镜下尿内可见大量的脓细胞,严重者尿呈米汤样,也可混有血液,呈脓血尿。

泌尿系统结核全身症状多不明显。肾结核症状出现时,身体其他部位的结核病灶多已愈合,在肾结核的早期,身体其他器官无严重结核病时,全身健康情况可不受影响。当肾结核破坏严重,肾脏积脓或严重膀胱结核对侧肾积水时,患者可出现全身症状如消瘦、乏力、发热、盗汗等,并有恶心、呕吐等慢性肾功能不全的症状,有时可突然发生无尿。肾结核的局部症状亦不常见,破坏严重的巨大脓肾、肾结核继发感染或病变蔓延至肾周围时才出现局部症状与体征。部分肾结核患者可有高血压。1940 年,Nesbit 首先报道 1 例患者,国内学者(1965 年)报道 30 例肾结核合并高血压患者,肾切除后,23 例患者被治愈。高血压的发生可能与肾小动脉狭窄,肾素分泌增多有关。

输尿管结核少见,多为肾结核时累及输尿管。不典型肾结核病变多见于输尿管末端,临床表现为肾积水,输尿管末端梗阻。膀胱结核早期和肾结核同时存在,也见于卡介苗灌注后发生的结核性膀胱炎。晚期大量结核病灶纤维化,膀胱壁挛缩,膀胱容量 <50mL 时称为结核性小膀胱或挛缩膀胱(contracted bladder),主要临床表现为严重的尿频、尿急及充盈性尿失禁。

尿道结核主要发生在男性,较少见。病变往往从前列腺、精囊直接蔓延到后尿道或由膀胱结核感染而来,也可见于卡介苗灌注的患者。主要临床表现为尿道分泌物、尿频、尿痛、尿道流血或血尿;排尿困难、尿线变细、尿射程缩短、排尿无力;会阴部扪到粗、硬呈索条状的尿道或形成尿道瘘;尿道狭窄易发生尿道周围炎、尿道周围脓肿或继发感染、破溃后形成尿道瘘,可发生尿道直肠瘘;尿道造影示尿道狭窄,狭窄范围常较广;尿道分泌物直接涂片找到结核分枝杆菌有助诊断;极少数患者需要做尿道活组织检查,但由于尿道病变,尿道镜检查受到限制。

三、诊断与鉴别诊断

(一) 病史和体格检查

诊断肾结核的主要线索为慢性膀胱炎症状,即逐渐加重的尿频、尿痛或伴有血尿的表现。结核病的中毒症状如发热、盗汗或肾区疼痛在肾结核中常不明显,不少医师见到患者只有膀胱刺激症状而无结核中毒症状,即误认为是泌尿系统感染而轻率地否定了肾结核,这是临床工作中常犯的错误。肾结核的典型症状不在肾脏而在膀胱,肾结核出现症状时身体其他部位的结核多已愈合,腰部症状也不明显,肺内查不出原发病灶并不能否定肾结核的诊断。如何理解这一"慢性膀胱炎"的意义仍是诊断肾结核的关键。"慢性膀胱炎"不能作为疾病诊断,而只能视为一临床症状,应进一步寻查引起"慢性膀胱炎"的原因。在中国,引起这一症状最常见的疾病即为肾结核,故凡有"慢性膀胱炎"症状而尿内又有蛋白、红细胞、白细胞者,即应考虑肾结核需做进一步检查。男性患者原发性膀胱炎几乎不存在,青年男性患者表现有"慢性膀胱炎"症状时即要考虑肾结核的可能。诊断上较困难的少数病例是较早发生输尿管结核性梗阻,膀胱炎症状可很快消失,尿检查可变为阴性。诊断要靠仔细询问既往病史和 X 线检查。

另一类常引起膀胱炎症状的疾病为泌尿系统的非特异性感染,主要为大肠埃希菌感染,多见于女性。女性急性膀胱炎,常突然发病,一开始即有显著的尿频、尿痛,也可伴有血尿,短期内即能治愈,但常反复发作,时轻时重,症状好转时,排尿亦完全恢复正常。肾结核所致的膀胱炎,则表现为持续进行,逐渐加重,一般抗菌药物治疗无效,如合并大肠埃希菌感染,则治疗后症状可减轻,但尿的实验室检查仍不能恢复正常,不要以为症状好转就否定了结核,所以短期内不能治愈的膀胱炎亦应考虑肾结核的可能。

非特异性感染做尿培养时,可培养出大肠埃希菌及其他化脓性细菌,如无细菌生长,则结核的可能性很大,但培养出普通细菌,并不能否定结核,因有 20%~60% 的肾结核可合并感染,不要因为有膀胱炎症状,又培养出大肠埃希菌,即肯定为泌尿系统感染,关键仍在于正确理解慢性结核性膀胱炎的特征。

常见的泌尿系统疾病均可引起血尿,肾结核血尿的特点多与膀胱炎尿频、尿痛的症状并存,终末血尿居多。无痛性间歇性血尿则为泌尿系统肿瘤的特点,发病年龄较高,但在年轻的患者中,即使为严重的无痛性血尿仍有肾结核的可能。肾、输尿管结石所引起的血尿则多伴有剧烈的肾绞痛。

尿道结核狭窄的临床症状可能被严重的膀胱结核症状所掩盖,应注意有无排尿困难,如果患者泌尿生殖系统结核的诊断已确定,而又无外伤及淋病史,体检可见尿道增粗,则应考虑尿道结核的可能,进一步检查可做尿道造影、尿道镜检查,必要时可经尿道镜行活组织检查。

肾结核患者应进行全面的体格检查,更应注意泌尿生殖系统的检查,男性患者,肾结核常伴有生殖系统结核,生殖系统结核的发现对诊断肾结核有帮助。前列腺缩小、变硬、表面高低不平、附睾硬结、输精管增粗等提示有生殖系统结核。男性生殖系统结核有时早于肾结核或同时发生。男性生殖系统结核患者,必须做尿的检查,如果尿有异常,应进一步做泌尿系统全面检查。

(二) 实验室检查

1. 结核菌素试验(tuberculin test) 结核菌素反应属迟发型变态反应,对泌尿生殖系统结核的诊断具有一定指导价值。我国常以国际通用的 Mantoux 法做结核分枝杆菌试验,将结核菌素的纯化蛋白衍生物(PPD)0.1mL(5IU)注射入前臂掌侧上中 1/3 交界的皮内,使局部形成皮丘及出现炎症反应,48~72h

后达到最大限度,表现为局部红斑及中心区形成硬结,通过测量硬结的直径判断试验结果,取纵、横两者平均直径判断结核菌素反应强度。无硬结或者硬结 <5mm 为阴性（-）、5~9mm 为一般阳性（+）、10~19mm 为中度阳性（++）、≥20mm 或 <20mm 但是患者出现除局部硬结以外尚有水疱、破溃、淋巴管炎及双圈反应为强阳性（+++）。但试验结果存在个体差异,若患者自身存在恶性肿瘤、营养不良、接受甾体类激素治疗、放射治疗以及艾滋病等全身免疫缺陷性疾病,在接种结核菌素后个体局部反应能力会降低。除此以外还应注意 PPD 试验阳性支持结核分枝杆菌感染的诊断,但 PPD 试验阴性不能完全排除结核分枝杆菌感染。

2. 尿常规和尿沉渣抗酸染色 尿检查对肾结核诊断有决定性意义,尿一般呈酸性反应,如果尿存放过久,则由于尿素分解转为碱性。尿内有蛋白、白细胞、红细胞等,在尿液未被污染的情况下可呈现典型的无菌性脓尿。尿沉渣涂片做齐 - 尼（Ziehl-Neelsem）抗酸染色（图 3-3-2-1）,50%~70% 的患者可查到结核分枝菌,如用结核分枝杆菌培养,则结核分枝杆菌的检出率可达 90%。检查前 1 周停用抗结核药物及抗菌药物,留取第一次新鲜晨尿送检,连续检查 3~5 次,或收集 24h 尿液送检。为避免其他抗酸杆菌影响诊断,男性患者应注意清洁会阴,防止包皮垢分枝杆菌污染。其阳性检出率仅为 5.8%~42.7%,需注意的是,因该检查不具有特异性,抗酸染色检查结果并不可靠。

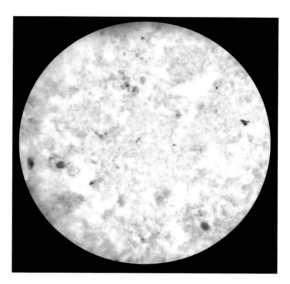

图 3-3-2-1 尿抗酸杆菌检查（尿液抗酸染色显示为阳性）

3. 结核分枝杆菌培养 尿结核分枝杆菌培养和动物接种较尿沉渣涂片抗酸染色结果可靠,尿结核分枝杆菌培养最有诊断价值。通过细菌培养还可进行细菌耐药性监测。由于细菌培养技术的改进,有些实验室已废弃了动物接种,认为采用动物接种分离结核分枝杆菌已无必要。尿标本取得后,应尽早地放入培养基进行培养,因尿内可能含有某种抑制结核分枝杆菌生长的物质,结核分枝杆菌与尿接触的时间愈长,则结核分枝杆菌生长的机会就减少,而且该检查阳性检出率低、操作复杂、耗时长,需 4~8 周,若为耐药结核分枝杆菌则更不易培养。

4. 尿结核分枝杆菌 DNA 检测（PCR-TB-DNA） 对结核分枝杆菌具有较高特异性以及敏感性。但是由于标本中存在某些扩增抑制药物、DNA 变性,或者操作不规范等,使得该检查易出现假阳性或者假阴性结果。因此尿结核分枝杆菌 DNA 检测结果必须结合培养、影像学或活检标本的组织学检查结果方能确立诊断。

5. 免疫学及分子生物学检查 根据抗原抗体的特异反应原理测定血清及尿中的抗原、抗体、抗原抗体复合物可协助诊断。常用的检测方法有:血清学诊断、噬菌体生物扩增法、结核抗原特异性干扰素释放实验、高效液相色谱（high performance liquid chromatography, HPLC）诊断法、恒温扩增 - 防污染核酸试纸技术、基因芯片技术。但此类技术的开展多为科研实验室研究使用,仍需进一步地研究、评估和验证以筛选出适合临床实验室诊断的最佳方法。

6. 结核分枝杆菌的耐药性诊断方法 结核分枝杆菌的耐多药问题是当今全球结核病控制的主要难题之一,目前对耐药结核病的诊断大多建立在结核病的诊断基础之上,有以下常见方法:以绝对浓度法和比例法为代表的常规检测方法、快速液体培养与药敏检测法、噬菌体生物扩增还原法、基因学诊断方法。其中,比例法是世界卫生组织(WHO)规定的结核分枝杆菌药物敏感性检测的"金标准",而绝对浓度法却由于其操作简单较易在各级临床实验室被推广应用。

（三）影像学检查

尿中查出结核分枝杆菌虽可确定肾结核的诊断,说明肾内有结核病灶,但并未完成肾结核诊断全部要求,尚不能了解结核病的范围及破坏的程度。Band(1942年)曾对尿内查到结核分枝杆菌的64例患者进行长期随访,最后只有3例发展成临床肾结核,另一组91例也只有8例发展成肾结核,因此需要做进一步检查以了解肾结核病变的破坏程度以及另一侧肾脏的情况。

1. B超检查　操作简便、价廉、快速、阳性率较高,推荐作为初选检查手段。对于早期肾结核,病变微小并局限于肾皮质,超声检查较难发现。出现以下超声现象提示肾结核的可能:①原因不明肾积水、肾盏扩张、集合系统不规整、合并强回声钙化灶;②肾实质出现形态异常无回声区,局限一极或累及整个肾脏,而难以用肾囊肿解释者;③输尿管增粗,管壁回声增强,内径轻度扩大,也可以不显示管腔,与肾积水不成比例;④膀胱体积正常或缩小,壁厚呈毛糙态,常伴有对侧输尿管扩张和肾积水。超声还可以用于监测药物治疗期间病变肾脏大小或挛缩膀胱的体积。

2. KUB+IVU　泌尿系统腹部平片非常重要,因为它可以显示肾区以及下尿路的钙化灶。肾脏钙化灶是尿路结核最常见的KUB表现,约50%患者会出现多种形式的钙化灶。泌尿系统腹部X线平片可见肾脏轮廓、大小、腰大肌影及肾脏输尿管钙化影,全肾广泛的钙化可诊断为肾结核,局限的钙化灶应与结石和肿瘤钙化相鉴别,肾结核钙化多呈斑点状,干酪空洞型结核常有围绕空洞的圆形钙化,晚期肾结核,平片可见分叶状钙化病灶。偶可见到类似结石的钙化,但肾结核的钙化位于肾实质,密度不均,与结石有差别。肾结核在泌尿系统X线平片上也可见到肾蒂钙化、淋巴结钙化和腹腔内钙化淋巴结的阴影。肾肿瘤也可有钙化,应结合临床,采用B超及CT检查与之鉴别。偶可见肾输尿管全程钙化。肾脏钙化不代表结核不活动,其意义还需要进一步评价。

肾结核的X线诊断主要依靠静脉尿路造影(IVU)及逆行泌尿系统造影,而静脉尿路造影是早期肾结核最敏感的检查方法。肾结核的典型表现为肾盏破坏、边缘不整如虫蚀状,或由于肾盏颈部狭窄,肾盏消失变形。中晚期肾输尿管结核典型IVU表现为:①一个或多个肾盏变形、消失,或与肾盏连接的脓肿空腔形成;②肾盂纤维化、变小、形态不规则,肾门狭窄导致多个肾盏扩张、肾积水;③输尿管僵直且多段狭窄,典型的呈串珠样狭窄及其上段输尿管扩张,狭窄最多见于膀胱输尿管连接处;④肾功能损害及肾自截;⑤静脉尿路造影(图3-3-2-2)的膀胱造影可评价膀胱的情况,表现为小而挛缩的膀胱、不规则灌注缺损或膀胱不对称。静脉尿路造影不显影的肾脏,只能说明肾脏功能损害严重,并未见到客观的结核破坏,应密切联系患者的临床表现,全面分析,如果尿中找到结核分枝杆菌,对诊断肾结核有一定的帮助。正常静脉尿路造影结果并不能排除泌尿系统结核,少数活动性肾结核表现可为尿路造影结果正常。

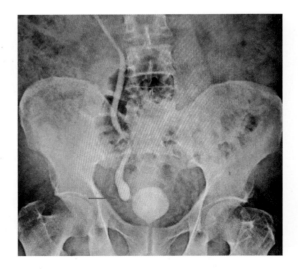

图 3-3-2-2　膀胱结核静脉尿路造影
静脉尿路造影显示右侧输尿管远端狭窄(红色箭头),及小而挛缩的膀胱。

3. 胸部及脊柱X线检查　泌尿系统结核患者应拍胸片及脊柱片,可以排除陈旧性或活动性肺结核和脊柱结核。多数泌尿系统结核患者胸片会有异常。

4. 逆行泌尿系统造影　如果静脉尿路造影不能确定诊断,可考虑行膀胱镜检查、逆行泌尿系统造影。膀胱镜检查时,可经输尿管口插入输尿管导管至肾盂,收集肾盂尿进行尿常规、细菌培养及结核分枝杆菌检查,并可进行测定酚红排泄试验以了解分肾功能情况。注入造影剂行逆行肾盂输尿管造影可获得清晰的肾盂、输尿管影像,但仅在对不明原因的一侧肾脏静脉尿路造影不显影或一侧上尿路严重梗阻而无其他明显依据支持肾结核者,可行逆行肾盂造影,而且其为创伤性检查,且同样不能显示非临床型肾结核及肾周、肾旁受累情况。逆行泌尿系统造影时,如压力过大,可引起造影剂反流,造成肾盏模糊影响疾病的诊断,甚至可引起结核扩散。

5. B超引导下经皮肾穿刺造影　经皮肾穿刺造影为重要的诊断方法。特别是静脉尿路造影不显影或为了了解梗阻以上尿路情况时更为适用。经皮肾穿刺造影有逐步取代逆行造影的趋势。它也适合抽取肾盂内容物进行诊断性检查,或抽取结核空洞内容物评价结核药物的穿透性,或可行经皮肾造瘘术引流。但经皮肾穿刺是有创诊疗操作,有发生出血、感染扩散、脓肿和结核性瘘管形成等并发症的可能,应注意操作技巧。

6. CT检查　CT在显示肾脏和输尿管的解剖方面优于超声和静脉尿路造影。CT冠状面扫描能清楚显示整个肾脏的横断面图像,对肾实质及肾盂、肾盏的形态结构显示良好,且有很高的密度分辨率。它对发现钙化(图3-3-2-3)和伴随的淋巴结病变更敏感。对于肾内异常空洞的清晰显示是CT的一个突出优点。CT同样可以清晰显示肾自截、尿路钙化、输尿管积水、增厚的肾盂壁、输尿管壁和膀胱壁。增厚的肾盂壁和输尿管壁是肾结核的又一病理特点。增强后的延迟相三维图像重建模拟静脉尿路造影,可以清晰显示整个泌尿系统轮廓,准确判断肾脏、输尿管、膀胱及周围组织结构的变化。CT还可以鉴别其他泌尿及男性生殖系统改变,比如肾上腺、前列腺、精囊的干酪样坏死,可用于生殖系统结核的诊断和鉴别。

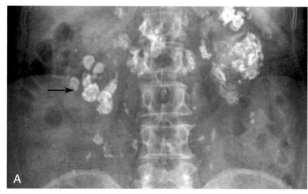
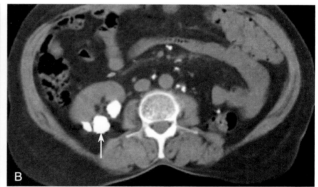

图 3-3-2-3　肾结核影像学检查
A. 腹部 X 线片显示典型的大叶钙化样(箭头);B. CT(未增强)显示肾实质钙化(箭头)。

(1)肾结核累及肾锥尖端后:尿路造影开始显示早期改变,表现为某肾盏有轻度模糊不规则的外形。病变继续扩大,则肾小盏也扩大并伴有不规则的破坏,说明肾锥体及皮质已发生糜烂坏死,病变进一步发展,肾盏外形如羽毛状或虫蚀状坏死,肾盏外可见已有造影剂进入,甚至受累的肾盏与空洞之间的瘘管也可看见。

(2)肾结核晚期:可见肾内有广泛的干酪坏死空洞,呈大而不规则的造影剂可充盈的破坏灶,此种空腔在增强的 CT 图像中显示更为清楚,腔内积脓液,呈水样密度,且不增强。广泛的肾结核破坏,同时有修复作用,大量钙盐沉积在肾干酪坏死灶,可成无功能的肾,亦称自截肾。

（3）输尿管结核早期：表现为输尿管扩张，边缘呈虫蚀状，这是由于结核侵犯了输尿管肌层引起张力失调及多发溃疡所致。继而输尿管壁增厚变粗，失去弹性，蠕动消失。当有较大量纤维化瘢痕变形时，输尿管腔狭窄或狭窄与扩张交替出现，表现为串珠状、螺旋状，最后成一短而僵直的细管，甚至完全闭锁，均伴有患侧肾积水。

（4）膀胱结核：多由于上尿路结核下行蔓延引起。在膀胱输尿管交界处出现模糊不清边缘不整现象，容积也减少，痉挛及纤维化，出现小膀胱征。有时可见膀胱壁上出现片状钙化灶。若膀胱结核累及健侧膀胱输尿管口，引起括约肌闭锁不全，发生尿回流现象，即形成健侧肾积水现象。

7. 磁共振尿路成像（magnetic resonance urography，MRU）　作为诊断尿路疾病的新方法，是了解上尿路梗阻的无创性检查。患者严重肾功能不全、碘过敏、IVU 显影不良、逆行输尿管插管受限或顾及插管造成尿路感染时可选用 MRU。但 MRU 分辨率不高，对肾实质及输尿管壁的改变显示不如 CT，不能明确显示肾功能状况，尤其对小的钙化和小病灶显示不敏感，对梗阻部位周围病变的显示不够理想。对无尿路扩张、积水者不能显示，体内有金属物体者不能做该项检查。

8. 放射性核素检查　因为不能提供较全面的影像学信息，放射性核素检查很少用来作为诊断泌尿生殖系统结核的手段，但对判断分肾功能是有帮助的。

（四）膀胱镜检查

膀胱镜检查是诊断泌尿及男性生殖系统结核的重要手段，可以直接看到膀胱内的典型结核病变而确立诊断。应在膀胱镜直视下进行膀胱注水，早期膀胱结核可见膀胱黏膜有充血水肿及结核结节，病变范围多围绕在肾脏病变的同侧输尿管口周围，以后向膀胱三角区和其他部位蔓延。较严重的膀胱结核可见黏膜广泛充血、水肿，有结核结节和溃疡，输尿管口向上回缩呈洞穴样变化。在膀胱镜检查的同时还可做两侧逆行插管，分别将输尿管导管插入双侧肾盂，收集两侧肾盂尿液进行镜检和结核分枝杆菌培养及动物接种，由于这些是分肾检查数据，故其诊断价值更有意义。在逆行插管后还可在双侧输尿管导管内注入造影剂进行逆行肾盂造影，了解双肾情况。此外，膀胱镜下可取黏膜活检，取材部位为输尿管口周围或膀胱三角区出现水肿、结节或溃疡的部位，组织活检可发现膀胱结核，并可排除膀胱肿瘤。急性结核性膀胱炎和尿道结核时禁忌膀胱尿道检查及活检；若膀胱结核严重、膀胱挛缩、容量 <100mL 时难以看清膀胱内情况，也不宜进行此项检查。

四、治疗

肾结核为全身结核的一部分，治疗时应注意营养、休息，避免劳累。临床肾结核为进行性疾病，不经治疗不能自愈，死亡率很高。在抗结核药物问世以前，肾切除为肾结核的主要治疗方法，早日将患肾切除，才能使疾病不致继续发展、恶化。1944 年 Waksman 自灰色链霉菌（streptomyces griseus）分离出链霉素后，才开始了结核病化学治疗的新篇章。

（一）药物治疗

1. 抗结核药物治疗原则和适应证　抗结核药物治疗的五项原则为早期、联用、适量、规律、全程使用敏感药物。适应证主要包括：围手术期用药，即手术前必须应用抗结核药物，一般用药 2~4 周，手术后继续用抗结核药物短程化疗；单纯药物治疗，即适用于男性生殖系统结核及早期肾结核或虽已发生空洞破溃，但病变不超过 1~2 个肾盏，且无输尿管梗阻者。

2. 抗结核治疗常用的一线药物介绍　药物治疗时，结核分枝杆菌与其他细菌相比，易产生耐药性，单用一种药物更易发生。1949 年证实链霉素与对氨水杨酸合用可延迟耐药菌株的发生。1952 年开始应用异烟肼（雷米封），单独应用同样很快发生耐药性，一组 173 例患者，单独应用异烟肼治疗时第 1 个月有 11% 的患者发生耐药菌株,第 2 个月为 52%,第 3 个月则增至 71%。如将上述 3 种药物同时应用则耐药菌株的发生显著减少。国内外数十年来均采用链霉素、异烟肼、对氨水杨酸三者合用的方案治疗肾结核,称为第一线抗结核药物,疗程一般需 2 年。使用上述 3 药后,1 年细菌转阴率为 77%,2 年可达 96%。缺点是时间太长,患者常不能坚持全程规律用药。链霉素需肌内注射还具有一定的毒性,对氨水杨酸常引起恶心而不易为患者接受,致使患者自行停药或不规则用药,因而引起耐药菌株的产生,造成大量的治疗失败及复发。据统计,即使在卫生知识比较发达的国家也有 20% 的患者不能坚持用药。20 世纪 60 年代常用乙胺丁醇代替对氨水杨酸,但治疗时间仍不能短于 18~24 个月。1966 年利福平(rifampin)问世,次年 Grambach 与 Rist 于巴黎巴士德研究所采用异烟肼与利福平在实验室内治疗鼠结核,发现二者合用具有快速杀结核分枝杆菌的作用,仅用 4 个月,培养即转为阴性,体内结核分枝杆菌被全部肃清,故认为利福平是缩短疗程的关键性药物。利福平或异烟肼与吡嗪酰胺(pyrazinamide)合用亦具有强大的杀菌作用。Gow 于 1970 年即开始应用利福平、异烟肼及吡嗪酰胺治疗泌尿生殖系统结核,135 例患者治疗前均有结核分枝杆菌培养证据,经治疗 4 个月后,除 1 例因患者未能坚持全程规律用药失败外,其余患者细菌培养全部转为阴性(1979 年、1984 年)。Spain 研究经用利福平、异烟肼治疗 6~8 个月的肾切除病理标本,发现组织内的结核分枝杆菌已全部杀死,空洞愈合,肾实质可予保留。所以利福平、异烟肼及吡嗪酰胺已取代了原有的第一线抗结核药物。现将常用的抗结核药物叙述如下(抗结核药物具体剂量见表 3-3-2-1)。

表 3-3-2-1　推荐用于成人一线抗结核的药物及剂量

药物	每天给药		每周 3 次给药	
	剂量范围 / $(mg \cdot kg^{-1})$	最大剂量 / $(mg \cdot kg^{-1})$	剂量范围 / $(mg \cdot kg^{-1})$	最大剂量 / $(mg \cdot kg^{-1})$
异烟肼(INH)	5(4~6)	300	10(8~12)	900
利福平(RMP)		600	10(8~12)	600
吡嗪酰胺(PZA)	25(20~30)	—	35(30~40)	—
乙胺丁醇(ethambutol,EMB)	15(15~20)	—	30(25~35)	—
链霉素[A](SM)	15(12~18)		15(12~18)	100

[A]:60 岁以上患者不能耐受 >500~750mg/d 的剂量,推荐将剂量调整为 10mg/(kg·d);体重 <50kg 患者最大剂量不超过 500~750mg/d。

异烟肼(isoniazid,isonicotinyl hydrazid)对结核分枝杆菌有抑制和杀灭作用,能消灭细胞内外生长旺盛的结核分枝杆菌,但对代谢生长非常缓慢及间歇繁殖的细菌,其杀菌作用不如利福平,对巨噬细胞内酸性环境(pH 5.5)中的结核分枝杆菌则不如吡嗪酰胺。异烟肼口服吸收良好,毒性低,可长期服用,甚至可服用 2~5 年,其分子较小,在体内分布广泛,组织内的浓度与血浆浓度一致,最低细菌抑制浓度(MIC)为 0.05~0.2μg/mL,各种组织中的药物浓度,包括干酪病变及巨噬细胞内的浓度均高于杀灭细菌所需要的浓度。异烟肼在肝内代谢,其代谢途径可通过乙酸化及肝内 P-450 氧化酶系统分解。主要毒性反应为周围神经炎与肝炎,异烟肼的结构与维生素 B_6(吡多辛,pyridoxin)相似,可使体内的维生素 B_6 贮存减少。神经炎的发生与药物剂量有关,按 20mg/kg 给药发生神经炎的比例为 40%,10mg/kg 给药为 20%,5mg/kg 给药则神经炎的发病率降至 1%~2%。长期应用异烟肼时,应同时服用维生素 B_6,50~100mg/d。1%~2% 的患者发生肝炎,常见于老年人及乙酰化低的患者,35 岁以下者 <1%,60 岁者

2.3%,65 岁以上者可达 4%。长期服用异烟肼可使血清转氨酶升高,应定期检查肝功能,当转氨酶超过正常值 5 倍时应停药,停药后可恢复。异烟肼可引起精神兴奋、感觉异常、视神经萎缩,少数患者可出现脑病,吞服大量异烟肼可引起抽搐。

利福平从地中海土壤丝菌素(nocardia mediterranei)分离出来后,于 1965 年合成,利福平能抑制结核分枝杆菌的 RNA 多聚酶,对结核分枝杆菌具有很强的杀灭作用。利福平为脂溶性,能穿透细胞膜进入巨噬细胞,杀死细胞内的细菌,亦可进入氧张力较低的干酪样病灶,杀死代谢低、生长缓慢及间歇性繁殖的结核分枝杆菌。口服吸收良好,组织穿透力强,组织中的浓度常超过血浆浓度,利福平的最低细菌抑制浓度为 0.2μg/mL。口服 600mg,8h 后尿中浓度可达 100μg/mL,在尿中能维持灭菌所需浓度 36h。肾功能不良者不引起蓄积,肝病及胆道梗阻时则可发生药物蓄积。近来亦用其衍生物 ansamycin (LM 427,rifabutin)治疗艾滋病中的鸟 - 细胞内分枝杆菌感染及其他耐药菌株感染。

利福平一般不良反应轻微,偶可引起恶心、呕吐。皮肤症候群(cutaneous syndrome)多发生在用药早期,于服药后 2~3h 出现,以面部最常见,皮肤红、痒,眼部发红、流泪,如果持续发作,可进行脱敏治疗。肝炎的发病率约为 1%,用药数周后可出现转氨酶增高,早期的无症状性转氨酶增高一般多能自行恢复,不需要停药。肝炎的临床症状(乏力、恶心、黄疸对)判断肝炎比转氨酶更为重要,肝炎很少在肝功能正常的患者中发生,多发生于慢性病毒性肝炎、酒精中毒及老年患者。据文献报道,在 50 万名患者中有 16 名因黄疸性肝炎死亡。患者服药期间,应定期做肝功能检查。少数患者可发生血小板减少、紫癜。多与间歇用药及大剂量用药(1 200mg,每周 2 次)有关,如减为 900mg 或 600mg 每周 2 次则很少发生。发生血小板减少、紫癜的患者,应禁用利福平。个别患者于间歇用药或不规则用药时,发生急性肾功能不全、少尿或无尿。利福平可加强肝细胞内的 P-450 氧化酶系统,加速一些药物的分解代谢,使药物的血浆浓度下降,如抗凝药物、口服避孕药、肾上腺皮质激素、口服降血糖药及酮康唑等。应用利福平时,尿液及体液可变为红色,过量时甚至可使皮肤变红。

吡嗪酰胺(pyrazinamide,PZA)为烟酰胺(nicotinamide)的衍生物。1952 年合成,对人型结核分枝杆菌有杀菌作用,在 pH 为 5.5 时,最低细菌抑制浓度为 20μg/mL。巨噬细胞内的结核分枝杆菌分裂及代谢缓慢,呈潜伏状态,且巨噬细胞内的 pH 低,影响抗结核药物的杀菌作用,细菌不易为其他抗结核药物杀灭,是结核病复发的根源,而吡嗪酰胺则对巨噬细胞内酸性环境中的结核分枝杆菌具有特殊的杀灭作用。牛型结核分枝杆菌则对之有抵抗力。吡嗪酰胺自尿中排出,半衰期为 9h,口服 1g 后,对细菌的致死浓度在尿中可维持 36h,常用成人剂量为体重小于 50kg 者给予 1.5g,50~70kg 者给予 2g,过去认为吡嗪酰胺的肝毒性很大,临床用作第二线药物,实际上其毒性与药物剂量有关,如每天用量低于 2g,与利福平、异烟肼合用,通过大量的临床观察发现其肝毒性并不显著。如每天剂量超过 3g 则肝毒性显著增加。吡嗪酰胺的代谢产物吡嗪酸可与尿酸竞争,抑制尿酸的排泄,故可使体内尿酸增高,而引起关节疼痛。

链霉素对结核分枝杆菌有杀菌作用,可妨碍细胞蛋白的合成,肌内注射后很快进入组织内,并可进入结核空洞及干酪组织,但不能进入细胞内,只能杀灭细胞外的结核分枝杆菌。链霉素经肾小球过滤自尿中排出,1g 链霉素肌内注射后尿中浓度可达 200~400μg/mL,最低细菌抑制浓度(8μg/mL)可维持 24h。链霉素在 pH 7.8 时疗效最好,pH<6.0 时效果显著下降。因此,用以治疗泌尿系统结核时,可同时口服碳酸氢钠以提高 pH。肾功能不良时,药物蓄积易发生中毒。链霉素的主要不良反应是毒性反应对第 8 对脑神经的影响,出现眩晕如及时停药尚可恢复,耳聋则往往为永久性的,用时应严密观察。链霉素的毒性反应个体差异很大,个别患者注射数天即可发生,故凡注射后发生耳鸣及耳内有异常感觉、堵塞感者应及时停药。链霉素可经胎盘传至胎儿,其血液浓度相当于母体的一半,故亦可于胎儿中引起第

8 对脑神经的损害。本药可引起过敏反应、荨麻疹、药物热、口周麻木、关节痛,甚至剥脱性皮炎、过敏性休克,少数也可发生溶血性贫血、血小板减少性紫癜,故主张注射前做过敏试验。

乙胺丁醇(ethambutol)为结核分枝杆菌抑制剂,近期研究则认为乙胺丁醇具有杀菌作用(Crowle,1985 年)。在研究各种药物治疗肺结核的过程中,通过活结核分枝杆菌计数衡量其杀菌效果时,发现杀灭生长旺盛的结核分枝杆菌最快的药物为异烟肼,其次为乙胺丁醇与利福平。乙胺丁醇可阻止异烟肼耐药菌株的产生,并可杀灭细胞内、外的耐异烟肼及链霉素的结核分枝杆菌,但当与利福平、异烟肼并用时,疗效未见明显增加。乙胺丁醇口服吸收良好,体内分布亦很广泛,最低抑制细菌浓度为 $1\sim2\mu g/mL$,80% 经尿排出,肾功能正常时无蓄积作用,常用剂量为 15mg/kg,主要毒性为球后神经炎,表现为视觉模糊,中心暗点,不能辨别颜色,多发生在治疗 2 个月以后,毒性反应是可逆的,停药后可以恢复。毒性反应与剂量有关,按 15mg/kg 给药则很少发生毒性反应,治疗期间应每 6 周进行视野检查。

对氨水杨酸(para-aminosalicylic acid,PAS)对结核分枝杆菌有抑菌作用,最低细菌抑制浓度为 $0.5\mu g/mL$,有钠、钾及钙盐制剂,口服吸收良好,成人服药 4g 后,$1\sim2h$ 血浆峰值可达 $7\sim8\mu g/mL$,以后逐步下降,6h 后降至 $1\mu g/mL$。对氨水杨酸主要在肝内通过乙酸化代谢,其作用机制类似磺胺,主要副作用为胃肠道症状、恶心、呕吐、厌食、腹痛、腹泻,腹泻严重时可引起脂肪痢(steatorrhea),亦可引起叶酸继发性减少及巨幼红细胞性贫血,服用对氨水杨酸制剂者,5%~10% 的患者发生过敏反应,表现为发热、皮疹及角膜炎。肝炎可能因过敏反应引起,常于治疗 3 个月后出现,发生肝炎前常有上述药物过敏的症状。对氨水杨酸可引起中性粒细胞减少,诱发急性溶血性贫血,长期应用可使甲状腺增大,甚至发生黏液水肿,给予甲状腺素可恢复。由于新的及更有效的药物出现,对氨水杨酸已作为二线药物使用。

环丝氨酸(cycloserine)对结核分枝杆菌有抑制作用,能阻止细胞壁的合成,疗效相当于对氨水杨酸。最低细菌抑制浓度为 $10\sim20\mu g/mL$,耐链霉素、异烟肼及对氨水杨酸的细菌常对环丝氨酸敏感,环丝氨酸原发耐药菌株 <1%,口服吸收良好,以游离形式经尿排出,每天剂量如不超过 500mg 并分 2 次口服则不良反应较少见。不良反应表现为精神错乱、抽风。用药时应避免服用浓茶、咖啡等刺激性饮料。环丝氨酸常用于结核分枝杆菌对杀菌剂有耐药性或患者对杀菌剂有不良反应者。

3. 抗结核治疗方案 根据试验与临床研究,Mitchison(1980 年)认为人体病灶内可能存在 4 种类型的结核分枝杆菌:①生长旺盛的结核分枝杆菌,这类细菌多位于细胞外、氧张力高、生长环境 pH 为中性的肺空洞内;②细菌生长代谢缓慢,位于氧张力低的干酪样组织中;③位于巨噬细胞内酸性环境中的结核分枝杆菌;④完全休眠状态的结核分枝杆菌,不能被药物杀灭,暂时亦不致病。

根据上述细菌的分类及所述各种抗结核药物的特点,尤其其中的异烟肼与利福平,不但对处于繁殖状态、半休眠状态、位于细胞外或细胞内的结核分枝杆菌均有作用,而且杀菌力强、安全性高,还不受结核分枝杆菌所处环境酸碱度的影响,因此是全效杀菌药。现在认为,异烟肼、利福平、吡嗪酰胺、链霉素及乙胺丁醇为第一线抗结核药物,应用这类药物治疗结核,短期内(6 个月)即可将结核分枝杆菌消灭,与以往的 2 年时间相比疗程显著缩短,故称之为短程化疗。采取短程化疗治疗肾结核,疗效可能要优于肺结核,因为肾脏的血运丰富,尿中的结核分枝杆菌远比肺结核者少;尿中抗结核分枝杆菌药物的浓度高;异烟肼、利福平、链霉素可进入结核空洞。短程化疗不仅杀菌效果良好,病变复发率亦很低。Fox(1981 年)报告 422 例患者,经治疗 6 个月后,只有 4 例(1%)发生细菌复发(bacterial relapse)。国际防痨协会于 1988 年向全世界宣布,主张所有结核病患者均应采用有效的短程化疗。自然少数患者也会在应用短程化疗后复发或治疗失败,化疗失败的主要原因之一为结核分枝杆菌产生耐药性,而产生耐药性则多与结核分枝杆菌发生基因突变有关。结核分枝杆菌对耐异烟肼耐药的概率为 $1/10^5$,对利福平耐药的概率为 $1/10^7$,而同时对异烟肼及利福平均耐药的概率仅为 $1/10^{12}$,细胞外的结核分枝杆菌如产生耐药性,可为治疗失败的根源,而细胞内的结核分枝杆菌产生耐药性则可为结核病复发的原因。现在采用的标准化疗方案是 6 个月短程化疗方案,其能较好地防止耐药菌的发生及结核病的复发,并可消除已对异烟肼及链霉素产生耐药的结核分枝杆菌。其具体方案见表 3-3-2-2。

表 3-3-2-2　6 个月短程化疗方案

强化阶段	巩固阶段
2 个月 HRZE	4 个月 HR 或 HRE

H= 异烟肼,R= 利福平,Z= 吡嗪酰胺,E= 乙胺丁醇;巩固阶段 HRE 用于高异烟肼抵抗或异烟肼试验结果不可用。

4. 用药方法及特殊患者药物治疗　规范的用药方法是:①督导治疗,即所有抗结核药物均在医护人员或患者家属的监管下服用;②顿服治疗,即将一天全部药量于睡前 1 次顿服。

对于包括儿童、孕妇、哺乳、肝功能损害、HIV、结核多药耐药等在内的特殊人群,抗结核药物的治疗也不尽相同。鉴于药物对胎儿的影响远低于疾病对胎儿的影响,如果在妊娠期间或哺乳期间发现结核感染,不必结束妊娠或哺乳,但应及早开始规范的抗结核治疗。推荐使用药物为:异烟肼(INH)、利福平(RMP)、乙胺丁醇(EMB)、吡嗪酰胺(PZA)。一线药物中链霉素(SM)因其对胎儿的毒性作用而不宜用于孕妇及哺乳期妇女。服用异烟肼(INH)者应尽早开始维生素 B_6 的补充并维持 9 个月。

儿童肺结核的短程标准化疗方案是 6 个月方案,即开始 2 个月用异烟肼 + 利福平 + 吡嗪酰胺,后 4 个月用异烟肼 + 利福平,剂量需按体重调节。密切注意不良反应的发生。常规使用维生素 B_6,预防 INH 引起的末梢神经炎。

已确诊为结核病的病例推荐做 HIV 相关的检测,无论 HIV 检测结果如何,需立即开始常规抗结核化疗,对于 HIV 阳性患者:①巩固阶段亦需行每天服药方案。CD4 计数 <100cells/mm³ 病例推荐治疗持续时间不少于 9 个月。②抗逆转录病毒疗法需在抗结核治疗开始后尽早开始,推荐在抗结核治疗开始后的 8 周内开始。③抗结核治疗开始后尽早开始预防性使用复方新诺明,并持续整个抗结核过程。预防性使用复方新诺明可降低合并 HIV 感染的结核患者死亡率。④抗结核治疗开始前应行药物敏感性测试。鉴于一线抗结核药物多为肝损药物,肝功能可能异常者(如先天性肝脏疾病、不稳定的肝炎等),抗结核治疗前应行肝功能检测,肝脏损害越是严重,肝毒性药物必需越少使用。

肾移植患者既往有结核病史者,由于采用了免疫抑制剂,可能引起休眠状态的结核分枝杆菌复活,故主张给予利福平 900mg/d,异烟肼 600mg/d,每周 3 次,用药时间至少 1 年。给药时也要注意肾脏功能,肌酐清除率是给药的良好指标,100mL/min 属于正常,低于此时,按百分比减少剂量,如肌酐清除率下降至 50mL/min 时,则给半量。

终末期肾结核需行血液透析的患者,利福平与异烟肼可给予正常量,因这两种药物主要经肝脏代谢并经透析排出。链霉素在肾衰竭时,其半衰期由 2~3h 增至 60~70h,对第 8 对脑神经有毒性反应,最好禁用。如应用,则需每天监测血浆浓度,保证其血浆峰值不超过 20μg/mL。吡嗪酰胺主要在肝内代谢,半衰期为 6h,只约 4% 保持原状经肾脏排泄,故认为尚可应用。但肾脏功能严重受损时应予减量。乙胺丁醇 80% 经肾脏排出,肾衰竭时应禁用。

严重的结核性膀胱炎,可考虑使用肾上腺皮质激素泼尼松龙 20mg,3 次 /d,与结核分枝杆菌杀菌剂共同使用以减轻症状,一般用 4 周,由于利福平可加速肾上腺皮质激素的代谢,故泼尼松龙的用量较大。最近国内报告采用左氧氟沙星 300mg/d 与其他抗结核药联合应用,取得较好的效果。

5. 结核多药耐药的治疗原则　使用至少 4 种有确切疗效的抗结核药。药物疗效评判标准如下(符合条件越多,疗效越可信):①该种药物在相似病例中耐药罕有发生;②药敏结果显示有效,其中异烟肼、利福平、氟喹诺酮类以及二线抗结核注射剂的药敏试验较为可信;③当地较少使用的抗结核药物;④对单个病例来讲,若无抗结核治疗失败病史,无耐药性结核患者接触史,则耐药性发生机会亦会较低。

避免使用与已产生耐药性的药物有交叉耐药的抗结核药物。避免使用危险药物,如质量未知药物、曾有过敏药物。肝肾功能不全或其他身体状况不佳者应充分考虑药物不良反应。

WHO 抗结核指南将抗结核药物分为 5 组,各组抗结核药物选择方案如下:①没有明确证据显示耐药的情况下应尽可能多地选择第一组中的药物;②第二组药物中选择氨基糖苷类或多肽,需使用注射剂;③第三组药物中可选择一种氟喹诺酮类药物;④前 3 组药物选择若还未达到 4 种有效抗结核药,尽可能在第四组药物中选择有效药物以达到最少 4 种药物的治疗原则;⑤前 4 组药物若仍未选满 4 种有效药物,可在第五组药物中补充至少 2 种(表 3-3-2-3)。

表 3-3-2-3 抗结核药物分组

分组	包含药物
第一组	异烟肼、吡嗪酰胺、乙胺丁醇、利福平
第二组	卡那霉素、阿米卡星、卷曲霉素、链霉素
第三组	左氧氟沙星、莫西沙星、氧氟沙星
第四组	对氨水杨酸、环丝氨酸、特立齐酮、乙硫异烟胺、丙硫异烟胺
第五组	氨苯吩嗪、利奈唑胺、阿莫西林 / 克拉维酸钾、亚胺培南 / 西司他丁、高剂量异烟肼、克拉霉素

链霉素为一线抗结核药,此处未归入第一组。

6. 药物治疗期间的观察和随访　泌尿生殖系统结核治疗期间的临床监测是评估治疗反应最常用的方式。要求详细记录结核症状变化、药物中断等情况,应定期做尿常规、结核分枝杆菌培养、结核分枝杆菌耐药试验及静脉尿路造影,以观察治疗效果。必须重视尿液检查和泌尿系统造影的变化,如经治疗 6~9 个月,仍不能转为正常,或肾脏有严重破坏者,则应进行手术治疗。在停止用药后,患者仍需强调继续长期随访观察,定期做尿液检查及泌尿系统造影检查至少 3~5 年。

抗结核药物有一定的不良反应(表 3-3-2-4),医务人员需要告知患者可能发生的不良反应并嘱患者发现相关症状时及时同医务人员沟通。患者定期取药时医务人员需常规询问药物不良反应相关症状。所有药物不良反应症状需由医务人员详细记录。一般情况下患者出现较轻不良反应时可继续原抗结核方案并给予对症治疗。少数患者出现严重药物不良反应时需立即停药并至当地抗结核医疗机构就诊。

表 3-3-2-4 各主要药物不良反应及处理方式

	不良反应	可能产生不良反应的药物	处理方式
严重不良反应	皮疹	链霉素	停药并至当地抗结核机构就诊
	听觉障碍	链霉素	
	头晕(眩晕或眼球障碍)	异烟肼、吡嗪酰胺、利福平	
	黄疸(排除其他病因)、肝炎	绝大多数抗结核药	
	精神症状		
	视觉障碍(排除其他病因)	乙胺丁醇	
	休克、紫癜、急性肾衰竭	利福平	
	尿量减少	链霉素	

续表

不良反应		可能产生不良反应的药物	处理方式
轻度不良反应	厌食、恶心、腹痛	吡嗪酰胺、异烟肼、利福平	嘱患者伴少量食物吞服药物或在睡前服用。若症状持续加重,或出现持续性呕吐或消化道出血征象则视为严重不良反应,按严重不良反应处理
	关节痛	吡嗪酰胺	阿司匹林等非甾体抗炎药
	手脚麻木、刺痛感、烧灼感	异烟肼	维生素 B_6 50~70mg/d
	嗜睡	异烟肼	安慰治疗,睡前给药
	尿色深红或橙色	利福平	告知患者此为正常现象
	感冒症状	间断给予利福平	改为每天服用

7. 患者依从性的评估　治疗依从性是指患者的实际治疗情况与医师处方的符合程度。由于患者的不规律治疗,使其体内的结核分枝杆菌对多种抗结核药物发生耐药。耐多药结核发生率不断上升已经成为困扰结核病防控工作的一个世界性难题,而细菌耐药性与治疗依从性密切相关。

评估患者服药依从性可采用问卷调查如 Morisky 服药依从性量表。量表主要问题依次为:①您是否有时忘记服药? ②在过去的 2 周内,您是否有一天或几天忘记服药? ③治疗期间,当您觉得症状加重或出现其他症状时,是否未告知医师而自行减少药量或停止服药? ④当您外出时,是否有时忘记随身携带药物? ⑤昨天您服用了抗结核病药物吗? 今天您服用了抗结核病药物吗? ⑥当您觉得自己的症状已经好转或消失时,是否停止过服药? ⑦您是否觉得要坚持抗结核病治疗计划有困难? ⑧您觉得要记住按时按量服用抗结核病药物很难吗?

1~7 题的备选答案为两分类,即"是"和"否"。其中,第 1、2、3、4、6 和 7 题答"否"计 1 分,答"是"计 0 分;第 5 题两个皆答"否"计 1 分,否则计 0 分。第 8 题的备选答案为 Likert 5 等级计分,即"从来不""偶尔""有时""经常"和"所有时间",依次计为 1 分、0.75 分 0.50 分、0.25 分和 0 分。量表满分为 8 分,得分 <6 分为依从性低;得分 6~7 分为依从性中等;得分 =8 分为依从性高。

条件允许时亦可通过定期检测患者血或尿中的药物浓度评估患者依从性。但此方法花费较大且只能检测患者最后一次服药情况。

(二) 手术治疗

尽管药物化疗是泌尿生殖系统结核目前主要的治疗方法,手术治疗有时仍然不可避免,与药物治疗互为补充,手术治疗包括结核病变毁损性手术以及重建性手术。在药物治疗至少 2~4 周,血沉、病情稳定后手术治疗,手术后继续药物治疗。

1. 肾切除　由于现代结核治疗药物的进展,短程药物治疗改变了过去肾结核的外科治疗方案,过去认为必须手术的患者,有可能通过药物治疗痊愈,一些认为必须行肾切除的患者,则可能通过重建性手术保留肾脏。

90 余年前,Albaren 认为肾结核开始局限于一侧,但最后可使肾脏全部破坏,所以提倡将患肾立刻或尽早地切除。半个多世纪以来,大家均遵循这个原则对肾结核进行手术。1944 年抗结核化疗开始应用于临床,1947 年 Beaufond 于巴黎总结了肾结核肾切除的临床治疗经验,认为肾切除既不应过早地应用,也不宜太迟,而应采取"适时"的方针,即应在患者情况最好的时候进行手术,以求术后获得最好的效果。Lattimer 则采用长期充分的联合用药治疗肾结核,而尽可能地避免手术治疗。药物治疗时间为 2 年,治疗 1 年的肾切除标本中仍可查到结核分枝杆菌,但结核分枝杆菌的活力大为下降,培养时,需 7~8

个月才能培养出细菌。治疗 2 年则可将组织内的结核分枝杆菌全部肃清,干酪物质内的细菌亦可被清除,所以 Lattimer 认为肾结核在现今抗结核药物的治疗下,外科治疗已变得不十分需要,只当药物治疗失败,才考虑手术治疗。无功能的肾脏亦被保留下来,保留后并无复发、出血、中毒、不适或恶性变。22例无功能的结核肾于化疗后均未被切除。肾切除只用于输尿管狭窄、继发感染、高热不能控制的脓肾或顽固疼痛、严重出血及难以控制的高血压。Gow 则持相反的意见,主张破坏严重、无功能的肾脏,均应于短程化疗后,将肾脏切除,现代短程化疗虽能在 2 个月内即可将细菌培养转为阴性,但培养阴性是否即意味细菌已全部被杀灭尚存有争论,而且破坏严重的肾脏不可能恢复,留于体内具有潜在的危险,拖延手术将会增加合并症,如脓肿的破溃形成窦道及高血压等。Wong 与 Lau(1980 年)分析 28 例无功能的肾结核,25 例(89.3%)肾脏破坏严重,无法保留,做了肾切除,但有 3 例做了整形手术,术后恢复良好,无合并症,保存了肾功能并认为这例患者如不行整形手术,肯定会全部破坏。4 年后(1984 年)Wong 再报告 110 例肾结核,27 例病变较轻,采用药物治愈,48 例病变严重者施行了肾切除,但对 35 例有梗阻并有较多干酪样变的结核肾施行了整形手术(占本组手术患者的 42%),术后解除了梗阻,挽救了肾脏功能。手术方式包括肾盏回肠膀胱吻合术、肾盂输尿管离断整形术及肠膀胱扩大术等。他们认为术前难以确定做肾切除还是保留肾脏的患者,可于探查时根据肾脏情况,决定治疗方针。

　　肾切除术的适应证:①无功能的结核肾,伴或不伴有钙化;②结核病变累及整个肾脏导致实质广泛破坏,合并难以控制的高血压或伴有肾盂输尿管交界处梗阻者;③结核合并肾细胞癌;④肾结核合并大出血;⑤双侧肾结核一侧广泛破坏,对侧病变较轻时,可将重患侧肾切除;⑥结核分枝杆菌耐药,药物治疗效果不佳者。肾切除前应了解对侧肾功能,手术前后需进行药物治疗。一般情况下,肾结核应在药物治疗至少 2~4 周后择期手术。保留肾脏的手术,如肾部分切除术、肾盂输尿管离断整形术及肠膀胱扩大术等。术前药物治疗至少应用 4 周。如同时存在其他器官结核,术前应有更充分的药物治疗。只要全身情况稳定,其他器官结核并非肾切除的禁忌证,肾结核的治愈也有利于其他部位结核的恢复。如肾结核病变广泛或结核性脓肾导致患者高热而药物不能控制时应尽早手术。

　　推荐经腰部切口腹膜后途径行结核肾切除术,有腹腔镜经验及技术者可选择腹腔镜肾切除术。肾结核在 X 线片上外形不清或肾蒂处有钙化淋巴结阴影时,提示手术较为困难,右肾可与下腔静脉、十二指肠粘连,应在充分准备下进行手术。肾结核行肾切除时应有良好的暴露,肋缘下切口往往暴露欠佳,切除第 12 肋或做第 11 肋间切口多能充分显露肾蒂。肾蒂应在直视下放置止血钳切断结扎,如将肾动静脉分别结扎可减少动静脉瘘的发生。充分暴露还可减少对脓肾的挤压,避免结核扩散。应尽量切除病变的输尿管以及病变的肾周脂肪,残留的输尿管有时是膀胱结核不能逐渐恢复的原因。如粘连严重可行包膜下肾切除。肾切除后一般不行引流可减少窦道的形成,国内报道 1 971 例肾结核切除术,手术死亡率为 0.15%。术后继续抗结核药物治疗 6~9 个月。

　　膀胱结核严重、容量缩小的患者,在做肾切除时,可考虑经尿道插入导尿管引流尿液,因麻醉下胀满的膀胱可使溃疡出血,术后血尿反而加重。肾结核合并男性生殖系统结核需要做肾切除及附睾切除时,如患者全身情况许可,可于同一期手术中进行。

　　2. 肾部分切除　局限性的结核病灶,现代短程药物治疗能很快地将结核治愈,所以肾部分切除已很少用于治疗肾结核,但有下述情况者,可考虑行部分肾切除。①局限性钙化病灶,经 6 周药物治疗后无明显改善;②钙化病灶逐渐扩大,有破坏整个肾脏危险时,可考虑行肾部分切除。无钙化的肾结核不必作肾部分切除术。肾部分切除术前药物治疗至少 4 周,术后进行抗结核药物治疗 6~9 个月。

　　3. B 超或 CT 引导下穿刺引流术　结核性肾脓肿或肾积水合并感染或肾积脓药物不能控制时可选择经 B 超或 CT 引导下行经皮肾脓肿穿刺或经皮肾穿刺造瘘术。吸出脓液并引流,有利于感染的控制以及肾功能的恢复;亦可向脓腔内注入抗结核药物,有助于使全身用药不易达到的病灶得到良好治疗。由于肾结核穿刺可能发生结核扩散或难以治愈的瘘管,目前极少应用。

4. 输尿管整形手术 整形手术多用于输尿管狭窄,狭窄梗阻是加速肾脏破坏的主要原因。引起输尿管结核狭窄最常见的部位在输尿管膀胱连接部,该处发现的狭窄即使患者无肾结核临床症状亦有结核的可能,其次为肾盂输尿管连接部,中段狭窄者少见。少数患者输尿管全长狭窄纤维化甚至钙化。输尿管狭窄修复的手术方式要根据狭窄部位和狭窄程度来决定。早期病变可留置双J管,能够通畅引流,减轻肾脏积水。同时辅以抗结核治疗,可使病变稳定或痊愈,部分患者免于手术。全长输尿管狭窄者,肾脏病变均很严重不可能施行整形手术。手术适应证:①肾盂输尿管连接部梗阻;②输尿管中段或下段狭窄;③壁间段狭窄。手术时机:应用抗结核药物至少6周后,结核基本得到控制。

肾盂输尿管连接部梗阻并不很常见,可能梗阻离肾脏很近,容易加重肾脏的损害,患者就诊时,肾脏多有破坏。狭窄一旦确诊,应即刻应用药物治疗,争取在用药后2~3周,最好5~6周后手术。术前每周进行1次静脉尿路造影以观察病情的发展,如果病情显著恶化,可即刻进行手术解除梗阻并行引流。病变较轻,狭窄段较短,可以采用内镜下扩张或内切开术,创伤较小但术后复发率较高。肾盂输尿管连接部梗阻或上1/3段输尿管梗阻病变<3cm可采用开放手术或腹腔镜肾盂离断成形术,内置双J管引流4~6周。

输尿管中段狭窄病变较轻,狭窄段较短者,亦可采用内镜下扩张或内切开术。狭窄段<3cm时,可以采用狭窄段切除吻合术。狭窄段超过3~5cm时,多采用Davis手术将狭窄段纵行切开,内置双J管6~8周,关键在于尿路上皮是否完整,使尿路上皮沿导管自行愈合。术后狭窄可能再发,每3个月应进行1次静脉尿路造影,随诊至少1年。梗阻仍不能解除者可考虑行自体肾移植。

输尿管下段狭窄可采用药物治疗、输尿管扩张或代输尿管术。采用药物治疗时,需严密观察病情的发展,开始可不必应用肾上腺皮质激素,有些狭窄因炎症引起,药物治疗后即可消退,治疗时每周进行静脉尿路造影,如药物治疗3周后无进步,可给予泼尼松龙20mg,3次/d,应用较大量的肾上腺皮质激素主要是因利福平可加速激素的分解代谢,如果6周后仍无改善或出现功能减退,则进行手术治疗。多数输尿管下端狭窄位于膀胱壁段,狭窄长度可通过膀胱镜检查逆行输尿管造影来了解。术前膀胱镜检查可发现膀胱壁何处感染较轻,适于输尿管膀胱移植,结核感染多局限于输尿管口附近,找到正常膀胱黏膜进行输尿管膀胱吻合多无困难。输尿管膀胱吻合时,应于膀胱黏膜下制成5cm长的隧道,防止尿液反流,如果狭窄段太长,可将膀胱向上牵引缝于腰大肌以减少吻合部的张力或采用膀胱壁瓣(bladder flap)缝成管状向上延伸与输尿管吻合。如果结核性膀胱炎患者出现膀胱挛缩时,则难以采用前者两种术式。术后每3个月应进行1次静脉尿路造影,随诊至少1年。梗阻仍不能解除者可考虑行自体肾移植。

少数患者可采用输尿管扩张,但扩张常需多次进行,失败的较多,故只适于个别病例,亦有经皮肾穿刺置入双J导管扩张引流成功的报道。尿路管壁上的结核性肉芽病变,在抗结核药物的作用下,可能会使病变纤维化加快,形成瘢痕狭窄,所以肾结核于治疗期间,应至少每3个月做1次静脉尿路造影检查,观察尿路有无狭窄梗阻发生。

5. 并发症治疗 膀胱结核、膀胱挛缩的治疗包括:

(1) 膀胱扩大手术:膀胱挛缩时因输尿管口狭窄及反流引起肾功能不全,只要肌酐清除率≥15mL/min,可行膀胱扩大手术。膀胱挛缩是引起肾结核对侧肾积水最常见的原因,但是膀胱炎性痉挛导致的膀胱挛缩更为常见,膀胱痉挛引起的膀胱挛缩经过积极治疗有改善的可能。对于挛缩膀胱,在结核肾切除及抗结核治疗3~6个月后,如无输尿管口狭窄及反流引起肾功能不全、肌酐清除率≥15mL/min,可行膀胱扩大术。在有效的抗结核药物治疗基础上,膀胱感染或未愈合的结核不列为膀胱扩大术的禁忌证。膀胱扩大术常采用的材料为回盲肠或结肠。

（2）尿流改道手术：对尿失禁及膀胱颈、尿道狭窄者不宜行肠膀胱扩大术，而应行尿流改道术。术前患者至少接受 4 周的抗结核药物治疗。

肾和输尿管积水的治疗取决于引起梗阻的原因。肾和输尿管积水患者，在早期进行尿液分流对保留肾脏功能有显著的意义。肾、输尿管积水严重，肾功能不全或已发生无尿，挛缩膀胱不适合膀胱扩大术的患者可采用尿流改道术。常用的尿流改道术有输尿管皮肤造口和肾造口术。肾造口术多为暂时性的，待切除结核肾、膀胱结核愈合后，再治疗输尿管下段狭窄性病变。回肠膀胱术也是常用的尿流改道方法。

尿道结核引起的尿道狭窄，在抗结核治疗 4~6 周无效后，可采取手术治疗，治疗的方法与传统治疗尿道狭窄的方法一样。尿道结核引起的尿道狭窄多采用尿道扩张术。应先采用药物治疗，待结核治愈后再行尿道扩张。一般患者需多次定期扩张。如狭窄局限可行狭窄切除尿道吻合术，或尿道镜下尿道内切开术。狭窄段长且膀胱挛缩不明显的，可行狭窄段切除，皮瓣法尿道成形术。狭窄段长且膀胱挛缩明显者，则可行尿流改道术。

五、预后、预防与随访

临床肾结核为一进行性发展疾病，如果不予治疗，从临床病症出现时起，生存 5 年者不足 30%，生存 10 年者不足 10%。如果能获得早期诊断并进行及时充分的现代抗结核治疗，则肾结核应当能全部治愈，且多可不必采用手术治疗。诊疗的早晚、全身情况、泌尿系统外的结核病活动状况、膀胱结核的严重程度、对侧肾有无结核病变和功能情况，是影响肾结核预后的重要因素。

预防泌尿生殖系统结核的根本措施是预防肺结核，由于近年来分子生物学的进展，美国疾病预防控制中心（1989 年）提出 20 年内消除结核病的战略规划，人类可能运用新的预防、诊断及治疗方法来消灭结核病。主要的措施如下：①防止感染状态发展成临床疾病，以往采用异烟肼 300mg/d 对新近与结核病患者有紧密接触及其他有可能发展成结核病的群众进行预防治疗，用药后结核病发病率下降，减少了疾病的传播。通过短程化疗的应用，发现间歇用药亦可取得类似每天用药的效果，实验研究采用利福平与吡嗪酰胺每周 2 次，用药 2 个月即能有效地防止感染发展成结核病，如采用这种方法进行预防治疗，则仅用药 10 余次即可大量减少结核病的传播。②研究结核分枝杆菌的种、属特异性（genus-species specific）、表面抗原，制造单克隆抗体并生产结核分枝杆菌特异性 DNA 探针，以便对结核病做出早期诊断。③1998 年 Cole 等人确定了结核分枝杆菌 DNA 的序列，以结核分枝杆菌 DNA 制作的疫苗在鼠的实验中，不仅具有预防结核的作用，并可用于治疗，消灭药物治疗后残留下来的结核分枝杆菌。这一突破性进展，将加速控制并消除人类的结核感染。

结核患者需要多种抗结核药物联合使用，不间断用药半年以上，可能出现各种不良反应而影响结核病的防治。全面了解并注意观察可能出现的不良反应，及时处理，使患者能够坚持完成治疗，避免发生严重的不良反应。注意观察治疗效果及耐药的发生。肾切除手术后应注意对侧肾功能及形态变化和结核性膀胱炎的改善状况。附睾切除术后要注意泌尿系统及对侧睾丸附睾的变化，有少数患者手术后仍有复发。修复整形手术后应加强随访。治疗期间，每月复查尿常规、尿结核分枝杆菌、血沉。单纯药物治疗的患者 3~6 个月做静脉肾盂造影 1 次。注意泌尿生殖系统结核并发症的发展变化及泌尿系统外结核的变化。通过详细询问病史、体检及定期进行各种有关检查，达到疾病痊愈标准才可考虑停止治疗。停药后仍需强调长期随访观察，定期做尿液结核分枝杆菌检查至少 3~5 年。

（王春阳 编 倪少滨 审）

第三节 肾结核对侧肾积水

肾结核从病理阶段发展到临床肾结核,几乎均要引起膀胱结核,膀胱结核对肾结核的诊断与治疗具有重要意义。膀胱结核是肾结核产生临床症状的主要原因,也是肾结核中影响治疗效果的重要因素。膀胱内的结核病变可引起结核溃疡,溃疡侵入肌层可导致肌肉纤维化和膀胱挛缩。但膀胱容量缩小、膀胱挛缩最后会造成什么后果,以往缺乏足够的认识,由于肾结核的病理主要为双侧肾皮质病变,故临床出现双侧肾脏改变时常常只考虑结核的可能,而忽略了结核易引起狭窄、梗阻、肾积水,并认为双侧肾结核治疗困难,缺乏有效的治疗方法,甚至认为无救治的希望。

1953 年吴阶平根据 248 例肾结核的分析总结,发现双侧肾脏有病变的病例大部分为肾结核对侧肾积水,发病率在较晚的患者中也高达 15% 左右。由于对肾结核的病理生理有了进一步的认识,不少垂危的患者得到了正确的诊断和治疗,挽救或延长了患者的生命。肾结核对侧肾积水这一研究工作发表后,引起了全国的注意,1959 年所收集的全国 1 334 例结核患者中,继发对侧肾积水者 214 例,占 16%,超过了临床证明为双侧肾结核的病例数(9.8%)。敖德萨结核病研究所根据中国经验,1960 年报道这一并发症在该院患者中占 10.5%。Gow 在分析肾结核肾衰竭的原因时,认为可能有 3 种情况:①严重的双侧肾结核;②双侧输尿管梗阻;③单侧梗阻,对侧肾已切除或完全丧失功能。肾结核对侧肾积水并非都在肾功能不全时才出现,肾衰竭是对侧肾积水的晚期症状,若能早期发现,及时治疗,有可能避免肾衰竭的发生。

一、发病原理与病理

肾结核对侧肾积水是肾结核的晚期并发症,膀胱结核可引起对侧输尿管口狭窄、输尿管口闭合不全、输尿管下段狭窄及膀胱挛缩。这些病变除在肾结核的晚期发生外,亦可在肾结核的治疗过程中或肾切除术后膀胱结核恢复过程中出现,因此对膀胱结核病变严重的患者,要注意观察这一并发症;对原来症状较轻、没有这种并发症的患者,亦应加以注意。

1. 输尿管口狭窄及闭合不全 膀胱结核从患侧输尿管口开始,逐渐蔓延到三角区及对侧输尿管口,病变若侵及肌层,引起纤维组织增生,输尿管口就可能由于瘢痕形成而发生狭窄,引起输尿管及肾积水。一般输尿管扩张从靠近梗阻处开始逐步向上延伸,随后整个输尿管伸长、盘曲呈 S 状,盘曲的输尿管本身亦可阻碍尿的引流。

正常输尿管膀胱连接部具有括约肌的作用,膀胱收缩时,尿液由内向外自尿道排出而不会反流至输尿管、肾盂。输尿管口周围的结核病变可破坏这种括约肌作用,出现输尿管口闭合不全。致使膀胱尿液经常反流到输尿管、肾盂,发生输尿管肾积水。输尿管口闭合不全常与输尿管口狭窄及挛缩膀胱同时存在,膀胱造影时,造影剂可经输尿管口反流到输尿管和肾盂。

2. 膀胱挛缩 由于严重的膀胱结核,膀胱肌肉为大量纤维组织所取代,膀胱失去了正常肌肉的收缩功能及在充盈过程中逐渐增大容积以维持正常压力的能力。故膀胱内的压力经常较高,加上结核溃疡的刺激,膀胱压力更为增高,致使对侧肾的尿液引流不畅或反流引起输尿管肾积水,所以肾结核对侧肾积水是由于输尿管下端梗阻,输尿管口闭合不全,及膀胱压力增高尿液引流不畅等多种因素引起的。膀胱容量 <50mL 时,临床上称为挛缩膀胱。膀胱挛缩虽是引起对侧肾积水的最重要因素,但也并非都由膀胱挛缩引起,结核性膀胱炎由于炎症、水肿、痉挛、膀胱压力增高,也可造成对侧肾积水,待炎症治愈后可以恢复。

二、临床表现

肾结核对侧肾积水与一般晚期肾结核的临床症状相同,肾积水的局部症状多不明显,但全身情况多较衰弱,突出地表现为严重的膀胱结核症状,患者尿频、尿急、尿痛、排尿次数极为频繁,每小时即排尿数次,同时伴有血尿,甚至尿失禁。少数患者并无膀胱挛缩,肾积水是单由输尿管口狭窄引起,膀胱刺激症状并不明显。另一类症状为贫血、水肿、酸中毒等肾功能不全的表现,如有继发感染,则病情更为严重,这些症状只能说明双侧肾脏均有损害,但不能区分是双侧肾结核还是肾结核对侧肾积水。患者于膀胱胀满或排尿时感到一侧腰痛,说明患者有膀胱输尿管反流。

三、诊断

肾结核对侧肾积水并无特殊的临床表现,凡是晚期肾结核病例,特别是表现有膀胱挛缩者,都应考虑有对侧肾积水的可能,需做进一步的检查并与双侧肾结核进行鉴别。

应用一般泌尿外科的诊断方法多不能得到肯定的证据,因为患者膀胱病变严重,不能进行逆行肾盂造影了解肾脏病变,而肾积水达到一定程度时,静脉尿路造影又常不能显影,目前常用以下方法诊断肾结核对侧肾积水。

1. 酚红肾功能试验　静脉注入 6mg 酚红后,分别于 15min、30min、60min、120min 收集尿液,测定酚红浓度,正常情况下 15min 时尿液酚红浓度最高。肾积水时,15min 和 30min 尿标本中的酚红量很低,而以后的两个标本中的含量反可较高,出现酚红排出延缓和排出倒置的现象,这与肾功能障碍、酚红的总排出量减少、分次标本的含量减少有所不同,以后依次减少也不同。这一试验方法简单可作为初步的检查。

2. 静脉尿路造影　按照常规行静脉尿路造影可能多不显影,具体造影时间可参考酚红排出速度来决定适当延缓时间至 45min、90min 甚至 120min 后摄片,一般可显示较清楚的影像,亦可使用大剂量造影剂,按每公斤体重注射,常用静脉尿路造影剂 1mL,可使造影得到改善,但如肾功能损害严重,上述方法均可能得不到满意的结果。

3. 肾穿刺造影　如前所述,肾穿刺造影是诊断肾功能损害较严重的肾结核及肾积水的较好方法,肾穿刺造影方法简单,对患者刺激小,并可在 B 超引导下进行,肾穿刺造影可获得极清晰的肾盂输尿管影像,亦可明确梗阻的部位和程度,穿刺时获得的肾盂尿可做尿常规检查、细菌培养,亦可做结核分枝杆菌检查以排除双侧肾结核。急性无尿时,可做双侧肾穿刺,肾穿刺造影时注入的造影剂内可加入抗菌药物,一般可用稀释 1 倍的静脉尿路造影剂进行造影,注入的造影剂量应少于穿刺时吸出的肾穿刺尿量。为使造影剂更好地充盈输尿管,可在第一次造影后,起立行走 10min 后,再做 X 线照相。

4. 膀胱反流造影　膀胱挛缩如疑有反流时,可经导尿管向膀胱内注入静脉尿路造影剂进行反流造影,但这种检查可能引起感染,甚至造成暂时性无尿,宜慎用。

5. 其他　对急性无尿及肾不显影的患者,也可行 B 超及 CT 检查。CT 的优点已于前述,对肾内、肾外及输尿管病变都可获得较详尽的资料。近来采用尿路磁共振水成像,能使尿路显影。梗阻越重者,显影越佳,是诊断梗阻伴肾功能不良的较好方法。

四、治疗

肾结核继发对侧肾积水是肾结核的晚期并发症,患者的全身情况较差,病情比较复杂。对于继发对侧肾积水的患者,需要解决的问题有:①肾结核的治疗;②膀胱结核、膀胱挛缩的治疗;③肾和输尿管积水的治疗。由于肾结核引起了对侧肾积水,危及患者生命,所以如何保留和恢复积水肾的功能将是处理疾病的核心,治疗的先后顺序应根据积水肾的功能情况来决定。

如果肾积水较轻,肾功能及一般状况较好,能耐受手术,尿素氮在 18mmol/L(50mg/dL)以下,可在抗结核药物治疗下先做肾切除,待膀胱结核好转后,再处理对侧肾积水。不足 1/3 的患者在结核肾切除后,膀胱结核逐渐愈合,肾积水好转或无明显变化,不需进一步处理。如果肾积水梗阻严重,伴有肾功能不全或继发感染则应先解除梗阻挽救肾脏功能,待肾功能及一般情况好转后再行结核肾切除。但肾积水常与挛缩膀胱并存,挛缩膀胱的结核病变多较严重,一时难以治愈,影响了肾积水的处理。近年来由于采用了短程化疗抗结核药物,这些药物具有强大的杀菌作用,挛缩膀胱行肠膀胱扩大术时,膀胱感染及未完全愈合的结核并不列为手术的禁忌证。Dounis(1979 年)报道的 51 例患者因膀胱结核发生膀胱挛缩的患者,行结肠膀胱扩大术时,51 例患者均尚有膀胱刺激症状,19 例患者有血尿,14 例患者有感染。膀胱挛缩时因输尿管口狭窄及反流引起的肾功能不全,只要肌酐清除率不少于 15mL/min,仍可进行手术治疗,很多患者施行了肠膀胱扩大术后,肾功能得到显著的改善。尿失禁及膀胱颈、尿道狭窄者则不宜行肠膀胱扩大术,而应行尿流改道术治疗。

肠膀胱扩大术最初采用末端回肠,以后改用一段隔离的、带有血运的乙状结肠与挛缩的膀胱吻合以增大其容量,如积水侧输尿管下端有梗阻及闭合不全,则可将输尿管切断,吻合于肠襻上。1965 年 Gil-Vernet 主张采用盲肠及末端回肠与膀胱吻合,采用回盲部的优点为盲肠或结肠排尿较回肠有力,发生尿淤积的程度较轻,黏液分泌也少,采用盲肠扩大膀胱时,输尿管再植于回肠可利用其回盲部瓣膜防止尿液反流,此外回盲部的蠕动方向为顺蠕动,术时容易定位,且无溶质吸收现象,故现认为用回盲肠或结肠扩大膀胱是较好的方法。

手术前患者应接受至少 4 周的抗结核药物治疗。采用结肠时应先作钡灌肠以除外结肠憩室。术前必须做尿流率检查,女性尿流率低者可采用膀胱颈扩张并于 3 点及 9 点处将膀胱颈切开;男性则应于手术前 3 周经尿道手术将膀胱颈切开,切开膀胱颈时,应注意避免引起尿失禁。

术前要做好肠道准备工作,术前 48h 口服新霉素 1g 及甲硝唑 200mg,3 次 /d,并于清洗结肠后留置 500mL 5% 聚维酮碘(povidone iodine)溶液,手术时只切除膀胱顶部,尽量少切膀胱,如果要做输尿管回肠吻合,吻合要在结肠膀胱吻合前施行,否则将增加手术的困难。肠切除前,静脉滴注庆大霉素 160mg。术中常规用大网膜覆盖吻合口以减少合并症和漏尿。

肾、输尿管积水严重,肾功能不全或已发生无尿,挛缩膀胱不适于肠膀胱扩大术者,可采用尿流改道术。常用的尿流改道术有输尿管皮管造口术和肾造口术。手术方法比较简单,在做输尿管造口前,应用局部皮肤做成皮瓣,而不需要在输尿管中放置导管,输尿管积水过重可引起输尿管迂曲,迂曲本身又可引起梗阻,在这种情况下应切除迂曲的输尿管。输尿管皮管造口一般是永久性的,不能于改道后再恢复原状。肾造口术多为暂时性的,待切除结核肾,膀胱结核愈合后,再治疗输尿管下端狭窄性病变。肾造口术有时也可作为永久性造瘘。回肠膀胱是常用的尿流改道方法,即采用一段隔离的回肠,输尿管移植于上,并于腹壁做回肠造口引流,一般用于全身情况较好,输尿管皮管造口引流不畅的患者,在只有一个肾的情况下,回肠膀胱并不比输尿管皮管造口优越。其他尿流改道手术如输尿管结肠吻合术,由于容易产生上行感染和高氯血症性酸中毒,已不再应用。

五、预后

肾结核对侧肾积水的患者,如无膀胱挛缩,做输尿管口扩张、切开或输尿管膀胱吻合术预后较好,如膀胱病变严重,并有肾积水、肾功能不良或继发感染则预后不良。

早期治疗肾结核应防止膀胱发生严重结核病变,并在治疗过程中注意这一并发症的发生,则可取得较好的效果。

(王春阳　编　　倪少滨　审)

第四节　男性生殖系统结核

泌尿系统结核与男性生殖系统结核关系密切,双侧射精管及前列腺小管均开口于后尿道,感染的尿液通过前列腺尿道时,可进入前列腺及精囊,引起感染,所以临床上常见泌尿系统结核并发男性生殖系统结核。肾结核男性患者中有 50%~70% 合并生殖系统结核。男性生殖系统结核患者体格检查多无阳性发现,约 50% 体检异常出现在男性生殖系统,如附睾、前列腺、输精管。男性生殖系统结核较泌尿系统结核少见,发病率依次为附睾结核、精囊结核、前列腺结核和最为少见的精索结核。发病年龄与肾结核相同,多见于 20~40 岁。

北京医科大学等人报道的 352 例患者中,有 58.2% 合并男性生殖系统结核;上海医科大学报道的 236 例患者中,32.2% 发生这一并发症;还有许多有生殖系统结核感染而无临床症状的患者,故实际的并发率可能还要更高。临床上最明显的男性生殖系统结核病是附睾结核,但从病理检查的结果来看,最常发生结核的部位是前列腺。一组 105 例男性生殖系统结核患者中,前列腺结核占 95.2%,精囊结核占 61.9%,附睾结核占 48.5%,睾丸结核占 29.5%。Medlar(1949 年)根据尸检分析,63% 的患者前列腺、精囊、附睾三者均有感染,29% 的患者仅前列腺患有结核,但无单独精囊或附睾被结核感染的病例,说明男性生殖系统结核的原发灶在前列腺。前列腺结核虽然发病最高,但缺乏肯定的临床症状,不行直肠指检,很难发现,故临床见到的病例远较实际为少。肾结核与男性生殖系统结核的关系,也可从肾结核的严重程度得到进一步的理解。一组肾结核病例中,粟粒性结核患者有 13% 患男性生殖系统结核,干酪样肾结核患者为 52%,而在空洞型结核的病例中则全部有男性生殖系统结核病,说明肾的病变愈严重,则合并男性生殖系统结核病的机会愈大。

男性生殖系统结核究竟是来自肾结核还是主要由原发感染经血行播散引起,目前仍存有争论,现在认为临床上常见的肺尖部结核、骨结核、肾结核、结核性脑膜炎等都是在原发感染时结核分枝杆菌经血行播散到达该处的,故认为男性生殖系统结核也可能为原发感染的血行播散。附睾尾部的结核一向认为是经前列腺、输精管到达附睾尾的。也有支持血行播散者,如 Maemillan(1954 年)通过附睾血管造影发现附睾尾的血管比其他附睾部位的血运都丰富;Gow(1986 年)曾对 20 例已经证实的附睾结核患者行前列腺活检,结果只 1 名患者诊断有前列腺结核,虽然活检取材不多,可能遗漏了病变,但 20 例中只有 1 例为结核也颇能说明附睾尾的结核来自血行的可能性很大。有时附睾结核为患者唯一的症状,泌尿系统造影及尿结核分枝杆菌培养均为阴性,而附睾病变及窦道中可培养出结核分枝杆菌。以上资料说明二者均能引起男性生殖系统感染,但以何者为主尚待进一步的研究。睾丸结核多是附睾结核的直接蔓延,也可由血行感染引起。睾丸结核无附睾受累者很罕见,无法与肿瘤鉴别,如对抗结核治疗无效,应早行探查。

一、病理

1. 前列腺结核　大部分病例由血行感染,少数病例可由尿道直接蔓延逆行感染引起。前列腺结核表现为典型的结核结节,包括中心部位的干酪样坏死,周边的上皮样细胞、组织细胞和朗汉斯巨细胞,外周的淋巴细胞和成纤维细胞形成的肉芽肿性结节。早期病变中心并无坏死,而只在腺体周围有由组织细胞形成的小结节,中心为巨细胞,周边为淋巴细胞。整个腺体呈慢性炎症性改变。

2. 附睾结核　主要由血行感染引起,可伴有泌尿系统结核,也可独立存在。少部分病例可从前列腺结核逆行感染发展而来,病变在附睾尾部并可累及输精管。附睾结核患者可见附睾肿大,切面见散在或融合性灰黄色干酪样坏死灶,大小不规则的干酪样坏死灶绕以结核性肉芽组织。严重病例的整个附睾发生干酪样坏死,偶见结核结节。陈旧病灶呈明显纤维化和钙化。

3. 睾丸结核　常继发于附睾结核。少数病例可由血行播散引起,成为全身粟粒性结核病的一个组成部分。单纯睾丸结核极为罕见。病理改变为干酪样变、空洞形成和纤维化。睾丸结构的破坏,睾丸间质细胞受损,间质细胞分泌男性激素的功能就会下降,甚至使睾丸发生萎缩。

4. 输精管结核　一般继发于附睾、精囊或前列腺结核。输精管串珠样改变为结核结节所致。

5. 阴茎结核　偶见,大多数由泌尿、生殖器官结核直接播散或经淋巴道蔓延而来,从肺等器官经血行播散引起者少见。阴茎结核多见于幼儿及青年人。病变多发生在阴茎头、阴茎系带或尿道外口,最初为结核结节,以后成为溃疡,溃疡边界清楚,周边硬,基底部有干酪样坏死或肉芽组织。溃疡逐渐扩大可侵及阴茎头全部,腹股沟淋巴结常伴有继发结核性感染。海绵体结核多表现为结节性增生,纤维组织可使阴茎变形弯曲,有时可形成瘘管。

二、临床表现

1. 前列腺结核　早期前列腺结核常无症状,或类似于慢性前列腺炎的症状,表现为会阴部不适和坠胀感、肛门和睾丸疼痛、拉大便时疼痛,疼痛向髋部放射,症状逐渐加重。膀胱颈如受累则出现尿频、尿急和尿痛症状。尿液内有红细胞、脓细胞、蛋白和结核分枝杆菌。尿液可混浊,尿道内有少量分泌物。前列腺及精囊肿大明显或形成前列腺脓肿时,可压迫后尿道、膀胱以及输尿管末端,引起排尿困难或上尿路扩张积水。直肠指检前列腺可增大、质硬、表面结节状,易与前列腺癌混淆。

前列腺液与精液的结核分枝杆菌检查阳性率约为10%;经直肠前列腺彩超和X线平片检查可见前列腺钙化影。严重者在尿道造影检查时可发现有空洞状破坏。尿道镜检查可发现3种典型的变化:前列腺尿道扩张,尿道黏膜充血、结核性溃疡或增厚;前列腺导管开口扩张,呈高尔夫球洞状;前列腺尿道黏膜呈纵向小梁改变。

2. 精囊和输精管结核　可出现射精痛、血精及精液减少,或有尿频、尿急、尿痛、血尿等症状。如病变引起双侧输精管梗阻并有串珠状的硬结,患者将失去生育能力。行直肠指检时可发现前列腺精囊硬结。少数严重病例,形成空洞并于会阴部破溃,流脓形成窦道。

3. 附睾结核　一般发展缓慢,以附睾尾部发病为多见,附睾逐渐肿大,无明显疼痛,肿大的附睾可与阴囊粘连形成脓肿,若脓肿继发感染则可出现局部红、肿、热、痛,脓肿破溃流出黏液及干酪样坏死物后形成窦道。个别患者起病急骤、高热、疼痛、阴囊迅速增大,类似急性附睾炎,待炎症消退后留下硬结、皮肤粘连、阴囊窦道。双侧发病者可致不育。体检附睾尾部硬结大小不等,偶有压痛,严重者附睾、睾丸分界不清,输精管增粗呈串珠状,偶见少量鞘膜积液。

4. 睾丸结核　单纯睾丸结核者极少,常和附睾结核同时发生,可有广泛的干酪状肉芽肿组织取代睾丸组织(图3-3-4-1),表现为无明显临床症状但睾丸实质内可触及硬结,或睾丸肿大、疼痛明显。

5. 阴茎结核　发病可以在阴茎皮肤表面,也可以在阴茎海绵体内或与尿道结核同时存在(图3-3-4-2)。发病先在阴茎头、冠状沟、阴茎系带或尿道外口处出现略带红色的结核小结节,以后结节中央溃烂凹陷成为溃疡,周围组织发硬,溃疡底部出现干酪样坏死组织,溃疡形状不规则,边缘呈潜入性,溃疡表

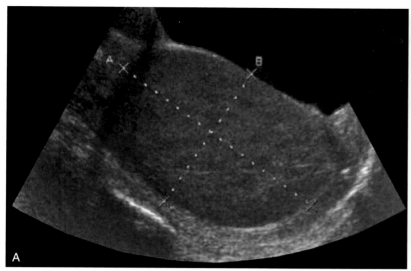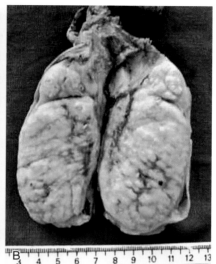

图 3-3-4-1 睾丸结核
A. 睾丸超声显示睾丸实质病变；B. 大体病理标本显示广泛的干酪状肉芽肿组织取代睾丸组织。

面有脓苔，不易剥除，无触痛。随着溃疡的不断增大，腹股沟淋巴结肿大。当结核侵犯到海绵体时，阴茎会因瘢痕形成而弯曲。经久不愈的溃疡以后演变成结核瘘管，如伴有结核性尿道炎时会发生尿道狭窄。阴茎结核有时会与阴茎癌、性病下疳混淆，需通过活体检查，或溃疡面分泌物细菌培养查出结核分枝杆菌。

三、诊断

任何男性肾结核患者，都应仔细检查是否患有生殖系统结核。附睾结核的诊断一般多无困难，如果有典型的附睾硬结、皮肤粘连、窦道及串珠样输精管病变，诊断便可确定，如果有肾结核的症状则诊断更为明确，但早期和急性发作的附睾结核易误诊。早期附睾结核应与慢性附睾炎鉴别，慢性附睾炎疼痛较明显，常有急性发作及反复发作病史，附睾肿块不如结核硬、大，很少形成局限性硬结，不形成窦道，亦无皮肤粘连及输精管串珠样改变。淋菌性附睾炎有淋病病史，呈急性过程，局部红肿疼痛，尿道有脓性分泌物，其中可查到细胞内革兰氏阴性双球菌。衣

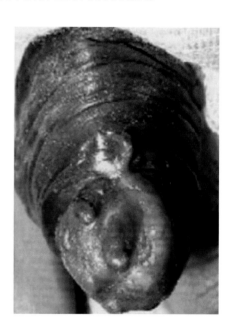

图 3-3-4-2 阴茎结核
阴茎肉芽肿性溃疡病灶和结节。

原体感染所致附睾炎也可引起类似淋菌性附睾炎，患者有非淋菌性尿道炎史。阴囊内丝虫病有时可与附睾结核混淆，丝虫病所引起的浸润和硬结在附睾或输精管附近的精索内，与附睾可分开，丝虫病硬结往往在短期内有较大的改变，而结核病则改变很慢，丝虫病有地区性，患者可同时有橡皮病及乳糜性鞘膜积液。

正常的附睾有时被误诊为附睾结核，附睾头部及尾部轻度膨大或稍硬是正常现象，如果没有浸润或硬结不能确定诊断，应继续随诊观察。附睾结核超声表现为低回声结节，可单发或多发，外形不规则，边界不清晰，内部回声不均匀。当附睾结核侵犯睾丸，寒性脓肿与窦道形成，以及散在小钙化灶伴声影时，声像图表现则具有特征性。

　　单纯前列腺结核不并发附睾结核时诊断比较困难,前列腺中的硬结在非特异性慢性前列腺炎,尤其是肉芽肿性前列腺炎、早期前列腺癌中都能触到,应全面分析检查。诊断有困难时可做活组织检查。一般前列腺结核直肠指检时,前列腺质硬、有结节,较正常前列腺小。

　　严重的前列腺结核,尿道造影可见空洞状破坏(图3-3-4-3),边缘不规整,精囊造影可显示输精管精囊病变,但输精管往往有梗阻狭窄,造影剂不能进入输精管到达精囊。

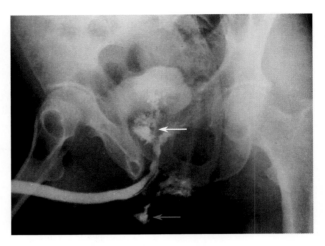

图3-3-4-3　前列腺结核尿道造影

前列腺结核尿道造影显示组织破坏(白色箭头)和尿道皮肤瘘(红色箭头)。

　　Lattimer(1948年)认为,对于前列腺结核患者,通过尿道镜检查常可发现前列腺尿道有3种典型变化:①在精阜近侧端的前列腺尿道扩张,尿道黏膜充血、增厚;②前列腺导管开口扩张,呈高尔夫球洞状;③前列腺尿道黏膜呈纵向小梁改变。

　　由于阴茎结核罕见,故易误诊。应与引起阴茎溃疡的其他疾病如软性下疳、硬性下疳和阴茎阿米巴病相鉴别,对有严重结核病的患者更应提高警惕。阴茎结核的结节与溃疡可能与阴茎癌混淆,确定诊断的方法依靠活检或直接涂片查结核分枝杆菌及结核分枝杆菌培养。

　　诊断为男性生殖系统结核的患者必须了解肾脏有无结核,应做尿液的常规检查,如果尿检有异常或有结核可疑者,应进一步做尿结核分枝杆菌检查、尿结核分枝杆菌培养及静脉尿路造影。少数不典型肾结核患者,膀胱刺激症状不明显,而男性生殖系统结核可能成为诊断肾结核的重要线索。Kalovidowis(1982年)曾对127例附睾炎患者进行常规静脉尿路造影,仅发现1例有肾结核,说明进行常规泌尿系统造影并无必要。尿液的检查非常重要,男性生殖系统结核患者如没有泌尿系统症状,尿检亦正常,则可认为无临床肾结核,可按男性生殖系统结核病进行治疗。

四、治疗

　　治疗原则与肾结核相同,前列腺及精囊结核一般采取药物治疗。生殖系统结核药物治疗效果较好,可酌情缩短治疗时间,早期附睾结核药物治疗即可治愈,并不都需要做手术切除。附睾结核手术适应证:①药物治疗效果不明显;②病变较大并且有脓肿形成;③局部干酪样病变严重;④合并睾丸病变,应同时切除睾丸。术前至少使用抗结核药物2周。手术方法可采用附睾切除术,输精管高位切除、残端结扎。睾丸正常者术中应予保留。附睾切除后,精囊和前列腺结核多能逐渐愈合。如果手术前精液检查无精子,说明对侧输精管远端已有病变并有蔓延到附睾的可能,故应予以结扎,防止对侧附睾睾丸发生病变,如果对侧输精管通畅,则可不做处理,依靠药物治疗。睾丸结核手术时机是在单纯睾丸结核应至少使用抗结核药物2周,手术方法主要为附睾睾丸切除术。阴茎结核过去唯一有效的治疗方法是阴茎切除,由于抗结核药物的进展,单用抗结核药物即可能治愈并可保全阴茎的完整。

(王春阳　编　倪少滨　审)

参考文献

［1］吴阶平.吴阶平泌尿外科学［M］.济南：山东科学技术出版社，2004.

［2］那彦群.2014版中国泌尿外科疾病诊断治疗指南［M］.北京：人民卫生出版社，2014.

［3］ALAN J，LOUIS R，KAVOUASI ANDREW C. Campbell-Walsh Urology［M］. 9th ed. New York：Saunders，2006.

［4］WHO. Global tuberculosis control report：surveillance，planning，financing［M］. Geneva：World Health Organization，2007.

［5］WHO. Treatment of Tuberculosis：Guidelines for National Programmes［M］. 3rd ed. Geneva：World Health Organization，2003.

［6］CEK M，LENK S，NABER KG，et al. EAU guidelines for the management of genitourinary tuberculosis［J］. European Urology，2005，48（3）：353-362.

［7］陈绍基.儿童肾结核［J］.中华小儿外科杂志，1990，11（4）：203-205.

［8］夏同礼.现代泌尿病理学［M］.北京：人民卫生出版社，2002.

［9］郭应禄，曾荔主.临床泌尿外科病理学［M］.北京：北京大学医学出版社，2003.

［10］FIGUEIREDO AA，LUEON AM. Urogenital tuberculosis：update and review of 8961 cases from the world literature［J］. Rev Urol，2008，10（3）：207-217.

［11］陈灏珠.实用内科学［M］.12版.北京：人民卫生出版社，2005.

［12］LENK S，SCHROEDER J.Genitourinary tuberculosis［J］. Curr Opin Urol，2001，11（1）：93-98.

［13］武洁，挂晓虹，李静，等.比例法与绝对浓度法检测结核分枝杆菌药敏实验的比较［J］.中华检验医学杂志，2011，34（2）：137-138.

［14］NETTLES RE. Genotypic resistance in HIV-1-infected patiens with persistently detectable low-level viremia while receiving highly active antiretroviral therapy［J］. Clin Infect Dis，2004，39（7）：1030-1037.

［15］HARRIES AD，ZACHARIAH R，LAWN SD. Providing HIV care for co-infected tuberculosis 16 patients：a perspective from sub-Saharan Africa［J］.International Journal of Tuberculosis and Lung Disease，2009，13（1）：6-16.

［16］PELOQUIN CA. Therapeutic drug monitoring in the treatment of tuberculosis［J］. Drugs，2002，62（15）：2169-2183.

［17］吴阶平.肾结核对侧肾积水问题［J］.中华外科杂志，1954，1：7-13.

［18］童明辉.附睾结核的声像图分析［J］.中国超声医学杂志，1999，15（9）：705-706.

［19］杨春明，孔垂泽，等.男性生殖系统结核42例诊治分析［J］.中国男科学杂志，2010，24（3）：63-64.

［20］MUNEER A，MACRAE B，KRISHNAMOORTHY S，et al. Urogenital tuberculosis -epidemiology，pathogenesis and clinical features［J］. Nat Rev Urol，2019，16（10）：573-598.

［21］MISHRA KG，AHMAD A，SINGH G，et al. Tuberculosis of the prostate gland masquerading prostate cancer：five cases experience at IGIMS［J］. Urol Ann，2019，11（4）：389-392.

第四篇

儿童尿路感染

在新生儿与儿童中，泌尿系统是相对容易出现感染的部位。儿童尿路感染（UTIs）既是小儿急症，也可能成为一种慢性长期的医疗难题（比如迟发性高血压与慢性进展性肾功能不全）。儿童尿路感染常见于泌尿系统畸形的患儿，也可发生在尿路正常的健康儿童，其造成的危害取决于不同宿主的防御机制与细菌毒性间复杂的相互作用、及时的临床诊断和抗菌药物治疗。由于儿童肾脏特别容易形成肾瘢痕并造成永久性的肾损伤，因此快速、准确地诊断与治疗尿路感染对于减少远期并发症至关重要。本篇重点探讨儿童尿路感染的病因学以及如何防治永久性肾损伤。

第一章 流行病学和病因学

一、流行病学

尿路感染在门诊患儿感染性疾病中仅次于上呼吸道感染,每年每百万儿童门诊患者中有 2.4%~2.8% 是尿路感染患者,这对医疗资源来说是一个比较大的负担。在儿童中尿路感染的发生率因年龄及性别而各异。新生儿菌尿的发生率达 1.0%~1.4%,男女比例为 2.8∶1~5.4∶1。在出生后 6 个月之内,未行包皮环切的男婴发生尿路感染的比例约比已行包皮环切的男婴要高 10~12 倍。第一次尿路感染后 1 年内,女孩约 49% 复发尿路感染,男孩约 25% 复发。婴儿期尿路感染,女孩较男孩少见,但常见多次复发。在 5 岁左右,女孩尿路感染的发病率大概为 0.9%~1.4%,而男孩为 0.1%~0.2%。学龄后女孩的发病率略有上升,为 1%~3%,男孩则维持在不超过 1% 的水平。10 岁以内约 1% 男孩及 3% 女孩最少有过 1 次有症状的尿路感染。从上述数据可知,尿路感染有其特征性的易发年龄与易感人群,这点对于做好防控至关重要。

二、病因学

(一)细菌因素

既往的细菌克隆培养研究证明,致尿路感染的细菌最常见的途径是循粪便 - 会阴 - 尿道通路逆行传播。一旦细菌侵入泌尿道,它们需要逐一攻克尿液冲刷、尿路上皮防护、尿道旁腺分泌的保护液及各种糖蛋白等机体自带的保护系统,最终到达并黏附于膀胱黏膜上。上述这些保护系统随性别、年龄及机体自身状态各异,因此同一细菌感染也会呈现出不同的症状与转归。当致病菌到达膀胱后,宿主免疫力低下、输尿管蠕动异常、膀胱输尿管反流及其他病理因素可能导致致病菌逆行至肾脏。

其他途径包括血行转移、淋巴管转移以及邻近器官直接蔓延。血行转移造成尿路感染的概率非常低,常见于免疫力低下的儿童,如全身播散性葡萄球菌感染或者特异性感染(如结核),易造成肾周、肾实质或附睾脓肿。通过淋巴管转移而来的情况更加罕见。有学者认为细菌可通过直肠、结肠或会阴的淋巴途径侵袭泌尿道。其他如在阴道膀胱瘘、小肠膀胱瘘等情况下,细菌可以直接通过瘘管进入泌尿系统。

革兰氏阴性菌是尿路感染的主要致病菌。其中大肠埃希菌便是最常见的细菌之一,占 80% 以上。其他少见的有奇异变形菌、肺炎杆菌、绿脓杆菌及肠球菌。大肠具有特殊的细胞膜 O 抗原,如 O_1、O_2、O_4、O_6、O_7 及 O_{75},均是导致小儿尿路感染最常见原因。致病菌的表面结构如菌毛可增强其致病力。菌毛参与致病菌体黏附于尿路上皮细胞和红细胞凝集的过程,而致病细菌的这两种能力则反映出其毒力。红细胞凝集是大肠埃希菌的独有能力之一,大肠埃希菌的 P 菌毛可与红细胞 P 血型抗原的末端糖脂结合,使红细胞发生甘露糖抵抗型红细胞凝集(mannose-resistant hemagglutination,MRHA)。因此,MRHA 和 P 血型特异性结合力(P 菌毛或 P 菌丝)是反映大肠埃希菌毒力的两个重要特性。而且 P 菌毛不仅能黏附于尿路上皮,也能附着在肾小管细胞上,导致小儿肾盂肾炎与肾实质炎症的大多数大肠埃希菌都有 P 菌毛(81%)和 MRHA(91%)。

当致病菌进入宿主膀胱后,病菌表面 I 型菌毛识别尿路上皮伞细胞表面糖基化蛋白,与其结合并侵入细胞质内。在感染最初 6~8h 内,杆状的致病菌散在宿主细胞质内并快速复制,形成早期胞内细菌群落(IBCs)。随后致病菌形态变为球菌样,生长减缓并逐渐成熟,相互聚集形成具有表面生物膜样、结构紧密、充满整个伞细胞的中期 IBCs。感染约 12h 后,致病菌形态恢复杆状,并从相对静止变为具有活动能力,逐渐从晚期 IBCs 分离并脱离宿主细胞。同时,致病菌表面长出菌丝,继续侵入其他健康细胞。其中多数致病菌开始下一轮复制周期,少量则进入静止期,造成今后尿路感染的复发。宿主则通过 Toll 样受体 4(TLR4)激活免疫反应,释放中性粒细胞对抗致病菌。同时伞细胞程序化剥落,将病菌通过尿液排出(图 4-1-0-1)。

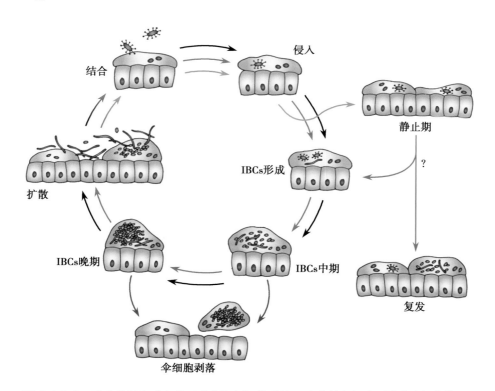

图 4-1-0-1　致病菌侵入伞细胞,形成胞内细菌群落。致病菌在细胞质内复制、成熟,最终脱离宿主细胞,进入下一轮复制周期或静止期。宿主伞细胞则通过程序化剥落,将病菌通过尿液排出

当大量应用广谱抗菌药物治疗革兰氏阴性菌后,要警惕革兰氏阳性菌如粪肠球菌等成为尿路感染的主要病因。

（二）宿主因素

相较于细菌株群与毒力特征这些因素,宿主自身的各种特征因素同样也是引起尿路感染及肾脏损

伤的重要原因之一。

1. 年龄　在 1 岁之前,无论男女与其他年龄段相比均有很高的概率出现菌尿。这个年龄段的孩子由于使用尿片、母乳喂养及免疫系统尚未成熟,细菌更容易侵入泌尿道。

2. 尿道周围致病菌聚集　尿道周围细菌聚集增多会增加泌尿系统感染的风险。婴儿出生后的几个月内是其一生中尿路感染发病率最高的阶段。因为即使健康的孩子在尿道周围都有大量的需氧菌群存在,包括大肠埃希菌、肠球菌及葡萄球菌等,菌群数量直到 6 个月后才会逐渐减少。5 岁之后正常儿童尿道周围基本不会再存在这些菌群。

3. 包皮因素　包皮与新生儿尿路感染之间的关系在学术界始终存在争议。建议包皮环切的学者认为,包皮可能增加尿道周围致病菌聚集,从而诱发尿路感染,新生儿包皮内与尿道周围均有大量致病菌聚集。出生后 6 个月之内,未行包皮环切术的男婴患尿路感染的风险是行包皮环切术者的 10 倍,但反对者同样指出,随着年龄的增长,上述风险对比逐渐下降。这可能与新生儿免疫系统不成熟、院内感染及母乳喂养的个体差异有关。而且如前文所述,包皮与尿道周围的细菌在出生后 1 个月时最多,6 个月后就逐渐下降,这些都可能导致感染率随之降低。因此,除了那些存在高风险的患儿,一般很少有男婴在新生儿期进行包皮环切。

4. 免疫状态　在不同发育阶段儿童免疫力不同,是由天然性免疫、获得性免疫(如疫苗、母乳、疾病)或先天性及获得性免疫缺陷等因素造成。在出生后 3 个月内,婴儿尿道周围的致病菌聚集处于较高水平,但此时血清型 IgG 水平最低。此外,分泌型 IgA 是极为重要的免疫球蛋白,虽然可以通过母乳喂养来获得,但此年龄阶段的婴儿血清型 IgA 浓度极低,鼻咽部、胃肠和尿道上皮也几乎没有分泌型 IgA。因此,在免疫系统未发育完全前极易罹患尿路感染。免疫功能缺陷的婴儿发生各种感染的可能性也会增加,约 20% 的 HIV 病毒感染患儿会发生尿路感染。

婴儿在出生后 7 个月内,采用母乳喂养无疑能提供机体抵抗尿路感染的保护作用,而且即使在断奶后此类婴儿发生尿路感染的危险性仍明显低于非母乳喂养的婴儿,提示这种保护作用存在长期效应。虽然具体机制尚不明确,但母乳中包含的寡糖应该能明显抑制大肠埃希菌与尿路上皮的黏附作用。另一方面,母乳喂养的婴儿尿中分泌型 IgA 的浓度高于非母乳喂养的婴儿。

5. 粪便中的菌群　人类粪便中的菌群组成与机体免疫状态、服药情况及食物等因素密切相关。而粪便中的菌群又与会阴部及尿道周围的菌群高度同源,因此儿童如果出现尿路感染,应该追溯上述可能引起肠道菌群变化的原因。例如,长期服用青霉素 V(苯氧甲基青霉素)治疗中耳炎的儿童,其肠道与粪便中的菌群就有可能出现变化,进而引起反复尿路感染。

6. 泌尿系统畸形　儿童尿路感染常提示存在泌尿系统畸形可能。因此,反复尿路感染的患儿须进一步做影像学检查。如无功能肾,由于局部尿液抗菌药物浓度较低无法杀灭细菌,导致细菌在此处长期存在。同样,泌尿系统部分梗阻或肾功能损害也可因局部抗菌药物浓度不足,发展为慢性泌尿系统感染和黄色肉芽肿性肾盂肾炎,增加肾脏损害的机会。

膀胱输尿管反流(VUR)是指尿液从膀胱反流入输尿管、肾盂及肾盏,可能与输尿管口外移及膀胱动力学不成熟有关。如果尿液含有致病菌,则反流可使膀胱内细菌迅速到达输尿管及肾脏。因此,VUR 是儿童尿路感染中最常见的解剖异常。在没有症状的儿童中,原发性 VUR 的发生率为 0.4%~1.8%,年龄越小,反流发病率越高,6 个月以下 60% 存在反流,而 5 岁以上儿童则极少见。在有菌尿儿童中,21%~57% 可能存在 VUR。VUR 可能自愈,其自愈率 I 度为 87%、II 度为 63%、III 度为 53%、IV 度为 33%。

神经源性膀胱的患儿由于泌尿道压力升高以及使用未完全消毒的器械进行导尿这两个危险因素

而容易引起尿路感染,进而损伤肾功能。而且,慢性神经源性膀胱由于长期膀胱压力升高,易引起继发性 VUR,变得更容易出现发热性尿路感染。清洁自家导尿可以有效排空膀胱,但导尿的同时也会将细菌带入膀胱,因此虽然对于儿童的研究不多,但自家导尿的儿童出现菌尿与脓尿的报道却不少。短期服用预防性抗菌药物能减少但不能完全消除上述菌尿。

（吕逸清　编　李恭会　审）

第二章 分类及临床表现

一、分类

在儿童分类中基本与成年人相似,但依据儿童生长发育的不同时期,分类侧重点可能不同。

(一) 按感染的位置分类

理解和适当区分膀胱炎与肾盂肾炎是至关重要的,有以下两个重要原因:①及时识别、治疗和评估有肾损害风险的儿童;②避免不必要地评估和治疗没有肾损害危险的儿童。

1. 膀胱炎　　是膀胱的炎症表现。膀胱炎的一般体征和症状包括尿痛、尿频、尿急、恶臭尿、遗尿、血尿和耻骨上区的疼痛。

2. 肾盂肾炎　　是肾盂和肾实质的弥漫性感染。肾盂肾炎通常是急性发作,临床体征和症状包括发热(38.5℃或更高)、发冷以及肋脊角、肾区、侧腹部的疼痛、压痛或叩痛。年龄较大的儿童可能会表现为膀胱炎症状。婴儿和儿童可能具有非特异性体征,如食欲减退、嗜睡、烦躁、呕吐或腹泻。

(二) 按发作次数分类

1. 儿童首次泌尿道感染　　急性 UTI 症状随患儿年龄的不同存在着较大的差异。婴幼儿 UTI 临床症状缺乏特异性,需给予高度关注,3 月龄以下婴幼儿的临床症状可包括发热、呕吐、哭闹、嗜睡、喂养困难、发育落后、黄疸、血尿或脓尿等;3 月龄以上儿童的临床症状可包括发热、食欲减退、腹痛、呕吐、腰酸、尿频、排尿困难、血尿、脓血尿、尿液混浊等。

2. 复发性泌尿道感染　　包括:①UTI 发作≥2 次且均为急性肾盂肾炎(acute pyelonephritis,APN);②1 次 APN 且伴有 1 次及以上的下尿路感染;③3 次及以上的下尿路感染。与 UTI 复发相关的因素包括年龄(<2.5 岁)、排尿障碍如夜尿症、摄入减少、大便失禁、特发性高钙尿症、DMSA 显示肾实质缺损、VUR 特别是双侧或Ⅲ级及以上反流等。因此,对 UTI 反复发作者,需寻找有无相关的基础疾病并给予相应治疗。

(1) 未治愈的感染:指初次治疗中尿道细菌未完全清除而继续生长。这可能是由于病原体对所选择的药物具有耐药性、药物肾脏浓度不足或胃肠道过多吸收引起的尿中药物浓度不足、具有不同抗菌药物敏感性的多种病原体同时感染所引起的。一旦准确培养和根据药敏试验用药,通常可以成功治疗。

(2) 细菌持续存在:不同于未治愈的感染。这是由尿道内某些部位的细菌再次侵袭引起的,也可能是由不能根除的持续性感染所引起。细菌微生物存在于尿道的异常解剖结构中或者某些载体内,具有屏蔽药物的作用,导致持续的感染(例如感染的结石)。通常在儿童早期发现尿道细菌持续存在的来源,是在首次泌尿道感染之后。治疗方案比较复杂,经常需要外科手术干预,如清除结石,恢复正常解剖结构等。

(3)再感染:与细菌持续存在不同。在再次感染中,每次发作都可能由各种新的病原微生物引起,而细菌持续存在的感染一般可分离出相同的致病病原微生物。重症感染细菌最常见定植于女孩的肛门-尿道周围和男孩的尿道口周围。再感染的发病机制中有时候也是复杂的,例如大肠埃希菌是最常见的一般致病菌,分为许多不同的血清型;因此,复发性大肠埃希菌 UTI 不等同于同一致病菌的感染。通过血清分型,可以认定为再感染,但这在临床中是很少发生的。

(三)按感染的严重程度进行分类

从临床的角度来看,简单的尿路感染和严重的尿路感染应该区分开来,因为症状的严重程度在某种程度上决定了进一步检查和治疗的紧迫程度。

1. 简单的尿路感染　一个简单的尿路感染儿童可能只有轻微的发热,能够进食和口服药物,一般只有轻微脱水或不脱水。

2. 严重的尿路感染　严重的尿路感染一般有:发热 >39℃,持续性呕吐,中度或重度脱水等表现。

(四)按有无症状分类

1. 无症状性尿路感染　无自觉症状而仅在尿筛查时发现的尿路感染,称无症状性尿路感染。临床无任何症状,诊断标准见相关章节。

2. 有症状性尿路感染　发病有症状者称症状性尿路感染,多见于医院就诊的患儿。年长儿症状与成年人相似,尿路刺激症状明显,如能结合实验室检查可立即得以确诊。但对于婴儿特别是新生儿,由于排尿刺激症状不明显或缺如,故对病因不明的发热患儿都应反复做尿液检查,争取在用抗菌药物治疗之前进行尿培养、菌落计数和药敏试验。凡具有真性菌尿者,清洁中段尿定量培养菌落数 $>10^5 CFU/mL$,或耻骨上膀胱穿刺尿定性培养有细菌生长,即可明确诊断。

(五)按合并因素分类

1. 非复杂性尿路感染　常发生在尿道形态和功能正常的儿童中。该类别主要包括孤立或复发性细菌性膀胱炎,短期口服抗菌药物后这些病原体很容易被清除。患者可以通过门诊进行管理,重点是记录解剖变异和致病细菌,然后选择性评估尿路的解剖或功能异常情况。

2. 复杂性尿路感染　大多数具有肾盂肾炎临床证据的新生儿以及所有患泌尿系统机械性梗阻或功能性障碍的儿童都被认为是易发生复杂性尿路感染的高风险人群。机械阻塞通常是由于后尿道瓣、狭窄或结石的存在。功能性阻塞通常由神经源性膀胱功能障碍或扩张性膀胱输尿管反流引起。复杂性尿路感染患者需要住院治疗和应用肠胃外抗菌药物。泌尿系统的解剖学评估是排除存在明显异常因素的关键。如果存在机械或功能异常,则需要保证泌尿道具有足够的排尿能力。

二、临床表现

儿童尿路感染的临床表现因年龄不同而有很大区别。婴幼儿尿路感染症状不明显,多表现为全身症状,如发热、烦躁、喂养不佳、呕吐及腹泻等,诊断较为困难。发热症状在新生儿的尿路感染中占13.6%,大多数为男婴。8 周以内的新生儿如果出现无症状性黄疸,应检测尿液以排除感染。而病情严重的婴幼儿,即使体征提示其他部位感染(或无明显尿路感染症状),仍应留取尿样以判断有无尿路感染。

2 岁以内的儿童发生尿路感染后临床表现与新生儿并无太大区别。如果遇到持续高热(>39℃)、发热持续 2d 以上的儿童,特别是女童,应该考虑做尿液细菌培养以排除尿路感染。

随着生长发育,年龄稍大的小儿逐渐能描述出一些特征性的症状,如排尿困难、耻骨上疼痛、尿路刺激症状、间断性排尿、尿失禁、肾区或腹部疼痛等。但是很多儿童仍不能详细描述尿路症状,对无定位体征或泌尿系统症状不典型的小儿,也应提高警惕避免漏诊。尤其是对于已知患有泌尿生殖系统畸形的儿童,要高度重视鉴别尿路感染。

对于儿童尿路感染而言,体检多数无特异性发现,但可以从下列内容中提示患儿存在尿路感染可能:①触诊触及肾区包块或肾区触/叩痛;②腹部包块伴触痛;③会阴部见异位输尿管开口、脱出的输尿管囊肿或尿道脱垂;④骶尾部见瘢痕、凹陷或脂肪垫,高度怀疑合并脊髓栓系或脊膜膨出者;⑤睾丸及附睾僵硬,伴触痛或硬结者。

（吕逸清　编　李恭会　审）

第三章 检查及诊断

一、实验室检查

(一)尿液检查

1. **尿液样本采集** 诊断尿路感染最准确的方法就是收集到一份可靠的尿液样本,但对于儿童来说这是一项比较困难的操作。儿童尿液样本采集的方法有 4 种,可信度从低到高依次为:①在会阴部放置塑料袋;②排尿时收集中段尿;③导尿;④耻骨上膀胱穿刺。即使皮肤严格消毒,塑料袋取尿时也会被会阴和直肠的细菌污染而造成假阳性,因此不能作为最终诊断的依据。行包皮环切术的男童、大龄女童或未行包皮环切但可上翻包皮外露阴茎头的大龄男童可采集中段尿做培养,而从包茎的男童或幼龄女童收集而来的"中段尿"则往往反映的是尿道周围或包皮来源的菌群。导尿是有创性操作,同时可能把尿道的微生物带入膀胱,而且导尿获取的尿液应该废弃管腔内最初的一部分样本,因为这些样本往往带有尿道周围的细胞或菌群。耻骨上膀胱穿刺取尿后化验检查结果最可靠,因为尿液不经过尿道、尿道口及会阴。方法为膀胱充盈后消毒皮肤,用穿刺针在耻骨联合上方 1~2cm 处穿刺并吸出尿液。在 B 超引导下穿刺和局部麻醉有助于降低对新生儿和婴幼儿操作的难度。耻骨上穿刺的最大阻力主要来自大龄儿童、家长甚至操作者本身对于该方法的恐惧。

2. **尿常规检查和尿培养** 尿液分析对尿路感染的敏感度为 82%,其中有 4 项指标可用于判断尿路感染:①每高倍镜视野下的尿沉渣中 >5 个白细胞可诊断为脓尿;②每高倍镜视野下未染色的尿沉渣中发现细菌;③尿白细胞酯酶阳性;④尿亚硝酸盐阳性。

显微镜下发现尿细菌阳性比发现脓尿更具有诊断价值。尿白细胞酯酶是检测尿中来自白细胞分解而产生的酶,其缺点是要依赖尿液中存在的白细胞,而尿路感染尿液样本中不一定存在白细胞,在婴幼儿中该指标可靠程度较低。食物摄入的硝酸盐会被尿中的革兰氏阴性菌还原为亚硝酸盐,因此可用于检测尿路感染。但细菌分解硝酸盐需要数小时,故留取晨尿效果最佳。另外,许多革兰氏阳性菌没有这种还原作用,限制了该指标的灵敏度。当尿培养中菌落计数少于 100 000CFU/mL 时,上述指标可信度均要明显降低。目前没有一项尿常规检查的可信度能接近尿培养结果,但如果综合数项检查所得到的结论则可以接近尿培养的结果(表 4-3-0-1)。

表 4-3-0-1　尿常规各项参数对于诊断尿路感染的价值及联合诊断的价值

检查项目	敏感度 /%	特异度 /%
白细胞酯酶	83（67~94）	78（64~92）
亚硝酸盐	53（15~82）	98（90~100）
白细胞酯酶 + 亚硝酸盐	93（90~100）	72（58~91）
高倍镜检查 : 白细胞	73（32~100）	81（45~98）
高倍镜检查 : 细菌	81（16~99）	83（11~100）
白细胞酯酶 + 亚硝酸盐	99.8（99~100）	70（60~92）

尿培养是诊断尿路感染的"金标准"。然而目前对于尿常规检查及培养的结果解读仍存在一定争议。有人认为,尿培养菌落计数超过 50 000CFU/mL,同时尿液分析提示脓尿可诊断为尿路感染;但也有人坚持尿培养菌落计数必须超过 100 000CFU/mL 才有价值。

（二）血清学检查

白细胞计数、血沉、C 反应蛋白（CRP）、抗体覆盖的细菌、尿管酶和白介素 6 等检测都是简单而无创的方法,但是根据任何一项都不能得出最终结论。

CRP>7mg/dL 提示 3 岁内的发热儿童存在严重细菌感染。大肠埃希菌黏附于泌尿系统后会刺激局部产生细胞因子和白介素 6,并伴随全身 CRP 和纤维蛋白原水平升高。血清降钙素原是降钙素的无活性前体,在败血症时会升高,并可能和肾脏瘢痕形成相关。

二、影像学检查

对于儿童尿路感染采用影像学检查的目的在于快速做出准确诊断及治疗,减少急性期肾损害并降低进一步肾损害的危险,常采用影像学检查如泌尿系统超声及排尿性膀胱尿道造影（voiding cystourethrography,VCUG）评价尿路情况以获得如下信息:①评估及定位急性泌尿系统感染部位;②评估因急性感染引发的肾损伤;③确定是否合并泌尿系统先天畸形;④评估是否合并泌尿系统形态学改变。

（一）泌尿系统超声

泌尿系统超声检查已取代静脉肾盂造影（IVP）,成为儿童尿路情况评估的标准检查。急性肾盂肾炎时超声检查可发现肾大、因局部水肿或炎症而产生的团块影和输尿管扩张、局部小范围低灌注区域及肾盂内絮状物。如超声发现肾脏肿物,虽然根据症状较易区分是炎症还是其他原因引起的肿块,但计算机断层扫描（CT）和 磁共振成像（MRI）检查也是必要的。

与核素肾图和 IVP 相比,超声检查更易发现肾周液体和解剖异常。由于不依赖于肾功能情况,超声可发现肾功能不良或无功能肾脏的病变。但即使非常仔细地进行超声检查,也很容易漏诊膀胱输尿管反流。同时,对于急性尿路感染造成的肾脏细微结构病变,超声检查不如核素肾图敏感。

（二）排泄性膀胱尿道造影

VCUG 是诊断儿童膀胱输尿管反流的"金标准"。VCUG 中可使用碘造影剂或放射性核素。两种方法操作类似,各有优缺点。传统的放射性 VCUG 除了能诊断 VUR 外,也能同时显示膀胱与尿道形态,更有利于显示泌尿系统结构异常（如后尿道瓣膜和神经源性膀胱）。但其敏感性取决于患儿的排尿情况（如膀胱容量）和操作水平。有研究发现第一次 VCUG 未发现膀胱输尿管反流,1 年后再次检查中约 30%

可发现反流。核素 VCUG 的优点是对 VUR 敏感度更高,且低放射暴露,卵巢受到的辐射量仅 1~5mrad,而传统 VCUG 对卵巢的放射暴露量则高达 27~1 000mrad。因此,核素 VCUG 适用于小儿反流的再次评估和反流患儿同胞的筛查,但由于其对尿道和膀胱显影不佳,不适用于初次感染且高度怀疑泌尿系统畸形儿童的检查,同样也不适用于需要观察下尿路功能的患儿。

间接核素 VCUG 也可用作肾脏影像学检查。检查时患儿静脉注入放射性核素药物,肾脏和上尿路显影。膀胱充盈后,再嘱患者排尿。与直接 VCUG 相比,这种方法可避免插管导尿,但是会增加放射暴露。同时,由于全身核素背景的影响导致图像分辨率低。间接 VCUG 发现 VUR 的概率仅为直接 VCUG 的 60%。

尿路感染患儿只要肾功能正常、膀胱无刺激症状、能正常排尿、对抗菌药物反应迅速并尿液无菌,或感染状态下使用预防性抗菌药物使尿液无菌,均可以行 VCUG。

大多数情况下,肾脏及膀胱超声可以用来辅助 VCUG,以发现如肾发育不良或尿路梗阻等泌尿系统结构畸形。

(三) 核素肾图

^{99m}Tc-DMSA 是常用的肾皮质显影剂,约 60% 的 ^{99m}Tc-DMSA 能与近端肾小管细胞结合并缓慢分泌于尿液。当急性感染被控制后,进行 DMSA 检查可能会发现如下结果:①正常肾脏形态;②弥漫性全肾摄取减少并伴有肾脏体积缩小;③肾中部摄取减少;④肾两极摄取减少甚至缺如不显影。

与肾脏超声或 IVP 相比,核素肾图更易发现肾脏瘢痕,但如果在急性感染期进行 DMSA 检查,由于肾脏水肿的缘故,常会高估实际肾脏体积,并且掩盖肾瘢痕的严重程度。另一方面,由于复发型肾盂肾炎常在同一部位反复发作,如无系列性检查进行对照,很难区分新发和陈旧病灶及进展性肾瘢痕形成。在鉴别先天性和获得性反流性肾病变时,先天性病变和发育异常表现为弥漫性肾脏摄取减少及肾脏体积缩小,而获得性疾病则表现为肾脏局部不显影。

尿路感染的小儿约半数以上尿路解剖正常、无肾积水或膀胱输尿管反流,可采用 DMSA 来发现急性肾盂肾炎及肾皮质瘢痕,进而提示病情严重程度。急性期示踪剂减少区常为可逆性肾缺血,急性期恢复后可显示紧密相连的肾实质瘢痕。约 2/3 发热的尿路感染儿童做肾核素时可诊断有肾实质感染,这些患儿中 40% 可发生肾瘢痕。但如能通过 DMSA 早期发现,在肾盂肾炎期即可给予合适的抗菌药物,则绝大多数肾脏可恢复正常,不留瘢痕。

^{99m}Tc-MAG3 是一种肾小管显影剂,可用来评价肾实质血流、功能和排泄,也可使肾皮质显影。与 DMSA 相比,MAG3 的优点在于成像快,对全身大多数器官、膀胱和生殖腺辐射量低,但其对肾瘢痕的敏感度明显不如 DMSA。

(四)静脉肾盂造影

IVP 曾是评估上尿路情况和确定肾瘢痕化的主要方法,但目前已被超声和核素肾图逐渐取代。IVP 的优势在于可较好地显示集合系统病变,在需要了解集合系统或肾盏情况时有一定价值,对于持续菌尿的患者可考虑使用该方法辅助诊断。

(五)CT 和 MRI

对于儿童尿路感染常规行 CT 和 MRI 检查的性价比不高。但当合并泌尿系统先天畸形而其他检查无法确诊时,CT 和 MRI 则能发挥很好的作用。CT 和 MRI 可提供更多与炎症相关的信息,有助于区分炎症、肿瘤和其他肾脏病变。

CT 检查时,注射造影剂后可分为 4 个时期:肾血管期、髓质期、实质期和分泌期。肾脏急性炎症应注意观察以下指标:①单侧或双侧病变;②局部性或弥漫性病变;③有无局部肿胀;④有无肾脏体积增大。其他的特征性改变包括皮质显像减弱、楔形缺损、皮髓质界限不清、分泌期沿肾小管和集合管线性区域显影增强或减弱。3h 或更长时间的延迟显影可用于区分肾脓肿和由严重肾盂肾炎引起的肾皮质灌注不良。急性局灶性肾盂肾炎(或小叶性肾病)因灌注减少常与肾脓肿混淆,此时行 CT 和 MRI 引导下的穿刺有助于鉴别诊断。局灶性肾盂肾炎的肿块时常要数月才能消散,需要与肿瘤相鉴别。

在急性感染期时,做 MRI 检查比 DMSA 更容易发现肾脏损伤,且对于肾瘢痕的敏感度前者也不逊色于后者。近年来,MRI 已能精确描绘出肾皮质及集合系统的形态,并能准确评估肾脏功能。

(吕逸清　编　李恭会　审)

第四章 治　疗

　　对于儿童尿路感染的总体治疗目标是尽可能减少急性发作的概率、避免尿脓毒血症,以及尽量降低因反复感染造成的肾功能损害。急性尿路感染治疗的目标包括消除病原体、预防肾瘢痕和减轻患儿的症状。抗菌药物治疗成功后,尿液通常在 24h 后变为无菌。因此早期快速确诊和及时的抗菌药物治疗是减少肾脏损害和随后肾瘢痕形成的重要因素。一项关于婴幼儿发热性尿路感染的研究表明,如果抗菌药物治疗从尿路感染症状开始后的第 2 天拖延至第 3 天,则急性肾脏损害的概率从 22% 上升到59%。如果开始抗菌药物的时间从症状开始的第 2 天拖延至第 6 天,则最终肾瘢痕形成的概率从 11%上升到 76.5%。抑制炎症反应的药物如地塞米松或甲泼尼龙在减少肾脏炎症和最终瘢痕形成中的作用已在几项研究中得到证实。

一、急性尿路感染时抗菌药物的选择和疗程

　　急性尿路感染的治疗应考虑到以下因素:可能的病原菌、患儿状况和家长依从性。2 个月以上的幼儿如果一般情况较好、能够进流质、父母合作良好可靠,则可在门诊采用口服抗菌药物治疗。2 个月以下的婴儿由于免疫系统发育不完善,发热性尿路感染易急剧恶化,出现 CRP 上升、中性粒细胞$>10.6 \times 10^9/L$ 和无症状黄疸,常导致严重的细菌感染,一般需要住院观察和肠外广谱抗菌药物治疗。30d 以下的新生儿建议给予对单核细胞增多性李斯特菌(围生期易患)和肠球菌(产后易患)敏感的抗菌药物,如氨苄西林。其他需要住院治疗的患儿包括感染伴脓毒血症、脱水表现和口服药物不耐受的大龄患儿。

　　对尿路感染并发严重全身疾病的患儿,如伴发热、喂养困难和免疫缺陷,建议使用胃肠外广谱抗菌药物。90% 的患儿在开始治疗 48h 后体温可恢复正常,如果没有改善,则需要考虑影像学检查并采用更为广谱的抗菌药物治疗。

　　通常情况下,静脉用药持续 48~72h,当患儿不再发热、症状明显改善且可进流质后即可改口服用药。随后的抗感染治疗应该根据尿培养的细菌结果而选择敏感的抗菌药物。

　　尽管存在一定争议,但对于绝大多数持续发热性尿路感染的儿童,静脉使用抗菌药物 7~10d 也已经足够了。对于严重感染者至少使用 3 周的抗菌药物治疗。在大多情况下肾脓肿也可以用抗菌药物治疗,如果效果不佳则需要引流。

　　在获得尿培养结果前,通常采用经验性抗菌药物治疗。但是目前常见的病原体对复方新诺明和氨

苄西林耐药性越来越强,因此在开始治疗时应考虑到这一点。呋喃妥因在尿中浓度高而血清中浓度低,虽然对严重的全身感染和肾脏感染效果有限,却是治疗不伴泌尿系统畸形的膀胱炎的理想药物。过去数十年中,呋喃妥因耐药率几乎没有发生变化。

喹诺酮类药物因为抗菌谱广且对铜绿假单胞菌有特效而被成人泌尿外科偏好,但由于动物实验提示其有一定软骨毒性,故长时间以来一直被儿科禁用。目前对于儿童使用喹诺酮类抗菌药物仍处于安全性与有效性的临床实验阶段。除非存在难以治愈的铜绿假单胞菌致尿路感染,否则不建议使用该类药物。

学龄儿童如果仅存在膀胱刺激症状而无发热,尿检提示"单纯性"的膀胱炎症,可口服广谱抗菌药物 3~5d,延长治疗时间并不会有太多益处。

二、无症状性菌尿的治疗

无症状性菌尿是指儿童体检时发现尿常规白细胞升高,进一步行尿培养后确诊细菌感染,但儿童本身无任何临床症状。这种情况可能为初次感染,也可能是慢性炎症反复发作。如果详细询问病史,有可能会发现在检查前一段时间内曾有过下尿路刺激症状。如果进一步检查 IVU 或者 VCUG,大概仅 50% 的患儿会有阳性发现。

目前对于无症状性菌尿是否需要治疗存在很大争议。虽然有很多儿童甚至新生儿即使不接受治疗,菌尿也能自行消失,但也有很多个体出现反复尿路感染并转变为慢性炎症。因此,即使不给予抗菌药物,也应该密切随访患者,必要时及时抗感染干预。

三、预防性使用抗菌药物

再发型尿路感染患儿 1 年内的复发率为 30%~40%,对不伴泌尿系统畸形的患儿,睡前预防性使用抗菌药物可明显减少复发。儿童膀胱输尿管反流中预防性使用抗菌药物已被大家接受。清洁间断导尿和神经源性膀胱儿童是否应预防性使用抗菌药物仍存在争议。预防性使用抗菌药物的停药指征尚不明确,可在原发病治愈如手术解除输尿管反流或梗阻后停药。

预防性使用抗菌药物的理想药物应具有较低血清浓度和较高尿液浓度、肠道菌群影响小、使用方便、耐受好且性价比高的特点。对于泌尿系统功能正常的患儿,研究显示呋喃妥因、头孢氨苄和甲氧苄啶 - 磺胺甲噁唑均可作为预防性药物使用。对于经过排尿训练的患儿,睡前口服一次抗菌药物可保持药物整晚都保留在尿液中。

呋喃妥因在血清内药物浓度低,尿内浓度高,对肠道正常菌属影响小。小儿治疗剂量为每天 6~10mg/kg,分为 3~4 次服用。预防量每晚口服 2~3mg/kg,可有效地维持尿液无菌。但是当肾功能降低到正常的 50% 以下时,呋喃妥因的效力可能下降。呋喃妥因的药物不良反应多发生于成人,可引起急性过敏性肺炎、神经病变、肝损害及偶发肺纤维化。呋喃妥因可引起溶血,儿童有葡萄糖 -6- 磷酸脱氧酶缺乏时忌用。

头孢氨苄的小儿治疗剂量为每天 25~50mg/kg,分为 3~4 次服用,少量服用不产生抗药性。作为预防性抗菌药物使用时,剂量减少为治疗量的 1/4,每天服用 1 次。

甲氧苄啶 - 磺胺甲噁唑联合用药也可作为一种预防性使用抗菌药物,剂量为甲氧苄啶每天 2mg/kg,磺胺甲噁唑每天 25mg/kg。因氨苯磺胺可与胆红素竞争其在白蛋白上的结合位点,导致新生儿黄疸和核黄疸,故新生儿禁用。

对反复多次感染或肾实质已有不同程度损害者,疗程可延长至 1~2 年。为防止耐药菌株产生,可采用轮替用药,即每种药用 2~3 周后轮换。

四、复发型尿路感染的治疗

尿路感染复发多见于女孩,无论其泌尿生殖道正常与否均容易出现反复感染,因女孩的尿道较短,且尿路上皮不易抵御细菌侵袭。

目前的调查资料不足以预测哪些儿童存在易感倾向,也无法得知何种细菌更容易出现反复感染的特质。因此,对于复发型尿路感染的用药只能以儿童年龄及症状程度作为指导依据。如果患儿经常(2~6个月内)出现尿路感染症状,应考虑使用一段时间预防性抗菌药物,这种方法对于大多数复发性尿路感染均有明显效果。但也有不少患儿在停药一段时间后,又出现对之前抗菌药物耐药的细菌感染,此时需要根据细菌培养结果重新指导用药,不可轻易根据之前经验使用同类型的抗菌药物。

五、其他泌尿生殖系统感染和炎症

(一)附睾炎

儿童附睾炎因其鉴别诊断与治疗比较复杂,需要引起重视。其发病率较高,为 15%~45%,发病年龄呈双峰分布,多数发生于新生儿期和青春期后。诊断时需要和其他儿科急性睾丸病变鉴别,特别是急性睾丸扭转。致病危险因素包括尿道侵袭史、近期泌尿系统手术史(包括尿道下裂、输尿管再植等)、导尿史、神经源性膀胱、无肛以及其他泌尿生殖系统解剖异常(输尿管开口异位、膀胱外翻等)。附睾炎症状往往很难与其他阴囊急症相鉴别,仅表现为患侧阴囊突发红肿、疼痛,体检可见阴囊炎性改变伴水肿。也可伴随排尿困难和尿道分泌物。18%~33% 的患儿伴有发热,24%~73% 伴有脓尿,17%~73% 伴有外周血白细胞增多。阴囊超声检查可见混合性回声的附睾增大,周围有反应性液体暗区。除因严重水肿导致睾丸缺血外,彩色多普勒超声多显示睾丸血流量增加。

新生儿或幼龄儿童附睾炎需要高度怀疑泌尿生殖系统解剖异常,或存在血行性炎症传播转移的可能。治疗上对有脓尿和怀疑细菌性附睾炎的小儿,初始采用广谱抗菌药物。得到病原体培养结果后可选择特异性强、性价比高、不良反应小、在组织和尿液中分布水平高的抗菌药物。青春期男性尿道培养结果多为阴性,也有部分为革兰氏阴性菌。如果接近成人的青少年,还应排除因性生活活跃而感染的性传播疾病。如为病毒性附睾炎、附件扭转或其他非细菌性附睾炎,则不应给予抗菌药物,而使用镇痛药和非甾体抗炎药治疗更为合适。

附睾也是泌尿生殖系统结核最常累及的部位。附睾结核常表现为无痛性肿块,易与恶性肿瘤混淆。

(二)急性出血性膀胱炎

急性出血性膀胱炎(病毒性膀胱炎)是一种良性、自限型的疾病。腺病毒是小儿急性出血性膀胱炎的最常见致病菌,其次是大肠埃希菌。病毒性膀胱炎常与呼吸系统腺病毒感染密切相关,骨髓移植和其他免疫抑制状态也有一定关联。健康儿童发生感染,可以不使用任何抗病毒治疗,很快即会自愈。如果合并呼吸系统或其他系统疾病,可使用利巴韦林注射液(病毒唑)治疗该病,但如治疗无效,严重的腺病毒感染可能会引起患儿死亡。

(三)间质性膀胱炎

间质性膀胱炎起始症状多表现为尿频、耻骨上疼痛、夜尿增多、尿急,易与尿路感染混淆,还须与排尿障碍或尿频综合征相鉴别。尽管关于该病的病因假说很多,目前仍无确切证据表明该病的起因。对于儿童间质性膀胱炎的诊断必须非常谨慎,有许多自限性排尿功能异常的症状在某种程度上与间质性膀胱炎类似,但实际儿童间质性膀胱炎的发病率非常低。该病主要依据膀胱镜检查所见的成簇结节和膀胱内压图发现膀胱顺应性降低,并排除其他疾病方可做出的诊断。治疗方面目前没有特别针对儿童的指导性用药方案,由于发病率极低,成人所用治疗间质性膀胱炎的药物能否适用于儿童,暂时还缺乏相关有效性与安全性评估。

(四)真菌感染

近年来儿童泌尿系统真菌感染发生率呈持续上升趋势,因此需要重新认识该病的危险因素及诊断标准。泌尿道既可作为真菌感染的起源,也可能是受其他部位影响血行转移继发感染。58%真菌感染患者的尿液培养结果中可见念珠菌感染,是真菌性尿路感染中最常见的病原菌。从继发性感染的角度而言,肾脏仅次于肺,是全身第二容易受到真菌血行性侵袭的器官。

长期使用抗菌药物、留置导尿、下尿路梗阻、早产、低体重儿、先天性免疫功能不全等均是泌尿系统真菌感染的危险因素。诊断主要依靠血和尿培养,但有24%的新生儿即使出现肾脏多发真菌脓肿,其尿培养结果仍为阴性。有时真菌会聚集成团堵塞肾盂输尿管连接部引起上尿路梗阻,超声对此敏感度很高。

对于儿童泌尿系统真菌感染的治疗仍存在争议。两性霉素 B 是比较公认的药物,但持续还是间断使用、剂量、口服还是灌洗等仍无定论。疗程为 6~14d,依据血和尿中培养结果而定。氟康唑也是被实践证明非常有用的抗真菌药物,在耐药性、尿液浓度及组织穿透性方面甚至优于两性霉素 B,但目前不推荐 6 个月以下儿童使用该药。如果超声发现存在上尿路梗阻,可以考虑经皮患肾穿刺引流尿液,在解除梗阻的同时也能获得最“直接”的尿液样本以供培养及明确诊断。无论采用何种方法治疗真菌感染,都要积极处理全身状况,同时尽可能去除引起真菌感染的易感因素。

(吕逸清 编　李恭会 审)

参考文献

［1］ALAN J. WEIN. Campbell Walsh Urology［M］. 12th ed. Philadelphia:Elsevier,2020.

［2］JOHN P. GEARHART. Pediatric Urology［M］. 2nd ed. Philadelphia:Saunders,2010.

［3］黄澄如. 实用小儿泌尿外科学［M］. 北京:人民卫生出版社,2006.

［4］ROBERTS KB. Revised AAP guideline on UTI in febrile infants and young children［J］. Am Fam Physician,2012,86(10):940-946.

［5］SUSON KD,MATHEWS R. Evaluation of children with urinary tract infection:impact of the 2011 AAP guidelines on the diagnosis of vesicoureteral reflux using a historical series［J］. J Pediatr Urol,2014,10(1):182-185.

［6］PETERS CA,SKOOG SJ,ARANT BS JR,et al. Summary of the AUA Guideline on Management of Primary Vesicoureteral Reflux in Children［J］. J Urol,2010,184(3):1134-1144.

［7］AMMENTI A,CATALDI L,CHIMENZ R,et al. Febrile urinary tract infections in young children:recommendations for the diagnosis,treatment and follow up［J］. Acta Paediatr,2012,101(5):451-457.

［8］BARBER AE,NORTON JP,SPIVAK AM,et al. Urinary tract infections:current and emerging management strategies［J］. Clin Infect Dis,2013,57(5):719-724.

［9］BIEN J,SOKOLOVA O,BOZKO P. Role of uropathogenic Escherichia coli virulence factors in development of urinary tract infection and kidney damage［J］. Int J Nephrol,2012,2012:681473.

［10］COPP HL,YIEE JH,SMITH A,et al. Use of urine testing in outpatients treated for urinary tract infection［J］. Pediatrics,2013,132(3):437-444.

［11］DE PALMA D,MANZONI G. Different imaging strategies in febrile urinary tract infection in childhood. What,when,why?

［J］. Pediatr Radiol,2013,43(4):436-443.

［12］ EDLIN RS,SHAPIRO DJ,HERSH AL,et al. Antibiotic resistance patterns of outpatient pediatric urinary tract infections［J］. J Urol,2013,190(1):222-227.

［13］ LESLIE B,MOORE K,SALLE JL,et al. Outcome of antibiotic prophylaxis discontinuation in patients with persistent vesicoureteral reflux initially presenting with febrile urinary tract infection:time to event analysis［J］. J Urol,2010,184(3):1093-1098.

［14］ MONTINI G,KULLUS K,HEWITT I. Febrile urinary tract infections in children［J］. N Engl J Med,2011,365:239.

［15］ SHAIKH N,EWING AL,BHATNAGAR S,et al. Risk of renal scarring in children with a first urinary tract infection:a systematic review［J］. Pediatrics,2010,126(6):1084-1091.

［16］ STAPLETON A. Urinary tract infection pathogenesis:host factors［J］. Infect Dis Clin North Am,2014,28(1):149-159.

［17］ TOFFOLO A,AMMENTI A,MONTINI G. Long term clinical consequences of urinary tract infections during childhood:a review［J］. Acta Paediatr,2012,101(10):1018-1031.

［18］ OKARSKA-NAPIERAŁA M,WASILEWSKA A,KUCHAR E. Urinary tract infection in children:Diagnosis,treatment, imaging-Comparison of current guidelines［J］. J Peidatr Urol,2017,13(6):567-573.

［19］ MILLNER R,BECKNELL B. Urinary tract infections［J］. Pediatr Clin North Am,2019,66(1):1-13.

［20］ KORBEL L,HOWELL M,SPENCER JD. The clinical diagnosis and management of urinary tract infections in children and adolescents［J］. Paediatr Int Child Health,2017,37(4):273-279.

［21］ KUTASY B,COYLE D,FOSSUM M. Urinary tract infection in children:Management in the era of antibiotic resistance-a pediatric urologist's view［J］. Eur Urol Focus,2017,3(2-3):207-211.

［22］ CHANG PW,WANG ME,SCHROEDER AR. Diagnosis and management of UTI in febrile infants age 0-2 months: Applicability of the AAP guideline［J］. J Hosp Med,2020,15(2):e1-e5.

［23］ THERGAONKAR RW,HARI P. Current management of urinary tract infection and vesicoureteral reflux［J］. Indian J Pediatr,2020,87(8):625-632.

［24］ WALAWENDER L,HAINS DS,SCHWADERER AL. Diagnosis and imaging of neonatal UTIs［J］. Pediatr Neonatol, 2020,61(2):195-200.

［25］ KHAN A,JHAVERI R,SEED PC,et al. Update on associated risk factors,diagnosis,and management of recurrent urinary tract infections in children［J］. J Pediatric Infect Dis Soc,2019,8(2):152-159.

［26］ SELEKMAN RE,SANFORD MT,KO LN,et al. Does perception of catheterization limit its use in pediatric UTI?［J］. J Pediatr Urol,2017,13(1):48.e1-48.e6.

［27］ DESAI S,ARONSON PL,SHABANOVA V,et al. Parenteral antibiotic therapy duration in young infants with bacteremic urinary tract infections［J］. Pediatrics,2019,144(3):e20183844.

［28］ MATTOO TK,SHAIKH N,NELSON CP. Contemporary Management of Urinary Tract Infection in Children［J］. Pediatrics, 2021,147(2):e2020012138.

［29］ HOSSEINI M,YOUSEFIFARD M,ATAEI N,et al. The efficacy of probiotics in prevention of urinary tract infection in children:A systematic review and meta-analysis［J］. J Pediatr Urol,2017,13(6):581-591.

［30］ SELEKMAN RE,ALLEN IE,COPP HL. Determinants of practice patterns in pediatric UTI management［J］. J Pediatr Urol,2016,12(5):308.e1-308.e6.

［31］ SELEKMAN RE,SHAPIRO DJ,BOSCARDIN J,et al. Uropathogen resistance and antibiotic prophylaxis:A Meta-analysis ［J］. Pediatrics,2018,142(1):e20180119.

［32］ DELBET JD,LORROT M,ULINSKI T. An update on new antibiotic prophylaxis and treatment for urinary tract infections in children［J］. Expert Opin Pharmacother,2017,18(15):1619-1625.

第五篇

男性生殖系统感染

第一章　前 列 腺 炎

第一节　概述、定义和分类

前列腺炎是成年男性的常见病之一。虽然前列腺炎不是一种直接威胁生命的疾病，但严重影响患者的生活质量。同时，其庞大的患者人群和相关的医疗费用给公共卫生事业带来了巨大的经济负担。

前列腺炎是一组疾病。其概念和分类是一个密不可分的统一体，并随着对其认识的深入而发生变化。

利用 Meares-Stamey 的四杯法对前列腺炎进行分类是第一个规范的标准前列腺炎分类方法，通过比较初始尿液（voided bladder one，VB1）、中段尿液（voided bladder two，VB2）、前列腺按摩液（expressed prostatic secretion，EPS）、按摩前列腺后尿液（voided bladder three，VB3），四杯标本中白细胞数量和细菌培养结果将前列腺炎划分为急性细菌性前列腺炎（acute bacterial prostatitis，ABP）、慢性细菌性前列腺炎（chronic bacterial prostatitis，CBP）、慢性非细菌性前列腺炎（chronic nonbacterial prostatitis，CNP）、前列腺痛（prostatodynia，PD）。但由于该方法操作烦琐，费用较高，并很难精确诊断前列腺炎，其结果对临床治疗的指导意义有限，很多国家的泌尿外科医师已很少在临床中应用该方法。

1995 年，美国国立卫生研究院（National Institutes of Health，NIH）根据当时对前列腺基础和临床的研究情况，重新制定了新的 NIH 分类方法。

Ⅰ型：相当于传统分类方法中的急性细菌性前列腺炎。患者起病急，有持续和明显的下尿路症状，前列腺按摩液（EPS）中和 / 或尿液中白细胞数量明显升高，EPS 中和 / 或尿液的细菌培养阳性。

Ⅱ型：相当于传统分类方法中的慢性细菌性前列腺炎。患者有反复发作的下尿路症状，持续时间超过 3 个月，前列腺炎标本（精液 /EPS/VB3）中白细胞明显升高，细菌培养阳性。

Ⅲ型：慢性非细菌性前列腺炎 / 慢性骨盆疼痛综合征（CPPS）。相当于传统分类方法中的 CNP 和 PD，是前列腺炎中最常见的类型。患者主要表现为长期、反复的骨盆区域的疼痛、不适，持续时间超过 3 个月，可伴有不同程度的排尿症状和性功能障碍。前列腺炎标本（精液 /EPS/VB3）细菌培养结果阴性。根据前列腺炎标本（精液 /EPS/VB3）常规显微镜检查结果，又可再分为ⅢA 和ⅢB 两种亚型，ⅢA 型患者的前列腺炎标本（精液 /EPS/VB3）中白细胞数量明显升高，而ⅢB 型患者的前列腺炎标本（精液 /EPS/VB3）中白细胞数量正常。

Ⅳ型：无症状炎性前列腺炎（asymptomatic inflammatory prostatitis，AIP）。该类患者没有下尿路症状，

也没有骨盆区域的疼痛、不适,仅在偶尔进行的有关前列腺方面的检查(如精液、EPS、前列腺组织活检等)中才发现有前列腺炎。该类患者在前列腺炎中占有一定的比例。Nickel 等人对 80 例无症状 BPH 患者进行前列腺组织活检,所有患者均存在组织学上的炎症。Carver 等人对 227 例前列腺癌普查人群研究,32.2% 的患者为Ⅳ型前列腺炎。

以上分类中的Ⅰ型和Ⅱ型前列腺炎,即急性和慢性细菌性前列腺炎是定位于前列腺的感染性疾病。病因、病理、临床表现及转归明确,应看作独立的疾病。此外,将传统分类方法中的 CNP 和 PD 合并为一类,体现了将慢性前列腺炎(Ⅲ型)作为临床综合征的新认识,故此型也称为慢性骨盆疼痛综合征(CPPS),推荐用这一名词取代慢性前列腺炎。尽管后者提示存在炎症,但在约 50% 的Ⅲ型前列腺炎患者中,临床常规使用的检验方法不能发现炎症的证据,故将Ⅲ型分为炎症性(ⅢA)和非炎症性(ⅢB)两个亚类。由于区分亚类的依据从 EPS 扩大到 EPS/ 精液 /VB3 的白细胞数量多寡,使这 2 个亚类并不与 CNP 和 PD 分别对等。对慢性前列腺炎认识的转变及随之产生的新分类使其治疗策略转向以改善症状为主,且对不同亚类更有针对性。

Ⅲ型前列腺炎(慢性前列腺炎 / 慢性骨盆疼痛综合征)的发病机制、病理生理学改变还不十分清楚。目前认为,其可能是在病原体和 / 或某些非感染因素作用下,患者出现以骨盆区域疼痛或不适、排尿异常等症状为一致特征,具有各自独特病因、临床特点和结局的一组疾病。

(张凯 编 李恭会 审)

第二节 急性细菌性前列腺炎及前列腺脓肿

一、流行病学和微生物学特点

急性细菌性前列腺炎是在机体抵抗力低下,由毒力较强的细菌或其他病原体引起的前列腺感染的疾病。尽管有 8.2% 的男性存在前列腺炎症状,但我们对急性细菌性前列腺炎的发病率及病因仍不十分清楚,疗效也不甚满意。急性细菌性前列腺炎发病率占前列腺炎发病率的 10%,其中发病人群的年龄呈双峰形,在 20~40 岁以及 >70 岁人群中高发。细菌感染是Ⅰ、Ⅱ型前列腺炎的病因,由于前列腺导管系统开口于后尿道,而各开口的方向不同,易造成感染。感染途径可为以下类型:①血行感染,主要由呼吸道、皮肤或软组织的感染源通过血液导致前列腺炎;②尿道炎上行感染;③尿液感染,多为膀胱炎、肾盂肾炎及急性淋球菌性后尿道炎引起细菌性感染通过尿液逆行进入前列腺管;④邻近器官感染,多由前列腺邻近器官,如直肠、结肠等感染通过直接播撒或淋巴系统引起的炎症。酗酒、纵欲过度、受寒、发热、全身感染等使前列腺充血等因素均可诱发前列腺炎。

细菌性前列腺炎的病原体涵盖革兰氏阴性菌及阳性菌。革兰氏阴性菌占 90%~95%,其中大肠埃希菌(80%)、变形杆菌(10%~15%)、绿脓假单胞菌、克雷伯菌属、沙雷菌;革兰氏阳性菌占 5%~10%,包括肠球菌、腐生葡萄球菌、溶血葡萄球菌、金黄色葡萄球菌以及其他凝固酶阴性葡萄球菌。其中,大肠埃希菌或其他杆菌科细菌是急性前列腺炎的主要病原菌。

急性细菌性前列腺炎大致可以分为 3 个阶段。①充血期:后尿道、前列腺管及其周围间质组织表现为充血、水肿及白细胞浸润,有成片分叶核粒细胞,腺管上皮细胞时有增生及脱屑。②小泡期:炎症继续发展,前列腺管和小泡水肿及充血更明显,前列腺小管和腺泡膨胀,形成许多小型脓肿。③实质期:微小脓肿逐渐增大,侵入更多的实质和周围基质,这种情况以葡萄球菌感染较多见。治疗后,大部分患者炎症可以消退,少数治疗不彻底者可变为慢性前列腺炎,严重者变为前列腺脓肿。

前列腺脓肿多发生于 50~60 岁人群。发病者往往合并有糖尿病或多种因素导致的免疫耐受,特别是有肾衰竭用透析维持的糖尿病患者。那些由于不同原因免疫耐受的患者,经尿道器械检查治疗和导尿的患者也易发生。半数患者有急性尿潴留、尿频、排尿困难、直肠不适、血尿、尿道流脓、背痛,有的伴有附睾、睾丸炎。

二、诊断

1. **体征** 急性前列腺炎的典型症状是急性局部疼痛伴有排尿刺激症状和梗阻症状,以及发热等全身症状。会阴部及耻骨上疼痛伴随外生殖器不适或疼痛,还有可能会出现射精痛、血精和排便等症状。排尿刺激症状为尿频、尿急、排尿痛,梗阻症状为排尿犹豫、尿线间断,甚至急性尿潴留,全身症状有寒战和高热、恶心、呕吐,甚至败血症。临床上往往伴发急性膀胱炎。

2. **体格检查** 应包括腹部检查以发现膀胱和肋脊角压痛、生殖器检查和直肠指检。直肠指检应轻柔地进行,因为剧烈的前列腺按摩可引起菌血症,继而引起败血症。如果担心排尿困难,应使用超声检查来测量术后排尿后的残余尿量。

直肠指检:前列腺肿胀、压痛、局部温度升高,表面光滑。若前列腺患侧增大,触之饱满或波动感,往往提示合并有前列腺脓肿形成。感染蔓延可引起精囊炎、附睾炎、菌血症,故禁忌做前列腺按摩或穿刺。血行感染可同时引起急性肾盂肾炎。尿沉渣检查有白细胞增多,血液和 / 或尿细菌培养阳性。

3. **辅助检查** 细菌定量培养(Meares-Stamey 四杯法)是最简单准确鉴别细菌性、非细菌性前列腺炎和确诊慢性前列腺炎的方法。在前列腺按摩前让患者多饮水,上翻包皮清洗阴茎头和尿道口,取尿道、膀胱尿液 10mL(VB1),再排尿 200mL 后取中段尿 10mL(VB2),前列腺按摩液(EPS)和按摩后尿液 10mL(VB3)做细菌定量培养。菌落计数 VB3>VB1 便可诊断为细菌性前列腺炎,若 VB1 及 VB2 细菌培养阴性,VB3 和前列腺液细菌培养阳性,即可确定诊断。比较各标本中细菌菌落数量,可区别感染的来源,有助于确认前列腺炎的性质。

急性细菌性前列腺炎的诊断往往不需要行影像学检查,但当患者在给予敏感抗菌药物治疗 36h 后仍有发热等全身症状时,应考虑行经直肠超声或者骨盆 CT 或 MRI 明确有无合并有前列腺脓肿。

4. **鉴别诊断** 急性细菌性前列腺炎应与以下疾病行鉴别诊断,如前列腺炎其他分型(慢性细菌性前列腺炎、慢性骨盆疼痛综合征)、良性前列腺增生、膀胱炎、附睾炎、直肠炎或前列腺癌(表 5-1-2-1)。

表 5-1-2-1　急性细菌性前列腺炎鉴别诊断

鉴别诊断	鉴别要点
慢性细菌性前列腺炎	前列腺炎症状反复出现至少 3 个月,尿培养阴性
慢性骨盆疼痛综合征	没有明显的感染证据可归因于前列腺的疼痛
良性前列腺增生	超声提示前列腺增生,尿培养阴性
膀胱炎	尿道刺激症状,前列腺检查均正常
附睾炎	患处附睾触痛阳性
直肠炎	里急后重,直肠出血,直肠充盈感
前列腺癌	前列腺检查中有结节存在

三、治疗

治疗原则应积极卧床休息,大量饮水,应用抗菌、止痛、解痉、退热等药物,以缓解症状,并使用中药辅助治疗。

1. 抗菌治疗　细菌性前列腺炎应选用快速有效的抗菌药物。由于前列腺中存在血 - 前列腺屏障,为了让药物有效地渗透到前列腺管上皮,临床上应选用具有较高的脂溶性、较低的血清蛋白结合率等特点的抗生素治疗前列腺炎,其中常用药物为喹诺酮类、磺胺类、大环内酯类和四环素类。我们也需根据中段尿细菌培养和药敏选用抗生素,推荐静脉应用抗生素 3~5d,常选用喹诺酮类如环丙沙星、氧氟沙星以及头孢菌素、妥布霉素、氨苄西林等;如衣原体感染可用红霉素、阿奇霉素等;如淋球菌感染可用头孢曲松;如厌氧菌感染则用甲硝唑。待发热症状好转后改口服药物,视症状轻重使用 2~4 周。

2. 全身治疗　应给予全身支持疗法,补液利尿,退热止痛,卧床休息。若有急性尿潴留,最好做耻骨上膀胱穿刺吸尿或穿刺后细管造瘘。患者耐受性差,易产生其他并发症,如尿道炎、急性附睾炎等,应定时开放引流,尽量避免器械导尿或经尿道留置尿管。

3. 中药治疗　急性前列腺炎多因湿热聚集于下焦所致,可归属于中医学"淋病"范畴。中药治疗原则是活血化瘀,通经活络,疏肝理气,清热解毒,利湿利尿,如方木通、车前子、滑石、琥珀、大黄、茴香、橘核、红花、赤芍等。成药有前列腺丸、六味地黄丸、肾气丸、癃闭舒胶囊、前列舒乐,也可行耳针、穴位艾灸和针刺。会阴和肛门坠胀者可肛门置入野菊花栓或前列安栓等治疗,皆可不同程度地缓解症状。

4. 对症治疗　针对排尿刺激症状,可使用 α- 阻滞剂例如盐酸坦索罗辛缓释胶囊(哈乐)、盐酸特拉唑嗪片(高特灵)等和抗胆能药如溴丙胺太林。使用吲哚美辛栓可缓解局部疼痛。

5. 手术治疗　少数并发前列腺脓肿,一旦前列腺脓肿确诊,应针对性使用抗菌药物,并在超声引导下经直肠或会阴行穿刺引流或经尿道脓肿切开引流,也可行经尿道或经会阴切开引流等。及时诊断治疗,预后较好。

(王炳卫 编　李恭会 审)

第三节　慢性细菌性前列腺炎

一、定义及流行病学

(一) 定义

慢性细菌性前列腺炎(CBP)指病原体感染引起前列腺组织的慢性炎症。通常没有急性的炎症过程,是泌尿外科的常见疾病。其致病菌有大肠埃希菌、变形杆菌、克雷伯菌属、葡萄球菌或链球菌等,也可由淋球菌感染,主要是经尿道逆行感染所致。同时,前列腺结石和尿液反流可能是病原体持续存在和感染复发的重要原因,所以患者常有反复的尿路感染发作病史或前列腺按摩液中持续有致病菌存在。由于其病因复杂、症状多变,病程迁延,目前缺乏诊断的金标准和有效的治疗方法,无论是泌尿外科医师,还是患者对其治疗效果均不满意。许多患者同时伴随乏力、性功能障碍等,虽然它不是一种直接威胁生命的疾病,但严重影响了患者的生活质量,其庞大的患者人群和高昂的医疗费用给公共卫生事业造成了巨大的经济负担。美国国立卫生研究院(NIH)目前已将慢性前列腺炎和心肌梗死、不稳定型心绞痛、活动性克罗恩病等一起列为影响居民生活质量最为严重的慢性疾病。

组织学上前列腺分为内层与周围层。内层腺管为顺行性,而周围层腺管呈逆行倒流。射精时,如后尿道有感染,则有致病菌会大量挤向周围层,逆行倒流引起前列腺组织感染。如排尿不畅,感染的尿液也可经前列腺周围层腺管逆流至前列腺组织内形成微结石,使前列腺炎感染更难控制。此外,前列腺腺上皮的类脂质膜是多种抗菌药物进入腺泡的屏障,也是慢性前列腺炎治疗不理想、难以根治的原因。

（二）流行病学

目前,我国慢性细菌性前列腺炎的发病率差异较大(6.7%~22.4%),患者占泌尿外科门诊患者的25%~33%,且在男性不育的患者中有较高的发病率。慢性前列腺炎的复发率为25%~50%,大约50%的男性在一生的不同时期曾有过慢性前列腺炎症状。CBP可发生于男性的各个年龄段,国外CBP患者的发病高峰为40~49岁和>60岁的年龄段,我国的CBP发病高峰为31~40岁和61~70岁。

二、病因

慢性前列腺炎发生的影响因素很多,包括:①寒冷的环境和气候条件;②伴随心理疾病、性功能障碍、良性前列腺增生、前列腺结石及性传播疾病;③性生活不节制及手淫频繁;④特殊职业,如司机、煤矿井下工人等;⑤不良饮食习惯和生活方式,如食用辛辣刺激食物、酗酒、吸烟、运动量减少、长时间久坐、骑跨动作等;⑥教育程度,CBP的发病率与教育程度呈负相关。

三、诊断及评估

慢性细菌性前列腺炎的诊断依据有:①反复的尿路感染发作;②前列腺按摩液中持续有致病菌存在。但是,临床上常难以明确。

（一）临床表现

病史是诊断慢性细菌性前列腺炎很重要的证据。诊断慢性细菌性前列腺炎时,需详细询问患者的病史,了解有无相关的发病原因或诱因。出现疼痛症状的患者需询问疼痛性质、特点、部位、程度,出现排尿异常的患者需详细询问尿频、尿急的严重程度。部分患者可出现反复的下泌尿道感染史,需了解患者的治疗经过和复发情况。评价前列腺炎对患者生活质量及精神心理状态的影响;了解患者既往史、个人史和近段时间的性生活情况。但大多数患者缺乏典型的临床表现,给诊断该疾病带来一定困难。慢性细菌性前列腺炎患者病程时间长,大部分患者病程在3~6个月或以上,症状差异明显。

1. 疼痛　会阴部疼痛不适是慢性细菌性前列腺炎患者最主要的临床表现。有63%的患者会出现此症状,其次是睾丸区(58%)、耻骨区(42%)、阴茎部(32%)等。同时,还有少部分患者会出现下背部、腰骶部、腹股沟区、肛周、尿道的疼痛,长期的疼痛不适给患者的生活质量带来极大的影响。发生疼痛症状对患者生活质量的影响比尿频、尿急等排尿症状的影响要大,而且,患者感觉疼痛的严重程度和频率比发生疼痛的部位对生活质量的影响更大。当疼痛症状发生于腰骶部、下背部等骨盆外区域时,患者的社会心理健康情况和生活质量相对于骨盆内者更差一些。约45%的慢性细菌性前列腺炎患者阴茎勃起时、射精时或射精后也可发生疼痛不适,这是慢性细菌性前列腺炎患者一个重要的非特异性临床表现,也极大地影响了患者的性生活质量。此外,患者的疼痛程度越大,性功能障碍发生的概率越高。

2. 储尿及排尿期症状　大多数慢性细菌性前列腺炎的患者会出现不同程度的储尿或排尿期刺激症状,如尿频、尿急、尿不尽感、排尿等待、排尿中断、排尿时间延长、夜尿增多、尿痛、排尿时尿道不适或灼热、尿道有分泌物等症状。也有患者排尿末尾、排便时出现白色分泌物自尿道口流出,俗称尿道口"滴白"现象,晨起时多见。

3. 性功能障碍　约62%慢性细菌性前列腺炎的患者会出现不同程度的性功能障碍,40%的患者会出现早泄,其他患者可存在性欲下降、勃起功能障碍、遗精等症状,伴有精囊炎可出现血精等情况。以上性功能障碍为非器质性。

性功能障碍与慢性细菌性前列腺炎带给患者的躯体感觉痛苦有关,症状越严重,性欲减退越明显。随着慢性细菌性前列腺炎症状的改善,各种不同的性功能障碍也有所好转。甚至有些前列腺炎症状未完全好转,患者的性功能已恢复如初。

4. 精神神经症状 慢性细菌性前列腺炎患者常出现头晕、头胀、乏力、疲惫、失眠、情绪低落、疑虑、焦急等焦虑和抑郁症状。有相当多罹患慢性细菌性前列腺炎的患者由于其独特的个性特征和性格倾向,如多疑、疑病、过分敏感、过分在意身体变化所带来的内心体验等,以致出现神经衰弱的一系列症状,如失眠、多梦、身体多处不适、腰酸腿弱、精神疲软、头昏眼花、记忆力减退、注意力不集中、乏力、遗精等。

目前认为,慢性细菌性前列腺炎患者最常见的精神症状表现为焦虑障碍和抑郁障碍。患者病程越长,前列腺炎症状越严重,存在症状的时间及发作次数越多,焦虑、抑郁障碍的可能性越大。同时,性功能下降与社会经济因素和精神障碍密切相关。精神心理因素可增强慢性细菌性前列腺炎的发生和发作,慢性细菌性前列腺炎的发展进一步导致精神心理障碍的加重,造成恶性循环的情况。

(二)体格检查

1. 诊断慢性细菌性前列腺炎需进行全面体格检查,重点检查泌尿生殖系统,如患者的下腹部、腰骶部、会阴部、阴茎、尿道外口、睾丸、附睾和精索等有无异常,有助于诊断和鉴别诊断。慢性细菌性前列腺炎可存在会阴部的触痛、压痛。

2. 直肠指检可了解前列腺大小、质地、有无结节、有无压痛及其范围与程度,盆底肌肉的紧张度、盆壁有无压痛。通过直肠指检可发现前列腺呈饱满、增大、质软、轻度压痛。病程长者,前列腺缩小、变硬、不均匀,有小硬结。同时应用前列腺按摩获取前列腺液送检。

(三)实验室检查

1. 前列腺液检查 前列腺液白细胞 >10 个 / 高倍视野,卵磷脂小体减少,可诊断为前列腺炎。但前列腺炎样症状的程度与前列腺液中白细胞的多少无相关性。Meares-Stamey 的四杯法中 VB1 及 VB2 细菌培养阴性,VB3 和前列腺液细菌培养阳性。

2. 尿常规分析及尿沉渣检查 是排除尿路感染等其他疾病、诊断慢性细菌性前列腺炎的辅助方法。

3. 病原体检查 包括沙眼衣原体、支原体、淋球菌等检查。

4. 其他实验室检查 ①精液检查:部分慢性细菌性前列腺炎患者可能出现精液质量异常,如精液中白细胞数量增加、精液液化时间延迟、血精、精子活力下降及抗精子抗体阳性率增加等改变;②PSA 检查:部分病程时间长的患者可出现 PSA 升高的情况;③血白细胞 CD64、IL-8 等分子标志物可作为新型慢性细菌性前列腺炎的诊断标志物,但还需要更进一步的临床研究予以证实。

(四)影像学检查

1. 超声检查 显示前列腺组织结构界限不清、混乱,前列腺结石或钙化,前列腺周围静脉丛扩张等表现可提示前列腺炎。

2. CT 和 MRI 对鉴别精囊、射精管等盆腔器官病变有潜在应用价值,但对于前列腺炎本身的诊断价值仍不清楚。多参数 MRI 可用于鉴别前列腺癌和慢性前列腺组织炎症。

(五)器械检查

1. 尿动力学检查 ①尿流率:可大致了解患者的排尿状况,有助于前列腺炎与排尿障碍相关疾病进行鉴别。尿流率测定是一种无创、相对便宜的检查项目。对于怀疑有下尿路功能障碍的多数患者,是一项首选、必不可少的筛查项目。②尿动力学检查:目前主要用于发现慢性细菌性前列腺炎患者是否合并膀胱尿道功能障碍。

2. 膀胱镜检查　不是慢性细菌性前列腺患者的常规检查,仅用于少数需要鉴别诊断的患者。在患者局部麻醉状态下,将膀胱镜从尿道外口插入下尿路,在有慢性细菌性前列腺炎时可见后尿道和 / 或精阜充血、肿胀。

（六）鉴别诊断

慢性细菌性前列腺炎患者往往存在疼痛不适、排尿异常、性功能障碍、精神心理障碍等症状。以上症状并非该病患者所特有,常需与其他疾病相鉴别。

1. 膀胱充盈期疼痛　需与间质性膀胱炎相鉴别。

2. 下尿路刺激征　需与良性前列腺增生、膀胱过度活动症、膀胱疼痛综合征、尿路感染、尿路结石、原发性膀胱癌梗阻等疾病相鉴别。

3. PSA 升高　与前列腺癌相鉴别。

4. 疼痛不适与排尿异常　与泌尿系统结核,睾丸、附睾和精索疾病相鉴别。

（七）并发症

慢性细菌性前列腺炎由于其症状复杂多变,加上与周围邻近泌尿生殖器官的密切关系,故发病后可能会引起较多的并发症。

1. 慢性精囊炎　是慢性前列腺炎最多见的并发症。精囊存在于前列腺的两侧,有管道相通。故在慢性病程中,炎症沿管道扩散,二者常同时存在,互相影响。久之,可明显导致男性性功能障碍,或者出现血精、射精疼痛等症状。

2. 不育症　前列腺液是精液的重要组成部分。一旦前列腺发炎,则腺体分泌液中由于炎症渗出物的增加、元素的减少,影响精液的质量。如精液液化不良,导致精子活动力下降,活动率降低,影响受孕。

3. 后尿道炎　慢性前列腺炎多合并后尿道炎,尤其是由泌尿系统感染所致者。

4. 附睾炎　慢性细菌性前列腺炎与附睾炎常同时存在,炎症可侵及附睾,而引起慢性附睾炎症。出现附睾肿胀、疼痛不适,有坠胀感,尤以性行为后更明显。

5. 膀胱炎　当前列腺的慢性炎症扩散到膀胱,出现明显的尿路刺激症状,乃为膀胱炎所致。

6. 变态反应性疾病　慢性细菌性前列腺炎作为慢性病灶长期潜伏于体内,可成为致敏原之一,引起各种类型的变态反应性疾病,如关节炎、肌炎、虹膜炎、神经炎等。

四、治疗

慢性细菌性前列腺炎病因复杂,症状多变,病程迁延,治疗效果往往不理想。目前,慢性细菌性前列腺炎的治疗目标是缓解疼痛不适、改善排尿异常、减轻焦虑与抑郁、提高生活质量,疗效的评价应该以患者的症状改善程度为主。临床工作中推荐以控制患者症状的综合及个体化治疗为主。

（一）一般治疗

依据慢性细菌性前列腺炎患者具体情况制订有针对性的一般治疗措施,是治疗个体化的重要组成部分。

1. 健康教育　对慢性细菌性前列腺炎患者进行健康教育、心理和行为辅导对缓解患者症状有积极作用,能改善心理精神因素引起的患者性功能下降。

2. 养成良好生活习惯、改善生活方式　避免不节制的性生活、频繁手淫,注意性生活中的卫生,避免久坐、憋尿,加强体育锻炼。

3. 改变不良饮食习惯　避免食用辛辣、刺激食物,避免酗酒、吸烟。

4. 注意保暖　寒冷的环境和气候可诱发慢性细菌性前列腺炎。

5. 更换职业　客车司机、煤矿井下工人慢性细菌性前列腺炎症状严重者可更换职业或居家休息一段时间。

（二）药物治疗

药物治疗主要以控制慢性细菌性前列腺炎患者症状为主。目前,常用的药物包括抗菌药物、非甾体抗炎镇痛药、α受体阻滞剂、中药及植物制剂等。

1. 抗菌药物　经验用药可首选红霉素、多西环素(强力霉素)等的抗菌药物。

根据前列腺液细菌培养结果和药物穿透前列腺的能力选择抗菌药物。药物穿透前列腺的能力取决于抗菌药物的离子化程度、脂溶性、蛋白结合率、相对分子质量及分子结构等因素。目前,在临床上,推荐临床医师可选择的抗菌药物包括氟喹诺酮类(如环丙沙星、左氧氟沙星、洛美沙星和莫西沙星等)、大环内酯类(阿奇霉素和克拉霉素等)、四环素类(如米诺环素等)和磺胺类(如复方磺胺甲噁唑等)等。同时,可以联合用药或交替用药,以防止细菌耐药性。

慢性细菌性前列腺炎患者确诊后,抗菌药物治疗的疗程为4~6周,其间一般建议每2周应对患者进行阶段性的疗效评价。疗效不满意、症状未能有效控制者,可改用其他敏感抗菌药物。

2. α受体阻滞剂　慢性细菌性前列腺炎的患者最明显的症状为疼痛不适和下尿路症状,α受体阻滞剂能松弛前列腺和膀胱等部位的平滑肌,从而有效改善患者的临床症状。

根据患者的不同情况选择不同类型的α受体阻滞剂,目前,临床工作中推荐选择的α受体阻滞剂主要包括多沙唑嗪、特拉唑嗪、坦索罗辛、萘哌地尔等。同时,萘哌地尔对改善患者的勃起功能有一定帮助。α受体阻滞剂推荐应用较长疗程(12~24周)以达到更好的疗效。

3. 非甾体抗炎镇痛药　非甾体抗炎镇痛药可用以改善慢性细菌性前列腺炎患者的疼痛症状。

4. 中药及植物制剂　清热解毒、利尿通淋类的中药或中成药八宝丹、舒泌通可能对改善慢性细菌性前列腺炎患者症状有一定帮助。

花粉类制剂与植物提取物,如锯叶棕果实提取物软胶囊和普适泰等,可能有抗炎、抗水肿、松弛平滑肌等作用,帮助缓解慢性细菌性前列腺炎患者症状。

5. 抗抑郁药及抗焦虑药　对合并抑郁、焦虑、暴躁等心境障碍的慢性细菌性前列腺炎的患者,在治疗前列腺炎的同时,可选择性使用抗抑郁药及抗焦虑药治疗。这些药物既可以改善患者精神心理障碍症状,还可缓解排尿异常与疼痛等躯体症状。

（三）其他治疗

1. 前列腺按摩　可促进前列腺腺管排空、引流脓性分泌物并增加局部的抗菌药物浓度,进而缓解慢性细菌性前列腺炎患者的症状。

2. 生物反馈合并电刺激治疗　可使患者盆底肌松弛,并使之趋于协调,同时松弛肛门外括约肌,从而缓解慢性前列腺炎患者的会阴部不适及排尿异常症状。

3. 热水坐浴　可增强前列腺组织血液循环,加速新陈代谢,有利于消炎和消除组织水肿、缓解盆底肌肉痉挛等。

4. 心理治疗　对合并抑郁、焦虑、暴躁等心境障碍的慢性细菌性前列腺炎患者,心理干预可能有助于部分患者缓解症状。

（王炳卫　编　李恭会　审）

第四节　慢性前列腺炎／慢性骨盆疼痛综合征

一、定义及流行病学

（一）定义

Ⅲ型前列腺炎即慢性前列腺炎／慢性骨盆疼痛综合征（CP/CPPS），相当于传统分类方法中的慢性非细菌性前列腺炎和前列腺痛，是前列腺炎中最常见的类型，占慢性前列腺炎的90%以上。其主要表现为长期、反复的骨盆区域疼痛或不适，持续时间超过3个月，可伴有不同程度的排尿症状和性功能障碍，严重影响患者的生活质量；EPS/精液/VB3细菌培养结果阴性。

根据EPS/精液/VB3常规显微镜检查结果，Ⅲ型前列腺炎又可再分为ⅢA（炎症性CPPS）和ⅢB（非炎症性CPPS）两种亚型。ⅢA型患者的EPS/精液/VB3中白细胞数量升高；ⅢB型患者的EPS/精液/VB3中白细胞在正常范围。ⅢA和ⅢB两种亚型各占50%左右。

（二）流行病学

慢性前列腺炎是成年男性的常见疾病。有资料显示，约有50%的男性在一生中的某个时期会受到前列腺炎的影响。部分前列腺炎可能严重地影响患者的生活质量，并对公共卫生事业造成巨大的经济负担。

前列腺炎患者占泌尿外科门诊患者的8%~25%。

1. 一般人群中的患病率　由于应用不同的流行病学调查方法以及所选择调查人群结构的不同，造成不同文献中报道的前列腺炎患病率有较大差异。在美洲，20~79岁男性前列腺炎患病率为2.2%~16.0%，在欧洲，20~59岁男性前列腺炎患病率为14.2%，在亚洲不同国家和地区，20~79岁的男性中前列腺炎患病率为2.7%~8.7%。在中国，15~60岁男性报道前列腺炎症状的比例为8.4%。

2. 组织学炎症的检出率　近年来的研究发现良性前列腺增生的穿刺或手术标本中组织学炎症的检出率达49.5%~100%。根据尸检报告，前列腺组织学炎症的患病率为24.3%~44.0%。研究发现，前列腺炎症状与组织学前列腺炎严重程度之间缺乏有临床意义的相关性。

3. 前列腺炎发病的影响因素　前列腺炎可以影响各个年龄段的成年男性。50岁以下的成年男性患病率较高。此外，前列腺炎发病也可能与季节、饮食、性活动、泌尿生殖道炎症、良性前列腺增生或下尿路综合征、职业、社会经济状况以及精神心理因素等有关，应特别关注患者生活方式和工作习惯对症状的影响。

二、病因

慢性前列腺炎发病机制未明，病因学十分复杂，存在广泛争议：可能是由一个始动因素引起的，也可能一开始便是多因素的，其中一种或几种起关键作用并相互影响；也可能是许多难以鉴别的不同疾病，但具有相同或相似的临床表现；甚至这些疾病已经治愈，而它所造成的损害与病理改变仍然持续独立起作用。多数学者认为其主要病因可能是病原体感染、炎症和异常的盆底神经肌肉活动，及免疫、心理、神经内分泌异常等共同作用的结果。

1. 病原体感染　本型患者虽然常规细菌检查未能分离出病原体，但可能仍然与某些特殊病原体，如厌氧菌、L型变形菌、纳米细菌（nanobacteria）或沙眼衣原体、支原体等感染有关。有研究表明，本型患者局部原核生物DNA检出率可高达77%；临床某些以慢性炎症为主、反复发作或加重的"无菌性"前列腺炎,可能与这些病原体有关。其他病原体如寄生虫、真菌、病毒、滴虫、结核分枝杆菌等也可能是该型的重要致病因素,但缺乏可靠证据,至今尚无统一意见。

2. 排尿功能障碍　某些因素引起尿道括约肌过度收缩,导致膀胱出口梗阻与残余尿形成,造成尿液反流入前列腺,不仅可将病原体带入前列腺,也可直接刺激前列腺,诱发无菌的化学性前列腺炎,引起排尿异常和骨盆区域疼痛等。

许多前列腺炎患者存在多种尿动力学改变,如尿流率降低、功能性尿路梗阻、逼尿肌 - 尿道括约肌协同失调等。这些功能异常也许只是一种临床现象,其本质可能与潜在的各种致病因素有关。

3. 精神心理因素　研究表明,经久不愈的前列腺炎患者中一半以上存在明显的精神心理因素和人格特征改变。如焦虑、压抑、疑病症、癔症,甚至自杀倾向。这些精神心理因素的变化可引起自主神经功能紊乱,造成后尿道神经肌肉功能失调,导致骨盆区域疼痛及排尿功能失调;或引起下丘脑 - 垂体 - 性腺轴功能变化而影响性功能,进一步加重症状。消除精神紧张可使症状缓解或痊愈。但目前还不清楚精神心理改变是其直接原因,还是继发表现。对于久治不愈的患者,必须重视其心理因素的评估。

4. 神经内分泌因素　前列腺痛患者往往容易发生心率和血压的波动,表明可能与自主神经反应有关。其疼痛具有内脏器官疼痛的特点,前列腺、尿道的局部病理刺激,通过前列腺的传入神经触发脊髓反射,激活腰、骶髓的星形胶质细胞,神经冲动通过生殖股神经和髂腹股沟神经传出冲动,交感神经末梢释放去甲肾上腺素、前列腺素、降钙素基因相关肽、P 物质等,引起膀胱尿道功能紊乱,并导致会阴、盆底肌肉异常活动,在前列腺以外的相应区域出现持续的疼痛和牵涉痛。最近报道,采用多学科合作的研究,用颅脑 MRI 等方法揭示了一部分患者持续疼痛与脑结构变化相关;也肯定了部分患者的盆腔疼痛症状与消化道疾病等之间的联系。

5. 免疫反应异常　近年研究显示,免疫因素在Ⅲ型前列腺炎的发生发展和病程演变中发挥着非常重要的作用。患者的前列腺液和 / 或精液和 / 或前列腺组织和 / 或血液中可出现某些细胞因子水平的变化,如 IL-2、IL- 6、IL-8、IL-10、TNF-α、MCP-1、MIP-1 等,而且 IL-10 水平与Ⅲ型前列腺炎患者的疼痛症状呈正相关,应用免疫抑制剂治疗有一定效果。这表明Ⅲ型前列腺炎可能是一种过敏性炎症反应或自身免疫性疾病,一种以细胞因子为介质产生的连锁反应。炎症在始动因素作用下,如前列腺产生的某些精浆蛋白抗原(PSA 等)可以作为自身抗原性物质;病原体的残余碎片或坏死组织也可作为抗原,进而导致机体产生促炎性细胞因子,这些细胞因子可以上调趋化因子的表达,表达产物通过各自的机制在前列腺局部发生免疫反应,对机体造成影响。

6. 氧化应激学说　正常情况下,机体氧自由基的产生、利用、清除处于动态平衡状态。前列腺炎患者氧自由基的产生过多和 / 或自由基的清除体系作用相对降低,从而使机体抗氧化应激作用的反应能力降低、氧化应激作用产物和 / 或副产物增加,使神经末梢致敏,也可能为发病机制之一。

7. 盆腔相关疾病因素　部分前列腺炎患者常伴有前列腺外周带静脉丛扩张、痔、精索静脉曲张等,提示部分慢性前列腺炎患者的症状可能与盆腔静脉充血、血液淤滞相关,这也可能是造成久治不愈的原因之一。

8. 下尿路上皮功能障碍　多项研究发现,CPPS 与间质性膀胱炎(IC)在临床表现、钾敏感试验和药物治疗等方面有诸多类似,推测两者具有非常相似的发病机制,即下尿路上皮功能障碍。是由于下尿路上皮潜在的保护因素和损害因素之间的平衡被破坏所致。损害因素包括尿液中钾离子、抗增殖因子(antiproliferative factor,APF)等;保护因素有上皮细胞表面的糖蛋白 51(glycoprotein51,GP51)、表皮生长因子(epidermal growth factor,EGF)、T-H 蛋白等。尿液中的阴、阳离子与保护因素和损害因素相互作用构成一个错综复杂的微环境,而膀胱、尿道和前列腺是这一病理过程的潜在靶器官。膀胱或前列腺的细菌和病毒感染、辐射、肥大细胞活化、神经源性炎症、精神紧张、先天性或尿路本身引起的黏膜损伤等因素都可引起这一病理过程。

前列腺炎发病的重要诱因包括吸烟、饮酒、嗜辛辣食品、不适当的性活动、久坐引起前列腺长时间充血和盆底肌肉长期慢性挤压、受凉、疲劳等导致机体抵抗力下降或特异体质等。须特别重视生活方式和工作习惯对症状的影响,对于一些患者,如长期久坐的互联网行业青年员工,其症状可视为生活方式病或职业病。

三、诊断及评估

诊断须详细询问病史(尤其是反复下泌尿道感染史)、全面体格检查(包括直肠指检)、尿液和前列腺按摩液常规检查。可应用 NIH 慢性前列腺炎症状评分(NIH chronic prostatitis symptom index,NIH-CPSI)进行症状评分。为明确诊断需对类似症状的疾病进行鉴别。

1. 病史　诊断前列腺炎时,应详细询问病史,了解发病原因或诱因;询问疼痛性质、特点、部位、程度和排尿异常等症状;了解治疗经过和复发情况;评价疾病对生活质量的影响;了解既往史、个人史和性生活情况。

Ⅱ型和Ⅲ型前列腺炎临床症状类似,多有疼痛和排尿异常等。Ⅲ型主要表现为骨盆区域疼痛,可见于会阴、阴茎、肛周部、尿道、耻骨部或腰骶部等部位,尤以射精痛更为影响患者。排尿异常可表现为尿急、尿频、尿痛和夜尿增多等。由于慢性疼痛久治不愈,患者生活质量下降,并可能有性功能障碍、焦虑、抑郁、失眠、记忆力下降等。

慢性前列腺炎症状评分由于诊断慢性前列腺炎的客观指标相对缺乏并存在诸多争议。因此,推荐应用 NIH-CPSI 进行症状评估(表 5-1-4-1)。NIH-CPSI 主要包括三部分内容,有 9 个问题(0~43 分)。第一部分评估疼痛部位、频率和严重程度,由问题 1~4 组成(0~21 分);第二部分为排尿症状,评估排尿不尽感和尿频的严重程度,由问题 5~6 组成(0~10 分);第三部分评估对生活质量的影响,由问题 7~9 组成(0~12 分)。目前已被翻译成多种语言,广泛应用于慢性前列腺炎的症状和疗效评估。

2. 体格检查　诊断前列腺炎,应进行全面体格检查,重点是泌尿生殖系统。检查患者下腹部、腰骶部、会阴部、阴茎、尿道外口、睾丸、附睾和精索等有无异常,有助于进行诊断和鉴别诊断。直肠指检对前列腺炎的诊断非常重要,且有助于鉴别会阴、直肠、神经病变或前列腺其他疾病,同时通过前列腺按摩获得 EPS。

直肠指检可了解前列腺大小、质地、有无结节、有无压痛及其范围与程度,盆底肌肉的紧张度、盆壁有无压痛,按摩前列腺获得 EPS。直肠指检前,建议留取尿液进行常规分析和尿液细菌培养。

3. 实验室检查

(1) EPS 常规检查:通常采用湿涂片法和血细胞计数板法镜检,后者具有更好的精确度。正常的 EPS 中白细胞 <10 个 /HP,卵磷脂小体均匀分布于整个视野,pH 6.3~6.5,红细胞和上皮细胞不存在或偶见。当白细胞 >10 个 /HP,卵磷脂小体数量减少,有诊断意义。白细胞的多少与症状的严重程度不相关。胞质内含有吞噬的卵磷脂小体或细胞碎片等成分的巨噬细胞,也是前列腺炎的特有表现。当前列腺有细菌、真菌及滴虫等病原体感染时,可在 EPS 中检测出这些病原体。此外,为了明确区分 EPS 中白细胞等成分,可对 EPS 采用革兰氏染色等方法进行鉴别。如前列腺按摩后收集不到 EPS,不宜多次重复按摩,可让患者留取前列腺按摩后尿液进行分析。

(2) 尿常规分析及尿沉渣检查:是排除尿路感染、诊断前列腺炎的辅助方法。

表 5-1-4-1　NIH 慢性前列腺炎症状指数（NIH-CPSI）

疼痛或不适

1. 在过去 1 周,下述部位是否有过疼痛或不适
   a. 直肠(肛门)和睾丸(阴囊)之间,即会阴部
   　　　　　　是(　　)1 　　　否(　　)0
   b. 睾丸　　　是(　　)1 　　　否(　　)0
   c. 阴茎的头部(与排尿无相关性)
   　　　　　　是(　　)1 　　　否(　　)0
   d. 腰部以下,膀胱或耻骨区
   　　　　　　是(　　)1 　　　否(　　)0

2. 在过去 1 周,你是否经历过以下事件
   a. 排尿时有尿道烧灼感或疼痛
   　　　　　　是(　　)1 　　　否(　　)0
   b. 在性高潮后(射精)或性交期间有疼痛或不适
   　　　　　　是(　　)1 　　　否(　　)0

3. 在过去 1 周是否总是感觉到这些部位疼痛或不适
   (　　)0 　a. 从不
   (　　)1 　b. 少数几次
   (　　)2 　c. 有时
   (　　)3 　d. 多数时候
   (　　)4 　e. 几乎总是
   (　　)5 　f. 总是

4. 下列哪一个数字是可以描述你过去 1 周发生疼痛或不适时的"平均程度"
   (　　)0 (　　)1 (　　)2 (　　)3 (　　)4 (　　)5
   (　　)6 (　　)7 (　　)8 (　　)9 (　　)10
   "0"表示无疼痛,2~9 依次增加,"10"表示可以想象到最严重疼痛

排尿

5. 在过去 1 周,排尿结束后,是否经常有排尿不尽感
   (　　)0. a. 根本没有
   (　　)1. b. 5 次中少于 1 次
   (　　)2. c. 少于一半时间
   (　　)3. d. 大约一半时间
   (　　)4. e. 超过一半时间
   (　　)5 f. 几乎总是

6. 在过去 1 周,是否在排尿后 2h 内经常感觉又要排尿
   (　　)0. a. 根本没有
   (　　)1. b. 5 次中少于 1 次
   (　　)2. c. 少于一半时间
   (　　)3. d. 大约一半时间
   (　　)4. e. 超过一半时间
   (　　)5. f. 几乎总是

症状的影响

7. 在过去的 1 周里,你的症状是否总是影响你的日常工作

（　　）0. a. 没有

（　　）1. b. 几乎不

（　　）2. c. 有时

（　　）3. d. 许多时候

8. 在过去的 1 周里,你是否总是想到你的症状

（　　）0. a. 没有

（　　）1. b. 几乎不

（　　）2. c. 有时

（　　）3. d. 许多时候

生活质量

9. 如果在你以后的日常生活中,过去 1 周出现的症状总是伴随着你,你的感觉怎么样

（　　）0. a. 快乐

（　　）1. b. 高兴

（　　）2. c. 大多数时候满意

（　　）3. d. 满意和不满意各占一半

（　　）4. e. 大多数时候不满意

（　　）5. f. 不高兴

（　　）6. g. 难受

积分评定:

疼痛:1a+1b+1c+1d+2a+2b+3+4=

尿路症状:5+6=

对生活质量影响:7+8+9=

（3）细菌学检查:1968 年,Meares 和 Stamey 提出采用依次收集患者的分段尿液和 EPS 分别进行分离培养的方法(简称四杯法),区分男性尿道、膀胱和前列腺感染。四杯法操作复杂、耗时、费用高,在实际临床工作中推荐两杯法。两杯法是通过获取前列腺按摩前、后的尿液,进行显微镜检查和细菌培养。

（4）其他病原体检查:如沙眼衣原体检测方法有培养法、免疫荧光法、斑点金免疫渗滤法、聚合酶链反应和连接酶链反应等。培养法仅检测活的 Ct,且因费用、时间及技术水平等原因,不推荐临床应用。目前主要采用灵敏度高、特异性强的 PCR 和 LCR 技术检测 Ct 的核酸成分。可能引起前列腺感染的支原体主要为溶脲脲原体(ureaplasma urealyticum,Uu)和人型支原体(mycoplasma hominis,Mh)。培养法是 Uu 和 Mh 检测的金标准,结合药敏试验可为临床诊断与治疗提供帮助;免疫学检测和核酸扩增技术等也应用于支原体检测。由于以上病原体也可能存在于男性尿道中,建议先取尿道拭子检测,在排除尿道感染后,再进行 EPS 检测,以进一步明确是否为前列腺感染。

（5）其他实验室检查:前列腺炎患者可能出现精液质量异常,如白细胞增多、精液不液化、血精和精子活力下降等改变。有生育要求的前列腺炎患者可进行精液检查。在部分慢性前列腺炎患者中也会出现前列腺特异性抗原(prostate-specificantigen,PSA)升高的情况。建议年龄 >50 岁的患者常规进行血清 PSA 检测。尿细胞学检查在与膀胱原位癌等鉴别方面具有一定价值。

4. 器械检查

（1）尿流率可以大致了解患者排尿状况，有助于前列腺炎与排尿障碍相关疾病进行鉴别。

（2）尿动力学检查：研究表明，前列腺炎患者尿动力学检查可以发现膀胱出口梗阻、尿道功能性梗阻、膀胱逼尿肌收缩力减退或逼尿肌无反射和逼尿肌不稳定等膀胱尿道功能障碍。在临床怀疑有上述排尿功能障碍，或尿流率及残余尿有明显异常时，可选择尿动力学检查以明确诊断。

（3）膀胱尿道镜检查：为有创性检查，不推荐前列腺炎患者常规进行此项检查。在某些情况下，如患者有血尿，尿液分析明显异常，其他检查提示有膀胱尿道病变时，可选择膀胱尿道镜检查以明确诊断。

5. 影像学检查

（1）B超检查：前列腺炎患者的前列腺超声表现易出现前列腺结石或钙化，且其大小与症状成正相关。且B超检查还可以发现前列腺回声不均、前列腺周围静脉丛扩张等表现，但各型之间无特异性表现，仍无法利用B超对前列腺炎进行分型。此外，B超可以较准确地了解前列腺炎患者肾脏、膀胱以及残余尿等情况，对于除外尿路器质性病变有一定帮助。经直肠B超对于鉴别前列腺、精囊和射精管病变以及诊断和引流前列腺脓肿有价值。

（2）CT和MRI：对除外泌尿系统其他器质性病变，鉴别精囊、射精管等盆腔器官病变有潜在应用价值，对于持续发热或药物治疗效果不佳的前列腺炎患者，CT或MRI有助于诊断前列腺脓肿，但对于前列腺炎本身的诊断价值仍不清楚。

Ⅲ型前列腺炎（尤其是ⅢB型）缺乏客观的、特异性的诊断依据，临床诊断时应与可能导致骨盆区域疼痛和排尿异常的疾病进行鉴别诊断。需要鉴别的疾病包括良性前列腺增生，睾丸、附睾和精索疾病，膀胱过度活动症，神经源性膀胱，间质性膀胱炎，腺性膀胱炎，性传播疾病，原位癌等膀胱肿瘤，前列腺癌，泌尿及男性生殖系统结核，肛门直肠疾病，腰椎疾病，中枢和外周神经病变等。主要依靠详细病史、体格检查及选择相应辅助检查明确鉴别诊断。

四、治疗

前列腺炎应采取综合及个体化治疗。ⅢA型患者可先口服抗菌药物2~4周，然后根据其疗效反馈决定是否继续抗菌药物治疗。推荐使用α受体阻滞剂、植物制剂、非甾体抗炎镇痛药和M受体阻滞剂等改善排尿症状和疼痛。ⅢB型患者推荐使用α受体阻滞剂、植物制剂、非甾体抗炎镇痛药和M受体阻滞剂等药物治疗。

慢性前列腺炎的临床进展性不明确，不足以威胁患者的生命和重要器官功能，并非所有患者均需治疗。慢性前列腺炎的治疗目标主要是缓解疼痛、改善排尿症状和提高生活质量，疗效评价应以症状改善为主。

1. 一般治疗　健康教育、心理和行为辅导有积极作用。患者应戒酒，忌辛辣刺激食物；避免憋尿、久坐，注意保暖，加强体育锻炼及规律的性生活有助于改善前列腺炎患者的症状。

2. 药物治疗　最常用的药物是抗菌药物、α受体阻滞剂、植物制剂和非甾体抗炎镇痛药，其他药物对缓解症状也有不同程度的疗效。

（1）抗菌药物：ⅢA型的抗菌药物治疗大多为经验性治疗，理论基础是推测某些常规培养阴性的病原体导致了该型炎症的发生。因此，推荐先口服氟喹诺酮等抗菌药物2~4周，然后根据疗效反馈决定是否继续抗菌药物治疗。只在患者的临床症状确有减轻时，才建议继续应用抗菌药物。推荐的总疗程为4~6周。部分此型患者可能存在沙眼衣原体、解脲脲原体或人型支原体等细胞内病原体感染，可以口服四环素类或大环内酯类等抗菌药物治疗。ⅢB型者不使用抗菌药物治疗。

（2）α受体阻滞剂：能松弛前列腺和膀胱等部位的平滑肌而改善下尿路症状和疼痛，因而成为治疗Ⅱ型/Ⅲ型前列腺炎的基本药物。

可根据患者的情况选择不同的α受体阻滞剂。推荐使用的α受体阻滞剂主要有多沙唑嗪（doxazosin）、萘哌地尔（naftopidil）、坦索罗辛（tamsulosin）、特拉唑嗪（terazosin）和赛洛多辛（silodosin）等。对照研究结果显示，上述药物对患者的排尿症状、疼痛及生活质量指数等有不同程度的改善。萘哌地尔对改善勃起功能有益。治疗中应注意该类药物导致的眩晕和体位性低血压等不良反应。研究提示，α受体阻滞剂可能对未治疗过或新诊断的前列腺炎患者疗效优于慢性、难治性患者，较长程（12~24 周）治疗效果可能优于较短程治疗。

α受体阻滞剂的疗程至少应在 12 周以上。α受体阻滞剂可与抗菌药物合用治疗ⅢA型前列腺炎，合用疗程应在 6 周以上。

（3）植物制剂：推荐植物制剂为Ⅱ型和Ⅲ型前列腺炎的治疗药物。植物制剂主要指花粉类制剂与植物提取物，其药理作用较为广泛，如非特异性抗炎、抗水肿、促进膀胱逼尿肌收缩与尿道平滑肌松弛等作用。

推荐使用的植物制剂如锯叶棕果实提取物等。由于品种较多，其用法用量需依据患者的具体病情而定，通常疗程以月为单位。不良反应较小。

（4）非甾体抗炎镇痛药：是治疗Ⅲ型前列腺炎相关症状的经验性用药。其主要目的是缓解疼痛和不适。迄今已有数项随机、安慰剂对照研究评价此类药物的疗效。临床对照研究证实，塞来昔布对改善ⅢA型前列腺炎患者的疼痛等症状有效。

（5）M受体阻滞剂：对伴有膀胱过度活动症（OAB）表现如尿急、尿频和夜尿但无尿路梗阻的前列腺炎患者，可以使用 M 受体阻滞剂（如托特罗定等）治疗。

（6）抗抑郁药及抗焦虑药：对合并抑郁、焦虑等心境障碍的慢性前列腺炎患者，在治疗前列腺炎的同时，可选择使用抗抑郁药及抗焦虑药治疗。这些药物既可以改善患者心境障碍症状，还可缓解排尿异常与疼痛等躯体症状。应用时必须注意这些药物的处方规定和药物不良反应。可选择的抗抑郁药及抗焦虑药主要有选择性 5- 羟色胺再摄取抑制剂、三环类抗抑郁药和苯二氮䓬类等药物。

3. 其他治疗

（1）前列腺按摩：是传统的治疗方法之一。研究显示，适当的前列腺按摩可促进前列腺腺管排空并增加局部的药物浓度，进而缓解慢性前列腺炎患者的症状，故推荐为Ⅲ型前列腺炎的辅助疗法。联合其他治疗可有效缩短病程。Ⅰ型前列腺炎患者禁用。

（2）生物反馈治疗：研究表明，慢性前列腺炎患者存在盆底肌的协同失调或尿道外括约肌的紧张。生物反馈合并电刺激治疗可使盆底肌松弛，并使之趋于协调，同时松弛外括约肌，从而缓解慢性前列腺炎的会阴部不适及排尿症状。生物反馈治疗要求患者通过生物反馈治疗仪主动参与治疗。该疗法无创伤，为可选择性治疗方法。

（3）热疗：主要利用多种物理手段所产生的热效应，增加前列腺组织血液循环，加速新陈代谢，有利于消炎和消除组织水肿，缓解盆底肌肉痉挛等。有经尿道、直肠及会阴途径，应用微波、射频、激光等物理手段进行热疗的报道。短期内虽有一定缓解症状的作用，但尚缺乏长期的随访资料。对于未婚及未生育者不推荐使用。

（4）经会阴体外冲击波治疗：初步研究显示，体外冲击波治疗对Ⅲ型前列腺炎的症状缓解有一定的作用，有待进一步验证。

（5）前列腺注射治疗/经尿道前列腺灌注治疗尚缺乏循证医学证据证实其疗效与安全性。

（6）心理治疗：心理干预可能有助于部分患者缓解症状。

（7）手术治疗：经尿道膀胱颈切开术、经尿道前列腺切除术等手术对于慢性前列腺炎很难起到治疗作用，仅在合并前列腺相关疾病有手术适应证时选择上述手术。

（张凯 编 李恭会 审）

参考文献

［1］KRIEGER JN，NYBERG LJ，NICKEL JC. NIH consensus definition and classification of prostatitis［J］. JAMA，1999，282（3）：236-237.

［2］NICKEL JC，ROEHRBORN CG，O'LEARY MP，et al. Examination of the relationship between symptoms of prostatitis and histological inflammation：Baseline data from the REDUCE chemoprevention trial［J］. J Urol，2007，178（3 Pt 1）：896-901.

［3］KRIEGER JN，HUEYLEE SW，JEON J，et al. Epidemiology of prostatitis［J］. Int J Antimicrob Agents，2008，31（Suppl 1）：S85-90.

［4］ROBERTS RO，LIEBER MM，GIRMAN CJ，et al. Prevalence of a physician-assigned diagnosis of prostatitis：the Olmsted County Study of Urinary Symptoms and Health Status Among Men［J］. Urology，1998，51（4）：578-584.

［5］邵海枫，王卫萍，张小卫，等. 尿路感染病原菌的分布、耐药趋势和用药对策［J］. 中华男科学杂志，2003，9（9）：690-692.

［6］程力明. 531例慢性前列腺炎病原体分析［J］. 中华男科学杂志，2004，10（1）：64-65.

［7］曹伟. 慢性前列腺炎细菌感染及耐药性监测［J］. 中华医院感染学杂志，2003，13（8）：791-793.

［8］胡小朋，白文俊，朱积川，等. 慢性前列腺炎细菌及免疫学研究［J］. 中华泌尿外科杂志，2002，23（1）：29-31.

［9］MEHIK A，HELLSTRÖM P，LUKKARINEN O，et al. Epidemiology of prostatitis in Finnish men：a population-based cross-sectional study［J］. BJU Int，2000，86（4）：443-448.

［10］米华，陈凯，莫曾南. 中国慢性前列腺炎的流行病学特征［J］. 中华男科学杂志，2012，18（7）：579-582.

［11］GILL BC，SHOSKES DA. Bacterial prostatitis［J］. Curr Opin Infect Dis，2016，29（1）：86-91.

［12］ZAIDI N，THOMAS D，CHUGHTAI B. Management of Chronic Prostatitis（CP）［J］. Curr Urol Rep，2018，19（11）：88.

［13］CLEMENS JQ，MULLINS C，ACKERMAN AL，et al. Urologic chronic pelvic pain syndrome：insights from the MAPP Research Network［J］. Nat Rev Urol，2019，16（3）：187-200.

［14］SMITH KB，TRIPP D，PUKALL C，et al. Predictors of sexual and relationship functioning in couples with Chronic Prostatitis/Chronic Pelvic Pain Syndrome［J］. J Sex Med，2007，4（3）：734-744.

［15］KU JH，JEON YS，KIM ME，et al. Psychological problems in young men with chronic prostatitis-like symptoms［J］. Scand J Urol Nephrol，2002，36（4）：296-301.

［16］PONTARI MA，MCNAUGHTON-COLLINS M，O'LEARY MP，et al. A case-control study of risk factors in men with chronic pelvic pain syndrome［J］. BJU Int，2005，96（4）：559-565.

［17］MULLER CH，BERGER RE，MOHR LE，et al. Comparison of microscopic methods for detecting inflammation in expressed prostatic secretions［J］. J Urol，2001，166（6）：2518-2524.

［18］QIAN L，LI SB，ZHOU Y，et al. Determination of CD64 for the diagnosis of bacterial chronic prostatitis［J］. Am J Reprod Immunol，2015，74（4）：309-312.

［19］DI TRAPANI D，PAVONE C，SERRETTA V，et al. Chronic prostatitis and prostatodynia：ultrasonographic alterations of the prostate，bladder neck，seminal vesicles and periprostatic venous plexus［J］. Eur Urol，1988，15（3-4）：230-234.

［20］MEIER-SCHROERS M，KUKUK G，WOLTER K，et al. Differentiation of prostatitis and prostate cancer using the Prostate Imaging-Reporting and Data System（PI-RADS）［J］. Eur J Radiol，2016，85（7）：1304-1311.

［21］BUNDRICK W，HERON SP，RAY P，et al. Levofloxacin versus ciprofloxacin in the treatment of chronic bacterial prostatitis：

a randomized double-blind multicenter study［J］. Urology,2003,62(3):37-41.

［22］LIPSKY BA,BYREN I,HOEY CT. Treatment of bacterial prostatitis［J］. Clin Infect Dis,2010,50(12):1641-1652.

［23］LIANG CC,LI HJ,WANG ZP,et al. The prevalence of prostatitis-like symptoms in China［J］. J Urol,2009,182:558-563.

［24］黄健. 中国泌尿外科和男科疾病诊断治疗指南［M］. 北京:科学出版社,2019.

［25］ZHANG K,XU B,XIAO Y,et al. Chinese urologists' practice patterns of diagnosing and treating chronic pelvic pain syndrome:a questionnaire survey［J］. J Peking University(Health Science),2014,46(4):578-581.

［26］DAVIS WOODWORTH,EMERAN MAYER,KEVIN LEU,et al. Unique microstructural changes in the brain associated with urological chronic pelvic pain syndrome(UCPPS)revealed by diffusion tensor MRI,super-resolution track density imaging,and statistical parameter mapping:a MAPP network neuroimaging study［J］. PLoS ONE,2015,10(10):e0140250.

［27］CHEN X,HU C,PENG Y,et al. Association of diet and lifestyle with chronic prostatitis/chronic pelvic pain syndrome and pain severity:a case-control study［J］. Prostate Cancer & Prostatic Diseases,2016,19(1):92-99.

［28］张凯. 慢性骨盆疼痛综合征患者生活方式和职业指导(CPLOG)问卷［J］. 中华男科学杂志,2019,25:365-367.

［29］MI H,GAO Y,YAN Y,et al. Research of correlation between the amount of leukocyte in EPS and NIH-CPSI:result from 1242 men in Fangchenggang Area in Guangxi Province［J］. Urology,2012,79(2):403-408.

［30］KAI ZHANG,RUNQI GUO,SHANWEN CHEN,et al. The efficacy and safety of Serenoa repens extract for the treatment of patients with chronic prostatitis/chronic pelvic pain syndrome:a multicenter,randomized,double-blind,placebo-controlled trial［J］. World J Urology,2021,39(9):3489-3495.

第一节　包皮龟头炎及阴茎炎性疾病

一、包皮龟头炎

1. 定义及流行病学　包皮龟头炎是指发生于包皮和 / 或龟头的炎症，二者常合并出现，故又称阴茎头炎。阴茎头炎症发病率较高，以中青年多见，包括硬化性苔藓、后天性包茎等，可有红肿、疼痛等症状，反复发作者还可出现尿道口狭窄甚至癌变的可能，包皮龟头炎继发阴茎癌的风险增加 3.8 倍。

包皮环切术后的男性比未行手术的男性可以降低 68% 的包皮龟头炎的患病率，特别是对于免疫功能低下者和糖尿病患者，包皮环切术更有意义。

2. 病因　包皮龟头炎的常见病因有包皮过长、局部污垢等。易感患者常有包皮过长或包茎，过长的包皮与龟头之间形成一个温热潮湿的空间，而积聚在这里的尿液、包皮垢、脱落上皮等就会使这个空间成为一处良好的微生物培养基，如果得不到及时清理，病原体就会在此过度繁殖，导致炎症发生。

绝大多数细菌性包皮龟头炎患者的病原体为革兰氏阳性菌，最常见的病原体有链球菌、葡萄球菌、表皮葡萄球菌、肠球菌、变形杆菌等，沙眼衣原体、淋球菌等也和包皮龟头炎有关，淋球菌感染会导致尿道大量分泌物和包皮水肿。

近年来，真菌导致的包皮龟头炎发病率逐渐上升，其中最常见的真菌是白念珠菌，真菌是正常菌群，但在某些情况下，尤其是在合并有包茎的糖尿病患者中可能会发生过度生长。念珠菌虽然广泛存在，但是一种条件致病菌，如果大量繁殖，就会出现感染，该病与抗菌药物的不合理使用导致的菌群失调以及阴茎局部卫生异常等情况密切相关。

结核性包皮龟头炎极为罕见，主要是发生在龟头包皮等部位的结核分枝杆菌感染。

3. 诊断　多数感染性包皮龟头炎表现为阴茎和包皮的普通炎性反应，主要症状有阴茎头瘙痒、灼痛、肿胀。查体可见红斑、水疱，多数患者可发现包皮垢较多。

严重的细菌性包皮龟头炎患者可以无明显不适或仅有局部刺痒，查体常可发现阴茎头及冠状沟处红斑性改变，边界一般比较清楚，表面有乳白色奶酪样脓性分泌物。

严重的真菌性包皮龟头炎患者通常有明显瘙痒感。若病变累及尿道口、尿道舟状窝等处，可伴发尿频、尿痛等尿道刺激症状，查体可见多样性皮疹，可于冠状沟内侧发现皮肤黏膜呈弥漫性潮红，表面也可出现白色奶酪样分泌物。

急性严重的炎症会造成患者阴茎头水肿、皮肤溃疡和广泛渗出,甚至出现阴茎烧灼感或麻木感。有严重的糖尿病和免疫功能低下的包皮龟头炎患者的临床表现可以有爆发性水肿或溃疡。包皮和尿道分泌物涂片培养及鉴定有助于诊断,在龟头和包皮上的病原微生物的涂片和培养可以发现细菌,念珠菌性感染可找到念珠菌,滴虫性感染可找到滴虫。局部培养分离出细菌和念珠菌有助于诊断,但往往这些微生物是条件致病菌,不一定与该病呈因果关系。

结核性包皮龟头炎患者病史中大多有与已发生结核病变的阴道、宫颈的接触史,或接触过被结核分枝杆菌污染的衣物。患者通常没有典型的全身结核中毒症状,没有明显消瘦、发热和盗汗等表现,体格检查可见龟头与包皮处久治不愈的慢性无痛性溃疡,一般边界清楚,质地较硬,基底部可见干酪样坏死组织。常规抗感染效果差,抗结核治疗有效。若病变持续进展,并侵及海绵体时,阴茎可发生纤维化而弯曲。若病变累及尿道时,可出现尿道狭窄。实验室检查通常可检出结核分枝杆菌。

4. 治疗　感染性包皮龟头炎的治疗目的是尽可能清除病原微生物,缓解不适症状,治疗性传播疾病,预防相关性功能障碍和排尿障碍等并发症的发生。炎症早期通常应该以局部治疗为主,只有在病变发展时,需要应用广谱抗菌药物;对于反复发作的慢性炎症,建议行手术处理。

局部处理往往被忽视。保持局部清洁和干燥是普通感染性包皮龟头炎治疗的关键,翻转包皮进行清洁是非常快速和有效的方法,但既往包茎和包皮水肿者有继发包皮嵌顿的可能,最好保持自然干燥。也有人使用含有非处方药物的滑石粉来帮助阴茎皮肤保持干燥。

局部感染严重,引起泌尿生殖系统其他部位继发感染和淋巴结肿大,或有发热等全身症状时,应积极应用抗菌药物。

抗菌药物的使用应该规范并且避免滥用,口服或静脉使用药物有时很难分布到包皮和龟头表面,不仅达不到理想的治疗效果,病原菌还容易产生耐药性,过分依赖药物不但会使包皮龟头炎的病程延长,而且忽略病因容易造成复发,慢性患者病程往往迁延难愈。

包皮龟头炎一般很少发生在包皮正常的男性,因此包皮环切是治疗包皮龟头炎的重要措施。如果因为包茎或包皮水肿不能翻转包皮,而包皮内感染引流不畅和包皮卡压疼痛明显者经一般抗炎消肿无效时,可临时行包皮背侧切开,以减压引流,待炎症完全消退后再行包皮环切术。

真菌性包皮龟头炎的治疗目前还没有形成标准化方案,一般推荐局部外用或口服药物,轻中度症状患者单纯外用抗真菌药物或中药成分洗剂就可取得满意的疗效,对于症状较重的患者,建议口服抗真菌药。治疗期间应避免再次接触病原体,并积极治疗原发病,如糖尿病、自身免疫性疾病等。治疗期间应该同时检查和治疗性伴侣,感染期间避免性生活可减少性伴侣交叉感染的机会。

结核性包皮龟头炎治疗关键在于早期诊断及治疗,病变较轻者联合抗结核治疗,病变较重者抗结核治疗后尽可能切除病灶,保留阴茎。其余如阴道毛滴虫、淋球菌等性病相关的包皮龟头炎,其治疗应首先针对病因进行。

二、阴茎海绵体炎

1. 定义及流行病学　阴茎海绵体炎又称阴茎硬结症(peyronie's disease,PD),是一种局部结缔组织病。该病特点是在阴茎海绵体白膜内和勃起组织中形成纤维斑块。这些斑块含有较多的胶原纤维和增生的弹性纤维组织,导致阴茎不同程度的弯曲和缩窄,造成阴茎疼痛及勃起功能障碍(erectile dysfunction,ED)。该病由法国人 De La Peyronie 在 1743 年首次描述,但真正的病因迄今尚未明了。该病好发于中年及老年人群。

2. 病因　迄今为止,该病的病因尚不很清楚。目前认为,PD 是创伤愈合过程的局部畸变,有多种因素参与了 PD 的发生与发展。PD 的发生可能与 Dupuytren 挛缩、足底筋膜挛缩(Ledderhose 病)、鼓室硬化、创伤、经尿道手术、糖尿病、痛风、Paget 病,甚至与 β 受体阻滞剂的使用有关。阴茎创伤是一个致病因素。一项针对 732 例患者的调查研究显示阴茎创伤与 PD 及 ED 之间具有关联。尽管所有男性在性交过程中都会有一定程度的阴茎创伤,但由于是微量创伤,所以性交很少导致 PD 的发生。

3. 病理生理

(1) 解剖学假设:阴茎白膜周围血管网的解剖是独特的。动脉位于外侧,被疏松的结缔组织保护,而静脉与阴茎白膜的纤维部分直接接触。如果白膜纤维被钝性外伤破坏并伴有外渗、水肿和细胞浸润,会侵犯相邻静脉通道并形成一种"限制"炎症反应,然后通过白细胞和巨噬细胞的分泌物以及细胞因子的释放刺激细胞间基质和胶原纤维的产生。由于炎症受到限制,细胞因子不能分散和降解,同时它们可刺激产生更多细胞因子,而这能导致更多的基质和胶原蛋白的产生。因此,PD 可被认为是一种应对白膜限制炎症反应的异常伤口愈合过程。与 PD 有关的异常可以归因于白膜的独特解剖结构。作为炎性反应的白细胞和巨噬细胞持续通过动脉血流的流入会产生大量的细胞因子,由于静脉流出通道受限,细胞因子不能被分散或降解,造成胶原纤维和基质过度产生,由此导致胶原蛋白和弹性纤维的破坏。

在早期过程中,炎症和水肿可能会刺激神经末梢,产生疼痛或导致阴茎功能障碍。当炎症反应成熟或被刺激的神经纤维死亡时,疼痛可能减轻。在慢性期,当勃起组织发生纤维化,ED 随之发生。这些变化可能导致 PD 临床表现的产生,包括早期阶段三联征(疼痛、斑块和阴茎畸形)以及晚期三联征(斑块、阴茎畸形和勃起功能障碍)。同时,白膜的多层致密纤维组织亚层及稀少的血管会"限制"炎症反应,延缓炎症过程数月或数年,因此助长阴茎海绵体硬结症斑块的形成。

(2) 异常纤维化反应:纤维化是由持续感染、自身免疫反应、过敏反应、化学损伤、放射和组织损伤等因素引起慢性炎症的结果。疾病的开始被认为是白膜内纤维蛋白原的外渗,借助于凝血酶转化为纤维蛋白,过程通常发生在炎症以及斑块纤维化之前。

(3) 分子机制:虽然 PD 的确切病因仍然未知,但动物(体内)和细胞培养(体外)模型的最新发展为分析 PD 的病理生理学提供了医学平台。转化生长因子-β(transforming growth factor-β,TGF-β)被认为是慢性纤维化病症的原因,且涉及许多重要的过程,包括炎症的产生,刺激细胞内基质的形成,成纤维细胞的产生和正常的愈合。一项动物研究发现,大鼠阴茎白膜会持续产生强烈的纤维化反应。该研究提供了 TGF-β 在 PD 中的致病作用的证据,促进了活体研究作为寻求治疗方案有效工具的使用。还有人研究了秋水仙素对这种大鼠模型的组织学和分子变化的影响:诱导类似 PD 状况后尽快给予秋水仙碱,可抑制 TGF-β 的表达,并阻止白膜纤维化的发展。

PD 的病理组织学显示为阴茎纤维性海绵体炎,炎症呈局限性,斑块结节一般位于阴茎海绵体白膜,该处的弹力结缔组织结构被玻璃变性或纤维瘢痕所替代。白膜区内组织逐渐转变为条状或片状,如同软骨或骨样硬块,这种慢慢形成的硬条主要位于阴茎背部,但很少在两侧边缘及阴茎根部,阴茎底部则更为少见。因皮肤表面无变化,阴茎在疲软状态下可触摸硬块并无痛感,故大部分患者较晚才会就医,往往在解剖尸体时才可以发现生前无症状的硬结症。近年来,随着生活水平的提高和患者就医意识的增强,该病的统计发病率也呈现逐年增高的趋势。该病很少自然消退,并且很少能够自然愈合。目前,随着低能量冲击波的问世和临床使用,很多阴茎硬结症得以康复治疗。Aulepp 认为,约 10% 的患者可同时并发 Dupuytren 挛缩症,其中又仅有 0.2% 并发阴茎海绵体炎。病变如进一步发展,则可出现阴茎勃起时有轻度到重度疼痛以及阴茎弯曲而致影响性生活,并随之带来精神上的困扰。

4. 诊断　部分阴茎硬结症患者主要表现为阴茎痛性勃起;阴茎畸形,伴有松弛、垂直;阴茎勃起缩短;阴茎斑块或硬结形成。研究显示,阴茎硬结症病程常分为两个阶段。第一阶段为活动期,患者主要表现为一些炎症表现、勃起疼痛和阴茎弯曲畸形;部分(约 1/3)患者没有疼痛表现,仅表现为阴茎弯曲。第二阶段为静止期,发生于急性期后 12~18 个月,表现为在炎症消退的同时阴茎勃起疼痛逐渐消失,阴茎弯曲畸形趋于稳定,病理学表现为成熟稳定的瘢痕。在疾病的炎症阶段,患者常会感觉持续性疼痛,虽然这种疼痛并不明显,但往往会影响性功能。一些患者主诉在早晨或夜里因勃起疼痛而醒来。事实上,在炎症消退的同时,疼痛也会随之自然缓解。少数患者因为阴茎外周环形斑块而产生铰链样反应和阴茎畸形。

通过查体及询问病史常可确诊阴茎硬结症。体格检查发现,几乎所有患者均有边界清楚的斑块和可触及的硬结。斑块一般位于阴茎背侧表面,直接与嵌插的纵隔纤维相连。对阴茎硬结症患者的病史询问需包括发病形式(突发或慢性起病)以及发病时间,以帮助医师掌握患者先前有无接受阴茎手术、经尿道仪器检测或治疗、外伤、药物治疗或药物滥用,以及纤维瘤性病(包括 Dupuytren 挛缩及 Ledderhose 病)等;同时,不能遗漏患者性生活情况(年轻患者性生活较频繁,动作较激烈,经常采用一些可能损伤阴茎的性交体位,其病因可能主要是性交体位导致的阴茎反复损伤)。此外,详细询问患者性心理史,对诊断也有一定的辅助作用。部分患者因阴茎弯曲导致严重的心理障碍,继发 ED。对于这类患者,术前勃起功能检查必不可少。对患者勃起阴茎进行造影检查有助于辨别阴茎弯曲的方向与弯曲的角度。超声检查能够准确判断硬化斑块;X 线平片摄影适用于钙化斑块的成像;磁共振成像(MRI)技术可以很好地显现斑块,但不能有效表明斑块钙化。

5. 治疗　阴茎硬结症的治疗首选非手术保守治疗,如口服药物(维生素 E、对氨基苯甲酸、他莫西酚、秋水仙碱、左旋肉碱、磷酸二酯酶抑制剂)治疗、局部注射治疗、负压吸引装置治疗、体外冲击波治疗等。已有多位学者报道并证实,低能量冲击波(low energy shock wave,LESW)用于治疗及改善 PD 患者的勃起功能、勃起疼痛及生活质量是有效安全的。

手术治疗主要适用于严重弯曲或短缩、痛性勃起、影响性生活的患者。合并结节及阴茎弯曲者应采取手术治疗。这种手术不是单纯切除钙化斑块,还应该在缺损部填补真皮或静脉壁、涤纶片等,使阴茎变直。对于严重阴茎弯曲或有收缩畸形,通过将阴茎缩短侧的斑块切除或切开并对缺损处进行修补,从而伸直阴茎。常见的修补材料有自体组织(颞肌筋膜、睾丸鞘膜、颊黏膜)、尸体组织(真皮、筋膜、小肠黏膜下层)、合成材料(聚酯和多聚四氟乙烯)等。

(权昌益 编　李恭会 审)

第二节　附属性腺感染

一、睾丸炎

从定义来看,睾丸炎是指睾丸发生的炎症,但是这个词主要用来描述没有客观证据证明的睾丸疼痛。

急性睾丸炎主要表现为睾丸突发疼痛以及由于睾丸急性炎症引起的睾丸肿胀。慢性睾丸炎主要为睾丸发炎、疼痛,没有肿胀,病程超过 6 周。

单纯的睾丸炎相对少见,常由病毒感染引起并经血液循环扩散。大多数睾丸炎,特别是细菌性睾丸炎,继发于同侧附睾炎扩散,这种情况称睾丸 - 附睾炎。青少年和老年男性尿路感染常是其潜在病因。

在性活跃期的男性中,性传播疾病与其密切相关。真正的非感染性睾丸炎常为自发或由创伤引起,但很少由自身免疫性疾病引起。慢性睾丸炎和慢性睾丸疼痛在临床上很难区分开。如果患者的睾丸痛(也可能是附睾痛)达到一定程度便会严重影响患者的日常生活和生活质量。被诊断为该症的患者通常会变得消沉,在诊断时他们也不会出现毒血症症状和发热。阴囊并不总是出现红斑,但睾丸变得质地坚硬而且痛觉灵敏。

对诊断有帮助的实验室检查包括尿液分析、尿液镜检以及尿培养。如果怀疑患者有性传播疾病,应该做尿道拭子检查并培养。如果单从病史未能得出明确诊断,就该进行体格检查。上述实验室检查以及阴囊超声检查,目的主要是排除伴有慢性睾丸炎或睾丸痛的恶性疾病。

睾丸炎是一种常见的疾病。在英国的发病率为 2.45 例 / 1 000 名男性。2016 年国际反性传播感染联盟指南提供了关于这种疾病的最新建议。它描述了病因、临床特征和潜在的并发症,以及提出诊断考虑和明确建议的管理和随访。早期诊断和治疗是必要的,因为严重的并发症可能包括脓肿形成、睾丸梗死和不育。最近的流行病学证据表明,选择具有抗衣原体活性的氟喹诺酮类抗菌药物更适合 35 岁以上性活跃男性的治疗。在睾丸活检期间无精子症的病例中,约 25% 的病例发生了细胞免疫浸润。

(一)急性睾丸炎

1. 病因　睾丸炎常发生于尿道炎、膀胱炎、前列腺摘除术后及长期留置尿管,也可继发于全身其他部位的感染。常见的致病菌有大肠埃希菌、变形杆菌、葡萄球菌、粪链球菌和铜绿假单胞菌。感染途径包括:

(1)血行感染:由体内某一感染灶经血流感染睾丸。但通常情况下,由于睾丸血运丰富、抵抗力较强,此种感染途径较为少见。

(2)直接感染:后尿道的感染经输精管和附睾传入睾丸。

(3)淋巴感染:下尿路及外生殖器的炎症可通过淋巴管波及睾丸。

细菌感染时,睾丸实质的炎性肿胀由于受到致密坚韧的睾丸白膜限制,睾丸内张力明显增高使睾丸血供受损,一方面致使生精小管上皮受损,另一方面促进了睾丸脓肿的形成和继发性睾丸萎缩。leydig 细胞比生精小管对损伤有更强的耐受力,感染控制或损害解除后,睾丸可能萎缩,生精功能通常被损害或丧失,但内分泌功能仍有可能保存。

急性病毒性睾丸炎常伴有其他部位的病毒感染症状。最常见的是腮腺炎病毒,也可由柯萨奇病毒、虫媒病毒引起,且常同时伴有感染性单核细胞增多。病毒性睾丸炎则一般在流行性腮腺炎起病后 3~4d 出现。

细菌性睾丸炎常与附睾炎相关,因此常由尿路病原体感染引起,包括大肠埃希菌和假单胞菌。葡萄球菌和链球菌感染相对较少。常见的与其相关的性传播疾病病原体有淋球菌、沙眼衣原体以及苍白螺旋体。

分枝杆菌感染也能导致睾丸炎,且结核分枝杆菌比麻风杆菌更常见。病毒性睾丸炎最常见的病因是腮腺炎病毒感染,而且常同时伴有感染性单核细胞增多。睾丸炎的病因还有真菌的条件性感染,现已报道的与其有关真菌感染有念珠菌病、曲菌病、组织胞浆菌病、球孢子菌病、芽生菌病、放线菌病。由寄生虫引起的睾丸炎在西半球很罕见,但可见于丝虫病引起的象皮病,这种病在非洲、亚洲、南美洲的部分区域流行。

2. 病理　睾丸炎急性期表现为睾丸充血、肿大、张力增高;切开睾丸,组织学观察有多处局灶性坏死,炎性细胞浸润,生精小管炎性出血、坏死。如病情严重,许多化脓性病灶相互融合,形成睾丸脓肿。

病毒性睾丸炎的组织学观察可见浆细胞、巨噬细胞浸润,严重者炎性细胞可侵及生精管道。睾丸内压的增高引起睾丸实质局部缺血,造成生精上皮发生不可逆的玻璃样变和纤维化。约 50% 的患者发生睾丸萎缩,如为双侧,可引起不育。但睾丸间质细胞一般保存完好,仍能合成及分泌雄性激素故不影响第二性征,也不影响性功能。

3. 临床表现　对于有急性感染性睾丸炎症状的患者,病史提示发病急、患侧睾丸肿胀、疼痛、质地变硬是典型的临床表现,还常伴有阴囊处皮肤红肿。疼痛向同侧腹股沟、下腹部放射,可伴有寒战、高热及胃肠道症状,如恶心、呕吐、腹痛等。在上述症状出现之前,少年或壮年男性患者常会出现腮腺炎症状,少年或老年男性常会出现尿路炎症症状,在性活跃期男性会出现性传播疾病症状。尽管发病常是单侧的,但有时也会双侧,特别是病毒感染时。病毒性睾丸炎单侧受累约占 2/3,双侧同时受累占 1/5~1/3。其临床表现与细菌性睾丸炎相似,但多伴有腮腺炎的症状。早期可表现为一般流感样症状。症状一般在 1 周内缓解,睾丸质地改变和局部不适可持续 1 个月。如同时合并附睾炎,附睾、睾丸二者界限不清,附睾变硬,输精管增粗。形成睾丸脓肿时,可扪及波动感。

4. 诊断　急性细菌睾丸炎多为急性发作,单侧多见。饮酒、劳累、受凉等是其诱发因素,也常见于尿道炎或留置导尿管后。主要表现为睾丸严重胀痛,触痛明显,严重时可有患侧阴囊红肿,常伴有急性附睾炎、脓尿、菌尿,以及发热、血白细胞计数增高等全身表现。

流行性腮腺炎引起睾丸炎多见于青春期后期,发病率约 20%。起病快,一般在腮腺炎发病后 4~7d 出现。急性期在尿中可查到致病病毒。

体格检查常会发现患者有毒血症和发热,患侧皮肤出现红斑和水肿,睾丸触诊时痛觉敏感,或者睾丸透光试验时发现睾丸鞘膜积液。临床应鉴别前列腺炎和尿道炎,因为急性非特异感染性睾丸炎的症状与前两者相同,只是前两者不会出现毒血症症状和发热。

5. 治疗

(1) 一般处理:卧床休息,托高患侧阴囊,局部冷敷有助于缓解症状和避免炎症扩散。阴囊皮肤红肿者可用 50% 硫酸镁溶液湿敷。如为长期留置导尿管而引起睾丸炎者,应尽早拔除尿管或改为膀胱造瘘。前列腺摘除术时结扎双侧输精管可预防睾丸炎的发生。

(2) 抗菌药物治疗:对细菌性睾丸炎应全身使用抗菌药物,特别是针对尿路炎症、前列腺炎和性传播疾病。由于血-睾、附睾屏障可阻止药物渗透至其中,同时由于抗菌药物的广泛应用、细菌耐药菌株的出现,导致睾丸炎较难治疗。选择抗菌药物时,首先要选择致病菌敏感的抗菌药物;其次要考虑药物对男性生殖器官组织的穿透能力,而且用药的疗程要适当延长。抗菌药物使用前应先采集尿标本行细菌学检查以指导用药。一般可选用广谱抗菌药物,如氨基糖苷类和氨苄西林类。如无效,应及时调整用药。可供选择的药物有一代头孢菌素类(如头孢拉定等)以及喹诺酮类药物,若症状严重可选择三代头孢菌素如头孢曲松,也可应用广谱青霉素。用药时间不少于 1~2 周,同时警惕可能存在的睾丸缺血。腮腺炎性睾丸炎应用抗菌药物治疗无效,但可预防继发细菌感染。应用丙种球蛋白、腮腺炎患者康复期血清等可缓解症状。

(3) 对症治疗:剧烈的睾丸胀痛可使用长效麻醉药行患侧精索封闭,缓解疼痛,改善睾丸血液循环,保护生精功能。解热镇痛药、类固醇治疗能缩短病毒性睾丸炎疼痛时间,但不能减轻睾丸肿胀和减少对侧睾丸炎发生的概率。

(4) 手术治疗:绝大多数患者可以在门诊治愈,很少采用手术干预,除非怀疑睾丸扭转。但在睾丸形成脓肿后,抗菌药物治疗难以奏效,脓肿切开引流极易形成术后睾丸皮肤窦道。如脓肿较大,睾丸萎缩在所难免。因此,对这类患者可行睾丸切除。白膜切开可使免疫原性精子外溢,加重炎症反应,故行睾丸白膜切开减压应特别慎重。多数急性睾丸炎经过及时有效的治疗可得到迅速控制和治愈,少数治疗不及时、不彻底者可转变成慢性睾丸炎。睾丸炎急性期通常为 1 周,部分患者 1~2 个月后可出现不同程度的睾丸萎缩。

（二）慢性睾丸炎

1. 病因 慢性睾丸炎多由非特异性急性睾丸炎治疗不彻底转变而来,也可由外伤或其他致病因素引起。慢性睾丸痛患者常会有睾丸疼痛发作史,也通常是继发于急性细菌性睾丸炎、创伤或其他原因。

2. 病理 睾丸组织纤维化或硬化萎缩,生精小管基底膜呈玻璃样变或退行性改变,生精上皮细胞消失,生精小管周围组织硬化,可形成小的增生灶。睾丸间质细胞仍能合成及分泌雄性激素,刺激精子发生及维持男性附性器官和第二性征发育。

3. 临床表现 睾丸弥漫性增大、质硬,有轻度触痛。部分患者睾丸萎缩,仅能扪及相对增大的附睾。由附睾炎症延及睾丸者,两者界限不清。

4. 诊断 有急性睾丸炎病史。体检患侧睾丸肿大或萎缩可做出诊断。对诊断有帮助的实验室检查包括尿液分析、尿液镜检以及尿培养。如果怀疑患者有性传播疾病,应该做尿道拭子检查并培养。如睾丸质硬时应与睾丸肿瘤相鉴别,后者无急性炎症病史,起病较缓慢,炎性症状不明显,睾丸质地坚硬,有沉重感,B 超可见睾丸有实质性包块,人绒毛膜促性腺激素（human chorionic gonadotropin,HCG）、甲胎蛋白（alpha-fetoprotein,AFP）等肿瘤标志物呈阳性反应,活体组织检查可确定诊断。

5. 治疗 原发性睾丸炎通常伴有系统性的血行播散,如病毒性感染（如腮腺炎）;慢性肉芽肿性睾丸炎可与肺结核、麻风病、梅毒或布鲁氏菌病一起发生。关于感染相关睾丸炎后无精子症、不育的流行病学数据几乎完全缺乏。蒙古的一项研究证实,腮腺炎性睾丸炎或其他病因的睾丸炎会增加精液质量下降的风险（比值分别为 3.4 和 2.3）。

针对病因进行治疗。非特异性慢性睾丸炎,主要是对症治疗,选择抗菌药物时,首先要选择致病菌敏感的抗菌药物;其次要考虑药物对男性生殖器官组织的穿透能力,而且用药的疗程要适当延长。抗菌药物使用前应先采集尿标本行细菌学检查以指导用药。一般可选用广谱抗菌药物,如氨基糖苷类和氨苄西林类。如无效,应及时调整用药。可供选择的药物有一代头孢菌素类,如头孢拉定等,以及喹诺酮类药物;若症状严重可选择三代头孢菌素,如头孢曲松,也可应用广谱青霉素。支持性治疗、抗炎药物、镇痛剂、局部理疗、热敷、精索封闭和神经阻滞等在改善症状方面很重要,可促进慢性炎症吸收,改善症状。目前认为,该病具有自限性,但需数年甚至数十年才能治愈。仅对于其他治疗均不能控制疼痛并且睾丸萎缩者,可做睾丸切除,切除睾丸送病理学检查,有些患者甚至通过手术都无法减轻疼痛。

二、附睾炎

（一）概述

附睾炎是男性生殖系统非特异性感染中的常见疾病,多见于中青年,常与睾丸炎同时存在,称为附睾 - 睾丸炎。在婴儿和儿童,附睾炎常与尿路炎症和 / 或潜在的泌尿生殖先天性异常或包皮有关。而在老年男性,良性前列腺增生和伴发的尿潴留、尿路感染以及留置导尿管是其最常见的原因。

附睾 - 睾丸炎的病因和传播是附睾、睾丸的炎症过程。这种临床综合征最常表现为急性发作的疼痛和肿胀。它通常由从尿道上行的性传播病原体或从尿道传播的非性传播泌尿道病原体引起。

急性感染性和急性非感染性附睾炎分别和急性感染性和急性非感染性睾丸炎的临床表现一样。体格检查易发现局限性附睾触痛（许多病例在其病程中同时伴有睾丸炎症以及随后出现的疼痛,即睾丸 - 附睾炎）。精索常变得敏感且肿胀,在病程的早期,只有附睾尾部是敏感的,但随着炎症迅速扩散至附睾的其他部位甚至继续扩散到睾丸,肿胀的附睾将很难与睾丸区分开。

慢性附睾炎和附睾疼痛在临床表现和病原体上没有明显的差异。患者常表现为附睾长期疼痛(可加剧、减轻或不变)。与慢性睾丸炎和睾丸疼痛相类似的是,上述症状会显著影响患者的生活质量。

实验室检查应该包括尿道拭子和中段尿革兰氏染色。对于潜在膀胱炎患者通常可以检测到革兰氏阴性杆菌。一旦尿道拭子显示有胞内革兰氏阴性双球菌感染,即可诊断为淋球菌性尿道炎。如果尿道拭子只有白细胞,大多数情况下可诊断为沙眼衣原体性尿道炎。尿道拭子和中段尿须进行细菌培养和药敏试验。若婴幼儿或青少年拟诊断为附睾炎,则需进一步进行腹部、盆腔超声检查以及排尿期静脉尿路造影,如有条件则进行膀胱镜检查。如果还不能明确诊断,可以进行双侧阴囊多普勒超声检查以了解患侧附睾血流情况,同时也可以排除睾丸扭转。成年男性急性附睾炎的诊断和治疗流程见图 5-2-2-1。

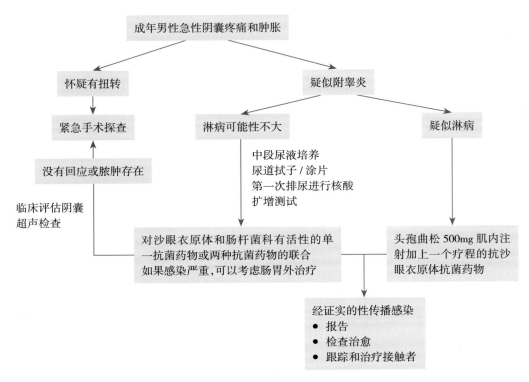

图 5-2-2-1　成年男性急性附睾炎的诊断和治疗流程

急性附睾炎的年发病率约为 40 /10 万男性。通常,疼痛和附睾肿胀的主要症状表现在一侧。由于在高达 60% 的患者中存在睾丸受累者,许多学者主要使用"附睾 - 睾丸炎"一词。致病菌从尿道进入附睾在该病的病因学中起关键作用。最常检测到的微生物包括典型的尿病原体,如大肠埃希菌和性传播感染(sexually transmitted infections,STI)病原体。

从发病机制的角度来看,男性不育与尿道炎引起的附睾炎或附睾 - 睾丸炎之间的联系是密切的。在疾病的急性期观察到的精子数量的减少通常在 3~6 个月内是可逆的;然而,汇总数据的分析显示,大约 10% 的患者存在持续性无精子症,30% 的患者存在少精子症。蛋白质组分析表明,尽管进行了适当的抗菌治疗,但除了精子浓度降低外,精子质量也可能发生改变。细菌毒性因素,如溶血素,也可能影响疾病的病程。儿童和老年组最常见的致病微生物是大肠埃希菌所致的菌尿。对于低于 35 岁的性活跃男子,最常见的致病微生物是导致尿道炎的细菌,即支原体和沙眼衣原体。

尽管缺乏关于附睾 - 睾丸炎慢性化的流行病学数据,睾丸萎缩伴永久精子生成丧失是一种非常可怕的并发症。然而,一项涉及 80 例单侧附睾炎或附睾 - 睾丸炎患者的超声检查研究显示,睾丸体积较未受影响的对侧增加后恢复正常,并没有导致睾丸萎缩。这些数据显示,男性生殖道梗阻是导致精液质量持续下降的重要原因。

（二）感染途径

1. 精道逆行感染　是主要的感染途径。例如,尿道炎、膀胱炎、前列腺精囊炎等,其致病菌经输精管逆行进入附睾导致感染;尿道内器械操作及长期留置导尿管等,细菌可经精道传入附睾;前列腺切除术后裸露的前列腺窝感染也可波及附睾及睾丸。

2. 淋巴蔓延　最近的研究表明,输精管存在一个完善的抗细菌逆流机制。患附睾炎的患者进行膀胱尿道造影时未见有造影剂逆流现象。输精管内逆行注入化学物品不会导致化学性附睾炎。前列腺摘除术后结扎双侧输精管,并不能完全预防附睾 - 睾丸炎的发生,故认为泌尿生殖系统其他部位的感染经淋巴途径引起附睾炎也较常见。

3. 血行感染　扁桃体炎、牙周炎或其他部位的感染,细菌可经血流进入附睾引起附睾炎,此途径较少见。

（三）发病机制

附睾炎常由膀胱、尿道或前列腺的炎症经射精管和输精管进入附睾而导致。炎症开始于附睾尾,随后通过附睾体扩散至附睾头部。由于绝大多数急性附睾炎患者睾丸常受累,因此称睾丸 - 附睾炎。在婴儿和青少年,附睾炎常与尿路炎症和 / 或潜在的泌尿生殖道先天性异常（Merlini,et al,1998）或包皮（Bennett,1998）有关,大部分为病毒感染所致。而在老年男性,BPH 和其伴发的尿潴留、尿路感染以及留置导尿是其最常见原因。在青春期后的各年龄男性,细菌性前列腺炎和 / 或精囊炎常伴有附睾感染（Furuya,et al,2004）。在低于 35 岁的性活跃男性,附睾炎通常由性传播疾病所致（Berger,1998）,包括淋病奈瑟菌、沙眼衣原体和生殖支原体感染;插入性肛交的男性有革兰氏阴性肠道微生物感染的风险;尿路梗阻性疾病、尿路手术或留置尿路内植入物的患者均容易导致该病发生。

（四）分型

1. 急性附睾炎

（1）病理:早期为输精管炎蔓延至附睾尾部,呈蜂窝织炎表现。随着感染至尾部,扩张到附睾头部,整个附睾肿大。切开附睾可见小脓肿,有时引起脓性鞘膜积液,精索可增粗增厚。睾丸肿大常常是由血液循环受阻被动充血所致,少数是由炎症波及睾丸所致。镜下可见附睾管上皮水肿、脱屑,脓性分泌物充塞管腔。继之,炎症经间质蔓延至附睾体、头部,有的发展形成小的脓肿,晚期形成瘢痕组织可闭塞附睾管腔。

（2）临床表现:发病多较急。初起,阴囊局限性疼痛,沿输精管放射至腹股沟或腰部,继之疼痛加重,附睾迅速肿大,有时在 3~4h 内成倍肿大,此时可有全身不适,体温升高,可达 40℃。可合并有膀胱尿道炎、前列腺炎等症状。

（3）诊断:附睾炎多发生于一侧,双侧少见。患侧阴囊肿大,皮肤红肿。附睾肿大、发硬,触痛明显,早期与睾丸界限清楚,后期界限不清,精索水肿、增粗。如形成脓肿,有波动感。脓肿也可自行破溃形成瘘管。腹股沟区或下腹部可有压痛。实验室检查血常规白细胞升高,可达 20 000~30 000/mm³,细胞核左移。尿常规有脓球,尿培养或尿道分泌物培养有细菌生长。

（4）治疗:同急性睾丸炎。

一般处理:卧床休息,抬高阴囊。早期用冰敷,晚期热敷或热水坐浴。可口服止痛药,尚可用长效麻醉药做精索封闭,以缓解局部疼痛。急性期绝对禁止性生活或体力活动。长期留置导尿管引起附睾炎者,应拔除导尿管,以利炎症吸收。

抗菌药物的应用:选择对细菌敏感的药物,通常静脉给药,1~2周后,口服抗菌药2~4周,预防转为慢性炎症。常用药物有头孢菌素、喹诺酮类、阿奇霉素类、四环素类等。

手术治疗:若抗菌药物治疗无效,疑有睾丸缺血时,应行附睾切开减压,纵行或横行多处切开附睾脏层鞘膜,但要避免伤及附睾管。如能同时切开邻近的精索外筋膜,更有助于改善睾丸的血液循环。如附睾炎性包块增大、有波动感、形成脓肿者,应及时切开引流。如出现睾丸梗死,应行睾丸切除。多数患者经及时有效的治疗,效果良好,一般1~2周症状消失,但需4~6周附睾大小、硬度才渐趋恢复正常。尚有少数患者炎症迁延不愈转变为慢性附睾炎。双侧附睾炎有可能引起不育。

2. 慢性附睾炎

(1)病因:慢性附睾炎临床上较多见,可由急性附睾炎迁延而成,但仅少数患者有反复急性发作史,多数患者并无急性发作症状。慢性附睾炎常伴有慢性前列腺炎。

(2)病理:慢性附睾炎的病变多局限在附睾尾部,纤维组织形成使附睾变硬。显微镜下可见明显的瘢痕组织形成、小管阻塞、浆细胞和淋巴细胞浸润。

(3)临床表现:慢性附睾炎多无明显症状,临床表现颇不一致。可有局部不适、坠胀感、阴囊疼痛,疼痛可放射至下腹部及同侧大腿内侧;有时可有急性发作症状。体检可触及患侧附睾肿大、变硬或仅能触及附睾上有一较硬的硬块,无压痛或轻度压痛,附睾与睾丸的界限清楚。精索和输精管增粗,前列腺变硬。

(4)诊断与鉴别诊断:根据其急性发作史、体征可做出诊断,但确诊取决于病理学诊断。慢性附睾炎应与附睾结核鉴别,两者有时极难鉴别,应详细询问有无泌尿系统结核病史,附睾结核早期病变局限在附睾尾部,最后累及整个附睾,输精管呈串珠状改变,同侧精囊肿大、发硬,阴囊皮肤常与附睾粘连,或有慢性窦道。

(5)治疗:2016年EAU《尿路感染诊疗指南》的附睾炎治疗包括当发现生殖道支原体时的附睾炎的管理:用14d疗程的莫西沙星治疗,需要在4周时进行治愈测试,并有3个月的回顾期,以及通知伴侣。建议不再使用环丙沙星治疗附睾炎,改为使用左氧氟沙星/氧氟沙星。应用针对可疑病原菌,特别是沙眼衣原体给予长达4~6周的试验性治疗,对慢性附睾炎通常有效。抗炎药物、镇痛药、阴囊托高和神经阻滞为推荐的经验性治疗。一般认为,慢性附睾炎具有自限性,可以自愈,但这通常需要数年(甚至数十年)。手术切除附睾仅适合各种保守治疗都无效的病例,而患者接受手术去除疼痛的概率最多有50%。

慢性附睾炎单纯应用抗菌药物效果不一定理想,附睾局部可用小檗碱或新霉素等离子透入。若有慢性前列腺炎存在,必须同时进行治疗。反复发作来源于慢性前列腺炎的附睾炎,可考虑结扎输精管后再进行治疗。对多次反复发作者,亦可考虑做附睾切除。

对于已确诊或疑似性传播附睾炎(淋球菌、沙眼梭菌或生殖支原体)的患者,应通知所有潜在风险的伴侣并进行评估。应对其进行所有性传播感染的检测,并给予覆盖沙眼梭菌的抗菌药物治疗。对于确诊的沙眼滴虫附睾-睾丸炎,回顾追踪接触者的时间为6个月,对于确诊的淋病滴虫附睾炎,回顾追踪接触者的时间为60d,对于确诊的生殖支原体附睾炎,回顾追踪接触者的时间为3个月。在其他被认为是性传播感染的患者中,回顾追踪接触者的持续时间建议是60d。必须根据最可能的病原体和有炎症的附睾渗透程度来选择经验性的抗菌药物治疗,并且可能需要根据当地病原体的敏感性和指南进行调整。通常,沙眼衣原体和肠杆菌科细菌都应首先覆盖,并根据病原体检测结果修改治疗方案。多西环素和某些特定的氟喹诺酮类药物对疑似沙眼衣原体或生殖器支原体的患者具有良好的临床和微生物治愈率,并且口服给药后均可在有炎症的男性生殖器组织中达到适宜浓度。大环内酯类抗菌药物,如阿奇霉素对沙眼衣原体有效,但未在附睾炎患者中进行过试验。尽管耐药性正在增加,口服氟喹诺酮类药物对肠杆菌科细菌仍然有效。不应将氟喹诺酮类药物用于淋病。单次高剂量静脉注射第三代头孢菌素可有效对抗淋病奈瑟菌。当前的细菌耐药状况和当地公共卫生建议应对抗菌药物选择做出指导。

应在大约 3d 后,评估严重附睾炎患者对抗菌药物治疗的临床反应。应在第 14 天对有可能或已确诊为性传播感染的男性进行评估,以检查治愈情况并确保根据当地公共卫生建议对接触者进行追踪和治疗。

现有指南和专家组共识中的经验性应用抗菌药物方案如下:

1)对于淋病风险低(如无分泌物)的急性附睾炎男性,应使用单一药物或两种药物的组合,其剂量和作用时间应足以根除沙眼衣原体和肠杆菌科细菌。适当的选项如下:①口服氟喹诺酮对沙眼衣原体有作用,1 次 /d,持续 10~14d,②多西环素口服 200mg 初始剂量,然后 100mg/d,连续 10~14d,再加上对肠杆菌科有效的抗菌药物 10~14d。

2)对于可能患有淋病性急性附睾炎的男性,必须使用对淋球菌和沙眼衣原体有效的联合疗法,如头孢曲松钠 500mg,肌内注射 1 次加口服多西环素初始剂量 200mg,然后 100mg 2 次 /d,连续 10~14d。

3)对于患有急性附睾炎的非性活动活跃的男性,应使用具有足够剂量和持续时间以根除肠杆菌科的单一药物。适当的选择是氟喹诺酮口服 1 次 /d,10~14d,疗效取决于对病原体的识别和临床反应。

可能需要进行外科手术探查,以排出脓液或清创组织。一项比较队列研究发现,触诊时附睾和睾丸没有分离,超声检查显示脓肿的存在可能预示最初抗菌药物治疗后的手术需求。

表 5-2-2-1 和表 5-2-2-2 分别列举了 2020 版 EAU《尿路感染诊疗指南》的急性感染性附睾炎诊断和治疗证据摘要、推荐摘要。

表 5-2-2-1　急性感染性附睾炎诊断和治疗证据摘要

证据汇总	证据级别
在年轻的性活跃患者中,性传播感染和肠杆菌科细菌感染都必须考虑为病因	3
在 >40 岁患者中,环丙沙星的抗菌治疗优于匹美西林	1b
性活跃男性中阴性的性风险史不排除性传播感染	3

表 5-2-2-2　急性感染性附睾炎诊断和治疗推荐摘要

推荐	推荐强度
取得中段尿液和第一次排尿标本,通过培养和核酸扩增测试进行病原体鉴定	强
在年轻的性活跃男性中处方为对沙眼衣原体和肠杆菌科有活性的单一抗菌药物或两种抗菌药物的组合进行初始治疗;对于没有性危险因素的老年男性,仅需考虑针对肠杆菌科细菌感染	强
如果可能发生淋病,则除了一个疗程的抗沙眼衣原体抗菌药物治疗外,还应肌内注射单剂头孢曲松 500mg	强
确定病原体后调整抗菌药物,并根据临床治疗反应调整疗程	弱
遵循报告和追踪 / 治疗性传播感染者的国家政策	强

三、精索炎

1. 病因　精索炎主要是输精管或其他组织（包括血管、淋巴管或结缔组织）的感染，通常继发于前列腺炎、精囊炎及附睾炎；外伤、输精管结扎时无菌操作不严格或手术创伤本身也均可诱发原有潜在的泌尿生殖系统慢性炎症。感染可沿输精管、淋巴管或直接侵及精索引起精索炎，严重时可形成脓肿。

2. 临床表现　单纯的精索炎较少见，多为生殖系统其他部位感染蔓延波及所致。该病起病较急，精索增粗，局部疼痛较明显，并可沿精索放射至腹股沟部，甚至耻骨上或下腹部。检查其表面皮肤红肿，精索呈纺锤形或条索状增粗，触痛明显，输精管扪及不清。脓肿形成后有波动感。

3. 诊断　根据有无外伤或输精管结扎史以及泌尿生殖系统其他部位感染病史，结合体检可做出诊断，但应与精索扭转和附睾炎相鉴别。

4. 治疗　治疗原则同输精管炎。若形成脓肿，应尽早切开引流。

四、输精管炎

1. 病因　单纯性输精管炎极少见。因输精管与前列腺部尿道相通，泌尿及男性生殖系统的感染，致病菌可侵入输精管而引起输精管炎。输精管炎常与附睾炎同时存在。输精管结扎时，可因消毒不严格导致输精管炎，也可由手术创伤诱发输精管原有的潜在感染病灶引发输精管炎。

2. 临床表现　患侧阴囊坠胀、疼痛，向同侧大腿根部、会阴部及下腹部放射。检查可触及阴囊段输精管增粗、变硬，触痛明显，可与周围组织粘连。如伴发附睾炎，可扪及肿大、变硬的附睾。继发于输精管结扎术后的输精管炎，往往存在痛性结节，其近睾端或两端输精管增粗、变硬或有粘连，触痛明显。

3. 诊断　根据有泌尿、男性生殖系统感染或输精管结扎史，触诊输精管增粗、变硬，诊断不困难，但应与输精管结核相鉴别。后者多继发于泌尿系统结核，有尿频、脓血尿史，检查输精管有增粗、串珠样结节，尿中可查到抗酸杆菌，尿 TB-DNA-PCR 呈阳性反应，输精管结核常与附睾结核及前列腺结核并存。

4. 治疗　急性炎症期应卧床休息，托高阴囊。根据细菌种类，给予抗菌药物。胀痛明显者，可做精索封闭，口服止痛剂。慢性炎症期可做理疗。如为输精管结扎术后顽固性炎性痛性结节，可考虑手术切除。

五、血精和精囊疾病

(一) 概述

血精是男科临床常见症状之一，即精液带血，可为肉眼所见，也可为精液检查时镜下发现，可伴有射精痛、性功能障碍、生殖器疼痛不适、膀胱刺激征等一系列症状。与血精相关的疾病较多，加之既往对血精研究较少，因此其诊断及治疗有较多不确定因素。近年来，随着人们生活压力的增大、环境的污染以及一些其他因素的影响，血精的发生率越来越高，且一部分患者久治不愈，给其身心健康带来极大的影响。因此，血精的诊治越来越受到重视。

(二) 流行病学

血精症是泌尿男科门诊常见的疾病之一。血精是指精液中混杂有血液成分，根据轻重程度不同可分为肉眼血精和镜下血精。临床以血精、射精痛为主要表现，青年、中老年皆可发病。血精病因复杂，有很多疾病可引起血精，临床上并不少见，但目前尚缺乏其确切的发病率统计资料。1974 年 Leary 等人报道 174 例血精患者,经尿液检验、X 线造影及膀胱镜检查,有 63% 的病例诊断为特发性血精,其中 150 例随访 5~23 年,有 6 例患者发现前列腺癌,1 例发现膀胱癌。2004 年 Han 等人报道一组前列腺癌筛查的人群,血精的发病率为 0.5%。2007 年 Ahmad 等人对近 40 年关于血精文献报道的系统回顾,发现血精病因复杂,大部分血精由医源性、炎症及感染所致。其系统回顾发现在 931 例血精患者中,有 33 例为肿瘤患者(3.5%)。

(三)病理生理

男性性反应包括 4 个阶段:勃起、移精、射精和消退。移精和射精分别是精液在前列腺尿道中形成和排出的两个重要过程。

移精开始于睾丸输出小管、附睾尾部及输精管卷曲部分连续而协调的收缩,以整体向前的收缩方式将精子输送到尿道前列腺部,在那里与前列腺及精囊分泌的液体相混合。

紧随移精阶段之后的射精活动,包括外部括约肌的松弛及随之而来的前列腺和球海绵体肌的节律性收缩,它将精液以顺行的方式排出尿道外口。在这些收缩过程中,射精管开口的暂时关闭阻止了精液逆行流入前列腺导管。

移精过程是由交感神经释放肾上腺素介导的。移精的信号出现在脊髓的 T_{10}~L_2 水平。这些传出神经信号通过复杂多样的途径到达 L_1 椎旁神经节,包括腹下神经、腰骶干的交感神经和精索神经。而射精是由副交感神经(S_2~S_4)和躯体神经系统通过阴部神经(S_2~S_4)共同介导的。射精的神经传出信号开始于 S_2~S_4 水平,通过阴部神经的运动支传导。虽然有研究称这些信号开始于脊髓水平,但是它们却受到前部丘脑、视交叉前、下丘脑及前脑核等高级大脑中枢的抑制性及兴奋性调节。

(四)病因学

据估计,血精约占所有泌尿外科症状的 1%,移精和射精在血精的发生过程中起着至关重要的作用,输精管、射精管、前列腺及精囊腺等男性生殖系统和下泌尿系统部位发生的任何病理改变都可能导致血精,它可以偶发或者持续长期存在。目前较为准确地通过病理生理机制对血精病因进行分类的方式为:

1. 感染和炎症　是血精最常见的病因,约占 40 岁以下患者的 40%,以精囊炎和前列腺炎最为多见。

2. 导管梗阻和囊肿　附属性腺的导管梗阻和囊肿同样可以引起血精,如射精管梗阻、前列腺小囊囊肿、中肾旁管囊肿、中肾管囊肿、精囊腺囊肿等。其发生机制可能与梗阻及囊肿形成后扩张和膨胀的管道或囊肿壁黏膜血管的破裂有关。

3. 肿瘤　附属性腺的肿瘤也是血精的病因。恶性肿瘤是血精的少见病因。40 岁之后这种风险会有轻微的增加,其中以前列腺和精囊的恶性肿瘤为多见,对潜在恶性肿瘤的担心促使许多患者寻求治疗。

4. 血管异常　附属性腺的血管异常、血管瘤动静脉瘘和其他血管畸形如后尿道血管异常均可出现血精的症状。

5. 全身性因素　较常见的全身性疾病有高血压和出血性因素等。此外,血精亦可作为淋巴瘤及老年精囊淀粉样变性的症状而出现。

6. 医源性因素　随着经直肠前列腺活检在前列腺癌筛查中的广泛应用,它也逐渐成为导致血精的常见原因之一。其他较少见的原因包括前列腺癌放疗、近距离放疗、高强聚焦超声(high intensity focused ultrasound,HIFU)疗法、前列腺内药物注射、输尿管支架移位及尿道异物。此外,生殖器、骨盆及经尿道所致的损伤也可以导致血精。某些药物如阿司匹林、华法林及抗血栓药物的应用,也可能诱发血精。

（五）临床表现和体格检查

临床表现多以性交时出现血精为主要症状,可伴有射精痛、性功能障碍、生殖器疼痛不适、尿路刺激征及全身症状如发热、盗汗等。

1. 临床表现

（1）血精:由于出血部位和出血量的不同,血精的外观也有所区别。从勃起时充血的尿道黏膜出的血呈鲜红色,不与精液混匀,像混杂的血丝;各种炎症和外伤引起的血精混合均匀,呈暗红至咖啡色;由于积蓄在精囊腺里的精液不是一次射精就能排空,血精要持续一段时间后才会消失。

（2）射精痛:是指在性交达到性高潮而射精时发生性器官的疼痛。原发病因可包括精囊炎、前列腺炎、附睾炎、精囊肿瘤等。

（3）性功能障碍:可表现为性欲减退、勃起功能障碍、早泄、不射精、遗精等。精囊炎、精囊结核等为原发病因时,可刺激后尿道出现频繁遗精、早泄、性欲减退,甚至勃起功能障碍,且常伴有精神症状。

（4）尿路刺激征:尿急、尿频、尿痛是常见的泌尿系统疾病症状,尤其是炎症时出现较多。精囊疾病时所致的尿路刺激征特点是尿道灼热、刺痛感、尿频、尿意急迫、终末血尿等。

（5）生殖器疼痛不适:出现血精时,生殖器疼痛可发生在阴囊、下腹部、会阴部及大腿内侧,有时伴有腰痛。

（6）其他:除上述症状外,精囊疾病为原发病时,还可引起一些非特异性症状,如脓尿、血尿、排尿困难等。此外,许多疾病可表现出全身症状,如发热、盗汗等。

2. 体格检查

（1）全身检查:血精很少涉及全身改变。但仍要仔细检查,应排除局部及全身与血精有关的病变。体检时尤应注意全身皮肤有无出血、瘀斑;检查睾丸、附睾、精索,注意有无生殖器疣。

（2）直肠指检:目前经直肠超声检查、CT、MRI 广泛用于精囊疾病的诊断,但直肠指检仍然是一种不可忽视的诊断手段。检查前嘱患者排空尿液,取膝胸位。检查者右手戴好手套,涂润滑剂,嘱患者放松,示指缓慢进入直肠深部进行检查。检查顺序为前列腺、精囊,最后为直肠、肛门。指检时精囊及其邻近管道一般不易被触及,位于前列腺基底部的精囊区域呈柔软而光滑。如有急性炎症时,则两侧精囊腺肿大、有压痛;存在精囊囊肿时,前列腺上方区域可能增大,并相对可压缩;如有精囊肿瘤,则可能触及实质坚硬肿块;精囊结核常与前列腺结核同时发生,精囊可有结核浸润结节。由于这些病变也可能向前压迫膀胱基底部,因而并不是都能触及。

（六）辅助检查

1. 精液检查　实验室检查中,精液检查是一项重要的检查。精液是精子和精浆的混合物。精浆中,精囊分泌液所占比例最大,达 60%~70%,前列腺液为 20%~30%。精子悬浮于精浆中,含量仅达精液总量的 5%~10%。因此,精液检查主要包括两个方面:一方面是观察精囊炎及前列腺液有无异常,另一方面是了解精子质量。

（1）一般检查:正常液化精液的标本呈现均质性、灰白色的外观,如果精液浓度非常低,精液则显得透明些。对于血精患者的精液,根据含血量的多少,表现为肉眼血精,混有血丝。肉眼观察可呈鲜红色、咖啡色或暗红色,可含凝血块,或在显微镜下可观察到红细胞。对于精囊炎或前列腺炎患者,精液检查可观察到白细胞 $>1.0 \times 10^6$/mL 或精液培养出现致病菌显著生长;结核及血吸虫病患者在精液中可查找到结核分枝杆菌与血吸虫虫卵;疑有精囊癌患者可在精液中发现癌细胞。

（2）精子质量检查:由于血精最常见于精囊炎等生殖系统炎症,可能会影响精子质量,导致精子活力下降,精子形态异常。对于有生育要求的患者,需行精液常规检查,了解精子质量。

（3）精子形态学检查:精子形态是衡量男性生育力的重要指标。目前,《世界卫生组织人类精液检查与处理实验室手册(第5版)》规定,正常形态精子参考值下限为4%。所有形态学处于临界状态的精子均列为异常。异常精子有:①头部缺陷;②颈段和中段缺陷;③主段缺陷;④过量残留胞质。

（4）精液中白细胞的评估:大多数男性精液中存在白细胞,主要是多形核白细胞(polymorphonuclear leukocyte,PMN;中性粒细胞)。过氧化物酶阳性的粒细胞是精液中主要类型的白细胞,因此过氧化物酶活性的常规分析法有助于白细胞初筛,使用邻甲苯胺染细胞内过氧化物酶的方法是一种较实用的粒细胞初筛方法。《世界卫生组织人类精液检查与处理实验室手册(第5版)》推荐的过氧化物酶阳性细胞浓度的临界值为 $1.0 \times 10^6/mL$。精液中过氧化物酶阳性细胞总数可以反映炎症情况的严重性。

2. 超声检查　超声显像能实时提供丰富、可靠的诊断信息,对患者无损伤、无痛苦,是一种理想的影像学诊断方法,其不仅能清晰地显示前列腺、精囊的细微结构,还可以引导对前列腺、精囊等部位进行精确的穿刺活检和介入性治疗,极大地扩展了超声应用的范围。检查方法主要有:①经腹壁检查;②经会阴检查;③经直肠检查。

3. X线精囊造影　精道造影因可清晰显示精道的走行,结合造影剂充盈和排空情况、延迟摄片、CT及三维成像等,可完整地了解精道情况,有助于精道及精囊病变的诊断和鉴别诊断。

4. CT检查

（1）精囊囊肿CT表现:囊肿一般位于中线一侧,呈卵圆形,一般直径为1~5cm,囊内见水样密度。对较小的囊肿,不易与正常精囊组织区别。输精管精道造影后CT显示囊肿内有造影充盈。

（2）精囊炎CT表现:①急性期,精囊增大,精囊壁水肿;②慢性期,精囊增大密度不均匀,常伴小囊肿或脓肿形成。

（3）精囊结核CT表现:精囊肿大,形成干酪样坏死、液化,与脓肿相似,边缘模糊,膀胱精囊角消失。晚期精囊纤维化而变形,可有钙化。

（4）精囊肿瘤CT表现:良性肿瘤边缘光整,密度均匀。对极少见的错构瘤,密度不均,内有脂肪成分密度及钙化灶。肿瘤可侵犯邻近脏器及淋巴结转移。

5. MRI检查

（1）精囊炎MRI表现:急性精囊炎表现为精囊大小正常或增大,T_1 加权像上为等或低信号,T_2 加权像上为较高信号,常合并出血。慢性精囊炎主要表现为精囊体积萎缩。精囊内积血时,T_1、T_2 加权像均为高信号。

（2）精囊结核MRI表现:不同病理阶段表现有所不同。当精囊内形成大小不等结核结节并相互融合产生干酪样变时,精囊的体积可不规则增大,内部信号不均匀。亚急性期的出血可以在 T_1 加权像上表现为高信号区;当病灶发生纤维化、钙化时,可以在 T_2 加权像上表现为低信号或无信号区。晚期精囊体积可发生萎缩。

（3）精囊囊肿MRI表现:单纯性囊肿在 T_1 加权像上表现为边缘光整的类圆形低信号或高信号,在 T_2 加权像上为高信号或等低信号,囊肿内部信号均匀。若囊肿内合并出血,则在急性期 T_1 加权和 T_2 加权均为高信号,亚急性期 T_1 加权像上为高信号而 T_2 加权像上为低信号。

（七）鉴别诊断

血精鉴别诊断见图5-2-2-2。

（八）治疗

血精的治疗方法很大程度上取决于血精的病因和病理。近年来,随着诊断技术的不断进步,经过详

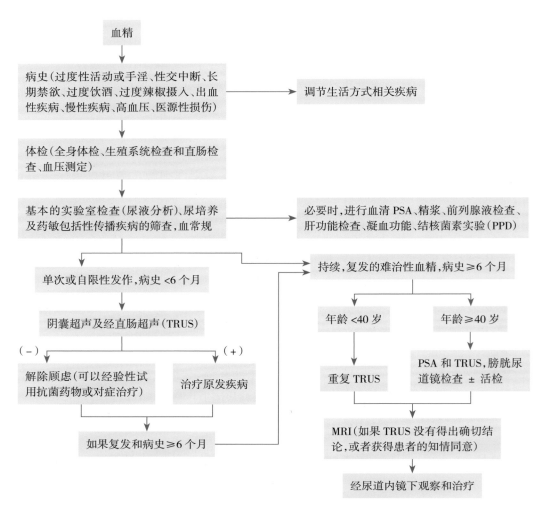

图 5-2-2-2　血精鉴别诊断

细的检查,多数血精患者可找到明确的病因,并针对病因进行相应的治疗,效果良好。对病因不明的血精患者,临床上主要依据患者的患病年龄、血精持续的时间及复发情况、伴随的相关症状等 3 个方面,对患者进行相应的检查和治疗。

1. 一般治疗　血精常引起患者的紧张和焦虑,但大多数血精表现为良性、自限性的过程,一般在 1~2 个月可自行消失;超过 2 个月未愈者,往往需要做进一步检查以明确病因。部分患者可能需要针对病因治疗和止血处理,多数不需要特殊治疗,可以观察等待。

对年龄 <40 岁、偶发血精、无相关危险因素(如癌症史尤其是睾丸肿瘤、已知的泌尿生殖系统畸形、凝血障碍等)或相关症状的年轻血精患者,治疗以消除患者的顾虑为主。若因不当的性行为如过度性生活或手淫、性交中断、长期禁欲等导致的血精,临床表现一般较轻,多为自限性,常不需要治疗,可以观察等待,并给予健康教育,指导正确的性生活方式。

因创伤如外伤(如会阴、睾丸外伤等)、医源性损伤(如泌尿生殖系统的器械操作,前列腺穿刺活检,前列腺电切、注射、微波、热疗或高能超声聚焦治疗,前列腺癌放疗,输尿管下段结石体外冲击波治疗,痔疮注射治疗等)而出现血精的患者,亦多为自限性,可以观察等待。近年来,经直肠前列腺穿刺活检广泛用于前列腺癌的诊断,穿刺活检后出现血精的比例在 9%~84%,虽为自限性,不需要特殊治疗,但血精消失往往在持续 3.5 周~1 个月或 8~10 次射精后,故应向拟行直肠前列腺穿刺活检的患者说明此并发症,避免患者顾虑,影响性生活。

因药物(主要是抗凝药物)因素,如阿司匹林可引起的血精,停药后可自行消失。亦有文献认为,服用小剂量阿司匹林的患者在接受前列腺穿刺活检后,并未增加血精的概率和持续的时间。

因凝血障碍、淋巴瘤、淀粉样变、恶性高血压、慢性肝病等导致的血精,应针对原发病给予治疗。此外,动静脉畸形、内瘘等导致的血精,可采用介入栓塞治疗,效果满意。

2. 药物治疗　部分血精患者,尤其是检查发现有泌尿生殖系统的感染、炎症、全身性疾病等时,可选择针对性药物进行治疗。

(1) 抗微生物药物:感染性疾病引起的血精,根据其病原体选用有效的药物,多数能获得较好的疗效。

对Ⅰ型或Ⅲ型单纯疱疹病毒、人乳头状病毒、巨细胞病毒、HIV 感染者,可针对不同病毒感染给予相应抗病毒治疗。

因性传播性疾病、泌尿生殖系统感染等出现血精及下尿路症状者,可以行前列腺液或精液致病菌培养和药物敏感试验,根据检查所发现的致病菌给予相应药物治疗,一般要兼顾肠道菌属(尤其是大肠埃希菌),年轻患者还要注意沙眼衣原体、解脲支原体、拟杆菌感染,常用的药物有喹诺酮类、磺胺甲噁唑、阿奇霉素、多西环素、甲硝唑等,2 周一个疗程往往就可见效,个别患者用药时间长达 2 个月左右。如果怀疑是性传播性疾病、泌尿生殖系统感染却没有发现致病菌的,可尝试经验性用药 2 周。

有报道经直肠超声或 CT 引导下精囊穿刺灌注抗菌药物治疗顽固性血精,亦有经超声引导下精囊穿刺并留置导管行连续精囊内抗菌药物灌洗 1 周的报道,对慢性精囊炎导致的顽固性血精有一定疗效。但这些研究例数较少,缺乏对照研究,且为有创诊疗方法,对于久治不愈的顽固血精有一定意义,不宜用于可能自愈的初发和短期复发的病例。

泌尿生殖系统结核感染导致的血精,除积极抗结核治疗外,有时还需要手术切除结核病灶,如附睾结核行附睾切除术。

(2) 抗寄生虫药物:极少数患者的血精是由于埃及血吸虫、棘球属等寄生虫感染所致。前者采用吡喹酮治疗,后者可用阿苯达唑治疗。有时还需要手术切除病灶。

(3) 抗炎药物:非甾体抗炎药物可减轻局部炎症反应,有助于改善症状。

(4) 5- 还原酶抑制剂:可以治疗前列腺增生导致的血尿,有文献报道非那雄胺、度他雄胺可作为复发性、难治性血精的二线治疗用药,疗程一般要 3 个月,但因文献报道的试验病例数较少,疗效有待于进一步观察。另据报道,穿刺前 2 周开始使用非那雄胺,可减少经直肠前列腺穿刺活检后血精的发生率。

(5) 止血药物:出血量大时,可使用止血药物。有文献表明,经直肠超声引导下精囊穿刺灌注止血药物可短暂缓解血精症状,但最长不超过 3 个月,血精即可能复发,目前没有证据支持精囊内注射抗凝剂或硬化剂可使血精消失。

(6) 雌激素:无理论及文献支持此类药物的治疗作用。

3. 血精的精道内镜诊断和治疗　精道内镜是一项通过内镜行精道疾病诊治的技术,可以逆行沿着男性精液射出途径进入男性精道系统中,直观地观察精囊以及远端精道,诊断疾病的同时进行相应治疗。精道内镜检查直观、准确,病变发现率明显优于已有的影像学手段,并可以同时进行相应治疗,给既往一些难以诊治的精道疾病,如血精等增加了一种有效的诊治手段。

4. 血精的手术治疗

(1) 精囊炎的手术治疗:若精囊炎由射精管狭窄导致,可经尿道行射精管开口切口;双侧者可经尿道行精阜电切术,同时配合直肠精囊按摩,可见脓性或血性精囊液流出;对精阜息肉并影响同侧射精管口排精者,可行经尿道电切除术(精囊镜检查如前述)。

(2) 精囊囊肿的手术治疗:主要适用于囊肿较大、并发结石、症状明显且难以治愈者。方法有囊肿切除或患侧精囊切除、耻骨上袋形缝合术、经尿道囊肿去顶术,亦可行腹腔镜下手术。

开放性切除术可采用经会阴、膀胱、膀胱侧或膀胱后入路等途径进行,应根据手术者的经验选择合适的手术方式。耻骨上经膀胱入路适用于囊肿较大且位于近中线的精囊囊肿,术中应注意勿损伤输尿管;膀胱侧入路适用于儿童及囊肿位于膀胱外侧的单侧大囊肿;膀胱后路多用于双侧精囊囊肿的手术。对于多发、较大囊肿或囊肿累及整个精囊者,精囊则无保留价值,应予以全部切除,同时结扎盆腔段输精管。对输尿管异位开口于精囊的患者,可完全切除受累的输尿管和发育不良的肾脏。

近年来,经腹腔镜切除精囊囊肿也取得了成功。由于精囊解剖位置的特殊性,开放性手术不可避免地具有创伤大、暴露困难等缺点;而腹腔镜手术则具有出血少、创伤小、暴露好、并发症小、术后恢复快等优点,适用于各种类型的精囊囊肿,尤其对双侧、多发、复发性囊肿具有明显优势。

(3) 精囊良性肿瘤的手术治疗:常见的精囊良性肿瘤包括乳头状腺瘤、囊腺瘤、纤维瘤、平滑肌瘤、畸胎瘤等。

精囊囊腺瘤无明显血精等症状,可密切随访。但如果精囊肿瘤增大明显或引起严重的临床症状如血精等,则可考虑施行肿瘤切除术或单侧精囊切除术,其中开放性手术切除是首选方法。对术中粘连、不能确定病变性质时,主张术后快速病理检查。随着腹腔镜技术的发展,对较小的精囊囊腺瘤可行腹腔镜下肿瘤切除术。

精囊平滑肌瘤是良性肿瘤,治疗以手术为主,一般只需切除精囊及肿瘤,而不需要行广泛切除。精囊孤立性纤维瘤的治疗主要为手术治疗,可使绝大部分患者治愈,但对形态完全良性的精囊孤立性纤维瘤亦应视为有潜在恶性可能的肿瘤,在首次手术时即应彻底切除。

(4) 精囊恶性肿瘤的手术治疗:精囊腺癌的治疗以手术切除为主要手段,对于肿瘤局限于精囊而无前列腺浸润的可行单纯性精囊切除;对已侵犯前列腺者,可行根治性前列腺、精囊切除术;对于肿瘤较大,周围有侵犯,与前列腺、膀胱或直肠紧密相连,无远处转移,患者一般情况良好,可考虑行双侧精囊、前列腺、膀胱,甚至包括直肠的根治性切除术,必要时加做盆腔淋巴结清扫术,并做相应的尿、粪流改道手术。术后根据病理,辅以放射治疗和内分泌治疗,可延长部分患者生存时间。有人认为,放疗可使半数患者明显延长寿命,因而主张对这类患者行放射治疗。内分泌治疗主要是抗雄激素治疗,近期效果明显。化疗效果较差。

对于精囊肉瘤患者,由于病情进展迅速,预后较差。目前尚无统一治疗方案,一般采用根治性切除术,包括精囊、前列腺、膀胱及盆腔淋巴结切除或单纯精囊切除术,术后辅以放射治疗和内分泌治疗。患者预后较差。

(5) 前列腺癌的手术治疗:根治性前列腺切除术是治疗局限性前列腺癌最有效的方法,主要包括经会阴根治性前列腺切除术和经耻骨后径路根治性前列腺切除术。随着腹腔镜手术的发展与进步,腹腔镜下及机器人辅助根治性前列腺切除术已经取得了成功,对于局限性前列腺癌的根治行切除具有较好的效果。

六、附属性腺感染与不孕不育

随着环境污染和性传播疾病等一系列致病因素的增多,由感染引起的不育症发病率在逐渐增加。泌尿生殖道感染是导致男性不育的重要因素之一,因生殖道感染引起男性不育的患者约占 15%。男性泌尿生殖器官,如睾丸、附睾、输精管、前列腺、尿道等发生微生物感染时,均会引起精液感染,导致精子结构和功能的破坏,进而影响男性生育能力。导致泌尿生殖道感染的常见微生物有支原体、衣原体、葡萄球菌、链球菌、肠球菌、肠杆菌科细菌、不动杆菌、棒状杆菌、乳杆菌、非致病性奈瑟菌、拟杆菌、念珠菌、腮腺病毒等。其中支原体、衣原体和革兰氏阴性菌的感染尤为常见。由生殖道感染和炎症引起的男性不育症的流行病数据通常来自世界卫生组织所定义的男性副性腺感染(male accessory sex gland infection,MAGI)相关数据信息。然而,由于缺乏无创诊断指标,无症状的睾丸炎症反应不被考虑在内。据德国男科中心报道,该比例约为9%,而在医疗保健不足的国家,该比例可升至30%以上。这些区域差异表明性传播感染和继发性不育症之间存在直接联系。

然而,加拿大一项对5 000名生育能力下降男性进行的研究在15%的受测对象中发现了细菌精子症与精液参数之间的联系,而这种联系仅在精液中伴有白细胞计数增加的患者中观察到。评估精液质量与沙眼梭菌和支原体之间存在关系的研究获得了相互矛盾的结果,尽管这些病原体的阳性聚合酶链反应(PCR)检测的发生率很高;然而,对精子质量没有显著影响。据报道,人乳头状瘤病毒感染在精液感染中占10%~36%,有关人乳头状瘤病毒的现有数据不能就其在男性不育症中的作用得出最终结论。目前的数据表明,阴道滴虫感染对男性生育能力没有负面影响。

近年来的研究发现,不育症患者的精子凋亡率明显上升。升高的细胞因子导致精子生成指标下降与生精细胞的凋亡相关。除了精子活力降低外,男性生殖道的感染和炎症还会对关键的精子功能产生其他负面影响。精子的氧化损伤,包括由射精时活性氧水平升高引起的DNA碎片,在射精时发现粒细胞弹性酶和细胞因子与精子DNA碎片之间的联系。

男性泌尿生殖道易受到革兰氏阴性菌感染,从而导致机体的炎症状态,尤其是在睾丸和附睾。细菌感染后的男性生殖道会出现促炎症因子,表明细菌感染能够产生由因子介导的影响生育的功能。此外,炎症与活性氧(reactive oxygen species,ROS)和氧化压力的升高相关,升高的ROS和氧化压力都可以影响男性生育力。同时,男性精液的质量也受精液白细胞的显著影响。

在疑似泌尿生殖系统感染的患者中,泌尿生殖系统样本可能会受到尿道正常微生物群(包括细菌,如表皮链球菌和绿色链球菌)的污染。这些细菌通常被归类为非致病性共生菌。在健康男性受试者中,只有大约10%的泌尿生殖样本不含微生物。相反,兼性致病菌,如肠杆菌(大肠埃希菌、克雷伯菌、变形杆菌)、肠球菌、脲原体、支原体、葡萄球菌,以及强制性致病菌,如淋病奈瑟菌和沙眼梭菌,都可引发感染。衣原体感染是导致男性生育力降低的一个重要原因。沙眼衣原体是一类介于病毒和立克次体之间的原核细胞型微生物。沙眼衣原体对精液的影响表现为精子数量减少和精子活力降低。其影响精液质量的主要机制为衣原体感染引起的急性炎症反应。

据报道,男性生殖道感染中常被分离出的一种微生物就是大肠埃希菌,而大肠埃希菌对人精子活力具有不利的影响。大肠埃希菌对精子的损伤作用机制有多种。大肠埃希菌可能通过细菌菌毛与精子的头部和尾部相互作用从而引起精子的黏附和聚集。同时大肠埃希菌引起的感染,因白细胞、细胞因子和氧化压力等因素会对精液造成不利影响。也有研究发现,大肠埃希菌培养液中获得的上层清液在不存在白细胞的情况下,也会通过影响精子线粒体膜电位、精子运动力和活性从而损伤精子。因此表明精液中的大肠埃希菌能够释放出对精子有害的可溶性物质。

白细胞存在于男性生殖道中,几乎每位男性精液中都会发现其存在。生理条件下,白细胞多来源于附睾,并在免疫防御机制中发挥重要作用。而病理情况下精液白细胞的来源除性生活因素、环境因素、物理因素外,最常见的原因是生殖道的感染。男性生殖泌尿系统感染与精液中白细胞关系密切,细菌感染后的炎症反应可能会导致精液白细胞的增多,可以直接或间接地导致精液中精子运动能力的下降。生殖道感染可导致白细胞精子症,即精液中的白细胞≥$1×10^6$/mL。白细胞精子症在不育男性中占10%~20%。白细胞精子症一般可以表明男性生殖道的感染和炎症。许多临床研究表明白细胞精子症与男性不育密切相关,白细胞表面表达模式识别受体,包括 TLRs。TLRs 被 LPS 激活后能够诱导细胞因子和趋化因子基因的表达,随后可导致肿瘤坏死因子 -α(tumor necrosis factor-α,TNF-α)表达增加。同时,精液白细胞增多时,其分泌的细胞因子也随之增多,白介素 -8(tumor necrosis factor-8,IL-8)、干扰素 -γ(interferon-γ,IFN-γ)、TNF-α 可通过抑制细胞蛋白的生物合成和趋化作用,破坏精子的功能和成熟,长期与精子接触,影响精子膜物质交换、精子代谢,直接造成精子损伤,严重影响精子的活力,从而导致男性生育能力的降低。同时,产生的促炎症因子能够诱导 ROS 和 NO 的产生,ROS 和 NO 均在精子生成过程中具有重要的调节作用。但是过高的 ROS 会引起脂质过氧化造成精子膜损伤,从而导致精子活力的下降。因生殖道感染而增多的白细胞(尤其是粒细胞)也可产生 ROS 增加精液的氧化压力,使精子细胞膜因发生脂质过氧化而受到损伤,对精子产生毒性作用。

综上所述,精液中的大肠埃希菌能够通过物质及途径来损伤精液的质量。而沙眼衣原体和革兰氏阴性菌的感染均会产生 LPS,从而影响精液质量,进而引起男性不育。

急性附睾炎 / 附睾 - 睾丸炎的例子表明,即使抗菌药物治疗达到了根除病原体,持续的生育能力下降或不育症的发展仍然不可预测。同样地,成功的抗菌药物治疗并不一定能提高受孕率。尽管有报道称抗菌药物(如磺胺类或四环素类)对精子发生或精子功能有负面影响,但不可逆的治疗相关损害似乎不太可能发生,生殖道细胞和体液免疫反应的诱导似乎起着重要作用。治疗的目的是减少或根除精液或前列腺分泌物中的致病菌,使炎症参数正常化,改善异常精子参数。不育症患者无症状性生殖道感染的抗菌药物治疗需遵循主要针对急性 / 症状性疾病的建议。如果检测到性传播感染应按照现有指南的建议进行抗菌药物治疗,并包括患者的伴侣;尿路病原体的治疗方案以细菌计数和耐药检测为指导;如果没有慢性细菌性前列腺炎或症状性附睾炎,应首先在随访检查时确认微生物学结果。对于需要特别治疗的有症状患者,具有抗沙眼梭菌活性的氟喹诺酮类药物被认为是一线治疗,因为它们具有良好的局部组织穿透性。

适当的病原特异性抗菌药物治疗不一定能恢复精子参数或生育能力。新的诊断技术,如转录组和蛋白质组分析,有可能为我们提供新的视角,使我们能够区分持续感染引起的炎症反应和感染后、原发性非感染和自身免疫过程。这些方法和潜在的病理机制的研究是建立新的治疗策略的基础。考虑到男性生殖道感染性炎症的高发病率和不可逆不育的相关风险,对想要生孩子的患者进行感染和炎症的充分检测应该是基本男科检查的一部分。性传播感染和典型尿路病原体都具有病原学相关性。除了病原体检测,诊断是基于增加的白细胞计数和 / 或炎症介质水平的精液、前列腺液和尿标本。由于目前还没有非侵入性、器官特异性的诊断标志物,诊断无症状的炎症反应,特别是在附睾和睾丸,依然是具有挑战性的;睾丸活检是证明睾丸炎症唯一可靠的方法。病原菌的检测是用抗菌药物治疗以根除病原菌的指征;然而,这种治疗并不能预防所有情况下的永久的精子参数异常 / 不育症,可能是由于在生殖道中诱导了持续的免疫病理过程。

在发生感染和炎症情况下,精液中作为男性生殖系统中免疫调节的细胞因子的浓度增高与伴随的白细胞精子症密切相关。由此可见,精液中的感染和炎症以及与其相关的精液白细胞、细胞因子、氧化压力和抗氧化能力及其间的相互作用关系在男性不育的发生和发展中发挥着重要的作用。

七、男性生殖系统感染的抗菌药物选择

男性生殖系统感染特别是慢性感染常较难治愈,且容易复发,主要原因有以下几点:①男性生殖系

统与泌尿系统在解剖学和功能学上密切相关,其感染常与泌尿系统感染并存,两者可以互为因果关系。②男性生殖系统中存在许多抗菌药物较难渗透的屏障,如前列腺包膜为一层类脂膜,许多药物不易渗透进入前列腺组织中,难以达到有效的杀菌浓度;血睾屏障、血附睾屏障可防止细菌及毒物进入睾丸、附睾,同样也可阻止药物渗透至其中。③由于抗菌药物的广泛应用,细菌可通过基因突变或质粒介导不断产生新的耐药菌株,使人们在开发和应用敏感抗菌药物方面不断面临新的挑战,亦成为男性生殖系统感染较难治疗的原因之一。因此,在治疗男性生殖系统感染时,首先要选择致病菌敏感的抗菌药物;其次要考虑抗菌药物在尿中浓度,能否有效控制泌尿道感染,以及药物对男性生殖器官组织的穿透能力。同时,用药的疗程要适当延长。

引起男性生殖系统感染的病原菌常与尿路感染一致,大肠埃希菌是最常见的致病菌。但淋菌性尿道炎及淋菌性前列腺炎的病例正不断增加,过去较少见的细菌感染也有升高趋势,如变形杆菌、粪链球菌、沙雷菌、产气杆菌以及院内感染菌属——铜绿假单胞菌和克雷伯菌。此外,还发现专性厌氧菌感染者。随着检验水平的提高,近年发现解脲支原体和沙眼衣原体已成为生殖系统非细菌性感染的重要病原体。另外,由于抗菌药物的广泛应用,新的耐药菌株在不断地产生,因此有必要进行耻骨上穿刺尿培养或导尿培养,前列腺液、精液培养以及药物敏感试验,以明确引起感染的病原体种类,选择敏感的药物,以取得满意的效果。男性生殖系统感染可为单一菌种感染,亦可为多种细菌的混合感染,一般采用单种抗菌药物治疗,必要时也可联合应用抗菌药物。综上所述,选择男性生殖系统感染抗菌药物必须是病原体敏感、离解度高、与血清蛋白结合力低的药物,尚应注意药物在不同 pH 环境下的抗菌活性问题。目前较常用的有头孢类、喹诺酮类以及四环素类抗菌药物。

在生殖系统感染中,必须考虑到衣原体或支原体等挑剔的微生物对抗菌药物的敏感性。生殖道感染被认为是男性生育障碍的常见原因,不可逆转的生育障碍风险不应低估。男性生殖道炎性疾病的主要病因为上行性传播感染和泌尿系统病原体。有急性附睾炎的男性中约有 10% 随后发展为持续性无精子症,30% 为少精子症。随之而来的可能是流出管道阻塞,以及感染后精子形成障碍。鉴别诊断评估包括睾丸容量、激素浓度和射精变量的测定。缺乏关于感染源性原发性睾丸炎后不育的流行病学数据;然而,高达 25% 的不育男性睾丸活检显示局部炎症反应。多项研究表明,白细胞和炎症介质对精子参数有有害影响。另一方面,菌精症的临床意义尚不清楚。

头孢菌素类是高效广谱抗菌药物,其肝、肾毒性低,过敏反应小,已被临床广泛应用。第一代头孢菌素对青霉素酶稳定,如头孢拉定(cefradine)、头孢氨苄(cefalexin)、头孢唑林(cefazolin)、头孢噻吩(cefalothin)等,但仍被许多革兰氏阴性菌产生的 β- 内酰胺酶所破坏,因此主要用于耐青霉素的金黄色葡萄球菌和某些革兰氏阴性菌的泌尿道感染,其应用受到一定限制。第二代头孢菌素对多种 β- 内酰胺酶稳定,其抗菌谱较第一代广,但对某些肠杆菌科细菌和铜绿假单胞菌的抗菌活性较差,常用的有头孢呋辛(cefuroxime)、头孢呋辛酯(cefuroximeaxetil)、头孢孟多(cefamandole)等。第三代头孢菌素对多数 β-内酰胺酶稳定,对革兰氏阴性菌的抗菌活性甚强,其中一些对铜绿假单胞菌有良好作用。常用的第三代头孢菌素有头孢噻肟(cefotaxime)、头孢噻甲羧肟、头孢哌酮(cefoperazone)、头孢曲松(ceftriaxone)等。头孢类抗菌药物多经肾排泄,尿中浓度常高于血清浓度,对大多数泌尿系统感染有效。第二代头孢菌素中的头孢呋辛和头孢呋辛酯以及多数第三代头孢菌素能较好地穿透进入前列腺组织及睾丸组织,常用于控制男性生殖系统感染。头孢菌素类对耐青霉素的淋病奈瑟菌有效,但对无细胞壁结构的衣原体及支原体感染无效。喹诺酮类是人工合成的抗菌药物,特别是加氟后的喹诺酮类药物抗菌谱广,抗革兰氏阴性菌活性强,对许多耐药菌株及铜绿假单胞菌有良好的抗菌作用,对革兰氏阳性菌也有良好的抗菌活性。该类药物在体内分布广,蛋白结合率低,多经肾排泄,尿浓度高,对前列腺组织穿透力强,不良反应较小,是较理想的男性生殖系统抗感染药物。据研究,喹诺酮类药物在前列腺组织中的浓度常高于血清浓度,其在前列腺液中的浓度与血清浓度之比分别为:莫西沙星(moxifloxacin)1.6,依诺沙星(enoxacin)1.35,环丙沙星(ciprofloxacin)0.67,诺氟沙星(norfloxacin)0.34,被认为已达到了前列腺炎的治疗浓度。一般认为喹诺酮类对细菌性前列腺炎的有效率为50%~90%。

广谱青霉素类和氨基糖苷类抗菌药物可能对部分泌尿系统感染有效,由于其为水溶性、耐药菌株不断增加、对男性生殖器组织穿透力差,较少用于男性生殖系统的感染。

磺胺类是传统的男性泌尿生殖系统抗感染的有效药物,能抑制大多数革兰氏阳性、阴性菌及衣原体,口服吸收迅速,脂溶性高,穿透性好。有研究表明,甲氧苄啶(trimethoprim,TMP)在前列腺组织中的浓度是血清浓度的2~3倍,但其实际疗效并不令人满意。有人认为可能与TMP穿透至前列腺腺泡及导管的能力较差,较难控制腺泡与导管的感染有关。磺胺类药物不良反应较大、过敏反应较多,目前已较少被采用。

如前所述,男性生殖系统感染往往与泌尿系统感染并存,抗菌药物必须同时对两者有效。在急性炎症时,抗菌药物应适当加大,如感染较重应予静脉滴注1~2周,在急性症状控制后仍需口服抗菌药物2~4周;在慢性炎症期,多采用口服制剂,疗程要相对延长,一般为1~3个月。同时尚应强调配合其他治疗方法,如理疗、微波、射频治疗和热疗等,才能取得较满意的效果。

(权昌益 编 李恭会 审)

第三节 Fournier 坏疽

一、定义及流行病学

富尼埃(Fournier)坏疽是一种累及会阴、外生殖器及肛周的坏死性筋膜炎,发展迅速并有潜在致命风险。与其他坏死性软组织感染一样,它也是由多种微生物引起的炎症和水肿导致的皮下动脉的闭塞性动脉内膜炎,血液供应受损进一步促使筋膜周围组织的细菌传播并发展为上层皮下组织和皮肤的坏疽。

虽然Fournier坏疽于1764年由Baurienne首次描述,但法国性病学家Jean Alfred Fournier于1883年将该病详细描述为阴茎和阴囊的爆发性坏疽。用于描述其临床表现的术语包括特发性阴囊坏疽、尿道周围蜂窝织炎、链球菌所致阴囊坏疽、崩蚀性溃疡、协同坏死性蜂窝织炎等。男女及所有年龄均可发病,但更好发于50岁以上人群,男女比例为10:1。

二、病因

Fournier坏疽最初被认为是特发性疾病,但最近的研究表明特发性的病例少于1/4。结直肠来源(30%~50%)、泌尿生殖器来源(20%~40%)、皮肤感染(20%)及局部创伤被认为是Fournier坏疽最常见的原因。结直肠来源包括局部感染、脓肿(尤其是肛周、直肠周围和坐骨直肠区域)、肛裂、结肠穿孔、憩室炎、痔疮切除术和直肠癌。泌尿生殖器来源包括尿道狭窄、慢性尿路感染、神经源性膀胱、附睾炎和近期的经尿道器械操作。在女性中,其他来源还包括前庭大腺或外阴脓肿、会阴切开术、子宫全切术和败血性流产。也有昆虫叮咬、烧伤、外伤和包皮环切术引起小儿Fournier坏疽的报道。

三、诊断及评估

Fournier 坏疽的诊断主要基于外生殖器和会阴部伤口的临床表现。体格检查可见局部皮肤坏死，周围有红斑和水肿，触诊可有捻发音，严重者有典型的恶臭性渗出液。尽管一旦发现病变诊断简单，但如果未检查生殖器，尤其是在年龄较大或昏迷的患者中，可发生漏诊和误诊。普通实验室检查所见是非特异性的，可能表现为贫血、白细胞增多、血小板减少、电解质异常、高血糖、血清肌酐水平升高、氮质血症和低白蛋白血症。Fournier 坏疽主要靠临床诊断，影像学检查并非必需，任何情况下不得因影像学检查而推迟手术。但影像学检查对临床表现不典型者或许有用，并且有助于判断病变范围。

常规 X 线可在临床发现捻发音前检测到阴囊和会阴皮下软组织内的气体，X 线还可发现从阴囊和会阴延伸至腹股沟区、前腹壁、大腿区域的皮下气肿。但有 10% 无皮下气体的患者仍不能排除 Fournier 坏疽的诊断。X 线在诊断和评估 Fournier 坏疽时的一个显著缺点是无法检测深筋膜内气体。

Fournier 坏疽的超声表现为增厚、水肿的阴囊壁，内含高回声灶，可显示为混杂伪影，形成阴囊壁内代表空气的"脏"阴影。另外超声可在临床发现捻发音前检测到睾丸旁积液，有助于对腹股沟斜疝的鉴别诊断。总体而言，超声优于常规 X 线，因为软组织气体更明显，还可以检查阴囊内容物和多普勒血流。

计算机断层扫描（CT）在 Fournier 坏疽的诊断以及疾病程度评估中扮演着重要的角色，以指导适当的外科治疗。CT 检查结果包括不对称的筋膜增厚、积液、脓肿形成、周围结构的脂肪条索和皮下气肿。Fournier 坏疽的潜在病因，如肛周脓肿、瘘管、腹腔内或腹膜后感染，也可由 CT 证实。它可以帮助评估浅筋膜和深筋膜，并将体格检查与 Fournier 坏疽类似的软组织水肿和蜂窝织炎等侵袭性更弱的疾病区分开来。总体而言，CT 在评估疾病程度方面的特异性要优于常规 X 线和超声，甚至优于体格检查。

磁共振成像（MRI）在 Fournier 坏疽的处理中可提供重要的诊断辅助，因为它在确定感染范围上比 X 线和超声更有用。有争论认为，在计划手术干预时 MRI 比 CT 更有帮助。

四、治疗

Fournier 坏疽的主要治疗原则有 3 个：快速的坏死组织扩大清创术、积极的液体复苏、广谱抗菌药物的应用。据报道，筋膜坏死的速度高达 2~3cm/h。Fournier 坏疽属于外科急症，迅速、实用和个性化的治疗是有效处理的基础。

1. 广谱抗菌药物覆盖　诊断 Fournier 坏疽时的经验治疗需要广谱抗菌药物覆盖，后续需根据药敏调整。最重要的是选用的抗菌药物方案必须能有效预防葡萄球菌、链球菌和革兰氏阴性菌如大肠埃希菌、假单胞菌属、拟杆菌属和梭状芽孢杆菌属。由广谱青霉素或第三代头孢菌素，一种氨基糖苷类（如庆大霉素）和甲硝唑或克林霉素组成的三联疗法是典型的经验用药方案。另外，有建议加用青霉素治疗链球菌，尤其是怀疑梭状芽孢杆菌时。或者用克林霉素和氯霉素替代经验治疗以覆盖革兰氏阳性菌和厌氧菌，直至培养结果回报。耐甲氧西林的金黄色葡萄球菌感染的患者需使用万古霉素，真菌感染的需加用两性霉素 B 或卡泊芬净。

2. 彻底的外科清创　除广谱抗菌药物外，早期积极手术清创可提高患者生存，此类患者在住院期间往往需要进行多次外科清创术。基于大量病例形成的共识认为，手术应尽早（24h 内）和彻底，延迟和不彻底的手术可能导致死亡率的升高。

3. 局部治疗　经彻底清创后开放性伤口通常使用无菌敷料或负压伤口治疗（negative-pressure

wound therapy,NPWT)。有研究比较了聚维酮碘和次氯酸钠,发现使用次氯酸钠的患者住院时间更短,可能是因为次氯酸钠对需氧菌和厌氧菌都有抗菌作用。也有对局部应用蜂蜜治疗Fournier坏疽的报道,蜂蜜抑制微生物生长与其高糖含量带来的渗透效应有关。

4. 真空加压封闭(vacuum-assisted closure,VAC)治疗 工作原理是使伤口长时间处于低于大气压的压力下,以促进清创和愈合。NPWT的建议压力范围为50~125mmHg,负压可导致血液供应增加,促进炎症细胞迁移进入伤口区域。另外,与传统换药相比负压通过去除细菌污染、终产物、渗出液及碎屑,促进肉芽组织生长。有一项研究对VAC治疗与每天聚己氨酸敷料换药进行了比较,发现VAC治疗患者的住院时间更长然而死亡率更低,但该组排便后真空敷料移动的患者较多,每次排便后都需要更换敷料。作者认为,虽然其在住院时间上并无优势,但VAC在临床上有效并成功用于大型伤口的处理。

5. 高压氧治疗 是Fournier坏疽有效的辅助治疗方式。高压氧可增加白细胞杀灭需氧菌的能力,通过刺激胶原蛋白的形成和提高超氧化物歧化酶的水平,改善组织存活。许多病例报告都证实Fournier坏疽清创术后辅助高压氧治疗可提高患者的生存率。

6. 粪便和尿流改道 结肠造口用于会阴部严重受累患者的粪便改道,其适应证包括肛门括约肌受累、粪便失禁和持续的粪便污染创面边缘。尽管结肠造口可避免粪便污染伤口,但因其增加了死亡风险,需谨慎使用。据估计约15%的患者在清创后需要结肠造口。有研究表明,临时造口仅使花费提高,但对结果没有影响。如果括约肌广泛受累并引起粪便失禁,建议永久造口。Flexi-Seal粪便管理系统可替代结肠造口,用于粪便改道,成功阻止粪便污染伤口,但此系统有引起直肠壁坏死的风险。关于尿流改道,一部分人建议耻骨上膀胱造瘘,另一部分人则认为留置导尿管同样可达到满意效果。耻骨上膀胱造瘘的适应证为阴茎或会阴部广泛的清创术后或尿道周围脓肿。另外,尿道断裂或狭窄的患者也建议行耻骨上膀胱造瘘。

7. 重建手术 经过广泛的清创后许多患者会出现皮肤和软组织的明显缺损,需要进行重建手术以覆盖伤口并到达满意的功能和外观效果。这些缺损使睾丸暴露在外,给重建带来了巨大的挑战。修复生殖器皮肤缺损的首要目标是覆盖缺损区域,其次是外观的美容和保持阴茎的功能,包括勃起、射精和排尿。保留睾丸的方法包括大腿袋、皮肤移植和使用筋膜皮瓣和肌皮瓣。

睾丸受累在Fournier坏疽中极少见。尽管很少需要行睾丸切除,但是当阴囊、腹股沟、会阴皮肤广泛缺损的时候会导致换药困难。临时大腿袋可在紧急情况下使用,如组织大量缺损无法进行复杂阴囊重建手术,可将睾丸置于相邻的大腿皮下皮瓣,以缩短住院时间为患者争取更多的康复时间。但这只是暂时的,后续需行其他阴囊重建手术。

功能和外观效果最好的是将剩余阴囊直接缝合,但这只适用于阴囊缺损较小时。如果二期将一些比较大的缺损直接关闭可能会延迟愈合,甚至发生挛缩和阴囊畸形。有研究显示,多达50%的患者在清创的同时闭合阴囊伤口可避免同侧睾丸的暴露,伤口可用不可吸收的单股线"U"形缝合。

皮肤移植的特点是易于应用、用途广泛和好吸收。全层皮肤移植(full-thickness skin grafts,FTSGs)具有良好的美容效果。与FTSGs相比,中厚皮片(split-thickness skin grafts,STSGs)因可更好地吸收这些污染伤口,故更多地应用于外伤、撕脱、烧伤和化脓性水疱性皮炎。用中厚皮片处理裸露生殖器的研究较为普遍,1957年坎贝尔最早用此技术处理阴囊撕脱伤。有研究者在比较了几种皮肤重建技术后,提倡使用STSGs作为阴囊缺损治疗的选择。另据报道,使用无张力的网状STSGs取得了较好的功能和美容效果。

近年来,更多的技术被成功地用于修复Fournier坏疽清创后的皮肤缺损。股薄肌皮瓣联合阴部内动脉穿支皮瓣修复大范围的皮肤缺损,阴囊前移皮瓣可在中小型阴囊缺损中提供良好的皮肤质量和美容效果。会阴部大而深的缺损通常需要肌皮或筋膜皮瓣消除死角。基于会阴浅动脉终末分支的阴股沟皮瓣用于重建会阴缺损也具有良好的功能和美容效果。

(杜震 编 李恭会 审)

附 经典病例分析

【病例摘要】

通过真实病例的诊疗过程,介绍 Fournier 坏疽的处理原则,真空加压封闭(VAC)在 Fournier 坏疽中的应用,VAC 治疗 Fournier 坏疽的应用方法及临床疗效,阴部内动脉穿支皮瓣在会阴皮肤缺损修复中的应用。

【病例简介】

患者男性,49 岁。因阴囊肿物伴溃烂 20 余天入院。20 余天前发现阴囊下方肿物,直径约为 2cm,保守治疗后肿物破溃,在当地医院行肿物切除术。1 周余前出现阴囊红肿,术区皮肤坏死、溃烂,范围约为 6cm×7cm,当地医院予以坏死扩创术。术后创面糜烂,无明显好转。既往有 2 型糖尿病病史,口服降糖药物血糖控制欠佳。查体:在上至阴茎腹侧与阴囊移行处,下至阴囊下方距肛门约 5cm 处,有一长约为 10cm、宽约为 8cm 阴囊皮肤缺如,创面糜烂,表面覆盖大量白色脓性坏死组织。在创面左上方向左腹股沟区潜行深约 1 指,左下方向会阴区潜行深约半指,有局部皮肤破溃(图 5-2-附-1)。诊断:阴囊 Fournier 坏疽,2 型糖尿病。

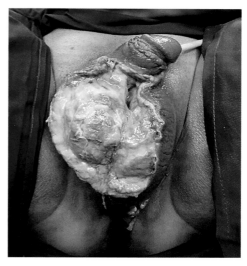

图 5-2-附-1 患者入院时伤口情况

【讨论与临床决策】

本例患者经清创手术及传统换药后治疗效果不佳。Fournier 坏疽的处理原则为尽早彻底清创和广谱抗菌药物的应用,延迟或不彻底的清创会增加死亡率,故需急诊行彻底的坏死扩创术,术中注意对皮下潜行区域的处理。抗菌药物选择需覆盖需氧菌和厌氧菌。因传统换药效果不佳,清创后拟行 VAC 治疗,需注意对潜行区域的充分引流,可加速创面恢复。阴囊皮肤缺损较大并且累及阴茎腹侧,二期直接缝合几无可能,可选择的修复方案包括:①皮肤移植,简单易行,但缺损较大,愈合后表面组织较薄易磨损;②会阴浅动脉终末分支的阴股沟皮瓣修复术,无法很好地覆盖阴茎背侧区域,愈合后双侧大腿活动容易受限;③阴部内动脉穿支的大腿内侧皮瓣修复术,本例患者大腿内侧皮肤较松弛,易于取材,皮瓣旋转后可完整覆盖缺损区域。最终修复方案拟行阴部内动脉穿支的大腿内侧皮瓣修复皮肤缺损,术后需严格控制血糖,并加强对皮瓣的护理。

【治疗过程】

患者入院后 6h 内在全身麻醉下行阴囊坏死扩创术。术中清除所有坏死组织及皮缘,对潜行区域内的坏死组织亦彻底清除,清创后向潜行区域内填塞真空敷料并使其与覆盖创面的真空敷料充分接触以保证引流效果。封闭后连接负压治疗仪,压力 125mmHg(图 5-2-附-2)。抗菌药物为头孢哌酮舒巴坦钠 + 奥硝唑。5~7d 更换 1 次真空敷料,VAC 治疗 2 次后创面恢复良好,新生肉芽组织新鲜、易出血(图 5-2-附-3)。二期行阴囊皮肤缺损阴部内动脉穿支皮瓣修复术(图 5-2-附-4),术后对皮瓣行 VAC 治疗促进愈合。

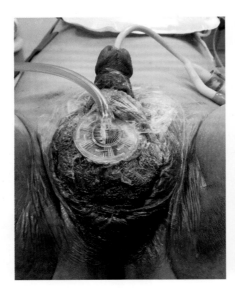
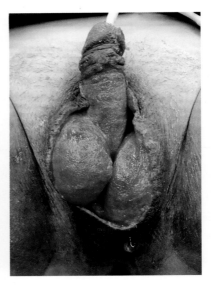

图 5-2-附-2　清创后 VAC 覆盖伤口　　　　图 5-2-附-3　VAC 治疗 2 次后创面

【术后并发症及处理】

术后第 5 天打开真空敷料,皮瓣远端皮肤水疱形成并已破裂,范围约为 2.5cm×3cm,其余部分愈合良好。湿性敷料换药 7d 水疱区表皮逐渐坏死变黑,予以坏死皮瓣清创术及 VAC 治疗,5d 后去除真空敷料,扩创后直接缝合,术后伤口愈合良好(图 5-2-附-5)。

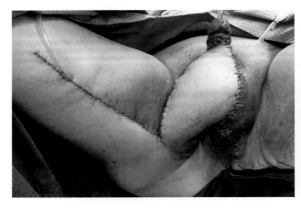
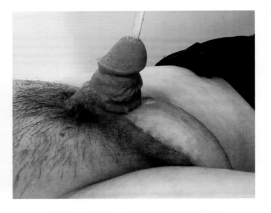

图 5-2-附-4　阴囊皮肤缺损阴部内动脉穿支皮瓣修复　　　图 5-2-附-5　患者最终伤口情况
术后情况

【经验与体会】

问题一:本案例病因是什么?

阴囊区域的皮肤感染。

问题二:本案例诊断有无金标准?诊断方法有几种,哪种最好?有无诊断上技巧、难点?容易误诊的情况有哪些?诊断手段是什么?

Fournier 坏疽的诊断主要基于外生殖器和会阴部伤口的临床表现。本例患者经当地医院清创处理,阴囊皮肤缺损,创面内大量白色脓性坏死组织,诊断不难。典型 Fournier 坏疽体格检查可见局部皮肤坏死,周围有红斑和水肿,触诊可有捻发音,严重者有典型的恶臭性渗出液。根据笔者经验,Fournier 坏疽为湿性坏疽,早期坏死出现前易表现为阴囊明显肿胀、局部红斑,伴典型恶臭,此期应提高警惕。

问题三:本案例的临床决策是否得当?

本案例严格按照 Fournier 坏疽的处理原则处理患者,收到较好的临床疗效。VAC 治疗在 Fournier 坏疽中的使用有效、方便、成功,在提高临床疗效的同时不仅减轻了患者的痛苦,也降低了主管医师频繁换药的负担。

问题四:本案例中,导致并发症产生的原因是什么? 如何早期发现并发症(诊断)?

本例患者术后发生了皮瓣远端皮肤坏死,主要原因为术后血糖控制不佳。此类患者最常见的诱因为糖尿病,严格管理患者的血糖对感染的控制和皮瓣的存活至关重要,必要时可请内分泌科医师会诊、协助。每天密切观察皮瓣情况有助于早期发现问题。根据笔者经验,在转皮瓣术后 VAC 治疗期间可预留皮瓣远端的观察窗。

问题五:本案例的处理并发症临床决策是否得当?

本例患者皮瓣远端皮肤由水疱形成到表皮坏死共历时 7d 时间,表皮坏死后为防止继续向近端蔓延,应及时行坏死清创术并予以 VAC 治疗,但术中未同时彻底清除坏死表皮下的脂肪组织,这部分组织虽然未完全坏死,但因其血运主要来源于表皮,表皮坏死清创后皮下脂肪的坏死液化只是时间问题。

问题六:临床决策执行情况如何? 决策判断与实际情况有无出入? 有无其他意外情况发生?

经过 5d 的 VAC 治疗后打开真空敷料,创面新生肉芽情况较差。VAC 治疗对这类缺乏血运的情况效果并不理想,遂对创面扩大清创后直接缝合。

问题七:本病例的临床结局如何? 本人是否满意?

缝合后 2 周伤口愈合良好,外观、排尿及勃起功能均满意。

问题八:如何预防该并发症的发生?

皮瓣坏死是转皮瓣手术最常见也是最棘手的并发症。笔者认为,预防此类并发症的发生应从术中处理和术后管理两方面入手。术中处理:优化皮瓣设计方案,做到无张力修复,取皮瓣时尽量保护蒂部的血运,缝合前应对整体进行修整去除多余组织。术后管理:①VAC 治疗可对皮瓣加压;②促进其与基底部的愈合;③全身支持治疗,如控制血糖、维持水电解质平衡、纠正贫血和低蛋白血症等。

【专家点评】

评价:本例患者临床表现比较典型,诊断明确。现病史中清创术后传统换药效果不佳,而彻底清创 VAC 治疗后创面恢复取得良好效果,体现出 VAC 治疗在 Fournier 坏疽治疗中的优势。阴部内动脉穿支皮瓣作为修复方案不仅很好地覆盖伤口并达到满意的功能和外观效果。

引申:Fournier 坏疽在临床上虽然并不常见,但起病突然、进展迅速、危及生命,需要早期有效处理才能改善预后并降低死亡率。鉴于该病的临床特点,无法设计严格的 RCT 研究去比较负压治疗和传统换药在 Fournier 坏疽中的临床效果,但是越来越多的临床实践表明,负压治疗有其明显的优势,尤其是那些感染较重、创面较大的重症患者,对控制感染灶、恢复创面疗效显著。

(杜震 编 李恭会 审)

参考文献

［1］吴阶平.吴阶平泌尿外科学［M］.济南：山东科学技术出版社，2016.

［2］NORIMATSU Y，OHNO Y. Streptococcus pyogenes balanoposthitis［J］. IDCases，2020，21：e00832.

［3］ROY P，SRINIVASAN S，CHATTORAJ A. Balanoposthitis caused by Streptococcus mitis/oralis［J］. Med J Armed Forces India，2016，72（4）：407-409.

［4］曹伟胜.458 例包皮龟头炎真菌感染检测及药敏试验［J］.中国真菌学杂志，2015（2）：100-103.

［5］HASEGAWA T，HATA N，MATSUI H，et al. Characterisation of clinically isolated Streptococcus pyogenes from balanoposthitis patients，with special emphasis on emm89 isolates［J］. Journal of Medical Microbiology，2017，66（4）：511.

［6］LISBOA C，FERREIRA A，RESENDE C，et al. Infectious balanoposthitis：management，clinical and laboratory features［J］. International Journal of Dermatology，2009，48（2）：121-124.

［7］PANDYA I，SHINOJIA M，VADUKUL D，et al. Approach to balanitis/balanoposthitis：Current guidelines［J］. Indian J Sex Transm Dis AIDS，2014，35（2）：155-157.

［8］MORRIS BJ，KRIEGER JN. Penile inflammatory skin disorders and the preventive role of circumcision［J］. Int J Prev Med，2017，8：32.

［9］王莎，李锐，陈小强.不同疗法治疗念珠菌性包皮龟头炎［J］.吉林中医药，2018，38（3）：307-310.

［10］许向前.综合疗法治疗复发性念珠菌性包皮龟头炎［J］.中国皮肤性病学杂志，2012，26（5）：419-420，439.

［11］KALRA S，CHAWLA A.Diabetes and balanoposthitis［J］. Journal of the Pakistan Medical Association，2016，66（8）：1039-1041.

［12］CARRIERI MP，SERRAINO D，PALMIOTTO F，et al. A case-control study on risk factors for Peyronie's disease［J］. J Clin Epidemiol，1998，51（6）：511-515.

［13］AROW JP，LOWE FC. Penile trauma：an etiologic factor in Peyronie's disease and erectile dysfunction［J］. J Urol，1997，158（4）：1388-1390.

［14］EL-SAKKA AI，SALABAS E，DINER M，et al. The pathophysiology of Peyronie's disease［J］. Arab J Urol，2013，11（3）：272-277.

［15］MULHALL JP. Expanding the paradigm for plaque development in Peyronie's disease［J］. Int J Impot Res，2003，15（Suppl 5）：S93- S102.

［16］LUE TF. Peyronie's disease：an anatomically-based hypothesis and beyond［J］. Int J Impot Res，2002，14（5）：411- 413.

［17］WYNN TA. Cellular and molecular mechanisms of fibrosis［J］. J Pathol，2008，214（2）：199-210.

［18］COSTA WS，REBELLO SB，CARDOSO LE，et al. Stereological and biochemical analysis of muscular and connective tissue components in the penile corpus cavernosum adjacent to the fibrous plaque of Peyronie's disease［J］. BJU Int，2009，103（2）：212-216.

［19］EL-SAKKA AI，BAKIRCIOGLU ME，BHATNAGAR RS，et al. The effects of colchicine on a Peyronie's-like condition in an animal model［J］. J Urol，1999，161（6）：1980-1983.

［20］CORMIO L，ZUCCHI A，LORUSSO F，et al. Surgical treatment of Peyronie's disease by plaque incision and grafting with buccal mucosa［J］. Eur Urol，2009，55（6）：1469-1476.

［21］HAYN MH，BELLINGER MF，SCHNECK FX. Small intestine submucosa as a corporal body graft in the repair of severe chordee［J］. Urology，2009，73（2）：277-279.

［22］PALMIERI A，IMBIMBO C，CRETA M，et al. Tadalafil once daily and extracorporeal shock wave therapy in the management of patients with Peyronie's disease and erectile dysfunction：results from a prospective randomized trial［J］. Int J Androl，2012，35（2）：190-195.

［23］PILATZ A，WAGENLEHNER F，BSCHLEIPFER T，et al. Acute epididymitis in ultrasound：results of a prospective study with baseline and followup investigations in 134 patients［J］. Eur J Radiol，2013，82（12）：e762-768.

［24］SCHUPPE HC,BERGMANN M. Inflammatory conditions of the testis. In：Jezek D. Atlas on the human testis［M］. London：Springer,2013.

［25］BAYASGALAN G,NARANBAT D,RADNAABAZAR J,et al. Male infertility：risk factors in Mongolian men［J］. Asian J Androl,2004,6(4)：305-311.

［26］TRACY CR,STEERS WD,COSTABILE R. Diagnosis and management of epididymitis［J］. Urol Clin North Am,2008,35(1)：101-108,vii.

［27］WORKOWSKI KA,BERMAN S,Centers for Disease Control and Prevention(CDC). Sexually transmitted infection guidelines 2010. MMWR Recomm Rep,2010,59(RR-12)：1-110.

［28］MITTEMEYER BT,LENNOX KW AND BORSKI AA.Epididymitis：a review of 610 cases［J］. J Urol,1966,95(3)：390-392.

［29］RIZVI SA,AHMAD I,SIDDIQUI MA,et al. Role of color Doppler ultrasonography in evaluation of scrotal swellings：pattern of disease in 120 patients with review of literature［J］. Urol J,2011,8(1)：60-65.

［30］DELL'ATTI L,FABIANI A,MARCONI A,et al. Reliability of echo-color-Doppler in the differential diagnosis of the "acute scrotum". Our experience［J］. Arch Ital Urol Androl,2005,77(1)：66-68.

［31］YU KJ,WANG TM,CHEN HW,et al. The dilemma in the diagnosis of acute scrotum：clinical clues for differentiating between testicular torsion and epididymo-orchitis［J］. Chang Gung Med J,2012,35(1)：38-45.

［32］Centers for Disease Control and Prevention. 2015 sexually transmitted infections treatment guidelines-epididymitis. Division of STD Prevention,National Centre for HIV/AIDS,Viral Hepatitis,STD and TB Prevention,Centers for Disease Control and Prevention,2015.http://www.cdc.gov/std/tg2015/epididymitis.htm(accessed 3 May 2016).

［33］RADCLIFFE KW,FLEW S,PODER A,et al. 2012 European guideline for the organisation of a consultation for sexually transmitted infections［J］. Int J STD AIDS,2012,23(9)：609-612.

［34］JENSEN JS CM,GOMBERG M,MOI H. 2016 European guideline on Mycoplasma genitalium infections［J］. J Eur Acad Dermatol Venereol,2016,30(10)：1650-1656.

［35］BIGNELL C,IUSTI/WHO. 2009 European(IUSTI/WHO)guideline on the diagnosis and treatment of gonorrhoea in adults［J］. Int J STD AIDS,2009,20(7)：453-457.

［36］LANJOUW E,OSSEWAARDE JM,STARY A,et al. 2010 European guideline for the management of Chlamydia trachomatis infections［J］. Int J STD AIDS,2010,21(11)：729-737.

［37］NICHOLSON A,RAIT G,MURRAY-THOMAS T,et al. Management of epididymo-orchitis in primary care：results from a large UK primary care database［J］. Br J Gen Pract,2010,60(579)：e407-422.

［38］PILATZ A,HOSSAIN H,KAISER R,et al. Acute epididymitis revisited：impact of molecular diagnostics on etiology and contemporary guide line recommendations［J］. European Urology,2015,68(3)：428-435.

［39］KUMAR P,KAPOOR S,NARGUND V. Haematospermia-asystematic review［J］. Ann R Coll Surg Engl,2006,88(4)：339342.

［40］MULHALL JP,ALBERTSEN PC. Hemospermia：diagnosis and management［J］. Urology,1995,46(4)：463-467.

［41］YU HH,WONG KK,LIM TK,et al. Clinical study of hemospermia［J］. Urology,1977,10(6)：562-563.

［42］LEARY FJ,AGUILO JJ. Clinical significance of hematospermia［J］. Mayo ClinProc,1974,49(11)：815-817.

［43］AHMAD I KRISHNA NS. Hemospermia. J Urol,2007,177(5)：1613-1618.

［44］HAN M,BRANNIGAN RE,ANTENOR JA,et al. Association of hemospermia with prostate cancer［J］. J Urol,2004,172(6 Pt1)：2189-2192.

［45］潘柏年. 血精与精囊疾病 // 吴阶平. 吴阶平泌尿外科学［M］. 济南：山东科学技术出版社,2009.

［46］邢俊平. 精囊疾病 // 黄宇烽. 实用男科学［M］. 北京：科学出版社,2009.

［47］于满,于爱军. 血精的诊断与治疗［J］. 中国男科学杂志,2008,22(11)：68-71.

［48］曾令奇,甘卫东,陈金章. 泌尿外科诊疗决策［M］. 上海：第二军医大学出版社,2001.

［49］ESTEVES SC,MIY AOKA R,AGARWAL A. Surgical treat ment of male infertility in the era of intracytoplasmic sperm injection-new insights［J］.Clinics(Sao Paulo),2011,66(8):1463-1477.

［50］世界卫生组织.世界卫生组织人类精液检查与处理实验室手册［M］.5版.北京:人民卫生出版社,2011.

［51］黄宇烽,许瑞吉.男科诊断学［M］.上海:第二军医大学出版社,1999.

［52］陈梓甫.血精症的病因诊断及治疗［J］.中华男科学杂志,2008,14(10):868-869.

［53］张凯,李淑清,贺占举,等.经直肠超声引导下精囊穿刺灌注治疗顽固性血精长期疗效观察［J］.中华男科学杂志, 2005,11(6):452-454.

［54］WANG L,TSUI KH,WONG YC,et al. Arterial bleeding in patients with intractable hematospermia and concomitant he maturin:a preliminary report［J］.Urology,2006,68(5):938941.

［55］张凯,李淑清,贺占举,等.顽固性血精病因和治疗初探［J］.中华男科学杂志,2003,9(2):118-121.

［56］戴继灿,陈俊,黄平治,等.性行为指导的个体化治疗对血精症治疗的作用探讨(附89例报告)［J］.中国男科学杂志, 2008,22(11):41-43.

［57］姚佳沛.血精症患者心理健康状况调查分析［J］.中国男科学杂志,2009,23(5):50-51.

［58］FREDRICKS DN,FIEDLER TL,MARRAZZO JM. Molecular identification of bacteria associated with bacterial vaginosis［J］. N Engl J Med,2005,353(18):1899-911.

［59］DOMANN E,HONG G,IMIRZALIOGLU C,et al. Culture-independent identification of pathogenic bacteria and polymicrobial infections in the genitourinary tract of renal transplant recipients［J］.J Clin Microbiol,2003,41(12):5500-5510.

［60］WORLD HEALTH ORGANIZATION. Towards more objectivity in diagnosis and management of male fertility. Results of a World Health Organization multicenter study［J］.Int J Androl,1987(Suppl 7):1-53.

［61］TÜTTELMANN F,NIESCHLAG E. Nosologie andrologischer Krankheitsbilder//NIESCHLAG E,BEHRE HM,NIESCHLAG S,et al. Andrologie-Grundlagen und Klinik der reproduktiven Gesundheit des Mannes［M］.3rd edition. Heidelberg: Springer,2009.

［62］WEIDNER W,PILATZ A,DIEMER T,et al.Male urogenital infections:impact of infection and inflammation onejaculate parameters［J］.World J Urol,2013,31(4):717-723.

［63］SCHIEFER HG. Microbiology of male urethroadnexitis:diagnostic procedures and criteria for aetiologic classification［J］. Andrologia,1998,30(Suppl 1):7-13.

［64］SCHUPPE HC,MEINHARDT A,ALLAM JP,et al. Chronic orchitis:a neglected cause of male infertility?［J］.Andrologia, 2008,40(2):84-91.

［65］HAIDL G,ALLAM JP,SCHUPPE HC. Chronic epididymitis:impact on semen parameters and therapeutic options［J］. Andrologia,2008,40(2):92-96.

［66］WOLFF H. The biologic significance of white blood cells in semen［J］.Fertil Steril,1995,63(6):1143-1157.

［67］ROWE PJ,COMHAIRE FH,HARGREAVE TB,et al.WHO manual for the standardized investigation,diagnosis and management of the infertile male［M］.Cambridge:Cambridge University Press,2000.

［68］SCHUPPE HC,PILATZ A,HOSSAIN H,et al. Urogenital infection as a risk factor for male infertility［J］.Dtsch Arztebl Int,2017,114(19):339-346.

［69］AHMED A,BELLO A,MBIBU NH,et al. Epidemiological and aetiological factors of male infertility in northern Nigeria［J］. Niger J Clin Pract,2010,13(2):205-209.

［70］DOMES T,LO KC,GROBER ED,et al.The incidence and effect of bacteriospermia and elevated seminal leukocytes on semen parameters［J］.Fertil Steril,2012,97(5):1050-1055.

［71］CUNNINGHAM KA,BEAGLEY KW. Male genital tract chlamydial infection:implications for pathology and infertility［J］. Biol Reprod,2008,79(2):180-189.

［72］FORESTA C,NOVENTA M,DE TONI L,et al. HPV-DNA sperm infection and infertility:from a systematic literature review to a possi-ble clinical management proposal［J］.Andrology,2015,3(2):163-173.

［73］FATHY A,CHEN SJ,NOVAK N,et al. Differential leucocyte detection by flow cytometry improves the diagnosis of genital tract inflammation and identifies macrophages as proinflammatory cytokine-producing cells in human semen ［J］. Andrologia, 2014, 46 (9): 1004-1012.

［74］ TREMELLEN K, TUNC O. Macrophage activity in semen is significantly correlated with sperm quality in infertile men ［J］. Int J Androl, 2010, 33 (6): 823-831.

［75］ BOHRING C, KRAUSE W. Immune infertility: towards a better understanding of sperm (auto)-immunity. The value of proteomic analysis ［J］. Hum Reprod, 2003, 18 (5): 915-924.

［76］ MARCONI M, PILATZ A, WAGENLEHNER FM, et al. Are antisperm antibodies really associated with proven chronic inflammatory and infectious diseases of the male reproductive tract? ［J］. Eur Urol, 2009, 56 (4): 708-715.

［77］ LOTTI F, MAGGI M. Ultrasound of the male genital tract in relation tomale reproductive health ［J］. Hum Reprod Update, 2015, 21: 56-83.

［78］ HOCHREITER WW, DUNCAN JL, SCHAEFFER AJ. Evaluation of the bacterialflora of the prostate using a 16S rRNA gene based polymerase chain reaction ［J］. J Urol, 2000, 163 (1): 127-130.

第六篇

膀胱炎症性疾病

第一节　概　　述

一、定义

间质性膀胱炎 / 膀胱疼痛综合征（IC/BPS）是一种持续时间超过 6 个月，以膀胱区疼痛、压迫感或不适为主诉，经常表现为憋尿时加重，排尿后略缓解，至少伴有一种泌尿道症状，例如尿频或持续性尿急为特点的慢性骨盆疼痛综合征。尽管早在 1915 年 Hunner 就曾对膀胱溃疡进行了论述，且 Hand 也于 1949 年对黏膜下出血及膀胱容量减少进行了讨论，但是，时至今日人们尚不十分清楚该病的病因和病理生理学变化。目前尚无法确认 IC/BPS 到底是一种原发性膀胱功能障碍，还是继发于其他疾病的膀胱区域的表现。但是单从症状来讲，IC/BPS 可以被概念性地认为是一种以膀胱疼痛、经常伴有储尿、排尿期症状及其他全身慢性疼痛的综合征。对于某些特殊患者，IC/BPS 甚至可以被认为是某些全身性系统疾病在膀胱的表现。

从疾病历史来看，间质性膀胱炎（IC）、膀胱过敏、慢性骨盆疼痛和膀胱疼痛综合征等术语均曾用于描述这种情况。这类疾病命名法的混乱导致难以确定哪种特定疾病表型可从特定治疗中受益，这也导致了全球指南的建议存在差异。国际尿控协会（International Continence Society，ICS）对此类疾病有明确的定义，并将过敏性膀胱、IC/BPS 和具有洪纳（Hunner）溃疡的 IC 分为不同的表型。此前，一些学者认为 IC 和 BPS 可以互换使用，但是目前普遍认为带有 Hunner 溃疡的 IC 更应该被定义为一种特殊的疾病，并接受积极的治疗。而 BPS 一词，目前认为更适用于临床对此类疾病的描述，因为其相关的临床诊断标准比仅基于膀胱镜检查和组织学检查的诊断标准更具包容性，基于膀胱镜的诊断标准可能将多达 60% 的 BPS 患者排除在外。基于此，目前一些指南甚至不再要求基于膀胱镜进行诊断。

在 IC/BPS 疾病定义中，虽然考虑到官方原因或历史原因，IC 和 BPS 两个概念同时出现，但实际上，这两者代表的含义并不相同。IC 代表的是 BPS 中的一个亚型，其诊断特点包括：通过膀胱镜诊断、组织学表现为膀胱黏膜下间质层炎性反应。IC 的诊断需要麻醉下膀胱镜水扩张和膀胱组织活检的特异性形态学表现，膀胱镜下可出现弥漫性出血点表现或 Hunner 溃疡（目前多称为 Hunner 病灶），此外活检病理提示黏膜炎性病变、中性粒细胞浸润、逼尿肌肥大细胞增多、肌束间纤维化等。而 BPS 的诊断实际更加基于临床诊断，在除外其他泌尿系统和妇科疾病后，患者具有相似症状，有或无膀胱镜下特异性表现或组织学特点即可诊断。值得注意的是,女性患者询问妇科大夫有关盆腔疼痛的疾病,经常可能涉及 BPS 综合征的症状,此时,系统的妇科评估对于除外其他妇科疾病,如子宫内膜异位症等就显得非常必要。实际上,子宫内膜异位症常表现为同 IC/BPS 类似的症状,并同时可以直接累及膀胱(膀胱子宫内膜异位),同时患者在很大概率上会同时并发 IC/BPS。除此之外,因为很多其他疾病也可以引起类似症状,因此临床上往往需要采用多种方法除外能够混淆 IC/BPS 诊断的各种疾病,如感染、膀胱出口梗阻、放射性膀胱炎、化学性膀胱炎、免疫系统类疾病、恶性肿瘤等。在临床处理过程中,除外以上疾病后,相似症状持续 6 周就可以早期诊断 IC/BPS,并及时给予治疗。

虽然有越来越多的证据解释 IC/BPS 的临床症状和病理生理学表现,但是人们对于其真正的病因及不同的膀胱镜／组织学表现仍未彻底了解,这些问题目前仍在干扰 IC/BPS 患者的疗效,特别是在疾病的诊断早期进行有效的治疗。值得注意的是,早期诊断对于 IC/BPS 患者至关重要,因为后续的疼痛症状可以引起盆腔脏器交叉出现疼痛敏感性增加,从而加重症状程度,又妨碍了后续的治疗。例如,顽固性 IC/BPS 经常会伴发严重的会阴盆底痛,同时可放射至整个盆腔,极大地增加了治疗的难度。

二、病因

近年的研究进展显示,IC/BPS 出现的一系列症状可能与多种因素有关,但其确切病因仍不得而知,人们已根据不同层次的支持证据提出了多种理论,但是目前尚没有一种理论能够解释所有症状及机制,进一步明确掌握 IC 的病理生理学变化仍是学术界探讨的话题。目前,主流的理论包括:①膀胱上皮细胞的糖胺聚糖(GAG)层缺乏;②慢性细菌感染与慢性炎症;③膀胱上皮下肥大细胞的异常激活伴促炎介质的释放;④神经免疫机制;⑤自体神经功能异常。

以上原因单独都可能导致 IC/BPS 的发生,也有可能多种病因同时存在,从而引发综合的致病效果。由于致病病因不止有一种可能,目前没有任何一种治疗方式能够成功治疗所有患者,绝大部分 IC/BPS 患者可能需要多种治疗方式联合才能最终有效控制症状。此外,有证据表明,IC/BPS 患者经常合并其他疼痛症状和其他疾病,如肠易激综合征、慢性疲劳综合征和纤维肌痛等,这可能代表了这种异质性疾病的一种独特表型。

有研究发现,膀胱内的糖胺聚糖(GAG)层可形成一个保护屏障,防止尿液中的溶质进入基底细胞膜中。据此,Parsons 首先提出了泌尿系统上皮渗透性增加的假说。Parsons 认为,这一保护层一旦遭到破坏,有毒物质如尿素、钙、钾就能进入膀胱壁,致使神经发生去极化,随后出现典型的 IC 症状。人们进一步发现,外源性硫化多糖(如肝素、多硫戊聚糖、透明质酸)可减少膀胱壁内尿素及氯化钾的跨壁移动,缓解 IC 症状。检漏试验应运而生,它旨在检测膀胱上皮中氯化钾的水平,可用于 IC 的诊断。但是,很显然,上皮发生渗漏并不是 IC 的必要条件,在符合美国国立糖尿病、消化道和肾脏疾病研究所(National Institut of Diabetes and Digestive and kidney Disease,NIDDK)或临床定义的患者中至少有 25% 的人钾敏感性检测结果呈阴性。有人发现,钾敏感性检测为阳性的患者在接受多硫戊聚糖治疗后更易奏效。上皮渗漏理论可部分解释 IC 的成因,但是目前的研究证据并不支持将之视为临床上出现 IC 的首要致病因素。

很多研究人员对泌尿系统感染是否作为引起 IC/BPS 的病因进行了广泛的研究与讨论,但到目前为止,没有典型的临床病例可以强烈支持这一观点,活动性感染参与其病理进程或者抗菌药物在治疗中起作用看起来证据都不充足。炎症是典型的 IC 或溃疡型 IC 的普遍特征。膀胱病变处组织学检查可以发现淋巴细胞和浆细胞浸润的膀胱壁全层炎症和周围神经炎症。

肥大细胞被认为在 IC/BPS 的病因和／或发病机制中起着重要作用。肥大细胞位于膀胱靠近血管、淋巴系统、神经和逼尿肌平滑细胞的位置,是多功能的免疫细胞,是许多强效炎症因子的储存库,可以释放如组胺、白三烯、血清素及细胞因子等强效炎症介质。溃疡型 IC/BPS 中的许多症状和特征,如疼痛、尿频、水肿、纤维化及固有层新血管的生成可能均与肥大细胞衍生因子的释放有关。因此,当涉及发病机制时,肥大细胞 -IgE 系统及其与其他炎性细胞和神经系统的相互作用似乎非常重要。

相比较而言,溃疡型 IC/BPS 患者膀胱组织中的肥大细胞以数十倍数量增长。然而,在非溃疡的 IC/BPS 患者中,肥大细胞的数量正常或仅轻度增加。除上述机制外,IC/BPS 可能还有其他机制。Bouchelouche 等人对比了 IC/BPS 患者的尿白三烯 E_4 和嗜酸性粒细胞蛋白质 X 的排泄量,发现 IC/BPS 患者的逼尿肌中肥大细胞增多以及尿白三烯 E_4 和嗜酸性粒细胞蛋白质 X 增加。实际上,认识到肥大细胞和 IC 有关,并不排斥病因学的其他理论。有研究证实,肥大细胞可能是女性激素发挥作用的一个介质,这就能解释女性与男性发病比例为 10∶1 的现象,雌二醇能增加肥大细胞在 P 物质刺激后组胺的分泌水平,DE Bjorling 等人提出 IC 的症状表现可能取决于膀胱肥大细胞的雌激素受体与孕酮受体数量之间比例的失衡。因为肥大细胞可能与任何病因引起的损伤相关,并且其去颗粒化可能是各种原因引起的疼痛和尿频的终末共同通路,被激活的肥大细胞在其发病机制中虽然不是初始因素,但却可能是处于中心地位的角色。

近来,神经炎症反应失调机制越来越受到学者的重视。实际上,IC 与由神经炎症反应引起的其他慢性骨盆疼痛综合征具有许多共性,包括疼痛定位不明确(盆腔)、邻近区域出现疼痛感(会阴、耻骨联合上部、背部下方、臀部),以及确实存在不明原因的炎症变化等。神经炎症反应参与了 IC 的病理生理学变化:在 IC 患者的膀胱活检标本中,含有 P 物质的神经纤维有所增加,在 IC 患者的尿液中,具有免疫活性的 P 物质含量增多。Jasmine 等人用病毒感染小鼠中枢神经系统中特定的神经元环路的工作为阐明 IC 的神经学方面的原因提供了更多直接证据,在实验中,研究人员将嗜神经伪狂犬病病毒(neurotropic pseudorabies virus,PRV)注射到动物尾部的肌肉中,使支配这一肌肉的中枢运动神经元出现病毒感染。免疫染色随即显示,PRV 跨过突触,到达腰骶椎区,而此处的副交感节前神经元恰恰支配着膀胱。注射病毒约 96h 后,小鼠在行为、肉眼检查和组织学检查中表现出膀胱炎的指征。膀胱壁 PRV 染色均为阴性,尿和膀胱病毒培养也为阴性。接受尾部肌内注射小鼠的脊髓病毒培养为阳性。在 ACD 注入病毒后,实施全膀胱去神经可防止膀胱发生炎症。据此,研究人员提出,PRV 感染引发的免疫反应可激活邻近的躯体神经环路和自主中枢神经环路,导致神经源性膀胱炎。最近,有研究发现,机体在出现炎症之前尿组胺水平就有所升高;尿组胺水平恢复正常的同时脱颗粒肥大细胞的密度大大减小;在向 ACD 内注射病毒前采用某种化合物预先使肥大细胞发生脱颗粒可预防神经源性膀胱炎。这些进一步证实,肥大细胞在神经源性膀胱炎的发病中发挥着一定作用。

神经源性炎症可能是某些 IC/BPS 患者的病因,或者是其他病因引起的结果。这与肥大细胞的中心作用或上皮渗漏学说并不矛盾。这可以导致自身免疫现象的发生,或由偶然的感染引起,这就可以解释临床中相当一部分患者在某一次泌尿道感染后就患上了 IC/BPS 的尴尬事实。中枢神经系统与盆底失调相关,又同时导致了慢性盆腔疼痛,也可能与创伤或盆腔手术后的 IC 有关。神经源性炎症学说为提出新的治疗方法提供了新的理论基础。

其他病因:①尿液异常。有学者试图证明 IC 患者尿液中存在某些毒性化合物,Parsons 等人发现与正常尿液相比,IC 患者尿液培养导致移行细胞死亡率更高,他们分离出一种能与肝素结合,热不稳定的低分子量的阳离子成分,该成分对尿路上皮细胞及其下层的平滑肌细胞具有细胞毒作用,但是其他研究者未能发现类似的现象。②抗增殖因子。Keay 等人发现正常对照组的膀胱细胞生长速度明显快于 IC 患者的膀胱细胞,进而发现了 IC 患者尿路上皮细胞产生的抗增殖因子(APF)——IC/BPS 敏感且特异性的标志物。Keay 等人进一步提出假说:IC/BPS 可能是由于 APF 抑制尿路上皮增殖而引起的,APF 的这种作用受膀胱细胞产生的生长因子的调节。在 APF 存在并且肝素结合表皮生长因子(heparin-binding-epidermal growth factor,HB-EGF)产生受限时,任何对膀胱的损伤(感染、创伤、过度扩张)都可以使易感患者产生 IC/BPS。因此,从理论上讲,如果通过基因技术"关闭"APF 的产生或通过外源性的 HB-EGF 使其失效,就有希望阻止 IC/BPS 的发生。

(张鹏　周飞　编　李恭会　审)

第二节　流　行　病　学

由于 IC 的发病率比较低,而且就 IC 的定义仍未达成广泛一致意见,因此其流行病学研究进展缓慢。现已证实,NIDDK 出于研究目的制定的相应标准过于苛刻,致使多达 60% 的临床患者被排除在外。第一项人群研究于 1999 年发表,该研究旨在评估 IC 的发病率。护士健康研究(nurses health study,NHS)有两项(NHS Ⅰ 和 NHS Ⅱ),均是以人群为基础的大规模远期流行病学研究,要求参试者填写特定的 IC 问卷。据 NHS Ⅰ 报道,每 100 000 人中 IC 确诊病例为 52 例;另据 NHS Ⅱ 报道,每 100 000 人中 IC 确诊病例为 67 例。NHS Ⅰ 及 NHS Ⅱ 显示,患者确诊时的平均年龄分别为 54.4 岁和 35.8 岁,而从症状出现到确诊的平均间隔分别为 5.3 年和 7.1 年。NHS 队列不包括男性和儿童,也未纳入不同种族的人群,因此其在流行病学方面有一定的局限性。在不同的诊断标准前提下,IC/BPS 在女性中的发病率报道介于 0.83%~2.71%。Berry 等人利用评分问卷确定美国成年女性的发病率,研究显示,基于高敏感性和高特异性诊断标准下,IC/BPS 在美国女性中的发病率分别 6.53% 和 2.70%〔大致的比例为 3.3~7.9/ 百万成年女性(>18 岁)〕。

近来,对 IC/BPS 病理生理学的进一步理解使得更多的患者得到确诊。但也正是随着时间推移,BPS 诊断标准的不断变化,意味着不同时期的流行病学研究会报道不同的流行病学发病率。Jones 等人的研究显示,IC 的男女比例约为 1∶9。但越来越多的证据显示,很多男性患者可能被漏诊。Suskind 等人修改了男性 IC 的疾病定义,并采用了 NIH- 慢性前列腺炎症状指数衍生出的疾病定义,用来评估男性 IC/BPS 和慢性前列腺炎 / 慢性骨盆疼痛综合征(CP/CPPS)的发病率和重叠率,研究发现男性 IC/BPS 发病率介于 2.9%~4.2%,男性 CP/CPPS 的发病率大致为 1.8%,两者中有 17% 的重叠率。他们指出,男性的 IC/BPS 发病率已接近女性的发病率,因此既往在男性中的发病率被明显低估了。

另外,儿童 IC 的发病率可能也比预想的高,在具有下尿路症状,提示可能患有 IC 的儿童中多达一半人符合 NIDDK 专为儿童制定的标准。我们尚需在成人及儿童中进一步开展纵向流行病学研究,以便更加全面地了解该病的自然病程以及对生存质量产生的影响。

(张鹏　周飞　编　李恭会　审)

第三节　诊　　断

美国国立糖尿病、消化道和肾脏疾病研究所(NIDDK)曾在 1987 年和 1988 年制定了间质性膀胱炎(IC)的诊断标准(表 6-1-3-1)。该标准对科学研究很有意义,并且广泛应用于科研领域,但是临床专家认为该标准应用于临床实践过于严格,依据此标准仅有 1/3 的 IC/BPS 患者可以诊断为间质性膀胱炎。例

表 6-1-3-1　NIDDK 诊断标准

入选标准

　　1. 或有 Hunner 溃疡，或红斑症阳性
　　2. 与膀胱充盈或尿急相关的疼痛

排除标准

　　清醒状态尿动力检查时，无论采用气体或液体灌注，膀胱测压容积超过 350mL

　　膀胱测压，在灌注速度为 30~100mL/s 时，气体灌注至 100mL 或液体灌注至 150mL，仍无急迫排尿感

　　充盈期膀胱测压时有期相性膀胱非随意收缩

　　症状持续存在，<9 个月

　　无夜尿

　　抗菌药物、抗胆碱能药物和抗肌肉痉挛药物能使症状缓解

　　清醒状态下，每天排尿次数 <8 次

　　3 个月内确诊为细菌性膀胱炎或细菌性前列腺炎

　　膀胱或输尿管下段结石

　　活动性生殖器疱疹

　　子宫、宫颈、阴道和尿道癌症

　　尿道憩室

　　环磷酰胺或其他任何化学性膀胱炎

　　结核性膀胱炎

　　放射性膀胱炎

　　膀胱良性或恶性肿瘤

　　年龄 <18 岁者的阴道炎

如，NIDDK 诊断标准认为年龄必须 >18 岁才能诊断 IC，但 IC 的确可在儿童或青少年中出现。

间质性膀胱炎数据库（interstitial cystitis date base，ICDB）诊断标准（表 6-1-3-2）是继 NIDDK 诊断标准之后又一个国际上提出的 IC 诊断标准。Simon LJ 等人认为，与早期 IC 流行病学的研究结果相比，ICDB 诊断标准的提出为 IC 的诊断、治疗和预后的评估，提供了一个更好的标准。Propert KJ 等人通过 ICDB 研究及其相关研究得出结论：IC 患者中 41% 患者的主要症状为严重尿急，41% 患者为严重尿频，而 29% 患者为严重疼痛。而 Messing E 发现，IC 患者中 Hunner 溃疡的出现与疼痛与尿急有显著相关性，同时尿频、尿急和膀胱容量减小也存在明显相关性。Nigro DA 发现，膀胱容量减小同麻醉下膀胱镜检查发现 Hunner 溃疡之间有明显负相关性。同时，其初尿意容量明显减小，膀胱出血性红斑也明显增多。这些结论的推出均是基于 ICDB 诊断标准之上而得出。

表 6-1-3-2　ICDB 诊断标准（间质性膀胱炎数据库研究诊断标准）

1. 自愿参加该项研究并签署知情同意书

2. 研究过程中能够在局部麻醉或全身麻醉下行膀胱镜检查

3. 年龄 >18 岁

4. 患有尿频、尿急或疼痛至少 6 个月

5. 每天排尿次数至少 >7 次，或者存在尿急、疼痛

6. 无泌尿生殖系统结核病史

7. 无尿路上皮癌症病史

8. 无膀胱恶性肿瘤病史、高级别发育不良和原位癌病史

9. 男性:无前列腺癌病史

10. 女性:既往 3 年内无卵巢、阴道和宫颈癌病史

11. 女性:无急性阴道炎、线索细胞,无滴虫及霉菌感染

12. 既往 3 个月内无细菌性膀胱炎病史

13. 既往 3 个月内无疱疹病毒感染

14. 既往 3 个月内未因尿道感染使用过抗菌药物

15. 无环磷酰胺用药史

16. 无放射性膀胱炎

17. 无神经源性膀胱病史(如脊髓损伤、卒中、帕金森病、多发性硬化、脊柱裂和糖尿病性膀胱病变)

18. 无膀胱出口梗阻(尿动力学诊断)

19. 男性:既往 6 个月无细菌性膀胱炎病史

20. 既往 3 个月内无膀胱、尿道和输尿管结石病史

21. 既往 3 个月内无尿道炎病史

22. 既往 3 个月内未在麻醉下行尿道扩张、膀胱测压、膀胱镜和膀胱活检检查

23. 无膀胱扩大术、膀胱切除术、膀胱神经截断术、神经切除术病史

24. 无严重尿道狭窄(<12F)

研究者尝试从以下方面制定客观的诊断标准:局部麻醉或全身麻醉下的膀胱镜检查 + 膀胱水扩张、膀胱壁可能出现的肾小球样出血点及 Hunner 溃疡病变、膀胱壁组织活检用于评价炎症、溃疡、纤维化程度以及肥大细胞浸润等,尿动力学检查用于检测膀胱的容积、顺应性和稳定性。然而,依据上述客观指标制定诊断标准都不是特别理想,更为切实可行的方法是制定一个宽泛的临床诊断标准,主要依据症状诊断并排除其他相关疾病,然后通过尿动力学检查、膀胱镜检查、组织病理学及其他检查对患者进行分类,并依据这些检查中有意义的指标对疾病的诊断和治疗进行结果评估。

1. 病史 首先应进行全面详细的病史采集。应特别关注:既往盆腔手术史、尿路感染史、盆腔放射治疗史、自身免疫性疾病史、膀胱 / 泌尿系统疾病史,以及盆腔疼痛的位置(牵涉痛)、疼痛与膀胱充盈 / 排空的关系、疼痛的开始特点和类型、与其他情况的关系等。疼痛为 IC/BPS 的基本症状。传统认为间质性膀胱炎的疼痛主要位于膀胱区(下腹部),膀胱充盈时疼痛,排尿后缓解。但 IC/BPS 也可表现为尿道、阴道、盆底或直肠疼痛。疼痛可出现在耻骨上、尿道、会阴,或在不同部位混合出现。疼痛必须是慢性的,无其他特殊疾病所致。

2. 体格检查 应该进行下腹部的触诊以了解膀胱的充盈情况及是否有压痛,站立位检查是否有脊柱后凸畸形、瘢痕、疝气,仰卧位检查臀部的外展 / 内收功能、疼痛敏感区。

女性查体应包括阴道检查和阴道触诊,以了解膀胱、尿道、盆底肌和大腿内收肌群是否有压痛,压痛可分为轻度、中度或重度。视诊检查外阴,排除外阴炎等外阴 / 前庭疾病、皮肤病,检查前庭腺或外阴皮肤有无触痛(可以用湿棉签或指尖触诊)。检查阴道要注意在插入和打开窥器时有无触痛,必要时进行子宫颈病理学检查,检查阴道穹时注意除外子宫内膜异位症。双合诊检查要注意是否有尿道和膀胱

区的压痛、浅 / 深阴道触痛、盆底肌的压痛（肛提肌、内收肌）、附件区压痛等。

男性直肠指检应包括阴囊 - 肛门的疼痛区，并触诊了解膀胱、前列腺、盆底肛提肌和内收肌，以及阴囊内容物的压痛情况等。

3. 实验室检查　尿常规检测注意尿 pH、白细胞、硝酸盐水平，必要时进行尿培养，无菌性脓尿要警惕结核的可能性。高危人群建议行尿脱落细胞学检查。女性阴道的脲原体和衣原体检测以及男性前列腺炎检测并非强制性的。

4. 症状评估　在初步评估时应记录连续 3d 的排尿日记，还应同时记录患者排尿时的感觉。其后可以只记录白天和夜间的排尿次数，记录醒后的晨尿量有助于监测最大膀胱功能容量。O'Leary-Sant 症状量表（表 6-1-3-3、表 6-1-3-4）可以用作基本症状评分；评估疼痛推荐使用 24h 疼痛视觉模拟量表（visual analogue scale/score，VAS）记录（要与排尿日记同步记录）（表 6-1-3-5）。生活质量评分是从国际前列腺症状评分基础上改进而来的（表 6-1-3-6）。

表 6-1-3-3　O'Leary Saint 间质性膀胱炎指数——症状指数

在过去的 1 个月中，以下症状成为多大程度的问题

1. 在毫无预警时感觉强烈排尿感

＿＿＿＿＿	一点没有	=0 分
＿＿＿＿＿	小于 1/5 次	=1 分
＿＿＿＿＿	小于 1/2 次	=2 分
＿＿＿＿＿	约 1/2 次	=3 分
＿＿＿＿＿	大于 1/2 次	=4 分
＿＿＿＿＿	总是如此	=5 分

2. 两次排尿时间间隔小于 2h

＿＿＿＿＿	一点没有	=0 分
＿＿＿＿＿	小于 1/5 次	=1 分
＿＿＿＿＿	小于 1/2 次	=2 分
＿＿＿＿＿	约 1/2 次	=3 分
＿＿＿＿＿	大于 1/2 次	=4 分
＿＿＿＿＿	总是如此	=5 分

3. 夜间排尿次数

＿＿＿＿＿	无	=0 分
＿＿＿＿＿	1 次	=1 分
＿＿＿＿＿	2 次	=2 分
＿＿＿＿＿	3 次	=3 分
＿＿＿＿＿	4 次	=4 分
＿＿＿＿＿	5 次	=5 分

4. 是否有膀胱灼热或疼痛经历

＿＿＿＿＿	没有	=0 分
＿＿＿＿＿	很少	=2 分
＿＿＿＿＿	相当常见	=3 分
＿＿＿＿＿	几乎总有	=4 分
＿＿＿＿＿	总有	=5 分
	总分 ＿＿＿＿＿	

表 6-1-3-4 O'Leary Saint 间质性膀胱炎指数——问题指数

在过去的 1 个月中,以下各项症状成为多大程度的问题

1. 白天频繁排尿

　　　　　　　没问题　　=0 分
　　　　　　　很小问题　=1 分
　　　　　　　小问题　　=2 分
　　　　　　　中等问题　=3 分
　　　　　　　大问题　　=4 分

2. 夜间起夜排尿

　　　　　　　没问题　　=0 分
　　　　　　　很小问题　=1 分
　　　　　　　小问题　　=2 分
　　　　　　　中等问题　=3 分
　　　　　　　大问题　　=4 分

3. 毫无预警排尿

　　　　　　　没问题　　=0 分
　　　　　　　很小问题　=1 分
　　　　　　　小问题　　=2 分
　　　　　　　中等问题　=3 分
　　　　　　　大问题　　=4 分

4. 感觉到膀胱有灼热、疼痛、不适和压迫

　　　　　　　没问题　　=0 分
　　　　　　　很小问题　=1 分
　　　　　　　小问题　　=2 分
　　　　　　　中等问题　=3 分
　　　　　　　大问题　　=4 分
　　　　　　　总分　　　

症状指数 + 问题指数 =

表 6-1-3-5 视觉模拟评分法(VAS)

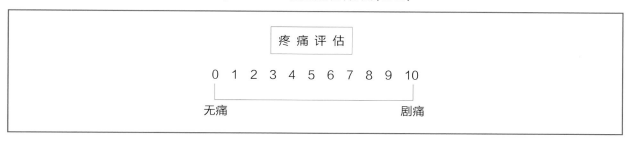

　　注:视觉模拟评分法:该法比较灵敏,有可比性。具体做法是:在纸上面画一条 10cm 的横线,横线的一端为 0,表示无痛;另一端为 10,表示剧痛;中间部分表示不同程度的疼痛。让患者根据自我感觉在横线上画一记号,表示疼痛的程度。

　　生活质量评分表(表 6-1-3-6)可作为症状评估的辅助问卷用于了解间质性膀胱对患者整体状况的影响,是对患者疾病状况主观感受的评价。

表 6-1-3-6 生活质量评分表

因尿频或膀胱区疼痛而影响了生活质量:如果在您的后半生始终伴有现在的尿急或膀胱区疼痛症状,您认为如何?

高兴	满意	大致满意	还可以	不太满意	苦恼	很糟
0	1	2	3	4	5	6

　　盆腔疼痛和尿频 - 尿急症状(pelvic pain,urgency,frequency symptom,PUF)评分表(表 6-1-3-7)是一份 5min 的自我调查问卷,用以评估 IC 患者的症状和严重程度以及症状对患者的困扰程度。PUF 评分含 8 个问题,对 IC 的 3 个主要症状(尿频、尿急及盆腔痛)重视程度相等,2 个附加问题与性活动症状有关。PUF 最高分为 35 分,如果症状、"困扰"评分及总评分高(10 分或更高)的话,提示患有 IC 的可能性大,而绝大部分健康人群的 PUF 评分小于 2 分。有研究表明,高 PUF 评分与前列腺炎或盆腔痛妇科患者的钾离子敏感试验(potassium ion sensitivity test,PST)阳性有显著相关性,而 PST 广泛用于评价 IC 患者膀胱黏膜功能障碍,因此这种高度相关性支持使用 PUF 作为 IC 的筛查工具。

表 6-1-3-7 盆腔疼痛和尿频 - 尿急症状评分表

姓名:		日期:					
请圈出最能恰当描述你的感受的答案							
		0 分	1 分	2 分	3 分	4 分	症状评分	困扰评分
1	日间排尿次数	3~6	7~10	11~14	15~19	≥20		
2	a. 夜间排尿次数	0	1	2	3	≥4		
	b. 如果夜间需要排尿,是否困扰你	从不	偶尔	经常	总是			
3	目前是否性活跃 是　否							
4	a. 如果性活跃,是否目前或曾经在性活动时感到疼痛或其他症状	从不	偶尔	经常	总是			
	b. 如果感到疼痛,是否会因此避免性活动	从不	偶尔	经常	总是			
5	是否感到膀胱或盆腔内(阴道、阴唇、下腹部、尿道、会阴、阴茎、睾丸、阴囊)疼痛	从不	偶尔	经常	总是			
6	a. 如果感到疼痛,程度为		轻度	中度	重度			
	b. 疼痛困扰你吗	从不	偶尔	经常	总是			
7	排尿后是否仍然尿急	从不	偶尔	经常	总是			
8	a. 如果有尿急,程度为		轻度	中度	重度			
	b. 尿急是否困扰你	从不	偶尔	经常	总是			
症状评分(1,2a,4a,5,6a,7,8a)								
困扰评分(2b,4b,6b,8b)								
总评分(症状评分 + 困扰评分)=								
总评分 1~35 分 总评分大于 5 分,PST 阳性率为 55%;总评分 10~14 分,PST 阳性率为 74%;总评分大于 20 分,PST 阳性率为 91%								

　　间质性膀胱炎患者的主要症状多为尿频、尿急、盆底疼痛,同时也有相当一部分患者性活动功能异常,而且性活动功能异常严重影响患者生活质量。Nickel JC 认为,有多种因素影响间质性膀胱炎患者的生活质量,患者的性生活质量是影响患者精神因素,降低患者生活质量的重要因素。虽然间质性膀胱炎的治疗是多方面的,但应着重解决患者的性生活问题。Ottem DP 认为间质性膀胱炎患者的性活动调查评分较对照组明显升高,明显影响女性患者性功能。Clemons JL 等人认为性活动明显异常是诊断 IC 的重要证据。性活动调查评分见表 6-1-3-8。

表 6-1-3-8　间质性膀胱炎患者性活动调查评分表

1. 您最近是否进行过性活动 □是的　□没有(略过 2)
2. 如果您有性活动,现在或曾经在性活动期间或之后是否出现膀胱区疼痛或尿频 □ 0- 不是　□ 1- 偶尔是　□ 2- 通常是　□ 3- 一直是
3. 是否因为曾经出现膀胱区疼痛或尿频迫使您避免进行性活动 □ 0- 不是　□ 1- 偶尔是　□ 2- 通常是　□ 3- 一直是
4. 出现的疼痛是否与您的膀胱或盆底(阴道、下腹部、尿道、会阴、睾丸或阴囊)有关 □ 0- 不是　□ 1- 偶尔是　□ 2- 通常是　□ 3- 一直是
总分为 0~9 分 　0~3 分为正常;3~6 分为中度;6~9 分为严重

　　5. 尿动力学检查　在女性,尿流率 + 残余尿量及压力 - 流率测定是选择性的。而对于男性来说,都必须做尿流率 + 残余尿量检测,如果最大尿流率 <15mL/s 时,建议进行压力 - 流率测定和残余尿量检测。建议以 <50mL/s 的充盈速度行充盈期膀胱压力测定,以了解膀胱过度活动、初感时膀胱容量以及膀胱测压容积。

　　6. 膀胱镜检查　Hunner 在 1914 年描述了 IC/BPS 的典型膀胱镜检查图,即一个"隐蔽"的膀胱溃疡。相应的膀胱镜检查表现为片状红色黏膜下小血管围绕中央苍白的瘢痕区,后来将该病理表现命名为 Hunner 溃疡。之后,水扩张后出现的肾小球样点片状出血成为 IC/BPS 的主要膀胱镜检查特征。但并非所有的有 IC/BPS 症状的患者膀胱镜检查都有肾小球样点片状出血,同样并非所有有肾小球样点片状出血表现的患者都有 IC/BPS 症状。尽管 Hunner 溃疡与疼痛和尿急有显著的相关性,但肾小球样点片状出血及其严重程度与 IC/ BPS 的主要症状之间并无明确相关,另外判断 Hunner 溃疡或肾小球样点片状出血有一定程度的主观性。膀胱镜检查的目的:①Hunner 病灶的诊断;②麻醉下水扩张;③膀胱随机活检除外膀胱原位癌或其他局部病理病变。

　　麻醉下水扩张:脊髓麻醉或静脉麻醉。患者取截石位。冲洗液距耻骨联合上方 80cm,经尿道插入膀胱镜,观察膀胱各壁有无肿物、憩室、结石、溃疡和出血,并行随机活检。继续灌注膀胱直至冲洗液无法明显进入膀胱为止(此时膀胱内压力大致为 80cmH_2O)。女性患者由于下尿道阻力较低,膀胱在达到规定压力之前可能会出现灌注液从尿道与膀胱镜的间隙外漏,可通过阴道内手辅助压迫尿道内膀胱镜两侧间隙,直至膀胱内液体压力达到规定数值,以确保膀胱容量测定的准确性。严重的间质性膀胱炎可能在达到规定压力之前即出现明显的出血,黏膜撕裂现象,因已达到诊断目的,可提前中止水扩张(如仅作为诊断性检查)。达到 80cmH_2O 压力后保持 1~3min,引流冲洗液,并重新灌注同时观察膀胱黏膜。如每象限出现 10 个以上出血点,并有 3 个象限以上,提示红斑症阳性(NIDDK 诊断标准)。红斑症阳性并不是间质性膀胱炎的特异性诊断,因为一些其他疾病患者行麻醉下水扩张也会出现红斑症阳性,如放射性膀胱炎等,因此还需结合患者的症状和其他排他性检查。此外,麻醉下膀胱最大容量 <200mL,则可诊断膀胱挛缩。麻醉下水扩张还可用于对 20%~30% 的患者进行治疗。

Hunner 病灶:膀胱镜下的 Hunner 溃疡并不是一个慢性溃疡表现,而是表现为特异性的炎性病灶。其特点为水扩张后膀胱黏膜及黏膜下组织的广泛裂开,"溃疡"一词的含义是指在膀胱镜下,未行水扩张时也可以看到特异性的表现:溃疡中心呈现星形、放射状的白色瘢痕。因此,近来学术界建议以 Hunner 病灶一词取代 Hunner 溃疡。Fall 等人提出的 Hunner 病灶描述被欧洲学术界广泛接受。Hunner 病灶的典型表现是:病变通常表现为变红的黏膜区域,小血管向中央呈瘢痕放射,该区域有纤维蛋白沉积物或凝结物附着。随着膀胱水扩张后容量的增加,该部位破裂,伴随着从膀胱黏膜边缘有类似瀑布状、点状出血渗出,典型的病灶在扩张后会出现局部水肿,水肿周边扩张程度有所不同。

7. 生物学标记　目前最有希望成为间质性膀胱炎生物学标记的有 GP51、抗增殖因子(APF)及肝素结合表皮生长因子(HB-EGF)。间质性膀胱炎患者尿中 APF 明显增高,GP51 和 HB-EGF 明显减少;而正常对照则反之。

(张鹏 周飞 编 李恭会 审)

第四节　组织病理学特点

IC/BPS 的显微镜下病理表现并无明显特异性。在其诊断中进行组织病理检查的作用主要是除外其他可能的诊断,如浸润性膀胱癌、膀胱原位癌、嗜酸性膀胱炎、结核性膀胱炎和其他可能的疾病。Johansson SL 等人观察了 64 例溃疡性 IC 和 44 例非溃疡性 IC 患者,溃疡组患者有膀胱黏膜溃疡、出血、肉芽组织形成,明显的炎症浸润,肥大细胞数量增多和神经周围浸润。非溃疡组除了同样严重的症状外,其黏膜改变较轻,主要特征是多发小的黏膜破裂和黏膜下出血,在大多数患者中存在,由于这些标本都是在水扩张后立即活检取得,因此不能除外医师操作后的影响。同时,在非溃疡组中,也能见到完全正常的组织。溃疡组中肥大细胞更多见。IC/BPS 的肥大细胞增多可以通过类胰蛋白酶免疫组化染色得到很好的证明,但肥大细胞数在 IC/BPS 的诊断中因不是特异性指标,故没有太大价值。

有研究显示,病理严重异常可能与预后较差有关,但也有的研究显示这并非必然现象。ICDB 研究逆向地从症状到病理进行研究,分析某些症状可能预测特异的病理发现,如夜间尿频症状可能预示固有层肥大细胞计数增多、肉芽组织形成、血管密度变化、尿路上皮完全缺失等;尿急可能预示黏膜下肉芽组织形成的百分比变化;尿痛预示尿路上皮黏膜裸露和黏膜下出血的比例变化等。Hanus 及其同事从 112 例 IC/BPS 患者中获得的 84 例活检标本显示:麻醉下平均膀胱容量和出血斑点的严重程度呈线性关系,但是并没有发现症状的严重程度与光镜和电镜下的病理学改变存在线性关系。

(张鹏 周飞 编 李恭会 审)

第五节　临 床 表 现

IC/BPS 的临床表现并无十分明显的特异性。耻骨上区疼痛为 IC/BPS 的基本症状。传统认为间质性膀胱炎的疼痛主要位于膀胱区(下腹部),膀胱充盈时疼痛,排尿后缓解。但 IC/BPS 也可表现为耻骨上、尿道、阴道、盆底、会阴、直肠疼痛或不适,或不同部位混合出现。疼痛必须是慢性的,无其他特殊疾病所致。晚期病例,会有非常严重的尿频,膀胱区、盆腔乃至整个会阴部持续剧烈疼痛且无法缓解,极大影响患者生活质量。

(张鹏 周飞 编 李恭会 审)

第六节　治　疗

一、IC/BPS 的保守治疗

保守治疗和行为治疗本身无风险且经济实惠,应该对所有 IC/BPS 患者率先建议应用,并作为所有后续治疗的基石。常用方法包括行为治疗、压力疏解、饮食控制、物理疗法等。其中行为治疗包括定时排尿、膀胱训练、延时排尿等。这些行为治疗结合药物治疗会有更进一步的疗效。本节简要介绍保守治疗方法。

1. 等待观察　对于轻度的间质性膀胱炎患者,如夜尿 1~2 次,白天每 2~3h 排尿 1 次,轻微膀胱疼痛,对生活无明显影响者可以等待观察。尽管有一部分间质性膀胱炎会自发消退,但可能会持续多长时间、是否会发展、什么类型的会有进展均尚不清楚。期间患者应接受有关间质性膀胱炎的健康教育,了解间质性膀胱炎可能遇到的问题,以便及时进行其他治疗。

2. 行为治疗　定期记录排尿日记是行为治疗的基本措施,能定期了解尿频、尿急和膀胱痛的变化。其他行为治疗的内容有定时排尿、逐步延迟排尿、饮水控制和盆底肌训练等。近期行为治疗的有效率高达 50%,但行为治疗仅作为辅助治疗,不能完全控制患者的症状,尤其是症状较为严重者。对焦虑抑郁的患者,进行心理疏导、缓解压力情绪是非常必要的,大部分 IC/BPS 患者都有较严重的焦虑抑郁症状,必要时求助于心理科医师是明智的选择。

3. 物理治疗　适用于那些查体存在盆底疼痛、扳机点疼痛或肌肉纤维压痛的患者。主要形式有生物反馈治疗和软组织按摩以放松骨骼肌等,适用于间质性膀胱炎合并尿生殖膈及肛门直肠功能异常者或间质性膀胱炎合并盆底疼痛者。Lukban J 等人发现,采用肌纤维松弛法治疗后,IC/BPS 合并高张性盆底功能障碍的患者,其 O'Leary-Sant 总分有 94% 的缓解,同时伴有尿频和耻骨上区疼痛的缓解。临床较常用的方法是 Thiele 按摩法:如果患者持续存在盆底肌(pelvic floor muscle,PFM)痉挛,且呈放射性或局部高张力性,则可以行 Thiele 按摩法。Montenegro ML 等人研究显示:经过 Thiele 按摩 1 个月后,6 名女性在最初的中等疼痛评分从 3 分降低为 0 分($P<0.01$)。VAS 评分和 McGill 疼痛评分分别从最初的 8.1 分和 34 分降低为 1.5 分和 16.6 分($P<0.01$)。作者结合自己和其他几位采用该方法的直肠病学家的数据报道,在 80 例患者中,有 93.7% 达到治愈或改善的目的。治疗疗程 11 周,每周 1 次。女性患者尽量选择经阴道行按摩治疗,会使患者更舒服。在进行这项操作时,从起始点至插入点,将压力纵向地施加在 PFM 纤维上。每边肌筋膜疼痛点按摩(持续加压 10~15s 后),对每边的肌纤维行 10~15 次负荷力量的按摩。患者进行为期 6~8 周的治疗,每周治疗 1~2 次,如未达到此频率,Thiele 建议,最初 5~6d,每天治疗,之后 7~10d,每隔 1 天治疗 1 次。

4. 饮食调整　间质性膀胱炎患者应避免酸性饮料和食物、咖啡、辛辣食物、酒精等。

二、口服药物治疗

如果保守治疗无效,后续应该考虑口服药物、膀胱灌注治疗。许多口服药物治疗在各大指南中的推荐变化很大。这里只介绍应用最广泛的、有随机研究的循证医学证据的几种药物。

1. 阿米替林 是一种三环抗抑郁药,可阻止神经递质 5- 羟色胺和去甲肾上腺素的再摄取。阿米替林治疗间质性膀胱炎的机制与抗抑郁无关。其抗 H_1 受体的作用能稳定肥大细胞并减少其释放炎症介质。阿米替林能抑制 5- 羟色胺和去甲肾上腺素的再摄取,从而抑制伤害感受器的冲动产生,该作用可能与阿米替林能有效缓解间质性膀胱炎的疼痛有关。应该说阿米替林是迄今为止治疗间质性膀胱炎最有效的药物之一,总有效率高达 60%~90%。一项多中心、随机对照试验发现,能够耐受至少 50mg 阿米替林剂量的未接受过治疗的患者与安慰剂组患者相比,其症状明显改善。阿米替林组 66% 的患者比较 47% 安慰剂组的患者,其症状较基线水平有所改善。应该注意的是,当所有用药剂量一起分析时,这种改善并不显著。阿米替林公认的相关不良反应包括视觉模糊、口干和便秘。在该试验中,仅有不到 1/2 的患者可以耐受 50mg 或更高的剂量。同样,另一项随机试验显示,在 4 个月的随访中,阿米替林组比较安慰剂组,其 O'Leary-Sant 评分分别改善了 63% 和 4%,报道至少有一种不良反应的比例为 92%。有研究人员报道了其他口服药物与阿米替林联用的效果:当阿米替林与非甾体抗炎药和其他神经疾病药物加巴喷丁联合使用 1 个月后,使用 O'Leary-Sant 评分和视觉模拟量表(VAS)进行疼痛评估发现评分显著降低并具有统计学意义,但是观察到随访结束后 6 个月,结果却没有达到统计学意义。

2. 戊糖多硫酸钠(pentosan polysulfate sodium,PPS;elmiron) 是一种半合成药物,是目前 FDA 官方唯一推荐治疗 IC/BPS 的口服药物。20 世纪 90 年代初,人们发现该药物能在膀胱黏膜表面形成一层保护膜而对破损的 GAG 层有修复作用。一般剂量为 100mg,3 次 /d。早期的临床研究发现,该药物的作用主要与服用持续时间有关,服用越久疗效越好,提高剂量并无明显的疗效提高。但近期某些研究显示长期疗效有待讨论。并且,最近有研究显示长期用药可能导致眼部不良事件,这也限制了其使用。对 4 项 448 例患者的口服 PPS 随机安慰剂对照试验进行的荟萃分析显示:与对照组相比,疼痛、尿频 - 尿急均明显改善(成功定义为症状减轻 >50%),但夜尿未明显减少。另一篇随机试验却得出了相反的结论:根据总体反应评分(global response assessment,GRA)评判的口服 PPS 和环孢霉素 A(cyclosporin A,CSA)的随机对照试验显示:64 例 IC 患者中,口服环孢霉素 A 比较 PPS 的有效率为(75% 比 19%)。近期的多中心随机研究显示:368 名患者随机接受对照研究,口服 100mg PPS 1 次 /d、3 次 /d 或安慰剂。任何一组之间无显著差异[成功定义为基线间质性膀胱炎减少 30% 间质性膀胱炎症状指数(interstitial cystitis symptom index,ICSI)得分]。最近有越来越多关于不良反应的报道:在多达 16% 的患者中长期使用 PPS (中位数 186 个月),会引起黄斑病变导致视觉障碍。根据上述近期研究,PPS 在 IC/BPS 的使用中,应慎重选择。

3. 抗组胺药物 抗组胺药被认为可以预防 IC/BPS 患者膀胱中肥大细胞组胺释放增加,但其疗效证据是基于一些较低质量的研究。在一个涉及 36 个患者的小型随机安慰剂对照试验中,西咪替丁显现出明显疗效(尤其是耻骨上疼痛和夜尿症)。在另一项小型随机试验中,与安慰剂相比,单独或与戊聚糖多硫酸盐组合使用,单独使用羟嗪没有明显的益处,高于安慰剂组(23% 比 13%),但羟嗪联合 PPS 的短期疗效优于单独使用 PPS(40% 比 28%)。羟嗪应在睡前从 10mg 开始给予,直至 75mg。要 1~3 个月症状才有可能缓解。抗组胺药需要在将来更大的随机分组中进一步研究,同时最好能够对通过活检区分出来的肥大细胞增多的 IC/BPS 患者进行亚组分析,从而进一步确定其作用靶点。

4. 加巴喷丁(gabapentin) 是一种抗癫痫药,可用来治疗慢性疼痛。通过提高疼痛阈值达到神经调理的作用,可用在疼痛是主要症状的 IC 患者中。

5. 环孢霉素 A CSA 是一种免疫抑制药,可调节 T 细胞,常用于移植受者和克罗恩病患者。目前已经作为 IC/BPS 患者的一种治疗选择,并有较好的疗效。此药用于那些服用其他口服药物无效的顽固性 IC/BPS 患者,并且需要医师有丰富的经验并能够密切监测血药浓度。一项将 CSA 与 PPS 进行比较的随机试验显示:CSA 在改善尿频、O'Leary-Sant 评分和 VAS 评分方面疗效更高。但是,也有大量不良事件在 CSA 组(94%)出现:包括肾毒性、脱发、高血压和免疫抑制等。目前已证实有 Hunner 病灶的患者,CSA 的疗效好于没有 Hunner 病灶的患者(85% 比 30%)。研究显示服药 4 个月可见效,但是因不良反应停药的比例占 21%。因此,该治疗方法仅被应用于那些具有 Hunner 病灶,又对所有其他口服药治疗均无效的患者使用,且使用者应该有一定的使用经验,需要格外注意高血压与肾功能损坏的可能。CSA 的疗效同血药浓度成正比,因此,如何评估个体血药浓度,在疗效和不良反应间找到平衡,是需要个体滴定治疗仔细评估的。

三、膀胱腔内灌注治疗

膀胱腔内治疗,药物直接作用于膀胱,比口服药物的全身不良反应明显降低。膀胱腔内糖胺聚糖(GAG)层替代治疗在多个随机研究中证实可以修补损伤的 GAG 层,从而减少膀胱的神经源性炎症和高敏状态。二甲基亚砜(dimethyl sulfoxide,DMSO)、透明质酸(hyaluronic acid,HA)、硫酸软骨素(chondroitin sulfate,CS)、肝素和利多卡因等都有各自不同的疗效。此外,几种药物的混合物结合激素 + 碳酸氢钠的"鸡尾酒"疗法也有研究涉及。

1. 二甲基亚砜(DMSO)　治疗间质性膀胱炎的作用机制有抗炎、抑制胶原反应的改变,松弛膀胱逼尿肌,影响感觉神经(尤其是 C 纤维)的神经传导和抑制肥大细胞脱颗粒。50% 二甲基亚砜每周膀胱灌注 1~2 次,医师可以根据患者症状缓解的时间长短来决定灌注的频次。主要不良反应为身体出现大蒜样臭味。治疗初期 10%~15% 的患者出现症状暂时加重现象。单纯二甲基亚砜膀胱灌注的有效率为 50%~70%,4 次灌注治疗后随访 24 个月,40% 的患者症状复发。二甲基亚砜膀胱灌注治疗也是美国 FDA 目前唯一批准的用膀胱灌注治疗间质性膀胱炎的药物。一项早期的安慰剂随机对照试验显示:33 例患者加入对比膀胱灌注 DMSO 和生理盐水的随机对照研究,评估治疗后尿动力学参数和症状评分。DMSO 组相比对照组,在主观症状评分方面有明显改善(53% 比 18%),同时在尿动力参数对比和排尿日记数据上同样可以重复(93% 比 35%)。

2. 糖胺聚糖层替代治疗　一系列糖胺聚糖层相关药物被应用于膀胱灌注治疗,其作用机制类似,包括肝素、透明质酸(HA)、硫酸软骨素等。膀胱腔内灌注肝素 + 利多卡因 + 或碳酸氢钠是最常用的方法,其有效率大致在 56%~73%,但目前尚缺少相对应的安慰剂对照研究。一项观察性研究显示膀胱腔内灌注 HA 的有效率为 66%~87%。在一项最大病例数的研究中,121 例女性,平均 IC/BPS 患病时间为 6 年,钾离子敏感实验均证明尿路上皮屏障功能障碍,每周灌注 1 次 HA 40mg,其有效率为 85%。最近一项研究对膀胱内灌注 120mg HA 与灌注 CS 进行了对比,第 1 个月每周灌注 1 次,随后减少灌注次数,总共灌注 4 个月。两组的疼痛评分均有显著改善,但就频率、夜尿次数和视觉模拟量表(VAS)疼痛评分而言,膀胱内灌注 CS 优于膀胱内灌注 HA(38%HA 与 52%CS),但缺乏足够有说服力的随机试验,并且已经发表的少量随机试验报告了差强人意的疗效。同时灌注 HA 和 CS 在小型非对照研究中显示出令人鼓舞的结果,并且最近的一项随机试验表明,同时灌注 HA 和 CS 与单独灌注 DMSO 一样有效,但不良反应更小。此外,同时灌注 HA 与 CS 比灌注 CS 在疼痛评分和女性性功能的改善方面更有优势。一项系统性回顾和荟萃分析(包括 10 项研究,共 390 例患者)显示,膀胱灌注 HA 和联合灌注 HA 与 CS 均可使疼痛评分(O'Leary-Sant 和 VAS 评分)显著改善。因此 EAU《间质性膀胱炎 / 慢性盆腔疼痛综合征指南》建议在未行膀胱灌注 HA 或 CS 治疗之前不要采取侵入性操作。但是,目前尚缺乏高质量的证据来证明膀胱灌注 HA 或 CS 是有显著临床意义的,并且还需要进行进一步的强有力的随机试验来确定它们与安慰剂相比是否具有临床显著的疗效。还有研究把膀胱灌注 PPS 作为口服药物的替代方法。两项小型随机试验显示,与安慰剂相比,其短期疗效为 40%~62%,且不良反应少。最近一项关于 IC/BPS 患者膀胱灌注治疗的荟萃分析表明,在总体疗效上,膀胱灌注 HA、CS 和 PPS 的缓解率相似。

3. 麻醉剂 EAU 建议使用膀胱内灌注利多卡因来短期缓解急性症状发作。此外,在一项前瞻性研究中,对 102 位患者进行了为期 5d 的治疗,患者随机接受碱化利多卡因(利多卡因加碳酸氢钠)或安慰剂的治疗,观察到症状得以迅速改善。很多患者报告 GRA 评分在疗程结束 3d 后有所改善,接受碱化利多卡因与安慰剂的比较(分别为 30% 和 9.6%),并且这些效果在治疗结束后得以维持。

4. 膀胱灌注"鸡尾酒"疗法 "鸡尾酒"疗法包含碱化麻醉剂、抗菌药物、激素和 GAG 层药物的不同组合,这种疗法已被广泛使用,目的是通过叠加作用提高疗效。肝素和碱化 2% 利多卡因联合灌注可立即缓解 94% 的疼痛和尿急,效果持续长达 48h。另一项研究显示,使用这种组合治疗的女性中 57% 的性交痛得以完全缓解。因此这些疗法通常被认为是急性症状发作期的治疗方法。最近一项比较膀胱灌注 GAG 层治疗药物和 Whitmore 的"鸡尾酒"疗效的研究显示,"鸡尾酒"是最划算的选择。尽管这种疗法被经常使用,但这些联合疗法的证据仅限于小型队列研究。因此需要随机安慰剂对照试验来证明这些药物的疗效,因为在 BPS 治疗的研究中具有很强的安慰剂效应。

四、内镜治疗

1. 膀胱水扩张 膀胱水扩张已在 IC/BPS 患者中使用了很多年,既作为诊断依据,又作为治疗手段。各医疗中心采用了不同的技术,目前还没有制订出膀胱水扩张的标准化方案。目前评估 BPS 患者膀胱水扩张的研究较小且不可控,因此就其功效而言,证据基础薄弱。对 17 个试验的系统回顾表明,膀胱水扩张短期内(2~3 个月)有效率高达 56%。但是,在大多数研究中,患者选择、膀胱水扩张的技术以及未经验证的结果数据的使用存在很大的异质性,因此就其治疗功效尚无确切的结论。此外,患者症状急性复发的发生率为 9%。目前,EAU 不建议将其作为常规治疗方式。

2. 经尿道治疗 Hunner 病灶 如果存在 Hunner 病灶,膀胱水扩张经常联合经尿道内镜下治疗,如溃疡切除、电灼或激光凝结。据报道,去除 Hunner 病灶后短期内疗效较高,但是大多数患者都需要重复治疗以维持长期疗效。在一项针对 103 例患者的大型研究中,有 89% 的患者经尿道切除病灶可缓解症状,其中 40% 的患者具有长期疗效(超过 3 年)。但是,大多数需要进行 2~4 次溃疡重复切除,其中一些已经进行了 16 次切除。最近一项在 126 例存在 Hunner 病变患者中进行的经尿道切除术和经尿道电凝治疗之间的随机对照试验表明,两组疗效都很好,且两组之间无显著差异。Rofiem 等人使用 Nd:YAG 激光消融了 24 例患者的 Hunner 病灶。所有患者在 3d 内症状有改善,包括疼痛评分(9.1~1.2,$P<0.003$)、尿急(8.2~1.9,$P<0.003$)和夜尿(每晚 7.9~2.9 次,$P<0.000\ 1$)的改善。此外,患者的排尿间隔时间从 30min 增加到超过 100min($P<0.000\ 1$)。46% 的患者出现症状复发,但随后的再治疗也获得同样的改善效果。因为激光导致膀胱深部损坏的程度小于电切或气化切除,所以激光消融重复治疗可以预防膀胱挛缩的发生,但这仍有待确定。将合成激素泼尼松直接注射到 Hunner 病灶中,70%~74% 的患者短期症状得以改善,效果持续长达 12 个月。但是这种方式还需要通过随机安慰剂对照试验进一步研究证实。

3. A 型肉毒毒素 膀胱尿路上皮下层的传入神经纤维的过度兴奋在 BPS 的发病机制中起着至关重要的作用。有文献报道:神经递质的水平升高会导致尿路上皮和尿路上皮下的神经元超敏反应,导致 BPS 患者感觉到疼痛。注射 A 型肉毒毒素(botulinum toxin A,BTX-A)不仅可以调节 BPS 中逼尿肌的收缩力,还可以抑制传入神经纤维释放神经递质并因此降低了膀胱敏感性。

Kuo 等人在具有典型 BPS 症状且无膀胱镜下改变的患者中,比较了水扩张联合肉毒毒素注射与仅接受膀胱水扩张患者的疗效。入组患者均接受口服 PPS 或膀胱内灌注肝素/透明质酸治疗至少 6 个月,但症状仍然存在,并且整个研究期间所有患者均继续口服 PPS。成功被定义为在总体反应评估(GRA)上有中度或显著改善,结果表明 3 个月后接受膀胱注射肉毒毒素中 72%(21/29)的患者成功,而单纯水扩张组仅为 48%(11/23)(P<0.05)。在 6 个月和 12 个月时,分别降至 69% 和 35% 和 45% 和 26%(P<0.05)。在 3 个月时,BTX-A 组发现 VAS 评分显著降低和膀胱容量增加。尝试了更高剂量的 200 单位肉毒毒素;但是,这可能导致尿潴留等不良反应的增加。

Akiyama 等人研究了单独注射 BTX-A 的作用。与先前的研究类似,所有患者均为难治性 BPS,曾接受过至少 1 次膀胱水扩张治疗。34 例患者分为立即注射 100 单位 BTX-A 或在 1 个月时接受注射(同时维持目前的 BPS 口服药物)。在三角区的 30 个部位进行注射。报告轻微改善至明显改善的患者被视为治疗有反应者。在 1 个月时,接受 BTX-A 治疗的患者报告对治疗的反应显著增加(72.2% 对 25%,P=0.01),此外生活质量指数得分也显著提高。在 1 个月时合并了队列,在 12 个月时缓解率由 73.5% 降至 20.6%。BTX-A 的平均作用时间为 5.4 个月。接受过 3 次以上水扩张的患者更有可能对 BTX-A 产生持续的积极影响。

值得注意的是,最近的一项随机对照试验将 BTX-A 与安慰剂进行了比较。与生理盐水组相比接受 BTX-A 注射的患者在 VAS 评分上有显著降低(2.6 比 0.9,P=0.021)。这些结果反映在最近对 7 项随机试验的荟萃分析中。最近的一项研究表明,仅注射膀胱三角区或仅注射膀胱三角区以外的区域之间没有差异。目前尚不清楚患有 Hunner 病灶的患者接受肉毒毒素注射是否会有较弱的治疗效果。一项针对 40 例患者的队列研究显示,BTX-A 对于 50% 的无 Hunner 病灶患者有效,但对任何有 Hunner 病灶的患者无效。然而,最近对 24 例患者进行的比较研究表明,溃疡性患者和非溃疡性患者的疗效方面没有差异。因此需要进行长期研究才能得出可靠的结论,但对于愿意接受清洁间歇性自我导尿的排尿功能障碍的患者,BTX-A 是一个合适的选择。

五、骶神经调节和阴部神经调节

骶神经调节(sacral neuromodulation,SNM)已被研究用于治疗 IC/BPS 患者的症状。SNM 分为两阶段:测试,然后植入永久性刺激器。植入的电极和导丝可以刺激位于骶孔的骶神经。几项小型研究调查了严重 BPS 患者中 SNM 的使用,但结果不甚一致。

单个中心评估了 SNM 的长期疗效。1994—2008 年,在 78 名患者中,有 46 名患者第一阶段反应良好,随后进行永久植入。所有患者均在膀胱镜检查下可见 Hunner 病灶或出血点。5 年后,在 70% 的患者中观察到 GRA 评分改善 50% 以上,这些患者的 GRA 评分平均改善了 80%。有 28% 的患者取出电极和导线,主要原因是疗效不佳。在 5 年的随访期间,有 50% 的患者在某个时间点进行了设备调试。国内学者张鹏等也对 SNM 治疗 IC/BPS 的短期疗效做了评估:他们对总共 26 例患者进行统计,19 例进行永久植入后短期随访(12.1 个月),发现其中 19 例患者随访时,11 例疗效显著,5 例轻微反复,经参数调节后可缓解,3 例患者出现较严重盆底疼痛和尿频-尿急反复。永久植入后症状改善 >50% 的比例为 84.2%(16/19)。最近的一项包括 12 项研究和 583 例患者的荟萃分析也得到了类似良好效果,证实 SNM 可以显著降低骨盆疼痛、排尿次数、夜尿、尿急和间质性膀胱炎问题评分。总体综合治疗成功率为 84%(95%CI 为 76%~91%)。

有研究提出,对阴部神经(S_2~S_4 神经根)的刺激将对排尿中心提供更直接的传入刺激。一项随机试验招募了 22 例难治性间质性膀胱炎患者,并在膀胱镜检查或水扩张时发现了 Hunner 病灶或出血点的证据。每位患者都在 S_2 神经根和阴部神经放置 1 根电极。对每根电极都进行盲法测试,将反应最佳的电极植入刺激器。22 例患者中,有 17 例对最初的植入电极有良好效果,且放置了永久性刺激器,其中有 77% 患者选择阴部神经为目标刺激神经。研究显示,在阴部神经和骶神经根植入刺激器患者的症状均明显减轻。但是,在阴部神经植入刺激器患者的效果更好(59% 比 44%,$P=0.05$)。在阴部神经植入刺激器患者的平均排尿量增加了 95%,而在骶神经植入刺激器患者的平均排尿量则增加了 33%。此疗法并发症发生率低,包括两个需要穿刺引流的血肿。由于该研究样本量小,6 个月的随访时间短以及缺乏其他中心对这些结果的确认,因此必须谨慎解释这些数据。但是,这项研究很可能表明,阴部神经刺激是一种可行且有效的选择,但是需要进行较大的比较试验才能得出更明确的结论。

SNM 是一种微创手术。在 IC/BPS 患者中已显示出很高的安全性和良好的长期疗效。患者需要注意,植入设备后期也可能无法缓解症状并且症状可能恶化,从而导致调试或摘除。目前关于 SNM 的随机试验比较缺乏,需要进一步研究有无 Hunner 病灶者的相对疗效,从而选择最佳的治疗方案。

六、不可逆大手术疗法

对于重度 IC/BPS 对其他所有疗法均无反应的患者,最后一个选择是根治性手术。目的是增加膀胱容量或尿流改道,包括膀胱扩大术、膀胱成形术(切或不切膀胱三角)或尿路改道(切或不切膀胱)。

Valdemar 等人对其他治疗失败的 41 例严重 BPS 的患者进行了大手术。20 例患者进行了未切膀胱的尿路改道,其中 65%(13 例)的患者在 12 个月后再次进行了膀胱切除术,造成这种情况的最常见原因是盆腔持续性疼痛。其他患者的外科手术包括膀胱全切术或次全膀胱切除术 / 膀胱扩大术。所有患者的中位随访时间为 5.5 年,其中 75% 的患者报告术后无疼痛发生,68% 的患者对手术最终结果满意。术前症状持续时间较短的患者术后疼痛可以得到完全缓解,因此可以得出结论,术前疼痛症状较重是持续存在术后疼痛的预测因素。

Rossberger 等人还得出结论,大型重建手术主要适用于患有 Hunner 亚型的 BPS 患者。接受了首次外科手术的 82% 的 Hunner 型的患者报告其症状得到缓解。当仍然有症状的患者接受膀胱切除术、尿流改道或残余三角区的治疗时,这一比例增加到 94%。重建手术后,只有 23% 的非 Hunner 型患者报告了症状缓解。因此,重要的是对患者进行分类并告诉他们尽管进行了彻底的治疗,疼痛仍可能持续存在。

张鹏等人报道了尿流改道术治疗 IC/BPS 的有效性和安全性研究:文章分析了时间跨度平均为 5 年的随访结果,15 例顽固性女性 IC/BPS 患者行尿流改道术,其中 3 例保留膀胱(1 例行回肠通道,两例输尿管皮肤造口),剩余 12 例均行膀胱全切 + 回肠通道术,所有患者术后生活质量评分(quality of life,QOL)均明显改善,无疼痛复发,无严重并发症出现。主要术后并发症为更换底盘不便和轻度肠粘连。提示尿流改道术是治疗此类疾病的长期安全、有效的最后解决办法。

最近一项对纳入 20 项研究的 448 例 BPS 患者进行根治性手术的系统性回顾性研究发现,有 77% 的患者报告了症状改善,并且在接受了膀胱全切且原位新膀胱重建的患者中观察到了最好的临床反应。其他手术包括次膀胱切除合并膀胱成形术和仅行尿流改道术。6.9% 的患者接受了后续外科手术(全膀胱切除术 ± 回肠通道),其中几乎 1/2 的患者随后得到了改善。值得注意的是,有 23% 的患者报告症状没有改善,且发病率高达 26.5%、死亡率为 1.3%。

有关 BPS 根治性手术干预的研究通常是单中心的、规模较小,并且预后指标可变,因此很难从这些数据得出明确的结论。重大外科手术干预应该仍是不得已而为之的最后选择方法,患有 Hunner 病灶和膀胱容量小的患者可能会获得最大的益处。考虑到与这种干预水平相关的高发病率和死亡率,有必要进行较大的前瞻性研究来确定哪些患者将从手术治疗中受益最大。

七、新兴治疗方案

IC/BPS 是一种复杂的疾病,确切的病因尚未明确。进一步探索疾病病理的研究将有助于将未来的工作重点放在新的治疗方式上。目前有学者正在进行研究以评估 IC/BPS 患者的分子生物学机制,并努力探索可以识别患者和亚型的新型生物标志物。需要确定 BPS 亚型之间的确切差异,以便能够对患者进行分层,并针对研究确定哪种疗法对哪种亚型有效。几种新兴疗法在小型随机试验中显示出不错的结果。

1. 磷酸二酯酶 -5 抑制剂(phosphodiesterase type 5 inhibitor,PDE5-i)　抑制平滑肌收缩,并被认为通过抑制钾的释放来抑制肥大细胞脱颗粒。PDE5-i 西地那非,已在一项针对 48 例 IC/BPS 女性患者的安慰剂对照小型随机试验中进行了研究。低剂量西地那非组在随访 3 个月后,O'Leary-Sant IC 症状和问题评分得到了显著改善(成功率为 63%),并伴有膀胱容量的改善,且没有严重的不良事件。然而,还没有更多的研究证实这一结果,还需要进一步研究高剂量药物的疗效以及患者的反馈。

2. 单克隆抗体　阿达木单抗是一种促炎细胞因子——TNF-α 的单克隆抗体,已在一项针对 43 例 IC/BPS 患者的随机、安慰剂、对照试验中进行了研究。尽管在 3 个月的随访中发现成功率为 53%,但是由于这项研究中的安慰剂效应高,与安慰剂组相比没有显著差异。

抑制神经生长因子的他尼珠单抗(tanezumab)在一项纳入 34 例患者的小型安慰剂对照试验中获得了更可喜的结果。在 6 周的随访中,疼痛评分和 GRA 评分均有改善。但是,不良事件(包括感觉异常和头痛)的发生率为 47%。这些发现需要在较大的、长期的随机试验中重复验证。

3. 大麻素　具有镇痛和抗炎特性,并已在各种慢性疼痛领域中进行了研究。大麻素 2 受体的激活可降低小鼠模型中膀胱炎的严重程度。然而,临床研究仅限于病例报告,其结果令人鼓舞,尚需进一步深入研究。

4. 强效膀胱内给药系统　强效膀胱内给药的新方法很可能会在未来改变这类疾病的管理方式。在早期试验中,电驱动给药系统、脂质体、温敏凝胶给药和膀胱内利多卡因释放系统的使用都很有希望。

脂质体是一种球形磷脂囊泡,被认为可以修复尿道上皮并降低尿液中刺激性物质对尿路上皮的渗透性。一项观察性试验对 14 例 IC/BPS 患者进行膀胱内脂质体灌注治疗,每周 1 次,持续 4 周,在满 4 周时,患者的疼痛和尿急评分得到了显著改善,但在尿频方面没有变化。这些短期结果值得通过进一步的安慰剂对照研究加以证实。

在局部麻醉下膀胱内注射 A 型肉毒毒素,患者会很痛苦。另一种方法是被动滴注,使用反向温敏凝胶给药方式以液体形式注入膀胱,药物在膀胱中固化,然后在数小时内缓慢释放肉毒毒素,提供了膀胱内注射的一种很好的替代方式。一项包含 15 例患者的实验性研究结果显示,患者疼痛评分有中等程度的改善,在第 2 周时最大(平均 VAS 评分为 4.7,而基线时为 6.6),但在第 12 周时有所下降。然而,与膀胱内注射相比,被动滴注尚需进一步研究以确定最佳给药方案。

另一个缓慢释放的给药系统,即膀胱内利多卡因释放系统——在 2 周内持续释放利多卡因。一项针对 16 例 IC/BPS 女性患者的单中心试验研究结果显示,在疼痛和排尿症状方面有可喜的短期疗效,基于 GRA 评分的成功率高达 64%。期待对该设备的未来随机试验进行进一步研究。

5. 高压氧疗法　有研究对放射性膀胱炎患者使用高压氧疗法(hyperbaric oxygen therapy,HBOT)来增加向缺氧尿路上皮组织的氧气输送,从而促进健康的肉芽形成和血管生成,取得了良好的效果。一些小型研究评估了 HBOT 在 IC/BPS 中的应用。对接受膀胱内 DMSO 治疗的女性患者进行的一项随机试验中,20 例患者被随机分配至 HBOT 或假手术治疗组(对照组),持续时间为 9 个月(对照组为 3 个月)。

结果显示,所有接受 HBOT 疗法的患者均有明显且持续的临床改善,而假手术组中只有 40% 的患者得到了改善。对于那些其他治疗失败的患者来说,这可能是一个有希望的选择,但是还需要进一步的研究来确定晚期膀胱纤维化患者是否比疾病较轻患者接受 HBOT 治疗的效果差。

6. 体外冲击波疗法　前期临床研究表明,体外冲击波疗法(extracorporeal shock wave therapy,ESWT)可减轻疼痛和炎症。最近的一项 ESWT 随机对照试验研究对 54 例 IC/BPS 患者进行 ESWT 治疗,1 次 / 周,连续 4 周,结果显示 ESWT 组和对照组的成功率分别为 57% 和 19%,在 VAS 疼痛评分方面 ESWT 组较好,但 O'Leary-Sant 症状评分无统计学差异。这种治疗方法需要进一步的研究,以确定其在治疗该病中的效果。

小结:膀胱疼痛综合征是一种复杂的疾病,其确切病因尚待充分了解。目前尚缺乏对治疗方案的高质量研究,由于这些研究在纳入标准和报告的结果方面存在异质性,因此很难得出明确的结论。目前没有发现可以帮助所有 IC/BPS 患者的治疗方法。IC/BPS 治疗方法是多样化的和高度个体化的。保守治疗,包括患者宣教、行为矫正、饮食建议、压力缓解和物理疗法,是所有患者的初始治疗策略。保守治疗是治疗的基础,所有进一步的治疗措施均应基于该基础治疗。如果未观察到疗效,则口服药物如阿米替林等治疗可能提供较好的疗效。根据间质性膀胱炎欧洲研究会(European Studies Interstitial Cystitis,ESSIC)分类,膀胱镜检查对于临床分型是必不可少的,如果合适,可以同时进行 Hunner 病灶定向治疗,如切除或消融,可以取得较好的成功率。更具侵入性的治疗包括膀胱内灌注 DMSO 或利多卡因,逼尿肌 A 型肉毒毒素注射和神经调节。如果口服治疗失败,则应尝试使用这些侵入性措施。少数有使用经验的医师可以尝试使用口服环孢霉素 A,但要高度警惕高血压和肾功能损坏等不良反应,需要进行密切监视。对于那些严重、持续存在的 BPS 患者,并且存在 Hunner 病灶或膀胱容量降低的患者,生活质量受到严重影响,而前述干预措施并未改善者,应选择根治性手术治疗。确切的病因研究将有助于对这种复杂疾病进行有针对性的治疗。目前也有一些新的口服药物或膀胱内灌注疗法显示出一定的疗效,但仍需要更多的随机对照研究来证实。

(张鹏 周飞 编　李恭会 审)

参考文献

[1] VAN DE MERWE JP,NORDLING J,BOUCHELOUCHE P,et al. Diagnostic criteria,classification,and nomenclature for painful bladder syndrome/interstitial cystitis:an ESSIC proposal [J]. Eur Urol,2008,53(1):60-67.

[2] HUNNER GL. A rare type of bladder ulcer in women. Report of case [J]. J Boston Med Surg,1915,172:660-665.

[3] HAND J. Interstitial cystitis. Report of 223 cases [J]. J Urol,1949,61(2):291.

[4] MALDE S,PALMISANI S,AL-KAISY A,et al. Guideline of guidelines:bladder pain syndrome [J]. BJU Int,2018,122(5):729-743.

[5] DOGGWEILER R,WHITMORE KE,MEIJLINK JM,et al. A standard terminology in chronic pelvic pain syndromes:a report from the chronic pelvic pain working group of the international continence society [J]. Neurourol Urodyn,2017,36(4):984-1008.

[6] HANNO PM,ERICKSON D,MOLDWIN R,et al. Diagnosis and treatment of interstitial cystitis/bladder pain syndrome:aua guideline amendment [J]. J Urol,2015,193(5):1545-1553.

[7] DAVIS NF,GNANAPPIRAGASAM S,THORNHILL JA. Interstitial cystitis/painful bladder syndrome:the influence of modern diagnostic criteria on epidemiology and on Internet search activity by the public [J]. Transl Androl Urol,2015,4(5):506-511.

［8］MARCU I,CAMPIAN EC,TU FF. Interstitial cystitis/bladder pain syndrome［J］. Semin Reprod Med,2018,36（2）:123-135.

［9］TRIOLO O,LAGANÀ AS,STURLESE E. Chronic pelvic pain in endometriosis:an overview［J］. J Clin Med Res,2013,5（3）: 153-163.

［10］LAGANÀ AS,GARZON S,GÖTTE M,et al. The pathogenesis of endometriosis:molecular and cell biology insights［J］. Int J Mol Sci,2019,20（22）:5615.

［11］RIEMMA G,LAGANÀ AS,SCHIATTARELLA A,et al. Ion channels in the pathogenesis of endometriosis:a cutting-edge point of view［J］. Int J Mol Sci,2020,21（3）:1114.

［12］DELLA CORTE L,NOVENTA M,CIEBIERA M,et al. Phytotherapy in endometriosis:an up-to-date review［J］. J Complement Integr Med,2020,17（3）. doi:10.1515/jcim-2019-0084.

［13］LAGANÀ AS,VITALE SG,TROVATO MA,et al. Full-thickness excision versus shaving by laparoscopy for intestinal deep infiltrating endometriosis:rationale and potential treatment options［J］. BioMed Res Int,2016,2016:3617179.

［14］WU CC,CHUNG SD,LIN HC. Endometriosis increased the risk of bladder pain syndrome/interstitial cystitis:a population-based study［J］. Neurourol Urodyn,2018,37（4）:1413-1418.

［15］GIUSTO LL,ZAHNER PM,SHOSKES DA. An evaluation of the pharmacotherapy for interstitial cystitis［J］. Expert Opin Pharmacother,2018,19（10）:1097-1108.

［16］FORREST JB,VO Q. Observations on the presentation,diagnosis,and treatment of interstitial cystitis in men［J］. Urology, 2001,57（Suppl 1）:26-29.

［17］AFARI N,BUCHWALD D,CLAUW D,et al. A MAPP network case-control study of urological chronic pelvic pain compared with nonurological pain conditions［J］. Clin J Pain,2020,36（1）:8-15.

［18］PARSONS CL. Interstitial cystitis. Clinical manifestations and diagnostic criteria in over 200 cases［J］. Neurourol Urodyn, 1990,9（3）:241-250.

［19］PARSONS CL,GREEBERGER M,GABAL L. The role of urinary potassium in the pathogenesis and diagnosis of interstitial cystitis［J］. J Urol,1998,159（6）:1862-1867.

［20］TECHIMAN JM,NIELESN-OMEIS BJ. Potassium leak test predicts outcome in interstitial cysytitis［J］. J Urol,1999,161（6）: 1791-1794.

［21］（美）WEIN AJ. 坎贝尔-沃尔什泌尿外科学［M］. 9版. 郭应禄,周利群,译. 北京:北京大学出版社,2009.

［22］HANNO P,BARANOWSKI A,FALL M,et al.Painful bladder syndrome（including interstitial cystitis）//ABRAMS PH, WEIN AJ,CARDOZO L,et al. Incontinence［M］. 3rd. Paris:Health Publication,2005:1455-1520.

［23］SABAN R,FRANZ J,BJORLING DE. Spontaneously released substance P and bradykinin from isolated guinea-pig bladder ［J］. Br J Urol,1997,79（4）:516-524.

［24］DE BJORLING,Z Y WANG. Estrogen and neuroinflammation［J］. Urology,2001,57（6 Suppl 1）:40-46.

［25］KREAM RM,CARR DB. Interstitial cystitis:a complex visceral pain syndrome［J］. Pain forum,1999,8:139-145.

［26］JASMIN L,JANNI J,O'HARA PT. CNS induced neurogenic cystitis is associated with bladder mast cell degranulation in the rat［J］. J Urol,2000,164（3）:852-855.

［27］ELBADAWI A. Interstitial cystitis:a critique of current concepts with a new proposal for pathologic diagnosis and pathogenesis［J］. Urology,1999,53（1）:239.

［28］ZERMANN DH,ISHIGOOKA M,DOGGWEILER R,et al. Neurourological insights into the etiology of genitourinary pain in men［J］. J Urol,1999,161（3）:903-908.

［29］KEAY S,WARREN JW. A hypothesis for the etiology of interstitial cystitis based upon inhibition of bladder epithelial repair ［J］. Med Hypotheses,1998,51（1）:79-83.

［30］KEAY S,SEILLIER-MOISEIWITSCH F,ZHANG CO,et al. Changes in human bladder epithelial cell gene expression associated with interstitial cystitis or antiproliferative factor treatment［J］. Physiol Genomics,2003,14（2）:107-115.

［31］HANNO PM,LANDIS JR,MATTHEWS-COOK Y. The diagnosis of interstitial cystitis revisited:lessons learned from the national institutes of health interstitial cystitis database study［J］. J Urol,1999,161（2）:549-552.

［32］ORAVIST K. Epidemiology of interstitial cystitis：1//HANNO P，STASKIN D，KRANE R，et al. Interstitial cystitis［M］. New York：Springer-Verlag，1990.

［33］HELD P，HANNO P，WEIN A. Epidemiology of interstitial cystitis：2. In：HANNO P，STASKIN D，KRANE R，WEIN A，et al. Interstitial cystitis［M］. New York：Springer-Verlag，1990.

［34］CLEMENS JQ，LINK CL，EGGERS PW，et al. Prevalence of painful bladder symptoms and effect on quality of life in black，Hispanic and white men and women［J］. J Urol，2007，177（4）：1390-1394.

［35］BERRY SH，ELLIOTT MN，SUTTORP M，et al. Prevalence of symptoms of bladder pain syndrome/interstitial cystitis among adult females in the United States［J］. J Urol，2011，186（2）：540-544.

［36］JONES CA，NYBERG L. Epidemiology of interstitial cystitis［J］. Urology，1997，49［suppl 5（a）］：2-9.

［37］SUSKIND AM，BETTY SH，EWING BA，et al.The prevalence and overlap of interstitial cystitis/bladder pain syndrome and chronic prostatitis/chronic pelvic pain syndrome in men：results of the RAND Interstitial Cystitis Epidemiology Male Study［J］. J Urol，2013，189（1）：141.

［38］SCHUSTER GA. Interstitial cystitis in children：not a rare entity［J］. Urology，2001，57（6 Suppl 1）：107.

［39］SIMON LJ，LANDIS JR，ERICKSON DR，et al.The Interstitial Cystitis Data Base Study：concepts and preliminary baseline descriptive statistics［J］. Urology，1997，49（5A Suppl）：64-75.

［40］PROPERT KJ，SCHAEFFER AJ，BRENSINGER CM，et al. A prospective study of interstitial cystitis：results of longitudinal followup of the interstitial cystitis data base cohort. The Interstitial Cystitis Data Base Study Group［J］. J Urol，2000，163（5）：1434-1439.

［41］MESSING E，PAUK D，SCHAEFFER A，et al. Associations among cystoscopic findings and symptoms and physical examination findings in women enrolled in the Interstitial Cystitis Data Base（ICDB）Study［J］. Urology，1997，49（5A Suppl）：81-85.

［42］NIGRO DA，WEIN AJ，FOY M，et al.Associations among cystoscopic and urodynamic findings for women enrolled in the Interstitial Cystitis Data Base（ICDB）Study［J］. Urology，1997，49（5A Suppl）：86-92.

［43］HANNO PM，LANDIS JR，MATTHEWS-COOK Y，et al. The diagnosis of interstitial cystitis revisited：lessons learned from the National Institutes of Health Interstitial Cystitis Database study［J］. J Urol，1999，161（2）：553-557.

［44］PARSONS CL，DELL J，STANFORD EJ.Increased prevalence of interstitial cystitis：previously unrecognized urologic and gynecologic cases identified using a new symptom questionnaire and intravesical potassium sensitivity［J］. Urology，2002，60（4）：573-578.

［45］NICKEL JC，TRIPP D，TEAL V. Sexual function is a determinant of poor quality of life for women with treatment refractory interstitial cystitis［J］. J Urol，2007，177（5）：1832-1836.

［46］OTTEM DP，CARR LK，PERKS AE，et al. Interstitial cystitis and female sexual dysfunction［J］. Urology，2007，69（4）：608-610.

［47］CLEMONS JL，ARYA LA，MYERS DL. Diagnosing interstitial cystitis in women with chronic pelvic pain［J］. Obstet Gynecol，2002，100（2）：337-341.

［48］FALL M，BARANOWSKI AP，FOWLER CJ，et al. EAU guidelines on chronic pelvic pain［J］. Eur Urol，2004，46（6）：681-689.

［49］JOHANSSON SL，FALL M. Clinical features and spectrum of light microscopic changes in interstitial cystitis［J］. J Urol，1990，143（6）：1118-1124.

［50］JOHANSSON SL，FAL M. Pathology of interstitial cystitis［J］.Urol Clin North Am，1994，21（1）：55-62.

［51］THEOHARIDES TC，KEMPURAJ D，SANT GR. Mast cell involvement in interstitial cystitis：a review of human and experimental evidence［J］. Urology，2001，57（6 Suppl 1）：47-55.

［52］JøRGEN NORDLING，MAGNUS FALL，HANNO P. Global concepts of bladder pain syndrome（interstitial cystitis）［J］. World J Urol，2012，30（4）：457-464.

［53］MACDERMOTT JP，CHARPIED GC，TESLUK H. Can histological assessment predict the outcome in interstitial cystitis？［J］.

Br J Urol,1991,67(1):44-47.

[54] TOMASZEWSKI JE,LANDI JR.Baseline associaions among pathologic features and patient symptoms in the National interstitial Cystitial Cystitis Data Base [J]. J Urol,1999,161s:28.

[55] HANUS T,ZÁMECNÍK L,JANSKY M,et al. The comparison of clinical and histopathologic features of interstitial cystitis [J]. Urology,2001,57(6 Suppl 1):131.

[56] CHAIKEN DC,BLAIVAS JG,BLAIVAS ST. Behavioural therapy for the treatment of refractory interstitial cysitits [J]. J Urol,1993,149(6):1445-1448.

[57] LUKBAN J,WHITMORE K,KELLOGG-SPADT S,et al. The effect of manual physical therapy in patients diagnosed with interstitial cystitis,high tine pelvic floor dysfunction,and sacroiliac dysfunction [J]. Urology,2001,57(6 Suppl 1):121-122.

[58] MONTENEGRO ML,MATEUS-VASCONCELOS EC,CANDIDO DOS REIS FJ,et al. Thiele massage as a therapeutic option for women with chronic pelvic pain caused by tenderness of pelvic floor muscles [J].J Eval Clin Pract,2010,16(5):981-982.

[59] FITZGERALD MP,PAYNE CK,LUKACZ ES,et al. Randomized multicenter clinical trial of myofascial physical therapy in women with interstitial cystitis/painful bladder syndrome and pelvic floor tenderness [J]. J Urol,2012,187(6):2113-2118.

[60] FOSTER HE,HANNO PM,NICKEL C,et al. Effect of amitriptyline on symptoms in treatment naïve patients with interstitial cystitis/painful bladder syndrome [J]. J Urol,2010,183(5):1853-1858.

[61] VAN OPHOVEN A,POKUPIC S,HEINECKE A,et al. A prospective,randomized,placebo controlled double-blind study of amitriptyline for the treatment of interstitial cystitis [J]. J Urol,2004,172(2):533-536.

[62] LEE JW,HAN DY,JEONG HJ. Bladder pain syndrome treated with triple therapy with gabapentin,amitriptyline and a nonsteroidal anti-inflammatory drug [J]. Int Neurourol J,2010,14(4):256-260.

[63] HWANG P,AUCLAIR B,BEECHINOR D,et al. Efficacy of pentosan polysulfate in the treatment of interstitial cystitis:a meta-analysis [J]. Urology,1997,50(1):39-43.

[64] SAIRANEN J,TAMMELA TLJ,LEPPILAHTI M,et al. Cyclosporine A and pentosan polysulfate sodium for the treatment of interstitial cystitis:a randomized comparative study [J]. J Urol,2005,174(6):2235-2238.

[65] NICKEL JC,HERSCHORN S,WHITMORE KE,et al. Pentosan polysulfate sodium for treatment of interstitial cystitis/bladder pain syndrome:insights from a randomized,double-blind,placebo controlled study [J]. J Urol,2015,193(3):857-862.

[66] PEARCE WA,CHEN R,JAIN N. Pigmentary maculopathy associated with chronic exposure to pentosan polysulfate sodium [J]. Ophthalmology,2018,125(11):1793-1802.

[67] JAIN N,LI AL,YU Y,et al. Association of macular disease with long-term use of pentosan polysulfate sodium:findings from a US cohort [J]. Br J Ophthalmol,2020,104(8):1093-1097.

[68] THILAGARAJAH R,WITHEROW RO,WALKER MM. Oral cimetidine gives effective symptom relief in painful bladder disease:a prospective,randomized,double-blind placebo-controlled trial [J]. BJU Int,2001,87(3):207-212.

[69] SANT GR,PROPERT KJ,HANNO PM,et al. A pilot clinical trial of oral pentosan polysulfate and oral hydroxyzine in patients with interstitial cystitis [J]. J Urol,2003,170(3):810-815.

[70] FORREST JB,PAYNE CK,ERICKSON DR. Cyclosporine A for refractory interstitial cystitis/bladder pain syndrome:experience of 3 tertiary centers [J]. J Urol,2012,188(4):1186-1191.

[71] RAWLS WF,COX L,ROVNER ES. Dimethyl Sulfoxide(DMSO) as intravesical therapy for interstitial cystitis/bladder pain syndrome:a review [J]. Neurourol Urodyn,2017,36(7):1677-1684.

[72] PEREZ-MARRERO R,EMERSON LE,FELTIS JT. A controlled study of dimethyl sulfoxide in nterstitial cystitis [J]. J Urol,1988,140(1):36-39.

[73] PARSONS CL. Successful downregulation of bladder sensory nerves with combination of heparin and alkalinized lidocaine in patients with interstitial cystitis [J]. Urology,2005,65(1):45-48.

［74］RIEDL CR, ENGELHARDT PF, DAHA KL, et al. Hyaluronan treatment of interstitial cystitis/painful bladder syndrome［J］. Int Urogynecol J Pelvic Floor Dysfunct, 2008, 19(5): 717-721.

［75］RIEDL CR, ENGELHARDT PF. Hyaluronan treatment of interstitial cystitis/painful bladder syndrome［J］. Int Urogynecol J Pelvic Floor Dysfunct, 2008, 19(5): 717-721.

［76］GüLPINAR Ö, ESEN B, KAYIS A, et al. Clinical comparison of intravesical hyaluronic acid and chondroitin sulfate therapies in the treatment of bladder pain syndrome/interstitial cystitis［J］. Neurourol Urodyn, 2018, 37(1): 257-262.

［77］NICKEL JC EGERDIE B, DOWNEY J, et al. A real-life multicentre clinical practice study to evaluate the efficacy and safety of intravesical chondroitin sulphate for the treatment of interstitial cystitis［J］. BJU Int, 2009, 103(1): 56-60.

［78］CERVIGNI M, NATALE F, NASTA L. Intravesical hyaluronic acid and chondroitin sulphate for bladder pain syndrome/interstitial cystitis: long-term treatment results［J］. Int Urogynecol J, 2012, 23(9): 1187-1192.

［79］CERVIGNI M, SOMMARIVA M, TENAGLIA R. A randomized, open-label, multicenter study of the efficacy and safety of intravesical hyaluronic acid and chondroitin sulfate versus dimethyl sulfoxide in women with bladder pain syndrome/interstitial cystitis［J］. Neurourol Urodyn, 2017, 36(4): 1178-1186.

［80］PYO JS, CHO WJ. Systematic review and meta-analysis of intravesical hyaluronic acid and hyaluronic acid/chondroitin sulfate instillation for interstitial cystitis/painful bladder syndrome［J］. Cell Physiol Biochem, 2016, 39(4): 1618-1625.

［81］BADE JJ, LASEUR M, NIEUWENBURG A, et al. A placebo-controlled study of intravesical pentosanpolysulphate for the treatment of interstitial cystitis［J］. Br J Urol, 1997, 79(2): 168-171.

［82］DAVIS EL, EI KHOUDARY SR, TALBOTTEO, et al. Safety and efficacy of the use of intravesical and oral pentosan polysulfate sodium for interstitial cystitis: a randomized double-blind clinical trial［J］. J Urol, 2008, 179(1): 177-185.

［83］BARUAL JM, ANGULO JC, RIEDL CR. A systematic review and meta-analysis on the efficacy of intravesical therapy for bladder pain syndrome/interstitial cystitis［J］. Int Urogynecol J, 2016, 27(8): 1137-1147.

［84］NICKEL JC, MOLDWIN R, LEE S, et al. Intravesical alkalinized lidocaine (PSD597) offers sustained relief from symptoms of interstitial cystitis and painful bladder syndrome［J］. BJU Int, 2009, 103(7): 910-918.

［85］International Painful Bladder Foundation. Interstitial cystitis/painful bladder syndrome: anesthetic intravesical cocktails. Available from: https://www.painful-bladder.org/pdf/IPBF.intravesicalcocktails.pdf. Accessed July, 2020.

［86］WELK BK, TEICHMAN JM. Dyspareunia response in patients with interstitial cystitis treated with intravesical lidocaine, bicarbonate, and heparin［J］. Urology, 2008, 71(1): 67-70.

［87］COCCI A, ALOWIDAH I, SKEWS R, et al. 421 Comparison of Cystistat®, iAluril® and Whitmore Cocktail for treatment of patients with bladder pain syndrome/interstitial cystitis［J］. Eur Urol Suppl, 2016, 15(3): e421.

［88］COX A, GOLDA N, NADEAU G, et al. CUA guideline: diagnosis and treatment of interstitial cystitis/bladder pain syndrome［J］. Can Urol Assoc J, 2016, 10(5-6): E136-E155.

［89］OLSEN LE, DYER JE, HAQ A, ET AL. A systematic review on the literature on cystodistention in bladder pain syndrome［J］. Int Urogynaecol J, 2018, 29(2): 251-257.

［90］OTTEM DP TEICHMAN JM. What is the value of cystoscopy with hydrodistension for interstitial cystitis?［J］. Urology, 2005, 66(3): 494-499.

［91］PEEKER R ALDENBORG F FALL M. Complete transurethral resection of ulcers in classic interstitial cystitis［J］. Int Urogynecol J Pelvic Floor Dysfunct, 2000, 11(5): 290-295.

［92］RYU J, PAK S, SONG M, et al. Elimination of hunner's ulcers by fulguration in patients with interstitial cystitis: is it effective and long lasting?［J］. Korean J Urol, 2013, 54(11): 767-771.

［93］KO KJ, CHO WJ, LEE YS, et al. Comparison of the efficacy between transurethral coagulation and transurethral resection of hunner lesion in interstitial cystitis/bladder pain syndrome patients: a prospective randomized controlled trial［J］. Eur Urol, 2020, 77(5): 644-651.

［94］ROFIEM O, HOM D, FRIED RM, et al. Use of the neodymium: YAG laser for interstitial cystitis: a prospective study［J］. J Urol Assoc J, 2009, 3(6): 473-477.

［95］COX M，KLUTKE JJ，KLUTEK CG. Assessment of patient outcomes following submucosal injection of triamcinolone for treatment of hunner's ulcer subtype interstitial cystitis［J］. Can J Urol，2009，16（2）：4536-4540.

［96］JIANG T，ZHOU X，CHEN Z，et al. Clinical efficacy of submucosal injection of triamcinolone acetonide in the treatment of type II/III interstitial cystitis/bladder pain syndrome［J］. BMC Urol，2020，20（1）：36.

［97］KUO HC，CHANCELLOR MB. Comparison of intravesical botulinum toxin A type injections plus hydrodistention with hydrodistention alone for the treatment of refractory interstitial cystitis/painful bladder syndrome［J］. BJU Int，2009，104（5）：657-661.

［98］KUO HC，CHANCELLOR MB. Comparison of intravesical botulinum toxin A type injections plus hydrodistention with hydrodistention alone for the treatment of refractory interstitial cystitis/painful bladder syndrome［J］. BJU Int，2009，104（5）：657-661.

［99］AKIAMA Y，NOMIYA A，NIIMI A，et al. Botulinum toxin type A injection for refractory interstitial cystitis：a randomized comparative study and predictors of treatment response［J］. Int J Urol，2015，22（9）：835-841.

［100］WANG J，WANG Q，WU Q，et al. Intravesical botulinum toxin A injections for bladder pain syndrome/interstitial cystitis：a systematic review and meta-analysis of controlled studies［J］. Med Sci Monit，2016，14（22）：3257-3267.

［101］EVANS RJ，OVERHOLT T，COLACO M，et al. Injection location does not impact botulinum toxin A efficacy in interstitial cystitis/bladder pain syndrome patients［J］. Can J Urol，2020，27（1）：10125-10129.

［102］LEE CL，KUO HC. Intravesical botulinum toxin a injections do not benefit patients with ulcer type interstitial cystitis［J］. Pain Physician，2013，16（2）：109-116.

［103］PINTO R，LOPES T，COSTA D，et al. Ulcerative and nonulcerative forms of bladder pain syndrome/interstitial cystitis do not differ in symptom intensity or response to onabotulinum toxin A［J］. Urology，2014，83（5）：1030-1034.

［104］GAJEWSKI JB，AL-ZAHRANI AA. The long-term efficacy of sacral neuromodulation in the management of intractable cases of bladder pain syndrome：14 years of experience in one centre［J］. BJU Int，2011，107（8）：1258-1264.

［105］张鹏，张建忠，吴栗洋，等. 骶神经调节治疗顽固性间质性膀胱炎／盆底疼痛综合征短期随访观察［J］. 中华医学杂志，2016，96（48）：3875-3878.

［106］WANG J，CHEN Y，ZHANG G，et al. Sacral neuromodulation for refractory bladder pain syndrome/interstitial cystitis：a global systematic review and meta-analysis［J］. Sci Rep，2017，7（1）：11031.

［107］PETERS KM，FEBER KM，BENNETT RC. A prospective，single blind，randomized crossover trial of sacral vs pudendal nerve stimulation for interstitial cystits［J］. BJU Int，2007，100（4）：835-839.

［108］VALDEMAR A，GRANLUND P，SCHULTZ A，et al. Long-term experience with surgical treatment of selected patients with bladder pain syndrome/interstitial cystitis［J］. Scand J Urol Nephrol，2012，46（4）：284-289.

［109］ROSSBERGER J，FALL M，JONSSON O. Long-term results of reconstructive surgery in patients with bladder pain syndrome/interstitial cystitis：subtyping is imperative［J］. Urology，2007，70（4）：638-642.

［110］张建忠，张鹏，吴栗洋，等. 尿流改道术治疗顽固性间质性膀胱炎／盆腔疼痛综合征的有效性和安全性研究［J］. 中华泌尿外科杂志，2019，40（8）：561-566.

［111］OSMAN NI，BRATT DG，DOWNEY AP，et al. A systematic review of surgical interventions for the treatment of bladder pain syndrome Interstitial cystitis［J］. Eur Urol Focus，2020，S2405-4569（20）：30071-30077.

［112］CHEN H，WANG F，CHEN W，et al. Efficacy of daily low-dose sildenafil for treating interstitial cystitis：results of a randomized，double-blind，placebo-controlled trial—treatment of interstitial cystitis/painful bladder syndrome with low-dose sildenafil［J］. Urology，2014，84（1）：51-56.

［113］BOSCH PC. A randomized，double-blind，placebo controlled trial of adalimumab for interstitial cystitis/bladder pain syndrome［J］. J Urol，2014，191（1）：77-82.

［114］QU HC，ZHANG W，YAN S，et al. Urinary nerve growth factor could be a biomarker for interstitial cystitis/painful bladder syndrome：a meta-analysis［J］. PLoS One，2014，9（9）：e106321.

［115］WANG ZY，WANGP，BJORLING DE. Treatment with a cannabinoid receptor 2 agonist decreases severity of established cystitis［J］. J Urol,2014,191（4）:1153-1158.

［116］KRENN H,DAHA LK,WCZENSKI W,et al. A case of cannabinoid rotation in a young woman with chronic cystitis［J］. J Pain Symptom Manage,2003,25（1）:3-4.

［117］PETERS KM,HASENAU D,KILLINGER KA,et al. Liposomal bladder instillations for IC/BPS:an open-label clinical evaluation［J］. Int Urol Nephrol,2014,46（12）:2291-2295.

［118］RAPPAPORT YH,ZISMAN A,JESHURUN-GUTSHTAT M,et al. Safety and feasibility of intravesical instillation of botulinum toxin-A in hydrogel-based slow-release delivery system in patients with interstitial cystitis-bladder pain syndrome:a Pilot Study［J］. Urology,2018,114:60-65.

［119］NICKEL JC,JAIN P,SHORE P,et al. Continuous intravesical lidocaine treatment for interstitial cystitis/bladder pain syndrome:safety and efficacy of a new drug delivery device［J］. Sci Transl Med,2012,4（143）:143ra100.

［120］GALLEGO-VILAR D,GARCIA-FADRIQUE G,POVO-MARTIN,et al. Maintenance of the response to dimethyl sulfoxide treatment using hyperbaric oxygen in interstitial cystitis/painful bladder syndrome:a prospective,randomized,comparative study［J］. Urol Int,2013,90（4）:411-416.

［121］CHUANG YC,CHANCELLORM,KUO CH. Pain reduction realized with extracorporeal shock wave therapy for the treatment of symptoms associated with interstitial cystitis/bladder pain syndrome—a prospective,multicenter,randomized, double-blind,placebo-controlled study［J］. Neurourol Urodyn,2013,39（5）:1505-1514.

第二章 腺性膀胱炎

第一节 概　述

　　膀胱黏膜由尿路上皮、基底膜和固有层组成。尿路上皮又由基底细胞层、中间层和表层三层组成（图 6-2-1-1）。表层由伞状细胞组成，伞状细胞又称大六角形细胞，直径 25~250μm，其顶面具有不对称单位膜。伞状细胞通过紧密连接相互连接，其顶端表面（接近 70%~80%）被尿斑蛋白覆盖。尿斑蛋白是一种结晶蛋白，可组装成六角形斑块。尿路上皮糖胺聚糖（GAG）层覆盖伞状细胞，被认为具有尿路上皮屏障功能。

　　腺性膀胱炎（cystitis glandularis, CG）属于膀胱黏膜化生性病变。1899 年由 Stoerk 首次报道，至今已有 120 多年的历史。到目前为止，关于 CG 的病因、发病机制、流行病学、疾病分型及与膀胱腺癌（bladder adenocarcinoma, BA）关系的认识仍不全面。在治疗方面主要围绕着 CG 是正常生理现象还是癌前病变有争议。

　　部分学者将所有类型的 CG 视为癌前病变。在临床治疗上，很多医师对所有病理报告为 CG 的患者，无差别地进行电切、电灼及化疗药灌注等类似于膀胱肿瘤的外科治疗。然而，较多研究结果表明，CG 的发生率虽然很高，但转化成膀胱腺癌的发生率极低，说明大部分 CG 是不会恶变为腺癌的。因此，将所有 CG 均视为癌前病变进行外科干预存在过度治疗之嫌，不仅消耗大量医疗资源，也会给患者带来不必要的身体创伤和精神压力。

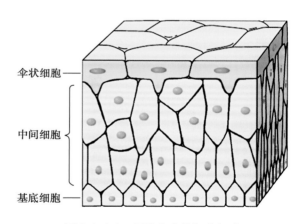

图 6-2-1-1　尿路上皮的细胞组成

　　　　　　　　　　　　　　　　　　　（张鹏　张建忠　编　李恭会　审）

第二节　定义及流行病学

1. 定义　腺性膀胱炎(CG)是一个病理学概念。在显微镜下,可见移行上皮的基底层局灶增生,进而向黏膜下层出芽性生长,形成实性细胞巢(称为 von Brunn 巢),位于固有层。有一些细胞发生中心囊性变,是由于黏液积聚所致。囊壁被覆上皮呈移行上皮表现时,称为腺性膀胱炎。

2. 流行病学　从 20 世纪 50 年代开始,就有学者报道腺性膀胱炎与膀胱肿瘤之间的某种联系,这也成为 CG 是正常生理现象还是癌前病变的争议原因。Shaw 等人报道了 2 例 CG 转变为膀胱腺癌的病例;Hale 等人报道了 1 例由肠上皮化生型 CG 转化为膀胱腺癌的病例;殷镇超等人报道了 1 例膀胱憩室合并膀胱结石患者,由腺性膀胱炎发展到膀胱小细胞癌的病例;Gordetsky 等人对 20 例肠型不典型增生的 CG 患者进行观察,发现其中 8 例伴发腺癌,1 例伴发高级别乳头状癌。仔细研究不难发现,这些病例报道可能只是一种并存现象,其并未分析研究两者之间的因果关系。

1968 年,Bell 等人综合既往的 CG 研究,评估 CG 的发病率为 0.1%~1.9%。近年来,临床上缺乏对 CG 流行病学资料的科学统计,从零散的文献报道来看,CG 的实际发病率可能被严重低估。1979 年,Wiener 等人对 100 例肉眼外观正常的膀胱标本进行尸检,发现 89% 可见 von Brunn 巢,60% 可见囊性膀胱炎,仅 1 例即无 von Brunn 巢又无囊性膀胱炎。1987 年,Walther 等人观察了 125 例患者,其中 93.6% 可见 von Brunn 巢,71.2% 可见囊性膀胱炎,8 例即无 von Brunn 巢又无囊性膀胱炎。过去对 CG 发病率的低估可能与膀胱镜检率和活检率过低有关。这些资料提示,CG 可能是一种正常的生理现象。

有研究显示,CG 好发于中老年人群,女性患者多于男性患者。总体上,CG 具体的发病率仍不清楚,有待进行流行病学调查确定。

(张鹏　张建忠　编　李恭会　审)

第三节　病因和发病机制

1. 病因　腺性膀胱炎(CG)的病因尚未完全明确。一般认为,CG 是一种由感染、梗阻、物理刺激(结石、异物)、化学致癌物等慢性刺激引起的膀胱增生性病变。国内有学者对 50 例膀胱黏膜增生性病变患者的研究发现,88% 患者伴下尿路感染,57% 患者伴下尿路梗阻。该团队利用大肠埃希菌灌注雌性大鼠膀胱可引起大鼠膀胱黏膜出现 CG 的特征性改变,证实感染是 CG 的病因之一。同样有学者对文献进行分析后发现,前列腺增生、膀胱结石与 CG 的发生率呈正相关。有学者观察到部分 CG 并无尿路感染、梗阻、结石等疾病,故推测 CG 还存在一些不常见的病因,如维生素缺乏、变应原、代谢毒性物质、激素分泌紊乱及致癌因素的刺激等。

Bryant 等人提出人乳头状瘤病毒学说,认为 CG 患者发生乳头样或滤泡样增生、上皮细胞内空泡样改变,与人乳头状瘤病毒感染的病理特征相似。巫嘉文等人研究认为,CG 与人乳头状瘤病毒感染有关。而国内也有学者对 CG 患者进行研究,未找到与人乳头状瘤病毒、巨细胞病毒、单纯疱疹病毒感染有关的证据。

2. 发病机制　正常膀胱黏膜被覆尿路上皮,不存在腺上皮细胞。CG 患者膀胱黏膜中腺上皮细胞的来源,有 3 种学说。

(1) 胚胎起源学说:在胚胎期原始泄殖腔分隔成直肠和泌尿生殖窦。胚胎发育过程中逐渐分离,若脐尿管关闭异常导致脐尿管囊或巢,或为泄殖腔分化时的肠上皮残留,即细胞巢。

（2）Pund 退化学说:上皮失去其正常功能时,可能退化至其正常分化过程中的上一阶段。

（3）上皮化生学说:在慢性刺激因素作用下,尿路上皮化生为腺上皮,通过分泌黏液而达到自身保护目的。

（张鹏　张建忠　编　李恭会　审）

第四节　病理生理过程

胚胎起源学说和 Pund 退化学说由于存在不同观点,并未得到广泛的认同;上皮化生学说仅为推断,尚无直接证据支持,但已被学者广泛接受。膀胱黏膜尿路上皮在慢性刺激作用下,黏膜上皮增生,形成结节性增厚或上皮芽,伴有上皮芽的尿路上皮细胞向下增殖,与尿路上皮分离,被挤压于黏膜固有层而形成尿路上皮巢,即所谓 von Brunn 巢。巢中心的细胞发生退化及坏死,留下腔隙,此阶段为囊性膀胱炎（cystitis cystica,CC）。当囊腔部分表层的尿路上皮细胞化生为腺上皮并具有分泌功能时,称为 CG。因此,CG 是一个病理学概念。

大部分学者认为,CG 的形成和发展是一个渐变的过程,即慢性刺激→尿路上皮增生→上皮芽→von Brunn 巢→CC→CG。对于 CG 的发病机制及病理生理过程还需要进一步研究。

（张鹏　张建忠　编　李恭会　审）

第五节　临　床　表　现

腺性膀胱炎（CG）无特异性症状,其临床表现常与伴发疾病相关,表现为尿频、尿急、尿痛、血尿、排尿困难等一类症候群。部分患者会有耻骨上区或会阴区疼痛甚至性交痛,症状可反复发作。严重者可出现急性尿潴留、膀胱挛缩或双侧上尿路积水等并发症。

除常见的泌尿系统疾病外,盆腔脂肪增多症患者常合并 CG,究其原因可能为该病往往导致膀胱颈抬高、输尿管移位,从而引起泌尿系统梗阻及感染,CG 是其继发病变。

（张鹏　张建忠　编　李恭会　审）

第六节　组织病理学特点

腺性膀胱炎在病理学中可以分为以下 4 种类型:

1. 移行上皮型　尿路上皮巢呈圆形或卵圆形,形态较规则,腔缘整齐,腺腔大小不等,囊状扩大的腺腔内有浓缩分泌物或尿酸盐结晶。

2. 肠上皮型　膀胱黏膜的腺体上皮内可见与直肠黏膜类似的杯状细胞,腺上皮下一般无尿路上皮细胞,腺腔内常有黏液性分泌物。

3. 前列腺上皮型　皱襞较多且高低不等,腺上皮呈单层柱状、立方或假复层柱状。但腺体相对孤立、量少,无黏液性印戒细胞,可见空泡,似前列腺腺泡,腺腔内可见前列腺特异抗原阳性的浓缩分泌物。腺上皮表面有不规则微绒毛,细胞内有丰富的粗面内质网和分泌颗粒,腺上皮与间质之间有胶原样基膜。

4. 移行 - 前列腺上皮混合型 镜下同时存在 von Brunn 巢和前列腺上皮组织转化结构。

(张鹏 张建忠 编 李恭会 审)

第七节 诊断及临床分型

1. 诊断 腺性膀胱炎(CG)的诊断取决于患者的临床表现,尿常规、尿培养、超声、CT、MRI 及尿动力学检查可以协助诊断以排除合并疾病。CG 临床特征主要是下尿路症状,膀胱尿道镜检查可见膀胱三角区或膀胱颈口黄色有核滤泡样的特异性黏膜改变即可确诊,尿动力学检查则呈多样化表现。

对于 CG 的诊断最有意义的是膀胱镜检查及组织活检病理诊断。CG 病变多发生于膀胱颈、膀胱三角区及双侧输尿管开口附近,非浸润性生长,且具有多态性。活检组织的病理结果为诊断 CG 的金标准。但活检时要特别注意组织选取的部位、范围及深度,且一定要多点取材。

膀胱镜下的表现主要有以下几种:

(1) 滤泡样型:表现为片状浸润型的滤泡状水肿隆起或绒毛状增生。

(2) 乳头状瘤样型:多发生在膀胱颈部,形似乳头状瘤。

(3) 慢性炎症型:表现为局部黏膜粗糙、血管纹理增多及模糊不清,有时可见坏死出血。

(4) 黏膜无显著改变型:该类型较少见。膀胱黏膜无明显异常,漏诊概率大。

活检病理切片中发现黏膜固有层内存在 von Brunn 巢,就可明确诊断。其中,慢性炎症型和滤泡样型最为常见。乳头状瘤样型,尤其是红润腺性膀胱炎较易转化为膀胱癌。对于局限性瘤样外观或病变广泛伴有糜烂出血,基部融合、质地较硬者,须考虑腺癌的存在或局部恶变的可能。

CG 是由于膀胱慢性炎症或长期刺激所致,故 CG 的诊断不能仅仅依据膀胱黏膜的病理诊断。通常患者有较为严重的下尿路症状,这也是多数医师采取膀胱镜检查并获取病理的原因。但患者的症状与膀胱炎症性病变有关,而非 CG 所致。因此,对有下尿路刺激症状,甚至有排尿疼痛者,需要行尿常规、尿培养及尿细胞学等检查,以除外泌尿系统感染及其他局部病理改变,如泌尿系统结核、嗜酸性膀胱炎及膀胱原位癌等。对于有下尿路症状,尤其以排尿困难为主的患者,多因超声检查发现膀胱可疑病变而行膀胱镜检查并获得 CG 诊断,此时应着重于膀胱出口梗阻的诊治,而非 CG。总之,可能导致膀胱炎性病变的疾病很多,需一一筛查并进行针对性治疗,患者的症状及 CG 才能获得改善。但对于可疑腺癌或局部恶变者,应采取积极治疗并定期随访,以防恶变的发生。

2. 临床分型 国际上有学者根据形态学将 CG 分为两类。

(1) 典型腺性膀胱炎:中心部分由柱状或立方上皮组成的腔状结构,外围与移行上皮有明显分界。

(2) 肠型腺性膀胱炎:肠上皮化生,固有层形成腺体样结构,并具备大量的可分泌黏液的杯状细胞。肠型腺性膀胱炎有种特殊的类型,即红润腺性膀胱炎,也称肠腺瘤样腺性膀胱炎,具有高度恶变倾向。

我国学者曾于 2005 年根据膀胱镜下表现进行了 CG 临床分型,研究了该分型的合理性及对 CG 治疗的指导意义。根据膀胱镜下黏膜的形态进行 CG 临床分型,可分为低危型和高危型。低危型 CG 膀胱黏膜改变轻微,有的表现为慢性炎症,抑或呈滤泡样。高危型 CG 膀胱黏膜更偏向肿瘤性改变,如膀胱乳头状瘤样、外观红润近似腺瘤的肠腺瘤样(红润型 CG)、大面积滤泡或铺路石样的广泛肠上皮化生样改变。

(张鹏 张建忠 编 李恭会 审)

第八节　腺性膀胱炎与膀胱肿瘤的关系

腺性膀胱炎(CG)与膀胱肿瘤的关系,始终是学术界争议的焦点,这也决定了 CG 治疗策略。CG 是否能够转化为膀胱腺癌(BA),可以从以下 3 个方面阐述。

1. 流行病学　Shaw 等人首次报道了 CG 经过 5 年转变为膀胱腺癌的病例后,随后也有学者报道了 CG 发展成腺癌的典型病例。CG 被片面地视为癌前病变,导致许多医师对 CG 患者按照肿瘤原则进行处理,并认为如果出现腺瘤样增生,或伴有细胞结构紊乱和非典型增生,是恶变的重要信息。

2. 病理形态学　张淑敏等人认为,膀胱腺癌组织中 P53 和 P21 表达增高,腺性膀胱炎只有在细胞结构紊乱和非典型增生时才有 P53 和 P2l 表达,说明细胞结构紊乱和非典型增生与癌有关。Young 等人报道肠腺瘤样 CG,肿物外观红润,也称红润型 CG。部分患者膀胱黏膜呈结肠黏膜状,即广泛肠上皮化生样改变。这几种黏膜改变虽然病理报告仍为 CG,但文献报道其生物学表现与 BA 有更高的相关性,应予以密切关注。低危型 CG 临床上很常见,基本不会恶变。高危型比较少见,文献报道持续观察多年后发生恶变,可将其视为癌前病变。

Yi 等人对 166 例腺性膀胱炎患者(155 例为典型,11 例为肠型)进行 0.5~17.0 年的随访,未发现继发膀胱肿瘤的患者,认为腺性膀胱炎短期内并不是发生膀胱肿瘤的危险因素。Smith 等人对 88 例典型腺性膀胱炎及 15 例肠型腺性膀胱炎进行 7.0~23.7 年的随访研究,结果也不支持腺性膀胱炎有癌变倾向。腺性膀胱炎的癌变需要一个长期的发展过程,同时存在一定的概率,以上报道的病例均经过了临床干预,影响了疾病自然进展的过程。目前缺少大范围、多中心的队列研究以及随机对照试验,尚不能完全说明腺性膀胱炎无癌变倾向。

3. 分子生物学　如果 CG 与膀胱腺癌存在联系,那么两者膀胱黏膜上的基因变化,可能存在一致性。Bryant 等人对 E- 钙黏蛋白、β- 环联蛋白、TNF-α 在 CG 患者中的表达进行了研究,发现在小肠 / 结肠型 CG 中存在 β- 环联蛋白高表达,提示其与 Barrett 食管这种癌前病变可能存在相同的转变途径,小肠 / 结肠型 CG 可能有恶变的潜能。Pantuck 等人检测 mAb Dasl 单抗在 CG 及膀胱癌中的表达,证实 CG 是膀胱癌的癌前病变。Thrasher 等人应用免疫过氧化酶分析技术检测了结肠腺上皮蛋白单克隆抗体 7E12H12 在 CG 和 BA 组织中的表达,发现这种蛋白在 CG 和 BA 中表达一致,提示 CG 可能是 BA 的癌前病变。周兴等人研究表明 *ras* 等基因蛋白在 CG 和腺癌中的表达趋于一致,并且 *ras* 等基因蛋白高表达的 CG 者发生腺癌的危险性较高,提示 CG 的形成与癌变转化过程可能存在相同的基因调控机制。Wei 等人发现端粒酶、逆转录酶、增殖细胞核抗原和 P53 在高危型 CG 中表达显著增高。Lin 等人发现参与肠上皮细胞分化和表型维持的转录因子 Cdx2 在肠化生型 CG 中表达增加,提示其可能在高危型 CG 肠上皮化生过程中起重要作用。Morton 等人利用原位荧光杂交技术检测肠型腺性膀胱炎的端粒酶长度明显短于邻近的正常膀胱组织及典型腺性膀胱炎,而端粒酶的缺失被认为是癌变的重要机制。黄洁夫等人在检测 60 例腺性膀胱炎组织中 RasP 的表达后认为,肠上皮型腺性膀胱炎更具癌变潜能。故认为 CG 是膀胱肿瘤的前期病变,对这类患者应该严密随访,定期行膀胱镜检查及多部位活检。

随着研究的深入,CG 与膀胱肿瘤发生相关的流行病学、病理学及分子生物学、信号转导等基础研究得到越来越多学者的关注。临床上 CG 很常见,而 BA 仅占膀胱肿瘤的 0.5%~2.0%。BA 多为转移或肠道肿瘤浸润所致,原发性 BA 比例更低,说明相当大比例的 CG 并不会转化为 BA。按照 CG 的发展过程,化生型 BA 的发生机制应为:长期炎症刺激膀胱黏膜而出现黏膜增殖性病变,逐步出现 von Brunn 巢;von Brunn 巢的中心部位细胞退化形成 CC;CC 的腔面细胞获得分泌功能成为腺上皮细胞,形成 CG;化生的腺上皮细胞恶变为腺癌细胞。显然，这种致病机制不同于胚胎发育过程中异位残留的肠上皮细胞的恶变过程，后者往往形成脐尿管型 BA。

目前研究发现，CG 是普遍存在于尿路上皮中的变异现象，正常人 85%~95% 可见这种增殖性改变。故有学者认为这种变异无特殊性，不需要针对性处理。有学者报道，CG 患者可伴发尿路上皮癌或者鳞状细胞癌，但目前无任何证据表明 CG 与尿路上皮癌或者鳞状细胞癌有直接的转化关系。文献上有 CG 转化为 BA 的直接证据，提示 CG 有可能是 BA 的癌前早期改变，但这并不意味着所有 CG 都是 BA 的癌前病变。

综其原因，主要的致癌病变还是与长期慢性炎症刺激有关。充分认识到炎症是这类膀胱黏膜增殖性病变，甚至是发生腺癌的初始致病因素尤为重要。因此，我们不难理解多数 CG 患者均有尿频、尿急等膀胱刺激症状。对于膀胱镜检查发现的 CG，在选择治疗方案时，还要仔细寻找产生炎症的病因。

（张鹏　张建忠　编　李恭会　审）

第九节　治　疗

CG 的治疗应积极寻找病因，以处理原发疾病为主。对不同类型 CG 的处理应该有所区别，不能笼统地进行保守治疗或外科干预。

1. 高危型 CG　治疗方式可等同膀胱乳头状瘤，建议行经尿道膀胱病损电切术，同时力求解除慢性刺激因素，术后不推荐化疗药物灌注。可对患者进行不定期随访，一旦发生癌变即应按 BA 的治疗原则进行处理。

2. 低危型 CG　治疗重点在于积极寻找和消除病因，不推荐盲目进行电灼术，因为有可能加重症状。如存在膀胱憩室、膀胱颈肥厚、膀胱结石、尿路狭窄、前列腺增生、膀胱尿道功能障碍、盆腔脂肪增多症等可能引起下尿路梗阻和感染的因素，可给予相应的手术以解除致病因素，合并感染者适量使用敏感抗菌药物、中成（草）药及对症治疗。

3. 随访　患者科普教育至关重要。低危型 CG 若能明确病因，在解除慢性刺激因素等病因治疗和对症治疗后，若症状消失，则视为临床治愈，可不进行随访。高危型 CG 手术治疗后可不定期随访，首选无创检查（尿脱落细胞学），必要时行膀胱镜检查。

（张鹏　张建忠　编　李恭会　审）

参考文献

[1] APODACA G.The uroepithelium：not just a passive barrier [J]. Traffic,2004,5(3):117-128.

[2] KHANDELWAL P,ABRAHAM SN,APODACA G. Cell biology and physiology of the uroepithelium [J]. Am J Physiol Renal Physiol,2009,297(6):F1477-1501.

[3] SHAW JL,GISLASON GJ,IMBRIGLIA JE.Transition of cystitis glandularis to primary adenocarcinoma of the bladder [J]. J Urol,1958,79(5):815-822.

[4] HALE CS. Urethral adenocarcinoma associated with intestinal-type metaplasia,case report and literature review [J]. Int J Clin Exp Pathol,2013,6(8):1665-1670.

[5] 殷振超,王永忠,梁胜军,等.腺性膀胱炎继发膀胱小细胞癌 1 例[J].中国老年学,2013,33(13):3246-3247.

［ 6 ］GORDETSKY J,EPSTEIN JI. Intestinal metaplasia of the bladder with dysplasia:a risk factor for carcinoma?［ J ］. Histopathology,2015,67(3):325-330.

［ 7 ］BELL TE,WENDEL RG. Cystitis glandularis:benign or malignant?［ J ］. J Urol,1968,100(4):462-465.

［ 8 ］WIENER DP. The prevalence and significance of Brunn's nests,cystitis cystica and squamous metaplasia in normal bladders ［ J ］. J Urol,1979,122(3):317-321.

［ 9 ］WALTHER MM. Cystitis cystica:an electron and immunofluorescence microscopic study ［ J ］. J Urol,1987,137(4):764-768.

［ 10 ］SEMINS MJ,SCHOENBERG MP.A case of florid cystitis glandularis ［ J ］. Nat Clin Pract Urol,2007,4(6):341-345.

［ 11 ］王宁,叶章群,陈志强.腺性膀胱炎的新认识［ J ］.中华泌尿外科杂志,2017(3):235-237.

［ 12 ］宋东奎,张志永.腺性膀胱炎诊断 2 228 例文献分析［ J ］.中国误诊学杂志,2005,5(16):3087-3088.

［ 13 ］BRYANT P,DAVIES P,WILSON D.Detection of human papillomavirus DNA in cancer of the urinary bladder by in situ hybridisation ［ J ］. Br J Urol,1991,68(1):49-52.

［ 14 ］巫嘉文,陈坚,莫曾楠,等.人类乳头状瘤病毒与腺性膀胱炎的相关性研究［ J ］.中华泌尿外科杂志,2001,16(12):538-539.

［ 15 ］中华医学会泌尿外科学分会,《腺性膀胱炎诊治专家共识》编写组.腺性膀胱炎临床诊断和治疗中国专家共识［ J ］.中华泌尿外科杂志,2020,41(8):566-568.

［ 16 ］ZHANG W,YAO YS,LIN ME,et al. Unexplained association between cystitis glandularis and interstitial cystitis in females:a retrospective study ［ J ］. International Urogynecology Journal,2015,26(12):1835-1841.

［ 17 ］HEYNS CF,DE KOCK ML,KIRSTEN PH,et al. Pelvic lipomatosis associated with cystitis glandularis and adenocarcinoma of the bladder ［ J ］. J Urol,1991,145(2):364-366.

［ 18 ］CHEN Y,YANG Y,YU W,et al. Urodynamic characteristics of pelvic lipomatosis with glandular cystitis patients correlate with morphologic alterations of the urinary system and disease severity ［ J ］. Neurourol Urodyn,2018,37(2):758-767.

［ 19 ］GARCIA-NAVAS R,GARCÍA-GONZÁLEZ R,PÉREZ-SANZ P,et al.Pathologic classification of upper urinary tract tumors ［ J ］. Arch Esp Urol,2004,57(3):199-204.

［ 20 ］SUNG MT,LOPEZ-BELTRAN A,EBLE JN,et al. Divergent pathway of intestinal metaplasia and cystitis glandularis of the urinary bladder ［ J ］. Mod Pathol,2006,19(11):1395-1401.

［ 21 ］姚友生,林明恩.女性腺性膀胱炎的临床特征和尿动力学表现［ J ］.中华泌尿外科杂志,2007,28(5):298-300.

［ 22 ］WILLIAMSON SR,LOPEZ-BELTRAN A,MONTIRONI R,et al. Glandular lesions of the urinary bladder:clinical significance and differential diagnosis ［ J ］. Histopathology,2011,58(6):811-834.

［ 23 ］杨勇.如何正确认识腺性膀胱炎［ J ］.中华泌尿外科杂志,2013,2013(3):165-166.

［ 24 ］PACHECO II,MACLEOD RJ. CaSR stimulates secretion of Wnt5a from colonic myofibroblasts to stimulate CDX2 and sucrase-isomaltase using Ror2 on intestinal epithelia ［ J ］. Am J Physiol Gastrointest Liver Physiol,2008,295(4):G748-G759.

［ 25 ］SHI XY,BHAGWANDEEN B,LEONG AS.CDX2 and villin are useful markers of intestinal metaplasia in the diagnosis of Barrett esophagus ［ J ］. Am J Clin Pathol,2008,129(4):571-577.

［ 26 ］GUARCH TROYAS R,JIMÉNEZ CALVO J,REPARAZ ROMERO B,et al. Florid glandular cystitis of the intestinal type with mucin extravasation:a lesion simulating a tumor ［ J ］. Actas Urol Esp,2003,27(4):297-300.

［ 27 ］CHEN ZQ,WEI ZF,YE ZQ,et al. Expression of cancer-related indices in different types of cystitis glangularis and clinical significance thereof ［ J ］. National Medical Journal of China,2005,85(26):1842-1844.

［ 28 ］EDWARDS PD,HURM RA,JAESCHKE WH. Conversion of cystitis glandularis to adenocarcinoma ［ J ］. J Urol,1972,108(4):568-570.

［ 29 ］张淑敏,崔哲.P53 和 P21 在膀胱腺癌与腺性膀胱炎中的表达［ J ］.临床泌尿外科杂志,1998,13(11):503-505.

［ 30 ］YOUNG RH,BOSTWICK DG. Florid cystitis glandularis of intestinal type with mucin extravasation:A mimic of adenocarcinoma ［ J ］. American Journal of Surgical Pathology,1996,20(12):1462-1468.

［31］YI X. Cystitis glandularis：A controversial premalignant lesion［J］. Oncol Lett，2014，8（4）：1662-1664.

［32］SMITH AK，HANSEL DE，JONES JS.Role of cystitis cystica et glandularis and intestinal metaplasia in development of bladder carcinoma［J］. Urology，2008，71（5）：915-918.

［33］PANTUCK AJ，BANCILA E，DAS KM，et al. Adenocarcinoma of the urachus and bladder expresses a unique colonic epithelial epitope：an immunohistochemical study［J］. J Urol，1997，158（5）：1722-1727.

［34］THRASHER JB，RAJAN RR，PEREZ LM，et al. Cystitis glandularis. Transition to adenocarcinoma of the urinary bladder［J］. N C Med J，1945，5（11）：562-564.

［35］周兴，刘春晓 . rasP21 的表达与腺性膀胱炎的生物学转归［J］. 中华泌尿外科杂志，1997，18（12）：727-728.

［36］位志峰，叶章群，陈志强 . Expression of hTERT，p53 and PCNA in Cystitis Glandularis［J］. 华中科技大学学报（医学）（英德文版），2007（4）：437-439.

［37］LIN ME，HUANG D，DENG BH，et al. Expression and functional role of Cdx2 in intestinal metaplasia of cystitis glandularis［J］. J Urol，2013，190（3）：1083-1089.

［38］MORTON MJ，ZHANG S，LOPEZ-BELTRAN A，et al. Telomere shortening and chromosomal abnormalities in intestinal metaplasia of the urinary bladder［J］. Clin Cancer Res，2007，13（20）：6232-6236.

［39］MELICOW MM. Tumors of the urinary bladder：a clinico-pathological analysis of over 2500 specimens and biopsies［J］. J Urol，1955，74（4）：498-521.

［40］SUSMANO D. Cystitis glandularis and adenocarcinoma of the bladder［J］. J Urol，1971，105（5）：671-674.

第三章 其他膀胱炎症性疾病

第一节 概　　述

泌尿系统炎症性疾病是泌尿外科常见疾病。致病菌多以大肠埃希菌、奇异变形杆菌、金黄色葡萄球菌及真菌等为主，引起膀胱刺激征和发热，严重者可出现感染性休克等。这些在之前章节已经阐述。泌尿系统还存在着一些非致病菌引起的特殊炎症性疾病，如放射性膀胱炎、间质性膀胱炎、化学性膀胱炎、嗜酸性膀胱炎及皮革性膀胱炎等。这些特殊类型膀胱炎病因不一，有些甚至仍未明确病因。临床表现多有严重而持续的膀胱刺激征，常合并有血尿症状存在，多可伴有全身症状，给患者带来极大痛苦。单纯抗菌药物的应用对这些特殊类型的膀胱炎性疾病的治疗效果不理想，多需要配合其他治疗方法及外科手术干预，但最终整体治疗效果也不甚满意，导致患者痛苦终身，甚至危及患者生命。

（许长宝 刘昌伟 编 李恭会 审）

第二节　放射性膀胱炎

一、定义及流行病学

放射治疗作为一种重要的治疗方法，在恶性肿瘤的治疗中起到至关重要的作用，尤其是在盆腔恶性肿瘤（如子宫肿瘤、宫颈肿瘤、前列腺肿瘤及肠道肿瘤等）中应用比较广泛。放射治疗通过射线破坏肿瘤细胞 DNA，抑制肿瘤细胞的生长，从而达到清除肿瘤细胞的作用。在盆腔肿瘤的放射治疗过程中，不可避免地会导致邻近正常组织或者器官受到累及，出现放疗相关并发症，而其中放射性膀胱炎是最常见的一种。

放射性膀胱炎是由于盆腔肿瘤放疗过程中放射线损伤膀胱，引起局部组织水肿，血管管腔狭窄甚至闭锁，导致膀胱黏膜和肌层缺血坏死改变，远期引起膀胱平滑肌纤维样变等病理生理学改变，从而引起患者尿频、尿急等膀胱刺激症状和膀胱出血症状等一系列症候群。近几年，随着高能射线加速器的应用，三维适形放射治疗和调强放射治疗技术的发展，放射治疗的应用越来越广泛，而副作用逐渐降低，但是放射性膀胱炎的发病率仍在逐年增高。2.1%~8.5% 的患者在盆腔肿瘤放射性治疗后 1 个月内出现放射性膀胱炎,并可能伴随患者终身。一般发生在放疗后 6 个月 ~10 年,最长可达 20 余年,给患者带来极大痛苦。国内有文献报道显示,盆腔肿瘤放疗后放射性膀胱炎及放射性直肠炎的发生率高达 10%~20%,严重影响患者生活质量,甚至导致死亡。

二、病因

放射性膀胱炎最主要的原因为盆腔肿瘤放射治疗时,使用过大剂量的放射线或者过大的放射线照射范围引起膀胱受放射线损伤,导致一系列症状出现。放射性膀胱炎早期的病理生理学改变是膀胱组织及血管内皮细胞的水肿,6 个月以后可见血管内皮增生及纤维化改变,最终导致血管闭塞和膀胱局灶性缺血。膀胱平滑肌细胞的水肿最终导致膀胱纤维化形成,引起膀胱顺应性及功能改变。放射性膀胱炎的发生与多因素相关,如膀胱受照射的范围、放射线的剂量、放射治疗持续的时间、后装腔内治疗放射源位置不当等,并且患者膀胱对放射线的易感性也是导致放射性膀胱炎发生的原因。

三、诊断和评估

放射性膀胱炎的主要临床表现为尿频、尿急及血尿等症状,合并感染时可出现尿痛。尿中若出现血凝块梗阻可引起排尿困难,甚至发生急性尿潴留。反复持续血尿可导致贫血,血尿一般不容易控制,而严重或者急性大量血尿可能导致失血性休克的发生。长期膀胱缺血坏死可导致溃疡形成,溃疡进一步进展可引起膀胱穿孔或者瘘的形成。真性尿失禁和急迫性尿失禁也可能为其严重的并发症。放射性膀胱炎按临床表现分为三度。①轻度:有膀胱刺激症状,膀胱镜见膀胱黏膜充血水肿;②中度:膀胱黏膜毛细血管扩张,血尿反复发作,膀胱镜见膀胱黏膜溃疡形成;③重度:膀胱壁溃疡向邻近组织器官破溃形成穿孔或者瘘。

放射性膀胱炎的诊断并不困难,具有盆腔肿瘤放射治疗病史是前提,盆腔肿瘤放射治疗后出现尿频、尿急及血尿等症状,可合并有尿痛、尿中血凝块及尿潴留等临床表现。超声及 CT 可见膀胱壁增厚毛糙、膀胱内可见血凝块等。膀胱镜检查可见膀胱内凝血块存在,膀胱三角区及周围可见膀胱黏膜肿胀,呈水疱状,黏膜血管迂曲扩张明显,中度患者亦可见坏死灶,溃疡及散在出血点。重度患者病变范围广,程度重,整个膀胱黏膜糜烂出血,可见炎性肉芽组织隆起,有时可见膀胱穿孔或与邻近脏器相通的瘘管。但是晚期放射性膀胱炎的临床表现是非特异性的,易与泌尿系统感染、泌尿系统结核及泌尿系统肿瘤相混淆,所以一定要注意鉴别诊断。

四、治疗

放射性膀胱炎的治疗以对症治疗为主,治疗方法多样,如药物治疗、膀胱灌注治疗、高压氧疗、中医中药治疗、介入栓塞治疗以及外科手术治疗等。早期轻中度放射性膀胱炎保守治疗可以使症状暂时缓解,出血严重时需要先进行止血及输血治疗。

(一) 治疗前评估

在放射性膀胱炎治疗前,对疾病的评估很重要,因为泌尿系统结石、肿瘤、感染、应用抗凝药物以及膀胱以外组织器官出血均可以引起血尿,治疗前需给予鉴别。放疗后骨髓抑制导致血细胞减少及血小板减少也可能引起严重出血,治疗前均要尽可能明确以利于治疗。

(二) 一般治疗

放射性膀胱炎患者应注意饮食,避免摄入对膀胱刺激性大的药物或者食物。多饮水,勤排尿,避免血凝块形成填塞膀胱。若合并有泌尿系统感染,需给予积极抗感染治疗,减少膀胱出血机会。可给予碱化尿液或给予 M 受体阻滞剂以减少尿频症状。

（三）膀胱内血块清除

膀胱出血较多患者持续膀胱冲洗和清除血凝块是治疗的基础,可给予留置三腔导尿管持续膀胱冲洗以减少血块形成概率。膀胱冲洗液中加入各种药剂,如硫酸铝钾(明矾)、甲醛溶液、硝酸银及苯酚等,这些药物可使膀胱组织凝固达到止血的目的。若出现血凝块填塞膀胱无法经导尿管冲洗出,可在局部麻醉或者硬膜外麻醉下经尿道将血凝块粉碎冲洗出,或应用高压冲洗器冲洗出血凝块。

（四）药物治疗

目前针对出血性放射性膀胱炎所应用的药物有限,目前处于研究阶段的药物主要有 WF10 和戊聚糖多硫酸钠(sodium pentosan polysulphate,SPP)。WF10 是一种静脉制剂,由药物 OXO-K993 制成,在文献中也称为四氯癸氧(tetrachloro decaoxide,TCDO),其通过作用于自然杀伤细胞、细胞毒性 T 淋巴细胞和单核巨噬细胞系统,诱导细胞免疫,刺激细胞形成防御机制,迅速减轻炎症反应,促进创面愈合。其三期临床随机对照试验显示,与对照组相比,接受 WF10 治疗的患者 12 个月后血尿复发率显著降低,差异有统计学意义。SPP 为一种硫化多糖,可以降低尿路上皮的通透性。Sandhu 等人对 51 例放射性出血性膀胱炎患者给予口服 SPP 治疗,其中 21 例患者症状部分缓解并逐渐减少口服药物剂量,10 例患者完全缓解而停药。药物治疗因为其为无创治疗,具有显著优势,但其治疗效果具有时限性,并不适用于所有患者。

（五）膀胱灌注治疗

放射性出血性膀胱炎的膀胱灌注治疗已经有几十年的历史。文献报道的膀胱灌注药物比较多,但是大多数都没有较高质量的循证医学证据。

1. 甲醛溶液 甲醛溶液膀胱灌注是治疗放射性膀胱炎局部出血的有效治疗方法。布朗于 1969 年首次报道其使用甲醛溶液膀胱灌注治疗放射性膀胱炎并出血的患者,成功率达到 80%~90%。使用甲醛溶液进行膀胱灌注后,可使膀胱上皮细胞的蛋白发生变性沉淀,毛细血管管腔闭塞,并使毛细血管扩张的组织凝固形成一层保护膜,以达到止血的作用。同时甲醛溶液具有抗炎杀菌作用,有利于周围组织的再生修复,对减少出血同样有一定作用。随着膀胱灌注甲醛溶液浓度的增加,其严重并发症的发生率也逐渐增加,当其浓度达到 24% 可能引起患者死亡。随着甲醛溶液浓度的降低,其并发症发生率也显著降低,而临床效果差异不大。目前报道的常用甲醛溶液灌注浓度为 4%~5%,灌注容积随膀胱容量而定,一般保留 3~30min。甲醛溶液灌注是治疗放射性出血性膀胱炎的一个有效方法,但并发症较多,发生率较高的如中毒、低顺应性膀胱、膀胱挛缩、尿道狭窄或坏死、膀胱穿孔、心肌毒性及肾积水等。

2. 明矾 1982 年,1% 明矾溶液膀胱灌注治疗放射性膀胱炎合并出血被证实是安全和有效的。明矾作用于膀胱黏膜,在出血部位起收缩作用,引起尿路上皮细胞及间质细胞蛋白质变性沉淀,降低毛细血管的通透性,使细胞间隙收缩,同时使血管收缩,从而减轻组织水肿和炎症反应。明矾膀胱灌注的主要不良反应为耻骨上疼痛和痉挛。而长期膀胱灌注导致累积吸收或肾功能不全可引起铝的病理性积聚,发生铝中毒,引发脑病、不适、言语障碍、痴呆、抽搐和呕吐症状。也有报道称,持续膀胱内明矾冲洗会导致死亡,从而限制了其临床应用。

3. 透明质酸 是人体内的一种成分,可以改善细胞微环境,促进新陈代谢,对细胞及器官具有滋养及润滑作用,有利于膀胱黏膜损伤的再修复。同时其可以对膀胱上皮细胞糖胺聚糖(GAG)层进行修补,从而减少出血及膀胱刺激症状。透明质酸为一种无毒、无刺激的药物,应用于放射性膀胱炎,可以减少尿频、尿急、骨盆疼痛及血尿等症状。

（六）高压氧疗

高压氧（hyperbaric oxygen,HBO）可以提高血液和组织的氧分压,促进血管生成,促进有氧代谢,促进血管成纤维细胞的活力和分裂以及胶原纤维的形成。血液氧分压增高,改善了放射受损组织的缺氧状态,对减轻组织水肿,促进成纤维细胞增生,增强白细胞活性有重要作用,进一步促使损伤部位肉芽组织生成,膀胱黏膜修复,加速溃疡愈合,从而达到止血的目的。一般高压氧治疗在2~2.4ATM下吸入100%的氧气,每次90min,每周5次,共40次,持续8周,具有较高的治疗有效率。目前高压氧治疗后患者的随访时间为12~120个月,平均随访时间为24个月,尚缺乏长期疗效证据。

（七）消融治疗

消融治疗也是治疗放射性膀胱炎合并膀胱出血的疗法,目前主要方法为激光消融治疗或氩束消融治疗。这两种方法都可以立即控制出血,完全缓解率达到75%~97.5%。目前报道消融治疗用激光主要为钇铝石榴石（yttrium aluminum garnet,YAG）激光和磷酸钛钾（kalium titanium phosphate,KTP）激光。KTP激光可以通过血管内氧合血红蛋白选择性吸收绿光来单纯消融血管,从而保护周围组织和膀胱黏膜。相反地,YAG激光是非选择性的,并且有增加膀胱或肠道穿孔的风险,同时由于坏死性组织脱落,术后可出现刺激性泌尿系统症状。氩束凝固不使用激光技术,而是氩气探头被指向距离出血点约3mm的地方,通过单极电流指向使其血管凝固,还能防止穿孔。

（八）手术治疗

对于顽固性的放射性膀胱炎合并反复出血患者,通过以上方法积极治疗后仍反复出血者,可根据患者全身情况行开放手术治疗,如膀胱全切并尿流改道,单纯双侧输尿管皮肤造口术或者双肾造瘘术等。

放射性膀胱炎目前仍是一种极其少见而且不可逆转的放疗后并发症,治疗棘手,临床极难彻底治愈,对症处理以减轻患者痛苦是目前治疗首要目的。目前,除需要积极探索有效治疗方法外,更要注重预防、避免放射线过量照射膀胱,尽量减少放射损伤,也是合适的选择。

（许长宝　刘昌伟　编　李恭会　审）

第三节　化学性膀胱炎

一、定义及流行病学

化学性膀胱炎多因刺激性的化学性溶液进入膀胱,药物在膀胱内刺激损伤黏膜,引起炎症反应。主要表现为膀胱刺激征,严重的患者有膀胱痉挛疼痛、急迫性尿失禁、血尿、耻骨上膀胱区疼痛等症状。

随着我国膀胱肿瘤发病率的逐年上升,因术后行化学药物膀胱灌注引起的化学性膀胱炎发病率也逐步增高。有资料显示,噻替哌灌注后的膀胱炎发生率为2%~49%,多柔比星引起膀胱炎的发生率为26%~50%,丝裂霉素引起膀胱炎的发生率为6%~33%。

二、病因

化学性膀胱炎最常见的病因是膀胱肿瘤术后,膀胱灌注各种化疗药物,如丝裂霉素、卡介苗、表柔比星、吡柔比星等。化疗药物具有细胞毒性和强刺激性,引起膀胱氨基葡萄糖层缺损、膀胱黏膜的通透性增加,使膀胱肌层直接暴露于尿液中。尿液中的尿酸盐晶体、细菌等刺激因子刺激肌纤维,引起肌纤维细胞变性、坏死。另外,该类药物透过黏膜刺激该处的感觉神经,引起膀胱区疼痛症状,亦可引起反射性膀胱逼尿肌收缩,发生尿频、尿急症状。

比较少见的是暴露于特定的工业化学品,如杀虫脒、邻甲苯醛等急性中毒,此类患者的化学性膀胱炎是全身中毒表现的一部分。

三、诊断及评估

接触史:化学性膀胱炎的患者多有刺激性的化学性溶液进入膀胱病史,临床接诊时应注意寻找刺激源,了解患者的既往用药史,同时需要排除肿瘤复发、合并泌尿系统感染。

临床表现:膀胱刺激症状和膀胱区疼痛症状,严重者可合并急迫性尿失禁。

实验室检查:中段尿细菌培养实验检查为阴性。

膀胱镜检查:检查可见病变多在三角区,轻者毛细血管扩张及黏膜水肿,重者常有溃疡形成,周围黏膜毛细血管广泛扩张,并有多发性出血灶。

四、治疗

1. 立即停止使用或接触可引起化学性膀胱炎的药物。多饮水,勤排尿,减少代谢产物的浓度及与膀胱接触的时间。如行膀胱灌注者,膀胱灌注后半小时多饮水以增加尿量尽快排空膀胱,减少刺激源在膀胱内贮存。忌食辛辣食物、碳酸饮料、酸性食物等。

2. 膀胱药物灌洗 对于膀胱区疼痛明显的患者,可以灌注利多卡因、地塞米松以减轻炎症反应。另一种膀胱内灌注药物为透明质酸钠,属于膀胱黏膜表面黏多糖层补充治疗,它可以与蛋白相互结合,形成透明质酸 - 蛋白质 - 水的凝胶状结构,能黏合细胞,增加其聚集程度,对膀胱上皮细胞层缺损进行暂时修补,减少组织水分的丢失及细菌、病毒的感染概率。膀胱灌注一般选在抗感染治疗第 2 天操作,40mg(5mL)透明质酸钠加生理盐水 50mL 行膀胱灌注。灌注后保留 40min~2h。

3. 全身用药缓解膀胱痉挛和疼痛 膀胱处于应激和痉挛状态,尤其是储尿期膀胱容量过小,出现的下尿路症状和难以忍受的疼痛症状。缓解膀胱痉挛的药物包括 M 受体拮抗剂,如酒石酸托特罗定、索利那新等,应用对膀胱具有高选择性的 M 受体拮抗剂则可以最大限度地减少不良反应。另一种是 β_3- 肾上腺素能受体激动剂,如米拉贝隆等。

4. 高压氧治疗 主要通过提高膀胱组织内氧张力,促使血管新生,促进肉芽组织生长,使溃疡创面趋于愈合,减轻症状。舱压 0.22MPa,吸纯氧 30min,休息呼吸舱内压缩空气 10min,再吸纯氧 30min,然后减压出舱。每天治疗 1 次,15 次为 1 个疗程;间隔 10d 后可继续做第 2 疗程。

5. 手术治疗 对于出现严重并发症如膀胱挛缩或膀胱输尿管反流等治疗效果差,有时需行膀胱扩大手术和输尿管膀胱再植手术。

(许长宝 樊长晖 编 李恭会 审)

第四节 出血性膀胱炎

一、定义及流行病学

出血性膀胱炎(hemorrhagic cystitis,HC)是一种急性或逐渐加剧的弥漫性膀胱出血性疾病,可分为早发型和迟发型。临床表现为不同程度的血尿,可伴有耻骨上疼痛、排尿困难、尿频、尿急等症状。HC多由某些化疗药物或化学制剂、盆腔高剂量照射对膀胱的损伤引起,是一种相对少见的泌尿系统疾病。

由于放疗、化疗及造血干细胞移植的广泛应用,出血性膀胱炎成为一个越来越重要的临床问题,发病率逐渐增加。比较常见的导致该病的化疗药物是环磷酰胺。20%~25%接受大剂量环磷酰胺化疗的患者将发生出血性膀胱炎,在不使用保护剂的情况下,发生率可达68%。

盆腔高剂量照射引起的放射损伤导致出血性膀胱炎,当放射线对前列腺、宫颈以及子宫等部位的恶性肿瘤进行照射时,会不同程度地损伤膀胱,并且在盆腔照射3~4周或更短时间内,有50%~60%患者会出现出血性膀胱炎。

二、病因

目前认为,由透明质酸、肝素、硫酸软骨素、硫酸皮肤素、硫酸角蛋白等组成的黏多糖覆盖于膀胱尿路上皮,形成膀胱壁与尿液之间最重要的生理屏障,为尿路上皮提供生理保护。黏多糖层受损或缺陷,失去屏障功能,易透过水分,导致膀胱炎症和高度敏感性,黏膜损伤出现急性或慢性弥漫性出血。

化疗药物:最常见的导致血尿的化疗药物是烷化剂,如环磷酰胺、异环磷酰胺。其代谢产物丙烯醛是导致膀胱受损的原因;也可见于其他的化疗药物,如噻替哌、丝裂霉素、卡介苗、多柔比星、表柔比星等。

放疗:放射线会造成膀胱壁小血管进行性闭塞,随之膀胱组织缺氧和组织损害,继而膀胱壁缺血、黏膜糜烂、溃疡及坏死出血。

其他少见的因:甲喹酮、乌洛托品、避孕栓、苯胺和甲苯胺等药物长期过量使用或使用不当;青霉素类、达那唑等药物的过敏反应;Ⅱ型腺病毒、A型流感病毒等造成的病毒感染;类风湿性关节炎、克罗恩病等全身疾病。

三、诊断及评估

膀胱镜检查及活检是确定诊断最可靠的方法。确诊前应做一系列基本检查,要排除肾、输尿管和膀胱结石,膀胱肿瘤等常见疾病。需要详细询问病史,包括既往患病情况及治疗用药情况,并进行仔细的体格检查和相关的实验室检查。

（一）临床症状

血尿:轻者为镜下血尿,严重者可见肉眼血尿,甚至出现贫血及血流动力学改变。血尿有突发性和顽固性两种,顽固性血尿患者反复发作性血尿,或血尿持续,经久不愈,严重者会出现尿路梗阻、肾积水,导致肾衰竭。多数患者同时伴有尿频、尿急及尿痛等膀胱刺激症状。

（二）实验室检查

尿常规、血常规异常,出血明显患者血红蛋白下降。肾积水患者注意肾功能指标肌酐、尿素氮等的变化。

（三）器械及影像学检查

膀胱镜检查可见膀胱黏膜片状充血、淤血、出血、黏膜程度不一的片状脱落,严重者可见膀胱黏膜弥漫性糜烂溃疡坏死灶,两侧输尿管口排出的尿液清亮。可疑病变处活检可确定诊断。

B超:常规检查排除占位性病变,大多数患者膀胱充盈状态都比较差,膀胱壁毛糙、增厚,内壁凹凸不平,少数患者可呈强回声突起,膀胱壁的连续性仍然完整。当B超发现患者出现可疑病变或出现肾脏积水,需进一步行IVU及CT等检查以明确诊断。

四、治疗

对于易出现出血性膀胱炎的化疗药物,在使用时要以预防为主,化疗期间注意水化及利尿。治疗上首先去除病因,立即停止使用或接触可引起出血性膀胱炎的药物。同时给予支持疗法,必要时给予输血、补液等。积极止血处理,轻度血尿患者可以通过留置导尿管及时清除血块,并利用生理盐水行膀胱冲洗。对于血尿明显的中重度患者需采用以下综合治疗方案。

1. 膀胱内灌注　对于肉眼血尿,持续出血的患者可以膀胱灌注药物止血。目前常用的有以下药物:

(1)凝血酶:1 000~4 000U 用生理盐水 20~30mL 配成溶液,每 2~4h 膀胱内注射 1 次。轻度患者经 2~3 次灌注后,可减轻出血。

(2)去甲肾上腺素:用 8mg/100mL 去甲肾上腺素冲洗膀胱,不损伤黏膜,但高血压患者忌用。

(3)前列腺素:环磷酰胺引起的出血性膀胱炎可用 PGE_2 和 PGF_2,不论是膀胱内灌注或注射均有明显疗效。方法是:地诺前列酮 0.75mg 溶于 200mL 生理盐水内,注入膀胱,保留 4h,1 次 /d,直到出血停止。

(4)冰水灌注:用冰水连续冲洗 24~48h。冰水有收敛作用,可使血管收缩、蛋白凝固,故可止血。

对于顽固性出血严重的患者,必要时使用强效膀胱灌注药物,如铝剂、明矾、甲醛、硝酸银等。虽然这些药物短期治疗效果较好,但远期会出现严重尿频、尿失禁、尿道狭窄、膀胱挛缩、膀胱穿孔、肾积水、心肌毒性作用等并发症,患者生活质量严重受到影响,故需慎用。

另一种膀胱内灌注药物为透明质酸钠,属于膀胱黏膜表面黏多糖层补充治疗,有研究发现它对化疗所致的膀胱炎症状缓解略优于放疗所致的膀胱炎。

2. 全身止血药的应用　如凝血酶、氨甲环酸、酚磺乙胺等,此类药物有形成血栓的风险,对于高危患者需慎用。

3. 外科治疗　患者膀胱内血块填塞,则需用电切镜清除血块,并电凝止血。如出现出血加重可以选择动脉栓塞,双侧髂内动脉栓塞及膀胱动脉栓塞术对于重度出血性膀胱炎效果明确,超选择栓塞病变血管可减少术后并发症程度及持续时间。对于反复出血可以分次栓塞双侧膀胱动脉。

出现继发肾积水的患者,可选择双侧经皮肾造瘘术保护肾功能。对于出血明显,迁延时间长,顽固性复发而常规治疗效果差危及患者生命情况下,可以行膀胱部分切除术,甚至膀胱全切术。选择开放手术需慎重,尤其是放射性治疗后患者,手术难度大,术后愈合能力差,并发症多。

4. 高压氧治疗　高压氧治疗射线导致的出血性膀胱炎有 30 余年历史。目前认为,它可以提高血管损伤组织的修复能力,促进肉芽组织生长,使血尿停止。同时形成的氧分压差能纠正膀胱黏膜上皮细胞和血液的缺氧状态,促进毛细血管新生,缓解缺血等。

5. 其他治疗　目前有研究认为,蔓越莓汁可以有效治疗放化疗所致出血性膀胱炎,其包含物能有效保护尿路上皮,减轻放化疗所致的膀胱黏膜损伤,减轻炎症过程,其机制仍需要进一步的研究。

出血性膀胱炎是高剂量放化疗的严重并发症,目前没有相关的专家共识或最佳的治疗策略。目前多是小样本研究或个案报道,需要大样本的前瞻性对照研究,为临床预防和治疗出血性膀胱炎提供指导。

（许长宝　樊长晖　编　李恭会　审）

第五节 膀 胱 白 斑

一、定义及流行病学

膀胱白斑(vesical leukoplakia)又称膀胱黏膜白斑(leukoplakia of the bladder),是发生于膀胱黏膜表面的局限性白色斑片状病变,临床表现与慢性膀胱炎相似,中年女性多见。该病特征表现是膀胱黏膜出现白色的斑块,膀胱三角区及颈部多见,偶尔可侵及整个膀胱腔黏膜。主要症状表现为尿频、尿急、尿痛等尿路刺激症状。

关于膀胱白斑发病情况的报道已超过百年,但过去有关文献资料显示,该病的发病率很低。早在1980年,Morgan RJ 等人报道了 1959—1978 年收治的 35 例膀胱白斑患者,25 名(78%)男性和 7 名(22%)女性,平均年龄为 55 岁,发病率不到万分之一,并认为该病与慢性或反复泌尿系统感染有关。近年来,随着膀胱镜的普及和广泛应用,膀胱白斑的诊断率不断提高,一些研究表明,膀胱黏膜白斑的门诊电切镜检阳性率能达到 13.7%~15.6%,膀胱白斑发病率较以往报道高,并多见于 50~70 岁中年女性。

二、病因

正常膀胱黏膜覆盖尿路上皮组织,部分上皮在特殊条件下可转化为角化的鳞状上皮,称为上皮组织化生。大多数情况下认为"膀胱黏膜白斑"属膀胱黏膜上皮组织化生性病变。角化的鳞状上皮的来源目前主流的学说有以下几种:

1. 胚胎起源理论 一般认为,肾盂、输尿管、膀胱三角区的上皮细胞起源于中胚层的午非管,而三角区除外的膀胱上皮则起源于内胚层,以上各种类型上皮细胞均是移行上皮细胞。Taylor 等人其他理论家认为是在泌尿生殖系统在胚胎时期,外胚层细胞残留,发生了阴道样鳞状上皮组织的错位生长,从而导致了膀胱白斑这一疾病。

2. 对慢性有害刺激的继发上皮反应 临床上,膀胱黏膜白斑多伴有慢性膀胱炎或反复性尿路感染的情况,因此这一假说是最有吸引力和说服力的。大多研究人员认为,膀胱黏膜白斑的产生是由于膀胱尿路上皮细胞在慢性不良刺激因素作用下产生继发病理反应,从而出现特征性的上皮细胞角化鳞状化生。常见的慢性刺激因素包括慢性感染、物理刺激(结石、异物等)和化学刺激等。结核感染、梅毒感染和维生素 A 的缺乏也是其可能存在的致病原因。Delnay 等人报道,约有 23% 泌尿系统置管患者有腺性膀胱炎或鳞状上皮化生表现,可能与维生素缺乏症、变态反应、有毒代谢产物等相关。长期暴露于慢性有害刺激下,为了适应这些刺激膀胱黏膜可出现过度反应,黏膜上皮向鳞状上皮化生,最终达到自身保护的目的。

3. 细胞的自发性转化 Mueller 等人提出,由于某些内在因素如基因突变等,膀胱黏膜上皮细胞可能发生自发性转化,导致该病。

三、诊断及评价

膀胱黏膜白斑无特征性的临床表现,与一般的慢性膀胱炎、尿道炎、习惯性尿频、泌尿系统结核等临床表现相似。膀胱黏膜白斑多见于中年女性,大部分有尿急、尿频、尿痛、下腹不适、肉眼或镜下血尿,且长期反复发作,尿培养多无细菌生长,抗菌药物治疗效果不佳。而血尿化验、B 超、CT、MRI、KUB、IVP等辅助检查对膀胱黏膜白斑无特征性的阳性发现,仅有鉴别诊断的价值。

目前,膀胱黏膜白斑的临床诊断主要依靠病史、膀胱镜检查及病理学检查。若长期出现反复的尿急、尿频、尿痛、下腹不适、肉眼或镜下血尿、抗菌药物治疗效果不佳的中年女性患者应该及时进行膀胱镜检查。

典型的膀胱黏膜白斑在膀胱镜下的表现为:膀胱三角区散在局限的堆雪样黏膜白斑病变,凸起略高于正常黏膜,病变呈白色或灰白色,表面看不到血管纹理,接触不易出血,可波及输尿管口和尿道内口。

膀胱黏膜白斑的病理学特点:①膀胱黏膜白斑组织为膀胱黏膜鳞状上皮化生,可见细胞间桥,表面可见红色透明不全角化物质。②病变组织有增生型、萎缩型两种形式。绝大部分为增生型,鳞状细胞可达10余层,深层棘细胞增生,棘细胞钉突延长,表层细胞角化异常活跃。萎缩型较少见,其鳞状细胞仅2、3层,棘细胞较少,无钉突或钉突明显缩短,可与增生型同时存在。③常见鳞状细胞增生活跃、排列紊乱,细胞核有异形性,呈癌前病变表现,或有癌前病变趋势。④膀胱黏膜白斑常和腺性膀胱炎、膀胱颈部炎性息肉、慢性膀胱炎等合并存在,黏膜固有层常有慢性炎性细胞如淋巴细胞、浆细胞及嗜酸性细胞浸润。⑤可合并慢性滤泡性膀胱炎,甚至膀胱癌。⑥病变组织各层内(角化层、鳞状上皮层、固有层)可有结石或者结晶。⑦病灶区血管被破坏,血管常消失,有的可见出血灶。

临床上,对诊断为慢性尿路感染且抗菌药物治疗效果不好的患者,应及时进行膀胱镜检查及病理学检查,此类患者有可能存在膀胱黏膜白斑的病变,膀胱镜检查及病理学检查是诊断膀胱黏膜白斑的有效手段。

四、治疗

由于其病因和发病机制目前尚不明确,临床上对于治疗膀胱黏膜白斑存在两种不同的意见:一部分专家认为膀胱黏膜白斑没有潜在恶变的可能性,建议膀胱黏膜白斑患者不需要常规活检和手术治疗,仅需要定期进行膀胱镜检查复诊即可。但有部分专家认为膀胱黏膜白斑属于癌前病变的一种,并主张积极处理。膀胱黏膜白斑的治疗手段种类繁多,但首先要做的还是去除诱发因素,治疗基础疾病,然后再考虑后续的保守治疗、手术治疗、膀胱药物灌注治疗以及综合治疗等治疗手段。

1. 非手术治疗 一般认为,膀胱黏膜白斑与长期慢性不良刺激因素有关,包括慢性感染、物理刺激(结石、异物等)和化学刺激等,结核感染、梅毒感染和维生素A缺乏也是其可能存在的致病原因。因此去除刺激因素包括抗感染、补充维生素A等,然后就是对症治疗,膀胱刺激征明显的患者可予口服索利那新等达到缓解症状的目的。对明显神经衰弱、睡眠差及夜间尿频较重者,可用镇静、抗焦虑药物。物理疗法包括了微波治疗、深部热疗等改善症状的方法。

2. 手术治疗 临床上治疗膀胱黏膜白斑的方法主张采取腔内手术,包括电切、电灼、汽化、激光等方法。经尿道膀胱黏膜白斑电切术是腔内手术疗法的经典手术方式,电切的范围为可见膀胱黏膜白斑及其周围1cm正常的膀胱黏膜,由于膀胱黏膜白斑病理改变限于黏膜层,所以切除的深度达到黏膜下层即可,其疗效确切。激光应用在膀胱黏膜白斑的治疗也是层出不穷,钬激光的"切割"、绿激光的"汽化"、2μm激光的"精准切割+汽化"特点均可用于膀胱黏膜白斑的治疗且可取得满意的治疗结果,为膀胱黏膜白斑的治疗手段提供了更广阔的选择。

3. 膀胱药物灌注治疗 膀胱灌注治疗的药物主要有三类:①调节局部免疫反应的药物,如卡介苗等;②抗肿瘤类药物,如吡柔比星、丝裂霉素、羟喜树碱等;③其他灌注药物,如0.5%硫聚糖钠等。目前对于膀胱黏膜白斑患者是否需要膀胱灌注化疗,存在着两种不同的意见。一部分专家认为膀胱黏膜白斑作为膀胱癌的一种癌前病变,有着术后复发与恶变的可能性,因此术后定期辅以膀胱灌注化疗可以预防复发及恶变。但也有专家认为,膀胱灌注化疗药物会引起化学性膀胱炎、膀胱刺激征、尿路感染等并发症以及加重经济负担。而且膀胱黏膜白斑是否会恶变为膀胱癌或恶变程度高不高也未有定论,因此,术后应用膀胱灌药治疗应慎重。

（许长宝　褚校涵　编　李恭会　审）

第六节　膀胱淀粉样变

一、定义及流行病学

淀粉样变是一种异质性的病变,表现为淀粉样蛋白在细胞外的沉积,病变可发生于全身任何脏器,一般按照病变累及的范围分为系统性和局限性两种。系统性淀粉样变是指超过 1 个器官或系统发生的病变;局限性淀粉样变是指仅累及 1 个器官或系统的病变,多发生于皮肤、结膜、舌、喉、肺等器官,也可见于霍奇金淋巴瘤、多发性骨髓瘤、甲状腺髓样癌等肿瘤的间质内,发生于膀胱者罕见。1897 年,Solomin 第一次描述了膀胱原发性淀粉样变。膀胱原发性淀粉样变非常罕见,至今国内外文献报道不超过 200 例,大多为个例报道。膀胱淀粉样变多发于 40~80 岁的中老年人,男性多见。

二、病因

在临床上,影像学资料及膀胱镜检查均容易将该病误诊为膀胱肿瘤,病理诊断也容易把淀粉样物质误认为胶原纤维病变而漏诊。膀胱原发性局限性淀粉样变的病因目前还不确切。淀粉样物质可能来源于尿路上皮黏膜及黏膜下的慢性炎症产物,浸润的浆细胞可以分泌淀粉样蛋白的免疫球蛋白,形成淀粉样纤维沉积于尿路上皮,也可能是因为体内循环的轻链蛋白沉积于尿路上皮所致。基于不同的病因,淀粉样物质也不同,可能是血清淀粉样 A 蛋白、单克隆免疫球蛋白的轻链或者血浆甲状腺转载蛋白、β_2 微球蛋白或胰岛淀粉样多肽等成分,目前已发现可引起淀粉样变的前体蛋白多达 27 种。

三、诊断及评估

膀胱淀粉样变临床表现与膀胱肿瘤相似,症状以无痛性肉眼血尿为主,其他的临床表现有尿道梗阻及膀胱刺激症状。膀胱镜下表现与膀胱肿瘤相似,如无病理学鉴别几乎无法区分。病变大体表现为黏膜粗糙、不规则隆起、糜烂或溃疡,黏膜层增厚。病变部位可呈单灶或多灶,甚至弥漫性病变。

膀胱局限性淀粉样变多发于两侧壁或顶部,几乎很少发生于膀胱三角区黏膜。淀粉样变通过镜下检查可见为团块状均匀或不均匀的粉染无结构物质,病变位于黏膜层及黏膜下层,可累及肌层,常见累及血管壁,可伴有淋巴细胞和浆细胞浸润。

在明确膀胱淀粉样变的诊断后,应进一步明确其病变类型是原发性还是继发性,病变是局限性还是全身性,这均有助于治疗和预后的判断。

四、治疗

该病目前无标准的治疗方案,常用治疗方法包括:①根据病变范围行膀胱部分切除或膀胱全切术,术后加高压氧治疗;②单纯行膀胱黏膜电切术;③口服秋水仙碱药物治疗;④膀胱黏膜电切 + 二甲基亚砜膀胱灌注。国内报道的 27 例膀胱淀粉样变患者,行膀胱部分切除者 13 例,膀胱全切者 6 例,膀胱镜电切者 8 例。国外文献多主张行膀胱黏膜电切治疗,最新的观点认为应尽可能联合应用二甲基亚砜。

膀胱局限性淀粉样变为良性病变,如能保留膀胱应尽可能保留。以往行膀胱切除手术对患者外伤较大,术后恢复慢,在疾病的治愈率方面与腔道手术无明显差异。行膀胱黏膜电切术主要不足在于病灶切除不彻底,因为对病灶的判别依靠肉眼有漏切的可能,而联用膀胱灌注二甲基亚砜可弥补这一弊端,并进一步巩固疗效、预防复发,且膀胱灌注操作方便、易行。

患者需要全面检查和评估以除外系统性淀粉样变,系统性淀粉样变需要激素、免疫调节、自体外周血干细胞移植等治疗,且预后较差。

(许长宝　褚校涵 编　李恭会 审)

第七节　嗜酸性膀胱炎

一、定义及流行病学

嗜酸性膀胱炎(eosinophilic cystitis,EC)是一种膀胱炎症性增殖性疾病。病理表现为嗜酸性粒细胞广泛浸润膀胱壁各层,临床表现为血尿、下尿路症状和膀胱壁增厚,常被误诊为肿瘤。病因不明,可能与变态反应有关。

1960 年,Brown 及 Palubinskas 分别提出了膀胱嗜酸细胞性肉芽肿和嗜酸性膀胱炎的概念。但嗜酸性膀胱炎临床罕见,随后陆续有文献报道,大都为个案。Van 等人报道 135 例 EC,发病年龄为 5 日龄 ~87 岁,平均年龄为 41.6 岁。EC 可发生于任何年龄,男女发病无明显差异,儿童男性稍高于女性,无明显家族性。急性期嗜酸性膀胱炎相关症状明显,诊断率高,而慢性期嗜酸性膀胱炎症状不明显,很少被发现。国内外发病人群年龄及性别分布无明显差异。由于 EC 需要膀胱镜检查及活检病理明确诊断,其发病率往往被低估。

二、病因

EC 发病机制尚不明确。多数学者认为,过敏为始动因素,而变态反应起主要作用。某致病抗原暴露,形成抗原抗体复合物,刺激 B 淋巴细胞产生 IgE,IgE 致敏肥大细胞使之脱颗粒,释放白三烯(LTC4 和 LTD4)和组胺,作用于周围组织;抗原抗体复合物也会刺激 Th2 淋巴细胞,释放白介素 -5(interleukin-5,IL-5)和嗜酸细胞趋化因子,吸引嗜酸性粒细胞(eosinophilia,EOS)聚集;EOS 被白三烯和白介素刺激后,通过释放细胞因子、颗粒蛋白、阳离子蛋白等造成受累器官或组织的生物学损害。

多种物理、化学、生物等病理因素都被认为与 EC 的发病有关,包括螨虫、花粉、食物过敏、尿管、铬制肠线、膀胱结石、避孕套、避孕凝胶、碘酒、麻醉软膏、卡介苗、二甲基亚砜、丝裂霉素 -C、环磷酰胺、细菌、病毒、寄生虫(弓蛔虫、棘球绦虫、裂头蚴等)、输血、骨盆损伤、脐尿管感染、前列腺增生、膀胱或前列腺肿瘤、狼疮抗凝物、慢性肉芽肿性疾病等。

急性期 EOS 释放强力阳离子蛋白,增强局部炎症和坏死。炎症复合物氧化应激、富细胞因子微环境等,都可能成为 EC 急性期机制的启动因素。急性期强烈的促炎风暴(proinflammatory storm)激活后,EOS 释放 IL-5 和 IL-12,激活自然杀伤(natural killer,NK)细胞和 T 细胞,从 Th2 免疫反应转变为 Th1 免疫反应,开始进入以较轻的炎症和瘢痕纤维化为主的慢性期。

急性期与慢性期的病理表现也有所不同:急性期大量 EOS 浸润,黏膜水肿、充血,肌肉坏死。慢性期 EOS 增多并不显著,主要表现为不同程度的慢性炎性反应,肌层纤维化及显著的瘢痕形成,组织病理可见淋巴细胞、浆细胞、肥大细胞等。

三、诊断及评估

嗜酸性膀胱炎(EC)缺乏特异性临床表现及实验室检查指标,诊断主要依据膀胱镜取材进行病理检查。

嗜酸性膀胱炎临床表现并无特异性。主要临床表现为尿频、尿急、疼痛(耻骨上膀胱区疼痛 / 尿痛)、血尿(肉眼 / 镜下)、排尿困难、遗尿等,但需注意临床表现无特异性;部分患者存在外周血嗜酸性粒细胞增多。约 60% 患者就诊时以血尿和膀胱刺激征为主,近 50% 的患者表现为下腹部至会阴区的疼痛,当病变侵犯膀胱颈或尿道时,患者可出现排尿困难,甚至尿潴留。此外,部分体检发现膀胱病变的 EC 患者,可无任何不适,嗜酸性膀胱炎患者常无特异性体征。

血常规、尿常规及超声 /CT/MRI 等影像学检查常用于 EC 的辅助诊断,膀胱镜检查及取材活检为必不可少的检查,确诊则依靠病理检查。

EC 患者血常规检查可有嗜酸性粒细胞增多,尿常规检查可见镜下或肉眼血尿,约 50% 患者尿液中可见较多嗜酸性粒细胞。伴细菌感染时,尿常规可见脓尿,中段尿细菌培养阳性,主要为大肠埃希菌、克雷伯菌等;部分患者血中 IgE 升高。若出现血中嗜酸性粒细胞增多、嗜酸性粒细胞尿、蛋白尿,则有助于该病的诊断,但缺乏特异性,且尿中发现嗜酸性粒细胞的阳性率只有 42.5%。

EC 的影像学表现多变,有时超声及 CT 可无异常发现,有时则表现为膀胱壁不均匀增厚以及类肿瘤样团块等。检查缺乏特异性,与膀胱肿瘤较难鉴别,可呈结节状、团块状、无蒂宽基底等形态附着于膀胱壁上,也可表现为膀胱壁的弥散性不均匀增厚,表面凹凸不平,增强时呈轻中度强化,局部可见坏死、液化表现。静脉肾盂造影(IVU)可表现为单侧或双侧肾积水,膀胱或输尿管充盈缺损。泌尿系统磁共振成像(MRI)可以获得更多的信息;超声可用于随访,便于观察上尿路积水、膀胱容量缩小等变化情况。

尽管文献对膀胱镜下 EC 的表现进行了多种描述,但目前仍未能总结出特征性表现。膀胱镜检查可见肿瘤样广基肿块、息肉、滤泡、溃疡、黏膜水肿、充血、片状红斑。对于 EC 膀胱镜检查是必不可少的,膀胱镜下取活检为 EC 确诊的重要手段,当无法实施膀胱镜检查时,CT/ 超声引导下全层膀胱壁穿刺活检是很好的替代方案。经尿道诊断性电切(transurethral resection,TUR)手术安全可靠、痛苦小、并发症发生率低,可以取到膀胱壁深层标本,有止血功能,对于局限性病变可以完全切除。因此,较单纯的膀胱镜活检有一定的优势。

成人 EC 需要与非特异性膀胱炎、结核性膀胱炎、腺性膀胱炎、间质性膀胱炎,以及膀胱肿瘤、膀胱原位癌等相鉴别,有时 2 种病变并存。儿童 EC 需要鉴别的疾病更多:血管瘤、神经鞘瘤、血肿、平滑肌瘤、子宫内膜瘤、尿路上皮乳头状瘤,以及恶性的横纹肌肉瘤、平滑肌肉瘤、尿路上皮癌及淋巴瘤等。嗜酸性膀胱炎的病理特点为嗜酸性粒细胞(EOS)浸润膀胱全层,黏膜及黏膜下均可见大量浸润,并可造成黏膜层、肌层纤维化或肌层坏死,伴或不伴不同程度逼尿肌纤维化。典型的病灶显微镜下可见以嗜酸性粒细胞为主的炎性细胞浸润膀胱全层,而膀胱组织可伴有灶性坏死、纤维化等表现。

四、治疗

嗜酸性膀胱炎(EC)为罕见疾病,尚无统一的诊疗指南。EC 通常是良性、自限性的炎性疾病,治疗多是经验性治疗。诊断和治疗取决于临床怀疑和组织病理学检测,多以个体化治疗为主。

在明确诊断后,有明确病因的,首先需要去除病因:如避免接触致敏原,更换膀胱灌注药物,使用敏感抗菌药物或抗寄生虫药物,合理使用抗过敏药物及激素,其中糖皮质激素(glucocorti-coid,GC)和抗组胺药物(antihistamine,AH)最为常用。在合并尿路感染的情况下应用抗菌药物有助于增加疗效。Ozcan等人报道,应用环孢素 A 治疗儿童及成人均可获得满意的疗效。

1. 保守治疗　嗜酸性膀胱炎属于自限性疾病,对于无膀胱刺激征、无血尿且无上尿路积水患者,可以不予特殊处理,但此类患者需定期复查,明确病变有无进展;对于有明确致敏原的患者,需避免接触致敏原。

2. 药物治疗　适用于症状明显、无明显上尿路积水患者。嗜酸性膀胱炎属于变态反应性疾病,推荐以类固醇激素为主的药物治疗,约 20% 患者对单一类固醇激素药物无反应或者停药后复发,此类患者可加用抗组胺药。有些学者发现,非甾体解热镇痛药有助于缓解症状,可与类固醇激素联合使用。对于有明确病原学证据者,选用敏感抗微生物药物也可达到治疗目的。此外,对于膀胱刺激症状严重,可选用 α 受体阻断剂、M 受体拮抗剂、$β_3$ 受体激动剂等缓解膀胱刺激征。

3. 手术治疗　经上述治疗后症状缓解不明显,甚至症状加重的患者,可行手术治疗:经尿道膀胱内病变黏膜电切、膀胱部分切除术、膀胱水扩张术、膀胱扩大术,甚至膀胱全切 + 尿流改道均有应用。术后可根据情况继续使用类固醇激素、抗组胺药物或抗菌药物。对于合并上尿路积水患者,应注意保护肾脏功能。

4. 随访　EC 为良性病变,但可复发,偶尔也可发展为恶性。因此,定期随访应视为 EC 治疗的一部分。随访内容应包括血常规、尿常规、肾功能,B 超、CT、MRI 等影像学检查,膀胱镜检查,原病变部位病理活检,等等。观察有无病灶复发、膀胱纤维化、容量减小及上尿路积水等情况,还应特别注意排除被 EC 掩盖的恶性肿瘤,多数学者建议在完全治愈后随访 1 年。

(许长宝　王晓甫　编　李恭会　审)

第八节　皮革性膀胱炎

一、定义及流行病学

皮革性膀胱炎(leathery cystitis)非常罕见,是一种较为严重的累及膀胱尿路上皮和肌层的慢性炎症,可以导致膀胱黏膜损伤、糜烂和钙化斑块形成。主要表现为尿痛、尿频、尿急、排尿困难等,有时伴有血尿,少数患者可有鸟粪石颗粒随尿排出或尿中有氨味。

膀胱壁钙盐沉积伴有溃疡样改变的炎症是这一疾病的特点,患者可以出现难以忍受的尿路刺激等临床症状,尿液中出现钙质残留物提示皮革性膀胱炎的存在。皮革性膀胱炎大部分发生于年老体弱或免疫力低下者。

1914 年 Francois 首次对皮革性膀胱炎进行了报道。之后的 100 多年间,报道了 100 余例,其中大部分是个案报道。

二、病因

皮革性膀胱炎是在特定的病理生理条件下形成的:①解脲棒杆菌(corynebacterium urealyticum)感染,使尿液呈碱性,并致鸟粪石形成;②大剂量长时间使用抗菌药物以及免疫抑制剂,导致免疫功能低下;③泌尿系统有创检查或治疗,如膀胱镜检查、输尿管镜检查、经尿道电切手术等,导致膀胱黏膜损伤、细菌污染。

棒状杆菌 D₂ 是目前公认的最主要致病菌。长时间泌尿系统插管和继发膀胱损害也是导致皮革性膀胱炎的一个重要因素。膀胱镜下可见皮革性膀胱炎的膀胱黏膜呈弥漫性或局灶性炎症改变,伴有溃疡及白色斑块形成。病变好发于膀胱三角区膀胱颈,以及有过损伤的部位。

病原微生物解脲棒状杆菌 D₂ 是一种存在于人体皮肤的共栖微生物,属于解脲棒状杆菌家族。解脲棒状杆菌 D₂ 产生尿酶将尿素分解为氨从而使得尿液碱化,被认为是最主要的致病菌,它对尿管及尿路上皮具有很强的黏附能力,常见于接受广谱抗菌药物治疗的老年患者腹股沟区。作为条件致病菌,解脲棒状杆菌 D₂ 可感染人体的泌尿系统引起皮革性膀胱炎和皮革性肾盂炎(encrusted pyelitis)。

尿酶被认为是鸟粪石形成最为主要的因素。解脲棒状杆菌 D₂ 生成尿酶,在尿酶作用下尿素分解后产生大量的氨,使得尿液呈碱性。尿液中出现鸟粪石和磷酸盐的饱和,沉淀在膀胱黏膜上,形成膀胱壁的钙斑,其主要成分是鸟粪石和磷灰石晶体以及少量的蛋白或尿酸。

另有研究表明,在与病理性钙化相关的系统性炎性疾病里,其钙化灶中可以发现骨连接蛋白、骨桥蛋白和骨涎蛋白。这可能提示钙盐晶体形成的过程是一个蛋白介导调节涉及组织损伤和修复的过程。Dorella 等人认为,皮革性膀胱炎类似于血管壁钙化过程,是一个成骨活性激活的过程。

三、诊断及评估

皮革性膀胱炎要结合病史、尿液分析、影像学检查、内镜检查以及病原微生物的培养才能做出准确的诊断,并且要排除可以引起膀胱壁钙化的其他疾病,如结核性膀胱挛缩、膀胱肿瘤合并钙化、膀胱软斑症等。

1. 病史　对于可疑的 EC 患者应了解是否有泌尿系统创检查病史以及是否存在免疫抑制或长期使用抗菌药物的病史。如患者有尿出钙盐颗粒病史,可为诊断提供较多有价值的信息。

2. 实验室检查　常规尿液分析,出现碱性尿液的患者需提高警惕。尿细菌培养可以为诊断提供确凿依据,但常规尿细菌培养无法培养出解脲棒状杆菌 D₂,需要特殊的培养以及延长培养时间。

3. 影像学检查

(1) KUB+IVP:典型表现为附着于膀胱壁的钙斑在尿路 X 线平片中形成清晰的膀胱轮廓,膀胱容量略小或显著缩小。静脉肾盂造影检查有时可以看到继发性输尿管及肾盂肾盏扩张。

(2) 超声检查:增厚的膀胱壁和膀胱壁上的钙质损坏以及可能出现的上尿路扩张为诊断提供依据。超声检查可为鉴别膀胱腔内结石和膀胱壁的钙化提供可靠依据。

(3) CT:可以检查出膀胱壁增厚或钙化。膀胱镜下黏膜呈弥漫性或局灶性的炎症改变,伴有溃疡、黏膜糜烂以及白色斑块病变,可以从黏膜延伸到黏膜下层,甚至肌层。钙化的表层好发于膀胱三角区、膀胱颈及既往损伤的部位。

4. 病理检查　病理学特征主要为溃疡、坏死组织,含有钙化的斑块,斑块处 von-Kossa 染色阳性,更深层可见炎性肉芽组织,内含有细菌集落、淋巴细胞、多形核细胞及小脓肿形成。肉芽肿行高碘酸 - 碱性复红染色,无 Michaelis-Gutman 小体。

5. 膀胱镜检查　是最为直接有效的检查方式。钙化的壳层大小不一,病灶可以从膀胱黏膜延伸到黏膜下和肌层。钙化的壳层好发于膀胱三角区、输尿管、膀胱颈和以前的手术切除区域。Vincente 等人根据内镜检查结果将该病分为局灶性皮革性膀胱炎和弥漫性皮革性膀胱炎两类。

6. 鉴别诊断　超声检查需与其他膀胱钙化性疾病相鉴别:血吸虫性或结核性膀胱炎钙化,主要位于肌层,黏膜表面钙化不明显;膀胱软斑症病变,主要分布于膀胱的两侧壁,病理可以见到 Michaelis-

Gutman 小体。与膀胱肿瘤合并钙化亦较容易鉴别。

四、治疗

目前,对于皮革性膀胱炎尚无统一的治疗方法,临床上应根据患者病情实施个体化治疗。常用的治疗方法主要为抗感染、膀胱镜下清除钙化斑、酸化尿液或化学溶解法、抗菌药物和尿液酸化的联合治疗需要持续数周,治疗效果需进一步随访。

酸化尿液的药物很多,尿酶抑制剂应用最广的是乙酰氧肟酸,对于革兰氏阴性菌有抑菌作用而有效地对抗尿酶。除口服药物治疗,还可向膀胱内灌注 0.5% 乙酸溶液、1% 磷酸溶液、柠檬酸溶液等。膀胱全切或者尿流改道则要依据患者膀胱出血状况和膀胱挛缩程度、上尿路积水对肾功能的影响等因素综合考虑。

（许长宝　王晓甫　编　李恭会　审）

参考文献

［1］孙颖浩.吴阶平泌尿外科学［M］.北京:人民卫生出版社,2019:1398-1400.

［2］杨乐伟,陈上求,陈嘉洛.1496 例宫颈癌放疗患者放射性直肠炎及膀胱炎发生率的分析［J］.实用医学,2014,5(15):73-76.

［3］MARKS LB,CARROLL PR,DUGAN TC,et al. The response of the urinary bladder,urethra,and ureter to radiation and chemotherapy［J］. International Journal of Radiation Oncology Biology Physics,1995,31(5):1257-1280.

［4］陈辑,丁克家.出血性放射性膀胱炎［J］.临床泌尿外科杂志,2005,20(2):121-123.

［5］赵阳,李海伟.宫颈癌放疗的护理体会［J］.中国伤残医学,2011,19(3):117-118.

［6］SUPRIYA MALLICK,RENU MADAN,PRAMOD K,et al. Radiation Induced cystitis and proctitis-prediction,assessment and management［J］. Asian Pacific Journal of Cancer Prevention,2015,16(14):5589-5594.

［7］SUBHASH HALDAR,CHRISTOPHER DRU,NEIL A BHOWMICK. Mechanisms of hemorrhagic cystitis［J］. American Journal Of Clinical And Experimental Urology,2014,2(3):199-208.

［8］VEERASARN V,KHORPRASERT C,LORVIDHAYA V,et al. Reduced recurrence of late hemorrhagic radiation cystitis by WF10 therapy in cervical cancer patients:a multicenter,randomized,two-arm,open-label trial［J］. Radiother Oncol,2004,73(2):179-185.

［9］SANDHU SS,GOLDSTRAW M,WOODHOUSE CR. The management of haemorrhagic cystitis with sodium pentosan polysulphate［J］. BJU Int,2004,94(6):845-847.

［10］KUMAR S,ROSEN P,GRABSTALD H,et al. Intravesical formalin for the control of intractable bladder hemorrhage secondary to cystitis or cancer［J］. J Urol,1975,114(4):540-543.

［11］CLAIRE PASCOE,CATRIONA DUNCAN,BENJAMIN W. LAMB,et al. Current management of radiation cystitis:a review and practical guide to clinical management［J］.BJU Int,2019,123(4):585-594.

［12］OSTROFF EB,CHENAULT OW. Alum irrigation for the control of massive bladder hemorrhage［J］. J Urol,1982,128(5):929-930.

［13］CHOONG SK,WALKDEN M,KIRBY R. The management of intractable haematuria［J］. BJU Int,2000,86(9):951-959.

［14］BROWNE CD,DAVIS NF,MAC CRAITH E,et al. A narrative review on the pathophysiology and management for radiation cystitis［J］. Adv Urol,2015,2015:346812.

［15］CHONG KT,HAMPSON NB,CORMAN JM. Early hyperbaric oxygen therapy improves outcome for radiation-induced hemorrhagic cystitis［J］. Urology,2005,65(4):649-653.

［16］TALAB SS,MCDOUGAL WS,WU CL,et al. Mucosa-sparing,KTP laser coagulation of submucosal telangiectatic vessels in patients with radiation-induced cystitis:a novel approach［J］.Urology,2014,84(2):478-483.

［17］HOFFMAN RM,MACDONALD R,SLATON JW,et al. Laser prostatectomy versus transurethral resection for treating benign prostatic obstruction:a systematic review［J］.J Urol,2003,169(1):210-215.

［18］WINES MP,LYNCH WD. A new minimally invasive technique for treating radiation cystitis:the argon-beam coagulator［J］. BJU Int,2006,98(3):610-612.

［19］MOTA JM,BRITO GA,LOIOLA RT,et al. Interleukin-11 attenuates ifosfamide-induced hemorrhagic cystitis［J］. Int Braz J Urol,2007,33(5):704-710.

［20］陆英,张祥忠,刘文达,等. 血清和尿 CMV-DNA 定量监测对造血干细胞移植后出血性膀胱炎的诊断意义［J］.中华移植杂志(电子版),2016,10(3):122-125.

［21］宋磊. 局部晚期宫颈癌手术所致泌尿系统损伤的处理［J］.中国实用妇科与产科杂志,2018,34(11):40-43.

［22］郭道远,刘林.造血干细胞移植术后出血性膀胱炎的诊治［J］.现代医药卫生,2016,8(32):2510-2511.

［23］TANAKA J,YAMAGUCHI K,ISHIKURA H,et al. Bladder pain relief by HMGB1 neutralization and soluble thrombomodulin in mice with cyclophosphamide-induced cystitis［J］.Neuropharmacology,2014,19(79):112-118.

［24］LASZLO D,BOSI A,GUIDI S,et al.Prostaglandin E2 bladder instillation for the treatment of hemorrhagic cystitis after allogeneic bone marrow transplantation［J］.Haematologica,1995,80(5):421-425.

［25］KAWAMURA N,KAKUTA Y,FUKUHARA S,et al.Successful treatment of hemorrhagic cystitis after radiation therapy with intravesical instillation of aluminium hydroxide gel and magnesium hydroxide:report of a case［J］.Hinyokika Kiyo,2008, 54(3):239-241.

［26］李前进,马惠斌,郑双峰,等. 经尿道膀胱黏膜电凝术联合甲醛溶液灌注治疗出血性放射性膀胱炎的临床效果［J］.医学信息,2019,32(9):187-188.

［27］张涛,王芳芳. 硝酸银灌注治疗出血性放射性膀胱炎［J］.航空航天医学杂志,2011,22(11):1330-1331.

［28］CHO CL,LAI MH,SO HS,et al. Superselective embolisation of bilateral superior vesical arteries for management of haemorrhagic cystitis［J］.Hong Kong Med J,2008,14(6):485-488.

［29］GARDERET L,BITTENCOUR TH,Sebe P,et al. Cystectomy for severe hemorrhagic cystitis in allogeneic stem cell transplant recipients［J］.Transplantation,2000,70(12):1807-1811.

［30］HART GB,MAINOUS EG. The treatment of radiation necrosis with hyperbaricoxygen(OHP)［J］.Cancer,1976,37(6): 2580-2585.

［31］巫嘉文,余洋. 高压氧综合治疗出血性放射性膀胱炎 56 例疗效观察［J］.中华航海医学与高气压医学杂志,2016, 23(4):323-325.

［32］郝刚跃,许纯孝. 出血性放射性膀胱炎的高压氧治疗［J］.国际泌尿系统杂志,2001,21(1):12-14.

［33］吴阶平. 泌尿外科［M］.济南:山东科学技术出版社,1993.

［34］张旭. 泌尿系内镜检查［M］.北京:人民卫生出版社,2000.

［35］MORGAN RJ. Vesical Leukoplakia［J］. British Journal of Urology,1980,52(2):96-100.

［36］ROEHRBORN CG,TEIGLAND CM,SPENCE HM. Progression of leukoplakia of the bladder to squamous cell carcinoma 19 years after complete urinary diversion［J］.J Urol,1988,140(3):603-604.

［37］YUAN XH,SU TC,WANG ZX,et al. Vesical leukoplakia(Report of 8 cases)［J］.Journal of Clinical Urology,2005,20(8): 488.

［38］TAYLOR WN. Leukoplakia of kidney pelvis and ureter［J］.American Journal of Surgery,1936,32(2):335-342.

［39］DELNAY KM,STONEHILL WH,GOLDMAN H,et al. Bladder histological changes associated with chronic indwelling urinary catheter［J］.The Journal of Urology,1999,161(4):1106-1108;discussion 1108-1109.

［40］MUELLER SC,THUEROFF JW,RUMPELT HJ. Urothelial leukoplakia:new aspects of etiology and therapy［J］.Journal of Urology,1987,137(5):979-983.

［41］STAACK A,SCHLECHTE H,SACHS M,et al. Clinical value of vesical leukoplakia and evaluation of the neoplastic risk by mutation analyses of the tumor suppressor gene TP53［J］. International Journal of Urology,2010,13(8):1092-1097.

［42］唐秀英,叶章群,唐敏,等.膀胱白斑的临床诊断［J］.临床泌尿外科杂志,2006,（5）:353-354.

［43］李海涛,屈明伟,高平生,等.膀胱白斑的治疗方法研究［J］.现代诊断与治疗,2015(6):1344-1346.

［44］AUGE BK,HALUSZKA MM. Primary amyloidosis of the bladder［J］. British Journal of Urology,1990,163(6):1867-1868.

［45］ MERLINI G,BELLOTTI V. Molecular mechanisms of amyloidosis［J］. New England Journal of Medicine,2003,349(6):583-596.

［46］ZHOU F,PENG L,ZHOU M,et al. Primary localized amyloidosis of the urinary tract frequently mimics neoplasia:a clinicopathologic analysis of 11 cases［J］. American Journal of Clinical & Experimental Urology,2014,2(1):71-75.

［47］ABSC K,BLCA KS,CC AS,et al. Primary amyloidosis of urinary bladder:Mimicking transitional cell carcinoma bladder?［J］. Medical Journal Armed Forces India,2016,72(1):91-93.

［48］BROWN,EDWIN W. Eosinophilic granuloma of the bladder［J］. J Urol,1960,83(5):665-668.

［49］PALUBINSKAS AJ. Eosinophilic cystitis. Case report of eosinophilic infiltration of the urinary bladder［J］. Radiology,1960,75:589-591.

［50］VAN DEN OUDEN D. Diagnosis and management of eosinophilic cystitis:a pooled analysis of 135 cases［J］. Eur Urol,2000,37(4):386-394.

［51］张建功,李伯全,张茂玉.嗜酸性膀胱炎 4 例报告并文献复习［J］.解放军预防医学杂志,2020,38(9):55-60.

［52］杨超,文建国,王庆伟.儿童嗜酸性膀胱炎的诊断与治疗进展［J］.中华实用儿科临床杂志,2013,28(11):868-870.

［53］ROSENBERG HF,DYER KD,FOSTER PS. Eosinophils:changing perspectiVes in health and disease［J］. Nat ReV Immunol,2013,139(1):9.

［54］CHIA,DANIEL. Eosinophilic cystitis and haematuria:case report of a rare disease and common presentation［J］. International Journal of Surgery Case Reports,2016,24:43-45.

［55］SALLAMI S,BEN RHOUMA S,TANGOUR M,et al. Eosinophilic cystitis:review of nine cases［J］. Tunis Medl,2011,89(4):360-363.

［56］ELSA BEY,YOUSSEF TEKLALI,PIERRE,et al. Case:eosinophilic cystitis presenting as a bladder mass in an 11-year-old girl［J］. Can Urol Assoc J,2017,11(11):446-448.

［57］CHOI MY,TSIGELNY IF,BOICHARD A,et al.BRAF mutation as a novel driver of eosinophilic cystitis［J］. Cancer Biol Ther,2017,18(9):655-659.

［58］KIM MS,PARK H,PARK CS,et al. Eosinophilic cystitis associated with eosinophilic enterocolitis:case reports and review of the literature［J］. Br J Radiol,2010,83(990):e122-125.

［59］RUNGE SB,HOYER S,WINDING L. Macroscopic hematuria and a bladder mass:eosinophilic cystitis in a 7-year-old boy［J］. Case Reports in Radiology,2016,2016(2016):1-4.

［60］苏萌,崔西春,张大,等.彩色超声引导下膀胱穿刺活检在儿童嗜酸性膀胱炎诊断中的应用［J］.中华小儿外科杂志,2019,40(3):249-252.

［61］HWANG EC,KWON DD,KIM CJ,et al. Eosinophilic cystitis causing spontaneous rupture of the urinary blad- der in a child［J］. Int J Urol,2006,13(4):449.

［62］OZCAN KILIC,MURAT AKAND,MURAT GUL. Eosinophilic cystitis:a rare cause of nocturnal enuresis in children［J］. Iran Red Crescent Med J,2016,18(6):24562.

［63］ROSSANESE M,PALU MBO V,SIOLETIC S,et al. Surgical treatment of eosinophilic cystitis in adults:a report of two cases and a literature review［J］. Urol Int,2019,102(1):122-124 .

［64］HAGER BH,MAGATH TB. The etiology of encrusted cystitis with alkaline urine［J］. JAMA,1925,85:1353-1355.

［65］杨晓春.皮革性膀胱炎的研究进展［J］.国际泌尿系统杂志,2010,30(3):358-362.

［66］张维宇,王焕瑞,胡浩,等.皮革样膀胱癌的临床特点分析［J］.中国医学科学院学报,2019,(3):430-434.

［67］JC DJ,CHARRIERE D,MASSON J,et al. Corynebacteria D2 and encrusted systitis with alkaline urine［J］. Prog Url,

1992,2(6):1012-1017.

［68］邢金春,郑嘉欣,陈斌,等.皮革性膀胱炎一例[J].中华医学杂志,2007,87(8):576.

［69］SORIANO F,PONTE C,GALIANO MJ. Adherence of Corynebacterium urealyticum(CDC group D2)and Corynebacterium jeikeium to intravascular and urinary catheters［J］. Eur J Clin Microbiol Infect Dis,1993,12(6):453-456.

［70］GIANNAKOPOULOS S,ALIVIZATOS G,DELIVELIOTIS C,et al. Encrusted cystitis and pyelitis［J］. Eur Urol,2001,39 (4):446-448.

［71］MANSERGH FC,WELLS T,ELFORD C,et al. Osteopenia in Sparc(osteonectin)-deficient mice:characterization of phenotypic determinants of femoral strength and changes in gene expression[J]. Physiological Genomics,2007,32(1): 64-73.

［72］DORELLA DP,BIAGIO P,MONICA C,et al. Encrusted cystitis by Corynebacterium urealyticum:a case report with novel insights into bladder lesions［J］. Nephrol Dial Transplant,2008(8):2685-2687.

［73］MERIA P,DESGRIPPES A,ARFI C,et al. Encrusted cystitis and pyelitis［J］. Journal of Urology,1998,160(1):3-9.

［74］HOWARD M,POLLACK MAREP,BANNERLUIS,et al. Diagnostic considerations in urinary bladder［J］. Wall Calcification AJR,1981,136(4):791-797.

［75］BERNEY DM,THOMPSON I,SHEAFF M,et al. Alkaline encrusted cystitis associated with malakoplakia［J］. Histopathology, 1996,28(3):253-256.

［76］FAMULARO G,MINISOLA G,NICOTRA GC,et al. A case report and literature review of Corynebacterium urealyticum infection acquired in the hospital［J］. Internal & Emergency Medicine,2008,3(3):293.

第七篇

性传播疾病

第一章 淋 病

一、定义

淋病(gonorrhea)是肌体感染淋球菌后出现的化脓性疾病,最常累及男性尿道、前列腺及附睾,女性阴道、子宫、输卵管、盆腔和前庭大腺,也可累及眼结膜、口腔及直肠。淋病是最常见的性传播疾病之一。

二、病因和发病机制

1. 病因　淋球菌(全称淋病奈瑟球菌)呈卵圆形或圆形,直径为 0.6~0.8μm,常成对排列,两菌接触面呈肾形,扁平凹陷,革兰氏染色阴性。淋球菌为需氧菌,适宜在温暖(温度 35~36℃)、潮湿、偏碱(pH7.2~7.5)及含 5%~7%CO_2 的环境中生长;对理化因子抵抗力弱,60℃存活不到 1min,52℃存活不到 5min,42℃只能存活 15min;对一般消毒剂很敏感,如在 0.1% 硝酸银内可立即死亡,在 1% 苯酚内 1~3min 死亡,在 1∶4 000 硝酸银溶液内 7min 死亡。

2. 发病机制　淋球菌唯一的天然宿主是人,主要侵犯人体黏膜,对移行上皮及单层柱状上皮亲和力更强。淋球菌感染人体后先通过其表面菌毛、外膜的次要蛋白和 IgA,迅速与上皮黏附,然后被柱状上皮细胞吞噬并繁殖,最后导致细胞溶解破裂。另外,淋球菌还能经细胞间隙进入黏膜下组织使之坏死。淋球菌还能通过其外膜的脂多糖与补体结合,诱导中性粒细胞浸润、聚集,发挥其吞噬作用,引起局部黏膜糜烂、红肿,上皮细胞脱落及流脓。

三、淋病的流行病学

淋病患者是重要的传染源,急性期传染性更强。淋病的传播途径有 3 种:性接触传播是主要方式;也可通过非性接触传播,如接触急性淋病患者的内裤、浴巾、湿毛巾或经产道接触感染传播给婴儿;还可通过血行传播,如妊娠期女性患者经胎盘传播给胎儿,还有淋球菌入血,引起败血症或播散性淋病。人群普遍易感,幼儿、老年人、体质差或长期服用免疫抑制剂者更容易被感染。

四、临床表现

淋病的临床表现与淋球菌的毒力,患者的体质,感染的程度、部位、时间及有无合并感染等因素有关。淋病的潜伏期为 2~10d,平均为 3~5d。淋病可发生于任何年龄,但以中青年男女最多,与此年龄段性活跃有关。

1. **成人男性淋病** 多表现为急性前尿道炎。尿道口灼痒、刺痛、红肿,有少量稀薄分泌物,1~2d 后分泌物呈脓性,多为白色或浅黄色,量多,污染内裤,伴尿频、尿急、尿痛等尿道刺激症状。如未治疗,2周后进展为淋病性后尿道炎,尿道外口仅有少量分泌物,呈深黄色或黄绿色,晨起明显。伴尿频,昼夜可达数十次;尿痛,呈针刺样,排尿终末出现或加剧,向会阴部放射;少数患者出现终末血尿,呈黄脓性;排尿困难,严重者出现急性尿潴留;可伴发热、头痛及全身不适,腹股沟淋巴结肿大,疼痛,亦可化脓破溃。治疗效果欠佳或未经治疗的非典型性淋病患者易转为慢性淋菌性尿道及生殖系统炎症,累及尿道隐窝、尿道旁腺、尿道球部、尿道膜部、前列腺部、精囊腺、附睾及睾丸,成为重要的传染源。症状轻微,仅有尿道痒感,排尿灼热感或轻度刺痛,后期出现尿道狭窄,表现为尿线细、排尿无力及尿滴沥,也可出现生殖道梗阻继发不育症。

2. **成人女性淋病** 病菌常累及阴道、子宫、输卵管、尿道、尿道旁腺及前庭大腺,绝大部分患者急性期无症状或症状不典型,仅有阴道分泌物异常、外阴刺痒及烧灼感,偶有下腹痛及腰痛。部分伴尿道口红肿,出现尿频、尿急、尿痛。未经治疗或病变迁延不愈形成慢性淋病后,仅有腰骶部及盆腔隐痛、坠胀不适,有时伴输卵管、卵巢脓肿及盆腔脓肿,出现腹胀、腹痛、发热、恶心、呕吐等症状。后期常出现月经紊乱、阴道出血、白带增多及继发不孕。

3. **幼女淋病** 绝大多数为继发性淋病,由患病长辈经过接触或患病母亲垂直传播所致。表现为尿道、外阴或肛门周围红肿、瘙痒,阴道分泌物较多,呈黄白色脓性,伴尿频、尿急、尿痛或排尿时哭闹。

4. **淋病性结膜炎** 眼痛、流泪、畏光,结膜充血,眼睑红肿,有脓性分泌物,严重者出现角膜溃疡、穿孔、失明。淋病性结膜炎多见于新生儿,出生后 2~3d 发病,双侧;也可见于幼儿,近年来幼儿园幼儿群体性感染事件偶有发生,源于幼儿园监护者接触传播,常为单侧。

5. **淋病性咽炎** 咽部不适,痒、异物感,咽痛,干咳或咳黄白色脓痰,发热,患者多有口交史。

6. **淋病性肛门直肠炎** 大多数患者症状不明显,偶有肛门瘙痒、潮湿、轻度疼痛,有黄色脓性或血性分泌物,有异味,伴肛瘘、肛裂,患者常为同性恋、有肛交史。

7. **淋病性皮肤炎** 临床少见。不累及黏膜,不出现尿道炎,常发生于冠状沟、阴茎及会阴部。初期症状为红斑、丘疹,继之为糜烂、水疱、脓疱,周围有红晕,严重者可发生急性蜂窝织炎,皮损中可查到淋球菌。

8. **淋球菌性脓毒血症** 本病罕见。常见症状为关节红、肿、热、痛、活动障碍,夜间明显,严重者出现关节腔积液、积脓,僵硬;伴发热,呈稽留热;偶尔可累及心内膜、心包、心肌或脑膜,出现心悸、胸闷、心前区疼痛,头痛难忍等症状。关节腔抽取液或血培养可检出淋球菌。

五、诊断与鉴别诊断

根据病史、临床表现及实验室检验等资料综合分析进行诊断。

仔细询问 3~10d 内有无冶游史或性伴侣感染史,有无与他人共用物品史。婴儿或幼儿患者需了解其母亲或监护人有无淋病史。临床表现符合上述 8 种类型的症状和体征。本病的实验室检验包括直接涂片法、培养法及核酸检测法等。其中涂片法最常见,可检出革兰氏阴性双球菌。培养法是金标准,培养物中可见淋球菌即可确诊。

淋病一经确诊,按传染病防治法要求实时、逐级上报。

淋病性尿道炎或淋病性阴道炎需与其他非淋病尿道炎或阴道炎相鉴别。鉴别要点包括:有无非婚性行为及时间、监护人有无淋病史等流行病学资料;有无尿道外口或阴道流脓等典型的临床表现;分泌物涂片或培养是否有革兰氏染色阴性双球菌。

六、治疗

治疗原则：早诊断、早治疗；及时、足量、规律、全程、个体化用药；追踪、溯源首感患者，夫妻或性伴侣同治；治疗结束前禁止性行为。

治疗方案：治疗期间保持患病部位干燥，注意消毒，建议患者独居隔离。治疗期间禁止性生活；禁止与婴幼儿、儿童同床、同浴；洗浴、餐饮用具分开使用；内裤、浴巾以及其他污染物应煮沸消毒。

1. 成人淋菌性尿道炎、宫颈炎、眼炎、咽炎、直肠炎　以下一线治疗方案选其一：头孢曲松钠250mg，肌内注射，1次/d；或头孢噻肟钠1.0g，肌内注射，1次/d；或大观霉素2.0g（宫颈炎4.0g），肌内注射，1次/d；共3~7d。二线方案：氧氟沙星400mg，1次/d；或环丙沙星500mg，1次/d；共7~10d。替代方案：阿奇霉素2.0g，1次/d，7~10d。

2. 妊娠期淋病　头孢曲松钠250mg，肌内注射，1次/d；或大观霉素4.0g，肌内注射，1次/d；共3d。

3. 新生儿、婴儿和儿童淋病　头孢曲松钠25~50mg/kg，总量不超过125mg，肌内注射，1次/d；或大观霉素40mg/(kg·d)，肌内注射，1次/d；疗程均为7d。以上方案适用于体重小于45kg的儿童。体重大于45kg的儿童，按成人治疗方案治疗。

4. 淋菌性附睾炎　头孢曲松钠250~500mg，静脉注射，1次/d；或大观霉素2.0g，静脉注射，1次/d；共10d。

5. 淋菌性盆腔炎　头孢曲松钠500mg，静脉注射，1次/d，共10d；或大观霉素2.0g，静脉注射，1次/d；共10d。甲硝唑400mg，2次/d；或多西环素100mg，2次/d；共10d。

6. 淋球菌性脓毒血症　遵循降阶梯用药原则，尽量选用敏感抗生素，第一时间留取标本行淋球菌培养及涂片。头孢曲松钠1.0g，静脉滴注，2次/d。脑膜炎治疗10~14d，心内膜炎治疗3~4周，淋菌性关节炎治疗3~4周，可关节腔置管引流。

七、随访及预后

1. 随访方案　1次/周×2次，1次/月×2次。了解有无临床症状及体征，分泌物涂片和/或培养找淋球菌以及尿常规检查。治愈标准为：临床症状和体征消失，无分泌物，淋球菌检测阴性。

2. 预后　及时正规治疗急性期淋病，可完全治愈，如治疗不及时或不规范者，常迁延不愈或继发不育、宫外孕、盆腔炎、尿道狭窄等并发症。

（董永超　编　王养民　审）

第二章 非淋菌性尿道炎

一、定义

非淋菌性尿道炎（non-gonococcal urethritis，NGU）是指由除淋球菌以外的其他病原体感染而引起的尿道炎，是常见的一种泌尿生殖道疾病。NGU 最常见的病原体是沙眼衣原体，其次是生殖支原体，此外还有解脲脲原体、人型支原体、腺病毒、阴道毛滴虫、单纯疱疹病毒、副流感嗜血杆菌等。NGU 常通过性交传染，起病隐匿，病程长，病情迁延不愈。

二、病因和理化特点

1. 病因及发病机制　沙眼衣原体、生殖支原体、解脲脲原体和人型支原体是非淋菌性尿道炎最常见的病原体。其中，沙眼衣原体感染率为 11%~50%，生殖支原体为 6%~50%，解脲脲原体为 11%~26%，人型支原体为 1%~4.1%。非淋菌性尿道炎的发病机制为病原体黏附蛋白 P110 或 P140 与患者尿道、阴道及子宫颈黏膜上皮细胞膜表面的唾液酸受体结合，定植；另外病原体还可通过影响感染部位的局部免疫，诱导患者单核细胞凋亡；最后生殖支原体还可通过其 MgB 及 MgpC 抗原缺失变异，形成免疫逃逸。

2. 理化特点　沙眼衣原体寄生于腺上皮，在细胞内生长繁殖，包括始体和原体两种形态。始体为繁殖型，原体为感染型。每个发育周期约 40h。沙眼衣原体对热敏感，56~60℃仅能存活 5~10min；75% 乙醇对其杀灭力很强，半分钟即有效。非淋菌性尿道炎是由沙眼衣原体 D~K 8 种血清型引起。支原体广泛分布于自然界，有 150 多种，与非淋菌性尿道炎相关的支原体有生殖支原体、人型支原体和解脲脲原体；支原体的特点是无细胞壁，呈多形性，0.2~0.3μm，是目前在细胞外生长繁殖的最小微生物。支原体对热抵抗力与细菌相似。支原体对影响细胞壁合成的抗菌药物不敏感，但对作用于蛋白质合成的药物敏感。

三、流行病学

非淋菌性尿道炎患者是重要的传染源，急性期传染性更强。非淋菌性尿道炎的传播途径主要是性接触传播，也可通过非性接触传播，尚无血行传播的报道。人群普遍易感，幼儿、老年人、体质差或长期服用免疫抑制剂者更容易被感染。

四、发病率

非淋菌性尿道炎的发病率在我国仅次于淋病和尖锐湿疣;在西方一些国家其发病率已跃居性病首位。男、女性发病率相近。近年来生殖支原体感染的患病率在升高,在美国和加拿大妇科、计划生育和性病门诊就诊的女性患者,以及肯尼亚女性性工作者中,生殖支原体感染患病率超过沙眼衣原体和淋球菌感染。我国缺乏一般人群生殖支原体患病率和发病率的流行病学调查数据,在性病高危人群、性病门诊有症状患者中生殖支原体感染患病率介于 3.4%~28%,一般人群中生殖支原体感染的汇总患病率在发达国家为 1.3%,发展中国家为 3.9%,10%~35% 的非淋菌性非衣原体性尿道炎由生殖支原体感染所致。

五、临床表现

非淋菌性尿道炎的临床表现与病原菌的毒力,患者的体质,感染的程度、部位、时间,及有无合并感染等因素有关。非淋菌性尿道炎的潜伏期为 1~3 周,平均 10~12d。非淋菌性尿道炎可发生于任何年龄,但以中青年男女最多,与此年龄段性活跃有关。

1. 男性非淋菌性尿道炎　尿道口灼痒、刺痛、轻度红肿,有少量稀薄分泌物,少数有尿频,晨起尿道口常有少量黏液性分泌物或痂膜,内裤上可见污渍。治疗效果欠佳或未经治疗的非典型性非淋菌性尿道炎患者易转为慢性尿道及生殖系统炎症,累及尿道隐窝、旁腺、球部、膜部、前列腺部,精囊腺,附睾及睾丸,成为重要的传染源。症状轻微,仅有尿道痒感,排尿灼热感或轻度刺痛,后期出现尿道狭窄,表现为尿线细、排尿无力及尿滴沥,也可出现生殖道梗阻继发不育症;也可并发附睾炎、前列腺炎、精囊炎及 Reiter 综合征(尿道 - 眼 - 滑膜综合征)。除有上述尿道炎的表现外,还可出现双侧结膜红肿,有分泌物,睑结膜点状出血,膝、踝关节及其周围组织潮红肿胀,关节腔积液,活动受限,皮肤以蛎壳样银屑病为主,口腔及生殖器黏膜糜烂、分泌物较多。严重者出现性病性淋巴肉芽肿,主要发生于热带国家,如东南亚、非洲、美洲等,我国尚未见报告。性接触为主要传播途径,临床表现为外生殖器溃疡,腹股沟淋巴结化脓、穿孔和晚期外生殖器象皮肿及直肠狭窄等。损害局部采用细胞培养方法可鉴定出沙眼衣原体,补体固定试验或微量免疫荧光试验检查沙眼衣原体抗体阳性。部分患者无症状或症状很轻微,易漏诊或误诊。

2. 女性非淋菌性生殖道感染　临床症状主要为黏液脓性宫颈炎,表现为白带增多、子宫颈外翻、充血、水肿、糜烂等;25% 的女性出现尿道充血、尿频、尿急、轻度尿痛;部分患者有下腹坠胀痛、低热等盆腔炎表现,继发输卵管闭塞,导致不育。女性生殖感染者大都无临床症状,常在性伴侣诊断后去医院检查而确诊。宫颈是女性感染的主要部位。

3. 新生儿感染　35%~50% 的新生儿通过母亲产道分娩时发生眼部感染。主要症状为眼部的黏液脓性分泌物,引起结膜炎及肺炎。

六、实验室检查

非淋菌性尿道炎的实验室检查,包括细胞分离培养检测、免疫学检测及分子生物学检测。其中细胞分离培养被认为是“金标准”,标本为尿道或阴道、子宫颈口分泌物,无分泌物者可行尿液沉渣检测。免疫学检测常用方法有直接荧光抗体试验、酶联免疫法和胶体金免疫法,其特点是:适用于多种类型的标本;特异性和敏感性较培养法高;胶体金法简易、方便、快速。分子生物学检测是目前所有检测方法中,灵敏度和特异性最好的,故为首选的检测方法。分子生物学检测包括 DNA 和 RNA 检测两大类,前者假阳性高,标本为血液,后者特异性与敏感性均有所提高。同时,标本可以用尿液或拭子,患者痛苦小,易被接受,是目前最好的检测方法。

七、诊断与鉴别诊断

非淋菌性尿道炎的诊断主要根据病史(不洁性接触史及配偶感染史)、临床表现及实验室检查等综合判断。非淋菌性尿道炎需要与淋病、霉菌性尿道炎及滴虫性阴道炎等相鉴别。

八、治疗

治疗原则:早诊断、早治疗;及时、足量、规律、全程、个体化用药;追踪、溯源首感患者,夫妻或性伴侣同治;治疗结束前禁止性行为。

1. 无耐药非淋菌性尿道炎的治疗 阿奇霉素 500mg,口服,1 次 /d,首剂;250mg,口服,1 次 /d,共 4d。交沙霉素 500mg,口服,3 次 /d,共 10d。多西环素 100mg,口服,2 次 /d,共 7~10d。氧氟沙星 0.3g,口服,2 次 /d,连续 7d。

2. 有耐药的非淋菌性尿道炎的治疗 莫西沙星 0.4g,口服,1 次 /d,共 10d。多西环素 100mg,2 次 /d,共 14d。普那霉素 1.0g,口服,4 次 /d,共 10d。

3. 妊娠期妇女的治疗 红霉素 500mg,口服,4 次 /d,共 7d。红霉素琥珀酸乙酯 800mg,口服,4 次 /d,共 7d。

4. 并发盆腔炎或附睾炎的治疗 莫西沙星 400mg,口服,1 次 /d,共 14d。甲硝唑 2.0g,单次口服,加红霉素 0.5g,口服,4 次 /d,共 10d。

5. 新生儿衣原体眼结膜炎的治疗 红霉素干糖浆粉剂 12.5mg/(kg·d),口服,4 次 /d,共 2 周。0.5% 红霉素眼膏,点眼,4 次 /d,共 2 周。

(董永超 编 王养民 审)

第三章 梅　毒

一、定义

梅毒(syphilis)是机体感染梅毒螺旋体(又称苍白密螺旋体)后出现的全身性、系统性、传染性慢性疾病,主要特征为硬下疳、硬化性淋巴结炎、红色斑疹、掌趾梅毒疹、结节性梅毒疹及梅毒性树胶肿等,常累及生殖器皮肤、黏膜、骨骼、内脏及神经等多个系统,是对人类健康危害较为严重的性传播疾病之一。

二、病因和发病机制

1. 病因　有毒力的梅毒螺旋体苍白亚种 Nichols 株是梅毒的主要致病菌,常以伸缩、蛇行及螺旋样方式运动,直径 0.24~0.26μm,长 4~15μm,宽 0.09~0.18μm,有 8~14 个螺旋。耐寒力强,对消毒剂、热及日光敏感。

2. 发病机制　机体感染有毒力的 Nichols 株后经过血液循环激活免疫系统,诱导细胞反应和体液反应,其中细胞反应有 $CD4^+T$ 细胞反应和 $CD8^+T$ 细胞反应。$CD4^+T$ 细胞介导的迟发型超敏反应可以清除梅毒病原菌,起到保护机体的作用,而 $CD8^+T$ 细胞反应及体液反应无法消除梅毒螺旋体,机体出现一系列的临床表现。

三、梅毒的流行病学

梅毒患者是主要的传染源,早期传染性最强,中晚期传染性递减,发病 4 年后基本无传染性。梅毒的传播途径有接触传播、血液传播和胎盘传播 3 种方式。其中,接触传播包括性接触、接吻、握手、哺乳、皮肤 - 衣物等。人类对梅毒普遍易感,婴幼儿、老年人及免疫力低下者明显,但青年及中年人由于性活动旺盛,成了梅毒感染最大的群体。

四、梅毒的分型与分期

梅毒的分型与分期:根据传播途径的不同,梅毒分为后天梅毒与先天梅毒;根据病程的不同,梅毒分为早期梅毒与晚期梅毒。

1. 后天梅毒(又称获得性梅毒)　分为后天潜伏梅毒、后天早期梅毒(病程≤2 年)与后天晚期梅毒(病程>2 年)。后天早期梅毒分为一期梅毒、二期梅毒;后天晚期梅毒又称三期梅毒,常累及黏膜、骨骼、心血管、神经及内脏等组织与器官。

2. 先天梅毒（又称胎传梅毒） 是由母亲血液中的梅毒螺旋体通过胎盘进入胎儿的血液循环，造成胎儿感染。早期梅毒患母及妊娠 3 个月后的患母容易将梅毒传给胎儿。先天性梅毒分为先天早期梅毒（≤2 岁）、先天晚期梅毒（>2 岁）与先天潜伏梅毒（胎传潜伏梅毒）。

五、临床表现

梅毒潜伏期一般为 2~4 周。其临床表现取决于感染程度、病程、感染部位及机体免疫状况等综合因素。

1. 后天性梅毒

（1）后天潜伏梅毒：指无任何临床症状及体征，但梅毒血清学试验阳性的梅毒，包括早期、晚期及潜伏期不明的后天获得性梅毒。其临床意义在于有潜在的传染风险，属于隐匿性传染源。

（2）一期梅毒：主要表现为硬下疳和 / 或硬化性淋巴结炎。

硬下疳：表现为包皮内板、阴茎或阴唇水肿，继之出现红色丘疹或浅表溃疡，米粒大小，单发或多发，有时呈簇状分布，轻度瘙痒，无痛。5~7d 形成圆形或卵圆形溃疡，直径 1~2cm，略高于皮面，边界清楚，溃疡四周呈红色或褐色，中央呈黄色黍米样改变，无明显分泌物，基底浸润发硬，触之呈软骨样，挤压有稀薄的浆液性渗出，可在 2~6 周内消退，不留痕迹或有轻度萎缩。90% 以上好发于男女外生殖器，如男性包皮、冠状沟、龟头及包皮系带，女性大小阴唇、阴蒂及阴道等；10% 以下发生于生殖器外，如口唇（口交）、肛门、肛周、直肠（见于肛交或同性恋者）及乳房。

硬化性淋巴结炎：硬下疳出现 7~14d 后，单侧或双侧腹股沟淋巴结肿大、质硬、无触痛、活动度佳，与周围皮肤无粘连，表面皮肤无破溃及红肿，持续 1~2 个月消失。酗酒或免疫功能低下时上述症状可诱发或加重。

（3）二期梅毒：因一期梅毒治疗不及时或不规范，病情迁延不愈所致；可独立出现，也可与梅毒硬下疳联合并存。主要表现为梅毒疹，因病变所在部位不同表现也各不相同。

躯干皮肤梅毒疹：80% 以上的患者可见。皮疹呈红色或红褐色斑疹、丘疹、斑丘疹、斑块、结节、溃疡或脓疱；大小不一，可小如粟米，大如绿豆；单发或多发，常对称性分布。

掌跖部梅毒疹：呈红色或铜红色斑疹或斑丘疹，互不融合，项圈样脱屑，位于手掌或足底，常对称性分布。

肛周扁平湿疣：呈灰白色或苍白色，结节状，高出皮面，质地韧，常呈簇状分布，表面无分泌物，伴一过性瘙痒或刺痛，好发于肛周、腋窝及冠状沟等潮湿多汗处。

脓疱性梅毒疹：见于营养不良或艾滋病患者；继发于丘疹或斑丘疹，多位于面部或头皮，单发。

梅毒性黏膜损害：特征表现为黏膜斑，呈扁平或圆形红斑，水肿、糜烂、边缘清楚，表面有灰白色假膜，轻度隆起。梅毒性黏膜损害见于颊黏膜、口唇内侧、舌、扁桃体、咽部、喉及鼻腔等处，发生于喉及鼻腔黏膜者可引起声音嘶哑，甚至完全失声；也可见于生殖器黏膜，如男性龟头、包皮内板，女性小阴唇、阴道、宫颈等。

梅毒性脱发：在二期梅毒病程的后期，梅毒螺旋体侵犯毛囊，造成毛发区血供不足，可出现暂时性脱发，表现为局限或弥漫性毛发脱落、稀疏，呈虫蚀状，长短不齐，多位于枕部、颞部、睫毛、眉弓，偶可累及腋毛及阴毛，梅毒性脱发为暂时性的，可自行恢复。

二期梅毒其他损害：包括二期眼部梅毒，可发生虹膜炎、虹膜睫状体炎、脉络膜炎及视网膜炎；二期梅毒内脏损害，可侵犯肾脏、肝脏、胆囊及胃肠道；二期梅毒骨、关节损害，表现为晚间及休息时骨、关节疼痛或加重,白天及活动时疼痛减轻;二期梅毒神经损害,发生无症状和有症状神经梅毒,表现为病变处刺痛、麻木、触电样感觉异常;二期多发硬化性淋巴结炎,全身淋巴结无痛性肿大,多位于腹股沟区,黄豆大小,表面光滑、质韧偏硬、活动度好,无压痛,见于 50%~80% 的患者。

（4）三期梅毒:主要表现为梅毒性结节和梅毒性树胶肿。

梅毒性结节:红褐色或铜红色浸润性结节,大小不一,小者直径约为 0.2cm,大者直径约为 1cm,高出皮肤,表面有脱屑及溃疡,伴红肿,有少量淡黄色分泌物;结节新旧交错、此起彼伏,散在、簇状、匍行、环形及融合,分布不对称,偶伴痒感及触电样刺痛;好发于面部、头皮、肩部、背部、四肢伸侧等处,消退后常遗留萎缩性瘢痕。

梅毒性树胶肿:又叫梅毒瘤,是破坏性最强的一种皮损,也是三期梅毒的标志。梅毒性树胶肿多为无痛性皮下结节,大约 1cm,基底较深,位于皮下脂肪组织,皮肤表面可正常;结节逐渐增大并与皮肤粘连,使之红肿、软化、破溃,形成 2~10cm 的穿凿样溃疡,呈马蹄形或心形,边界不清,浸润性生长,伴黏稠树胶状分泌物,溃疡可自然愈合,色素沉着或瘢痕增生;多累及面部、头皮及臀部、躯干部皮肤、四肢长骨、口腔黏膜、眼睛、心血管及神经。累及骨骼者,出现疼痛、骨膜增生、骨髓炎、关节炎及病理性骨折;累及口腔黏膜者,出现进食及吞咽困难,或发音障碍;累及口腔顶部或鼻腔底部时引起硬腭穿孔;累及喉、咽及鼻中隔时,软腭底部、腭垂、扁桃体等变形及破坏,广泛瘢痕形成;鼻中隔的软骨被破坏穿孔时引起特征性的鞍鼻;喉软骨受累可致局部狭窄,发声微弱或声嘶;树胶肿累及舌部时早期出现无痛性巨舌,后期出现舌面不规则皲裂和舌肌萎缩;累及眼睛时,导致眼痛及视觉障碍;10%~15% 未经治疗的梅毒患者可发展为三期心血管梅毒,多见于中年男性,感染 10~20 年以后,表现为血压高、心悸、心前区痛、疲乏无力及畏寒等症状,心脏听诊音异常,心脏彩超见梅毒性主动脉炎、梅毒性主动脉瓣闭锁不全、梅毒性动脉瘤、梅毒性冠状动脉狭窄或闭塞等;三期神经梅毒可发生在梅毒的任何阶段,主要症状为头痛、喷射状呕吐、精神错乱、偏瘫、偏盲、失语、耳聋、失明、瞳孔固定或不对称、麻痹性痴呆等,查体可见颈项强直、病理反射征明显、视盘水肿、进行性肌萎缩,腰穿见颅内压增高、脑脊液异常。

2. 先天梅毒

（1）先天潜伏梅毒指无临床症状及体征,有梅毒感染史,脑脊液检查正常但血清学试验阳性的梅毒。

（2）先天早期梅毒:患儿出生 3 周即有相应症状及体征,新生儿常早产,消瘦,脱水,发育不良,貌似老人,躁动不安,哭声低弱、嘶哑;一般不出现硬下疳,但可出现梅毒疹,如丘疹、斑疹、斑丘疹、脓疱疹及脱屑性丘疹,广泛、对称,好发于躯干皮肤、口鼻周围、臀部及掌跖、眉弓及睫毛。累及皮肤黏膜时出现红色或红褐色斑疹、丘疹、斑丘疹、斑块、结节、溃疡或脓疱。大小不一,可小如粟米,大如绿豆,单发或多发,常对称性分布,口周及肛周出现皲裂,愈合后遗留特征性放射性瘢痕;累及鼻腔、咽喉时出现流涕、血性黏稠分泌物多,呈卡他样症状,导致呼吸困难、误吸、鼻梁塌陷,形成鞍鼻;累及骨骼时,常出现红、肿、热、痛,肢端肥大,婴儿啼哭不止,常见于四肢长骨;累及内脏时常出现对应器官的损害;累及神经时常出现梅毒性脑膜炎,婴儿啼哭不止。此外,还可出现全身淋巴结肿大、肝脾大、贫血、黄疸、白细胞下降及腹泻等,愈合差。

（3）先天晚期梅毒:80% 患儿早期未查出,7~15 岁发病。常见症状有眼痛、畏光、流泪、视觉模糊及失明、关节肿胀、头痛等;特征性表现为梅毒性树胶肿、鞍鼻、基质性角膜炎、Hutchinson 齿、永久性神经性耳聋及军刀状胫等,其中 Hutchinson 齿、基质性角膜炎、神经性耳聋合称 Hutchinson 三联征;可累及皮肤、黏膜、角膜、骨骼、神经及内脏等,出现相应损害。

六、实验室检查

梅毒检查方法包括梅毒螺旋体检查、血清学检查、脑脊液检查、影像学检查及组织病理检查等五大类。

梅毒螺旋体检查：包括暗视野显微镜检查、直接免疫荧光抗体检查、改良银染色检查及三引物 PCR（tri-prime PCR，TP-PCR）检查等，适用于早期梅毒皮肤黏膜损害，如硬下疳、梅毒疹及扁平湿疣。暗视野显微镜检查为最常用的检查，送检标本为渗出液，观察到螺旋体即可确诊；直接免疫荧光抗体检查的送检标本是疮面渗出液，显微镜下观察到亮绿色荧光可确诊；涂片镀银染色的阳性结果为黄色背景下观察到棕黑色异常物质。

梅毒血清学检查：是梅毒的主要检查方法，适用于各期梅毒患者，阳性率可达 70% 以上，尤其是二期梅毒，阳性率高达 100%。梅毒血清学检查分为非特异性梅毒螺旋体抗原血清试验和特异性梅毒螺旋体抗原血清试验。送检标本均为血清。前者检测血清中的抗心磷脂抗体，出现絮状沉淀反应即为阳性，此法为梅毒的常规筛查方法，临床应用最为广泛；后者除了检测血清中的抗心磷脂抗体外，重点检测梅毒螺旋体特异性抗体，常用的方法有荧光螺旋体抗体吸收试验（fluorescent treponemal antibody absorption test，FTA-ABS 试验）、梅毒螺旋体血凝试验（treponema pallidum hemagglutination test，TPHA）及梅毒螺旋体乳胶凝集试验（treponema pallidum latex agglutination test，TPPA）等。特异性与敏感性均高，但个别有假阳性结果。

脑脊液检查：主要用于神经梅毒的诊断。有白细胞计数、蛋白及葡萄糖定量。其中 WBC ≥ 5×10^9/L，蛋白 >0.5g/L，葡萄糖 <2.72mmol/L 有助于神经梅毒的诊断，脑脊液 -TPPA（cerebrospinal fluid-TPPA，CSF-TPPA）特异性与敏感性均高，可确诊神经梅毒，阴性也可排除神经梅毒。

组织病理检查：送检标本为组织。表现为血管内皮细胞肿胀、增生与闭塞；血管周围有大量淋巴细胞、浆细胞浸润，晚期梅毒可见巨细胞肉芽肿。病理确诊是经特殊染色找到梅毒螺旋体。

梅毒影像学检查：骨骼 X 线片、头颅 CT 或 MR 及心脏彩超等，但无特异性。

七、梅毒的诊断与鉴别诊断

1. **诊断** 梅毒的诊断依据包括发病 2~4 周前有非婚性接触史、性伴侣有梅毒病史或生母是确诊的梅毒患者；有典型症状及体征，如硬下疳、硬化性淋巴结炎、梅毒疹、梅毒性结节、梅毒性树胶肿、Hutchinson 三联征、鞍鼻、口周及肛周放射性瘢痕等；实验室检查至少一项阳性，包括暗视野显微镜下找到梅毒螺旋体、梅毒螺旋体直接免疫荧光检查阳性、梅毒血清学试验阳性。总之，梅毒临床表现多种多样、千变万化，必须详细询问病史、认真体格检查、严谨规范的实验室检测方可做到早诊断、早治疗。

2. **鉴别诊断** 梅毒的皮肤、黏膜、骨骼、内脏、神经损害广泛且多样，因此，梅毒需与许多皮肤病，如生殖器疱疹、软下疳、白塞病、龟头炎、玫瑰糠疹、麻疹、风疹、药疹、扁平苔藓、银屑病、色素性荨麻疹、痤疮、水痘、结核、结节病、环状肉芽肿、组织胞浆菌病、孢子丝菌病、红斑狼疮、脂溢性皮炎、酒渣鼻、湿疹、结节性动脉周围炎、结节性红斑等相鉴别。先天梅毒的皮损应与尿布疹、虫咬皮炎、疥疮、异位性皮炎、中毒性表皮坏死松懈症、细菌性脓毒血症、葡萄球菌性烫伤样皮肤综合征、单纯疱疹、白念珠菌病感染等相鉴别。

八、梅毒的治疗

1. **治疗原则** 早诊断、早治疗；及时、足量、规律、全程、个体化用药；追踪、溯源首感患者，夫妻或性伴侣同治;治疗结束前禁止性行为。

梅毒的首选治疗药物是苄星青霉素 G 和水剂青霉素 G;替代用药是头孢曲松钠、大环内酯类及四环素类。但心血管梅毒禁用苄星青霉素 G,神经性梅毒首选水剂青霉素 G 治疗,儿童、孕妇及肝肾功能不全者禁用四环素类药物。

2. 治疗方案

(1) 后天皮肤黏膜梅毒:门诊治疗,普鲁卡因青霉素 G 80wU,肌内注射,1 次 /d,共 10d(早期梅毒)或 20d(晚期梅毒);苄星青霉素 G 240wU,肌内注射,1/ 周,连续 3 次。青霉素过敏者:多西环素 100mg,2 次 /d,共 14d(早期梅毒)或 28d(晚期梅毒);四环素 500mg,4 次 /d,共 10d(早期梅毒)或 15d(晚期梅毒);红霉素 500mg,4 次 /d 10d(早期梅毒)或 15d(晚期梅毒)。

(2) 后天心血管梅毒:住院治疗,先控制心力衰竭,其次激素治疗,后抗梅治疗。原则上不用苄星青霉素 G 治疗。普鲁卡因青霉素 G 治疗的前 1 天,泼尼松 10mg,2 次 /d,连续 3d;水剂青霉素 G 10wU,肌内注射,1 次 /d(首日);10wU,肌内注射,2 次 /d(次日);20wU,肌内注射,2 次 /d(第 3 天);自第 4 天起,80wU,肌内注射,1 次 /d,共 15d;间隔 2 周,给予第二个疗程。青霉素过敏者:替代治疗方案与后天皮肤黏膜梅毒治疗一致,但疗程为 30d。

(3) 后天神经梅毒:先用水剂青霉 G,后改为苄星青霉素 G。水剂青霉素 G 200w~400wU,静脉滴注,1/4h,连续 10~14d;随后改为苄星青霉素 G 240wU,肌内注射,1 次 / 周,连续 3 次。青霉素过敏者:参见心血管梅毒的治疗。

(4) 后天妊娠梅毒:普鲁卡因青霉素 G 80wU,肌内注射,1 次 /d,共 10~15d(早期梅毒)或 20d(二期复发及晚期梅毒),妊娠初 3 个月内及妊娠末 3 个月各治疗 1 疗程。青霉素过敏者:红霉素 500mg,4 次 /d,共 15d(早期梅毒)或 30d(二期复发及晚期梅毒),妊娠初 3 个月及妊娠末 3 个月各治疗 1 疗程,但其所生婴儿应用青霉素补治,禁用四环素。

(5) 脑脊液正常的先天梅毒:苄星青霉素 G 5wU/(kg·d),单次肌内注射。

(6) 脑脊液异常的早期先天梅毒:水剂青霉 G 5wU/(kg·d),肌内注射,1/12h,共 7d;5wU/(kg·d),肌内注射,1/8h,共 10d;或普鲁卡因青霉素 G 5wU/(kg·d),肌内注射,1 次 /d,共 10d;未查脑脊液者,按此方案治疗。

(7) 晚期先天梅毒:水剂青霉素 G 5wU,静脉滴注,1/4~6h,共 10d;或普鲁卡因青霉素 G 5wU/(kg·d),肌内注射,共 10d;必要时进行第二个疗程。青霉素过敏者:红霉素 7.5~12.5mg/(kg·d),分 4 次口服,共 30d;8 岁以下儿童禁用四环素。

3. 梅毒治疗中的相关问题

(1) 性伴侣的治疗:3 个月内与早期梅毒患者有过性接触者,应给予抗梅毒治疗;3 个月以上与早期梅毒患者有过性接触者,最好抗梅毒治疗;与未经治疗的梅毒患者有过性接触者,视为高危性伴侣,应抗梅毒治疗。

(2) 梅毒复发:包括血清复发和症状复发。血清复发指随访过程中血清由阴性转为阳性,或血清滴度升高 4 倍以上者;症状复发指经治疗症状消失至少半年,后再次发生梅毒疹。梅毒复发视为治疗失败,应再次抗梅毒治疗。

(3) 血清固定:早期梅毒经过抗梅毒治疗后,梅毒螺旋体抗原血清试验持续阳性,不转阴,称为血清固定,常提示治疗量不足、治疗不规则、合并无症状神经梅毒或体内有梅毒螺旋体残留等。应做脑脊液检查,并再次驱梅毒治疗。

(4) 吉 - 赫反应:梅毒治疗过程中,患者出现发热、头痛、寒战、肌肉疼痛、心跳加快及原有皮损加重,心血管梅毒患者出现心绞痛、主动脉破裂,神经梅毒患者病情显著恶化,此现象叫吉-赫反应,由于梅毒螺旋体被杀死,大量异种蛋白进入血液,引起机体超敏反应所致,多发生在首次强有力的抗梅毒治疗数小时后。预防方法:泼尼松 5mg,4 次 /d,共 3~4d,抗梅毒治疗前 1 天开始;心血管梅毒或神经梅毒治疗时宜从小剂量或短效青霉素开始,逐渐过渡到正常方案。

(5)梅毒治疗后的随访:1 次 /3 个月 ×4 次,然后 1 次 /6 个月 ×2 次,第 3 年,1 次 /1 年 ×1 次。随访项目包括详细的体格检查、血清学检查[如性病研究实验室(venereal disease research laboratory,VDRL)快速血浆反应素(rapid plasma regain,RPR)反应]和神经梅毒随访(脑脊液检查),每半年 1 次;两年后临床检查正常、血清学检查由阳性转为阴性;神经梅毒脑脊液完全正常,随访终止。

(董永超 编 王养民 审)

第四章 软 下 疳

一、定义

软下疳(chancroid)是由杜克雷嗜血杆菌(hemophilus ducreyi)感染引起的一种性传播疾病。常导致生殖器化脓性、炎症性溃疡,质地软,疼痛明显,常伴腹股沟淋巴结化脓性肿大。我国少见,热带、亚热带发展中国家多见。

二、病因和发病机制

1. 病因　杜克雷嗜血杆菌是一种革兰氏染色阴性、兼性厌氧菌,呈短棒状,长 $1.5\mu m$,宽 $0.2\mu m$,在细胞外链状或成对排列,无芽孢,无运动能力。杜克雷嗜血杆菌耐热性差,低温可长期存活,培养条件要求高。

2. 发病机制　杜克雷嗜血杆菌黏附于外生殖器破损的皮肤及皮下组织、产生外毒素,引起局部组织红肿、化脓,继之出现组织溶解、溃疡。

三、流行病学

软下疳患者是该病的重要传染源,急性期传染性更强。软下疳的传播途径有两种,性接触传播是主要方式,也可通过血行传播。人群对软下疳普遍易感,但男性患病率更高。

四、临床表现

软下疳的临床表现与杜克雷嗜血杆菌的毒力,患者的体质,感染的程度、部位、时间,及有无合并感染等因素有关。潜伏期为 3~14d,平均 4~7d。中青年男性发病率最高,男女患病率比例约为 9∶1。本病主要发生于热带及亚热带地区,亚洲的东南亚国家如泰国、韩国发病率也较高。

软下疳好发于男性包皮、包皮系带、龟头及阴茎皮肤,女性大小阴唇、阴蒂及阴道前庭。早期表现为局部皮肤红肿,周围伴红晕,轻度疼痛伴刺痒;继之出现红色化脓性丘疹,粟米粒样大小,单发或多发,中度疼痛;1~2d 后破溃形成溃疡,底部清楚、边缘不整齐,呈圆形或椭圆形,溃疡较大者直径约为 20mm,周围有多发较小溃疡,直径约为 2mm,形成卫星灶,质地软、触痛明显、触之易出血,溃疡内积聚污秽脓血性液体及渗出物,恶臭,重度疼痛。大多数患者溃疡形成后出现腹股沟化脓性淋巴结炎,多为单侧,呈球状,表面皮肤红肿、局部皮温高,行走时疼痛加重伴波动感,3~5d 化脓性淋巴结破溃,呈火山口状,溃疡底部潜行或匍行贯通,形如溶洞,流出污秽黏稠脓液。少数软下疳表现不典型,有的类似单纯疱疹的多发性表浅溃疡,有的继发厌氧菌感染形成坏疽性溃疡,有的溃疡小而浅类似于毛囊炎。软下疳经治后数天内自行消退;未经治疗的软下疳可持续 1~3 个月痊愈,遗留瘢痕,或出现包茎、包皮嵌顿、尿道狭窄等并发症。

五、实验室检查

软下疳的实验室检查包括直接涂片法、培养法、免疫学检测及分子生物学检测。其中,直接涂片法标本为溃疡分泌物或脓液,行革兰氏染色可找到短而细的革兰氏阴性链杆菌;培养法被认为是"金标准",标本为溃疡分泌物或脓液,培养分离鉴定出杜克雷嗜血杆菌可以确诊,杜克雷嗜血杆菌培养需要 GCHGS 培养基(由淋球菌琼脂培养基加牛血红蛋白、胎牛血清、万古霉素及纤维素、氨基酸等组成)或 MHHb 培养基(由 Muller-Hinton 琼脂、马血、万古霉素及其他培养成分组成),在合适的温度、CO_2 浓度及湿度下进行,培养条件的微小变化可导致检测失败;免疫学检测常用方法有免疫荧光法检测病原菌抗原,ELISA 法检测血清中的抗杜克雷嗜血杆菌 IgG 抗体;分子生物学检测主要以 PCR 检测组织中病原菌的 DNA。

六、诊断与鉴别诊断

软下疳的诊断主要根据病史(当地流行病学背景、不洁性接触史及配偶感染史)、临床表现及实验室检查等综合判断,但需从溃疡分泌物或脓液中培养分离鉴定出杜克雷嗜血杆菌方可确诊。

软下疳需与生殖器溃疡性疾病,如硬下疳、性病性淋巴肉芽肿、腹股沟肉芽肿、急性女阴溃疡、贝切赫特综合征及生殖器疱疹等相鉴别。

1. 硬下疳 见于梅毒早期。潜伏期较长,溃疡质地较硬,疼痛和压痛轻微,腹股沟淋巴结肿大无疼痛及压痛,不化脓;溃疡表面渗出液可检出梅毒螺旋体,梅毒血清试验阳性。而软下疳潜伏期短,溃疡质地软,疼痛明显,腹股沟淋巴结肿大、疼痛、化脓、破溃形成溃疡,呈火山口状,溃疡底部潜行或匍行贯通,形如溶洞,流出污秽黏稠脓液。分泌物可培养出杜克雷嗜血杆菌。

2. 生殖器疱疹 临床表现为男性包皮、阴茎及龟头等处出现粟米大小水疱、浅表糜烂,轻度疼痛,明显瘙痒,质地偏韧,一般无腹股沟区肿大淋巴结,同一部位常反复发作。Tzanck 涂片阳性,病毒培养或直接免疫荧光检查阳性,可以与软下疳鉴别。

3. 性病性淋巴肉芽肿 是由沙眼衣原体感染引起的性传播疾病,主要发生于热带国家,我国尚未见报告。性接触为该病的主要传播途径,临床表现为外生殖器溃疡,腹股沟淋巴结化脓、穿孔,晚期外生殖器象皮肿及直肠狭窄,细胞培养出沙眼衣原体可确诊。

七、治疗

治疗原则为早诊断、早治疗;及时、足量、规律、全程、个体化用药;追踪、溯源首感患者,夫妻或性伴侣同治疗;治疗结束前禁止性行为。

1. 阿奇霉素 1.0g,口服,1 次 /d,共 3d;红霉素 500mg,口服,4 次 /d,共 7d;环丙沙星 500mg,口服,2 次 /d,共 3d;头孢曲松钠 250mg,肌内注射,1 次 /d,共 3d;大观霉素 2.0g,肌内注射,1 次 /d,共 3d。

2. 局部皮肤未破损者,给予红霉素软膏 0.1g,涂抹,3 次 /d;1∶5 000 高锰酸钾溶液 5mL,冲洗,3 次 /d。

3. 腹股沟淋巴结脓肿未破溃时,不宜切开引流,可从正常皮肤处进针穿刺引流。

(董永超 编 王养民 审)

第五章　性病性淋巴肉芽肿

性病性淋巴肉芽肿(lymphogranuloma venereum,LGV)是一种生殖器溃疡性疾病。其病原体为革兰氏阴性沙眼衣原体,特别是 L1、L2 和 L3 血清型。这是一种罕见的性传播疾病,主要通过阴道、口交或肛交传播。越来越多的报道显示,该病在男性同性恋中发病率有上升的趋势。LGV 有生殖器初疮、局部淋巴结病、晚期象皮肿和直肠狭窄等并发症。

一、流行病学

性病性淋巴肉芽肿(LGV)主要流行于非洲、东南亚、南美洲和加勒比群岛的热带和亚热带地区,在欧美等发达国家被认为是极少发生的性病。自 21 世纪初期以来,LGV 病例在欧美许多国家重新流行,并且在男男性行为人群中不断发生散发、暴发或流行。花柳性淋巴肉芽肿可能发生于任何年龄,但性活跃人群中的性病发病率最高,年龄为 15~40 岁。在男男性行为人群中,其流行特征表现为以沙眼衣原体 L2 型感染为主,人类免疫缺陷病毒感染和 LGV 之间存在显著联系,且有特征性直肠炎临床表现,男性好发,男女比例为 5∶1,晚期并发症则女性多于男性。

二、病原学及病理

性病性淋巴肉芽肿的病原体为沙眼衣原体,可由沙眼衣原体 L1、L2 或 L3 型引起,其中以 L2 型最为常见,L3 型非常罕见。衣原体由 DNA、RNA 与核糖体组成,酶系统较为完整,能通过细胞滤器,属严格的细胞内寄生的原核微生物。衣原体的生长周期中有原体和始体两种不同的存在形式。原体在宿主细胞外较稳定,有较强的感染性,在性接触时进入被感染者机体,黏附于易感细胞表面,通过吞饮进入细胞,细胞膜包绕衣原体形成空泡,在空泡内原体逐渐发育成始体。始体是衣原体的繁殖形态,不具传染性,始体以二分裂方式繁殖,形成子代原体,组成各种形态的包涵体,之后成熟的子代原体从宿主细胞中释放出来,再感染新的易感细胞,形成循环。每个发育周期约 40h。人是沙眼衣原体的唯一天然宿主,性接触为主要传播途径,极少数可由接触患者分泌物传染,其潜伏期为 3~30d。

病理改变:性病性淋巴肉芽肿的主要病变在淋巴管,基本的组织病理学改变是血栓性淋巴管炎和淋巴管周围炎、淋巴结及周围组织的炎症。淋巴管炎的组织学改变为淋巴管内皮细胞的增殖。原发感染部位可形成小的散在的溃疡和坏死,周围绕以紧密排列的上皮样细胞,溃疡面逐渐扩大并吸引大量多形核白细胞趋化,形成特征的三角形的星状脓疡,有诊断意义。

三、临床表现

临床分为三期：原发性初疮期、中期播散性淋巴结病变、晚期合并症。初疮为发生感染的原始损害，在暴露后 3~12d 内开始，有时可能更长达 30d，好发于外生殖器部位，如冠状沟、包皮、尿道或外阴、阴道等，亦可以发生于肛门及口腔，临床表现为下列皮损中的一种：1~6mm 的无痛性丘疹、小的疱疹样损害、糜烂或溃疡，皮损常为单个或数个较小损害，愈合后不留瘢痕（图 7-5-0-1）。中期播散性淋巴结病变是指原发性初疮 2~6 周后，在其淋巴引流部位出现的淋巴结炎，感染可通过淋巴系统进一步扩散。男性腹股沟淋巴结肿、疼痛、压痛、粘连、融合，可见沟槽征，数周后淋巴结破溃，排出黄色浆液或血性脓液，形成多发性瘘管，数月后留下瘢痕；女性则表现为髂部及直肠淋巴结炎、直肠炎，临床可有便血、腹痛、腹泻、里急后重、腰背部疼痛，形成肛周肿胀、瘘管、直肠狭窄及大小阴唇象皮肿等。经过数年或十余年后，LGV 可出现晚期合并症，如生殖器象皮肿，外阴部肿胀、硬化局部发生溃疡性改变，阴唇穿孔，尿道破坏，肛门直肠瘘和直肠狭窄等。

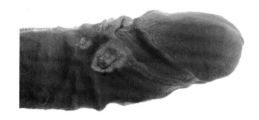

图 7-5-0-1 性病淋巴肉芽肿初疮期表现

四、诊断

1. 病史 有不洁性交病史。

2. 有外生殖器丘疹、小的疱疹样损害，糜烂或溃疡等临床表现是主要的诊断依据。

3. 实验室检查 目前 LGV 的实验室诊断以实时聚合酶链反应（PCR）为主要手段，病原菌培养的阳性率为 30%~50%。活动性的性病性淋巴肉芽肿患者血清补体结合试验阳性，滴度常在 1：64 以上，但应排除其他引起腹股沟淋巴结肿大的原因。微量免疫荧光试验相比 PCR 更为敏感，但很少有实验室应用。衣原体分离培养可确定诊断，但条件要求高，目前尚不能进行常规使用。

五、鉴别诊断

本病需与腹股沟鳞癌相鉴别，主要通过实验室检查与组织病理检查。腹股沟鳞癌衣原体培养及抗原检测为阴性，并且镜下可见明显的细胞异型性。同时还应与生殖器疱疹、硬下疳、软下疳等相鉴别。

六、治疗

1. 药物治疗 多西环素仍作为治疗的首选药物。抗菌药物疗程需要 3 周，可选用多西环素 0.1g，2 次 /d 或红霉素 0.5g，4 次 /d（多西环素禁用于孕妇和哺乳妇女）。所有患者应随访至症状和体征消失。

2. 性伴侣治疗 美国和加拿大疾病预防控制中心的治疗指南推荐，与患者出现症状前 60d 内有过性接触的性伴侣，均应进行查体和相应暴露部位的检测，并给予衣原体感染的标准治疗（阿奇霉素 1g 顿服或多西环素 0.1g，2 次 /d，连服 7d）。

3. 手术治疗 已经发生直肠狭窄、瘘管或象皮肿等后遗症的患者可行手术治疗。

（汪小明 编 王养民 审）

第六章 生殖器疱疹

生殖器疱疹(herpes genitalis,GH)是指生殖器的皮肤或黏膜受到单纯疱疹病毒(herpes simplex virus,HSV)侵犯而引起的一种疾病,通常由性接触传播,是一种慢性、终身性的病毒感染,临床上以复发性水疱、糜烂为特点。

一、流行病学及病因学

GH 是常见的性传播疾病。据估计,全球约有 4.17 亿人感染 HSV-2,每年新增感染人数约 1 920 万。2008—2017 年中国 GH 报告发病率为 6.14/10 万 ~8.65/10 万,呈逐年上升趋势,其中以东南沿海省份的发病率为高。原发 GH 都是由性交直接传播引起,传染源是 GH 患者及无症状病毒携带者。单纯疱疹病毒(HSV)通过皮肤黏膜的轻微破损侵入上皮细胞后进行复制,引起一系列病理改变及临床症状。侵入肌体的病毒还可沿外周感觉神经向上进入脊髓背根部的感觉或运动神经节,形成潜伏感染,人体不会产生单纯疱疹病毒的永久免疫力,当机体的抵抗力有所下降时,潜伏在体内的 HSV 就会被激活,导致疱疹的复发。

二、病原学及病理

GH 的病原体是被称为单纯疱疹病毒的一种 DNA 病毒,以线状双链 DNA 为核心,由立体对称 20 面体的蛋白质为衣壳组成。单纯疱疹病毒分为两型,即 HSV-1 和 HSV-2。引起 GH 的单纯疱疹病毒(HSV)亦分为 HSV-1 和 HSV-2 两种类型。大多数复发性 GH 是由 HSV-2 引起的,HSV-1 是口唇部疱疹的常见病原体,因为口交行为的存在使其现在也是 GH 的常见病原体,HSV-2 是 GH 最常见的病原体,也是复发性 GH 的主要病因。两者在机体中所产生的抗体有交叉反应。HSV-1 型非生殖器感染后产生的抗体在一定程度上能提高机体对 HSV-2 的抵抗。当 HSV-1 抗体阴性的女性接触 HSV-2 病毒时,其每年的感染机会有 32%,然而,HSV-1 抗体阳性的女性感染概率却只有 10%。

病理改变:表皮内水疱,是由细胞的气球变性及网状变性所致;真皮乳头水肿,可见血管外红细胞;真皮内程度不等炎症细胞(如中性粒细胞、淋巴细胞等)浸润。

三、临床表现

原发性 GH 潜伏期为 2~20d,平均 6d。临床表现为生殖器或肛门的粟粒大丘疹、水疱,可融合成片,

2~4d 后破溃为糜烂或痛性溃疡,局部可有烧灼感或瘙痒、疼痛不适,有时伴乏力、发热、头痛、肌痛、全身不适等症状,亦可表现为双侧腹股沟腺病。男性好发于阴茎头、冠状沟、包皮;女性好发于外阴、宫颈、肛周及臀部。初发感染常伴有全身性流感样症状,如损害侵及尿道上皮,患者可表现为尿痛、排尿困难、尿道口有黏性分泌物。HSV-1 和 HSV-2 感染的最初表现是相同的。特异性病症常表现为不沿神经节分布的具有红斑基底的成簇水疱。本病发病 1 周内不时有新皮疹出现,7~10d 达到高峰,随后逐渐消退,完全消退一般需 18~21d,同时长出正常皮肤。如患者既往有单纯疱疹病史,血清中有 HSV 抗体。其初次受 HSV-2 感染出现 GH 的临床表现为非原发性疱疹。此时患者病损轻、病情短、一般无全身症状,腹股沟淋巴结亦不肿大(图 7-6-0-1)。

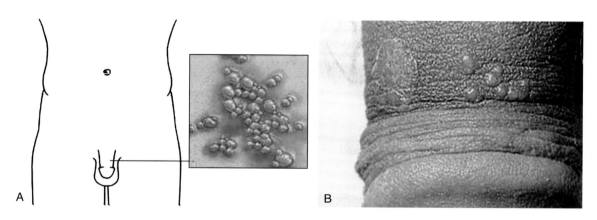

图 7-6-0-1　生殖器疱疹

原发病症消退后,60% 的患者会在半年至 1 年内复发。复发病例通常症状减轻,多数仅表现为外生殖器或肛周的溃疡,无腹股沟淋巴结肿大与全身症状。严重的并发症有肺炎、播散性感染、肝炎、脑膜炎和脑炎。病程 7~10d。但复发次数平均 3~4 次/年,频繁者每年可在 10 次以上。复发情况一般男性多于女性,但女性复发后症状相比男性更重。

对于妊娠期合并 GH 的患者,传染给胎儿的概率为 20%~50%。妊娠期前 20 周感染 GH 的孕妇,会传染给胎儿,其流产率可达 34%。对于妊娠 20 周以后患病的孕妇,胎儿感染疱疹病毒后的主要表现是胎儿宫内生长受到限制。GH 可以通过产道感染新生儿,其可以造成高达 70% 以上的新生儿死亡率。

四、诊断

1. 病史　患者有不安全性接触史,出现典型的临床表现,并结合自觉灼痛,引流淋巴结肿的临床表现。GH 的诊断不能仅依靠临床判断,因为有相当多比例患者的临床症状不典型,特别是女性常表现为非典型病灶,如擦伤、裂隙(龟裂)或瘙痒。因此,应当认真了解病史,仔细查体。

2. 实验室检查　病毒检测和分型是辅助 GH 诊断、判定进展和处置过程中最基本的手段。病毒培养是诊断疱疹病毒感染的金标准。病毒培养的敏感度为 30%~95%,聚合酶链反应(PCR)检测疱疹病毒 DNA 更加敏感,可用于代替病毒培养,特别适用于诊断中枢神经系统 HSV 感染以及全身性 HSV 感染,如脑膜炎、脑炎、新生儿疱疹等。由于 HSV 感染患者排毒为间歇性,培养或 PCR 检测阴性并不一定代表不存在感染。根据细胞涂片诊断疱疹病毒感染的灵敏度和特异度低,故其并非诊断 HSV 感染的可靠依据。假阴性可出现在感染的早期,因此在临床诊疗过程中,有必要随访复查,以排除假阴性的可能。

五、鉴别诊断

本病需与硬下疳、软下疳相鉴别:硬下疳为单个质硬的溃疡,无疼痛感,无复发病史;实验室检查不加热血清反应素(unheated serum reagin,USR)(+)或快速血浆反应素(rapid plasma reagin,RPR)(+),梅毒螺旋体可见。软下疳为质软的溃疡,局部虽有疼痛感但无复发病史,实验室检查链杆菌阳性。GH 感染者应进行人类免疫缺陷病毒(HIV)检测,此外,本病还需与克罗恩病、接触性皮炎、多形性红斑、Reiter综合征、银屑病、扁平苔藓等非性传播疾病相鉴别。

六、治疗

抗病毒治疗对大多数有临床症状的 GH 患者有益,是处理本病的主要方法。被证实有效的抗病毒治疗有:口服阿昔洛韦、伐昔洛韦和泛昔洛韦。这 3 种药物能有效抑制病毒 DNA 合成,阻止病毒复制,缩短病程,减轻复发症状。对于首次发作的 GH,可以在采取盐浴、镇痛、外用 5% 利多卡因乳膏等一般性措施的基础上进行抗病毒治疗。

1. 首次发作的 GH 推荐治疗方案:阿昔洛韦 400mg 口服,3 次 /d,7~10d;或阿昔洛韦 200mg 口服,5 次 /d,7~10d;或伐昔洛韦 1g 口服,2 次 /d,7~10d,或泛昔洛韦 250mg 口服,3 次 /d,7~10d,如果经过 10d 的治疗仍无法完全治愈,可延长治疗时间;或用氦 - 氖激光照射联合重组人白介素 -2、伐昔洛韦治疗。

2. 复发性 GH 推荐治疗方案 阿昔洛韦 400mg,2 次 /d;或伐昔洛韦 500mg,1 次 /d;或泛昔洛韦 250mg,2 次 /d,需长期持续给药,疗程一般为 4~12 个月。同时,由于本病复发率很高,反复发作会给患者带来很大的心理压力,因此对患者进行细致的心理疏导,鼓励患者增强信心、积极配合治疗极为重要。

3. 妊娠合并 GH 推荐使用方案 从妊娠 36 周开始,口服阿昔洛韦 400mg,3 次 /d;或伐昔洛韦 500mg,2 次 /d。

七、预防

在临床症状消失后 3 个月,仍可有无症状的病毒释放,因此存在疾病传播的危险。无症状排毒是 GH 重要的、潜在的传染源,在感染后的第 1 年发生率较高,随着时间的推移会逐渐减少。安全套的使用能较好地预防 HSV 的传播。目前的抗病毒治疗或联合应用免疫调节剂,都不能彻底清除 HSV 而达到治愈效果,因此 HSV 疫苗已成为预防和治疗 GH 感染的研究热点。

（汪小明 编 王养民 审）

第七章 尖锐湿疣

尖锐湿疣（condyloma acuminatum，CA）是一种主要发生在生殖器、肛门周围皮肤和黏膜的疣瘤样良性病变，由人乳头状瘤病毒（human papilloma virus，HPV）引起的性传播疾病。

一、流行病学及病因学

尖锐湿疣（CA）全球流行，发病率在我国仅次于淋病，位居性病第二位，并呈逐年上升的趋势。本病好发于性活跃人群，21~49岁人群发病率最高；男女均可发病。同一年龄段患者比较，女性发病率普遍低于男性；主要通过性传播、垂直传播。患者发病前多有不洁性接触史或配偶有感染史。

CA主要通过以下方式传播。①性接触传染：是该病最主要的传播途径。在性交过程中，哪怕是很细小的皮肤破损，当大量病毒进入时，就有可能产生感染，所以该病在性关系比较混乱的人群中最易发生，大约在3个月病期时传染性最强；②间接接触传染：一部分患者可能接触感染者使用过的物品（如内衣、内裤、浴巾、浴盆和马桶圈等）而被传染发病；③垂直传播：指患病母亲在分娩过程中，通过产道感染新生儿；或新生儿出生后与患病母亲密切接触而被传染。

HPV有许多种亚型，目前已发现100多种HPV病毒，其中超过30种能引起生殖器感染，并且不同类型HPV可造成不同的临床表现。例如，外生性可见疣主要是由HPV6和HPV11引起。患者可能同时感染多种类型的HPV。CA主要通过直接接触而传播，并且可出现在外生殖器的任何部位。HPV的种植常发生在生殖器微损伤的地方。HPV同样存在于子宫颈、阴道、肛门、结膜、口腔和鼻道等黏膜组织内。肛管内疣由肛交引起，肛周疣是因皮肤与皮肤接触引起的，而非肛交所致。感染HPV6和HPV11所致的CA转化为浸润性癌的概率非常小。肛门外生殖器的区域也可存在其他类型的HPV。

二、病原学及病理

HPV病毒是一种DNA病毒，组成成分为DNA双链核心与其外绕的衣壳，衣壳由72个亚单位的壳微粒体所构成，它们排列成立体对称的20面体，直径43~55nm。双链DNA与衣壳合称为核壳体。这种病毒的宿主有高度的种属特异性，人类是其唯一宿主。因此，迄今为止HPV的组织培养尚未成功，给研究工作带来了一定困难。高危型HPV感染机体后，病毒基因组常整合于宿主细胞染色体内，病毒不再维持自身的生命周期，而是跟随宿主细胞的DNA复制传至子代细胞。高危型HPV基因组在整合过程中发生多个早期基因的开放阅读框缺失（如E1、E2、E4、E5），导致E6和E7基因表达失调，宿主细胞向恶性表型发展。而低危型 HPV 感染宿主后,病毒基因组与宿主细胞染色体间不发生整合,而是以外源性 DNA 方式游离于宿主细胞染色体外。与其他类型病毒不同,HPV 感染的细胞中并不出现病毒诱导的细胞死亡,病毒从多方面影响宿主细胞的生物学特征以利于其自身的生存与繁衍。宿主免疫系统可以识别病毒,但并不能有效清除病毒,使宿主维持持续被感染状态。

本病初起表现为小而尖的突起,逐渐扩大,呈淡红或暗红色,质软,表面凹凸不平,可见疣状颗粒;有时病变较大,呈菜花状生长。镜下见:表皮角质层轻度增厚,几乎全为角化不全细胞,棘层肥厚,有乳头状瘤样增生;表皮浅层凹空细胞出现有助诊断;核增大居中,圆形、椭圆形或不规则形,染色深,可见双核或多核。

三、临床表现

尖锐湿疣好发于男女生殖器和肛周。男性可见于包皮、系带、冠状沟、龟头、尿道口、阴茎体、肛周、直肠内和阴囊,其中以冠状沟及包皮、系带最为常见。女性可见于大小阴唇、后联合、前庭、阴蒂、宫颈和肛周,其中以后联合、小阴唇内侧最为常见。偶可见于阴部及肛周以外的部位,如腋窝、脐窝、口腔、乳房和趾间等(图 7-7-0-1)。

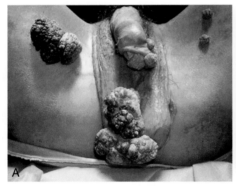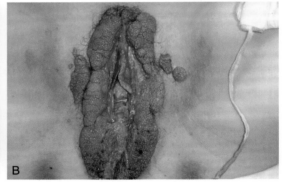

图 7-7-0-1　尖锐湿疣临床表现
A. 男性生殖器尖锐湿疣;B. 女性尖锐湿疣。

典型的尖锐湿疣损害初起为小而柔软的淡红色丘疹,针帽或米粒大小,以后逐渐增大增多,单个或群集分布,湿润柔软,表面凹凸不平,呈乳头样、鸡冠状或菜花样突起,红色或淡灰色,基底有蒂,且易发生糜烂、渗液,触之易出血。皮损裂缝间常有脓性分泌物淤积,致有恶臭,且可因搔抓而引起继发感染。患者自觉有瘙痒感、异物感、压迫感或疼痛。女性可出现白带增多。

HPV 亚临床感染是指上皮细胞已经受到 HPV 感染,但尚未出现肉眼可见的变化。亚临床感染可以通过醋酸白试验(用 5% 醋酸溶液涂抹或湿敷后发现局部发白)、组织病理或核酸检测技术发现 HPV 感染的证据。其中,醋酸白试验可辨认早期的尖锐湿疣损害及亚临床感染,且简单易行,但其并不是一个特异性的试验,对上皮细胞增生或外伤后初愈可出现假阳性结果。女性 HPV 感染可表现为非特异性症状,如外阴疼痛、瘙痒。恶臭的阴道分泌物也是症状之一,可能与合并其他高发性传播疾病感染有关。

HPV 携带者是指通过 PCR 发现 HPV 阳性,但临床上既无 CA 损害也无亚临床感染的患者。如前所述,生殖器上皮感染 HPV 后是否出现临床症状、出现什么样的临床症状主要取决于 HPV 的类型。可引起尖锐湿疣的有 HPV6、11、16、18 和 33 型等。其中 90% 的尖锐湿疣是非致癌 HPV6 型或 HPV11 型。

好发部位主要有男性的包皮、系带、冠状沟,女性的后联合。对于有免疫功能缺陷的患者,尤其是细胞免疫缺陷的患者疣体生长迅速。事实上,临床中典型的尖锐湿疣患者很少,而绝大多数表现为亚临床感染或病毒携带者。

四、诊断

对于发生在外阴、肛周的典型疣状或菜花状肿物,诊断并不困难,通常根据视诊或对无痛性乳头状生殖器病灶的触诊。对于早期及亚临床损害,用浸有 3%~5% 的醋酸毛巾包裹外生殖器做醋酸白试验,如为亚临床的扁平尖锐湿疣则区域变白。尿道周围体积较大或广泛的病灶可能预示着存在尿路或膀胱湿疣,需通过膀胱镜检查来确诊。尖锐湿疣或曾性接触 CA 患者的妇女应进行阴道及子宫颈的妇科检查评估。

不推荐常规进行尖锐湿疣的活检,但对有非典型增生、着色、硬结、固定或形成溃疡的疣均应进行活检。此外,对治疗后疣体持续存在或恶化和有免疫缺陷的患者亦应进行活检。

五、鉴别诊断

本病需与扁平湿疣、鲍温样丘疹病、生殖器汗管瘤等相鉴别。此外,男性患者应与珍珠样阴茎丘疹相鉴别,女性患者应与假性湿疣相鉴别。

六、治疗

1. 治疗原则　①注意患者是否同时有淋病、衣原体、支原体、滴虫、真菌等病原体感染,如有,应同时治疗;②患者配偶与性伴侣若有尖锐湿疣或其他性病,应同时治疗;③治疗期间避免性生活。

2. 治疗方式　尖锐湿疣的治疗方式选择应考虑疣的大小、数量和部位,患者的全身情况,尤其是机体的免疫情况。尖锐湿疣偶尔会随着时间自行消退,亚临床生殖器 HPV 感染可自行清除,因此观察也是一种治疗选择。患者可以选择自助用药或请医护人员帮助用药。但如自助用药,患者必须能辨认并且可触及疣体,而且能严格遵从产品说明进行操作。

(1) 患者自助用药推荐:0.5% 的普达非洛溶液或凝胶、咪喹莫德软膏。普达非洛溶液 1 次 /12h,连用 3d,然后停用 4d,可治疗 4 个周期。每次使用普达非洛溶液用量不能超过 0.5mL/d,同时疣的面积不能超过 10cm^2。第一次用药在医师指导下进行可能更为有利。6% 咪喹莫德霜,无刺激性,但起效较慢,需连续使用 4~6 周以上。这两种药物均不能用于妊娠患者。

(2) 医护人员治疗方式:外用药物包括有抗增殖作用的鬼臼毒素酊,有剥脱 / 损毁作用的三氯乙酸溶液、5-FU 等。物理疗法有液氮冷冻、电灼、二氧化碳激光、光动力治疗等,或外科手术切除。

1) 药物治疗:0.5% 的鬼臼毒素酊对于数量少、体积小、单个疣体直径 <2cm 的尖锐湿疣疗效较好,2 次 /d,连续 3d 为 1 个疗程,如果疣体没有脱落则在停药 4d 后做第 2 个疗程治疗,可连续用药 3 个疗程。此药孕妇禁用。包皮过长患者使用后红肿显著,如阴茎、包皮高度水肿应暂停用药,并以 0.9% 生理盐水或高渗盐水做湿敷。三氯乙酸应用棉签蘸取直接涂于皮损处,如疣体没有被腐蚀脱落,则 1 周后重复使用。由于此药物为一种化学腐蚀剂,用药时应注意避免损伤周围正常皮肤。角化或体积较大的疣不推荐使用三氯乙酸。三氯乙酸不被机体吸收,因此可用于妊娠妇女。

2) 物理治疗:电灼法适用于有蒂、大的尖锐湿疣,在冷冻、激光、药物等治疗之前先以此方法在蒂部做切割可取得很好的疗效。光动力治疗仅对感染了 HPV 的细胞器有破坏作用,损伤小,尤其适于尿道口尖锐湿疣。此外,光动力疗法联合化学药物治疗也可使患者获益。

3）外科手术治疗：手术切除适于大的尖锐湿疣，方法包括电烙术或楔形切除。就清除病灶的效率而言，所有外科治疗方式的疗效相当。尿路或膀胱疣应经膀胱镜切除。

（3）其他：中医外治法（外敷、熏洗、浸泡、针灸等）对于防止复发及提高生活质量方面取得较理想疗效。

3. 治愈标准　是去除增生疣体，改善症状及体征。目前任何治疗方法都不能完全根除 HPV。一般在治疗后 3 个月内，治疗部位无再生疣即为基本治愈。

4. 预后　尖锐湿疣的预后一般良好，治愈率较高，但治疗数月或数年后可能出现复发，引起治疗后复发的因素包括持续亚临床感染、重复感染和免疫抑制等。治疗开始后的随访时间取决于治疗方式。对于自行治疗的患者，应在治疗结束后复查。对于临床医师进行破坏性治疗的患者，通常在 2 周后复查。如果治疗后出现新发疣体，患者应及时就诊。

七、预防

预防包括以下几点：①要加强性健康教育，积极倡导安全性行为，减少非婚性接触和多位性伴侣，并正确使用安全套。②需要将不良生活习惯戒除，如吸烟、酗酒、过度劳累、熬夜等，形成良好的作息习惯，提高身体功能。对于男性包皮过长的问题，应该注意清洁，并在必要时接受包皮环切术。③为了有效控制尖锐湿疣，应该对青壮年、同性恋者等性活跃群体或高危人群进行性健康教育，倡导健康性行为，正确对待尖锐湿疣，如果发现，应立即就医，及早治疗。

（汪小明　编　王养民　审）

第八章 获得性免疫缺陷综合征

艾滋病是获得性免疫缺陷综合征（acquired immunodeficiency syndrome，AIDS）的简称，是由人类免疫缺陷病毒（HIV）感染所引起的一种传染病。

一、流行病学

艾滋病自 1981 年被发现至今，肆虐全球，已夺去了 3 500 多万人的生命，发展成为一类严重的全球范围的公共卫生和社会问题。联合国艾滋病规划署统计，截至 2019 年底，全球现存活 HIV/AIDS 患者 3 800 万例，其中非洲地区感染人数高达 2 570 万，约占总数的 67.6%。全球 2019 年新发 HIV 感染者 170 万，包括约 15 万的儿童。我国在 1985 年发现第 1 例人类免疫缺陷病毒感染病例，此后艾滋病感染人数呈增长趋势。

二、传播途径及预防措施

艾滋病的传播主要通过 3 种途径：性接触（包括不安全的同性、异性和双性性接触）、血液及血制品（包括共用针具静脉注射毒品、不安全规范的介入性医疗操作、文身等）和垂直传播（包括宫内感染、分娩时和哺乳传播）。在我国，经血液和注射吸毒传播的艾滋病已逐渐被控制，垂直传播病例逐渐减少，经性传播成为 HIV 流行的首要因素。

HIV 的高危人群主要包括男男同性恋者、静脉注射毒品者、与 HIV/AIDS 患者有性接触者、多性伴侣人群、性传播感染群体。

HIV 主要存在于 HIV 感染者和艾滋病患者的血液、精液、阴道分泌物、胸腹水、脑脊液、羊水和乳汁等体液中；HIV 不会通过日常生活接触而传播，如握手、拥抱、礼节性亲吻、咳嗽、打喷嚏、共用餐具、游泳、共乘同一交通工具等均不会造成传播。HIV 对外界的抵抗力很低，离开人体后不易在外界环境中生存。一般，对乙型肝炎病毒有效的消毒剂，如碘酊、过氧乙酸、戊二醛、次氯酸钠等，对 HIV 也有良好的灭活作用。此外，70% 的酒精也可灭活 HIV，但紫外线或 γ 射线不能灭活 HIV。HIV 对热很敏感，对低温耐受性强于高温。56℃处理 30min 可使 HIV 在体外对人的 T 淋巴细胞失去感染性，但不能完全灭活血清中的 HIV；100℃处理 20min 可将 HIV 完全灭活。

预防 HIV 传播措施包括：树立健康的性观念，正确使用安全套，采取安全性行为；不吸毒，不共用针具；普及无偿献血，对献血员进行 HIV 筛查；加强医院管理，严格执行消毒制度，控制医院交叉感染，预防职业暴露感染;控制垂直传播。对 HIV/AIDS 患者的配偶、性接触者、与 HIV/AIDS 患者共用注射器的静脉药物依赖者,以及 HIV/AIDS 患者所生的子女,进行医学检查和 HIV 检测,为其提供相应的咨询服务。

三、病因与发病机制

HIV 属于逆转录病毒科慢病毒属中的人类慢病毒组,为直径在 100~120nm 的球形颗粒,由核心和包膜两部分组成。HIV 基因组全长约 9.7kb,含有 *gag*、*pol*、*env* 3 个结构基因,2 个调节基因和 4 个辅助基因(图 7-8-0-1)。

HIV 的变异性很强,各基因的变异程度也不同,其中 *env* 基因变异率最高。HIV 发生变异的主要原因包括逆转录酶无校对功能导致的随机变异、病毒在体内高频率复制、宿主免疫选择压力、病毒 DNA 与宿主 DNA 之间的基因重组、药物选择压力等,其中不规范的抗病毒治疗是导致其耐药性的重要原因。

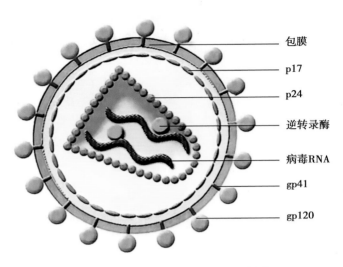

图 7-8-0-1 人类免疫缺陷病毒结构模式图

包膜 / p17 / p24 / 逆转录酶 / 病毒RNA / gp41 / gp120

我国以 HIV-1 为主要流行株,已发现的有 A、B(欧美 B)、B′(泰国 B)、C、D、F、G、H、J 和 K 10 个亚型,还有不同流行重组型(circulating recombinant forms,CRFs),目前流行的 HIV-1 主要亚型是 AE 重组型和 BC 重组型。1999 年起在我国部分地区发现有少数 HIV-2 感染者。

HIV 需借助易感细胞表面受体,包括第一受体(CD4,主要受体)和第二受体(CCR5 或 CXCR4 等辅助受体)进入细胞。根据 HIV 对辅助受体利用的特性,HIV 可分为 X4 和 R5 毒株。

HIV 在人体细胞内的感染过程如下。①吸附、膜融合及穿入:HIV-1 感染人体后,选择性地吸附于靶细胞的 CD4 受体上,在辅助受体的帮助下进入宿主细胞。②逆转录及整合:病毒 RNA 在逆转录酶作用下,形成 cDNA,在 DNA 聚合酶作用下形成双股 DNA,进入细胞核后在整合酶作用下,新形成的非共价结合的双股 DNA 整合入宿主细胞染色体 DNA 中。这种整合的病毒双股 DNA 即前病毒。③转录及翻译:前病毒被活化而进行自身转录时,病毒 DNA 转录形成 RNA,一些 RNA 经加帽、加尾成为病毒的子代基因组 RNA;另一些 RNA 经拼接而成为病毒 mRNA,在细胞核蛋白体上转译成病毒的结构蛋白(Gag、Gag-Pol 和 Env 前体蛋白)和各种非结构蛋白,合成的病毒蛋白在内质网核糖体进行糖化和加工,在蛋白酶作用下裂解,产生子代病毒的蛋白和酶类。④装配、成熟及出芽:Gag 和 Gag-Pol 前体蛋白与病毒子代基因组 RNA 在细胞膜的内面进行包装,gp120 和 gp41 转运到细胞膜的表面,与正在出芽的 Gag 和 MA 相结合,通过芽生从细胞膜上获得病毒体的包膜,形成独立的病毒颗粒。在出芽的中期或晚期,病毒颗粒中的 Gag 和 Gag-Pol 前体蛋白在病毒自身的蛋白酶作用下裂解成更小的病毒蛋白,包括 Gag 中的 p17,p24,p7,p6,以及 Pol 中的逆转录酶、整合酶和蛋白酶。这些病毒蛋白与子代基因组 RNA 再进一步地组合,最后形成具有传染性的成熟病毒颗粒。

人体感染 HIV 后,大多数人会在 10 年内发展成艾滋病。此时患者机体抵抗力很弱,很容易发生各类感染,包括病毒、细菌、真菌及寄生虫等感染;也容易发生各类恶性肿瘤,如卡波西(Kaposi)肉瘤、淋巴瘤等,而且病情进展迅速,最终导致死亡(图 7-8-0-2)。

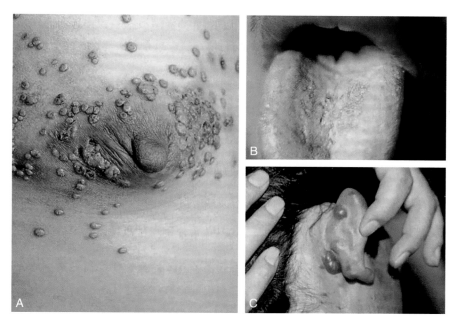

图 7-8-0-2 艾滋病皮肤表现
A. 多发性传染性软疣;B. 鹅口疮;C. Kaposi 肉瘤。

四、临床表现与分期

从初始感染 HIV 到终末期是一个较为漫长、复杂的过程。其临床表现多种多样,HIV 感染的全过程可分为急性期、无症状期和艾滋病期。但由于病毒、宿主免疫和遗传背景等因素影响 HIV 感染的临床转归,所以在临床上可表现为典型进展、快速进展和长期缓慢进展 3 种转归,出现的临床表现也不同。

1. 急性期　通常发生在初次感染 HIV 后 2~4 周。部分感染者出现 HIV 病毒血症和免疫系统急性损伤所产生的临床症状。大多数患者临床症状轻微,持续 1~3 周后缓解。临床表现以发热最为常见,可伴有咽痛、盗汗、恶心、呕吐、腹泻、皮疹、关节疼痛、淋巴结肿大及神经系统症状。

此期在血液中可检出 HIV RNA 和 P24 抗原,而 HIV 抗体则在感染后 2 周左右才出现。CD4$^+$T 淋巴细胞计数一过性减少,CD4$^+$/CD8$^+$T 淋巴细胞比值亦可倒置。部分患者可有轻度白细胞和血小板减少或肝功能异常。快速进展者在此期可能出现严重感染或者中枢神经系统症状、体征及疾病。

2. 无症状期　可从急性期进入此期,或无明显的急性期症状而直接进入此期。无症状期持续时间一般为 6~8 年,其时间长短与感染病毒的数量和型别、感染途径、机体免疫状况的个体差异、营养条件及生活习惯等因素有关。在无症状期,由于 HIV 在感染者体内不断复制,免疫系统受损,CD4$^+$T 淋巴细胞计数逐渐下降,同时具有传染性。

3. 艾滋病期　为感染 HIV 后的最终阶段。患者 CD4$^+$T 淋巴细胞计数多 <200 个 /μL,HIV 血浆病毒载量明显升高。此期主要临床表现为 HIV 相关症状、各种机会性感染及肿瘤。HIV 相关症状为持续 1 个月以上的发热、盗汗、腹泻;体重减轻 10% 以上。部分患者表现为神经精神症状,如记忆力减退、精神淡漠、性格改变、头痛、癫痫及痴呆等。另外还可出现持续性全身性淋巴结肿大,其特点为:①除腹股沟以外有 2 个或 2 个以上部位的淋巴结肿大;②淋巴结直径≥1cm,无压痛,无粘连;③持续 3 个月以上。

五、实验室检查

HIV/AIDS 的实验室检测主要包括 HIV 抗体检测、HIV 核酸定性和定量检测、CD4$^+$T 淋巴细胞计数、HIV 基因型耐药检测等。HIV-1/2 抗体检测是 HIV 感染诊断的金标准；HIV 核酸定量（病毒载量）和 CD4$^+$T 淋巴细胞计数是判断疾病进展、临床用药、疗效和预后的两项重要指标；HIV 基因型耐药检测可为高效抗逆转录病毒治疗（highly active antiretroviral therapy，HAART）方案的选择和更换提供指导。

1. HIV-1/2 抗体检测　包括筛查试验和补充试验。HIV-1/2 抗体筛查方法包括酶联免疫吸附试验（ELISA）、化学发光或免疫荧光试验、快速检测（斑点 ELISA 和斑点免疫胶体金或胶体硒快速试验、明胶颗粒凝集试验、免疫层析试验）等。补充试验方法是包括抗体确证试验（免疫印迹试验，重组/线性免疫试验和快速试验）和核酸试验（定性和定量）。

（1）筛查试验：呈阴性反应可出具 HIV-1/2 抗体阴性报告，见于未被 HIV 感染的个体，但处于窗口期的新近感染者筛查试验也可呈阴性反应。筛查试验若呈阳性反应，用原有试剂双份（快速试验）/双孔（化学发光试验或 ELISA）或两种试剂进行重复检测，如均呈阴性反应，则报告为 HIV 抗体阴性；如一阴一阳或均呈阳性反应，需进行补充试验。

（2）补充试验

1）抗体确证试验：无 HIV 特异性条带产生，报告 HIV-1/2 抗体阴性。若出现 HIV-1/2 抗体特异带，但不足以判定阳性，报告 HIV-1/2 抗体不确定，可在 4 周、8 周或更长时间后随访；如带型没有进展或呈阴性反应，则报告阴性；如随访期间发生带型进展，符合 HIV 抗体阳性判定标准则为 HIV 抗体阳性，经补充试验 HIV-1/2 抗体阳性者，出具 HIV-1/2 抗体阳性确认报告，并按规定做好咨询、保密和报告工作。

2）核酸试验：核酸定性检测结果阳性，报告 HIV-1 核酸阳性；结果阴性，报告 HIV-1 核酸阴性。病毒载量检测结果低于检测线，报告低于检测线；>5 000 拷贝/mL，报告检测值；检测线以上但≤5 000 拷贝/mL，建议重新采样检测。临床医师可结合流行病学史、CD4$^+$/CD8$^+$T 淋巴细胞计数或 HIV 抗体随访检测结果等，进行诊断或排除诊断。

2. 病毒载量测定　病毒载量一般用血浆中每毫升 HIV RNA 的拷贝数或每毫升国际单位（IU/mL）来表示。HIV 载量检测结果低于检测下限，报告本次实验结果低于检测下限，见于没有感染 HIV 的个体、接受成功的抗病毒治疗或机体自身可有效抑制病毒复制的部分 HIV 感染者。HIV 载量检测结果高于检测下限，表示本次试验检测出病毒载量，可结合流行病学史、临床症状及 HIV 抗体初筛结果做出判断。

测定病毒载量的常用方法有逆转录 PCR（reverse transcription-PCR，RT-PCR）、核酸序列依赖性扩增（nucleic acid sequence-based amplification，NASBA）技术、分枝 DNA（branched-DNA，bDNA）信号放大系统和实时荧光定量 PCR 扩增技术。病毒载量测定的临床意义包括预测疾病进程、提供开始抗病毒治疗依据、评估治疗效果、指导治疗方案调整，也可作为 HIV 感染诊断的参考指标。

3. CD4$^+$T 淋巴细胞检测　CD4$^+$T 淋巴细胞是 HIV 感染最主要的靶细胞，HIV 感染人体后，出现 CD4$^+$T 淋巴细胞进行性减少，CD4$^+$/CD8$^+$T 淋巴细胞比值倒置现象，细胞免疫功能受损。CD4$^+$/CD8$^+$T 淋巴细胞比值倒置可在长期 HAART 后出现不同程度的改善，与患者起始治疗的时机和基础 CD4$^+$T 淋巴细胞计数密切相关，其变化提示患者的治疗效果和免疫功能重建状态。

目前常用的 CD4$^+$T 淋巴细胞亚群检测方法为流式细胞术，可以直接获得 CD4$^+$T 淋巴细胞数绝对值，或通过白细胞分类计数后换算为 CD4$^+$T 淋巴细胞绝对数。CD4$^+$T 淋巴细胞计数的临床意义：了解机体的免疫状态和病程进展、确定疾病分期、判断治疗效果和 HIV 感染者的临床并发症。

4. HIV 基因型耐药检测　HIV 耐药检测结果可为艾滋病治疗方案的制订和调整提供重要参考。出现 HIV 耐药,表示该感染者体内病毒可能耐药,同时需要密切结合临床情况,充分考虑 HIV 感染者的依从性,对药物的耐受性及药物的代谢吸收等因素进行综合评判。改变抗病毒治疗方案需要在有经验的医师指导下进行。HIV 耐药结果阴性,表示该份样品通过基因型耐药检测未检出耐药性,但不能确定该感染者不存在耐药情况。

耐药检测方法有基因型和表型检测,目前国内外多以基因型检测为主。推荐在以下情况进行 HIV 基因型耐药检测:抗病毒治疗病毒载量下降不理想或抗病毒治疗失败需要改变治疗方案时;进行抗病毒治疗前(如条件允许)。对于抗病毒治疗失败者,耐药检测在病毒载量 >400 拷贝 /mL 且未停用抗病毒药物时进行,如已停药需在停药 4 周内进行基因型耐药检测。

六、诊断

诊断原则:HIV/AIDS 的诊断需结合流行病学史(包括不安全性生活史、静脉注射毒品史、输入未经抗 HIV 抗体检测的血液或血液制品、HIV 抗体阳性者所生子女或职业暴露史等)、临床表现和实验室检查等进行综合分析,慎重做出诊断。

成人、青少年及 18 个月龄以上儿童,符合下列一项者即可诊断:①HIV 抗体筛查试验阳性和 HIV 补充试验阳性(抗体确证试验阳性或核酸定性检测阳性或核酸定量 >5 000 拷贝 /mL);②HIV 分离试验阳性;③有流行病学史或艾滋病相关临床表现,两次 HIV 核酸检测均为阳性。

18 月龄及以下儿童,符合下列一项者即可诊断:①HIV 感染母亲所生和 HIV 分离试验阳性;②为 HIV 感染母亲所生和两次 HIV 核酸检测均为阳性(第 2 次检测需在出生 4 周后进行);③有医源性暴露史,HIV 分离试验结果阳性或两次 HIV 核酸检测均为阳性。

1. 急性期的诊断标准　患者半年内有流行病学史或急性 HIV 感染综合征,HIV 抗体筛查试验阳性和 HIV 补充试验阳性。

2. 无症状期的诊断标准　有流行病学史,结合 HIV 抗体阳性即可诊断;对无明确流行病学史但符合实验室诊断标准者也可诊断。

3. 艾滋病期的诊断标准　成人及 15 岁(含 15 岁)以上青少年,有流行病学史、实验室检查 HIV 抗体阳性,加下述各项中的任何一项,即可诊断为艾滋病;或者 HIV 抗体阳性,而 CD4$^+$T 淋巴细胞数 <200 个 /μL,也可诊断为艾滋病:①不明原因持续不规则发热(体温 38℃以上),>1 个月;②腹泻(大便次数多于 3 次 /d),>1 个月;③6 个月内体重下降 10% 以上;④反复发作口腔真菌感染;⑤反复发作单纯疱疹病毒感染或带状疱疹病毒感染;⑥肺孢子菌肺炎(pneumocystis pneumonia,PCP);⑦反复发生细菌性肺炎;⑧活动性结核或非结核分枝杆菌病;⑨深部真菌感染;⑩中枢神经系统占位性病变;⑪中青年人出现痴呆;⑫活动性巨细胞病毒感染;⑬弓形虫脑病;⑭马尔尼菲篮状菌病;⑮反复发生败血症;⑯皮肤黏膜或内脏卡波西肉瘤、淋巴瘤。

15 岁以下儿童,符合下列 1 项者即可诊断:HIV 感染和 CD4$^+$T 淋巴细胞百分比 <25%(<12 月龄),或 <20%(12~36 月龄),或 <15%(37~60 月龄),CD4$^+$T 淋巴细胞计数 <200 个 /μL(5~14 岁);HIV 感染和伴有至少 1 种儿童艾滋病指征性疾病。

七、治疗

目前在全世界范围内仍缺乏根治 HIV 感染的有效药物。现阶段的治疗目标是:降低 HIV 感染的发病率和病死率,减少非艾滋病相关疾病的发病率和病死率;最大限度和持久地降低病毒载量至检测下限并减少病毒变异；获得免疫功能重建和维持免疫功能；提高生活质量；减少异常的免疫激活；减少 HIV 的传播；预防垂直传播。

1. 一般治疗　对 HIV 感染者或获得性免疫缺陷综合征患者无须隔离治疗。对无症状 HIV 感染者，仍可保持正常的工作和生活。应根据具体病情进行抗病毒治疗，并密切监测病情的变化。对艾滋病前期或已发展为艾滋病的患者，应根据病情注意休息，给予高热量、多维生素饮食。不能进食者，应静脉输液补充营养。加强支持疗法，包括输血及营养支持疗法，维持水及电解质平衡。

2. 高效抗逆转录病毒治疗（HAART）　是艾滋病治疗的关键，也是艾滋病最根本的治疗方法，而且需要终身服药。随着高效抗逆转录病毒联合疗法的应用，大大提高了抗 HIV 的疗效，显著改善了患者的生活质量和预后。

开始抗逆转录病毒治疗的指征和时机：

（1）成人及青少年开始抗逆转录病毒治疗的指征和时机：所有 HIV 感染者，无论 CD4$^+$T 淋巴细胞水平多少，均需抗病毒治疗。存在下列情况之一者优先建议治疗：急性感染期；WHO 临床分期为Ⅲ、Ⅳ期（中度疾病期、艾滋病期），WHO 临床分期为Ⅰ、Ⅱ期（无症状期、轻度疾病期）且 CD4$^+$T 淋巴细胞 <350/mm^3；CD4$^+$T 淋巴细胞每年降低 >100/mm^3；HIV-RNA>105cp/mL；心血管疾病高风险；合并活动性乙型肝炎病毒（hepatitis B virus，HBV）/丙型肝炎病毒（hepatitis C virus，HCV）感染；HIV 相关肾病；妊娠；配偶或性伴侣中 HIV 阳性的一方。开始 HAART 前，如果存在严重的机会性感染或既往慢性疾病急性发作，应控制病情稳定后再予治疗。

（2）婴幼儿和儿童开始抗逆转录病毒治疗的指征和时机：无论 WHO 临床分期或 CD4$^+$T 淋巴细胞水平如何，均需抗病毒治疗。存在以下情况之一者优先建议治疗：2 岁及以下的婴幼儿；2~5 岁儿童，WHO 临床分期为Ⅲ、Ⅳ期或 CD4$^+$T 淋巴细胞比例 <25%，或总数 <750/mm^3；5 岁及以上儿童，WHO 临床分期为Ⅲ、Ⅳ期或 CD4$^+$T 淋巴细胞总数 <350/mm^3。

3. 新型长效抗病毒治疗　卡博特韦是一种新型整合酶抑制剂，可以抑制病毒 DNA 整合到人体免疫细胞的基因组中。卡博特韦与利匹韦林（rilpivirine）构成的长效抗病毒组合疗法方案为每个月肌内注射 1 次，疗效不亚于传统每天口服药物抗病毒治疗，对于患者而言更加方便。

4. 国内现有逆转录病毒药物　目前国际上共有六大类 30 多种药物（包括复合制剂），分为核苷类逆转录酶抑制剂（nucleoside reverse transcriptase inhibitors，NRTIs）、非核苷类逆转录酶抑制剂（non nucleoside reverse transcriptase inhibitors，NNRTIs）、蛋白酶抑制剂（protease inhibitors，PIs）、整合酶链转移抑制剂（integrase strand transfer inhibitors，INSTIs）、膜融合抑制剂（fusion inhibitors，FIs）及 CCR5 抑制剂。国内的抗逆转录病毒（antiretrovirus，ARV）药物有 NRTIs、NNRTIs、Pis、INSTIs 和 FIs 五大类（包含复合制剂），包括齐多夫定[（zidovudine，ZDV；或叠氮胸苷（azidothymidine，AZT）]、双脱氧肌苷（dideoxyinosine，ddI）、双脱氧胞苷（dideoxycytidine，ddC）、司他夫定（stavudine，D4T）及拉米夫定（lamivudine，3TC）等，当上述药物联合应用（即几种药物不同组合）时，其疗效明显优于单独应用上述任何一种药物。

可用于初始抗病毒治疗的方案包括：以 NNRTI 为基础的治疗方案 2NRTIs+1NNRTI；以 PIs 为基础的治疗方案 2NRTIs+1PI；以 INSTI 为基础的治疗方案 2NRTIs+RAL；以 CCR5 拮抗剂为基础的治疗方案 2NRTIs+MVC（丝裂霉素、长春新碱酰胺、卡铂）。其中，两种 NRTIs 称为治疗方案中的骨干药物。

某些特殊人群（如儿童，孕妇，哺乳期妇女，合并结核、肝炎及静脉吸毒者）的抗病毒治疗均有其特殊性，应具体问题具体分析。

抗病毒治疗过程中患者的依从性很重要。抗病毒治疗前，应与患者有充分的交流，让其了解治疗的必要性、治疗后可能出现的不适、依从的重要性、服药后必须进行定期的检测，以及在发生任何不适时及时与医务人员联系。同时要得到其家属或朋友的支持,以提高患者的依从性。抗病毒治疗过程中,应监测 CD4⁺T 淋巴细胞、HIV-RNA 及常规血液检测,以评价疗效及不良反应(表 7-8-0-1~ 表 7-8-0-3)。

表 7-8-0-1　国内现有主要抗逆转录病毒药物

药物名称	类别	用法及用量	不良反应
齐多夫定(AZT 或 ZDV)[a]	NRTIs	成人:300mg/ 次,2 次 /d 儿童:160mg/m² 体表面积,3 次 /d 新生儿 / 婴幼儿:2mg/kg,4 次 /d	①骨髓抑制、严重贫血或中性粒细胞减少症;②胃肠道反应;③磷酸肌酸激酶和谷丙转氨酶(glutamic-pyruvic transaminase,GPT)升高,乳酸酸中毒,肝脂肪变性
拉米夫定(3TC)[a]	NRTIs	成人:150mg/ 次,2 次 /d 或 300mg/ 次,1 次 /d 儿童:4mg/(kg·m²),2 次 /d 新生儿:2mg/kg,2 次 /d	偶有头痛、恶心、腹泻
阿巴卡韦(abacavir,ABC)[a]	NRTIs NRTIs	成人:300mg/ 次,2 次 /d 儿童:8mg/kg,2 次 /d;最大剂量 300mg,2 次 /d 新生儿 / 婴幼儿:不建议使用	①高敏反应:一旦出现,应终身停用本药;②恶心、呕吐、腹泻
替诺福韦(tenofovir disoproxil fumarate,TDF)[a]	NRTIs	成人:300mg/ 次,1 次 /d,与食物同服	①肾脏毒性;②胃肠道反应;③代谢异常,如低磷酸钠盐血症、脂肪分布异常;④可能引起酸中毒、肝脂肪变性
齐多夫定 / 拉米夫定(AZT/3TC)[a]	NRTIs	成人:1 片 / 次,2 次 /d	见 AZT/ 3TC
恩曲他滨(emtricitabine)/ 替诺福韦(FTC/TDF)[b]	NRTIs	1 片 / 次,1 次 /d,口服	见 FTC/TDF
恩曲他滨 / 丙酚替诺福韦(FTC/TAF)[b]	NRTIs	成人和 12 岁及以上且体重至少 35kg 的青少年,1 次 /d,1 片 / 次 ①200mg/10mg(和含有激动剂的 PI 联用); ②200mg/25mg(和 NNRTIs 或 INSTIs 联用)	腹泻、恶心、头痛
拉米夫定 / 诺福韦(3TC/TDF)[c]	NRTIs	1 次 /d,1 片 / 次,口服	见 3TC/TDF
奈韦拉平(nevirapine,NVP)[c]	NNRTIs	成人:200mg/ 次,2 次 /d 儿童:<8 岁,4mg/kg,2 次 /d;>8 岁,7mg/kg,2 次 /d 新生儿 / 婴幼儿:5mg/kg,2 次 /d 注意:奈韦拉平有导入期,即在开始治疗的最初 14d,需先从治疗量的 1/2 开始(1 次 /d),如无严重不良反应才可以增加到足量(2 次 /d)	①皮疹:出现严重的或可致命性皮疹后终身停用本药;②肝损害:出现重症肝炎或肝功能不全时,应终身停用本药
奈韦拉平 / 齐多夫定 / 拉米夫定(NVP/AZT/3TC)[c]	NNRTIs+NNRTIs	1 片 / 次,2 次 /d(推荐用于 NVP 200mg 1 次 /d 2 周导入期后耐受良好患者)	见 NVP/AZT/3TC

续表

药物名称	类别	用法及用量	不良反应
依非韦伦(efavirenz, EFV)[a]	NNRTIs	成人:>60kg,600mg/次,1次/d;<60kg,400mg/次,1次/d 儿童:12~25kg,200~300mg,1次/d;25~40kg,300~400mg,1次/d;>40kg,600mg,1次/d,睡前服用	①中枢神经系统毒性:如头晕、头痛、失眠、抑郁,可产生长期神经精神作用,可能与自杀意向有关;②皮疹;③肝损害;④高脂血症和高甘油三酯血症
利匹韦林(rilpivirine, RPV)[b]	NNRTIs	25mg/次,1次/d,随进餐服用	抑郁、失眠、头痛、皮疹
洛匹那韦/利托那韦(lopinavir/ritonavir, LPV/RTV)[b]	PIs	成人:2片/次,2次/d(每片含量:LPV 200mg,RTV 50mg) 儿童:7~15kg,LPV 12mg/kg和RTV 3mg/kg,2次/d;15~40kg,LPV 10mg/kg和RTV 2.5mg/kg,2次/d	腹泻、恶心、血脂异常,也可出现头痛、转氨酶升高
达芦那韦/考比司他(darunavir/cobicistat, DRV/c)[b]	PIs	成人:每次800mg达芦那韦/150mg考比司他,1次/d,口服,随餐整片吞服,不可掰碎或压碎	腹泻、恶心、皮疹
拉替拉韦(raltegravir, RAL)[b]	INSTIs	成人:400mg/次,2次/d	腹泻、恶心、头痛、发热,也可出现腹痛、乏力、肝肾损害等
多替拉韦(dolutefravir, DTG)[b]	INSTIs	成人及12岁以上儿童:50mg/次,1次/d,服用与进食无关	失眠、头痛、头晕、异常做梦、抑郁等神经精神系统症状,腹泻、恶心、呕吐、皮疹、瘙痒等,少见的有超敏反应
阿巴卡韦/拉米夫定/多替拉韦(ABC/3TC/DTG)[b]	INSTIs+NRTIs	1片,1次/d,(每片含ABC 600mg,3TC 300mg,DTG 50mg)	见ABC/3TC/DTG
丙酚替诺福韦/恩曲他滨/艾维雷韦/考比司他(TAF/FTC/EVG/c)[b]	INSTIs+NRTIs	成人及年龄≥12岁且体重≥35kg的青少年,1片/次,1次/d,随食物服用	腹泻、恶心、头痛
艾博韦泰(albuvirtide)[c]	长效FIs	160mg/针,1周静脉滴注1次,1次2针(320mg)	

[a]:进口和国产药;[b]:进口药;[c]:国产药。

表7-8-0-2　成人及青少年初治患者抗病毒推荐方案

两种NRTIs方案	第三类药物
推荐方案 　TDF+3TC(FTC) 　FTC/TAF	+NNRTIs(如EFV、RPV)或+PIs(LPV/RTV、DRV/c)或+INSTIs(DTG、RAL)
单片制剂方案 　TAF/FTC/EVG/c 　ABC/3TC/DTG	
替代方案 　AZT+3TC	+EFV或NVPc或RPVd或+LPV/RTV

表 7-8-0-3　儿童抗病毒治疗方案

年龄	推荐方案	备选方案
<3 岁	ABC+AZT+3TC+LPV/RTV ABC+3TC+NVP AZT+3TC+NVP	①年龄非常小的婴幼儿体内药物代谢很快,且其免疫系统功能尚未发育完全,导致感染不易被控制,体内病毒载量很高,因此婴幼儿治疗需要非常强有力的方案;②AZT 或 ABC 作为一种 NRTIs 使用(首选 ABC);③曾暴露于 NNRTIs 的婴幼儿选择 LPV/RTV;④TDF 不能用于该年龄段儿童
3~10 岁	ABC+3TC+EFV AZT/TDF+3TC+NVP/EFV/LPV/RTV	
>10 岁	TDF+3TC+EFV ABC/AZT+3TC+NVP/EFV/LPV/RTV	美国已批准 TDF 使用于 3 岁以上儿童

5. 并发症的治疗

(1) 感染:对于各种感染均进行针对相应病原的抗感染治疗。例如,对于肺孢子菌肺炎(PCP),应用复方新诺明或联合克林霉素,重者联合糖皮质激素,甚至辅助呼吸;对于活动性结核,给予规范的抗结核治疗,出现结核性脑膜炎或结核性心包积液时需联合糖皮质激素;对于鸟胞内分枝杆菌感染,需用乙胺丁醇联合克拉霉素(或阿奇霉素),同时联合利福布汀,严重感染及严重免疫抑制时可加用阿米卡星或喹诺酮类抗菌药物;对于单纯疱疹或水痘带状疱疹,用阿昔洛韦、泛昔洛韦及膦甲酸钠,可局部应用干扰素;对于弓形体脑病,需乙胺嘧啶联合磺胺嘧啶,过敏者可用克林霉素;对于细菌感染,应用针对敏感菌的抗菌药物;对于口腔念珠菌感染,首选制霉菌素局部涂抹加碳酸氢钠漱口水漱口,必要时可用氟康唑,食管念珠菌感染可用氟康唑、伊曲康唑或伏立康唑;对于深部真菌感染,根据真菌的种类可选两性霉素 B、卡泊芬净、伏立康唑、伊曲康唑、氟康唑、氟胞嘧啶等。

(2) 肿瘤:确诊依赖病理活检,治疗需根据病情给予个体化综合治疗,包括手术、化疗、介入和放疗。例如,对于子宫颈癌,根据分期不同行根治手术、放疗、化疗;对于淋巴瘤,需联合化疗;对于卡波西肉瘤,局限者仅需抗 HIV 治疗,播散者需化疗。

6. 中医药治疗　临床试验证明,中医药治疗艾滋病有其独特的优势和民族特色,治疗主要从抗 HIV、提高患者免疫力、缓解抗病毒药物的不良反应、改善临床症状、提高患者生活质量方面切入。中药分为两类,一类通过提升机体免疫力而间接达到抗病毒作用,如人参、西洋参、黄芪、山药、白术等;另一类具有确切的抗病毒作用,包括抑制 HIV 逆转录酶、抑制 HIV 的复制、阻断 HIV 的融合等作用,如甘草、虎杖、黄芩、天花粉、海藻等。

八、HIV 职业暴露后处理

HIV 职业暴露是指医疗卫生保健人员或人民警察等职业在工作中与 HIV 感染者的血液、组织或其他体液等接触而具有感染 HIV 的危险。

1. HIV 职业暴露后的处理原则　①用肥皂液和流动的清水清洗被污染局部;②眼部等黏膜污染时,应用大量等渗氯化钠溶液反复冲洗黏膜;③存在伤口时,应先轻柔地由近心端向远心端挤压伤处,尽可能挤出损伤处的血液,再用肥皂液和流动的清水冲洗伤口;④用 75% 的酒精或 0.5% 聚维酮碘(碘伏)对伤口局部进行消毒、包扎处理。

在发生 HIV 暴露后,尽可能在最短的时间内(尽可能在 2h 内)进行预防性抗逆转录病毒治疗,最好不超过 24h,即使超过 24h,也建议实施预防性用药。用药疗程为连续服用 28d,发生 HIV 职业暴露后应立即、4 周、8 周、12 周和 6 个月后检测 HIV 抗体。一般不推荐进行 HIV p24 抗原和 HIV-RNA 测定。

2. 预防职业暴露的措施 ①进行可能接触患者血液、体液的诊疗和护理工作时,必须佩戴手套。②在进行有可能发生血液、体液飞溅的诊疗和护理操作过程中,医务人员除需佩戴手套和口罩外,还应戴防护眼镜;当有可能发生血液、体液大面积飞溅,污染操作者身体时,还应穿上具有防渗透性能的隔离服。③医务人员在进行接触患者血液、体液的诊疗和护理操作时,若手部皮肤存在破损时,必须戴双层手套。④使用后的锐器应当直接放入不能刺穿的利器盒内进行安全处置;抽血时建议使用真空采血器,并应用蝶形采血针;禁止对使用后的一次性针头复帽;禁止用手直接接触使用过的针头、刀片等锐器。⑤工作人员在工作中注意做好自身防护,避免被暴露。

(汪小明 编 王养民 审)

第九章　鲍恩样丘疹病

鲍恩样丘疹病（Bowenoid papulosis，BP）是一种好发于外生殖器及肛周黏膜处的良性、多发性色素性斑丘疹病变，与人乳头状瘤病毒 16 亚型（HPV-16）密切相关。Lioyd 在 1970 年报道了多中心性色素性鲍恩病（multicentric pigmented Bowen disease）。1978 年，Wade 等以鲍恩样丘疹病的名称描述了相似的一组病变，其后该病名便被广泛采用并沿用至今。

一、流行病学

鲍恩样丘疹病的病因与人乳头状瘤病毒（HPV）感染有关，尤其是与 HPV-16 密切相关。HPV 属于乳多空病毒科的乳头瘤空泡病毒 A 属，是球形 DNA 病毒，能引起人体皮肤黏膜的鳞状上皮增殖。感染 HPV-16 的人群均有可能患鲍恩样丘疹病。

鲍恩样丘疹病的传播方式有以下几种：

1. 性接触传播　如多个性伴侣、无安全措施性行为等。
2. 接触传播　包括直接接触患者体液或间接接触患者衣物、生活用具等。
3. 垂直传播　分娩过程中，胎儿通过感染 HPV 的产道可能会被感染。

二、临床表现

鲍恩样丘疹病的临床特征表现为肛周、生殖器部位皮肤黏膜出现多发性色素性斑丘疹病变。

1. 好发人群　好发于性活跃人群，发病年龄轻，平均发病年龄多为 30~40 岁，女性发病多于男性。
2. 好发部位　该病好发于腹股沟、外生殖器及肛门周围皮肤黏膜处，其中男性大部分好发于阴茎及龟头部位（图 7-9-0-1），女性多发生在大小阴唇及肛门周围（图 7-9-0-2）。
3. 皮损特征　皮损为色素性丘疹，颜色为肉色、红褐色或黑色，病灶直径为 2~10mm（平均 4mm），大小不等，个别孤立性结节性病灶直径可达 3cm。形状为圆形、椭圆形或不规则形，约 3/4 呈多发性生长，成群排列，呈线状或环状，其余可呈孤立性病灶。多发性生长是该病的临床特征。
4. 患者一般无感觉，部分可伴瘙痒。
5. 并发症　溃疡及出血：皮损部位可出现破溃、出血等情况。HPV16 为高危型 HPV 病毒，有癌变的风险。
6. 预后　长期大量的临床随访表明，绝大多数病例为良性临床经过。其中，部分病变可以自然消

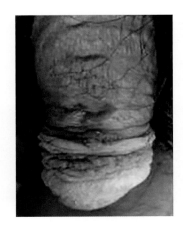

图 7-9-0-1　男性鲍恩样丘疹
病表现

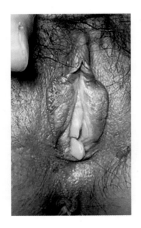

图 7-9-0-2　女性鲍恩
样丘疹病表现

退,部分病变经治疗后消失;但有约 20% 的病例复发,其中部分更可能是由于感染因素持续存在而再发。绝大多数病例在治疗后 1 周 ~3 个月内病灶消失,少数病例可反复复发,迁延达 6 个月之久。

三、相关检查

体格检查:对患者进行详细体格检查,查看皮疹部位、大小、数目、颜色、外形、分布等。

组织病理学检查:对皮损组织进行活检。细胞表现为中度不典型改变,极类似鳞状上皮原位恶性病变。

四、诊断依据

1. 临床特征　外生殖器部位发生孤立、单个棕褐色丘疹,无自觉症状。

2. 病理组织特点　表皮中度肥厚,皮突呈棒状,棘细胞部分或全部排列不规则,细胞大小不一,细胞核着色深及核分裂象增多,可见角化不良细胞混在其中,上层棘细胞存在空泡化,基底膜完整。真皮浅层淋巴细胞及浆细胞浸润。

本病确诊需依赖组织活检。

五、鉴别疾病

1. 尖锐湿疣　逐渐增大、增多的淡红色丘疹,乳头状瘤样、菜花样、鸡冠样或蕈样的赘生物,表面高低不平,质地柔软,有的彼此融合,成为大块状,淡灰色,表面呈乳头状瘤样,可以有糜烂、溃疡,继发感染者可致恶臭。

2. 阴部传染性软疣　在阴茎部位发生有脐窝小丘疹,有光泽,平滑,挤之有包涵体排出。

3. 鲍恩病(Bowen disease)　是一种真性癌变,多见于中老年人,病损多位于龟头处,多为单个较大斑块,可逐渐增大,可通过病史、体格检查及组织病理学检查进行鉴别。

六、治疗

目前尚无彻底治愈 HPV 感染的治疗方法。该病大多预后良好,部分可自行消退,目前治疗方法主要包括药物治疗、手术治疗及物理方法治疗。

1. 药物治疗　外用药局部涂抹一般作为局部物理治疗或局部切除术后的辅助治疗,外用药包括5% 咪喹莫德、5- 氟尿嘧啶(5-FU)、干扰素等。

2. 手术治疗　效果最佳,局部切除术主要针对单个较大病灶或融合性病灶,通过手术切除病灶注意切除的深度及范围,避免切除范围过大,过度治疗。

3. 物理治疗　包括 5- 氨基酮戊酸光动力法、CO_2 激光、冰冻、灼烧、微波消融等。

不论采用何种治疗方法,治疗后均可能出现疼痛、红斑、水肿、糜烂、溃疡等不良反应。目前临床上主要给予 5- 氨基酮戊酸光动力法联合外用 5% 咪喹莫德治疗,治疗过程中注意保持外阴部清洁、干燥,检查和治疗配偶或性伴侣,防止反复交叉感染以及长期密切随访,防止恶化。

七、预防

1. 注意个人生活卫生,避免不安全性行为,减少患病机会。
2. 可接种 HPV 疫苗进行预防。

(汪小明　编　王养民　审)

第十章 生殖器念珠菌病

生殖器念珠菌病是一种常见的黏膜念珠菌病,主要致病菌为白念珠菌,还有部分为其他念珠菌和球拟酵母菌。男、女性均可患本病,女性表现为外阴阴道念珠菌病(vulvovaginal candidiasis,VCC),男性表现为念珠菌性包皮龟头炎。念珠菌是条件致病性真菌,一般健康妇女、孕妇阴道可带有念珠菌而无临床症状。某些因素(如机体抵抗力降低)导致念珠菌大量繁殖而致病。念珠菌可通过性交传染给性伴侣,也可以通过物体而间接传染。

一、生殖器念珠菌病病因

念珠菌是一种条件致病菌。念珠菌是否引发疾病取决于人体免疫力的高低及感染菌的数量、毒力。当人体在妊娠,患糖尿病,口服避孕药,长期应用广谱抗菌药物、皮质激素及免疫抑制剂等使机体免疫力下降,阴道内环境改变的情况下,容易诱发念珠菌感染。

二、生殖器念珠菌病临床表现

1. 外阴阴道念珠菌病(vulvovaginal candidiasis,VVC) 分为单纯性外阴阴道念珠菌病和复发性外阴阴道念珠菌病。临床表现为外阴瘙痒、灼痛,阴道分泌物增多,尿痛,阴道内疼痛或刺激感,浅表性性交痛。外阴瘙痒是最常见的症状,轻重不一。典型的阴道分泌物为白色凝乳状或豆渣样,也可呈水样或均匀黏稠状。体检可见外阴潮红水肿,散在抓痕或表皮剥脱,慢性感染者外阴皮肤肥厚呈苔藓样变。阴道黏膜充血、红肿或糜烂,阴道内有白色凝乳状或豆渣样分泌物,阴道壁附着白色薄膜状物。阴道分泌物 pH 一般正常。

2. 念珠菌性阴道炎 是一种常见的阴道炎,由白念珠菌感染所致。临床表现为典型的白带呈凝乳状或片块状,阴道黏膜高度红肿,可见白色鹅口疮样斑块附着,易剥离,其下为受损黏膜的糜烂基底,或形成浅溃疡,严重者可遗留瘀斑;外阴瘙痒,阴道灼热、瘙痒,排尿困难。念珠菌携带者可无任何临床表现。

3. 念珠菌性包皮龟头炎 包皮及龟头出现弥漫性潮红、表面干燥光滑,包皮内侧及冠状沟处有红色小丘疹或白色奶酪样斑片,周围可见散在小丘疹,有明显瘙痒。严重者可波及阴茎体、阴囊、大腿内侧及腹股沟等处。少数急性严重者可出现阴茎包皮水肿和溃疡。尿道口舟状窝受累时可出现尿频、尿痛、尿道灼痒感等症状。

三、生殖器念珠菌病检查

1. 直接镜检　女性，用较长的消毒棉拭子取阴道、宫颈分泌物或阴道壁上乳白色薄膜；男性，刮取阴茎龟头、冠状沟或包皮处皮损表面鳞屑作为待检标本。将待检标本用 10% 氢氧化钾或生理盐水制片，镜下可见成群的卵圆形孢子和假菌丝，如找到较多的假菌丝，说明念珠菌处于致病阶段，对诊断更有意义。

2. 染色检查　可用革兰氏染色法、刚果红染色或过碘酸希夫（periodic acid Schiff，PAS）染色法染色后镜检，其阳性率均比直接镜检法高。革兰氏染色时，孢子和假菌丝呈蓝色；刚果红和 PAS 染色时，孢子和假菌丝呈红色。

3. 分离培养　培养法的阳性率明显高于直接镜检和染色检查。在无菌条件下将受检标本接种于沙氏培养基上（多采用试管法培养）放入 35℃ 温箱内孵育 48~72h，开始在培养基表面形成较小的菌落，随着时间延长可见到光滑、湿润、黏液状、奶油状或有皱褶的菌落。用接种针挑取少量菌落涂片。直接镜检或染色后镜检，见大量芽孢子，可初步诊断为念珠菌感染。

4. 抗体检测　用免疫双扩法或胶乳凝法可检出白念珠菌抗体。

四、生殖器念珠菌病诊断

生殖器念珠菌病的临床症状表现多种多样，因而诊断应根据相应临床特点并结合真菌学检查。只有镜检看到大量芽孢子、假菌丝或菌丝时，才能说明该菌处于致病状态。必要时做病理检查。

五、生殖器念珠菌病治疗

治疗原则：积极去除诱因；治疗期间避免性生活；同时治疗其他性传播疾病；不主张阴道冲洗；强调治疗的个体化；长期口服抗真菌药物应注意监测肝肾功能及其他有关不良反应。

1. 单纯性外阴阴道念珠菌病　局部用药，咪唑类抗真菌药比制霉菌素效果好。①3% 碳酸氢钠溶液冲洗外阴阴道或 1：5 000 甲紫溶液灌注阴道。②制霉菌素栓剂或咪唑类抗真菌药栓剂如克霉唑、咪康唑、益康唑、布康唑。外阴炎可外涂咪唑类抗真菌制剂，如克霉唑霜、咪康唑霜、益康唑霜、酮康唑霜或联苯苄唑霜等。③如上述方法治疗效果欠佳，可内服酮康唑、氟康唑、伊曲康唑。

2. 复发性外阴阴道念珠菌病（recurrent vulvovaginal candidiasis，RVVC）　据报道，全世界约 75% 的妇女一生中曾患过 1 次 VVC，少数患者可经常反复发作。每年发作 ≥4 次者可称为复发性 VVC。RVVC 目前尚无最佳治疗方案。预防或维持系统性抗真菌治疗可以有效地降低 RVVC 的复发率。RVVC 的治疗包括强化治疗和巩固治疗。所有 RVVC 病例，在开始维持治疗前应做培养证实，根据分泌物培养和药物敏感试验选择药物；在强化治疗达到真菌学治愈后再巩固治疗半年。

强化治疗：可在口服或局部用药方案中任选 1 种。①口服用药：伊曲康唑 200mg，2 次 /d，共 2~3d；氟康唑 150mg，3d 后重复 1 次。②阴道用药：咪康唑栓 400mg，每晚 1 次，共 6d；咪康唑栓 200mg，每晚 1 次，7~14d；克霉唑栓 500mg，3d 后重复 1 次；克霉唑栓 100mg，每晚 1 次，共 7~14d。

巩固治疗：①口服用药：小剂量、长疗程（达 6 个月）。②阴道药物：咪康唑栓 400mg，1 次 /d，每个月 3~6d，共 6 个月；克霉唑栓 500mg，1 次 / 月，共 6 个月。所有 RVVC 病例在开始维持治疗前应做培养证实。

3. 念珠菌性阴道炎　制霉菌素阴道栓塞入阴道深部；口服制霉菌素或氟康唑等；复方制霉菌素冷霜或咪康唑乳膏等局部涂擦。用碱性药物如 2%~4% 苏打液冲洗阴道，以改变霉菌的生活环境，但其效果有争议。

4. 念珠菌性龟头炎　用生理盐水或 0.1% 依沙吖啶(雷佛奴尔)溶液冲洗皮损处,冲洗后外涂 1%~2% 甲紫溶液或上述咪唑类霜剂。包皮过长者治愈后应做包皮环切术以防复发。并发尿道炎者可内服酮康唑、氟康唑或曲康唑。

(汪小明　编　　王养民　审)

参考文献

[1] 张学军. 皮肤性病学[M]. 北京:人民卫生出版社,2013.

[2] 孙颖浩. 吴阶平泌尿外科学[M]. 北京:人民卫生出版社,2019.

[3] WORKOWSKI KA,BOLAN GA.Centers for disease control and prevention. Sexually transmitted diseases treatment guidelines,2015[J]. MMWR Recomm Rep,2015,64(RR-03):1-137.

[4] CEOVIC R,GULIN SJ. Lymphogranuloma venereum:diagnostic and treatment challenges[J]. Infect Drug Resist,2015,8: 39-47.

[5] HARRISON T,SOM M,STROUP J. Lymphogranuloma venereum proctitis[J]. Proc(Bayl Univ Med Cent),2016,29(4): 418-419.

[6] BERNSTEIN DI,CARDIN RD,BRAVO FJ,et al. Successful application of prime and pull strategy for a therapeutic HSV vaccine[J]. NPJ Vaccines,2019,4:33.

[7] 岳晓丽,龚向东,李婧,等. 2008—2017 年中国生殖器疱疹流行特征分析[J]. 中华皮肤科杂志,2018,51(5):332-336.

[8] 中国疾病预防控制中心,中华医学会感染病学分会艾滋病丙型肝炎学组. 中国艾滋病诊疗指南(2018 版)[J]. 协和医学杂志,2019,10(1):31-52.

[9] 中华医学会感染病学分会艾滋病学组. 艾滋病诊疗指南第三版(2015 版)[J]. 中华临床感染病杂志,2015,8(5):385-401.

[10] CHLOE ORKIN,KEIKAWUS ARASTEH,MIGUEL GÓRGOLAS HERNÁNDEZ-MORA,et al. Long-acting cabotegravir and rilpivirine after oral induction for HIV-1 infection[J]. N Engl J Med,2020,382(12):1124-1135.

[11] 中华人民共和国国家卫生健康委员会. 艾滋病和艾滋病病毒感染诊断:WS 293-2019[M]. 北京:中国标准出版社, 2019:1-17.

[12] WEIN AJ,KAVOUSSI LR,NOVICK AC,et al. Campbell-Walsh Urology[M]. 10th ed. Philadelphia:Elsevier Saunders, 2011:402-416.

[13] HOLMES KK,SPARLING PF,MARDH PA,et al. Sexually Transmitted Diseases[M]. 4th ed. New York:McGraw-Hill Companies Inc,2007,1175-2026.

[14] QILEI CHE,JUNPENG LI,JINGYING WANG QI,et al. Therapeutic evaluation of 5-aminolevulinic acid-mediated photodynamic therapy in Bowenoid papulosis[J]. Photodiagnosis and Photodynamic Therapy,2020,29:101635.

[15] USHO GO,KAZUNORI MIYATA,MAYUKO NISHIMURA-YAGI,et al. Human papillomavirus 34 associated with bowenoid papulosis of the penile shaft[J]. J Dermatol,2019,46(6):e192-e193.

第八篇

泌尿外科操作及手术相关尿路感染

第一章 概　述

　　尿路感染是泌尿外科操作及手术中最常见的感染,亦是医院最常见的感染类型之一,仅次于呼吸道感染。引起尿路感染的主要因素不仅包括患者的自身因素,还包括泌尿外科操作及手术等外界因素。患者的年龄及合并症等是引起尿路感染的自身因素。年龄越大、合并症越多,尿路感染的发生率相对越高。随着年龄增长,人体可能出现膀胱出口梗阻、膀胱逼尿肌肌力减弱、尿液残留,使微生物易定植及繁殖,感染的可能性增加。老年人器官功能衰退,防御功能减弱,免疫应激反应下降,且高血压病、糖尿病等合并症较多,对尿路感染的抵抗力下降。尿路感染的外界因素主要包括侵入性操作、留置导尿管、手术等,可通过机械性的破坏和激发炎症反应损伤尿路上皮黏膜、损害正常的人体防御功能,降低人体对尿路感染相关病原菌的抵抗能力。

　　泌尿外科常见操作及手术包括导尿、尿道扩张、膀胱镜检查、尿动力学检查、耻骨上膀胱穿刺造瘘、体外震波碎石术(extracorporeal shock wave lithotripsy,ESWL)、腔内手术,开放、腹腔镜及机器人手术等。预防泌尿外科操作及手术相关的尿路感染,对患者的治疗、生存质量及预后至关重要。本章将对卫生宣教、环境管理和传播防范、内镜的灭菌和消毒、术前患者评估、围手术期抗菌药物预防使用等进行阐述和讨论,以期帮助临床医师尽可能降低泌尿外科操作及手术相关尿路感染的发生。

(果宏峰 编　王养民 审)

第二章　卫 生 宣 教

卫生宣教在预防泌尿外科操作及手术相关尿路感染的过程中不可或缺,其对象应包括患者和临床工作人员。在医学生的教育培养过程中,临床带教老师需重视泌尿系统感染的授课,将泌尿系统感染的实践知识渗透到对医学生临床带教的各个环节。

患者的卫生宣教的主要内容如下。①饮食指导:适当多饮水,如无饮食禁忌(如糖尿病),可建议多食用含水分较多的新鲜水果、蔬菜等;指导平时适当增加体育运动,增强体质和机体免疫力。②保持会阴部清洁:勤洗澡及更换内裤等,避免尿道外口的污染;需要留置导尿管的患者及家属应掌握关于导尿管的护理知识及预防措施,推荐采用闭式引流系统,尽可能延迟菌尿的出现;严格执行导尿管引流的适应证和拔除指征,尽量避免不必要的导尿和不适当的长期留置导尿管;如果患者由于疾病原因需长期留置导尿管,除定期更换导尿管外,推荐耻骨上膀胱造瘘引流(男性)或间歇导尿,以减少尿道狭窄和泌尿生殖系统感染;建议患者若发现尿路感染相关症状,及时到医院就诊。

临床工作中应严格掌握泌尿外科操作及手术的适应证及禁忌证,尤其强调留置导尿管的适应证,尽量避免不必要的膀胱冲洗造成尿路感染,同时尽可能缩短患者住院时间。对于高龄患者要加强营养和护理,积极治疗基础疾病,改善心肺功能等;严格遵守无菌操作原则及消毒隔离制度;规范操作,动作轻柔,尽可能缩短操作及手术时间,避免医源性损伤;注意营养支持,以改善全身营养状况,从而改善局部情况,增强机体免疫力及抵抗力;应密切观察患者的病情变化,必要时辅助实验室或影像学等检查;如果发现患者存在医院内感染症状,及时更换或拔除留置时间较长的导尿管,并根据实验室结果合理选用敏感的抗菌药物治疗尿路感染;加强对病原菌的培养和药物敏感结果的重视,严格掌握抗感染药物的适应证、病原菌的变化及其耐药性。目前临床上抗菌药物使用指征过宽、抗菌药物选择不当、用药时间过长、联合用药不合理等仍然存在。因此,关于临床抗菌药物使用的相关知识,需要定期对临床工作人员进行培训,使他们能够认识并合理选择抗菌药物,掌握正确的给药时机和剂量,从而降低泌尿外科操作及手术相关的尿路感染发生。

国内学者的研究表明,在外科带教过程中,青年医师对泌尿系统感染诊断治疗方面存在诸多问题。①基本定义模糊:据统计,关于泌尿系统感染的定义、菌尿、脓尿的基本定义回答正确率仅为69.9%、49.4%、26.5%。此结果说明传统教学中对泌尿系统感染基本定义的讲解存在问题。②诊断依据理解不清:调查中,仍有27.7%的青年医师认为单纯血尿是可以诊断泌尿系统感染,这也是临床上常有医师把单纯血尿诊断为尿路感染导致尿路上皮癌漏诊的主要原因,此结果与基本定义的模糊存在直接关系;另外,尚有 45.8% 的医师认为尿培养在泌尿系统感染的诊断中并不重要。忽视尿液培养对抗菌药物应用的指导作用,导致青年医师在治疗尿路感染时,对抗菌药物的选择比较盲目。③抗菌药物滥用情况明显:抗菌药物滥用情况涉及临床各个科室,泌尿系统感染的治疗也同样存在此类问题。问卷调查结果显示,目前泌尿系统感染的抗菌药物滥用表现在以下方面:药物选择不当;给药途径不当;用药剂量、用药时间不当。因此,应将泌尿系统感染的教育体现在临床带教的各个环节,教材要引入循证医学概念,适时修正,与时俱进;泌尿系统感染的教学内容应与临床紧密结合。从临床实习前的理论学习就应该向医学生灌输合理应用抗菌药物的观念,否则错误的习惯一旦形成,以后很难改正。无论是泌尿外科抗菌药物的应用指征、给药时间、给药方式的选择、不同种类抗生素的选择,还是尿液细菌学培养的意识,都是泌尿系统感染诊治的重点,目的是增加医学生关于泌尿系统感染抗菌药物使用的危机意识,培养其合理应用抗菌药物的习惯。

(果宏峰 编　王养民 审)

第三章 环境管理和传播防范

感染的发生发展主要取决于 3 个因素:病原微生物、机体防御功能和环境。环境是感染发生发展中的关键因素,气候炎热、环境潮湿、空间狭小及空气污浊,均可促进感染的发生发展。严格控制医院内感染的发生是医院质量管理的重要环节。

一、常见医院内感染危险因素

1. 空气污染　医院中病种繁多,病原微生物在空气中流动;临床工作人员及患者等频繁出入院内区域,容易导致空气污染。

2. 环境与物品污染　医院内布局不合理或分区不明确,均容易引起院内感染。临床常见的如药品和设备混放,无菌物品与非无菌物品并存,感染伤口和无菌伤口先后在同一区域处置等均可导致环境污染。物品污染常见的现象如无菌物品外包装破损、无菌消毒液未标明开始时间等。

3. 无菌操作不规范　医务人员的"带菌手"是接触传播的重要因素。临床工作人员无菌观念匮乏、对院内感染认识不足、洗手消毒不认真等,以及在临床操作和手术中未严格执行无菌操作原则,引流护理不当等,容易引起感染的发生。

二、环境管理和传播防范措施

通过以下方面加强环境管理和传播防范措施,可以有效预防泌尿外科操作及手术相关的尿路感染。

1. 病区环境的管理　保持病区环境整洁,加强病区卫生管理,杜绝混用不同标识的拖把和抹布;坚持病区内每天开窗通风不少于 30min,每月对病房进行紫外线消毒不少于 1 次;加强终末消毒的处理,应将污染被服的存放处设置在病区之外;病房内需要更换污染被服时,应使用污物车,坚决不能将污染被服丢弃于地面上,以防止造成二次污染。

2. 治疗室的管理　临床工作人员应严格遵守无菌操作原则及消毒隔离制度,限制无关人员进入治疗室。进入治疗室的人员必须遵守无菌原则,戴口罩、帽子;每天对治疗室进行清洁和消毒,定期清洁空调、消毒机等装置,特别是空调的出风口、滤网等容易被忽视的地方。

3. 仪器设备的管理　指定专人每周进行清洁、消毒使用过的仪器设备,并及时登记备案。

4. 护理用具的管理　用 75% 酒精浸泡体温计。每天更换消毒液,并贴上更换日期的标识;擦拭消毒血压计；每天更换长期吸氧患者使用的湿化瓶。

5. 被服的管理　更换病区被服 1 次 / 周；医院感染管理部门应定期检查被服存放的库房，不可使用有明显污渍的枕芯和棉絮；紫外线消毒使用后的被服后备用。

6. 医疗废物的管理　严格依照《医疗废物管理条例》，医疗废物暂存时间不超过 24h；每天回收和登记医疗废物，并由专人进行核对、签名。

7. 传播防范　预防泌尿外科操作及手术相关尿路感染的传播防范措施还应包括：建立三级监控体系；健全管理制度、监测制度及消毒质量控制标准；加强临床工作人员的监测；合理使用抗菌药物；加强相关人员的教育，强化职责。临床工作人员要重视无菌技术操作原则及隔离原则，对多重耐药菌感染主动筛查、积极隔离并及时就地消灭。

（果宏峰　编　王养民　审）

第四章　内镜的灭菌与消毒

灭菌和消毒的历史悠久。19 世纪中叶,外科医师观察到与手术环境相关的化脓感染、丹毒及败血症等,并将这些疾病称为医院病。苏格兰医师辛普森(James Young Simpson,1811—1870 年)第一个证明氯仿可以对人体进行麻醉。他曾认为,在厨房的桌子上进行手术可减少发生感染的机会。产褥热是 19 世纪妇女分娩死亡的重要原因。美国医师、诗人 Oliver Wendell Holmes(1809—1894 年)花了近 1 年时间查阅病例报告和相关医学文献,以确定这一疾病的原因和可能的预防措施。1843 年,他发表《产褥热的传染性》(*The Contagiousness of Puerperal Fever*),阐述了产褥热是妇女在分娩期间或分娩后不久感染的一种致命性传染病。其原因可能是通过医师造成的患者与患者之间的间接接触。另外,他认为床单、毛巾和衣物亦在传染中起到一定作用。由此,他最先在产科倡导使用含氯溶液洗手。1867 年,英国外科医师 Lister 使用石炭酸溶液(目前称为“苯酚溶液”)消毒手术器械,并用石炭酸溶液处理过的纱布覆盖伤口,使截肢后患者的死亡率由 46% 降至 15%,奠定了抗菌术的基本原则,从而被誉为“现代外科之父”。1877 年,无菌手术的先驱、鞘膜积液切除术的开创者德国医师 Bergmann 对 15 例膝关节穿透伤伤员,首先进行伤口周围的清洁和消毒,然后加压包扎,其中 12 例患者痊愈并保全下肢;他还研究了布单、敷料、手术器械蒸汽灭菌措施,并建立无菌术。1888 年德国医师 Furbringer 首次提出利用酒精的手臂消毒法;1890 年,曾经培养美国泌尿外科创始人 Hugh H.Young 的美国医师 Halsted 倡议戴橡皮手套无菌术,建立现代外科无菌术;1928 年,苏格兰内科医师和微生物学家 Fleming 发现青霉素,并因此获得了 1945 年的诺贝尔生理或医学奖;1935 年德国病理学家和细菌学家 Domagk 发现了磺酰氨基赫曲啶(KI-730),这是第一种市售抗菌药物,以 Prontosil 品牌上市,为此他获得了 1939 年的诺贝尔生理或医学奖,开辟了治疗外科感染的时代。

100 多年来,随着医学的不断发展和进步,无菌术的方法和相关理论得到不断完善。作为预防泌尿外科操作及手术相关尿路感染的必要措施之一,临床工作人员应熟练掌握无菌观念,在诊疗工作中严格执行无菌原则。同样,内镜的消毒与灭菌也应在无菌原则下进行。

我国卫生部于 2004 年颁发的《内镜清洗消毒技术操作规范》明确规定:凡进入人体无菌组织器官或经外科切口进入人体无菌腔室的内镜及附件必需灭菌。《内镜清洗消毒技术操作规范》要求:从事内镜诊疗和内镜清洗消毒工作的医务人员,应当具备内镜清洗消毒方面的知识,接受相关的医院感染管理知识培训,严格遵守有关规章制度;内镜的清洗消毒应当与内镜的诊疗工作分开进行,分设单独的清洗消毒室和内镜诊疗室,清洗消毒室应当保证通风良好;不同部位内镜的诊疗工作应当分室进行,不同部位内镜的清洗消毒工作的设备应当分开;灭菌内镜的诊疗应当在达到手术标准的区域内进行,并按照手术区域的要求进行管理;工作人员清洗消毒内镜时,应当穿戴必要的防护用品,包括工作服、防渗透围裙、口罩、帽子、手套等。

清洗是内镜灭菌和消毒的重要步骤之一。内镜器械在彻底清洁的情况下才可充分接触灭菌介质。内镜器械的拆卸、器械上的血渍等的清洗对其灭菌和消毒至关重要。一般情况下,内镜的目镜及接物镜不能用布类擦拭,消毒灭菌前镜鞘内可灌入少量无水酒精以预防腐蚀。

随着技术的进步,新型的内镜消毒灭菌设施设备逐步建立,将清洗消毒及灭菌器械整合在一起,既美观,又便于操作,在很大程度上提高了消毒灭菌的能力。目前常见的内镜消毒灭菌设备包括超声波清洗机、内镜专用流动水清洗消毒槽、戊二醛恒温消毒灭菌柜、低温等离子消毒柜、高压消毒柜及内镜紫外线存储柜等。

内镜为精密器械,消毒和灭菌既要不损害内镜,又必须达到消毒灭菌的目的。煮沸灭菌和高温蒸汽消毒可损伤镜片,酒精消毒导致镜片上黏合剂溶解脱落,故不建议用这些方法对内镜进行灭菌消毒。目前常用的内镜消毒和灭菌方式主要有 3 种:环氧乙烷灭菌、等离子低温灭菌、高温高压灭菌。

1. 环氧乙烷灭菌　环氧乙烷具有广谱、高效、穿透力强以及对物品损伤较小等优点,可杀灭各种微生物。该灭菌方法适用于各种内镜及其附件的灭菌消毒。但该方法的缺点是消毒灭菌时间较长,大约 15h。

2. 等离子低温灭菌　过氧化氢等离子低温灭菌通过使内镜及其附件上的多种微生物失去生物活性,达到灭菌的目的。该灭菌方法的优点是灭菌时间短,仅需 51min,可以尽快满足临床大量手术的快速需要。但该方法的缺点是对内镜及其附件的要求较高,且穿透力较差,譬如内镜及其附件必须干燥、对内镜有严格的长度及管腔内径的限制。另外,内镜相关的纤维材料不能选择该方法灭菌,如纱布、纸制品等。

3. 高温高压灭菌　具有相对高效、环保的优点,但其对内镜及其附件的损害较大,目前已经较少采用该方法对内镜及其附件进行消毒灭菌。

(果宏峰　编　王养民　审)

第五章 术前患者评估

泌尿外科操作和手术是治疗泌尿外科疾病的手段之一,但操作或手术并非都能取得满意的效果。影响手术成败或效果的因素很多,不但与医师的能力有关,而且与患者个人状态、合并症等有关。譬如,糖尿病患者术前应将血糖控制在合理的水平,如果血糖控制差,患者不但可能出现糖代谢紊乱、高渗性昏迷等不良后果,而且术后可能出现感染并发症发生率升高,影响预后。因此,术前患者评估(重视器官功能状态并改善)应与手术放在同等重要的地位,以尽力保证手术的成功及术后的康复。

术前患者评估主要目的是为手术做周密准备,并创造良好的手术条件。术前患者评估主要包括:进一步明确诊断、掌握重要脏器的功能状态、合并症的严重程度及其必要的处理、确定手术方案、一些特殊患者的术前准备、麻醉的选择、患者及家属的心理准备、预防围手术期感染的措施等。

一、重要脏器功能状态

1. 营养状态　体重和内脏蛋白浓度是提示营养状态的两个重要指标。如果患者的体重是标准体重的 80%~90%,提示轻度营养不良;低于标准体重 60% 则提示重度营养不良。血清白蛋白、转铁白蛋白及前白蛋白浓度分别低于 35g/L、2.4~2.8g/L、0.28~0.35g/L,提示患者存在营养不良。另外,贫血也是营养不良的指标之一。以上营养指标的测定值越低,提示营养不良的程度越重。营养不良可引起人体细胞代谢功能障碍、内环境紊乱以及器官功能异常,导致患者耐受手术的能力降低,影响患者术后的组织修复、伤口愈合及抗感染的能力。因此,术前应积极纠正营养不良。

2. 心血管功能状态　心血管系统与手术密切相关。目前常见的心血管系统异常包括高血压、冠状动脉粥样硬化性心脏病(冠心病)、心律失常、心肌梗死等。术前评估患者的心血管功能状态时应详细询问患者的病史。血压控制不佳的高血压患者在麻醉、手术过程及术后容易出现心脑血管意外等并发症。术前需要给予有效的药物治疗,控制血压,必要时请心血管内科会诊。对于肾上腺占位的高血压患者,应排除嗜铬细胞瘤的可能。对于冠心病患者,病史询问应注意患者近期有无心绞痛的发作,有无心肌梗死,心电图是否异常。对于心肌梗死患者,择期手术应安排在 6 个月后进行,必要时术前请麻醉科会诊,以免手术引起心肌梗死的再发作。对于术前因心血管疾病需要规律口服抗凝药物的患者,建议术前请心内科医师会诊,进一步明确是否可停用抗凝药物或给予替代抗凝药物治疗。

3. 肺功能状态　老年患者常合并慢性支气管炎、慢性阻塞型肺疾病等,肺功能存在一定程度的损伤,在麻醉和手术后容易出现肺部感染甚至呼吸功能衰竭。因此,对于 60 岁以上或合并慢性呼吸系统疾病的患者,术前应常规行肺功能及血气分析检查,以评估肺功能状态。择期手术者如果术前存在肺部感染,应积极请呼吸内科医师协助控制感染后再行手术;有吸烟史的患者,建议术前戒烟。

4. 肝肾功能状态　目前,患者术前常规行肝肾功能检查以明确是否存在肝肾功能异常。肝炎或肝硬化患者一般对手术和麻醉的耐受性较差。对于急性肝炎和慢性肝炎活动期的患者,择期手术可在患者病情稳定后进行。对于肝硬化患者,可按照 Child 分级标准评估肝功能状态,一般 A 级无手术禁忌,B 级可行中等以下的手术,C 级为手术禁忌。

肾功能不全的患者对手术同样耐受性较差,术前肾功能检查结果可用于评估患者手术的耐受性。对于肾功能不全的患者,必要时术前可行血液净化措施等改善或调节全身状态。

二、确定手术方案

正确的疾病诊断是制订手术方案的基础。在疾病的诊断过程中,应重视病史的收集和体格检查,不能仅依靠辅助检查。在疾病确诊之后,还要根据患者的自身情况、病变的程度、所在医疗机构的治疗水平等确定治疗方案,包括最佳方案和备用方案等。

三、特殊患者的术前准备

应重视一些特殊患者术前准备。譬如,对于泌尿外科的嗜铬细胞瘤患者,术前积极控制血压、心率等,有利于术中血压的控制,减少并发症的发生。

四、麻醉方案的选择

成功的麻醉是手术顺利进行和完成的重要保证。麻醉可使患者减轻疼痛、松弛肌肉,利于术野暴露,满足手术需要的同时最大限度地保护脏器功能。手术医师应根据手术的具体情况提出麻醉的初步意见,但最终麻醉方案的选择应根据麻醉师的评估。对于疑难或危重患者,术前手术医师应与麻醉医师充分沟通,以利于麻醉的决策。

五、患者及家属的心理准备

患者及家属对疾病以及手术方案的选择可能了解不够,可能出现紧张、焦虑、恐惧等心理状态。手术医师应该充分与患者及家属沟通,让他们认识疾病,了解手术方案等,消除疑虑和不安,增加战胜疾病的信心。同时,术前谈话应充分告知患者及家属手术的风险及可能出现的并发症等,减少和避免因为术前告知不详引起的医患矛盾。谈话和沟通的艺术应充分体现在疾病治疗的整个过程。

六、预防围手术期感染的措施

预防泌尿外科操作及手术相关的尿路感染,需要术前积极评估患者围手术期感染的危险因素(表 8-5-0-1),包括年龄、体重指数(body mass index,BMI)、营养状态、是否吸烟、是否存在反复泌尿系统感染、是否合并糖尿病等疾病,是否长期留置导尿管及存在尿路梗阻等。研究发现,泌尿外科操作及手术相关的尿路感染与高龄、BMI、营养状态、有创操作、留置导尿管时间、住院时间、合并糖尿病、慢性阻塞性肺疾病等基础疾病密切相关。如果术前评估发现患者存在上述尿路感染相关危险因素,应积极治疗和纠正,以降低患者围手术期尿路感染的发生率。

表 8-5-0-1　围手术期感染的危险因素

一般危险因素	特殊危险因素
高龄	术前长期住院
营养不良	反复发作泌尿系统感染病史
免疫功能低下	涉及肠道的手术
吸烟	菌落定植
BMI 高	长期留置引流管
糖尿病	尿路梗阻
合并远处感染灶	泌尿系统结石

（果宏峰　编　王养民　审）

第六章　围手术期抗菌药物预防

围手术期使用抗菌药物的目的是预防手术部位感染,包括浅表切口感染、深部切口感染和手术所涉及的器官/腔隙感染,但不包括与手术无直接关系的、术后可能发生的其他部位感染。

按照《泌尿外科手术部位感染预防中国专家共识(2019 版)》,将常见泌尿外科手术和操作分为 4 类(表 8-6-0-1)。

表 8-6-0-1　常见泌尿外科手术和操作分类

分类	常见泌尿外科手术(开放或腔镜)和操作
清洁手术和操作	无菌尿患者的尿动力学检查和膀胱镜检查、肾上腺切除术、肾囊肿去顶术、精索静脉高位结扎术、隐睾切除术等
清洁 - 污染手术和操作	术前控制良好且没有异常污染的尿路手术属于清洁 - 污染手术,包括经会阴前列腺穿刺活检术、根治性肾切除术、肾部分切除术、肾盂成形术、肾输尿管全长切除术、膀胱部分切除术、根治性前列腺切除术、术前无菌尿患者经尿道前列腺切除术和经尿道膀胱肿瘤切除术、术前无菌尿和无梗阻或轻度梗阻患者体外震波碎石术(ESWL)、非复杂性输尿管镜碎石术、非复杂性经皮肾镜碎石术、诊断性输尿管镜检查等 通常认为,会阴部的非感染性手术属于清洁 - 污染手术 对于涉及阴道或应用口腔黏膜的泌尿外科手术,目前没有证据表明术后感染风险会增加,也归类为清洁 - 污染手术
污染手术和操作	既往有尿路感染史的经会阴前列腺穿刺活检术和所有经直肠前列腺穿刺活检术,术前留置导尿管和尿培养阳性但经过控制的经尿道前列腺手术,合并组织坏死、术前留置导尿管和尿培养阳性但经过控制的经尿道膀胱肿瘤手术,泌尿系统结石患者结石负荷较大、合并中度到重度肾积水、近期有尿路感染发作病史、术前长期留置肾造瘘管或 D-J 管或术前尿培养阳性但控制良好的结石手术(ESWL、输尿管镜碎石术和经皮肾镜碎石术),尿路开放性创伤,利用肠管的尿流改道术等
感染手术和操作	有明确的临床感染,手术多为引流性手术或操作,包括感染性结石手术、肾脏感染手术、脓肿引流以及严重污染的创伤手术等

评估围手术期抗菌药物预防性应用时,需要考虑患者对感染的反应能力,以及手术部位受细菌污染的可能性和可能的并发症等。影响患者对感染反应能力的因素包括高龄、营养不良、解剖异常、吸烟及免疫缺陷等;另外,长期留置导尿管、感染性结石、合并其他部位感染、住院时间长等,也会增加局部细菌浓度或改变细菌菌谱而增加感染的风险。

根据预防目的选择抗菌药物。选用的抗菌药物必须疗效确定、安全,使用方便且价格相对低廉。预防手术部位感染,需依据术野是否污染或可能污染的细菌种类选择抗菌药物。清洁手术通常不需要预防性使用抗菌药物,仅在以下情况下考虑应用:手术范围大、时间长,污染机会增加;异物植入手术;高龄、营养不良或免疫缺陷等高危人群。对清洁手术者,推荐应用氟喹诺酮类或第一、二代头孢菌素即可。对清洁 - 污染手术者,推荐氟喹诺酮类或第二代头孢菌素或广谱青霉素加 β- 内酰胺酶抑制剂(β-Lactamase inhibitor,BLI)。对污染手术者,推荐氟喹诺酮类、第二、三代头孢菌素,或广谱青霉素加 BLI,或氨基糖苷类,涉及肠道手术者应加用甲硝唑。考虑到抗菌药物细菌耐药性的增加,临床应用磷霉素氨丁三醇散作为围手术期预防性抗菌药物的研究在逐渐增多。国内学者乔庐东等人研究发现,分别于输尿管镜碎石术前 2~4h、术后次日晨口服 3g 磷霉素氨丁三醇,可以预防输尿管镜碎石术围手术期感染,且疗效好、安全、成本低。

围手术期抗菌药物使用应掌握正确的给药时机和剂量,同时应根据患者的具体病情全面分析后确定给药方案。根据原卫生部制定的《抗菌药物临床应用指导原则》及《卫生部办公厅关于进一步加强抗菌药物临床应用管理有关问题的通知》(卫办医政发〔2009〕38 号):接受清洁手术者,手术前 0.5~2h 内给药,或麻醉开始时给药,使手术切口暴露时局部组织中的药物浓度已达到足以杀灭手术过程中入侵切口的细菌。如果手术时间超过 3h,或失血量大(>1 500mL),需要手术中加用第 2 剂抗菌药物。药物的有效覆盖时间应包括整个手术过程和手术结束后 4h,总的预防用药时间不超过 24h,个别情况可延长至 48h。手术时间较短(<2h)的清洁手术,术前用药 1 次即可。接受清洁 - 污染手术者的预防用药时间亦为 24h。污染手术可根据患者的具体情况酌量延长。对手术前已形成感染者,抗菌药物使用时间应按治疗性应用原则而定。

应用抗菌药物仅是预防泌尿外科操作及手术相关尿路感染的一部分,精心严密的术前准备、术中严格的无菌操作及术后全面细致的护理,对预防和治疗感染也至关重要。

泌尿外科常见操作和围手术期抗菌药物的应用如下:

1. 尿动力学检查和膀胱镜检查　均为创伤较小的操作,如果操作医师动作轻柔,一般尿路上皮损伤有限,在解剖和免疫力正常的患者中造成局部感染的风险较小。2012 年,Cochrane 的一项综述评估了预防性使用抗菌药物在降低尿动力学检查后尿路感染风险中的作用。该综述纳入 9 个随机对照试验,973 例患者(76% 为女性),接受预防抗菌药物的患者尿动力学检查发生尿路感染较少(20% vs 28%),但无明显统计学差异;作者认为,没有足够的证据证明尿动力学检查前预防性使用抗菌药物可降低症状性尿路感染。多项研究发现,膀胱镜检查预防性使用抗菌药物不是必需的。一项对 2 000 余名患者,未使用预防抗菌药物并行膀胱镜检查的回顾性研究发现,仅有 1.9% 的患者在膀胱镜检查后 30d 内出现发热性泌尿系统感染,且所有以上感染患者口服抗菌药物后迅速见效,无患者因为败血症而住院治疗。

一般情况下,尿动力学和膀胱镜检查前后可不预防性使用抗菌药物。但如果患者有菌尿、留置导尿管、近期曾发生尿路感染、大量残余尿或脊髓损伤等尿路感染的危险因素存在,推荐检查前 0.5~2h 单次口服二代头孢类抗菌药物或喹诺酮类等药物。

2. ESWL 的预防性抗菌药物的应用　2012 年,一项纳入 9 项随机对照试验(randomized controlled trial,RCT)的荟萃分析研究了操作前预防性使用抗菌药物对 ESWL 的疗效,结果提示预防性使用抗菌药物对操作后菌尿、发热或尿路感染方面的差异无统计学意义;2013 年,一项前瞻性研究评估了 526 例行 ESWL 的患者,其中仅有 10 例患者接受了预防性使用抗菌药物,结果发现 ESWL 后无症状菌尿和尿路感染的发生率均非常低,分别为 0.2% 和 0.8%。

因此,对于未合并尿路感染危险因素的非复杂性尿路结石患者,不推荐预防性使用抗菌药物;对于存在感染高危因素及细菌负荷较大的患者,需要预防性应用抗菌药物。目前尚无标准的 ESWL 预防性抗菌药物应用方案。

3. 腔内手术的围手术期抗菌药物的应用 与单纯膀胱镜检查相比,由于手术对尿路黏膜的损伤、手术时间和难度的增加、加压冲洗等原因,经尿道的治疗性手术增加了局部感染的风险。

(1) 经尿道前列腺切除术(transurethral resection of prostate,TURP):属于高感染风险手术,按照清洁 - 污染手术的规定应给以相应的预防性抗菌药物应用。一项包括 32 项研究、研究对象为 4 260 例 TURP 患者的荟萃分析结果显示,使用预防性抗菌药物治疗的患者,术后 2~5d 菌尿风险从 26% 降至 9.1%,败血症发生率从 4.4% 降至 0.7%。推荐术前 30min 静脉输注青霉素类或氨基青霉素加 BLI 或二代头孢菌素或喹诺酮类等抗菌药物,术后总用药时间不超过 48h。

(2) TURBT:一项对 243 例接受经尿道膀胱肿瘤切除术的患者进行的随机对照试验研究发现,3 种术前预防性使用不同剂量的头孢哌酮钠方案(与未使用术前抗菌药物组相比)降低了菌尿的发生率。目前由于相关文献证据较少,可参照清洁 - 污染手术应用相应的抗菌药物。

(3) 输尿管镜和经皮肾镜手术:一项针对 113 例接受输尿管镜检查的输尿管结石患者的研究显示,术前尿常规检查证实无感染、预防性使用氟喹诺酮类药物的患者,术后菌尿的发生率明显降低(13% vs 2%)。经皮肾镜手术多用于治疗结石直径 >2cm 的肾结石、复杂的上尿路结石,以及治疗肾输尿管连接部狭窄等所致的肾积水等。在经皮肾镜手术中,由于肾实质的损伤、加压冲洗、手术时间长、感染性结石等原因,菌血症、败血症及感染性休克时有发生。研究发现,经皮肾镜手术的术后感染并发症与手术时间、冲洗液的用量密切相关。

对单纯输尿管镜检查、输尿管下段结石碎石取石术或经皮肾镜手术,无尿路感染危险因素存在者,如手术时间较短,推荐术前 30min 静脉输注头孢菌素类药物、青霉素类药物、喹诺酮类药物、氨基青霉素加 BLI 等。对于输尿管中上段结石碎石取石术、感染性结石患者,若手术难度大、时间长,或合并尿路感染危险因素,术前首次用药后应维持用药,总疗程不超过 48h。术前尿培养阴性,但尿常规提示白细胞升高或亚硝酸阳性的患者,不需要经验性使用药物。对于术前存在明确的尿路感染或菌尿的患者,应根据术前的尿液细菌培养及药敏试验给予足够敏感的抗菌药物抗感染治疗 3~7d,等待病情平稳后再行手术。对于存在结石梗阻合并肾积脓或脓毒血症者,应积极行输尿管支架引流或肾穿刺肾盂引流、抗感染治疗病情稳定后再行二期手术治疗。

4. 开放手术、腹腔镜及机器人手术的围手术期抗菌药物应用

(1) 清洁手术:有高危因素者,推荐术前 30~60min 给予青霉素类或一代头孢菌素,建议总用药时间不超过 24h。

(2) 清洁 - 污染手术:推荐术前 30~60min 给予头孢菌素类或青霉素加 BLI 或氨基青霉素加 BLI。必要时术后追加以上药物,总疗程一般不超过 24h。

(3) 污染手术:推荐术前 30~60min 给予二代头孢菌素或三代头孢菌素或青霉素加 BLI 或氨基糖苷类。术后维持用药,总疗程不超过 48h。涉及肠道手术者需加用甲硝唑,并于术前 24h 口服新霉素加甲硝唑。

(4) 感染手术:尽早应用广谱抗菌药物,并根据感染灶的细菌培养和药敏试验结果选择适当的抗菌药物。

需要特别强调的是,术前沐浴、肠道准备及备皮也是预防手术感染的重要因素,不容忽视。

5. 肠代膀胱手术的围手术期抗菌药物应用 肠代膀胱手术为污染手术,较其他泌尿外科操作及手术更易发生感染相关并发症。预防性抗菌药物的应用可预防尿流改道术后感染性并发症的发生率,抗

菌药物的选择需同时考虑尿道及肠道的需氧和厌氧菌群。2019 年《中国泌尿外科和男科疾病诊断治疗指南》推荐术前 24h 口服新霉素加甲硝唑,术前 30~60min 静脉输注第二代或第三代头孢菌素或青霉素加 BLI 或氨基糖苷类 + 甲硝唑或克林霉素,并维持用药达 72h。其他可供选择的抗菌药物包括氨苄西林 / 舒巴坦、替卡西林 / 克拉维酸、哌拉西林 / 他唑巴坦、氟喹诺酮类等。研究发现,哌拉西林 / 他唑巴坦短期应用(术后 72h 内)能有效降低根治性膀胱切除 + 尿流改道术后感染性并发症的发生率。

6. 植入物手术的围手术期抗菌药物应用　目前泌尿外科主要的植入物手术包括经阴道使用网片修补(transvaginal mesh,TVM)、经阴道无张力尿道中段悬吊术(tension-free vaginal tape,TVT)、经闭孔尿道中段悬吊术(transobturator tape,TOT)、人工尿道括约肌植入术、阴茎假体植入术、骶神经调控术等。

目前尚无 TVM、TVT 和 TOT 围手术期抗菌药物的随机对照研究报道。推荐术前 24h 内预防性使用抗菌药物。2015 版日本泌尿外科学会指南推荐第一代或第二代头孢菌素、氨基糖苷类抗菌药物 + 甲硝唑(或克林霉素),预防性抗菌药物使用不超过 24h。

人工尿道括约肌植入术后感染最多见的病原体为金黄色葡萄球菌及表皮葡萄球菌。围手术期预防性使用抗菌药物对预防人工括约肌植入术后感染非常重要。已经证实有效的方案如下:①进行植入手术前 5d 开始采用 4% 氯己定溶液 15mL,每天擦洗腹部及会阴部皮肤 2 次;②术前至术后 24h 内使用静脉抗菌药物进行预防性治疗,抗菌药物可以联合使用万古霉素和庆大霉素以充分覆盖可能导致感染的细菌谱,手术 24h 后继续采用头孢菌素口服治疗 10d;③术前即刻进行备皮,备皮后立即使用聚维酮碘溶液消毒术野 2 遍;④在植入术前采用 20mg 庆大霉素、50 000U 杆菌肽、1L 生理盐水混合溶液充分清洗植入物;⑤术后一旦出现感染,立即开始口服抗菌药物治疗;若感染持续,则入院静脉注射万古霉素治疗。如果效果仍不佳,则应手术取出植入物。

阴茎假体植入术后感染的病原体一般来源于表皮,术后感染的阴茎假体中有将近 80% 可发现表皮葡萄球菌,另外 20% 为革兰氏阴性菌,包括奇异变形杆菌、铜绿假单胞菌及大肠埃希菌等。阴茎假体感染的危险因素主要包括合并尿路感染、其他系统感染、手术时间过长以及术者经验不足等。阴茎假体植入术后感染预防措施如下。①术中静脉抗感染治疗:万古霉素及庆大霉素维持至 24h,万古霉素术前 1h 开始使用;②术后口服抗菌药物 1~2 周。如存在院内或院外耐甲氧西林金黄色葡萄球菌(methicillin-resistant staphylococcus aureus,MRSA)感染,建议选用敏感的抗菌药物;③严格控制血糖,术前需要尿培养阴性;④皮肤条件较差者推荐术前洗浴;⑤使用氯己定溶液进行会阴消毒,手术开始前晾干 3min;⑥术者严格无菌操作;⑦采用带涂层假体;⑧利福平 / 庆大霉素抗菌液浸泡植入物及冲洗伤口,切口多层缝合。

骶神经调控术感染的病原菌主要包括表皮葡萄球菌、金黄色葡萄球菌及铜绿假单胞菌等。推荐术前 1d 及术日晨给予头孢菌素类或喹诺酮类等抗菌药物。

常见泌尿外科手术和操作围手术期抗菌药物使用情况按照《泌尿外科手术部位感染预防中国专家共识(2019 版)》汇总见表 8-6-0-2。

表 8-6-0-2　常见泌尿外科手术和操作围手术期抗菌药物使用

手术或操作	易感部位	抗菌药物预防指征	抗菌药物选择	备选抗菌药物	抗菌药物预防时限	备注
经尿道检查和治疗(留置导尿管、拔除导尿管、膀胱造影、膀胱灌注、尿动力学检查,膀胱镜检查等)	尿路	存在易感危险因素	氟喹诺酮类(左氧氟沙星、环丙沙星)	磷霉素	单剂	易感危险因素有检查前菌尿、长期留置导尿管、神经源性膀胱间歇性导尿、近期泌尿生殖道感染史等

续表

手术或操作	易感部位	抗菌药物预防指征	抗菌药物选择	备选抗菌药物	抗菌药物预防时限	备注
经直肠前列腺穿刺活检	尿路生殖系统	所有患者	氟喹诺酮类（左氧氟沙星、环丙沙星）磷霉素	一、二代头孢菌素	≤48h	穿刺前使用聚维酮碘进行直肠消毒
经会阴前列腺穿刺活检	皮肤软组织尿路生殖系统	所有患者	一、二代头孢菌素氟喹诺酮类（左氧氟沙星、环丙沙星）		单剂	既往有尿路感染病史者更易出现感染
经尿道前列腺电切术，经尿道膀胱肿瘤切除术	尿路	所有患者	氟喹诺酮类（左氧氟沙星、环丙沙星）一、二代头孢菌素	磷霉素广谱青霉素+β-内酰胺酶抑制剂	≤24h	术前菌尿者依据药敏用药，术前晚或手术当天开始应用，术后直至拔除导尿管才停抗菌药物
不具备感染高危因素患者的上尿路结石手术（ESWL、输尿管镜、经皮肾镜）	尿路	所有患者	氟喹诺酮类（左氧氟沙星、环丙沙星）一、二代头孢菌素	磷霉素	≤24h	感染高危因素包括结石负荷大、合并中-重度肾积水、近期有尿路感染发作史、术前长期留置肾造瘘管或D-J管、术前尿培养阳性
具备感染高危因素患者的上尿路结石手术（ESWL、输尿管镜、经皮肾镜）	尿路	所有患者	氟喹诺酮类（左氧氟沙星、环丙沙星）一、二代头孢菌素		≤48h	术前尿培养阳性者依据药敏结果用药，建议术前目标性抗菌药物治疗至少1周
不涉及尿路的开放手术、腹腔镜、机器人手术	皮肤软组织	①手术范围大，手术时间长；②异物置入；③感染高危因素	一、二代头孢菌素氟喹诺酮类（左氧氟沙星、环丙沙星）		≤24h	①感染高危因素包括高龄、糖尿病、免疫抑制/功能低下、营养不良等；②涉及异物植入者需个体化治疗
涉及尿路的开放手术、腹腔镜、机器人手术	皮肤软组织尿路	所有患者	氟喹诺酮类（左氧氟沙星、环丙沙星）一、二代头孢菌素	广谱青霉素+β-内酰胺酶抑制剂	≤24h	术前尿培养阳性者依据药敏结果用药，术前晚或手术当天开始应用，总疗程≤72h
肠代膀胱手术	皮肤软组织尿路	所有患者	第一、二代头孢菌素、氟喹诺酮类（左氧氟沙星、环丙沙星）广谱青霉素+β-内酰胺酶抑制剂	氨基糖苷类+甲硝唑	≤72h	

（果宏峰 编　王养民 审）

第七章

泌尿系统结石内镜治疗的抗菌药物预防

目前几乎所有需要外科干预的尿路结石都可以通过内镜治疗,包括经自然通道的尿道镜、膀胱镜、输尿管硬镜及软镜碎石术和微创的经皮肾镜碎石术(percutaneous nephrostolithotomy,PCNL)。内镜治疗尿路结石最主要的并发症就是感染,也是围手术期死亡的主要原因。术前有效地预防使用抗菌药物,可以防止术后感染并发症的发生,减少病死率,提高手术的安全性。

术前尽可能留取膀胱中段尿或肾盂尿进行细菌学鉴定及药敏试验,有助于针对性预防使用抗菌药物。尿路结石患者尿或结石培养的阳性率非常高,可以达到 30% 以上。对于上尿路结石的患者,应该认识到膀胱尿的培养结果未必能够准确反映患侧尿路真实病原体的情况。因为完全梗阻的尿路可以使膀胱尿的化验检查结果完全正常,体征和血常规也未必有所反映。一组接受 PCNL 的结石患者膀胱尿、肾盂尿和结石培养的阳性率分别为 11%、21% 和 35%。另一组接受输尿管镜和 PCNL 的患者数据表明,术前膀胱尿培养阳性率为 7%,而术中得到结石标本培养阳性率高达 29%,结石培养阳性的患者在内镜碎石中更易出现尿源性败血症(8% vs 1%)。相对于膀胱尿,结石培养的结果可以更好地预测内镜碎石术后败血症和全身炎症反应综合征(systematic inflammatory response syndrome,SIRS)的发生。但由于术前无法得到标本以及培养需要数天时间,结石培养对于预防使用抗菌药物作用有限,但对于那些术后出现严重感染的患者是非常关键的用药依据。

目前尿路结石患感染的常见致病菌依次为大肠埃希菌、粪肠球菌、肺炎克雷伯菌、表皮葡萄球菌、奇异变形杆菌等。由于抗菌药物的广泛使用,这些细菌耐药性增强,以大肠埃希菌为例,在某些区域采样显示对术前推荐使用的喹诺酮类、头孢菌素类、磺胺类抗菌药物耐药性可达 50% 以上。即使术前进行了抗菌药物预防,多重耐药的菌尿仍是术后发生尿源性败血症的独立高危因素。因此少用、慎用抗菌药物,一方面可以减少耐药性的发生,另一方面避免使用已耐药的抗菌药物进行术前预防而造成的安全假象。

对于术前尿培养阴性的患者,术前预防使用抗菌药物并没有显著减少输尿管镜碎石术后尿路感染和发热的发生率。有 RCT 研究表明,术前预防使用抗菌药物可以减少输尿管镜碎石术后菌尿的发生率,术后使用抗菌药物则没有必要。抗菌药物预防可以使经皮肾镜术后发热率降低 3/4,即使对于无菌尿接受 PCNL 治疗的结石患者,预防使用抗菌药物也会大有裨益。RCT 研究对比 PCNL 术前单剂抗菌药物预防组、抗菌药物延伸至术后 12h 组和抗菌药物用至撤除肾造瘘管组,三组的 SIRS 发生率没有显著性差别。但也有研究显示,对于高危患者(已存在感染、留置肾造瘘或糖尿病),术前 1 周的抗菌药物预防对于减少 PCNL 术后尿源性败血症是必要的。

国内学者根据病史、症状、体征、尿常规、清洁中段尿培养结果、结石负荷及肾积水等的情况将结石患者分为高危组(H)、无症状菌尿组(A)、低危组(L)和发热组(F),简称 HALF 分类系统。根据分类组别,采用不同的抗菌药物预防方案(图 8-7-0-1)。除低危组(low risk,L 组)可术前单剂或总疗程不超过 24h的抗菌药物预防性应用,对高危组(high risk,H 组)进行一段时间的经验性抗菌药物治疗(推荐使用左氧氟沙星或磷霉素氨丁三醇);无症状菌尿组(asymptomatic bacteriuria,A 组)进行 1 周以上的目标性抗菌药物治疗,均可以很好地控制手术区域的细菌负荷,降低术后感染性并发症的发生;发热组(fever,F组)符合 SIRS 标准者积极引流,控制感染后二期手术。

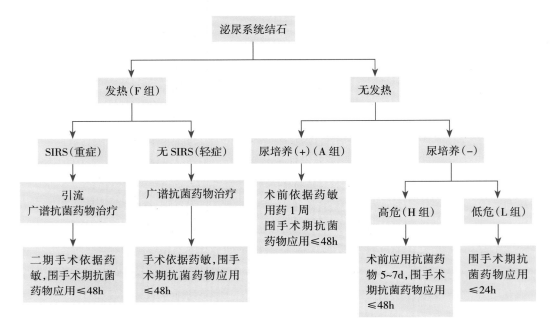

图 8-7-0-1 基于 HALF 分类的抗菌药物应用方案

因此,对于膀胱尿培养阴性,又不存在尿路梗阻的上尿路结石患者,推荐内镜碎石手术前 30~60min单次静脉输注抗菌药物足以预防术后严重感染的发生。但需要谨慎判断尿路感染存在与否,尤其是正确评估梗阻部位近端的尿路情况。尿培养阴性而又存在尿路梗阻或高危因素(女性、神经源性膀胱、糖尿病、免疫抑制、感染性结石、肾积水及留置引流管)的患者,除了术前单次抗菌药物预防,根据术中情况,应将用药延长至术后 24~72h。

对于有确实证据表明尿路感染存在(尿培养阳性结果或大量菌尿),应根据细菌培养及药敏试验给予相应的抗菌药物治疗,或者经验性用药 1 周左右。治疗的终点包括没有系统性感染(正常的体温、血常规、血沉或 C 反应蛋白),不存在局部症状和体征,阴性的尿培养结果。如果经过抗菌药物治疗效果不满意,则需要外科引流(肾造瘘或留置输尿管支架管)控制感染后再进行手术。对于术中发现嵌顿性结石或感染性结石、肾盂积脓、手术时间长、手术难度大、多通道碎石的患者,应将用药延长至术后 72h。

各国专业指南推荐使用氟喹诺酮类、磺胺类 + 增效剂、头孢菌素类、青霉素类 +β- 内酰胺酶抑制剂或氨基糖苷类抗菌药物作为内镜碎石前抗菌药物预防的用药。由于结石患者往往存在肾功能损害,使用抗菌药物是要根据药物在人体内排出途径和肾小球滤过率调整给药剂量及方法。根据药敏结果针对性地使用抗菌药物,对于低危患者少用甚至不用抗菌药物可以减少社会经济负担和耐药菌群的产生。

内镜处理结石后感染与否,并不完全取决于是否使用抗菌药物预防。术前的高危因素,包括女性、较高美国麻醉师协会(American Society of Anesthesiologists,ASA)评级、神经源性膀胱、糖尿病、较大结石负荷、肾积水、菌尿或尿培养阳性及留置引流管。术中的危险因素,包括较长的手术时间、灌注压力、多通道、残留结石、灌注介质的用量。因此对于内镜碎石的围手术期感染的控制,抗菌药物预防是重要的一环,但不能忽略术前感染相关合并症的纠正和手术操作的影响,术后感染中毒性休克的早期预警,以及出现尿脓毒血症后与重症监护医师的通力合作,才能减少上尿路结石手术感染性并发症的发病率和病死率。

(杨波　编　王养民　审)

第八章 经直肠前列腺穿刺术感染的控制策略及抗菌药物预防

目前通过穿刺获得前列腺组织进行病理学检查仍是确诊前列腺癌的标准操作。穿刺可以在超声引导下经会阴皮肤或经直肠进行,经直肠前列腺活检术(transrectal prostatic biopsy,TPB)是更加常用的方法。由于需要经过直肠富含肠道菌群的区域进行有创的操作,穿刺针会将致病菌带入前列腺、尿液和血液。TPB 感染性并发症包括无症状菌尿、尿路感染、菌血症,少数患者会发生严重的尿脓毒血症而危及生命。常见致病菌包括大肠埃希菌、粪肠球菌、变形杆菌、尿肠球菌以及克雷伯菌等,感染的严重程度和预后取决于细菌种类、毒力和宿主防御状态。TPB 感染性并发症重在预防,预防方法包括非抗菌药物预防策略和抗菌药物的预防应用。

荟萃分析结果显示,使用灌肠剂进行肠道准备不能减少感染性并发症的发生[相对危险度(95% CI)=0.96(0.64~1.54)],而穿刺前使用聚维酮碘进行直肠消毒可以明显地降低感染性并发症的发生[相对危险度(95% CI)=0.58(0.43~0.76)]。另外,经会阴途径穿刺较经直肠途径穿刺的感染性并发症显著降低[相对危险度(95% CI)=1.81(1.09~3.00)],但使用聚维酮碘进行会阴部皮肤消毒对预防术后感染没有显著作用。术前尿培养阳性结果对于 TPB 后感染性并发症的发生预测作用较差;相比较 6~12 针穿刺而言,增加前列腺穿刺针数量也并不增加感染性并发症的发生;前列腺周围局部麻醉药的注射也不会增加感染风险。

预防性使用抗菌药物可以显著降低 TPB 术后感染性并发症[相对危险度(95%CI)=0.56(0.40~0.77)],因此强烈推荐 TPB 前预防性使用抗菌药物。但目前对于预防用药的药物选择、疗程及给药方式各国或国际组织的泌尿学会并没有形成一致意见。氟喹诺酮类抗菌药物因为前列腺组织中较高的药物浓度和优良的药物生物学特性常规用于 TPB 的预防用药,通常疗程是术前单剂预防。鉴于氟喹诺酮类药物广泛使用甚至滥用,细菌耐药性也成为其突出问题。在穿刺前使用直肠拭子留取直肠细菌标本,进行细菌的药物敏感性筛查,可以针对性地选择有效的抗菌药物。如果存在氟喹诺酮禁忌或有耐药证据的情况,也可以使用头孢菌素类、氨基糖苷类抗生素或磷霉素进行预防。国内的一项大规模多中心研究显示,在使用统一的肠道准备(术前 3d 口服甲硝唑、术前甘油灌肠剂灌肠、聚维酮碘进行直肠消毒)的前提下,使用左氧氟沙星 500mg 口服,1 次 /d,连续 3d 的方案,超声引导下 TPB 术后整体感染性并发症的发生率为 4.5%,其中无症状菌尿 2.9%、有症状尿路感染 0.1%、发热 0.6%、菌血症 0.6%。经会阴前列腺穿刺预防性使用抗菌药物与不使用抗菌药物穿刺后感染发生率无明显差别。因此,大部分经会阴前列腺穿刺患者穿刺前不需要预防性应用抗菌药物,对于存在感染高危因素患者推荐穿刺前口服单剂量抗菌药物。

综上所述,感染是 TPB 术后主要的并发症,少数患者会发生严重的脓毒血症而危及生命。预防方法包括非抗菌药物预防策略和预防性抗菌药物的应用。有效的非抗菌药物预防策略是穿刺前使用聚维酮碘进行直肠消毒,而预防性抗菌药物的选择,推荐口服氟喹诺酮类抗菌药物,通常疗程是术前单剂或总疗程 3d 的预防。考虑到氟喹诺酮类药物的细菌耐药性,也可应用磷霉素氨丁三醇术前 2~4h 单剂口服进行预防。经会阴前列腺穿刺前肠道准备不是必需的,也不需要预防性应用抗菌药物,对于存在感染高危因素患者推荐穿刺前口服单剂量抗菌药物。

(杨波 编　王养民 审)

参考文献

［1］唐桂良,周毅,骆振刚,等.腔内泌尿外科手术尿路感染危险因素分析［J］.中华全科医学,2016,1(14):163-165.

［2］刘琦.老年尿路感染的诊疗特点［J］.中国临床医生杂志,2013,41(4):7-8.

［3］王秀利.医院泌尿道感染目标性监测及相关危险因素分析［J］.中国现代医学杂志,2013,23(26):103-106.

［4］马雅萍,钱小毛.经尿道膀胱肿瘤切除术后尿路感染的原因分析及预防对策［J］.中华医院感染学杂志,2013,23(1):80-82.

［5］MEDDINGS J,ROGERS MA,KREIN SL,et al. Reducing unnecessary urinary catheter use and other strategies to prevent catheter-associated urinary tract infection：an integrative review［J］.BMJ Qual Saf,2014,23(4):277-289.

［6］乔庐东,陈山.外科带教中泌尿系感染临床教学效果的调查研究［D］.北京:首都医科大学学报(社会科学版),2011(00):331-335.

［7］黄霄,梁燕宓.泌尿外科围术期抗菌药物应用调查分析［J］.中华医院感染学杂志,2012,22(3):582-583.

［8］吴孟超,吴在德.黄家驷外科学［M］.7 版.北京:人民卫生出版社,2008.

［9］马潞林.泌尿外科微创手术学［M］.北京:人民卫生出版社,2013.

［10］才胜勇,裴琼,崔海军.泌尿外科患者尿路感染危险因素 logistic 回归分析［J］.中华医院感染学杂志,2011,21(16):3369-3370.

［11］王建平,赵宪龙,常斌.泌尿外科患者尿路感染危险因素分析与临床预防研究［J］.中华医院感染学杂志,2015,5(7):1626-1628.

［12］许景峰.抗菌药物临床使用原则［M］.北京:中国医药科学出版社,2003:106-122.

［13］中华人民共和国卫生部.《卫生部办公厅关于进一步加强抗菌药物临床应用管理有关问题的通知》(卫办医政发［2009］38 号)［S］.北京:中华人民共和国卫生部,2009.

［14］黄健.中国泌尿外科和男科疾病诊断治疗指南［M］.北京:科学出版社,2019.

［15］WOLFSON JS,HOOPER DC. Treatment of genitourinary tract infections with fuoroquinolones：activity in vitro,pharmacokinetics,and clinical efficacy in urinary tract infection and prostatitis［J］.Antimicrob Agents Chemother,1989,33(10):1655-1661.

［16］高磊,肖永红.Mohnarin 2006—2007 年度报告:尿标本细菌耐药监测研究［J］.中国抗菌药物杂志,2008,33(10):586-591.

［17］曾文冰.1671 例尿路感染患者病原菌分布状况分析［J］.现代诊断与治疗,2018,29(14):2269-2270.

［18］林泉,张旭,彭经宙.成人尿路感染的病原菌调查与耐药性分析［J］.中华医院感染学杂志,2014,24(5):1107-1109.

［19］周维玲.换药室医院感染的危险因素及防范措施［J］.医药前沿,2012(36):390-391.

［20］张启瑜.钱礼腹部外科学［M］.2 版.北京:人民卫生出版社,2017.

［21］《骶神经调控术临床应用专家共识》编写组.骶神经调控术临床应用中国专家共识再版［J］.中华泌尿外科杂志,2018,39(11):801-804.

［22］FOON R,TOOZS-HOBSON P,LATTHE P. Prophylactic antibiotics to reduce the risk of urinary tract infections after urodynamic studies［J］.Cochrane Database Syst Rev,2012(10):CD008224.

［23］HERR HW.Should antibiotics be given prior to outpatient cystoscopy? A plea to urologists to practice antibiotic stewardship［J］. Eur Urol,2014,65(4):839-842.

［24］LU Y,TIANYONG F,PING H,et al.Antibiotic prophylaxis for shock wave lithotripsy in patients with sterile urine before treatment may be unnecessary:a systematic review and meta-analysis［J］.J Urol,2012,188(2):441-448.

［25］HONEY RJ,ORDON M,GHICULETE D,et al.A prospective study examining the incidence of bacteriuria and urinary tract infection after shock wave lithotripsy with targeted antibiotic prophylaxis［J］. J Urol,2013,189(6):2112-2117.

［26］BERRY A,BARRATT A.Prophylactic antibiotic use in transurethral prostatic resection:a meta-analysis［J］. J Urol,2002,167(2 Pt1):571-577.

［27］MACDERMOTT JP,EWING RE,SOMERVILLE JF,et al.Cephradine prophylaxis in transurethral procedures for carcinoma of the bladder［J］.Br J Urol,1988,62(2):136-139.

［28］KNOPF HJ,GRAFF HJ,SCHULZE H. Perioperative antibiotic prophylaxis in ureteroscopic stone removal［J］.Eur Urol,2003,44(1):115-118.

［29］ZENG G,ZHONG W,PEARLE M,et al. European Association of Urology Section of Urolithiasis and International Alliance of Urolithiasis Joint Consensus on Percutaneous Nephrolithotomy［J］.Eur Urol Focus,2022,8(2):588-597.

［30］DONLAN RM,COSTERTON JW. Bioflms:survival mechanisms of clinically relevant microorganisms［J］. Clin Microbiol Rev,2002,15(2):167-193.

［31］乔庐东,陈山,马小军,等 . 上尿路结石患者围术期抗菌药物应用的专家意见［J］.中华泌尿外科杂志,2017,38(9):641-643.

［32］乔庐东,陈山,杨勇,等 . 磷霉素氨丁三醇治疗多重耐药菌下尿路感染的多中心研究［J］.中华泌尿外科杂志,2015,36(10):777-781.

［33］《泌尿外科手术部位感染预防中国专家共识》编写组 . 泌尿外科手术部位感染预防中国专家共识(2019 版)［J］. 中华泌尿外科杂志,2019,40(6):401-404.

［34］QIAO LD,CHEN S,LIN YH,et al. Evaluation of perioperative prophylaxis with fosfomycin tromethamine in ureteroscopic stone removal:an investigator-driven prospective,multicenter,randomized,controlled study［J］. International Urology and Nephrology,2017,50(3):427-432.

［35］KOH TAKEYAMA,MASANORI MATSUKAWA,YASUHARU KUNISHIMA,et al.Incidence of and risk factors for surgical site infection in patients with radical cystectomy with urinary diversion［J］.J Infect Chemother,2005,11(4):177-181.

［36］KATSUMI SHIGEMURA,KAZUSHI TANAKA,MINORI MATSUMOTO,et al. Post-operative infection and prophylactic antibiotic administration after radical cystectomy with orthotopic neobladder urinary diversion［J］. J Infect Chemother,2012,18(4):479-484.

［37］MAGERA JS,ELLIOTT DS. Artificial urinary sphincter infection:causative organisms in a contemporary series［J］. J Urol,2008,180(6):2475-2478.

［38］CARSON CC. Infections in genitourinary prostheses［J］.Urol Clin North Am,1989,16(1):139-147.

［39］DAROUICHE RO,BELLA AJ,BOONE TB,et al. North American consensus document on infection of penile prostheses［J］. Urology,2013,82:937-942.

［40］HUWYLER M,KISS G,BURKHARD FC,et al. Microbiological tined-lead examination:does prolonged sacral neuromodulation testing induce infection［J］. BJU Int,2009,104(5):646-650.

［41］HARAWAY AM,CLEMENS JQ,HE C,et al. Differences in sacral neuromodulation device infection rates based on preoperative antibiotic selection［J］. Int Urogynecol J,2013,24(12):2081-2085.

［42］张鹏,张小东,张朝华,等 . 预防骶神经调节术围术期及术后切口局部感染的经验初探［J］. 中华医学杂志,2015,95(34):2787-2790.

［43］SCHAEFFER AJ,MATULEWICZ RS,KLUMPP DJ. Infections of the urinary tract//WEIN AJ,KAVOUSSI LR,PARTIN

AW, et al. Campbell-Walsh Urology ［M］. 11th ed. Philadelphia, PA: Elsevier, 2016.

［44］孙颖浩. 吴阶平泌尿外科学［M］. 北京: 人民卫生出版社, 2019.

［45］The European Association of Urology (EAU) Urological Infections Guidelines Panel Guidelines on urological infections 2020. http://uroweb.org/guideline/urological-infections/.

［46］DE LA ROSETTE J, DENSTEDT J, GEAVLETE P, et al. The clinical research office of the endourological society ureteroscopy global study: indications, complications, and outcomes in 11,885 patients ［J］. J Endourol Endourol Soc, 2014, 28 (2): 131-139.

［47］SEITZ C, DESAI M, HACKER A, et al. Incidence, prevention, and management of complications following percutaneous nephrolitholapaxy ［J］. Eur Urol, 2012, 61 (1): 146-158.

［48］MARIAPPAN P, SMITH G, BARIOL SV, et al. Stone and pelvic urine culture and sensitivity are better than bladder urine as predictors of urosepsis following percutaneous nephrolithotomy: a prospective clinical study ［J］. J Urol, 2005, 173 (5): 1610-1614.

［49］ESWARA JR, SHARIFTABRIZI A, SACCO, et al. Positive stone culture is associated with a higher rate of sepsis after endourological procedures ［J］. Urolithiasis, 2013, 41 (5): 411-414.

［50］ROUSHANI A, FALAHATKAR S, SHARIFI SH, et al. Intra-operative stone culture as an independent predictor of systemic inflammatory response syndrome after percutaneous nephrolithotomy ［J］. Urolithiasis, 2014, 42 (5): 455-459.

［51］PATEL N, SHI W, LISS M, et al. Multidrug resistant bacteriuria before percutaneous nephrolithotomy predicts for postoperative infectious complications ［J］. J Endourol, 2015, 29 (5): 531-536.

［52］MARTOV AL, GRAVAS S, ETEMADIAN, et al. Postoperative infection rates in patients with a negative baseline urine culture undergoing ureteroscopic stone removal: a matched case-control analysis on antibiotic prophylaxis from the CROES URS global study ［J］. J Endourol, 2015, 29 (2): 171-180.

［53］J CHEW BH, FLANNIGAN R, KURTZ M, et al. A single dose of intraoperative antibiotics is sufficient to prevent urinary tract infection during ureteroscopy ［J］. Endourol, 2016, 30 (1): 63-68.

［54］KAMPHUIS GM1, BAARD J, WESTENDARP M, et al. Lessons learned from the CROES percutaneous nephrolithotomy global study ［J］. World J Urol, 2015, 33 (2): 223-233.

［55］GRAVAS S, MONTANARI E, GEAVLETE P, et al. Postoperative infection rates in low risk patients undergoing percutaneous nephrolithotomy with and without antibiotic prophylaxis: a matched case control study ［J］. J Urol, 2012, 188 (3): 843-847.

［56］SEYREK M, BINBAY M, YURUK E, et al. Perioperative prophylaxis for percutaneous nephrolithotomy: randomized study concerning the drug and dosage ［J］. J Endourol, 2012, 26 (11): 1431-1436.

［57］BAG S, KUMAR S, TANEJA N, et al. One week of nitrofurantoin before percutaneous nephrolithotomy significantly reduces upper tract infection and urosepsis: a prospective controlled study ［J］. Urology, 2011, 77 (1): 45-49.

［58］KORETS R, GRAVERSEN JA, KATES M, et al. Post-percutaneous nephrolithotomy systemic inflammatory response: a prospective analysis of preoperative urine, renal pelvic urine and stone cultures ［J］. J Urol, 2011, 186 (5): 1899-1903.

［59］QIAO LD, CHEN S, WANG XF, et al. A multi-center, controlled, randomized, open-label clinical study of levofloxacin for preventing infection during the perioperative period of ultrasound-guided transrectal prostate biopsy ［J］. Eur J Clin Microbiol Infect Dis, 2016, 35 (11): 1877-1881.

［60］PILATZ A, DIMITROPOULOS K, VEERATTERAPILLAY R, et al. Antibiotic prophylaxis for the prevention of infectious complications following prostate biopsy: A Systematic Review and Meta-analysis ［J］. J Urol, 2020, 204 (2): 224-230.

［61］CARIGNAN A, SABBAGH R, MASSE V, et al. Effectiveness of fosfomycin tromethamine prophylaxis in preventing infection following transrectal ultrasound-guided prostate needle biopsy: results from a large Canadian cohort ［J］. J Glob Antimicrob Resist, 2019, 17: 112-116.

第九篇

泌尿及男性生殖系统感染与肿瘤

一、血吸虫与膀胱癌

1. 血吸虫感染与膀胱癌的相关性　膀胱癌是一个重要的全球健康问题。有资料显示,全球年龄标准化发病率男性为 9.6/10 万,女性为 2.4/10 万。膀胱癌的年龄标准化死亡率和发病率具有地区差异。研究显示,在埃及男性中,膀胱癌是最常见的恶性肿瘤之一(占 16%)。年龄标准化发病率约为 27.9/10 万,主要原因是高发病率的埃及血吸虫病导致膀胱鳞状细胞癌(squamous cell carcinoma,SCC)。2018 年发表的一篇综述显示,非洲85%的膀胱鳞状细胞癌(SCC)与血吸虫感染密切相关。另一项研究结果也显示,在尼日利亚、肯尼亚和赞比亚等国,血吸虫是膀胱癌的主要致病因素。在马里、赞比亚、坦桑尼亚和尼日利亚,被诊断为膀胱鳞癌的患者中有 10%~45% 患有血吸虫性膀胱炎。这些地区的组织学类型鳞癌比尿路上皮癌更多。

血吸虫病最早在 1911 年由弗格森认定为膀胱癌的原因之一。国际癌症研究机构(international agency for research on cancer,IARC)先后在 1994 年和 2012 年证实,血吸虫的慢性感染与膀胱癌有关。

2. 血吸虫感染致膀胱癌的病理　泌尿生殖系统血吸虫病(urogenital schistosomiasis,UGS)主要由埃及血吸虫引起,国内主要为日本血吸虫病。泌尿生殖系统血吸虫病主要发生在膀胱,肾及生殖系统受累者少见。膀胱血吸虫病是血吸虫成虫寄生在人的膀胱及骨盆静脉丛的血管内,虫卵沉积在膀胱黏膜下及其附近的泌尿生殖器官,虫卵引起嗜酸性肉芽肿而引起的膀胱疾病。最常见于膀胱三角区,慢性感染时整个膀胱壁受侵犯,对虫卵的持续炎症反应导致实质组织破坏、炎症、纤维化、肉芽肿,炎症过程延长会引起进行性组织纤维化、基因改变,进而导致膀胱癌的发生。

3. 血吸虫感染致膀胱癌的机制　血吸虫感染引起膀胱癌的具体机制还不十分明确。它们可能携带其他潜在致癌生物物种(如病毒或细菌的共同感染),还有可能通过机体针对寄生虫产生炎症过程的溢出效应(如活性氮和氧中间体的产生)而引发损伤。多种因素可能相互交叉,从而增加人类患埃及血吸虫感染相关膀胱癌的风险。

(1)由血吸虫及虫卵本身抗原引起:曼氏血吸虫虫卵的可溶性卵抗原(soluble egg antigen,SEA)制剂对多种宿主细胞类型有影响。w1 蛋白通过甘露糖受体的蛋白质内化和随后的 mRNA 降解,促进 Th2 细胞激活。卵蛋白 IPSE/α-1 进入宿主细胞,同样也具有免疫调节特性。Evaristus C 等人还发现,IPSE 能促进膀胱癌细胞的增殖和血管生成。通过向小鼠膀胱壁微量注射埃及血吸虫虫卵,能够复制人类泌尿生殖系统血吸虫病中观察到的几个重要变化,如血尿、尿频、持续性和纤维化肉芽肿以及全身和局部 2 型免疫激活。虫卵的暴露还引发了持续的尿路上皮增生和鳞状化生,这是两种潜在的膀胱癌前病变。

(2) 混合感染:宿主的血吸虫感染诱导免疫调节细胞因子[白介素(interleukin,IL)-10 和转化生长因子 β(transforming growth factor β,TGFβ)],它们刺激 Th2 细胞产生针对寄生虫的免疫反应。另外,炎症反应还显著改变病毒、细菌或原虫感染的易感性和进展,降低对并发细菌或病毒感染的免疫力。这些混合感染可能导致癌变。病毒已被证明能产生致癌基因,改变细胞周期,防止细胞凋亡,并破坏 DNA 修复机制。人乳头状瘤病毒已被发现在血吸虫性膀胱癌中发挥作用。有研究观察到人体内埃及血吸虫感染和细菌性尿路感染之间也存在关联,与血吸虫病相关的尿病原体如大肠埃希菌、奇异变形杆菌和肺炎克雷伯菌可能导致尿液中释放出高水平的致癌物质亚硝胺,从而引起尿路上皮癌变。埃及进行了一项病例对照研究,评估泌尿血吸虫病、肠道血吸虫病、年龄、性别、职业风险、吸烟和其他尿路感染(UTI)与膀胱癌形成的关系。结果显示,泌尿血吸虫病的临床病史很重要,但患膀胱癌的风险不大。这意味着在大多数膀胱癌病例中,其他混杂的危险因素对诱发癌变至关重要。

(3) 可能相关的基因及分子:有研究表明,雌激素 -DNA 加合物介导的作用与 UGS 相关的膀胱癌发生有关。在埃及血吸虫的裂解物和分泌物以及 UGS 病例的血清和尿液中都鉴定出了雌激素样代谢物。埃及血吸虫活卵能诱导尿路上皮细胞中雌激素受体的下调。推测来自血吸虫的反应性代谢物可能参与了 UGS 相关的鳞状细胞癌的发生。雌激素的羟基化形成 2- 和 4- 邻苯二酚雌激素,参与进一步氧化成半醌和醌,包括形成邻苯二酚雌激素 -3,4- 醌,都是雌激素的主要致癌代谢物。这些亲电化合物可以与包括 DNA 在内的大分子发生共价反应,形成加合物,导致癌的发生。UGS 患者存在大量与烷化剂作用相关的 DNA 损伤。突变与 DNA 修复机制中断同时发生。研究发现,这些突变是由 *H-ras* 基因和 *TP53* 基因上的 CpG 序列的 G- 转换引起的。而且,P53 蛋白在 UGS 相关恶性肿瘤中的表达比在其他膀胱肿瘤中更常见。P53 蛋白在非肿瘤性膀胱炎、恶性肿瘤、鳞状细胞癌、尿路上皮癌或混合癌以及癌旁黏膜明显正常的病例中表达增高。在 UGS 患者中,无论是否伴有膀胱癌,P53 的表达都很高,并累及大量的相邻细胞,提示 P53 在核水平聚集。

在埃及的一项研究评估了成纤维细胞生长因子受体(fibroblast growth factor receptor,FGFR)3 在膀胱癌和相关血吸虫病中的表达,发现 FGFR3 与膀胱癌的肿瘤分级和分期密切相关。另一项研究评估了 Fas 和 FasL 在人膀胱癌与血吸虫病的相关性,发现血吸虫病与膀胱癌的相关性将 Fas 阳性免疫反应的发生率提高到 100%。

此外,相关研究发现:bcl2 水平、酪氨酸激酶 Ras 途径的基因突变、*Kras* 基因突变、9p 和 9q 染色体上杂合性的丢失可能也参与了 UGS 相关膀胱癌的发生。维生素 A 缺乏也是可能因素之一:最近的研究表明,尿路上皮中的维生素 A 受体在尿路上皮再生过程中是必不可少的。血吸虫地方性流行通常发生在缺乏维生素(包括维生素 A)的地区,这一事实可能导致撒哈拉以南地区缺乏维生素 A 而导致血吸虫相关性膀胱癌。

尽管埃及血吸虫感染与膀胱癌之间的联系很强,但对其潜在机制的识别进展缓慢,可能会阻碍泌尿生殖系统血吸虫病相关膀胱癌的诊断和治疗。该领域进展缓慢的相关原因包括:①缺乏研究泌尿生殖系血吸虫病进展的动物模型;②关于埃及血吸虫基因组信息的缺乏;③调控埃及血吸虫生命阶段的遗传工具很少;④与其他膀胱癌相比,人类血吸虫性膀胱癌可能有特定的不完整突变。

二、其他各种原因所致的慢性炎症与膀胱癌

1. 细菌感染 研究认为,泌尿系统细菌感染可能在诱导尿路上皮癌中发挥作用。细菌是如何与宿主相互作用以促进尿路上皮癌发展的机制尚不清楚。研究发现,该机制可能与尿路感染过程产生的致癌化合物(亚硝胺)有关。Davis 等人的研究表明,慢性尿路感染大鼠在 24 周的时间内尿中 N1- 二甲基亚硝胺水平升高,且与膀胱上皮的增生和早期瘤变有关。研究中使用了 3 种细菌属,其中 2 种(大肠埃希菌和变形杆菌)引起尿亚硝胺水平的增加,并与感染相关。

Davis 等人认为,菌株依赖性毒力因子可能能够促进尿路上皮增生和肿瘤形成。毒力因子起作用的一个可能机制是通过刺激巨噬细胞在遇到病原体的组织中产生亚硝胺。Mirva 等人在体外实验中证实,细菌脂多糖可以诱导巨噬细胞产生亚硝胺。毒性较低的生物不太可能遇到并刺激巨噬细胞中亚硝胺的合成。

一项回顾性研究显示,UTIs 与膀胱癌风险呈正相关。但也有相反的报道认为,UTIs 病史反而会使女性患膀胱癌(bladder cancer,BCa)风险降低。这一结果的可能机制是用于治疗膀胱感染的抗生素对 BCa 细胞的细胞毒性。由此看来,尿路感染是 BCa 发生的危险因素,而积极的正规抗菌药物治疗可能降低其风险,尤其对于女性。目前还缺乏足够的前瞻性研究检验 UTI 和膀胱癌风险之间的关系。

有两项观察性研究得出了淋病和膀胱癌风险的数据,提示淋菌性尿道炎与膀胱癌显著相关,而梅毒性尿道炎没有显著相关性。两项研究均显示膀胱癌以移行细胞癌(transitional cell carcinoma,TCC)为主,90% 以上的病例诊断为浸润性癌。

2. 病毒感染 Shaker 等人的研究显示,在膀胱移行细胞癌组织中,高危型 HPV16/18 的阳性率明显高于慢性膀胱炎和正常膀胱组织,且与膀胱癌患者的临床分期具有一定的相关性,说明 HPV16/18 感染可能参与了膀胱移行细胞癌的发生,并对其恶性程度与疾病进展有一定的影响。Berrada 等人对 45 例摩洛哥籍膀胱癌患者的肿瘤组织进行高危型 HPV DNA 检测,发现高危型 HPV 尤其是 HPV16 感染与膀胱癌的发生发展有关。类似的其他多项研究同样证明高危型 HPV 感染与膀胱癌具有一定的相关性。但也有部分相反的报道。不同文献纳入的研究对象、种族基因易感性、样本量、实验研究方法等方面均具有差异,因此关于高危型 HPV 感染与膀胱肿瘤关系的结论尚存在一定争议。

HPV 感染在肿瘤发生中的作用机制尚未明了,目前认为 HPV 可能引起了某些癌基因、抑癌基因的表达变化,从而参与或导致了相关肿瘤的发生。HPV 编码两种癌蛋白:E6 和 E7。E6 蛋白与 P53 相互作用,通过泛素依赖途径刺激 P53 相关蛋白的降解。长期以来,*P53* 抑癌基因的改变与膀胱癌患者不良的临床预后密切相关。E6、E7 两者均需要癌基因的激活,而且 E6 癌蛋白可增加 E7 癌蛋白对上皮细胞的转化能力。E6 和 E7 已被证实与肿瘤的发生密切相关,其与癌基因、抑癌基因共同作用导致肿瘤发生。病毒 DNA 整合进入细胞基因是肿瘤发生的重要步骤,整合到人体细胞基因上的 HPV DNA,通过 *E2* 基因失活和 *E5* 基因对血管内皮生长因子的阻碍作用,引起 E6、E7 蛋白高表达,抑制 *p53*、*RB* 等抑癌基因的活性,导致细胞分化异常,细胞端粒酶的转录被激活,可能是肿瘤发生的机制之一。

HIV、BK 多瘤病毒(BK polyomavirus,BKV)、HSV 等也与膀胱癌的发生显示出一定的相关性,但相关研究不多。

三、腺性膀胱炎与膀胱癌

腺性膀胱炎(cystitis glandularis,CG)是膀胱黏膜的一种特殊类型的病理改变,其特征主要在于膀胱移行上皮的增生和化生。目前,随着腔镜技术在泌尿外科的广泛应用,CG 的诊断率逐渐提高。CG 症状

严重时可影响患者的正常生活,且该病易反复发作,具有恶变潜能,治疗难度大。

腺性膀胱炎的病因和发病机制目前尚未完全明确。一般认为,腺性膀胱炎是一种由膀胱感染、梗阻、结石,留置导尿管等慢性刺激引起的膀胱增生性病变。目前,国内比较认可的关于 CG 发病机制的学说主要有:①胚胎起源学说;②上皮组织转化学说;③Pund 退化学说。大多数学者认为,CG 的形成和发展是一个渐进的过程,即正常膀胱黏膜、移行上皮单纯增生、Brunn 芽、Brunn 巢、囊性膀胱炎、腺性膀胱炎。

有学者根据 CG 形态将其分为两类:①典型 CG 由柱状或立方上皮组成的管腔样结构构成中心部分,并且周边与移行上皮具有清晰的边界;②肠型 CG 为肠上皮化生导致固有层形成腺体样结构,并且具有大量分泌黏液的杯状细胞。CG 有一种特殊类型,即红润 CG,也称为肠腺瘤样 CG,具有很高的恶性倾向。国内根据膀胱镜检查结果将腺性膀胱炎分为:①滤泡样水肿型,表现为片状浸润的滤泡状水肿隆起或绒毛样增生;②乳头状瘤样型,表现为带蒂的乳头状物,黏膜充血、水肿,易误诊为乳头状瘤;③慢性炎症型,表现为局部黏膜粗糙,血管纹理增多;④黏膜无显著改变型,黏膜大致正常,多于随机活检时发现。此型较易漏诊。

目前,关于腺性膀胱炎组织学分类与膀胱肿瘤关系的研究尚存在争议。姚友生等人报道 458 例患者的临床研究中,有 2 例患者 Brunn 巢上皮细胞出现腺癌病变,5 例患者有膀胱移行上皮癌病史。据此认为,腺性膀胱炎可进展为腺癌,又可和膀胱腺癌伴发,但腺性膀胱炎发生癌变的概率不高。另外两项研究分别对 166 例和 88 例腺性膀胱炎患者进行了长达近 20 年的随访,未发现继发膀胱肿瘤的患者,认为腺性膀胱炎短期内并不是发生膀胱肿瘤的危险因素。CG 的发生、发展及其最终癌变需要一个漫长过程。在此过程中,还受到患者本身身体条件、遗传性,环境因素及相关治疗的影响,且发生癌变存在一定概率性。当前对于 CG 尚缺少大范围、多病例的研究及相关试验。故目前对于二者的必然联系仍需进一步的相关实验研究。

Morton 等人利用原位荧光杂交技术检测肠型腺性膀胱炎的端粒酶长度明显短于邻近的正常膀胱组织及典型腺性膀胱炎,并且在细胞学检测均可显示出细胞异型或原位癌倾向。Bryan 等人发现,肠型腺性膀胱炎中细胞核存在 β- 环连蛋白高表达,而 β- 环连蛋白是 Barrett 食管恶变起始及进展的关键因素之一,提示其与 Barrett 食管可能存在相同的转变途径,说明肠型腺性膀胱炎有恶变的可能。黄洁夫等人在检测 60 例患者腺性膀胱炎组织中 RasP2l 的表达后认为,肠上皮型腺性膀胱炎更具癌变潜能。

腺性膀胱炎的病因目前尚未完全明确。许多学者认为该病变可能与长期细菌感染和慢性刺激有关,黏膜上皮受到刺激后逐渐形成 Bruun 巢并进一步分化形成腺体。巫嘉文等人认为,腺性膀胱炎与人乳头状瘤病毒感染有关,腺性膀胱炎可以检测出 HPV 阳性改变,病理上具有乳头状和滤泡样增生、上皮内空泡样变等 HPV 感染的病理特征。PANER GP 等人认为,膀胱结石在 CG 的发生中扮演了重要角色,其导致的膀胱增殖性炎症被认为是引起 CG 的重要原因,而 CG 可诱发结石、感染加重,结石所致感染、梗阻可进一步损害膀胱上皮,因此,若 CG、结石其中之一未得到有效治疗,膀胱移行细胞均可因长期感染、刺激造成黏膜上皮鳞状化生,最终出现癌变。

目前对于腺性膀胱炎的治疗主要有两种观点,一种认为腺性膀胱炎为正常的生理现象,主张保守治疗;另一种认为腺性膀胱炎为癌前病变,主张给予电灼 / 电切术 + 膀胱灌注。有学者认为,对不同类型的腺性膀胱炎的处理应该有所区别:①对于膀胱镜下分型为乳头状瘤样型、肠腺瘤型、广泛滤泡型的高危型腺性膀胱炎,不管其病理分型如何,都主张治疗方式应等同于浅表性膀胱癌,给予电灼 / 电切术 + 膀胱灌注并进行定期随访;②对于小范围滤泡型、慢性炎症型、黏膜无明显改变型腺性膀胱,应予以积极寻找和消除病因为主的处理,如存在膀胱憩室、膀胱颈肥厚、膀胱结石、尿路狭窄、前列腺增生、膀胱尿道功能障碍等可能引起下尿路梗阻的因素或泌尿系统感染,可予以相应的手术、膀胱灌注、抗生素、α 受体阻滞剂等对症处理。消除病因可使低危型腺性膀胱炎自愈。

腺性膀胱炎的不同分型有着不同的生物学意义,随着对腺性膀胱炎研究的进一步深入,其与肿瘤之间的关系也将决定着治疗方式的选择。

(刘同族　编　杨为民　审)

参考文献

[1] BRAY F,FERLAY J,SOERJOMATARAM I,et al. Global cancer statistics 2018:GLOBOCAN estimates of incidence and mortality worldwide for 36 cancers in 185 countries [J]. CA:A Cancer Journal for Clinicians,2018,68(6):394-424.

[2] FEDEWA SA,SOLIMAN AS,ISMAIL K,et al. Incidence analyses of bladder cancer in the Nile delta region of Egypt [J]. Cancer Epidemiology,2009,33(3-4):176-181.

[3] BOWA K,MULELE C,KACHIMBA J,et al. A review of bladder cancer in sub-Saharan Africa:a different disease,with a distinct presentation,assessment,and treatment [J]. Annals of African Medicine,2018,17(3):99-105.

[4] CASSEL A,YUNUSA B,JALLOH M,et al. Nonmuscle invasive bladder cancer:a review of the current trend in Africa [J]. World Journal of Oncology,2019,10(3):123-131.

[5] BOTELHO MC,FIGUEIREDO J,ALVES H. Bladder cancer and urinary schistosomiasis in Angola [J]. J Nephrol Res,2015,1(1):22-24.

[6] PLIESKATT JL,DEENONPOE R,MULVENNA JP,et al. Infection with the carcinogenic liver fluke Opisthorchis viverrini modifies intestinal and biliary microbiome [J]. FASEB J,2013,27(11):4572-4584.

[7] KHALED HM,RAAFAT A,MOKHTAR N,et al. Human papilloma virus infection and overexpression of p53 protein in bilharzial bladder cancer [J]. Tumori Journal,2001,87(4):256-261.

[8] HELAL TEA,FADEL MT,EL-SAYED NK. Human papilloma virus and p53 expression in bladder cancer in Egypt:relationship to schistosomiasis and clinicopathologic factors [J]. Pathology & Oncology Research,2006,12(3):173-178.

[9] ADEYEBA OA,OJEAGA SGT. Urinary schistosomiasis and concomitant urinary tract pathogens among school children in metropoitan Ibadan,Nigeria [J]. African Journal of Biomedical Research,2010,5(3):103-107.

[10] LAUGHLIN LW,FARID Z,MANSOUR N,et al. Bacteriuria in urinary schistosomiasis in Egypt [J]. Am J Trop Med Hyg,1978,27(5):916-918.

[11] STELEKATI E,WHERRY EJ. Chronic bystander infections and immunity to unrelated antigens [J]. Cell Host Microbe,2012,12(4):458-469.

[12] MA N,THANAN R,KOBAYASHI H,et al. Nitrative DNA damage and Oct3/4 expression in urinary bladder cancer with Schistosoma haematobium infection [J]. Biochemical and Biophysical Research Communications,2011,414(2):344-349.

[13] VENNERVALD BJ,POLMAN K. Helminths and malignancy [J]. Parasite immunology,2009,31(11):686-696.

[14] EVERTS B,HUSSAARTS L,DRIESSEN NN,et al. Schistosome-derived omega-1 drives Th2 polarization by suppressing protein synthesis following internalization by the mannose receptor [J]. J Exp Med,2012,209(10):1753-1767,S1.

[15] SCHRAMM G,GRONOW A,KNOBLOCH J,et al. IPSE/alpha-1:a major immunogenic component secreted from Schistosoma mansoni eggs [J]. Molecular and Biochemical Parasitology,2006,147(1):9-19.

[16] MBANEFO EC,AGBO CT,Zhao Y,et al. IPSE,an abundant egg-secreted protein of the carcinogenic helminth Schistosoma haematobium,promotes proliferation of bladder cancer cells and angiogenesis [J]. Infectious Agents and Cancer,2020,15(1):1-10.

[17] FU CL,APELO CA,TORRES B,et al. Mouse bladder wall injection [J]. Journal of Visualized Experiments,2011(53):e2523.

［18］FU CL,ODEGAARD JI,DE'BROSKI RH,et al. A novel mouse model of Schistosoma haematobium egg-induced immunopathology［J］. PLoS Pathog,2012,8(3):e1002605.

［19］HONEYCUTT J,HAMMAM O,FU CL,et al. Controversies and challenges in research on urogenital schistosomiasis-associated bladder cancer［J］. Trends in Parasitology,2014,30(7):324-332.

［20］SALGAME P,YAP GS,GAUSE WC. Effect of helminth-induced immunity on infections with microbial pathogens［J］. Nature Immunology,2013,14(11):1118-1126.

［21］BEDWANI R,RENGANATHAN E,EL KWHSKY F,et al. Schistosomiasis and the risk of bladder cancer in Alexandria, Egypt［J］. British Journal of Cancer,1998,77(7):1186-1189.

［22］BOTELHO MC,VALE N,GOUVEIA MJ,et al. Tumour-like phenotypes in urothelial cells after exposure to antigens from eggs of Schistosoma haematobium:an oestrogen-DNA adducts mediated pathway?［J］. International Journal For Parasitology,2013,43(1):17-26.

［23］CORREIA DA COSTA JM,VALE N,GOUVEIA MJ,et al. Schistosome and liver fluke derived catechol-estrogens and helminth associated cancers［J］. Frontiers in Genetics,2014,5:444.

［24］GOUVEIA MJ,SANTOS J,BRINDLEY PJ,et al. Estrogen-like metabolites and DNA-adducts in urogenital schistosomiasis-associated bladder cancer［J］. Cancer Letters,2015,359(2):226-232.

［25］BRINDLEY PJ,DA COSTA JMC,SRIPA B. Why does infection with some helminths cause cancer?［J］. Trends in Cancer, 2015,1(3):174-182.

［26］BOTELHO MC,CRESPO M,ALMEIDA A,et al. Schistosoma haematobium and Schistosomiasis mansoni:production of an estradiol-related compound detected by ELISA［J］. Experimental Parasitology,2009,122(3):250-253.

［27］NACIF-PIMENTA R,DA SILVA ORFANÓ A,MOSLEY IA,et al. Differential responses of epithelial cells from urinary and biliary tract to eggs of Schistosoma haematobium and S. mansoni［J］. Scientific Reports,2019,9(1):1-15.

［28］BADAWI AF. Molecular and genetic events in schistosomiasis-associated human bladder cancer:role of oncogenes and tumor suppressor genes［J］. Cancer Letters,1996,105(2):123-138.

［29］ABDULAMIR AS,HAFIDH RR,KADHIM HS,et al. Tumor markers of bladder cancer:the schistosomal bladder tumors versus non-schistosomal bladder tumors［J］. Journal of Experimental & Clinical Cancer Research,2009,28(1):1-14.

［30］SANTOS J,FERNANDES E,FERREIRA JA,et al. P53 and cancer-associated sialylated glycans are surrogate markers of cancerization of the bladder associated with Schistosoma haematobium infection［J］. PLoS Negl Trop Dis,2014,8(12): e3329.

［31］HAMMAM O,ABOUSHOUSHA T,EL-HINDAWI A,et al. Expression of FGFR3 protein and gene amplification in urinary bladder lesions in relation to schistosomiasis［J］. Open Access Macedonian Journal of Medical Sciences,2017,5(2):160.

［32］WU XR. Urothelial tumorigenesis:a tale of divergent pathways［J］. Nature Reviews Cancer,2005,5(9):713-725.

［33］LIANG FX,BOSLAND MC,HUANG H,et al. Cellular basis of urothelial squamous metaplasia roles of lineage heterogeneity and cell replacement［J］. Journal of Cell Biology,2005,171(5):835-844.

［34］DAVIS CP,COHEN MS,HACKETT RL,et al. Urothelial hyperplasia and neoplasia. Ⅲ. Detection of nitrosamine production with different bacterial genera in chronic urinary tract infections of rats［J］. J Urol,1991,145(4):875-880.

［35］RADOMSKI JL,GREENWALD D,HEARN WL,et al. Nitrosamine formation in bladder infections and its role in the etiology of bladder cancer［J］. J Urol,1978,120(1):48-50.

［36］DAVIS CP,COHEN MS,GRUBER MB,et al. Urothelial hyperplasia and neoplasia:a response to chronic urinary tract infections in rats［J］. J Urol,1984,132(5):1025-1031.

［37］MIWA M,STUEHR DJ,MARLETTA MA,et al. N-nitrosamine formation by macrophages［J］. IARC Scientific Publications,1987,(84):340-344.

［38］LA VECCHIA C,NEGRI E,D'AVANZO B,et al. Genital and urinary tract diseases and bladder cancer［J］. Cancer Research,1991,51(2):629-631.

［39］GONZÁLEZ CA,ERREZOLA M,IZARZUGAZA I,et al. Urinary infection,renal lithiasis and bladder cancer in Spain［J］.

European Journal of Cancer and Clinical Oncology,1991,27(4):498-500.

［40］PIPER JM,MATANOSKI GM,TONASCIA J. Bladder cancer in young women［J］. American Journal of Epidemiology,1986,123(6):1033-1042.

［41］SHAKER OG,HAMMAM OA,WISHAHI MM. Is there a correlation between HPV and urinary bladder carcinoma?［J］. Biomedicine & Pharmacotherapy,2013,67(3):183-191.

［42］BERRADA N,AL-BOUZIDI A,AMEUR A,et al. Human papillomavirus detection in Moroccan patients with bladder cancer［J］. J Infect Dev Ctries,2013,7(8):586-592.

［43］CAI T,MAZZOLI S,MEACCI F,et al. Human papillomavirus and non-muscle invasive urothelial bladder cancer:potential relationship from a pilot study［J］. Oncology Reports,2011,25(2):485-489.

［44］SHIGEHARA K,SASAGAWA T,KAWAGUCHI S,et al. Etiologic role of human papillomavirus infection in bladder carcinoma［J］. Cancer,2011,117(10):2067-2076.

［45］WIEST T,SCHWARZ E,ENDERS C,et al. Involvement of intact HPV16 E6/E7 gene expression in head and neck cancers with unaltered p53 status and perturbed pRb cell cycle control［J］. Oncogene,2002,21(10):1510-1517.

［46］DOGRA S,BANDI S,VISWANATHAN P,et al. Arsenic trioxide amplifies cisplatin toxicity in human tubular cells transformed by HPV-16 E6/E7 for further therapeutic directions in renal cell carcinoma［J］. Cancer Letters,2015,356(2):953-961.

［47］姚友生,湛道明,黄健,等. 女性腺性膀胱炎 15 年诊疗经验回顾(附 458 例分析)［J］. 中国内镜杂志,2007,13(12):1318-1320.

［48］YI X,LU H,WU Y,et al. Cystitis glandularis:a controversial premalignant lesion［J］. Oncology Letters,2014,8(4):1662-1664.

［49］SMITH AK,HANSEL DE,JONES JS. Role of cystitis cystica et glandularis and intestinal metaplasia in development of bladder carcinoma［J］. Urology,2008,71(5):915-918.

［50］MORTON MJ,ZHANG S,LOPEZ-BELTRAN A,et al. Telomere shortening and chromosomal abnormalities in intestinal metaplasia of the urinary bladder［J］. Clinical Cancer Research,2007,13(20):6232-6236.

［51］BRYAN RT,NICHOLLS JH,HARRISON RF,et al. The role of β-catenin signaling in the malignant potential of cystitis glandularis［J］. J Urol,2003,170(5):1892-1896.

［52］黄洁夫,陈坚,莫曾南,等. 各种组织类型的腺性膀胱炎中 RasP21 蛋白的表达及意义［D］. 南宁:广西医科大学学报,2007(1):33-35.

［53］巫嘉文,陈坚,莫曾南,等. 人类乳头状瘤病毒与腺性膀胱炎的相关性研究［J］. 临床泌尿外科杂志,2001,16(12):538-539.

［54］PANER GP,LOPEZ-BELTRAN A,SIROHI D,et al. Updates in the pathologic diagnosis and classification of epithelial neoplasms of urachal origin［J］. Adv Anat Pathol,2016,23(2):71-83.

［55］王宁,叶章群,陈志强. 腺性膀胱炎的新认识［J］. 中华泌尿外科杂志,2017,38(3):235-237.

第二章　前列腺炎与前列腺增生及前列腺癌

随着人口老龄化,良性前列腺增生(benign prostatic hyperplasia,BPH)和前列腺癌(prostate cancer,PCa)越来越普遍。BPH 是老年男性最常见的泌尿系统疾病,在 50 多岁的男性中患病率为 42%,在 80 岁以上的男性中患病率达到 80%。PCa 的发病率在全球范围内所有男性恶性肿瘤中位列第 2 位,每年诊断出 160 万男性,大约 36 万人死于 PCa。近几年来,研究人员发现炎症与 BPH 和 PCa 的发病机制密切相关,在前列腺标本中慢性炎症是较常见的病理表现,并可能通过多种途径参与 BPH 和 PCa 的进展。

一、前列腺炎与良性前列腺增生

1. 前列腺炎与 BPH 的相关性　目前许多研究已经揭示了慢性炎症与前列腺增生发生发展的关系。Bedalov 等人的一项研究发现,BPH 患者术后前列腺标本合并前列腺炎高达 90.3%;在 REDUCE 研究中,有 77.4% 的 BPH 患者前列腺活检标本合并有前列腺炎;而在 MTOPS 研究中,40% 的 BPH 患者前列腺活检标本存在慢性炎症,而且与无炎性反应浸润的患者相比,有慢性炎性反应的患者发生 BPH 进展和尿潴留的风险更高。为了说明前列腺慢性炎症的广泛性,及其与 BPH 的相关性,ZlottaAR 等人对 100 名亚洲男性和 320 名白种人男性的尸体进行解剖研究,结果显示,在这两个群体中,超过 70% 的尸检标本都能观察到慢性炎症;而在多变量分析中,慢性炎症患者患 BPH 的概率比未见炎症浸润的患者患病率高出近 7 倍。

此外,与不伴慢性前列腺炎的 BPH 患者相比,合并慢性炎症的 BPH 患者前列腺体积更大,下尿路症状更严重,急性尿潴留风险概率更高。Roehrborn C 等人研究发现,与慢性炎症患者相比,无慢性前列腺炎的 BPH 患者急性尿潴留的发生率较低,临床病理进展也较为缓慢。Nickel 等人的研究纳入了 8 000 多例前列腺增生症患者,经组织活检发现 70% 以上的患者合并有前列腺慢性炎症,且这些 BPH 患者前列腺体积较大、国际前列腺症状评分(international prostate symptom score,IPSS)更高。而最近的一项纳入 4 109 例前列腺增生患者的研究也表明,慢性炎症与较高基线的国际前列腺症状评分(IPSS)、较大的前列腺体积以及随访期间急性尿潴留风险增加相关。Robert 等人观察到,重度、中度和无 BPH 患者中慢性炎性反应的发生率分别为 79%、48% 和 20%。综合这些研究,进一步支持了前列腺腺体的慢性炎症与前列腺的增生相关。

2. 病理生理机制　BPH 的发病机制尚不明确。近年来,炎症作为良性前列腺增生进展的一个重要因素已经受到越来越多的关注。细菌病毒感染、性传播疾病、自身免疫反应、环境因素、尿液反流引起的化学刺激以及代谢综合征的促炎状态,这些刺激的存在会对前列腺细胞造成损害,刺激前列腺组织诱导淋巴细胞浸润,从而导致慢性炎症反应。前列腺炎性反应期间,腺体、腺体周围和间质区域可见大量淋巴浸润,T淋巴细胞浓度升高。这些细胞将促进细胞因子和生长因子的释放,从而导致组织损伤、慢性免疫反应和以纤维肌肉生长为特征的异常重塑过程。BPH慢性组织炎症的主要特征:①T淋巴细胞浸润、释放相应的细胞因子;②细胞因子促进前列腺基质细胞、间质细胞增生引起组织重塑,同时招募、趋化其他细胞因子、趋化因子浸润前列腺内,进一步扩大慢性组织炎症反应,这种机制可以自我延续,引起局部的恶性循环;③慢性组织炎症引起前列腺增大,最终导致前列腺相关梗阻。

(1) 前列腺增生与炎性反应细胞:前列腺上皮细胞广泛表达Toll样受体(包括TLR-2、TLR-4、TLR-5、TLR-7和TLR-9),并产生主要组织相容性复合体Ⅱ类(major histocompatibility complex,MHC-Ⅱ)分子,此外还分泌重要的促炎细胞因子,如单核细胞趋化蛋白-1(monocyte chemoattractant protein-1,MCP-1)、缺氧诱导因子-1α(hypoxia inducible factor-1α,HIF-1α)、IL-6和IL-18等。前列腺基质细胞在其膜上除表达MHC-Ⅱ分子以外,还产生共刺激分子如白细胞分化抗原(cluster of differentiation,CD)80、CD86、CD40、CD134L,这些共刺激分子可以受炎症刺激而上调。Penna等人研究发现,前列腺上皮和基质细胞不仅表达细胞因子受体,而且作为抗原呈递细胞(antigen presenting cells,APCs)积极参与局部免疫应答的调节,可以刺激CD4 T淋巴细胞分泌IL-17及干扰素(interferon,IFN)-γ,诱导BPH细胞驱动自身免疫反应,触发TLRs,上调IL-8、IL-6表达。IL-8可刺激前列腺基质及成纤维细胞生长因子(fibroblast growth factor,FGF)-2生成,刺激BPH细胞增生,引起前列腺体积增大,同时招募淋巴细胞浸润进入前列腺内,进一步促进BPH的发展。

Kramer等人研究了淋巴细胞衍生生长因子对前列腺基质细胞生长的影响,证实BPH组织中含有T淋巴细胞、B淋巴细胞和巨噬细胞的浸润,这些T淋巴细胞、B淋巴细胞和巨噬细胞被长期激活,并负责释放细胞因子(主要是IL-2、IFN-γ和TGFβ),以支持BPH的纤维肌性增生。据报道,不同的促炎细胞因子在BPH组织中表达上调,特别是基底和基质细胞中的IL-15,浸润的T细胞中的IL-17,基底细胞和基质细胞中的IFN-γ,以及上皮细胞中的IL-8。一旦启动,这个过程就决定了T细胞的趋化性,这些T细胞被IL-6、IL-8和IL-5等促炎细胞因子的增加所吸引。当T细胞的密度达到一定的阈值时,周围的细胞就会成为靶点并被杀死,留下的空间被纤维肌性结节所取代。树突状细胞是专职的抗原提呈细胞,在诱导、维持和调节T细胞反应方面也起着关键作用,它们的活性有助于维持和促进前列腺的免疫炎症浸润。

(2) 前列腺增生与促炎细胞因子:IL-17是T细胞诱导的炎症反应的早期启动因子,可以通过促进释放前炎性细胞因子来放大炎症反应。在BPH的发展中,IL-17是关键的细胞因子,它的浓度在健康组织中可忽略不计,但在炎症或BPH患者的前列腺中浓度显著增大。IL-17主要由T淋巴细胞和前列腺上皮细胞分泌。IL-17可以激活核因子(nuclear factor,NF)-κB通路,调节上皮细胞和间质细胞中IL-6、IL-8和IL-1的表达。触发肿瘤坏死因子(tumor necrosis factor-,TNF)-α、IFN、IL-5和IL-10等细胞因子的释放,并上调巨噬细胞和上皮细胞环氧化酶-2(cyclooxygenase,COX-2)的表达。此外,在小鼠模型中发现,IL-17的分泌也因氧化应激和衰老而增加,而这两个过程通常与BPH有关。

转化生长因子β(TGFβ)在BPH基质细胞增殖和分化中具有重要作用,且为雄激素控制前列腺生长的关键因素。Descazeaud A等人研究了231例BPH患者前列腺中的TGFβ受体Ⅱ(transforming growth factor β receptor Ⅱ,TGFBRⅡ)蛋白的表达,发现在基质和腺体中,TGFBRⅡ蛋白的表达与CD4$^+$T淋巴细胞浸润有关。其数据还表明,细菌感染和前列腺炎症可诱导上皮细胞中雄激素反应基因的表达增加,并激活基质中的TGFβ1级联基因。此外,在有炎症的前列腺组织中观察到:巨噬细胞浸润会刺激上皮细胞分泌 TGFβ2。TGFβ2 和 HIF-1α 均参与上皮间质转化（epithelial to mesenchymal transition, EMT）的生物学过程。而 EMT 目前被认为可能是前列腺增生发生发展的重要机制。

IL-8 和 MCP-1 在复杂的前列腺炎症细胞因子级联中也具有重要作用。在 BPH 组织中，IL-8 由上皮细胞和基质细胞主动分泌，用来响应由 TH1 和 TH17 细胞产生的促炎细胞因子 IFNc 和 IL-17。反过来，IL-8 会吸引表达趋化因子受体 CXCR1 和 CXCR2 的淋巴单核细胞进入前列腺中。IL-8 可以刺激衰老上皮细胞的增殖，并使基质细胞获得肌成纤维细胞反应性表型，还会间接促进成纤维细胞生长因子（FGF）-2 的分泌，从而诱导前列腺基质和上皮细胞的过度生长。

局部缺氧是炎性递质的另一来源，缺氧导致活性氧（reactive oxygen species，ROS）水平降低，这促进了新血管的生成和成纤维细胞向肌成纤维细胞的分化。特别是在体外缺氧实验中，观察到血管内皮细胞生长因子分泌增加，如 FGF-7、TGFβ、FGF-2 和 IL-8 等。作为对缺氧的反应，前列腺基质细胞上调了多种促进前列腺增生的生长因子分泌。

总而言之，前列腺炎症细胞通过释放细胞因子、生长因子等免疫调节剂，在调控前列腺基质和上皮细胞对内、外部刺激的反应上具有重要作用。炎性细胞活性增加可能会导致基质和上皮细胞的过度增殖，炎性组织损伤与周期性创面修复可能会最终导致 BPH 结节的发生和发展。

二、前列腺炎症与前列腺癌

前列腺癌（PCa）是西方国家最常见的恶性肿瘤，为男性死亡的第二大原因。PCa 是一种慢性疾病，起始较早而发展缓慢，患者可出现下尿路梗阻及远处转移症状等，导致生活质量下降，雄激素剥夺疗法是晚期 PCa 最有效的治疗方法，然而几乎所有的癌症最终都会变成去势抵抗性前列腺癌（castration-resistant prostate cancer，CRPC），预后较差。因此，如何有效预防 PCa 的发生或早期抑制其进展极为重要。

前列腺癌的发病机制仍不明确，可能与年龄、种族、饮食、感染和炎症等相关。近年来，越来越多的研究发现前列腺癌与慢性炎症存在关联。许多癌症，如胃癌、胰腺癌、结肠癌和肺癌的发生发展过程中，炎症都起到了至关重要的作用。慢性炎症对微环境的影响极大程度地刺激了癌症的起始、增殖、侵袭及转移。

1. 前列腺炎症与前列腺癌的关系　镜下观前列腺癌标本中通常有 3 种细胞：①癌细胞；②癌前细胞；③皱缩、枯萎的细胞。皱缩、枯萎的细胞分裂迅速，即增生性炎性萎缩（proliferative inflammatory atrophy，PIA），该现象在前列腺炎症中常见，且在前列腺癌的周围前列腺组织中更为普遍。PIA 损害中细胞的增殖速度几乎与癌细胞一致，有时 PIA 细胞可与来自 PIN 的异常细胞相融合。同时，PIA 周围长期存在慢性炎症，损伤产生似乎是引起前列腺癌的原因。PIA 病变被认为是前列腺上皮内瘤变（prostatic intraepithelial neoplasia，PIN）的前体，由此可见，前列腺慢性炎症→PIA→PIN→前列腺癌的发展过程。

近年来，许多研究对前列腺炎症与前列腺癌的相关性进行了探讨。大部分研究认为，组织学前列腺炎症对于前列腺癌的发生发展存在一定影响，但促进或抑制还存在一定的争论。大部分学者认为，无论组织学前列腺炎是否导致临床症状，它都可促进前列腺癌的发生发展。有证据表明，前列腺中无症状的感染发生率比较高，可能会促进前列腺因慢性炎症而引起癌变。Gurel 等人发现，穿刺提示前列腺组织炎症的男性患前列腺癌的风险是未有炎症者的 1.78 倍，这一现象在 GLEASON 评分为 7~10 分的高危前列腺癌患者中更明显。这提示炎症和癌症的发生之间存在病因联系，并建议通过缓解前列腺内炎症来预防 PCa。Maclennan 等人的研究同样认为组织学前列腺炎与前列腺癌的发病呈正相关，慢性炎症很可能是前列腺癌的重要危险因素。Zhang 等人收集了前列腺炎在前列腺癌发生和发展中作用的最新证据。这项纳入 27 项研究的荟萃分析显示，前列腺癌与前列腺炎之间存在显著关联。

但是,也有一部分学者不同意此观点。Yun 等人进行的另一项相似的研究中,对 171 例初次活检阴性患者进行再次穿刺,结果发现初始前列腺活检发现组织学炎症的患者再次穿刺活检患前列腺癌的风险较低。Mrreira 等人为了评估前列腺初始活检阴性男性中前列腺组织炎症是否增加后续患前列腺癌的风险,进行了一项包括 6 238 人的回顾性研究,2 年后对这些患者进行再次活检发现,急性和慢性炎症均可降低患前列腺癌的风险,但 4 年后再次活检发现仅急性炎症可以降低患前列腺癌的风险,而慢性炎症与前列腺癌的发病率无显著关系,此研究认为急性和慢性炎症均与降低患前列腺癌的风险相关,穿刺提示前列腺组织炎症的患者后续检测出前列腺癌的概率降低。类似的结论在其他研究中也得到了验证。Vasavada 等人在 2018 年进行的一项荟萃分析提示,前列腺穿刺活检中出现炎症可能会降低随访诊断 PCa 的风险。该研究最终纳入 25 项研究,共包括 20 585 名受试者和 6 641 名 PCa 患者。在 25 项研究中,任何炎症的存在都与较低的 PCa 风险显著相关;当根据炎症类型进行亚分析时,4 项研究中的急性炎症和 15 项研究中的慢性炎症均与较低的 PCa 风险相关。研究显示,慢性炎症均与 PCa 风险呈负相关关系。

越来越多的证据表明,组织炎症通过对免疫应答和肿瘤微环境的调节等方式影响前列腺癌的发生发展。但是到目前为止,前列腺组织炎症与未来患前列腺癌风险的关系还没有统一的观点。造成这种差异的原因可能是大部分研究为回顾性研究,会存在一定的选择偏倚。并且,各研究的穿刺针数不同,同样会对结果造成影响,穿刺针数较少可能会遗漏早期的微小前列腺肿瘤组织,造成前列腺癌的检出率偏低。部分研究未能排除二次或多次穿刺的患者,这些患者因既往穿刺病史,可能会导致前列腺组织被破坏,并引发前列腺组织学炎症,使得前列腺炎症的检出率升高。而患有前列腺炎的患者,一部分患者存在前列腺特异性抗原(prostate-specific antigen,PSA)升高或存在下尿路症状,可能会接受更为频繁的穿刺检查,导致前列腺癌的检出率偏高。此外,前列腺活检组织主要取样于前列腺的外周带,因此无法确定前列腺其他区域的情况。

2. 前列腺炎与前列腺癌相关人种差异　不同人种的前列腺癌发病率存在显著差异,亚洲人群发病率显著低于欧美人和非洲人。但是,目前还不清楚前列腺炎的临床病史和组织学炎症与前列腺癌风险的关系是否存在人种差异。在一项 7 982 例患者的研究中发现,相对于欧美人和非洲人,亚洲人前列腺组织中存在急性炎症的比例较高(亚洲人为 26%,欧美人为 15%),而不同人种之间慢性组织炎症的发病率没有明显的差别。一项包括 574 例(欧美人 345 例,非洲人 229 例)患者的对照研究中发现,总体上临床前列腺炎不会增加患前列腺癌的风险,但在美国的非洲人群中,临床前列腺炎会轻微降低患前列腺癌的风险。

3. 前列腺炎症在 PCa 发生发展中的作用　PCa 的形成具有多种原因,慢性炎症被认为与 PCa 的发生进展有联系。炎症可能通过氧化应激和诱导诱变的活性氧物质的产生驱动前列腺癌发生。此外,炎症应激可能导致表观遗传改变,促进肿瘤转化。炎症在前列腺癌发生和肿瘤进展的各个阶段起着至关重要的作用,包括起始、促进、恶性转化、侵袭和转移,以及各种信号通路在促进肿瘤生长中的作用。

炎症向癌症发展的途径包括外在途径和内在途径。①外在途径:由炎症或者感染因素驱动,增加某些癌症风险;②内在途径:即癌症相关的遗传因素改变,包括通过突变、染色体重排或扩增激活各种类型的癌基因,以及抑癌基因的失活。这两条途径交汇后导致肿瘤细胞转录因子(NF-κB、HIF1α、STAT-3)激活,转录因子调控炎症反应(如细胞因子、趋化因子、前列腺素和 NO 的产生),继而炎症因子进一步激活肿瘤微环境中炎症细胞、基质细胞和肿瘤细胞的转录因子,产生更多的炎症介质,导致肿瘤相关性炎症(cancer-related inflammation,CRI)发生。在肿瘤发生中,CRI 通过多种方式促进肿瘤的发展,包括诱导基因组不稳定、表观遗传事件的改变和随后不适当的基因表达、增强启动细胞的增殖和对凋亡的抵抗力、免疫抑制、诱导肿瘤血管生成和组织重塑,从而促进肿瘤细胞的侵袭和转移。

(1) COX-2:涉及花生四烯酸转化为前列腺素的过程。大多数细胞在正常条件下不表达 COX-2,但炎症会刺激其水平升高。有研究显示,与对照组相比,慢性非细菌性前列腺炎(chronic nonbacterial prostatitis,CNBP)患者前列腺液的白细胞计数、COX-2 和前列腺素 E2(prostaglandin E2,PGE2)表达均显著增高。新的证据表明,COX-2 在 PCa 致癌过程中发挥重要作用,被认为是 PCa 增殖的"启动子",其表达与肿瘤进展相关。近期研究结果表明,COX-2/蛋白裂解酶(matriptase)信号有助于 COX-2 过表达以及雄激素依赖性 PCa 细胞的侵袭、肿瘤生长和转移。血栓素 A2(thromboxane A2,TxA2)是以环氧合酶产物前列腺素 H2 作为底物合成的前列腺素类,有证据证实其与血管形成、细胞迁移有关,参与 PCa 的发生及进展。

(2) 炎性细胞因子:与慢性炎症相关,可能导致不受控制的增殖反应,使细胞快速分裂而更可能发生突变,这些因子中的大多数,如 IL-6、IL-7、IL-8、IL-11 及 TNF-α、IFN-γ 等也有助于 PCa 起始和进展。促炎性细胞因子(如 IL-8、趋化因子、IL-6 等)被认为可以增加细胞的增殖,减少凋亡,增强血管的生成,直接促进 PCa 的进展;IL-7 可通过 AKT/NF-κB 通路和上调基质金属蛋白酶(matrix metalloproteinase,MMP)3 和 7 的表达,刺激 PCa 细胞侵袭和迁移;Neveu 等人培养正常前列腺上皮细胞,发现培养物中 IL-8 的分泌可能驱动 PCa 的发生,并与癌症侵袭性密切相关;Zhang 等人研究发现,IL-17 可促进前列腺癌发生,同时增加小鼠前列腺中的 MMP7 表达。MMP7 通过诱导上皮间质转化(EMT)介导 IL-17 在促进 PCa 发生中的功能,表明 IL-17、MMP7、EMT 轴可能成为预防和治疗 PCa 新策略的潜在目标。

(3) 氧化应激:炎症可以导致羟自由基、过氧化物或超氧化物等内源性活性氧(ROS)的产生,而 ROS 与组织损伤或 DNA 破坏有关,也与肿瘤转化、异常生长及增殖有关。ROS 过度产生及正常细胞抗氧化能力不足都会导致细胞暴露于氧化应激状态,而较高的氧化应激水平可以促进 PCa 起始和发展,炎症可刺激前列腺组织使 ROS 急剧增加,导致蛋白质结构、功能和体细胞遗传物质改变以及翻译后 DNA 修饰,为修复这些变化引起的组织损伤,上皮细胞的增殖进而增强,可以诱发前列腺肿瘤。有研究显示,氧化应激增加了某些癌症存活蛋白(包括 Hsp27 和 PRDX6)的转录因子,保护 PCa 细胞免受氧化应激诱导的细胞坏死。

(4) 感染:前列腺炎可能由细菌或病毒等微生物感染所引起。在某些情况下,这些病原微生物群可以直接影响癌症的发生与发展。人们认为,与前列腺癌有关的感染主要包括:①病毒,如人乳头状瘤病毒(HPV)、乙型肝炎病毒(HBV)、丙型肝炎病毒(HCV)、卡波西肉瘤相关疱疹病毒(Kaposi's sarcoma associated herpesvirus,KSHV)、人 T 淋巴性病毒(human T lymphoid virus,HTLV)、默克尔细胞多瘤病毒(Merkel cell polyoma virus,MCV)、EB 病毒(Epstein-Barr virus,EBV);②寄生虫,如麝猫后睾吸虫、埃及血吸虫和华支睾吸虫;③细菌,如螺杆菌、淋球菌;④其他微生物,如生殖支原体、猪鼻支原体。这些病原体直接诱导癌基因的表达而促进肿瘤发生,或通过增加炎症导致 DNA 损伤和细菌效应蛋白(如毒素)的分泌致癌,或引起 CRI 间接致癌。

共生细菌、真菌、寄生虫和生活在人体中的病毒组成人体微生物群,微生物群与前列腺的生理和病理密切相关。Simons 等人从前列腺标本中获得痤疮丙酸杆菌和大肠埃希菌两个菌株,通过导尿管接种于小鼠前列腺组织中会发生炎症,而且出现了前列腺腺癌的加速发生发展;多种致癌基因和促癌基因通路都明显上调,包括 MYC 基因及 STAT3 的激活,表明其可能影响 PCa 的进展。Cavarretta 等人采用焦磷酸测序法对 16 例患者前列腺癌手术标本的微生物组群进行分析,发现肿瘤、癌周和非肿瘤前列腺组织中特异性微生物群的差异。丙酸杆菌属是前列腺标本中最丰富的(痤疮丙酸杆菌为主),葡萄球菌在肿瘤、癌周组织中表达较多,链球菌在非肿瘤区较多。目前推测,前列腺的微生物群中,丙酸杆菌、棒状杆菌、葡萄球菌和链球菌可能是正常菌群，支原体、梭状杆菌、大肠埃希菌和 HPV 等可能促进癌变，而假单胞菌等可能抑制癌变。

虽然仍不完全了解慢性前列腺炎的发病机制，但目前的证据显示，前列腺炎性反应及其介质在慢性前列腺疾病，如 BPH 和 PCa 发生发展中具有重要作用。了解前列腺炎症致 BPH、PCa 发生与发展的机制是基础和临床研究的一个重要领域，可能有助于研究与开发新的生物标志物及治疗靶点，并从慢性炎症角度对 BPH 及 PCa 进行精准预防、抑制和治疗。

（刘同族　编　杨为民　审）

参考文献

[1] KRAMER G,MITTEREGGER D,MARBERGER M. Is benign prostatic hyperplasia（BPH）an immune inflammatory disease?［J］. Eur Urol,2007,51（5）:1202-1216.

[2] PERNAR CH,EBOT EM,WILSON KM,et al. The epidemiology of prostate cancer［J］. Cold Spring Harb Perspect Med,2018,8（12）:a030361.

[3] BEDALOV G,VUCKOVIĆ I,FRIDRIH S,et al. Prostatitis in benign prostatic hyperplasia:a histological,bacteriological and clinical study［J］. Acta Med Croatica,1994,48（3）:105-109.

[4] NICKEL JC,ROEHRBORN CG,O'LEARY MP,et al. Examination of the relationship between symptoms of prostatitis and histological inflammation:baseline data from the REDUCE chemoprevention trial［J］. J Urol,2007,178（3）:896-901.

[5] ROEHRBORN CG,KAPLAN SA,NOBLE WD,et al. The impact of acute or chronic inflammation in baseline biopsy on the risk of clinical progression of BPH:results from the MTOPS study［J］. J Urol,2005,173（4）:346.

[6] NICKEL JC,ROEHRBORN CG,O'LEARY MP,et al. The relationship between prostate inflammation and lower urinary tract symptoms:examination of baseline data from the REDUCE trial［J］. European Urology,2008,54（6）:1379-1384.

[7] NICKEL JC,ROEHRBORN CG,CASTRO-SANTAMARIA R,et al. Chronic prostate inflammation is associated with severity and progression of benign prostatic hyperplasia,lower urinary tract symptoms and risk of acute urinary retention［J］. J Urol,2016,196（5）:1493-1498.

[8] GANDAGLIA G,BRIGANTI A,GONTERO P,et al. The role of chronic prostatic inflammation in the pathogenesis and progression of benign prostatic hyperplasia（BPH）［J］. BJU Int,2013,112（4）:432-441.

[9] DE MARZO AM,PLATZ EA,SUTCLIFFE S,et al. Inflammation in prostate carcinogenesis［J］. Nat Rev Cancer,2007,7（4）:256-269.

[10] DE NUNZIO C,KRAMER G,MARBERGER M,et al. The controversial relationship between benign prostatic hyperplasia and prostate cancer:the role of inflammation［J］. Eur Urol,2011,60（1）:106-117.

[11] DE NUNZIO C,PRESICCE F,TUBARO A. Inflammatory mediators in the development and progression of benign prostatic hyperplasia［J］. Nat Rev Urol,2016,13（10）:613-626.

[12] FICARRA V,ROSSANESE M,ZAZZARA M,et al. The role of inflammation in lower urinary tract symptoms（LUTS）due to benign prostatic hyperplasia（BPH）and its potential impact on medical therapy［J］. Curr Urol Rep,2014,15（12）:463.

[13] VYKHOVANETS EV,RESNICK MI,MARENGO SR. The healthy rat prostate contains high levels of natural killer-like cells and unique subsets of CD4þ helper-inducer T cells:implications for prostatitis［J］. J Urol,2005,173（3）:1004-1010.

[14] FRANKS LM. Atrophy and hyperplasia in the prostate proper［J］. J Pathol Bacteriol,1954,68（2）:617-621.

[15] DE MARZO AM,MARCHI VL,EPSTEIN JI,et al. Proliferative inflammatory atrophy of the prostate:implications for prostatic carcinogenesis［J］. Am J Pathol,1999,155（6）:1985-1992.

[16] ROBERT G,DESCAZEAUD A,NICOLAIEW N,et al. Inflammation in benign prostatic hyperplasia:a 282 patients' immunohistochemical analysis［J］. Prostate,2009,69（16）:1774-1780.

［17］KRAMER G,STEINER GE,SOKOL P,et al. Loss of CD38 correlates with simultaneous up-regulation of human leukocyte antigen-DR in benign prostatic glands,but not in fetal or androgen-ablated glands and is strongly related to gland atrophy［J］. BJU Int,2015,91(4):409-416.

［18］PENNA G,FIBBI B,AMUCHASTEGUI S,et al. Human benign prostatic hyperplasia stromal cells as inducers and targets of chronic immuno-mediated inflammation［J］. J Immunol,2009,182(7):4056-4064.

［19］FIBBI B,PENNA G,MORELLI A,et al. Chronic inflammation in the pathogenesis of benign prostatic hyperplasia［J］. Int J Androl,2010,33(3):475-488.

［20］KAPLAN SA. Analysis of the inflammatory network in benign prostate hyperplasia and prostate cancer［J］. J Urol,2005, 173(1):161.

［21］DE ANGULO A,FARIS R,DANIEL B,et al. Age-related increase in IL-17 activatespro-inflammatory signaling in prostate cells［J］. Prostate,2015,75(5):449-462.

［22］DESCAZEAUD A,WEINBRECK N,ROBERT G,et al. Transforming growth factor β-receptor II protein expression in benign prostatic hyperplasia is associated with prostate volume and inflammation［J］. BJU Int,2011,108(2 Pt 2):E23-E28.

［23］IZUMI K,MIZOKAMI A,LIN WJ,et al. Androgen receptor roles in the development of benign prostate hyperplasia［J］. J Pathol,2013,182(6):1942-1949.

［24］WANG L,YANG J,YANG L,et al. Chronic inflammation in benign prostatic hyperplasia:implications for therapy［J］. Med Hypotheses,2008,70(5):1021-1023.

［25］DE NUNZIO C,KRAMER G,MARBERGER M,et al. The controversial relationship between benign prostatic hyperplasia and prostate cancer:the role of inflammation［J］. Eur Urol,2011,60(1):106-117.

［26］ST SAUVER JL,JACOBSON DJ,MCGREE ME,et al. Protective association between nonsteroidal anti-inflammatory drug use and measures of benign prostatic hyperplasia［J］. Am J Epidemiol,2006,164(8):760-768.

［27］ATTARD G,PARKER C,EELES RA,et al. Prostate cancer［J］. Lancet,2016,387(10013):70-82.

［28］COUSSENS LM,WERB Z. Inflammation and cancer［J］. Nature,2002,420(6917):860-867.

［29］DE MARZO AM,PLATZ EA,SUTCLIFFE S,et al. Inflammation in prostate carcinogenesis［J］. Nature Reviews Cancer, 2007,7(4):256-269.

［30］SFANOS KS,ISAACS WB,DE MARZO AM. Infections and inflammation in prostate cancer［J］. Am J Clin Exp Urol, 2013,1(1):3.

［31］GUREL B,LUCIA MS,THOMPSON IM,et al. Chronic inflammation in benign prostate tissue is associated with high-grade prostate cancer in the placebo arm of the prostate cancer prevention trial［J］. Cancer Epidemiol and Vention Biomarkers Prev,2014,23(5):847-856.

［32］MACLENNAN GT,EISENBERG R,FLESHMAN RL,et al. The influence of chronic inflammation in prostatic carcinogenesis:a 5-year followup study［J］. J Urol,2006,176(3):1012-1016.

［33］ZHANG L,WANG Y,QIN Z,et al. Correlation between prostatitis,benign prostatic hyperplasia and prostate cancer:a systematic review and meta-analysis［J］. Journal of Cancer,2020,11(1):177.

［34］YUN BH,HWANG EC,YU HS,et al. Is histological prostate inflammation in an initial prostate biopsy a predictor of prostate cancer on repeat biopsy?［J］. International Urology and Nephrology,2015,47(8):1251-1257.

［35］MOREIRA DM,NICKEL JC,GERBER L,et al. Baseline prostate inflammation is associated with a reduced risk of prostate cancer in men undergoing repeat prostate biopsy:results from the REDUCE study［J］. Cancer,2014,120(2):190-196.

［36］KARAKIEWICZ PI,BENAYOUN S,BEGIN LR,et al. Chronic inflammation is negatively associated with prostate cancer and high-grade prostatic intraepithelial neoplasia on needle biopsy［J］. Int J Clin Pract,2007,61(3):425-430.

［37］VASAVADA SR,DOBBS RW,KAJDACSY-BALLA AA,et al. Inflammation on prostate needle biopsy is associated with lower prostate cancer risk:a meta-analysis［J］. J Urol,2018,199(5):1174-1181.

［38］REBBECK TR,HAAS G. Temporal trends and racial disparities in global prostate cancer prevalence［J］. Can J Urol, 2014,21(5):7496.

［39］VIDAL AC,CHEN Z,HOWARD LE,et al. Racial differences in prostate inflammation：results from the REDUCE study［J］. Oncotarget,2017,8(42)：71393.

［40］RYBICKI BA,KRYVENKO ON,Wang Y,et al. Racial differences in the relationship between clinical prostatitis,presence of inflammation in benign prostate and subsequent risk of prostate cancer［J］. Prostate Cancer Prostatic Dis,2016,19(2)：145-150.

［41］MANTOVANI A,ALLAVENA P,SICA A,et al.Cancer-related inflammation［J］. Nature,2008,454(7203)：436-444.

［42］STOCK D,GROOME PA,SIEMENS DR. Inflammation and prostate cancer：a future target for prevention and therapy?［J］. Urol Clin of North Am,2008,35(1)：117-130.

［43］KO CJ,LAN SW,LU YC,et al. Inhibition of cyclooxygenase-2-mediated matriptase activation contributes to the suppression of prostate cancer cell motility and metastasis［J］. Oncogene,2017,36(32)：4597-4609.

［44］CATHCART MC,REYNOLDS JV,O'BYRNE KJ,et al. The role of prostacyclin synthase and thromboxane synthase signaling in the development and progression of cancer［J］. Biochim Biophys Acta,2010,1805(2)：153-166.

［45］ZHANG Q,LIU S,ZHANG Q,et al. Interleukin-17 promotes development of castration-resistant prostate cancer potentially through creating an immunotolerant and pro-angiogenic tumor microenvironment［J］. Prostate,2014,74(8)：869-879.

［46］QU H,ZOU Z,PAN Z,et al. IL-7/IL-7 receptor axis stimulates prostate cancer cell invasion and migration via AKT/NF-κB pathway［J］. Int Immunopharmacol,2016,40：203-210.

［47］NEVEU B,MOREEL X,DESCHÊNES-ROMPRÉ MP,et al. IL-8 secretion in primary cultures of prostate cells is associated with prostate cancer aggressiveness［J］. Res Rep Urol,2014,6：27.

［48］ZHANG Q,LIU S,PARAJULI KR,et al. Interleukin-17 promotes prostate cancer via MMP7-induced epithelial-to-mesenchymal transition［J］. Oncogene,2017,36(5)：687-699.

［49］GUPTA-ELERA G,GARRETT AR,ROBISON RA,et al. The role of oxidative stress in prostate cancer［J］. Eur J Cancer Prev,2012,21(2)：155-162.

［50］OLINSKI R,GACKOWSKI D,FOKSINSKI M,et al. Oxidative DNA damage：assessment of the role in carcinogenesis, atherosclerosis,and acquired immunodeficiency syndrome［J］. Free Radical Biology and Medicine,2002,33(2)：192-200.

［51］BASU A,CAJIGAS-DU ROSS CK,RIOS-COLON L,et al. LEDGF/p75 overexpression attenuates oxidative stress-induced necrosis and upregulates the oxidoreductase ERP57/PDIA3/GRP58 in prostate cancer［J］. PLoS One,2016,11(1)：e0146549.

［52］SIMONS BW,DURHAM NM,BRUNO TC,et al. A human prostatic bacterial isolate alters the prostatic microenvironment and accelerates prostate cancer progression［J］. J Pathol,2015,235(3)：478-489.

［53］CAVARRETTA I,FERRARESE R,CAZZANIGA W,et al. The microbiome of the prostate tumor microenvironment［J］. Eur Urol,2017,72(4)：625-631.

第三章 病毒感染与前列腺癌

一、概述

前列腺癌是男性最常见的泌尿系统肿瘤,感染是其致病因素之一。炎症是机体对环境有害刺激(包括物理、化学、生物因素)的反应,有生理性的炎症反应如创伤修复,也是机体的基本病理过程之一。工业社会中大量的物理、化学因素污染环境成为主要致病因素,人类与微生物共进化,所以感染与炎症是医学永恒的课题。但是,不同时代,不同社会引起炎症的微生物不尽相同。随着社会进步、卫生条件改善和化学治疗尤其是抗生素的大量应用,传染病和感染性疾病减少,人类的病种也有显著改变。然而,炎症仍然是人类的常见病、多发病,其中不少病例由于治疗不当或其他原因转成慢性炎症,对炎症的研究是古今中外临床医学的重大课题。早在 2 000 年前古人就怀疑炎症和肿瘤相关,19 世纪中叶德国病理学家 Rudog Virchow 就已经证明恶性组织中有白细胞浸润,认为肿瘤可能源自慢性炎症。一个半世纪以来,许多科学家对于炎症是如何影响肿瘤深感兴趣,从临床到实验室不断进行探索,对于炎症和肿瘤的关系有了比较全面的认识。

近 20 年来,世界范围内高达 15% 的恶性肿瘤源于感染,全球每年总计达 120 万例肿瘤与炎症有关。许多慢性炎症环境改变使得被感染组织发生癌变的危险程度增加,如溃疡性结肠炎和克罗恩氏病患者大肠和 / 或回肠末端癌症发病率显著升高;血吸虫和其他吸虫的感染可以诱导膀胱和肝内外胆道癌变;反复胃酸和胆汁反流入远端食管可引起食管反复化学损伤,诱发 Barretts 食管和食管癌;幽门螺杆菌已经被确认为是促进胃癌发生发展的重要致癌因素:丙肝病毒感染是肝细胞癌的易发因素等。

PCa 是男性泌尿系统最常见的恶性肿瘤,近年来其发病率呈逐渐上升趋势。据 *CA Cancer J Clin* 报道,2020 年全球新发 PCa 病例超过 140 万例,死亡病例达 37 万例。在中国 PCa 发病率虽没有欧美国家高,但由于生活方式的改变和老龄化加重,可以预见未来 PCa 将是威胁我国男性健康的重要因素之一。PCa 的病因复杂多样,主要包括年龄、遗传因素、种族、饮食及感染等。有研究指出,发病率相对较低的亚洲人群在欧美国家生活,PCa 患病率显著上升,提示外界环境对诱发 PCa 所起的关键作用。Gurel 等人发现,前列腺感染患者中约 18% 会发生 PCa,前列腺组织有炎症者的患癌风险是无炎症者的 2 倍,且更容易进展为高级别的肿瘤。常见的感染源主要有细菌、病毒等病原微生物,正常情况下机体微生物群可以提升免疫系统,而在机体失衡的状态下,它们会诱发全身炎症反应,导致包括肿瘤在内的疾病发生。细菌感染所致 PCa 已得到充分的证实,而病毒感染与 PCa 的关系研究相对较少,也尚有争议,许多人缺乏准确的认识。

近年来,许多急性或慢性病毒感染被证实与 PCa 的发生发展密切相关,如人乳头状瘤病毒(HPV)、人单纯疱疹病毒 2 型(HSV-2)、人巨细胞病毒(human cytomegalovirus,HCMV)、异嗜性小鼠白血病病毒相关病毒(xenotropic murine leukemia virus associated virus,XMRV)、BK 多瘤病毒等。鉴于此,我们将 PCa 与相关常见病毒感染的关系做一总结,以期为 PCa 及相关病毒感染的预防和治疗提供帮助。

二、人乳头状瘤病毒与前列腺癌

1. 人乳头状瘤病毒的生物学特性　人乳头状瘤病毒(HPV)是一种无包膜的双链闭环 DNA 病毒,呈球形,病毒直径约 55nm,基因组长 8kb。基因组构成为 9 个开放解读框和 3 个功能区,早期转录区参与 DNA 复制、转录、翻译,晚期转录区编码病毒的衣壳蛋白,上游调控区调控病毒的转录与复制。HPV主要通过性传播,感染人体后游离于细胞中,病毒的 DNA 整合到宿主细胞核内,使宿主细胞发生突变而致病。目前被鉴定到的基因型近 200 种。根据感染部位不同,可将其分为黏膜型 HPV 和皮肤型 HPV;根据其致癌性差异,又可将其分为高危型 HPV 和低危型 HPV。根据国际癌症研究机构的分类,致癌的HPV 类型包括 HPV16、18、31、33、35、39、45、51、52、56、58、59 等,其中 HPV16、18 最为常见,容易导致宫颈上皮内瘤变和宫颈癌。此外,HPV 感染也与其他肿瘤的发生相关,如阴茎癌、头颈癌、前列腺癌等。

2. 人乳头状瘤病毒与前列腺癌相关流行病学　HPV 感染患者在全球约占 11.7%,高发地区为非洲和大洋洲,其中大多数 HPV 感染(70%~90%)患者无症状或有自愈性。从年龄分布看,大多数感染者为年轻人,并且在部分地区随着年龄增加 HPV 感染率明显下降。从感染部位看,在男性中感染率最高的部位是阴茎,感染率最低的部位是尿道;在女性中感染率最高的部位是宫颈和阴道,感染率最低的部位是外阴;其他常见感染部位有口腔、肛门等。HPV 是多种肿瘤发生的高危因素,是感染所致肿瘤的常见致病病毒,如感染风险高的阴茎和宫颈肿瘤。观察性研究提示,HPV 感染与前列腺癌也存在相关性。国内一项纳入 2 000 人的荟萃分析研究显示,在中国人群中 HPV 感染增加前列腺癌的患病风险。国外一项涵盖 5 000 多位前列腺癌患者的临床研究也得到相似结论。黄林等人通过免疫组化和 PCR 技术检测 75 例患者前列腺癌和 73 例患者前列腺增生组织中 HPV16/18 的感染情况,结果显示前列腺癌中HPV16 阳性率为 22.7%,HPV18 阳性率为 17.3%,而前列腺增生组织中 HPV16 阳性率为 8.2%,HPV18阳性率为 4.1%,提示 HPV16/18 与前列腺癌有相关性。然而也有文献报道了不同的结论。Araujo 等人在巴西检测了 100 多例前列腺癌患者癌组织中 HPV 表达情况,并无阳性发现。澳大利亚有研究者通过PCR 检测 51 例患者前列腺癌和 11 例患者前列腺增生组织的 HPV18 表达水平,结果两组阳性率相近(16.1% vs 14%),无统计学差异。究其原因,可能是纳入人群、检测水平等存在差异,HPV 在感染人体的不同阶段其检出率有较大差异。

3. HPV 参与前列腺癌发生、发展的分子机制　有研究显示,在 HPV 阳性的前列腺癌患者中,*p53* 突变率较高。此外,相较于中晚期前列腺癌,早期前列腺癌的 *p53* 突变率更高,提示 HPV 感染可能在前列腺癌早期阶段起作用。*p53* 是重要的抑癌基因,是调节细胞正常活动的重要因素,其突变失活后与多种肿瘤的发生相关。一方面,*p53* 可以抑制机体炎症反应,从而降低肿瘤风险。炎症反应可通过激活NF-κB 抑制 *p53* 转录活性从而增加癌症发生率,而 *p53* 也被证实可以在体内体外抑制 NF-κB 的活性从而减轻炎症反应,生长激素释放激素(growth hormone releasing hormone,GHRH)拮抗剂就是通过该作用机制发挥抗炎抑制肿瘤的作用。另一方面,*p53* 可通过抑制促血管生成因子的产生和增加血管生成抑制剂的丰度来限制血管生成,抑制肿瘤生长。此外,HPV E6 和 E7 癌蛋白与 E3 泛素连接酶协同作用会损害肿瘤抑制蛋白(如 P53)的功能,影响细胞的自我修复机制。因此,在分子水平上 HPV 感染常伴随

E6 和 E7 的表达增加,它们激活细胞周期,抑制凋亡,并允许 DNA 损伤的积累,最终致癌。

目前 HPV 感染在我国也有上升趋势,且男性感染比例较女性更高,但 HPV 与前列腺癌、阴茎癌等研究相对较少,我们需要加强基础和临床研究,探讨 HPV 的各亚型诱发前列腺癌风险大小,进一步明确 HPV 感染通过抑制基因、信号通路等参与前列腺癌发生发展的潜在分子机制。

三、人单纯疱疹病毒 2 型与前列腺癌

1. 人单纯疱疹病毒 2 型(HSV-2)的生物学特性　HSV-2 是大型双链 DNA 病毒,基因组长约 150kb,属于疱疹病毒 α 亚科。其主要结构包括病毒基因组、衣壳、被膜、囊膜。其中,病毒基因组包含病毒 DNA 信息,衣壳包绕病毒最外层,被膜蛋白在病毒感染过程中帮助 DNA 释放,并与衣壳、囊膜一起形成完整的病毒颗粒。HSV-2 主要通过性传播,也可由皮肤或黏膜破损处传播,感染人体后可引起生殖器疱疹、溃疡,也可引起头痛、发热、淋巴结肿大等全身症状。病毒初次感染后在宿主体内终身存在,在血清中可以检测到 HSV-2 IgG 抗体,当机体免疫力降低或受外界因素刺激后可发生二次或反复感染。由于缺乏针对该病毒的疫苗和特效药物,感染后将给患者带来身体和精神的双重负担。

2. HSV-2 与前列腺癌相关流行病学　据统计,在全球中青年(15~49 岁)人群中 HSV-2 感染的比例约为 11.3%,且多数为女性。在大多数患者中,HSV-2 感染表现为无症状或周期性生殖器溃疡、疼痛,新生儿感染后有较高的死亡率。此外,HSV-2 与人类免疫缺陷病毒(HIV)具有协同作用,HSV-2 阳性者感染 HIV 的风险是 HSV-2 阴性者的 3 倍,并且导致更差的疾病预后。因此,HSV-2 感染值得重点关注。目前关于 HSV-2 与前列腺癌的临床研究较少,近年的一项荟萃分析纳入 7 000 名患者评估 HSV-2 感染与患前列腺癌风险的相关性,结果显示 HSV-2 感染与前列腺癌风险增加明显相关,分层分析提示这种关联主要存在于北美和南美参与者中。法国有学者分析了 64 个国家人群中血清 HSV-2 水平及前列腺癌、黑色素瘤的发生率,发现 HSV-2 阳性者患前列腺癌风险更高。此外,也有研究得出不同结论。Haid 等人对 27 例前列腺癌患者和 33 例前列腺增生患者的病变组织进行免疫荧光染色,结果发现 HSV-2 阳性率相近(7/27 vs 8/33),说明 HSV-2 可能是前列腺常见的病毒,但与前列腺癌无明显相关性。在一项血清流行病学调查中,研究者分别检测患者 10 年前和诊断为前列腺癌前 1 个月血清 HSV-2 抗体水平,结果发现近期血清 HSV-2 抗体水平与前列腺癌无相关性,但在早期样本中发现二者呈正相关,并且样本采集时间越提前这种相关性越强,提示 HSV-2 感染诱发前列腺癌可能存在较长的潜伏期。如果该结论成立,那么在中青年人群中检测 HSV-2 则更加必要,一方面可遏制当前较高的生殖器疱疹发病率,另一方面可降低患者感染 HIV 等其他病毒及发生前列腺癌的风险。因为目前研究较少,还不能肯定 HSV-2 感染与前列腺癌的潜在联系,但根据分子生物学和血清流行病学结果,我们认为 HSV-2 仍可能是提高前列腺癌风险的重要因素。

3. HSV-2 参与前列腺癌发生发展的分子机制　HSV-2 感染机体后,病毒 DNA 整合至宿主细胞,直接抑制细胞凋亡,刺激宿主 DNA 合成,引起细胞周期紊乱并最终导致癌症。此外,HSV-2 中含有癌基因 *ICP10*,它可以与核糖核苷酸还原酶 1(ribonucleotide reductase 1,RR1)、丝氨酸苏氨酸蛋白激酶相嵌合形成 HSV-2 RR1PK,通过激活 Ras 信号通路参与肿瘤的进展甚至转移;也可激活 ERK 信号通路,促进细胞有丝分裂,抑制凋亡。HSV-2 还可以编码 microRNA 分子作用于靶蛋白,促进肿瘤的进展。还有研究指出,HSV-2 可以在 HPV 阳性的肿瘤患者中起辅助作用,加速 HPV 的复制能力,增加整合 HPV-DNA 序列,最终协同 HPV 病毒共同导致肿瘤的不良结局。总体而言,现有研究尚不足以阐明 HSV-2 的分子作用机制,需要开展更多的基础研究和纵向的临床调查,明确 HSV-2 的慢性感染如何影响前列腺癌发生发展。

四、人巨细胞病毒与前列腺癌

1. 人巨细胞病毒的生物学特性　人巨细胞病毒（HCMV）的结构与 HSV 病毒相似，是双链 DNA 病毒，基因组长约 230kb，属于疱疹病毒的 β 亚科。成熟的病毒颗粒为正二十面体结构，由内至外由病毒 DNA、核衣壳和包膜 3 个部分组成。HCMV 基因组至少能编码 250 种蛋白，根据表达的时序性分为立刻早期（IE）、早期（E）、晚期（L）蛋白，它们各自有多重生物学功能。HCMV 病毒复制增殖较缓慢，周期较长，初次感染后常终身携带，当免疫功能正常时，常无症状，病毒则潜伏持续存在。HCMV 感染成年人常无明显症状，部分患者出现肝功能损害，而如果婴儿先天感染，则会出现听力障碍、胎儿畸形等缺陷。由于 HCMV 没有特效药物，只能加强护理和对症治疗，所以明确其流行病学以减少感染机会极其重要，特别对于婴幼儿人群。

2. HCMV 与前列腺癌相关流行病学　HCMV 在人群中感染较为普遍，多在青春期出现原发感染，随着年龄增长，HCMV 血清阳性率也逐渐增高。血清中 HCMV IgG 抗体阳性代表曾被 HCMV 所感染。HCMV 感染是发病率最高的病毒感染类型之一，阳性率在发达国家人群中达 60% 左右，而发展中国家近 100%。HCMV 感染在我国也较常见，在一般人群中 HCMV 抗体阳性率达 86%~96%，原发感染者约占 60%~80%，但由于症状不明显不被重视。与 HSV-2 一样，HCMV 开始也不被认为是致癌性病毒，但多项研究提示 HCMV 的核酸和蛋白在多种肿瘤中表达，表明 HCMV 感染与人恶性肿瘤的发生相关。Boldogh 等人利用 DNA-RNA 原位杂交和抗补体免疫荧光技术检测到异常的前列腺组织中 HCMV 高表达，提示两者之间存在关联。Samanta 等人也利用免疫组化、PCR 等技术检测 22 例患者前列腺上皮肿瘤和前列腺癌组织中 HCMV 的表达水平，发现均为阳性，提示 HCMV 参与前列腺癌的发生。目前，HCMV 感染与胶质瘤、乳腺癌等肿瘤的相关研究较多，与前列腺癌的研究较为局限，缺乏大样本的临床研究支持。但基于 HCMV 的病毒特性及目前所阐明的作用机制，我们相信在前列腺癌的发生发展中 HCMV 也扮演重要角色。

3. HCMV 参与前列腺癌发生发展的分子机制　HCMV 感染后刺激机体产生的炎症因子，如 IL-10、TGFβ 等，可激活 PI3K/Akt 和 NF-κB 信号通路提高细胞存活能力，使细胞向肿瘤转化，也可通过 IL-6/JAK/STAT3 信号通路促进细胞的增殖。同时，这些炎症因子还可以抑制树突状细胞成熟和 T 细胞免疫应答，使感染加重进一步促使肿瘤发生。HCMV 感染也可促使成纤维细胞通过旁分泌产生多种细胞因子和趋化因子，如 IL-6、GM-CSF、MIP-1α 和 MCP-1 等，这些因子可以增加血管再生能力进而影响前列腺癌的生长。体外研究证实，HCMV 感染或 HCMV IE1/IE2 异常表达可以通过增加前列腺癌细胞表面的 $β_1$ 整合蛋白并激活 c-myc 和 FAK 信号通路，增加细胞的侵袭能力，增强前列腺癌细胞与内皮细胞的黏附和跨内皮细胞迁移。由于当前研究的局限性，我们尚不能确定 HCMV 感染与前列腺癌潜在的联系，也不能评估 HCMV 在前列腺癌防治中的重要性。

五、异嗜性小鼠白血病病毒相关病毒与前列腺癌

1. 异嗜性小鼠白血病病毒相关病毒的生物学特性　2006 年，Urisman 等人通过检测前列腺癌样本中的 cDNA 发现了异嗜性小鼠白血病病毒相关病毒（xenotropic murine leukemia virus-related virus，XMRV）。它是目前发现的第一个能感染人的 γ 逆转录病毒。病毒基因组长 8 185nt，包含 2 个相互重叠的开放阅读框，分别编码被膜蛋白（env）和 gap-pro-pol。XMRV 基因 3′末端具有转录起始活性，在感染人体后易致宿主细胞发生基因突变。加上其本身携带有原癌基因，因此该病毒具有明确的诱发肿瘤的潜能。目前的研究发现，XMRV 与任何已知的人逆转录病毒无相似性，而与鼠类内生性逆转录病毒的相

似性超过 90%。还有证据显示,XMRV 是在研究中基因重组产生,并不会在人群中传播。

2. XMRV 与前列腺癌相关流行病学　因为 XMRV 病毒与前列腺癌相关,自报道后引发众多学者兴趣。目前的研究显示,XMRV 可能与前列腺癌、慢性疲劳综合征、自闭症等都存在联系。随着研究的深入,XMRV 与前列腺癌的相关性存在巨大争议。美国有多项研究证实,XMRV 与前列腺癌显著相关。然而,Fischer 等人在德国通过 RT-PCR 检测了 105 例患者非遗传性前列腺癌和 70 例患者非肿瘤样本,结果均未检测到阳性 XMRV 者。此外,来自荷兰和墨西哥的研究也发现,在前列腺癌患者中 XMRV 阳性率较低,两者之间无明显相关。国内有学者通过 RT-PCR 检测前列腺癌和前列腺增生样本中 XMRV 表达,结果显示两组 XMRV 的阳性率无显著差异(73.4% vs 60.0%)。这种差异可能是由于研究对象为不同种族、检测手段敏感性不同所导致的。也有部分学者认为样本污染是一个重要原因。Schlaberg 等人通过实时聚合酶链反应(real time-polymerase chain reaction,RT-PCR)和免疫组化技术检测了 334 份前列腺标本,证实 XMRV DNA 在前列腺癌组织中阳性率为 6%,而通过特异性抗体检测蛋白阳性率为 23%,进一步指出 XMRV 与前列腺癌尤其是高级别前列腺癌相关。因此,针对 XMRV 进行研究时必须采取特异性强、灵敏度高并且相统一的检测方法,以排除因检测差异得出的非确切结论。

3. XMRV 参与前列腺癌发生发展的分子机制　XMRV 可直接致癌,在感染机体后将病毒 DNA 整合到宿主细胞基因组中原癌基因附近,并使之激活,或整合后抑癌基因失活,从而导致癌症的发生。Urisman 等人证实 XMRV 可以感染前列腺基质细胞,基质细胞被感染后可以激活肿瘤相关基因,在前列腺周围形成微环境,使细胞向癌细胞转化,也能释放细胞因子或生长因子,引起慢性炎症促使肿瘤形成。XMRV 也可以直接感染前列腺上皮细胞起到类似作用。还有研究证实,XMRV 病毒结构上有雄激素受体作用元件,雄激素可以提高 XMRV 的转录和复制水平,而雄激素剥夺治疗可以同时抑制病毒生长和前列腺癌的进展。考虑到相关研究较少,其他潜在的分子机制需要进一步发掘。

六、BK 多瘤病毒与前列腺癌

1. BK 多瘤病毒的生物学特性　1971 年,BK 多瘤病毒(BKV)首次从苏丹一个肾移植患者尿中被分离获得,并以这位患者的名字命名。BKV 系乳多空病毒科(papovoviridae)人类多瘤病毒(polyomavirus)成员。BKV 的基因组含有 5 140bp,是一个共价封闭的环形双股 DNA 病毒。DNA 包括三大功能区:上游编码基因、下游编码基因和非编码调节区或者转录控制区(transcriptional control region,TCR)。上游编码基因表达大 T 抗原和小 t 抗原;下游编码基因表达 VP1、VP2 和 VP3 蛋白及无关蛋白;TCR 包括启动子、增强子和复制起始位点。TCR 是 BKV 晚期表达的一个重要调节区,虽然它不包装进入病毒颗粒,但因为它是病毒复制的起点,故对病毒的复制、表达、包装成熟起着重要的作用。TCR 还能与大 T 抗原结合而下调病毒基因的表达及病毒颗粒的复制,甚至它能与细胞内参与 BKV 基因表达的相关因子 YB-1 相互作用而下调 BKV 的蛋白表达。TCR 作为 BKV 表达的一个调节区,在病毒本身、病毒与细胞的相互作用中还有着多种生物学功能,TCR 的基因结构和基因突变对 PCa 发生的影响也是目前研究的热点。

2. BKV 与相关流行病学　BKV 在世界广泛分布,人群中的感染率可高达 90%~95%。但感染者多呈亚临床型感染,这是因为 BKV 是条件致病病毒,原发感染后,BKV 在肾脏中潜伏持续存在,复制的病毒颗粒随尿液排出。只有当感染者免疫功能下降时病毒才被激活,可导致出血性膀胱炎、输尿管狭窄、间质性肾炎及多瘤病毒相关肾病(PVAN)等一系列病变。国内学者钟山等在对 450 例 9 组不同年龄组的免疫功能正常人群进行了尿中 BKV 分析,发现在免疫正常人群的尿液标本中也能检测到 BKV,免疫正常人群尿中 BKV DNA 检出率随着年龄的增长而升高。这说明免疫正常人群在感染 BKV 后,病毒也进行着一定的复制,并可从尿液中排出,这种趋势随年龄的增长而更加明显。该结论已被国内学者钟山等于 2007 年发表。2004 年，美国 Das D 等人在 PCa 组织中的正常区域与炎症性增生区域均发现了BKV，并推测由于 BKV 的基因突变而导致肿瘤发生。首次提出 BKV 感染导致 PCa 学说。随后欧洲的 Newton R 和 Lau SK 等研究团队分别报道了在 PCa 组织中可检测出 BKV，进一步证实了 BKV 感染导致 PCa 学说的真实性，但在基因测序时仅可测出部分片段，未能测出全长，难以明确 BKV 的致病基团。

3. KV 参与前列腺癌发生发展的分子机制　国内学者钟山等在近期研究中，分别用免疫组化、PCR法检测了 31 例 PCa 标本，在其中 6 例患者(19%)的肿瘤区域中检测出 BKV，而在标本中正常区域未检出 BKV，这显示在亚洲人群中 PCa 的 BKV 感染情况与欧美相似，他们分别检测了 BKV 的 T-Ag、t-Ag、TCR、VP1 等片段和全长序列，以 TCR(+)居多，进一步证明了 BKV 的 TCR 在 PCa 发生中起关键作用。而 Das D 在 2008 年的研究中提出 BKV 的 T-Ag 片段是致病的重要区域。我们认为 BKV 的致癌机制可能是：*BKV* 基因突变后改变了 *BKV* 与 P53 蛋白结合方式，这种结合或干扰野生型 P53 蛋白的转录调节作用，或抵消其致凋亡作用，或阻断了野生型 P53 进入细胞核，从而使 P53 失去抑癌作用，继而导致 PCa 的发生。

七、小结

经过一个半世纪对炎症与肿瘤的研究表明，炎症与肿瘤的关系不像初始想象得那么简单，这两种疾病的基础病理过程之间有着十分错综复杂的联系，在某种情况下甚至可以互相转换，因此阐明它们之间的关系任重而道远，有些研究才初见端倪。对它们的深入研究不仅揭示疾病的奥秘，增强人类与疾病抗争的知识，而且还将获得新的启示，拓宽临床诊治的思路和方法。

随着全球范围内老龄化社会的加重，前列腺癌发病率逐年升高。尽管因现代医疗技术的改善，其死亡率得到控制，前列腺癌仍是全球公共卫生的一大顽疾。年龄、遗传、种族等已被明确证实是前列腺癌的高危因素，而感染特别是病毒感染在前列腺癌发生发展中所起的作用，由于研究较少，仍存在较大争议。新型冠状病毒感染通过炎症反应和介导雄激素信号通路影响前列腺癌的发生发展，使病毒感染与肿瘤得到了空前的关注。因此，本章总结了 5 种与前列腺癌相关的病毒，它们被部分研究者认为参与了前列腺癌的发生发展，但同时也被部分学者质疑。虽然目前缺乏大样本、多中心的临床研究和足够清晰的分子机制，但根据现有的研究，我们认为人乳头状瘤病毒、人单纯疱疹病毒 2、人巨细胞病毒、异嗜性小鼠白血病病毒相关病毒、BK 多瘤病毒与前列腺癌有一定的相关性，但需要更深入的分子生物学研究以明确具体的相互作用机制。未来我们可以通过筛查病毒感染并进行干预治疗，降低前列腺癌的发病率，也可以通过作用于共同靶点，改善携带病毒前列腺癌患者的愈后。

（钟山　编　王养民　审）

参考文献

[1] CLEVERS H. At the crossroads of inflammation and cancer [J]. Cell,2004,118(6):671-674.

[2] COUSSENSL M,WERB Z. Inflammation and cancer [J]. Nature,2002,420(6917):860-867.

[3] BARMARK K,HARHAI E,GRANT C,et al. Human T cell leukemia virus type Ⅰ-induced disease:pathways to cancer and neurodegeneration [J]. Virology,2003,308(1):1-12.

[4] OCZKOWSKI M,DZIENDZIKOWSKA K,PASTERNAK-WINIARSKA A. Dietary factors and prostate cancer development,progression and reduction [J]. Nutrients,2021,13(2):496.

[5] BECKMANN K,GARMO H,FRANCK LISSBRANT I,et al. The value of real-world data in understanding prostate cancer

risk and improving clinical care：examples from swedish registries ［J］. Cancers（Basel），2021，13（4）：875.

［6］ GUREL B，LUCIA MS，THOMPSON IM JR. Chronic inflammation in benign prostate tissue is associated with high-grade prostate cancer in the placebo arm of the prostate cancer prevention trial ［J］. Cancer Epidemiol Biomarkers Prev，2014，23（5）：847-856.

［7］ PORTER CM，SHRESTHA E，PEIFFER LB，et al. The microbiome in prostate inflammation and prostate cancer ［J］. Prostate Cancer Prostatic Dis，2018，21（3）：345-354.

［8］ HAID M，SHARON N. Immunofluorescent evidence of prior herpes simplex virus type-2 infection in prostate carcinoma ［J］. Urology，1984，24（6）：623-625.

［9］ DENNIS LK，COUGHLIN JA，MCKINNON BC，et al. Sexually transmitted infections and prostate cancer among men in the U.S. military ［J］. Cancer Epidemiol Biomarkers Prev，2009，18（10）：2665-2671.

［10］ BOLDOGH I，BASKAR JF，MAR EC，et al. Human cytomegalovirus and herpes simplex type 2 virus in normal and adenocarcinomatous prostate glands ［J］. J Natl Cancer Inst，1983，70（5）：819-826.

［11］ SAMANTA M，HARKINS L，KLEMM K，et al. High prevalence of human cytomegalovirus in prostatic intraepithelial neoplasia and prostatic carcinoma ［J］. J Urol，2003，170（3）：998-1002.

［12］ MOGHOOFEI M，KESHAVARZ M，GHORBANI S，et al. Association between human papillomavirus infection and prostate cancer：a global systematic review and meta-analysis ［J］. Asia Pac J Clin Oncol，2019，15（5）：e59-e67.

［13］ 孙逊，丁强，张元芳，等. 人乳头状瘤病毒与前列腺癌相关性研究［J］. 中华泌尿外科杂志，1995（9）：538-540.

［14］ URISMAN A. Identification of a novel gammaretrovirus in prostate tumors of patients homozygous for R462Q RNASEL variant ［J］. PLoS Pathog，2006，2（3）：e25.

［15］ 中国疾病预防控制中心新型冠状病毒肺炎应急响应机制流行病学组. 新型冠状病毒肺炎流行病学特征分析［J］. 中华流行病学杂志，2020，41（2）：145-151.

［16］ CLINCKEMALIE L，SPANS L，DUBOIS V，et al. Androgen regulation of the TMPRSS2 gene and the effect of a SNP in an androgen response element ［J］. Mol Endocrinol，2013，27（12）：2028-2040.

［17］ GUBBELS BM，JORGENSEN TN. Androgen-Induced Immunosuppression ［J］. Front Immunol，2018，9：794.

［18］ LIN AA，WOJCIECHOWSKI SE，HILDEMAN DA. Androgens suppress antigen-specific T cell responses and IFN-gamma production during intracranial LCMV infection ［J］. J Neuroimmunol，2010，226（1-2）：8-19.

［19］ SFANOS KS，YEGNASUBRAMANIAN S，NELSON WG，et al. The inflammatory microenvironment and microbiome in prostate cancer development ［J］. Nat Rev Urol，2018，15（1）：11-24.

［20］ BANSAL A，SINGH MP，RAI B. Human papillomavirus-associated cancers：A growing global problem ［J］. Int J Appl Basic Med Res，2016，6（2）：84-89.

［21］ BURD EM，EINSTEIN MH，FRANCESCHI S，et al. Human papillomavirus and cervical cancer ［J］. Clin Microbiol Rev，2003，16（1）：1-17.

［22］ FORMAN D，de MARTEL C，LACEY CJ，et al.Global burden of human papillomavirus and related diseases ［J］. Vaccine，2012，30（Suppl 5）：F12-23.

［23］ CAI T，DI VICO T，DURANTE J，et al. Human papilloma virus and genitourinary cancers：a narrative review ［J］. Minerva Urol Nefrol，2018，70（6）：579-587.

［24］ YIN B，LIU W，YU P，et al. Association between human papillomavirus and prostate cancer：a meta-analysis ［J］. Oncol Lett，2017，14（2）：1855-1865.

［25］ BRUNI L，DIAZ M，CASTELLSAGUÉ X，et al. Cervical human papillomavirus prevalence in 5 continents：meta-analysis of 1 million women with normal cytological findings ［J］. J Infect Dis，2010，202（12）：1789-1799.

［26］ GIULIANO AR，NYITRAY AG，KREIMER AR，et al. EUROGIN 2014 roadmap：differences in human papillomavirus infection natural history，transmission and human papillomavirus-related cancer incidence by gender and anatomic site of infection ［J］. Int J Cancer，2015，136（12）：2752-2760.

［27］ 黄林. 高危型 HPV16/18 感染与前列腺癌的相关性分析［J］. 中华男科学杂志，2016，22（6）：501-505.

［28］ARAUJO-NETO AP,FERREIRA-FERNANDES H,AMARAL CM,et al. Lack of detection of human papillomavirus DNA in prostate carcinomas in patients from northeastern Brazil［J］. Genet Mol Biol,2016,39(1):24-29.

［29］CHEN AC,WATERBOER T,KELEHER A,et al.Human papillomavirus in benign prostatic hyperplasia and prostatic adenocarcinoma patients［J］. Pathol Oncol Res,2011,17(3):613-617.

［30］SUZUKI H,KOMIYA A,AIDA S,et al. Detection of human papillomavirus DNA and p53 gene mutations in human prostate cancer［J］. Prostate,1996,28(5):318-324.

［31］DOWNING SR,RUSSELL PJ,JACKSON P.Alterations of p53 are common in early stage prostate cancer［J］. Can J Urol,2003,10(4):1924-1933.

［32］BARABUTIS N,SCHALLY AV. Antioxidant activity of growth hormone-releasing hormone antagonists in LNCaP human prostate cancer line［J］. Proc Natl Acad Sci USA,2008,105(51):20470-20475.

［33］BARABUTIS N,SCHALLY AV,SIEJKA A. P53,GHRH,inflammation and cancer［J］. EBio Medicine,2018,37:557-562.

［34］HOPPE-SEYLER K,BOSSLER F,BRAUN JA,et al. The HPV E6/E7 oncogenes:key factors for viral carcinogenesis and therapeutic targets［J］. Trends Microbiol,2018,26(2):158-168.

［35］SUZICH JB,CLIFFE AR. Strength in diversity:understanding the pathways to herpes simplex virus reactivation［J］. Virology,2018,522:81-91.

［36］LOOKER KJ,MAGARET AS,TURNER KM,et al. Global estimates of prevalent and incident herpes simplex virus type 2 infections in 2012［J］. PLoS One,2015,10(1):e114989.

［37］FREEMAN EE,WEISS HA,GLYNN JR,et al. Herpes simplex virus 2 infection increases HIV acquisition in men and women:systematic review and meta-analysis of longitudinal studies［J］. AIDS,2006,20(1):73-83.

［38］GE X,WANG X,SHEN P.Herpes simplex virus type 2 or human herpesvirus 8 infection and prostate cancer risk:a meta-analysis［J］. Biomed Rep,2013,1(3):433-439.

［39］THOMAS F,ELGUERO E,BRODEUR J,et al. Herpes simplex virus type 2 and cancer:a medical geography approach［J］. Infect Genet Evol,2011,11(6):1239-1242.

［40］DENNIS LK,COUGHLIN JA,MCKINNON BC,et al. Sexually transmitted infections and prostate cancer among men in the U.S. military［J］. Cancer Epidemiol Biomarkers Prev,2009,18(10):2665-2671.

［41］EWALD PW. An evolutionary perspective on parasitism as a cause of cancer［J］. Adv Parasitol,2009,68:21-43.

［42］AURELIAN L. Herpes simplex virus type 2:unique biological properties include neoplastic potential mediated by the PK domain of the large subunit of ribonucleotide reductase［J］. Front Biosci,1998,3:d237-249.

［43］SMITH CC. The herpes simplex virus type 2 protein ICP10PK:a master of versatility［J］. Front Biosci,2005,10:2820-2831.

［44］GOLAIS F,MRAZOVA V. Human alpha and beta herpesviruses and cancer:passengers or foes?［J］Folia Microbiol(Praha),2020,65(3):439-449.

［45］TOMKINS A,WHITE C,HIGGINS SP. Primary herpes simplex virus infection mimicking cervical cancer［J］. BMJ Case Rep,2015:bcr2015210194.

［46］GROSJEAN J,TRAPES L,HANTZ S,et al. Human cytomegalovirus quantification in toddlers saliva from day care centers and emergency unit:a feasibility study［J］. J Clin Virol,2014,61(3):371-377.

［47］GRIFFITHS P,BARANIAK I,REEVES M.The pathogenesis of human cytomegalovirus［J］. J Pathol,2015,235(2):288-297.

［48］SOROCEANU L,COBBS CS.Is HCMV a tumor promoter［J］? Virus Res,2011,157(2):193-203.

［49］SAMANTA M,HARKINS L,KLEMM K,et al. High prevalence of human cytomegalovirus in prostatic intraepithelial neoplasia and prostatic carcinoma［J］. J Urol,2003,170(3):998-1002.

［50］HERBEIN G. The human cytomegalovirus,from oncomodulation to oncogenesis［J］. Viruses,2018,10(8):408.

［51］DUMORTIER J,STREBLOW DN,MOSES AV,et al. Human cytomegalovirus secretome contains factors that induce angiogenesis and wound healing［J］. J Virol,2008,82(13):6524-6535.

［52］ BLAHETA RA,WEICH E,MARIAN D,et al. Human cytomegalovirus infection alters PC3 prostate carcinoma cell adhesion to endothelial cells and extracellular matrix［J］. Neoplasia,2006,8(10):807-816.

［53］ SFANOS KS,ALOIA AL,DE MARZO AM,et al. XMRV and prostate cancer—a 'final' perspective［J］. Nat Rev Urol,2012,9(2):111-118.

［54］ SILVERMAN RH,NGUYEN C,WEIGHT CJ,et al. The human retrovirus XMRV in prostate cancer and chronic fatigue syndrome［J］. Nat Rev Urol,2010,7(7):392-402.

［55］ ARNOLD RS,MAKAROVA NV,OSUNKOYA AO,et al. XMRV infection in patients with prostate cancer:novel serologic assay and correlation with PCR and FISH［J］. Urology,2010,75(4):755-761.

［56］ FISCHER N,HELLWINKEL O,SCHULZ C,et al. Prevalence of human gammaretrovirus XMRV in sporadic prostate cancer［J］. J Clin Virol,2008,43(3):277-283.

［57］ VERHAEGH GW,de JONG AS,SMIT FP,et al. Prevalence of human xenotropic murine leukemia virus-related gammaretrovirus(XMRV)in Dutch prostate cancer patients［J］. Prostate,2011,71(4):415-420.

［58］ MARTINEZ-FIERRO ML. Identification of viral infections in the prostate and evaluation of their association with cancer［J］. BMC Cancer,2010,10:326.

［59］ 魏志涛. 异嗜性小鼠白血病病毒相关病毒(XMRV)与我国前列腺癌发病的相关性研究［D］. 军医进修学院,2012:88.

［60］ SCHLABERG R,CHOE DJ,BROWN KR,et al. XMRV is present in malignant prostatic epithelium and is associated with prostate cancer,especially high-grade tumors［J］. Proc Natl Acad Sci USA,2009,106(38):16351-16356.

［61］ DONG B,SILVERMAN RH. Androgen stimulates transcription and replication of xenotropic murine leukemia virus-related virus［J］. J Virol,2010,84(3):1648-1651.

［62］ ZHONG S,RANDHAWA PS,IKEGAYA H,et al. Distribution patterns of BK polyomavirus(BKV)subtypes and subgroups in American,European and Asia populations suggest co-migration of BKV and the human race［J］. J Gen Virol,2009,90(Pt1):114-152.

［63］ ZHONG S,ZHENG HY,SUZUKI M,et al. Age-related urinary excretion of BK polyomavirus by nonimmunocompromised individuals［J］. J Clin Microbiol,2007,45(1):193-198.

［64］ DAS D,SHAH R,IMPERIALE MJ. Detection and expression of human BK virus sequences in neoplastic prostate tissues［J］. Oncogene,2004,23(42):7031-7046.

［65］ ZHONG S,SUZUKI M,PENG X,et al. BK polyomavirus from patients with tissue-derived prostate adenocarcinoma［J］. Future Virol,2013,8(3):313-320.

第十篇

中医药方法治疗泌尿及男性生殖系统感染与炎症

第一章

泌尿及男性生殖系统感染与炎症中西医结合诊断治疗沿革

泌尿及男性生殖系统感染与炎症在中医属"淋证"范畴。中医药诊治方法在我国历史悠久,历代医家都有新的认知和发现,经过近2000年的积累,同时汲取近现代西方医学的方法与成果,不断继承、融合、创新,形成了现在的泌尿及男性生殖系统感染与炎症中西医结合诊治体系,丰富了中医理论,提高了诊治水平。

一、"淋证"源流

"淋"首次作为病名出现见于《黄帝内经》,即《素问·六元正纪大论》所记载的"凡此阳明司天之政……其病中热胀,面目浮肿,善眠,鼽衄,嚏欠呕,小便黄赤,甚则淋"。先秦《五十二病方》开创了"淋证"病名分类的先河。南北朝姚僧垣《集验方》中提出"五淋者,石淋、气淋、膏淋、劳淋、热淋也",这种分类沿用至今。隋唐时期巢元方《诸病源候论》与孙思邈《备急千金要方》中均依据年龄与性别将"淋证"划分为小儿淋、女子淋、男子淋,并分篇论述,每类之下又加以细分。宋元明清时期,医家对淋证的分类多不离气、血、砂、石、膏、劳、冷、热等范畴。这些分类方法对今后的诊治有深远的影响。

二、历代进展

(一)春秋战国至两汉时期

春秋战国至两汉是中医学理论体系初步形成时期,出现了《黄帝内经》《难经》《伤寒杂病论》《神农本草经》等经典著作,对淋证的病名、病因病机、分类、症状及治疗方药有了初步认识。《金匮要略·五脏风寒积聚病脉证并治》指出"淋证"主要为热邪致病。"热在下焦者,则尿血,亦令淋秘不通"。在临床表现方面,《金匮要略·消渴小便不利淋病脉证病并治》记载:"淋之为病,小便如粟状,小腹弦急,痛引脐中。"在治法方药方面,《金匮要略·妇人妊娠病脉证治》记载:"妊娠小便难,饮食如故,当归贝母苦参丸主之。"当归贝母苦参丸清热益阴,现今在泌尿及男性生殖系统感染与炎症的治疗中仍广泛应用。在治疗禁忌方面,《伤寒论·辨不可发汗病脉证并治第十五》提出"淋家不可发汗,发汗必便血"的治疗原则。

(二)魏晋南北朝时期

人们对"淋证"的病因病机已有了进一步认识,同时分类趋于完善。隋·巢元方《诸病源候论·诸淋病候》提出"肾虚膀胱热"的理论,认为"淋证"的病因乃内外合病,使病因病机进一步完善;同时,巢元方将"诸淋"又分为石、气、膏、劳、热、血、寒七类,且另设妇人淋与小儿淋,并对各分类的病因病机与症状表现进行了详细描述,对后世影响深远;巢元方对血淋与尿血进行了鉴别诊断。《备急千金要方·针灸下》记载了部分治疗"淋证"的穴位,主要分布于足太阳膀胱经、足少阴肾经及阴跷脉;记载了以艾灸治疗"淋证"的方法,开启了针灸治疗"淋证"的篇章,丰富了中医治疗"淋证"的手段。

（三）宋金元时期

宋金元时期医药卫生管理趋于完善,临床分科更加细化,涌现出大量的综合性巨著以及专科著作。《太平圣惠方》系统总结了宋以前治疗淋证的方剂,并且对"淋证"进行了清晰的分类,"淋证"的诊治系统趋于完备。《太平圣惠方》以及《太平惠民和剂局方》《圣济总录》等中记载了大量治疗"淋证"的方剂,值得后世研究。《圣济总录》首次将宋以前治疗"淋证"的食疗方进行了系统总结,其专列食治五淋一篇,篇中以粥、羹为主。元·朱丹溪强调"淋者,……皆属于热",并且在此基础上提出"淋沥赤涩,皆内热也",而内热产生的部分将其分为了上焦、中焦、下焦,突破了长久以来固守的"热在下焦"的思路;同时提出痰热致淋、气虚致淋、血瘀致淋的观点,进一步丰富了"淋证"的病因病机理论。

（四）明清时期

明清时期涌现出了大量总结性医籍,临床各科出现了较多专著,同时中外医学开始交流,中医学理论更加充实,"淋证"诊治的发展同样体现了上述特点。明·张景岳在《景岳全书》首次对"淋证"的治则治法进行了概括总结,即"热者宜清,涩者宜利,下陷者宜升提,虚者宜补,阳气不固者宜温补命门。"病因病机上,张氏认为妇人血淋多由冲任经脉为病,与男子不同,从经脉的角度丰富了"淋证"的病因病机,为针灸治疗"淋证"提供了思路。清·叶天士《临证指南医案》结合自身经验总结了治淋之法,如"心火下注者,利火腑;湿热不宣者,彻泉源;气陷者,升阳;血瘀者,化结";创新点在于其认识到"厥阴内患,前阴刺痛,小便点滴难通,环阴之脉络皆痹,则滑利通阳,辛咸泄急,佐以循经入络之品",充分体现了"急则标"的治疗原则,现代因前列腺炎、前列腺增生、尿道狭窄等梗阻原因所致泌尿及男性生殖系统感染与炎症值得借鉴此法。

（五）近现代发展

近代中西汇通学派代表人物张锡纯在淋证分类上分寒、热、毒淋,其将血、气、石、膏、劳淋统归为热淋范畴,其认为"五淋病因不同而证皆兼热";同时张锡纯治淋血、气、膏、劳淋的理血汤、气淋汤、膏淋汤、劳淋汤均重用山药;张锡纯在《医学衷中参西录》中还单列花柳淋一篇,并予方药,对现代研究非细菌性泌尿及男性生殖系统感染与炎症具有重要参考价值。

1928年,青霉素的问世标志着感染的治疗进入了新的时代,在此后的几十年间泌尿及男性生殖系统感染与炎症的治疗主要依赖抗菌药物的使用。中华人民共和国成立后,中医学迅速发展,尤其是1991年第七届全国人大第四次会议召开,将建国初期就提出的"中西医结合"政策改为"中西医并重",中医受到更多人的重视与关注,中医疗法受到更多人的认可;同时,西医对于泌尿及男性生殖系统感染与炎症的分类逐步细化,抗菌药物的使用逐步规范;中西医结合治疗泌尿及男性生殖系统感染与炎症方兴未艾。近年来,更多的研究团队参与到诊断标准与专家共识的制定中,最具代表性的是2017年中华中医药学会发布的《中医药单用/联合抗菌药物治疗常见感染性疾病临床实践指南——单纯性下尿路感染》,该指南在泌尿系统感染的诊断与鉴别诊断上以西医标准为主,更注重循证医学证据,在中医证型制定上广泛征求专家意见,治疗上中西医结合,在西医指南不推荐使用抗菌药物情况下,可应用中医药改善症状,在西医指南允许使用抗菌药物时,二者联用时旨可减少抗菌药物用药种类,减少抗菌药物耐药,降低抗菌药物不良反应,提高疗效。

三、诊治模式

(一) 辨证论治

辨证论治是根据望、闻、问、切四诊合参得到的信息进行综合分析,得出病因病机,再据此进一步制订治则治法,选择相应方药的过程,辨证论治是中医的核心内容。目前对泌尿及男性生殖系统感染与炎症影响最深的病因病机认识仍属隋·巢元方《诸病源候论》所提出的"肾虚膀胱热",湿热贯穿泌尿及男性生殖系统感染与炎症的始终,湿热下注是泌尿及男性生殖系统感染与炎症最常见的病机,脾肾亏虚、湿热未清导致感染反复发作已基本成为中医治疗泌尿及男性生殖系统感染与炎症的共识。《中医药单用/联合抗菌药物治疗常见感染性疾病临床实践指南——单纯性下尿路感染》将单纯性下尿路感染分为急性型和反复发作型。急性型多为标实证,以膀胱湿热证最为多见,治以清热利湿,推荐八正散(《太平惠民和剂局方》)加减;反复发作型则多为本虚标实证,其中气阴两虚证治以益气养阴,佐以清热利湿,推荐清心莲子饮(《太平惠民和剂局方》)加减;肝肾阴虚证治以滋肝补肾,佐以清热利湿,推荐知柏地黄丸(《医方考》)加减;脾肾两虚证治以健脾益肾,佐以清热利湿,推荐无比山药丸(《备急千金要方》)加减。其他证型如肝经湿热、小肠湿热、热毒壅聚、气血凝滞、气滞血瘀、浊痰凝结、肾阳不足等也常于泌尿及男性生殖系统感染与炎症的诊治中见到。随着时代的发展,单纯辨证已不能满足临床诊治要求,与"辨病论治""辨症加减"相结合,使处方用药更具有特异性、针对性,是当前中医药治疗泌尿及男性生殖系统感染与炎症的方向。

(二)"病 - 证 - 症"模式

在中西医不断发展融合的过程中,中医在总结继承自身传统知识的同时吸取西医辨病治疗的经验,逐渐发展出"病 - 证 - 症"结合的理念。"辨证论治"是中医学的基本特点,也是中医学理论体系的精华所在。随着现代医学的不断发展,泌尿及男性生殖系统感染与炎症在诊疗中会出现无证(症)可辨或有证(症)难辨的情况,"辨证论治"的局限性逐渐显现,尤其是缺乏病种特异性与针对性而使治疗手段缺乏,也不能满足现代医学疗效评价体系的要求。中医学认为,"病"是在特定病因的影响下,脏腑功能失衡,出现阴阳失调、气血津液失常状态。辨病即针对病的整体性和特异性,做出诊断并确定治则、方药的思维过程。每个病都有各自的基本病因病机及变化规律,针对疾病的病因病机而确定基本治则及处方用药,即是"辨病论治"的内涵。"辨病论治"着眼于疾病整个过程的病机演变和病理,有助于从整体、宏观水平认识疾病的病位、病性、病势、邪正关系及疾病的发展变化规律。中医学自古以来就重视辨病论治,《伤寒杂病论》更是病、症、证结合论治的典范。清代徐大椿《兰台轨范·序》曰:"欲治病者,必先识病之名,能识病之名而后求其病之所由生,知其所由生……一病必有主方,一病必有主药"。

(三)专病专方

无论"辨病"还是"辨证",最终都要落实到遣方用药中。中医药在长期的临床实践中积累了丰富的治"病"有效方药,其中不仅有单味药、药对、药组,还有针对病的"专病专方"。专病专方通常是在医疗实践中发现对某病具有特殊治疗效用且疗效较为满意的方药。泌尿及男性生殖系统感染与炎症的临床选方中常选用八正散(《太平惠民和剂局方》)、导赤散(《小儿药证直诀》)以及当归贝母苦参丸(《三因极一病证方论》),三者均是泌尿及男性生殖系统感染与炎症的常用方剂,其中八正散多用于以湿热为主者,导赤散多用于阴虚夹热者,当归贝母苦参丸则多用于血虚夹热者。

当今广大中医药和中西医结合工作者,在现代医学的基础上,应用现代科学技术方法,不断继承、创新、发展中医药事业,促进中西医相互融合,优势互补。中医专业、中西医结合专业、西医工作者在规范应用抗菌药物等西医疗法的同时结合中医"辨病论治""辨证论治""辨症加减"等方法,提高了临床疗效,满足了患者需求。在我国,中医药对泌尿及生殖系统感染与炎症的治疗已经成为治疗感染的综合方案的重要组成部分。在未来,中西医结合诊治在症状缓解、减少复发、减少抗菌药物使用等各方面将会有更大发展,使更多的患者受益。

四、中药治疗泌尿及男性生殖系统感染与炎症的药学原理

随着现代研究的深入,中医药防治泌尿及男性生殖系统感染与炎症的机制得到进一步的阐明,大量的基础和临床试验表明中药是通过多靶点起到抑制炎症的作用,这些环节包括直接杀灭和抑制细菌;抑制细菌黏附与侵袭;改善微循环;调节血液流变学相关物质;调节机体免疫能力;调控炎性因子的表达;调控神经-内分泌系统的稳态;调控基因表达、细胞表面受体表达及细胞分化等。

五、中药治疗泌尿及男性生殖系统感染与炎症的临床应用原则

扶正祛邪是基本法则。扶正就是使用扶助正气的药物或其他疗法,以增强体质,提高抗病能力,以达到战胜疾病、恢复健康的目的,适用于正气虚为主的疾病,如反复发作性尿路感染、慢性肾盂肾炎等。现代研究认为,扶正法具有提高免疫功能、改善激素平衡等作用。扶正药物主要包括黄芪、党参、当归、熟地、女贞子、枸杞子、肉苁蓉、巴戟天等。祛邪是使用药物或其他疗法,以祛除疾病,达到邪去正复的目的,适用于邪气盛为主的疾病,如肾脓肿、急性肾盂肾炎、急性前列腺炎等。现代研究认为,祛邪法具有抑菌消炎、加速代谢、抑制过高的病理性免疫功能等,祛邪的药物主要包括大黄、红藤、败酱草等。

清热利湿法,指用具有清热、利湿作用的方药治疗湿热证的治法,主要应用于急性膀胱炎、尿道炎、急性前列腺炎、急性肾盂肾炎等疾病。现代研究认为,清热利湿法主要具有抑制病原菌、减轻炎症反应、排除毒素、利尿等作用。主要药物包括滑石、木通、车前子、龙胆草、白茅根等。

活血化瘀法,指用具有活血化瘀作用的方药治疗血瘀证的治法,主要用于慢性前列腺炎、间质性膀胱炎等疾病。现代研究认为,活血化瘀具有改善血流动力学、改善血液流变学和抗血栓形成、改善微循环、抗纤维化等作用。主要药物包括桃仁、红花、三棱、莪术、蒲黄、三七等。

益气养阴法,指用具有益气、养阴作用的方药治疗气阴两虚证的治法,主要用于反复发作性尿路感染、慢性肾盂肾炎、放射性膀胱炎等疾病。现代研究认为,益气养阴法具有提高免疫功能、抑制炎症反应、调节糖脂代谢、改善血液流变学等作用。主要药物包括人参、党参、西洋参、黄芪、山药等。

滋补肝肾法,指用具有滋补肝肾的方药治疗肝肾不足证的治法,主要用于泌尿系统疾病中的老年患者、大病久病患者以及重病恢复期患者。现代研究认为,滋补肝肾法具有促进骨髓造血功能、增强免疫功能、促进肾上腺皮质激素合成以及抑制病原菌等作用。主要药物包括熟地黄、枸杞子、女贞子等药物。

健脾益肾法,指用具有健脾、益肾的方药治疗脾肾亏虚证的治法,主要用于慢性肾盂肾炎、慢性膀胱炎等疾病。现代研究认为,健脾益肾法具有促进能力供给、提高免疫功能、促进核酸和蛋白质合成、消炎抑菌等作用。主要药物包括人参、山药、刺五加等。

六、中药效果的评价

中医药在泌尿及男性生殖系统感染与炎症防治中具有重要作用,是综合治疗的一部分,已经成为临床的常用方法和中国现代医学体系不可或缺的部分。正确认识并且客观评价中医药方法对感染与炎症性疾病的疗效、在诊治中的地位和作用,对于中医药方法的创新与发展至关重要。有意夸大和恣意诋毁,或不加研究而随意评价的态度都是不科学和不谨慎的,中医药治疗的优势主要体现在

以下方面。

（一）整体观念

整体观念要求医师不仅关注泌尿及男性生殖系统感染与炎症局部病灶，还要关注身体其他脏腑乃至全身情况，同时关注环境、气候、饮食、起居等外在条件对人体的影响，对病情有整体的把握。

（二）辨证论治

在阴阳五行和脏腑相关学说指导下，将四诊所得的病情资料，进行分析、归纳，做出辨证，然后根据证型制订出相应的治疗原则和方法。对于难以辨病治疗或仅有症状而实验室检查缺乏依据的疾病，如无症状菌尿，可根据尿路症状以外的其他表现进行遣方用药；对感染与炎症后期尿液分析阴性可应用益气养阴、健脾益气等治法改善小腹坠胀、尿道灼热等症状，对预防复发也有一定作用。

（三）减少抗菌药物使用

对于轻度的急性尿路感染，Ⅲ型前列腺炎单纯使用中医药方法。急性尿路感染的恢复期，或反复发作性尿路感染的间歇期，都可以使用中药方法以减少抗菌药物的使用。

（四）减少细菌耐药

由于可以减少抗菌药物的使用，从而减少细菌耐药的发生率；另一方面，使用中药方法可以提高机体的免疫力，帮助患者恢复，减少抗菌药物的用量；也有的中药可以直接针对耐药细菌发挥作用。

（五）内外同治

中医药在治疗感染与炎症的同时，不仅可以使用内服药物，而且很多丰富的外治方法，可以单用或者联合使用，此称为内外同治。例如针灸、熏蒸、浸渍、外洗，各具特色，可以根据患者的具体情况，如年龄、性别、病程，分期来选择使用。

（六）注重康复

中医药强调整体观念，尤其注重对患者虚衰体质的辨证治疗和摄生康复，对康复的重视是中医的一大特色，如饮食疗法、摄生及起居、气功导引、推拿按摩等。

七、中医药方法在泌尿及男性生殖系统感染与炎症综合治疗中的地位

随着医学科学的发展，泌尿及男性生殖系统感染与炎症的诊治已经形成了一个比较完整的理论体系，随着抗菌药物的不断发明和进展，临床疗效在不断提高。近30年来，中医药在泌尿及男性生殖系统感染与炎症治疗中的作用日渐突出。中西医结合模式在中国已经得到了广泛的认可，形成了独具特色的中西医结合疗法。

（一）单用中医药方法

对于轻症的细菌感染或者是在反复发作的尿路感染的间歇期可以单用中医药方法，或是对于某一类型炎症如Ⅲ型前列腺炎单纯使用中医药方法。

（二）中药与抗菌药物相配合

中药的内治法和外治法都可以与抗菌药物相配合。中药的内服剂型包括饮片和中成药；外治法有熏洗法、浸渍法等。这些疗法的使用，同样需要依据辨证论治的原则。

八、中医药治疗泌尿及男性生殖系统感染与炎症的药物研发历史、现状与展望

随着现代医学科学的发展和中医药、中西医结合事业的发展，中医药方法治疗泌尿及男性生殖系统感染与炎症的药物愈加丰富，经过大量的临床和实验研究证实疗效的中成药在临床得到推广和运用，目前临床常用的治疗泌尿及男性生殖系统感染与炎症的药物有几十种，这对于丰富中药治疗手段及提

高疗效发挥了积极作用,但在实际工作中仍存在着不合理应用或中药西用或重复使用等问题。

（一）现有中成药分类

一是经典的中成药,也就是在古代的经典、医籍当中流传下来的丸、散、膏、丹等有治疗作用的经典名方名药;二是治疗感染的中药新药,是指中华人民共和国成立后经国家药监局审批后上市的中成药。

1. 经典中成药　古代的经典、医籍当中流传下来经过临床反复验证的常用经典中成药,如八正散、导赤散、当归贝母苦参丸、五苓散、猪苓汤、龙胆泻肝汤等;这些药物至今在临床上还广泛使用。古代医家对感染与炎症的探索所拟定的方剂,为后世的研究打下了坚实的基础。这部分的经典中成药也有很多现代研究,包括体内和体外的抑菌实验,以及临床观察。

2. 现代中药新药　目前国家食品药品监督管理部门批准上市的治疗泌尿及男性生殖系统感染的中药新药总计30余种,从剂型来看,重要的还是口服制剂,也有部分外用药,如野菊花栓、前列安栓;从治法上来看,以清热利湿通淋、补肾、活血化瘀为主,如癃清片、银花泌炎灵片、泌淋胶囊、热淋清颗粒等。

（二）发展历程及现状

治疗泌尿及男性生殖系统感染与炎症的中药新药发展历程,一般认为首先是临床报道阶段,大量的临床个例报道,此后出现了小样本的观察,多中心大样本的随机对照研究,而后有回归真实世界研究的趋势。

1. 多中心随机对照研究　随着医学科学的发展,临床上更强调循证医学证据。过去的单中心以及小样本缺乏对照的观察,可信度不高,而多个中心合作的随机对照研究在国内广泛开展,提高了证据的客观性和科学性,一部分药物在新的研究下重新获得了新的临床证据。

2. 在中医理论指导下的临床研究　由于中医药的理论和方法的特点,在运用中药时需要遵循中医的辨证论治原则,因此在研究中首先需要对患者的疾病进行中医诊断,其次需要对患者的四诊资料进行辨证,因此事实上我们遵循的是病证结合的模式。

3. 真实世界研究　由于多中心随机对照研究是在理想状态下进行的临床研究,和真实世界并不完全相同。而我们的患者处在真实世界中,其疗效需要进行运用新的方法进行探索。

4. 证候类新药　在新版的药品中药新药临床研究指导原则中,将对证候类新药的开发列为重要部分,尤其在慢性前列腺炎等方面,对于消除、改善、控制症状更加重视。

（三）发展趋势

2017年7月1日,《中华人民共和国中医药法》颁布,标志着中医药事业进入了一个新的发展阶段。

1. 强调中医特色的科学研发。中药复方有其作用特点及组成,是按照经典的中医理论来进行组方,应当与传统中医药理论相符,因此中药的研发也必须符合中药的科学特点,才能够在临床取得较好的疗效。

2. 对循证医学证据的重视和各类专家共识以及指南的修订。中华中医药学会、中国中西医结合学会均重视各类指南和共识的制定和修订,很多药物在新的临床试验中出现了更有利的证据。为把这一类信息传达给临床医师,更好地为广大患者服务,应当重视这一类的共识及指南的制定,以指导中医、中西医结合医师、西医在临床应用。

九、中医药治疗泌尿及男性生殖系统感染与炎症存在的问题与未来研究发展方向

同其他医学学科一样,中药治疗泌尿及男性生殖系统感染与炎症存在着诸多问题,不应当刻意夸大疗效,也不应随意诋毁及进行非专业低水平的评价。同时我们也要看到,作为传统医学的中医药学,

其问题有自身的特点,应当秉持审慎、科学、客观、积极的态度,在发展中逐步解决问题。

（一）中医药治疗泌尿及男性生殖系统感染与炎症的不足

1. 治疗的中成药品种较多,而需要更多充分的循证医学证据。在研究中需要注重方法学的选择,只有方法可靠结论才可靠。

2. 中药治疗泌尿及男性生殖系统感染与炎症,由于多数是复方,其疗效存在着多靶点、多层次、多水平的特点,随着分子生物学、网络药理学等学科的发展,对于其治疗机制需要进一步地深入探索。

（二）中医药治疗泌尿及男性生殖系统感染与炎症的展望

中医药治疗泌尿及男性生殖系统感染与炎症的历史源远流长,在新的时代我们有更多的方法和手段,也有更多的方向需要去探索和研究。

1. 找到更精确的适应证和切入点,把握中医药的整体观和辨证论治的特点。随着学科发展和对人体生命和健康的深入探索,寻找更精确的适应证,发挥中医药优势,如治疗Ⅲ型前列腺炎、反复发作性尿路感染的恢复期、重症泌尿及男性生殖系统感染与炎症、泌尿及男性生殖系统感染与炎症恢复期的各种症状等。

2. 中医与西医相结合　其本质是现代医学和传统医学的结合,一定是在现在生物医学的基础上去继承、发展、创新。充分利用好现代医学手段、我国的中医药政策,在两者的结合点上去开拓新的路径,中医药治疗泌尿及男性生殖系统感染与炎症将会有更加广阔的天地。

（高瞻　编　高文喜　审）

参考文献

[1] 李经玮,邓铁涛. 中医大词典[M]. 北京:人民卫生出版社,1995.

[2] 周仲英. 中医内科学[M]. 北京:中国中医药出版社,2000.

[3] 段银枝. 淋证证治规律的文献研究[D]. 成都:成都中医药大学,2009.

[4] 唐·王焘. 外台秘要方[M]. 北京:华夏出版社,1993.

[5] 颜平. 淋证的命名体系及分类模式[J]. 江宁中医药大学学报,2007(5):25-26.

[6] 汉·张仲景. 金匮要略[M]. 北京:中国中医药出版社,2002.

[7] 汉·张仲景. 伤寒论[M]. 北京:人民卫生出版社,2005.

[8] 丁光迪. 诸病源候论校注(上)[M]. 北京:人民卫生出版社,1994.

[9] 丁光迪. 诸病源候论校注(下)[M]. 北京:人民卫生出版社,1994.

[10] 唐·孙思邈. 备急千金要方[M]. 北京:华夏出版社,2008.

[11] 宋·王怀隐. 太平圣惠方(上下册)[M]. 北京:人民卫生出版社,2016.

[12] 郑金生. 圣济总录[M]. 北京:人民卫生出版社,2013.

[13] 元·朱震亨. 丹溪心法[M]. 北京:人民卫生出版社,2005.

[14] 元·朱丹溪. 丹溪手镜[M]. 北京:人民卫生出版社,1982.

[15] 罗贤通. 朱丹溪痰证学术思想体系的探讨[D]. 贵阳:贵阳中医学院,2007.

[16] 明·张介宾. 景岳全书[M]. 北京:人民卫生出版社,2007.

[17] 清·叶天士. 临证指南医案[M]. 上海:上海卫生出版社,1958.

[18] 张锡纯. 医学衷中参西录[M]. 北京:人民卫生出版社,2006.

[19] 于国泳,谢雁鸣,高宁,等.《中医药单用/联合抗菌药物治疗单纯性下尿路感染临床实践指南》临床应用评价研究[J]. 中国中药杂志,2018,43(24):4746-4752.

［20］仝小林.论辨症、辨病、审因与辨证论治在临床中的应用［J］.中医杂志,2013,54(2):93-95.

［21］朱文锋,阳晓,王行宽.辨病论治体系初探［J］.北京中医药大学学报,1997,20(6):2-5.

［22］张业,王阶,陈恒文.基于"辨病论治"的现代方药组方应用初探［J］.中医杂志,2016,57(4):356-358.

［23］王琦.主病主方论［J］.中华中医药杂志,2014,29(1):9-13.

［24］严张仁,胡香君,潘俊卿,等.中医治疗慢性前列腺炎的免疫机制研究进展［J/OL］.辽宁中医杂志,2021,6(48):245-249.

［25］叶斌.前列消汤干预 TGF-β1/Smads 信号通路调控 EAP 小鼠 PrF 细胞分化的研究［D］.南宁:广西中医药大学,2019.

［26］沙凯辉,刘同刚,张晓丽.原花青素对尿路致病性大肠杆菌黏附、侵袭膀胱上皮细胞的影响及其机制［J］.山东医药,2018,58(48):33-36.

［27］黄舒园.急性膀胱炎(湿热型)与血流变、血浆纤维蛋白原的相关性分析及机制研究［D］.郑州:河南中医药大学,2017.

［28］秦书敏,林静瑜,黄可儿.黄芪的免疫调节作用研究概述［J］.中华中医药学刊,2017,35(3):699-702.

［29］许荣忠,李雁.试论中医药治疗肿瘤中扶正祛邪与免疫的关系［J］.辽宁中医杂志,2018,45(9):1858-1859.

［30］张新瑶,刘健,纪宁,等.清热利湿方治疗小儿急性细菌性下尿路感染膀胱湿热证的疗效及机制［J］.中国实验方剂学杂志,2021,27(10):51-57.

［31］莫琼,郝二伟,覃文慧,等.平性活血化瘀中药物质基础与药理作用的研究进展［J］.中国实验方剂学杂志,2020,26(1):205-216.

［32］李倩.益气养阴方对气阴两虚证 2 型糖尿病患者血液流变学、炎症机制、凝血功能影响及疗效观察［J］.糖尿病新世界,2019,22(6):71-72+149.

［33］陈金鹏,张克霞,刘毅,等.地黄化学成分和药理作用的研究进展［J］.中草药,2021,52(6):1772-1784.

［34］王莎莎,张钊,陈乃宏.枸杞子主要活性成分及药理作用研究进展［J］.神经药理学报,2018,8(6):53.

［35］刘婵婵,杨薪正,钱卫东,等.中药女贞子的化学成分及药理作用研究进展［J］.海峡药学,2021,33(2):37-39.

［36］高健,吕邵娃.人参化学成分及药理作用研究进展［J］.中医药导报,2021,27(1):127-130+137.

［37］陈梦雨,刘伟,俞桂新,等.山药化学成分与药理活性研究进展［J］.中医药学报,2020,48(2):62-66.

［38］潘景芝,金莎,崔文玉,等.刺五加的化学成分及药理活性研究进展［J］.食品工业科技,2019,40(23):353-360.

中医药方法治疗泌尿及男性生殖系统感染与炎症原则与方法

中医药学是不同于现代医学的对生命和疾病的认知方法。中医药方法治疗泌尿及男性生殖系统感染与炎症是从整体观念出发，在阴阳五行和脏腑相关学说指导下，将望、闻、问、切四诊所得的病情资料，进行分析、归纳，做出辨证，然后根据证型制订出相应的治疗原则和方法。

一、治疗原则

中医治疗原则是临证制方遣药的依据，内容丰富实用，千百年来一直发挥着积极的指导作用。这些治疗原则理论蕴含着丰富的辨证法思想，较为完整，自成体系，包括未病先防、治病求本、扶正祛邪、因地因时因人制宜等。

（一）未病先防

中医学对感染与炎症疾病的预防非常重视，如《素问·四气调神大论》强调了预防的重要性："圣人不治已病治未病，不治已乱治未乱，此之谓也。夫病已成而后药之，乱已成而后治之，譬犹渴而穿井，斗而铸锥，不亦晚乎！"

治未病包含两方面内容，一是未病先防，二是既病防变。未病先防，关键取决于人体正气充沛与否即人体抗病能力强弱。在同一条件下有人罹患感染与炎症疾病，有人仍然保持健康状态，原因在于"正气存内，邪不可干"。因此需要加强精神修养，注意心理卫生，顺应四时气候变化，饮食有节，力戒偏嗜，起居有常，劳逸适度，锻炼身体，增强体质，从而提高抗病能力。此外，在泌尿及男性生殖系统感染与炎症疾病的缓解期，还可采用中药饮片、中成药、代茶饮和中药熏洗等方法来预防发作，达到治未病之目的。

既病防变，指对泌尿及男性生殖系统感染与炎症疾病要积极进行早期治疗，防止感染疾病的发展与转变，防止发生走黄与内陷，热入营血，进而危及生命。诚如《金匮要略》所说："夫治未病者，见肝之病，知肝传脾，当先实脾。"既病早治、注意防变对于控制或减少感染与炎症疾病的发展与恶化具有重要的意义。

（二）治病求本

《素问·阴阳应象大论》说"治病必求其本"，强调在治疗感染与炎症疾病时，必须针对造成疾病的根本原因进行治疗。

感染与炎症疾病的发生与发展总是通过身体若干症状和体征表现出来。医师必须透过现象找到疾病本质所在,即找出疾病发生的根本原因,然后针对其本质进行治疗。只有从根本上祛除了发病原因,疾病的各种症状才会得以彻底消除。如尿频症状,可由肾虚、湿热、瘀血等多种原因引起,治疗不能简单采取对症治疗,而应在辨证基础上,找出病因,针对其病因而分别采用益肾、清热利湿、活血化瘀等法,即为治病求本。运用这一原则时,必须正确掌握"标本缓急""正治与反治"两种情况。

1. 标本缓急　标与本,是中医治疗疾病时用以分析各种病证的矛盾,分清主次,解决主要矛盾的治疗理论。标,即现象;本,即本质。具体则是:正气为本,邪气为标;病因为本,症状为标;内脏为本,体表为标等。

泌尿及男性生殖系统感染与炎症疾病的发展变化,较为复杂。在治疗时需运用标本理论,分析主次缓急,及时合理治疗。原则一般是急则治其标,缓则治其本和标本同治。

急则治其标,指标病危急,若不及时治之,会危及患者生命,或影响本病的治疗。如梗阻引起的肾积脓,宜先引流脓液和尿液。正如《素问·标本病传论》所说:"先热后生中满者,治其标……先病而后生中满者,治其标……"待病情相对稳定后,再考虑治疗尿路梗阻。

缓则治其本,指标病不很紧急的情况下,采取治本原则,即针对主要病因、病证进行治疗。如泌尿系统感染后期阴虚发热,只要滋阴养液治其本,标热乃不治自退。故《素问·标本病传论》说:"先寒而后生病者,治其本;先病而后寒者,治其本;先热而后生病者,治其本……必先调之,乃治其他病。"

标本同治,指标病本病同时俱急,在时间与条件上皆不宜单治标或单治本,只可采取同治之法。如消渴导致的淋证,即现代医学的糖尿病合并泌尿系统感染,本为消渴,标为淋证,治疗宜益气生津,清热利湿,既治标病,也同时治疗本病,标本兼顾。

2. 正治与反治　在临床实践中可以看到,多数疾病的临床表现与其本质是一致的,然而有时某些疾病的临床表现与其本质不一致,出现了假象。确定治疗原则时不应受假象影响,要始终抓住对本质的治疗,于是便产生了"正治"与"反治"法则。

正治是指疾病临床表现与其本质相一致情况下的治法,采用的方法和药物与疾病的征象是相反的。《素问·至真要大论》说:"寒者热之,热者寒之……"大凡病情发展较为正常,病势较轻,症状亦较单纯者,适用于本法。例如,在泌尿及男性生殖系统感染的初期,患者出现尿频、尿急、尿痛、下腹不适等湿热下注症状,病情简单,病势较轻,可以给予清热利湿之法,可取得良好效果。

反治是指疾病临床表现与其本质不相一致情况下的治法,采用的方法和药物与疾病的征象是相顺从的。凡是病情发展比较复杂,处于危重阶段,出现假象症状时,多用此法。泌尿系统感染,处于危重的休克期,可能会出现恶寒、发热,这时候恶寒并不表明寒邪较重,而是因为热邪入里,病情较重出现的假象,应当审慎辨析,寒因寒用。其具体应用有:热因热用,寒因寒用,塞因塞用,通因通用。

3. 同病异治与异病同治　同病异治是指同一疾病由于病邪或机体反应性不同,表现出不同的疾病本质,而采取不同的治疗方法。例如,同是下尿路感染,病邪有湿热或寒湿的不同,所采用的治疗方法也不同;属湿热的,采用清热利湿的方法,属寒湿的,则采用温中燥湿的方法治疗。异病同治是指在不同的病变过程中,如果病理相同,本质是相同的,都可采用同样的治疗方法。例如慢性前列腺炎、肾盂肾炎等多种病症,只要表现出中气下陷,均可使用补中益气的治疗方法。

(三) 扶正祛邪

疾病的发生与发展是正气邪气斗争的过程。正气充沛,则人体有抗病能力,就会减少发病或不病;若正气不足,疾病就会发生和发展。因此治疗的关键就是改变正邪双方力量的对比,扶助正气,祛除邪气,使疾病向痊愈方面转化。

1. 扶正　就是使用扶助正气的药物或其他疗法,以增强体质,提高抗病能力,以达到战胜疾病、恢复健康的目的。这种"扶正以祛邪"的原则,适用于正气虚为主的疾病,是《黄帝内经》"虚则补之"的运用。临床上根据不同的病情,有益气、养血、滋阴、壮阳等不同方法。

2. 祛邪　就是使用药物或其他疗法,以祛除疾病,达到邪去正复的目的。这种"祛邪以扶正"的原则,适用于邪气盛为主的疾病,是《黄帝内经》"实则泻之"的运用。临床上根据不同的病情,又发展有攻下、清解、消导等不同方法。

运用扶正祛邪这一原则,要认真细致地观察邪正消长的盛衰情况,根据正邪双方在疾病过程中所处的不同地位,分清主次、先后,灵活地运用。有单纯扶正、单纯祛邪、先祛邪后扶正、先扶正后祛邪、扶正与祛邪并用即所谓"攻补兼施"。总之,要以"扶正不留邪,祛邪不伤正"为原则。

(四) 三因制宜

人体与自然界息息相关,疾病的发生、发展深受其影响。另外,人体之诸多因素如年龄、体质强弱、情志变化、饮食起居的调摄等,皆与疾病的发生、发展有着密切的关系。因此,治疗疾病必须根据季节、地区以及人体各方面的不同而制订相应适宜的疗法。这就是因时、因地、因人制宜的治疗原则。

二、治疗方法

(一) 急性期——消法

消法,是运用不同的治法和方药,使初起肿疡得到消散,不使邪毒结聚成脓,是一切肿疡初起的治疗法则。古人云"以消为贵",此法适用于感染与炎症初期,邪毒蕴结、经络阻塞、气血凝滞而未成脓者。由于病因不同,病机转化有别,症状表现各异,应针对病种、病位、病因病机、病情辨证论治。

泌尿及男性生殖系统感染与炎症初期多见湿热下注、气血凝滞等证。湿热邪毒下注,蕴结二窍而生变,多以尿频、尿急、茎中热痛等为主要表现,治当清利湿热,根据不同的证型,可选八正散、导赤散、龙胆泻肝汤等加减。若有脓肿形成,热毒壅聚证可选择仙方活命饮加减。气血凝滞,不通则痛,多以少腹、会阴、睾丸胀痛或刺痛等为主要表现,治当行气活血,据不同证型可选橘核丸、四逆散等加减。

(二) 反复发作期——托法,补法

托法,是用补益气血和透脓的药物,扶助正气、托毒外出,以免毒邪扩散和内陷的治疗法则。托法多用于外疡中期,分为补托和透托。补托法用于正虚毒盛,不能托毒外达,难溃难腐的虚证;透托法用于虽正气未衰而毒邪炽盛者,促其早日脓出毒泄,肿消痛减,以免脓毒旁窜深溃。

补法是用补养的药物,恢复正气,助养新生,使感染与炎症早日痊愈的治疗法则,用来治疗虚证。凡气血虚弱者,宜补养气血;脾胃虚弱者,宜理脾和胃;肝肾不足者,宜补益肝肾等。但毒邪未尽之时切勿遽用补法,以免留邪为患;后期多见肾阴不足,相火偏亢,腰膝酸痛、盗汗失眠、五心烦热等,治当滋补肾阴,可选六味地黄丸、知柏地黄丸等加减。肾阳虚衰,气化失司,形寒肢冷、腰膝酸软、小便清长、夜尿频数等,治当温补肾阳,可选无比山药丸、金匮肾气丸、右归丸等加减。

(三) 预防与调护

泌尿及男性生殖系统感染与炎症的发生、进展和生活方式密切相关,患者在治疗和休养期间应加强精神、心理、饮食、起居与周围环境的调护,以加速康复。

按照中医药理论对患者饮食进行正确调理,能达到配合治疗、促进康复的目的。有些食物能以食代药,有直接治疗作用,如冬瓜、赤小豆能利水消肿,可用于尿道炎、前列腺炎等患者的饮食;有些食物则能协同药物起到滋补强身和防病治病作用,如太子参、西洋参可以补气。南瓜子对慢性前列腺炎有一定的治疗作用。

还有一些饮食可以导致疾病的发生或加重症状,如酒和辣椒是前列腺炎和尿道炎的诱发及加重因

素,宜忌食。有些食物能影响药性而降低药效,如萝卜能减弱人参等补气药的功效,故不能同食。

　　泌尿及男性生殖系统感染与炎症辨证为阳证宜进清凉解毒食品,如绿豆、冬瓜、番茄、黄瓜、丝瓜等,慎食膏粱厚味煎炒炙煿之品,以免助热生火加重病情。阴证可进温热之品,如生姜、羊肉等,慎食生冷瓜果,以免损伤脾胃。尤需注意的是泌尿系统感染每与湿热之邪有关,辛辣、醇酒等助火食品当列禁忌。

(高瞻　编　王慎鸿　审)

第三章　中医药方法治疗泌尿及男性生殖系统感染与炎症常用方剂

中医药方法治疗泌尿及男性生殖系统感染与炎症以病证结合为基本方法,以辨证论治为核心。选方用药依据证型而定,常见的证型有湿热下注、热毒壅聚、气血凝滞等。具体如下:

一、湿热下注

(一)治则

清热利湿。

(二)推荐方剂

1. 膀胱湿热

(1)方剂:八正散(《太平惠民和剂局方》)、瞿麦散(《太平圣惠方》)、萆薢分清丸。

(2)药物

八正散:车前子、瞿麦、萹蓄、滑石、栀子、生甘草、川木通、大黄。

瞿麦散:瞿麦、茵陈、川大黄(锉碎,微炒)、黄芩、栀子、麦门冬(去芯)。

萆薢分清丸:粉萆薢、石菖蒲、生甘草、乌药、盐益智仁。

2. 肝经湿热

(1)方剂:龙胆泻肝汤(《肘后备急方》)。

(2)药物:龙胆草、生地黄、黄芩、泽泻、车前子、柴胡、栀子、生甘草、川木通。

3. 心热下移小肠

(1)方剂:导赤散(《小儿药证直诀》)。

(2)药物:川木通、生地黄、生甘草、竹叶。

二、热毒壅聚

(一)治则

清热散风,行瘀活血。

(二)推荐方剂

(1)方剂:仙方活命饮(《校注妇人大全良方》)、黄连解毒汤(《外台秘要》)、五味消毒饮(《医宗金鉴》)。

（2）药物

仙方活命饮：穿山甲、皂角刺、当归尾、生甘草、银花、赤芍、乳香、没药、天花粉、陈皮、防风、贝母、白芷。

黄连解毒汤：黄连、黄芩、黄柏、栀子。

五味消毒饮：金银花、野菊花、蒲公英、紫花地丁、紫背天葵子。

三、气血凝滞

（一）治则

行气活血。

（二）推荐方剂

（1）方剂：橘核丸（《严氏济生方》）、四逆散（《伤寒论》）、丹栀逍遥散（《校注妇人大全良方》）。

（2）药物

橘核丸：橘核、海藻、昆布、海带、川楝子、桃仁、厚朴、木通、枳实、延胡索、桂心、木香。

四逆散：柴胡、白芍、枳实、甘草。

丹栀逍遥散：牡丹皮、栀子、当归、白芍、柴胡、茯苓、炒白术、炙甘草。

四、气滞血瘀

（一）治则

行气活血，补气透邪。

（二）推荐方剂

（1）方剂：前列腺汤（广安门医院经验方）、抵挡丸（《伤寒论》）、活血散瘀汤（《外科正宗》）、桂枝茯苓丸（《伤寒论》）。

（2）药物

前列腺汤：丹参、泽兰、桃仁、红花、赤芍、乳香、没药、王不留行、青皮、川楝子、小茴香、白芷、败酱草、蒲公英。

抵当丸：生大黄、水蛭、虻虫、桃仁。

活血散瘀汤：川芎、当归尾、赤芍、苏木、牡丹皮、枳壳、瓜蒌仁、桃仁、槟榔、酒大黄。

桂枝茯苓丸：桂枝、茯苓、牡丹皮、赤芍、桃仁。

五、浊痰凝结

（一）治则

化痰散结。

（二）推荐方剂

（1）方剂：温阳化痰散结可选阳和汤（《外科全生集》）等为主方加减，清热化痰散结可选用消核丸（《万病回春》）等为主方加减。

（2）药物

阳和汤：熟地、肉桂、白芥子、姜炭、生甘草、麻黄、鹿角胶。

消核丸：橘红、赤茯苓、生甘草节、半夏曲、黄芩、僵蚕、玄参、牡蛎、山栀、天花粉、瓜蒌仁、大黄、桔梗、连翘。

六、气阴两虚

（一）治则

益气养阴，佐以清热利湿。

（二）推荐方剂

（1）方剂：清心莲子饮（《郑氏家传 女科万金方》）。

（2）药物：黄芩、麦冬、地骨皮、车前子、炙甘草、莲子、茯苓、炙黄芪、党参。

七、肝肾阴虚

（一）治则

滋肝补肾，佐以清热利湿。

（二）推荐方剂

（1）方剂：知柏地黄丸（《症因脉治》）。

（2）药物：知母、黄柏、熟地黄、山茱萸、牡丹皮、山药、茯苓、泽泻。

八、脾肾两虚

（一）治则

健脾益肾，佐以清热利湿。

（二）推荐方剂

（1）方剂：无比山药丸（《太平惠民和剂局方》）、补中益气汤（《脾胃论》）。

（2）药物

无比山药丸：山茱萸、泽泻、熟地黄、茯苓、巴戟天、牛膝、赤石脂、山药、杜仲、菟丝子。

补中益气汤：黄芪、人参（党参）、白术、炙甘草、当归、陈皮、升麻、柴胡、生姜、大枣。

九、肾阳不足

（一）治则

温补肾阳。

（二）推荐方剂

（1）方剂：金匮肾气丸（《金匮要略》）、右归丸（《景岳全书》）。

（2）药物

金匮肾气丸：熟地黄、山药、山茱萸、茯苓、丹皮、泽泻、附子、桂枝。

右归丸：熟地黄、山药、山茱萸、枸杞子、杜仲、菟丝子、附子、肉桂、当归、鹿角胶。

（高瞻　编　　王慎鸿　审）

参考文献

［1］SCHAEFFER AJ，MATULEWICZ RS，KLUMPP DJ. Infections of the urinary tract//WEIN AJ，KAVOUSSI LR，PARTIN AW，et al. Campbell-Walsh Urology［M］. 11th ed. Philadelphia，PA：Elsevier，2016.

［2］张伯礼，黄璐琦．中医药治疗七种感染性疾病临床实践指南［M］．北京：人民卫生出版社，2017.

［3］中华中医药学会．中医药单用／联合抗菌药物治疗常见感染性疾病临床实践指南——单纯下尿路感染［M］．北京：中国中医药出版社，2017.

［4］孙广仁．中医基础理论［M］．北京：中国中医药出版社，2019.

［5］王琦．2008 中医体质学［M］．北京：人民卫生出版社，2009.

第四章 急性肾盂肾炎

一、概述

本病属于中医学的"淋证""腰痛"范畴,多归于"热淋",少数为"血淋"。淋证的发生与湿热浊邪关系密切。部分患者可能同时患有消渴病等伴有正气不足。

二、病因病机

(一)热毒蕴蓄下焦

过食肥甘酒肉之品,脾运失司,积湿生热,下注膀胱;烦劳过度或情志内伤,暗耗心阴,心火亢盛,心火移于小肠,累及膀胱。

(二)膀胱湿热

下阴不洁,房事不当,湿热淫浊之邪从下窍而入,上犯膀胱。

(三)肝胆湿热

情志不遂,郁怒伤肝,气郁化火,与湿结合,肝胆湿热,热移膀胱。

三、辨证论治

(一)辨证要点

急性肾盂病位在下焦,属湿热浊邪侵及肾、膀胱。首先要分清是外感还是内伤,湿热郁结于膀胱,湿阻热扰,膀胱气化不利,故尿频、尿急、尿痛;湿热之邪由腑上逆至脏而伤肾,则腰痛;湿热互蒸,充斥全身,邪正相搏,遂寒战发热;湿热困阻脾胃,阻滞气机,乃呕恶纳呆。湿热蕴蓄化毒,则见脓尿,若湿热蕴结,伤及血络,可见血尿。

(二)治疗原则

本病的总体治疗原则为清热解毒、利湿通淋,应当根据不同证型选取适合的治则。

(三)分型论治

1. 热毒蕴蓄下焦

证候:起病急骤,尿频、尿急,小便灼热、短赤,尿色深红,或伴有血块。伴寒战发热,腰痛拒按,头痛汗出,口渴欲饮,舌红苔黄,脉弦数或滑数。

治则:清热解毒,凉血止血。

方剂:小蓟饮子(《济生方》)加减。

药物:小蓟、生蒲黄、藕节、炒黄柏、生地黄、金银花、蒲公英、败酱草、白茅根、甘草、淡竹叶、滑石、当归。

加减:高热邪在少阳者,加柴胡、黄芩;属风热者,加柴胡、荆芥、薄荷;腹胀便秘者,加熟大黄、枳实、厚朴。

备选方剂:八正散(《太平惠民和剂局方》)。

2. 膀胱湿热

证候:小便急胀频数,热涩刺痛,尿黄浑浊,腰痛拒按,小腹拘急胀痛,或发热恶寒,口苦呕恶,大便秘结不爽,舌红,苔黄厚腻,脉滑数或濡数。

治则:清热除湿,利尿通淋。

方剂:八正散(《太平惠民和剂局方》)加减。

药物:车前子、瞿麦、灯心草、萹蓄、熟大黄、通草、滑石、石韦、栀子、生甘草。

加减:镜检红细胞较多或有肉眼血尿者,加大蓟、小蓟、生蒲黄、白茅根;镜检有白细胞增多者,加土茯苓、鱼腥草、败酱草;湿热困阻脾胃者,加藿香、佩兰、陈皮、竹茹、法半夏、大豆黄卷;腰痛者,加芍药。

备选方剂:五苓散(《伤寒论》)。

3. 肝胆湿热

证候:小便赤浊频急,淋涩不畅,少腹胀痛,性情急躁,寒热往来,口苦咽干,腰肋不适,舌红苔黄腻,脉弦数。

治则:清利肝胆湿热。

方剂:龙胆泄肝汤(《医方集解》)加减。

药物:龙胆草、柴胡、黄芩、栀子、车前子、生地黄、泽泻、滑石、生甘草、石韦。

加减:小便疼痛剧烈、灼热明显者,加淡竹叶、炒黄柏;小腹胀痛者,加川楝子、王不留行;大便干结、腹胀明显者,加生大黄、芒硝。

备选方剂:茵陈蒿汤(《伤寒论》)。

(王慎鸿　编　周仕轶　审)

参考文献

[1] 徐红艳,胡国华,龙丽帆. 急性肾盂肾炎中医治疗研究进展[J]. 实用中医药杂志,2019,35(6):759-760.

[2] 吴亚男. 龙胆泻肝汤合五味消毒饮治疗急性肾盂肾炎临床观察[D]. 成都:成都中医药大学,2019.

[3] 涂玥. 急性肾盂肾炎的中医药治疗[J]. 长春中医药大学学报,2011,27(3):400-402.

[4] 张之文. 现代中医感染性疾病学[M]. 北京:人民卫生出版社,2004.

第五章 慢性肾盂肾炎

一、概述

慢性肾盂肾炎是致病微生物感染引起的一种慢性肾盂、肾盏及肾间质炎症。由于炎症的持续和/或反复发生,导致肾间质、肾盂、肾盏的损害,形成瘢痕,以致发生肾萎缩和/或慢性肾衰竭。

本病属于中医学的"淋证"范畴,多归于"劳淋"及"虚劳",多因久淋不愈,湿邪留恋膀胱,由腑及脏,由肾及脾,脾肾受损,正虚邪恋,膀胱气化无权所致。遇劳即发、病程缠绵是劳淋的特征表现。虚劳又称虚损,是由于禀赋薄弱、后天失养及外感内伤等多种原因引起的,以脏腑功能衰退、气血阴阳亏损、日久不复为主要病机,以五脏虚证为主要临床表现的多种慢性虚弱证候的总称。

二、病因病机

(一)阴虚湿热

肾虚是劳淋反复的主要原因,同时湿热屡犯、留恋不解。病初多为肾阴虚兼夹湿热,病久则肾气亦虚。本病多由于作息不规律,入睡晚,或房劳过甚,或禀赋不足,素体阴虚所致。阴虚内热体质,相火、湿热客于下焦。

(二)瘀血阻络,湿热郁结

"久病入肾""久病入络",久病致气血不和,故疾病日久多有血瘀阻络表现。肝气不舒,导致三焦水道不利,可致下焦气滞血瘀。长时间伏案工作、久坐、缺乏运动,导致下焦气机不畅、血瘀;或中焦湿热郁结,阻滞下焦气血运行。

(三)脾肾两虚,湿热内蕴

脾为后天之本,肾为先天之本,二者互生互养,肾虚日久,脾气必虚,故多脾肾两虚。脾虚不能健运,水湿不化,注于下焦,日久成湿热。肾虚无以温煦,湿热无法祛除,致湿热留恋,缠绵难愈。

三、辨证论治

(一)辨证要点

慢性肾盂肾炎病位在下焦,与肾、膀胱、肝、脾等脏器有关。感受湿热邪气、水道不通为标,脾肾亏虚、肝郁气滞为本,而且在疾病发展过程中,证候间可相互转化,故临床上常可几个证型同时兼见。临床诊治应谨守病机,辨证分型而治疗。

（二）治疗原则

本病的基本病机是正虚邪恋,水道不利,根据"实则清利,虚则补益"原则,治疗以扶正祛邪、通利水道为基本大法。

（三）分型论治

1. 阴虚湿热

证候:尿频不畅,解时刺痛,反复发作,腰膝酸痛乏力,手足心热,口燥咽干,口苦,头晕耳鸣,或午后低热,舌质红,苔薄黄腻,脉细数。

治则:滋补肾阴,清热利湿。

方剂:知柏地黄汤(《医宗金鉴》)加减。

药物:知母、黄柏、生地黄、山茱萸、山药、泽泻、丹皮、茯苓、蒲公英、石韦、车前子。

加减:骨蒸潮热者,加青蒿、鳖甲;目花干涩者,加枸杞;阴虚偏重者,加墨旱莲、女贞子;伴结石者,加金钱草、鸡内金;湿热较重者,加茯苓、车前子。

备选方剂:左归丸(《景岳全书》)。

2. 瘀血阻络,湿热郁结

证候:腰酸胀满,小便点滴,尿如细线,小腹胀满。舌紫暗,或有瘀点,脉涩。

治则:活血通络,清利湿热。

方剂:抵当汤(《伤寒论》)加减。

药物:水蛭、虻虫、桃仁、大黄、车前子、瞿麦、萹蓄、沉香、青皮。

加减:瘀血较重者,加红花、川牛膝;湿热较重者,加车前草;腰痛者,加杜仲、续断、路路通等。

备选方剂:少腹逐瘀汤(《医林改错》),枸橘汤(《外科证治全生集》)。

3. 脾肾两虚,湿热内蕴

证候:尿频、尿急、尿痛,小腹坠胀,遇劳则发,腰膝酸软,神疲乏力,纳少腹胀,面足轻度浮肿,面色萎黄无华。舌质淡,苔白腻微黄,脉沉细或细弱。

治则:健脾益肾,佐以清剂。

方剂:无比山药丸(《备急千金要方》)加减。

药物:怀山药、肉苁蓉、熟地、山茱萸、菟丝子、黄精、茯苓、薏苡仁、怀牛膝、石韦。

加减:脾虚较著者,加党参、黄芪、升麻;肾阳虚者,加巴戟天;湿热较重者,加车前草。

备选方剂:参苓白术散(《太平惠民和剂局方》)。

（王慎鸿　编　周仕轶　审）

参考文献

［1］郭平,郭志华.中医辨治肾盂肾炎86例［J］.辽宁中医杂志,2005,32(4):331.

［2］沈庆法.中医肾脏病学［M］.上海:上海中医药大学出版社,2008.

［3］张将军,张传方,等.慢淋汤治疗30例慢性肾盂肾炎的疗效观察［J］.中外医学研究,2021,9(30):1-2.

［4］张之文.现代中医感染性疾病学［M］.北京:人民卫生出版社,2004.

第六章 急性前列腺炎

一、概述

前列腺归属于中医"精室"范畴。急性前列腺炎常表现为明显尿频、尿急、尿痛和尿道灼热等症状，因此归属于中医"淋证"范畴，属于"淋证"中的"热淋"。"淋证"病名首见于《黄帝内经》。若出现排尿不畅，尿后滴沥，甚至急性尿潴留则可归属于中医"癃闭"范畴。部分患者出现发热，甚至发生前列腺脓肿，且由于急性前列腺炎为细菌性前列腺炎，因此上述情况可归属于中医疮疡疾病范畴，狭义的疮疡指体表化脓性疾病，常见"疖""疔""痈"和"疽"，前列腺炎并发前列腺脓肿常被命名为"悬痈"。

二、病因病机

(一) 热毒蕴结

外阴不洁，感受火热毒邪；内有过食辛辣，或情志不遂、肝郁化火，导致火热内生；外火内热结聚精室。

(二) 湿热下注

过食肥甘厚腻，伤及脾胃，脾失健运，运化无力，化湿生热，下注精室和膀胱；或情志不遂，肝郁化火，肝经湿热下注精室和膀胱；或外感湿热邪气，结聚精室和膀胱。

(三) 气滞血瘀

火热毒邪，湿热邪气等结聚精室，致局部气血失和，经络阻塞。

(四) 脓毒壅盛

精室火毒炽盛，气血凝滞，经络阻塞，热盛肉腐，酿生脓液。

三、辨证论治

(一) 辨证要点

病变部位以精室为主，累积膀胱、三焦两腑，且与心、肝、脾、肾四脏相关。感受火热毒邪、湿热邪气为标，精室、膀胱火热或湿热，三焦气化不利为本，同时具有心肝火旺或脾肾两虚。疾病发展过程中产生瘀血，形成气滞血瘀，甚至产生脓液，脓毒壅盛。临床诊治应谨守病机，辨证分型而治疗。

（二）治疗原则

本病的总体治疗原则为清热利湿,行气活血,托毒排脓。根据不同证型选取合适的治则。

（三）分证论治

1. 热毒蕴结

证候:发热,多汗,乏力,肢体酸楚,尿频,尿急,尿痛,排尿困难,下腹和会阴坠胀疼痛,尿黄,便秘,排便疼痛加剧。舌红,苔黄腻,脉滑数或弦数。

治则:清热泻火,解毒散结。

方剂:五味消毒饮(《医宗金鉴》)合黄连解毒汤加减(《肘后备急方》)。

药物:金银花、野菊花、蒲公英、紫花地丁、紫背天葵子、黄连、黄芩、黄柏、栀子。

加减:全方药物苦寒,常加白术、太子参以固护脾胃,且清热不伤气阴;热毒甚、肿胀明显者,加虎杖、夏枯草、连翘、玄参以解毒散结;尿血者,加小蓟、白茅根、茜草炭和仙鹤草凉血止血;发热甚者,加石膏、知母清热泻火。

备选方剂:仙方活命饮(《校注妇人良方》)。

2. 湿热下注

证候:发热,尿频,尿急,尿痛症状突出,尿黄,或有血尿,尿道灼热,淋漓涩痛,下腹胀痛。舌红,苔黄腻,脉滑数或濡数。

治则:清热利湿,利尿通淋。

方剂:八正散(《太平惠民和剂局方》)合龙胆泻肝汤加减(《医方集解》引《太平惠民和剂局方》)。

药物:萹蓄、瞿麦、栀子、生大黄、木通、灯心草、滑石、生甘草、龙胆草、车前子、当归、生地黄、泽泻、柴胡、黄芩。

加减:尿道灼热涩痛甚者,加石韦、冬葵子(冬葵果)、海金沙和琥珀粉(冲服);肛门或阴囊潮湿甚者,加黄柏、苍术。

备选方剂:萆薢胜湿汤(《疡科心得集》),石韦散(《普济本事方》)。

3. 气滞血瘀

证候:发热,会阴和下腹疼痛突出,痛引睾丸,会阴痛甚而致尿闭,或血尿、血精。舌红,苔黄,脉弦涩或弦数。

治则:和解少阳,行气活血。

方剂:小柴胡汤(《伤寒论》)合金铃子散加减(《太平圣惠方》)。

药物:柴胡、半夏、人参、甘草、黄芩、川楝子、延胡索。

加减:胀痛明显者,加青皮、枳壳、荔枝核;刺痛或疼痛剧烈者,加乳香、没药、桃仁、地龙;尿闭者,加桂枝、桃仁、茯苓、莪术、泽兰。

4. 脓毒壅盛

证候:高热,寒战,会阴部啄痛,会阴部触之灼热,压痛明显,有波动感,甚至尿闭。舌红,苔黄腻,脉滑数。

治则:清热,托毒,透脓。

方剂:透脓散(《外科正宗》)加减。

药物:生黄芪、甲珠粉、川芎、当归、皂角刺。

（四）其他治法

中医外治法。

治则：清热除湿、散瘀化痰、止痛消肿。

方剂：金黄散（《医宗金鉴》）。

药物：姜黄、大黄、黄柏、苍术、厚朴、陈皮、甘草、生天南星、白芷、天花粉。

治法：未形成脓肿者，可采用金黄散会阴部外敷，以金银花露或菊花露调敷。

（周仕轶　编　赵建华　审）

第七章 慢性前列腺炎/慢性骨盆疼痛综合征

一、概述

慢性前列腺炎/慢性骨盆疼痛综合征中医病名为"精浊",别名有"白淫""白浊"和"淋浊"。"精浊"病名首见于《景岳全书·杂证谟·淋浊》;而"白淫"则首见于《黄帝内经·素问·痿论》。王冰注"白淫,白物淫衍,如精之状,因溲而下",与慢性前列腺炎的"滴白"症状符合。也有学者认为,《黄帝内经》载"白淫"并非专指男性疾病。慢性骨盆疼痛综合征也可归属于中医"腹痛"范畴。

二、病因病机

(一)湿热下注

外感湿热病邪;或外阴不洁,湿毒侵袭;或过食肥甘厚腻、辛辣或嗜烟酒,脾失健运,水湿内停,化湿生热,湿热下注精室。

(二)气滞血瘀

久坐、长时间骑车导致局部气血运行不畅;或湿热蕴结日久,阻滞气血运行;或工作压力,或久病致情志不畅,肝气郁结,气机不畅,膀胱、三焦气化不利,均可导致气滞血瘀,瘀阻精室。

(三)阴虚火旺

入房太甚,纵欲过度,或手淫频繁致相火亢盛;或禀赋不足,素体阴虚,阴虚内热体质。相火、内热客于精室。

(四)肾阳不足

禀赋不足,素体阳虚;或阴虚,阴损及阳;或过服苦寒药物,耗伤阳气,致膀胱虚寒,精关不固。

三、辨证论治

(一)辨证要点

慢性前列腺炎病位在精室,累积膀胱和三焦两腑,且与肝、脾、肾三脏有关。感受湿热邪气为标,精室、膀胱湿热,三焦气化不利为本,同时具有肝火亢盛或脾肾两虚。疾病发展过程中产生瘀血,形成气滞血瘀。临床诊治应谨守病机,辨证分型而治疗。

（二）治疗原则

本病的总体治疗原则为清热利湿，补肾活血，根据不同证型选取适合的治则。

（三）分型论治

1. 湿热下注

证候：尿频、尿急、尿痛，尿道灼热，下腹和会阴坠胀疼痛，尿黄，便秘，大便时尿道口滴白。舌红，苔黄腻，脉滑数或弦数。

治则：清热利湿，通淋化浊。

方剂：八正散（《太平惠民和剂局方》）合龙胆泻肝汤（《医方集解》引《太平惠民和剂局方》）加减。

药物：萹蓄、瞿麦、栀子、生大黄、木通、灯心草、滑石、生甘草、龙胆草、车前子、当归、生地黄、泽泻、柴胡、黄芩。

加减：尿道灼热涩痛甚者，加石韦、冬葵子（冬葵果）、海金沙和琥珀粉（冲服）；少腹、会阴、睾丸胀痛者，加橘核、荔枝核、川楝子、延胡索；肛门或阴囊潮湿甚者，加黄柏、苍术；滴白突出者，加萆薢、石菖蒲。

备选方剂：程氏萆薢分清饮（《医学心悟》），萆薢胜湿汤（《疡科心得集》）。

2. 气滞血瘀

证候：少腹、睾丸、会阴、腹股沟、大腿内侧和腰骶部反复胀痛，或仅有胀满不适感。舌质正常或有青紫，苔薄白，脉弦涩。

治则：活血化瘀、行气止痛。

方剂：前列腺汤（广安门医院经验方）加减。

药物：青皮、泽兰、王不留行、丹参、赤芍、乳香、没药、桃仁、红花、川楝子、小茴香、蒲公英、败酱草、白芷。

加减：睾丸、腹股沟痛甚者，加橘核、荔枝核；少腹、会阴痛甚者，加延胡索、姜黄、五灵脂；伴尿道疼痛者，加石韦、滑石、生甘草。

备选方剂：少腹逐瘀汤（《医林改错》），枸橘汤（《外科证治全生集》）。

3. 肾阴亏虚

证候：尿道口滴白，常随欲念萌动而出，尿痛，会阴胀痛，腰膝酸软，眩晕耳鸣，多梦，遗精，咽干口燥。舌红，少苔，脉细数。

治则：滋阴补肾、清泻相火。

方剂：知柏地黄丸（《医方考》）加减。

药物：知母、黄柏、熟地黄、山药、山茱萸、泽泻、茯苓、牡丹皮。

加减：失眠多梦甚者，可合交泰丸（黄连、肉桂），同时可加龙骨、牡蛎、远志、茯神木；遗精甚者，加金樱子、芡实、莲子心、刺猬皮；腰膝酸软甚者，加牛膝、续断、桑寄生；潮热、盗汗、五心烦热者，加知母、栀子、地骨皮。

备选方剂：左归丸（《景岳全书》）。

4. 肾阳不足

证候：尿频、余沥不尽、尿后滴白或尿液白色浑浊，性欲淡漠，阳痿，神疲乏力，形寒肢冷，四肢不温。舌淡，苔薄白，脉沉细或沉迟。

治则：温肾助阳，固精缩尿。

方剂：右归丸（《景岳全书》）加减。

药物：熟地黄、肉桂、山药、山茱萸、菟丝子、鹿角胶、枸杞、当归、杜仲。

加减:性欲低下、阳痿甚者,加淫羊藿、巴戟天、蜈蚣;尿频甚者,加桑螵蛸、益智仁、乌药;少腹会阴疼痛者,加干姜、小茴香、延胡索、青皮。

备选方剂:菟丝子散(《太平圣惠方》)。

(四) 其他治法

1. 其他内服经验方

(1) 萆菟汤(江苏省中医院经验方):药物有萆薢、菟丝子、茯苓、石菖蒲、莪术、煅牡蛎、马鞭草、五味子、生甘草、青黛组成。本方适用于肾虚湿热症,症见排尿无力,余沥不尽,腰膝酸软,勃起障碍,射精无力,尿后滴白,阴囊潮湿,记忆力下降,容易疲劳,心烦失眠;舌淡红,苔薄白或微腻,脉细或细濡。

(2) 秦氏四妙散(云南省中医院经验方):药物由黄芪、金银花、玄参、甘草组成。本方适用于正虚毒盛证,症见尿频、尿急、尿痛、下腹坠胀;舌红,苔白滑,脉沉;临床偏于慢性细菌性前列腺炎,前列腺液常规检查白细胞较多患者。

(3) 归黄汤(西苑医院经验方):药物由当归、黄柏、金银花、姜黄、乳香、没药、白芷、陈皮 、车前草、白花蛇舌草组成。本方适用于湿热下注、气滞血瘀证,症见小便频数,尿道灼热疼痛,小腹、会阴或睾丸部胀痛或隐痛不适,尿液浑浊或偶有滴白,舌红苔黄腻,脉弦滑或弦数。

2. 中药外治法

(1) 保留灌肠:常用药物有黄柏、大黄、大血藤、败酱草、乳香、没药、桃仁、蒲公英等,煎汤,每次取150~200mL,做保留灌肠,每晚睡前1次。

(2) 中药栓剂:常用前列安栓或野菊花栓,1次/d,每次1枚,塞肛治疗。

(3) 贴脐疗法:常用药物有麝香、丁香、冰片、王不留行、川芎、肉桂、艾叶、黄柏等。辨证选择上述药物研末纳入肚脐内,外盖小圆纸片,胶布固定,每7~10d更换1次。

3. 中成药 中药内治方剂的中成药,按证型辨证使用,常用中成药如下:

(1) 前列倍喜胶囊:清热利湿、活血化瘀、利尿通淋,适用于湿热下注、气滞血瘀证,症见小便不利,淋漓涩痛。

(2) 前列舒通胶囊:清热利湿、化瘀散结,适用于湿热瘀阻证,症见尿频、尿急、尿淋沥,会阴、下腹或腰骶部坠胀或疼痛,阴囊潮湿。

(3) 前列通瘀胶囊:活血化瘀、清热通淋,适用于瘀血阻滞,兼湿热内蕴证,症见会阴、下腹或腰骶部坠胀疼痛明显,尿频、尿急、尿后余沥不尽,或尿道灼热,阴囊潮湿,舌紫暗或瘀斑,舌苔黄腻。

(4) 双石通淋胶囊:清热利湿、化浊通淋,适用于湿热雍阻证,症见尿频,尿急,尿道灼热,尿后余沥,会阴部、下腹部、耻骨区、腰骶及肛周坠胀疼痛不适,射精不适或疼痛,阴囊潮湿,舌质红苔黄,脉弦或弦滑。

(5) 宁泌泰胶囊:清热解毒、利湿通淋、养阴止血,适用于湿热下注证,证见有尿频、尿急、尿道灼热涩痛、尿液黄浊、尿后滴白、阴囊潮湿、会阴及小腹胀痛等。

(6) 前列舒乐胶囊:补肾益气、化瘀通淋,适用于肾脾两虚,气滞血瘀证,证见面色㿠白,神疲乏力,腰膝疲软无力,小腹坠胀,小便不爽、点滴不出,或尿频、尿急、尿道涩痛。

4. 针刺治疗 常取三阴交、中极、八髎、关元、阴陵泉等穴位,行针刺治疗,得气后留针5~10min,每天或隔天1次,10~15次为1个疗程。

(周仕轶 编 赵建华 审)

参考文献

[1] 黄天骄,郑入文.关于慢性前列腺炎中医病名的两点商榷[J].中医学报,2020,35(5):980-982.

[2] 秦国政.中医男科学[M].北京:中国中医药出版社,2012.

[3] 孙自学,赵帅鹏,张珈铭,等.右归丸治疗男科疾病探析[J].中医药临床杂志,2017,29(8):1255-1257.

[4] 倪良玉.徐福松教授萆薢汤方证辨识[J].中国临床研究,2018,31(12):1699-1701.

[5] 李晨曦,李庆睿,王明凯,等.基于扶正托毒理论探讨秦氏四妙散治疗慢性前列腺炎[J].中华中医药杂志,2020,35(5):2244-2247.

[6] 刘胜京,王福,张继伟,等.郭军基于疮疡内消法治疗慢性前列腺炎经验[J].世界中西医结合杂志,2020,15(2):263-265,269.

[7] 张予东,刘帅,宋涛涛,等.中药灌肠治疗慢性前列腺炎临床疗效的 Meta 分析[J].湖北中医杂志,2020,42(10):62-66.

[8] 吴泳蓉,何清湖,周青,等.探讨脐疗法在慢性前列腺炎中的运用[J].中医外治杂志,2019,28(4):61-63.

[9] 何君伟,翁湘涛,曹家栋,等.前列倍喜胶囊联合用药对慢性前列腺炎的临床疗效和 NIH-CPSI 影响的 Meta 分析[J].世界中西医结合杂志,2018,13(6):770-775,878.

[10] 中国中医药信息学会男科分会.前列舒通胶囊在慢性前列腺炎中临床应用中国专家共识[J].中华男科学杂志,2018,24(12):1142-1145.

[11] 洪佳辉,陈醉,陆泽楷,等.前列通瘀胶囊治疗慢性前列腺炎 Meta 分析[J].现代医院,2017,17(3):375-381.

[12] 中华中医药学会男科分会,《双石通淋胶囊治疗慢性前列腺炎临床应用专家共识》编写组.双石通淋胶囊治疗慢性前列腺炎临床应用专家共识[J].中华男科学杂志,2020,26(10):949-952.

[13]《宁泌泰胶囊"异病同治"共识》编写组.宁泌泰胶囊治疗泌尿生殖疾病"异病同治"专家共识[J].中华男科学杂志,2020,26(3):276-279.

[14] 周少虎,郭军,崔刚,等.前列舒乐颗粒治疗慢性前列腺炎(肾脾双虚、气滞血瘀证)临床研究[J].中国男科学杂志,2019,33(5):48-51.

[15] 巩庆阔,黄新飞,陈赟,等.慢性前列腺炎/慢性盆腔疼痛综合征的针刺治疗临床评价与中枢神经机制研究进展[J].中华男科学杂志,2020,26(6):559-563.

第八章 附睾炎、睾丸炎、精囊炎

第一节 附睾炎、睾丸炎

一、概述

附睾炎和睾丸炎归属于中医"肾子疾病"范畴,中医病名为"子痈"。"子痈"证候描述首见于《黄帝内经·灵枢·经脉》篇,病名则首见汉朝《华佗神医秘传》。

二、病因病机

(一)湿热毒邪

外感湿热毒邪,久坐,憋尿,外阴或房事不洁,湿毒侵袭,上传肾子;或过食醇酒、肥甘厚腻、辛辣,脾失健运,化湿生热,湿热下注肾子。

(二)气滞血瘀

跌打损伤导致气血凝滞,瘀血内阻,复感毒邪;或工作压力,情志不遂,肝气郁结,肝火亢盛,下注肾子。

(三)寒湿瘀阻

过食生冷、寒凉,或久居寒湿之处;或冒雨涉水又疲劳过度,导致寒湿困阻气机,气滞血瘀,阻于肾子。

三、辨证论治

(一)辨证要点

附睾炎和睾丸炎病位在肾子,与肝、肾两脏有关。急性子痈感受湿热毒邪为标,肝气郁结、肝火亢盛为本。慢性子痈以肝肾不足为本,气滞、血瘀、痰凝、寒湿为标。临床诊治应谨守病机,辨证分型而治疗。

(二)治疗原则

本病应根据急性和慢性分别确定治疗原则。急性子痈应以清热解毒、利湿消痈为总体治则;慢性子痈应以补益肝肾、化瘀散结、散寒通滞为总体治则。根据不同的证型,选择适宜的治则和治法。

（三）分型论治

1. 湿热毒邪

证候：常见于急性睾丸炎、附睾炎，骤发睾丸、附睾肿胀，疼痛，痛引下腹，触痛明显，可伴有恶寒发热，口干，口苦，尿黄，便秘。舌红，苔黄腻，脉滑数或弦数。

治则：清热解毒，活血消痈。

方剂：仙方活命饮（《校注妇人良方》）加减。

药物：金银花、白芷、贝母、防风、赤芍、当归尾、甘草、皂角刺、甲珠粉、天花粉、乳香、没药、陈皮。

加减：热毒壅盛者，加蒲公英、败酱草、野菊花、连翘；发热甚者，加石膏、知母、柴胡；湿热偏甚者，加龙胆草、夏枯草、川牛膝、薏苡仁。

备选方剂：五味消毒饮（《医宗金鉴》）。

2. 气滞血瘀

证候：附睾、睾丸肿胀坚硬，疼痛剧烈，痛引下腹、会阴，并常随情志变化加重。舌黯或有青紫，苔薄白，脉弦涩。

治则：活血化瘀、行气止痛。

方剂：血府逐瘀汤（《医林改错》）加减。

药物：桃仁、红花、当归、生地黄、牛膝、川芎、桔梗、赤芍、枳壳、甘草、柴胡。

加减：睾丸、附睾硬结明显者，加海藻、昆布、夏枯草、牡蛎、白芥子；胀痛或坠胀明显者，加橘核、荔枝核、青皮；疼痛剧烈者，加乳香、没药、五灵脂。

备选方剂：桃红四物汤（《玉机微义》）合失笑散（《太平惠民和剂局方》）。

3. 气滞痰凝证

证候：常见于慢性睾丸炎、附睾炎，睾丸、附睾肿胀疼痛，附睾结节突出；或病后附睾结节久不消散，并随情志变化出现胀痛。舌淡红，苔黄腻或薄腻，脉象弦数或滑数。

治则：行气止痛、化痰散结。

方剂：橘核丸（《济生方》）加减。

药物：橘核、海藻、昆布、海带、川楝子、桃仁、厚朴、木通、枳实、延胡索、肉桂、木香。

加减：疼痛明显者，加生蒲黄、五灵脂、乳香、没药；硬结明显者，加白芥子、浙贝母、牡蛎、夏枯草；余毒未清、局部红肿者，加金银花、连翘、蒲公英。

备选方剂：枸橘汤（《外科证治全生集》）。

4. 寒湿瘀阻证

证候：常见于慢性睾丸炎、附睾炎，睾丸、附睾冷痛，遇冷加剧，腰膝酸软，神疲乏力，形寒肢冷，四肢不温。舌淡，苔薄白，脉沉细或沉迟。

治则：补益肝肾，活血散寒。

方剂：独活寄生汤（《备急千金要方》）加减。

药物：独活、桑寄生、牛膝、细辛、秦艽、茯苓、肉桂、防风、川芎、当归、干地黄、杜仲、人参、白芍、甘草。

加减：腰酸畏寒甚者，加仙茅、巴戟天、鹿角胶。

备选方剂：阳和汤（《外科证治全生集》）。

（四）其他治法

1. 中药外治法 急性睾丸炎、附睾炎可用金黄散或玉露散，以金银花露或菊花露调敷患处，每天换药 1 次,两周为一疗程。

2. 中成药

(1) 宁泌泰胶囊:清热解毒、利湿通淋、养阴止血,适用于急性附睾炎湿热毒邪证。症见附睾、睾丸红肿疼痛,触痛明显,痛引下腹,伴恶寒发热,尿黄。

(2) 上述中药内治方剂的中成药,按证型使用。

(周仕轶 编　赵建华 审)

第二节　精　囊　炎

一、概述

精囊腺归属于中医"精室"的范围。精囊炎则多归属于中医"血精"范畴,也有以"精血"作为其对应的中医病名。

二、病因病机

(一) 湿热下注

外感湿热毒邪,久坐,憋尿,外阴或房事不洁,湿毒侵袭,上传精室;或过食醇酒、肥甘厚腻、辛辣,脾失健运,化湿生热,湿热下注精室。热伤血络,发为血精。

(二) 瘀血阻滞

跌打损伤导致气血凝滞,瘀血内阻;或房劳太甚,致精室血络受阻;或久病入络,损伤精室络脉。

(三) 阴虚火旺

素体阴虚,相火旺盛,性欲强烈,性生活频繁,或频繁手淫,相火灼伤精室脉络;或喜食辛辣,或过服温阳补肾药物,致使肾阴亏虚,相火内盛。

(四) 气血两虚

劳形、劳力、劳神过度,致脾肾两虚,气不摄血,血溢精室。

三、辨证论治

(一) 辨证要点

精囊炎病位在精室,与肝、脾、肾三脏有关;以湿热为标,肝经火热或脾肾两虚为本。临床诊治应谨守病机,辨证分型而治疗。

(二) 治疗原则

本病的治疗应标本兼顾,以清肝利湿、滋阴清热、气血双补以治本,以止血治标。根据不同的证型,选择适宜的治则和治法。

(三) 分型论治

1. 湿热下注

证候:精液带血,颜色鲜红,射精疼痛,痛引下腹,小腹两侧胀痛,尿黄,甚至尿血、便秘;或伴有恶寒发热、肢体酸楚。舌红,苔黄腻,脉滑数或弦数。

治则:清肝利湿,凉血止血。

方剂:龙胆泻肝汤(《医方集解》引《太平惠民和剂局方》)加减。

药物:龙胆草、栀子、黄芩、木通、泽泻、车前子、柴胡、甘草、当归、生地黄。

加减:出血多,甚或尿血者,加小蓟、白茅根、三七粉(冲服);热毒甚,恶寒发热突出者,加金银花、蒲公英、牡丹皮、水牛角;少腹胀痛甚者,加青皮、枳壳。

备选方剂:五味消毒饮(《医宗金鉴》),小蓟饮子《重订严氏济生方》。

2. 瘀血阻滞

证候:精液带血,颜色暗红,夹杂血凝块,射精疼痛突出,或下腹胀痛、刺痛突出,甚至会阴、睾丸疼痛。舌暗,伴瘀斑、瘀点,脉弦涩。

治则:行气活血、化瘀止血。

方剂:桃红四物汤(《玉机微义》)合失笑散(《太平惠民和剂局方》)加减。

药物:桃仁、红花、当归、川芎、赤芍、熟地黄、蒲黄、五灵脂。

加减:可加茜草炭、仙鹤草、三七粉(冲服)增加止血和止痛的功效。

备选方剂:桂枝茯苓丸(《金匮要略》)。

3. 阴虚火旺

证候:精液带血,颜色鲜红,射精疼痛,遗精,潮热,盗汗,失眠多梦,心烦口干,手脚心热,眩晕耳鸣,小便短黄。舌红,少苔,脉细数。

治则:养阴清热,凉血止血。

方剂:知柏地黄丸(《医方考》)合二至丸(《扶寿精方》)加减。

药物:知母、熟地黄、黄柏、山茱萸、山药、牡丹皮、茯苓、泽泻、女贞子、墨旱莲。

加减:可加小蓟、白茅根、仙鹤草、茜草炭增加凉血止血功效;潮热甚者,加青蒿、秦艽、地骨皮、牡丹皮。

备选方剂:大补阴丸(《丹溪心法》)。

4. 气血两虚

证候:反复精液带血,色淡红,神疲乏力,精神不振,头晕目眩,失眠,食欲缺乏,便溏,或伴性欲低下,阳痿不举。舌淡,苔白,脉沉细无力。

治则:补益脾肾,益气摄血。

方剂:八珍汤(《瑞竹堂经验方》)加减。

药物:人参、白术、茯苓、当归、川芎、白芍、熟地黄、甘草。

加减:可加仙鹤草增加补虚和止血功效;性欲低下、阳痿等肾阳虚证甚者,加肉桂、鹿角胶。

备选方剂:圣愈汤(《脉因症治》)。

(四) 其他治法

中成药宁泌泰胶囊:清热解毒、利湿通淋、养阴止血,适用于湿热下注证。症见血精量较多,血色鲜红、射精疼痛为主,可伴有尿急、尿频、尿痛、会阴及腰骶部疼痛等症状。

(周仕轶　编　赵建华　审)

参考文献

[1] 姜德友,王陆,王梦思. 子痈源流考[J].辽宁中医药大学学报,2019,21(12):9-12.
[2] 孙建明.徐福松用枸橘汤加味治疗睾系疾病举隅[J].山东中医杂志,1999,18(7):319-320.

［3］周玉春,薛宇阳,张新东,等.独活寄生汤治疗慢性附睾炎临床研究［J］.新中医,2010,42（11）:45-46.

［4］《宁泌泰胶囊"异病同治"共识》编写组.宁泌泰胶囊治疗泌尿生殖疾病"异病同治"专家共识［J］.中华男科学杂志,2020,26（3）:276-279.

［5］刘慧英,闵杰,贺慧娥,等.名医群体辨治血精（精囊炎）方药规律探析［J］.湖南中医药大学学报,2019,39（12）:1470-1475.

第九章 尿 道 炎

一、概述

尿道炎属中医"淋证"范畴,以小便频数短赤,灼热刺痛,溺色黄赤,苔黄腻,脉滑数为主症,主要为湿热蕴结下焦,膀胱气化不利所致。早在《黄帝内经》中就有"淋证"之名,汉代张仲景将其病机概括为"热在下焦",巢元方在《诸病源候论》提出"诸淋者,由肾虚而膀胱热故也",为后世所公认。《集验方》中提出"五淋",曰"五淋者,石淋、膏淋、劳淋、气淋、热淋也",对"淋证"进行分类,沿用至今。

二、病因病机

(一)膀胱湿热

外感湿热病邪;或外阴不洁,湿毒侵袭;或过食肥甘厚腻、辛辣或嗜烟酒,脾失健运,水湿内停,化湿生热,湿热下注膀胱,流于尿道。

(二)肝胆湿热

湿热蕴结日久,阻滞气血运行,化湿生热;或工作压力,或久病致情志不畅,肝气郁结,气机不畅,湿热侵袭。

(三)脾肾气虚

平素嗜食寒凉饮冷,或久居阴冷潮湿环境,致素体脾肾气虚;或久病伤正,由腑传脏,由肾及脾。

(四)肾阴亏虚

起居失常,熬夜过度,或房劳过度,或年老体虚,或素体禀赋不足,致肾阴亏虚。

三、辨证论治

(一)辨证要点

尿道炎病位在尿道,累及膀胱,与肝、脾、肾具有密切关系。基本病理变化为湿热蕴结下焦,肾与膀胱气化不利,病机为肾虚为本,膀胱湿热为标。病理性质可有虚、有实,且多见虚实夹杂之证。本虚以脾肾两虚、气阴两虚所致膀胱气化不利为主,标实多为湿热蕴结下焦;病初多为湿热之邪蕴结膀胱,正气未伤,病多属实证。淋久湿热伤正,由肾及脾,可致脾肾两虚,由实转虚;若余邪未尽,正气渐伤,或虚体受邪,则成虚实夹杂之证。

（二）治疗原则

治以清热利湿通淋为主。总体把握实证清利,如清热利湿、凉血止血、通淋排石、行气利导;虚证补益,如健脾益气、补虚益肾;虚实夹杂证则攻补兼施,辨主次缓急,兼顾治疗。要做到辨其病位,审其病因,酌其病症,组方下药。

（三）分型论治

1. 膀胱湿热

证候:小便频数而急迫,灼热刺痛,尿色黄,少腹胀痛,偶伴发热畏寒,腰痛,大便秘结,苔黄腻,脉濡数。

治则:清利湿热。

方剂:八正散(《太平惠民和剂局方》)。

药物:萹蓄、瞿麦、栀子、生大黄、川木通、灯心草、滑石、生甘草。

加减:尿道灼热涩痛甚者,加石韦、冬葵子(冬葵果)、海金沙和琥珀粉(冲服);少腹、会阴、睾丸胀痛者,加橘核、荔枝核、川楝子、延胡索。

备选方剂:程氏萆薢分清饮(《医学心悟》),萆薢胜湿汤(《疡科心得集》)。

2. 肝胆湿热

证候:症见小便频急,短赤涩痛,寒热往来,胸胁苦满,烦躁不安,口苦纳呆,少腹胀满,舌红,苔薄黄或黄腻,脉弦数。

治则:清利肝胆。

方剂:茵陈蒿汤(《伤寒论》)。

药物:茵陈、栀子、大黄。

加减:寒热往来、胸胁苦满者,加柴胡、黄芩;少腹胀满者,加橘核、荔枝核、川楝子。

备选方剂:龙胆泻肝汤(《太平惠民和剂局方》)。

3. 脾肾气虚

证候:病久不愈,尿频,尿涩,淋漓不畅,或尿频而清,夜尿量多,神疲乏力,腹胀腰痛,舌淡红,苔薄白,脉沉细。

治则:健脾补肾。

方剂:右归丸(《景岳全书》)。

药物:熟地黄、山药、枸杞子、鹿角胶、制菟丝子、杜仲、山茱萸、当归、肉桂、制附子。

加减:乏力明显者,加生黄芪、党参;腰痛者,加杜仲、川牛膝、桑螵蛸。

备选方剂:金匮肾气丸(《金匮要略》)。

4. 肾阴亏虚

证候:病久不愈,尿频,尿有余沥,头昏耳鸣,潮热盗汗,咽干唇燥,腰痛乏力,舌红,苔少,脉细数。

治则:清热养阴。

方剂:知柏地黄丸(《症因脉治》)。

药物:知母、黄柏、熟地黄、山药、山茱萸、牡丹皮、泽泻、茯苓。

加减:盗汗严重者,加西洋参、麦冬、五味子;咽干唇燥者,加沙参、麦冬;腰痛者,加当归、杜仲。

备选方剂:左归丸(《景岳全书》)。

（四）其他治法

1. 中成药 膀胱湿热者可选用宁泌泰胶囊、热淋清胶囊;肝胆湿热者可选用龙胆泻肝丸;脾肾亏虚者可选用金匮肾气丸、桂附理中丸;肾阴亏虚者可选用左归丸、六味地黄丸。

2. 中医外治法　采用耳穴贴压配合艾灸治疗尿路感染。耳穴贴压选穴:膀胱、肾、输尿管、尿道、外生殖器、内生殖器;艾灸治疗选穴:中极穴、关元穴。

3. 针灸疗法

(1) 电针治疗:选穴气海、关元、中极、归来、水道、阴陵泉、三阴交,采用平补平泻手法。随证加减:膀胱湿热者,加合谷、外关;肝经郁热者,加脾俞,太冲;有阴不足者,加肾俞。

(2) 艾灸治疗:选定主穴为中极、三阴交、关元、肾俞、膀胱俞。以尿频、尿急为主症者,配选太冲、照海、次髎;小腹不适为主症者,配选三明交、神阙;腰部坠胀为主症者,配选三焦俞、次髎、足三里;反复发作,配以气海、足三里;发热者配以外关、合谷。

(顾坚毅　赵建华　编　　庞然　审)

参考文献

[1] 孙义 . 慢性尿路感染中医治疗探微[J]. 辽宁中医药大学学报,2008,10(2):17-18.

[2] 王文静 . 耳穴贴压配合艾灸治疗肾穿刺术后尿潴留 101 例[J]. 中国中医药现代远程教育,2017,15(16):123-124.

[3] 郑林,郑莉 . 电针治疗泌尿系感染后遗症 9 例[J]. 中国针灸,2002,22(6):365.

[4] 任亚锋,张博爱,冯晓东,等 . 艾灸治疗脊髓损伤后膀胱功能障碍的临床研究[J]. 中国中医基础医学杂志,2013,19
(10):1178-1183.

第十章 间质性膀胱炎

一、概述

中医学并无间质性膀胱炎名称,根据其临床表现、症状特点,可归属于中医学"淋证"范畴。如《金匮要略·消渴小便不利淋病脉证并治》中记载"淋之为病,小便如粟状,小腹弦急,痛引脐中"。

二、病因病机

(一)湿热下注

饮食不节,过食肥甘,或饮酒过度,伤及脾胃,运化失司而致湿浊内生,久而蕴热,湿热互结下注膀胱而致尿频、尿急诸症;同时,湿性黏滞,蕴蒸不化,胶着难解,而致本病病程较长,缠绵不愈。

(二)气滞血瘀

情志不舒,肝失疏泄,气机郁滞,日久而致血行不畅,瘀血阻于脉络,不通则痛,则致盆腔疼痛诸症。

(三)肾气亏虚

素体禀赋不足,或房事不节,劳累过度,损伤及肾;或久病及肾,变生本病。肾虚膀胱气化不利而致尿频、尿急等症。

三、辨证论治

(一)辨证要点

本病辨证要点在于明辨虚实,虚证主要以肾虚为主,实证则为瘀血、湿热。由于本病为慢性疾病,病程较长,患者多表现为本虚标实,临证需辨清标本缓急,以正确遣方用药。同时,本病病位在下焦,以膀胱为主,涉及肝、脾、肾三脏,需结合脏腑审证求因。

(二)治疗原则

本病的总体治疗原则为温肾益气,行气活血,清利湿热,需结合患者具体证型,辨证治疗。

(三)分型论治

1. 湿热下注

证候:尿频、尿急,尿道灼热涩痛,小便黄或尿血,下腹部疼痛或不适,口渴不欲饮,大便黏腻不爽,舌红,苔黄腻,脉滑数或濡数。

治则:清热利湿,利水通淋。

方剂:八正散(《太平惠民和剂局方》)。

药物:萹蓄、瞿麦、栀子、生大黄、木通、滑石、生甘草、车前子。

加减:尿血者,加生地黄、小蓟、仙鹤草、白茅根。

备选方剂:五淋散(《太平惠民和剂局方》)、石韦散(《太平惠民和剂局方》)。

2. 气滞血瘀

证候:下腹部或会阴部疼痛不适,疼痛以刺痛为主,疼痛部位固定不移,以膀胱充盈时明显;可伴见急躁易怒,两胁胀满,尿频,尿急。舌暗,或见瘀点、瘀斑、舌下络脉曲张,苔薄白或苔白,脉弦、涩。

治则:行气活血,化瘀通淋。

方剂:少腹逐瘀汤(《医林改错》)。

药物:小茴香、干姜、延胡索、桂枝、没药、川芎、赤芍、五灵脂、蒲黄、当归。

加减:疼痛剧烈者,加蜈蚣、地龙;尿频、尿急明显者,加萹蓄、瞿麦、滑石;尿道涩痛明显者,加灯心草、通草。

备选方剂:桂枝茯苓丸(《金匮要略》)、大黄䗪虫丸(《金匮要略》)。

3. 肾气亏虚

证候:尿频、尿急,夜尿频多,下腹部或会阴部等部位隐痛不适,面色㿠白,神疲乏力,腰膝酸软,或伴头晕、耳鸣。舌淡红,苔薄,脉细无力或沉细。

治则:温肾化气,通利小便。

方剂:济生肾气丸(《严氏济生方》)。

药物:熟地、山茱萸、山药、茯苓、泽泻、牛膝、车前子、肉桂、附子。

加减:夜尿频多者,加乌药、益智仁、山药;下腹坠痛明显者,加小茴香、赤芍、延胡索。

备选方剂:右归丸(《景岳全书》)。

(四) 其他治法

1. 中成药　湿热下注证,可选用八正胶囊、癃清片、热淋清颗粒;气滞血瘀证,可选用血府逐瘀口服液、桂枝茯苓丸、大黄䗪虫胶囊;肾气亏虚证,可选用金匮肾气丸、右归胶囊。

2. 针刺治疗　常取水道、归来、中膂俞、会阳穴、次髎、三阴交等穴位,直刺,平补平泻,得气后留针15~30min,或联电针,疏密波治疗。每天或隔天 1 次,10~15 次为 1 个疗程。

(庞然 编　古炽明 审)

参考文献

[1] DOGGWEILER R,WHITMORE KE,MEIJLINK JM,et al. A standard for terminology in chronic pelvic pain syndromes:a report from the chronic pelvic pain working group of the international continence society [J]. Neurourol Urodyn,2017,36(4):984-1008.

[2] 赵金铎. 中医证候鉴别诊断学[M].北京:人民卫生出版社,1987.

[3] 余扬. 对间质性膀胱炎的中医病机认识[J].中西医结合研究,2015,7(5):270-271.

[4] 吕婷婷,吕坚伟,汪司右,等. 电针神经刺激疗法治疗间质性膀胱炎/膀胱疼痛综合征临床疗效分析[J].中国针灸,2019,39(5):467-471.

[5] 曾晔,赖海标,钟亮,等. 电针联合活血化瘀法治疗间质性膀胱炎20例疗效观察[J].云南中医中药杂志,2011,32(6):71-72.

第十一章 放射性膀胱炎

一、概述

放射性膀胱炎主要发生于盆腔肿瘤的放射治疗过程中或治疗后。其临床主要表现为尿频、尿急、尿痛和尿血。由于放疗在中国近代才开始应用于临床,中医学并无该病名称,根据其临床表现、症状特点,主要可归属于中医学"淋证""血证"范畴。

二、病因病机

(一) 热毒内结

放射线在中医属于热毒之邪,这种外来之邪侵袭人体,耗气伤阴,膀胱气化不利,故见尿频、尿急等症,外邪灼伤膀胱脉络,血不循经,溢于脉外,故见尿血等症。

(二) 阴虚热结

素体禀赋不足,或房事不节,肾精亏虚;或久病体虚,耗伤阴液,而致肾阴不足,再因感受射线火热之邪,进一步伤及阴液,加重阴虚,阴虚生内热,内热与外来热邪交感,灼伤膀胱脉络,而致尿血诸症。

三、辨证论治

(一) 辨证要点

本病辨证要点在于明辨脏腑虚实,本病病位在下焦,以膀胱为主,涉及肾,虚证主要以肾阴虚为主,实证则为热毒之邪。对于病程较短而接受放射治疗的患者,常以实证为主;而老年患者或病程日久者,则多表现为本虚标实,临证需辨清标本缓急,方能诊治无虞。

(二) 治疗原则

本病的总体治疗原则为养阴清热,凉血止血,需结合患者具体证型,辨证治疗。

(三) 分证论治

1. 热毒内结

证候:尿频、尿急,尿道灼热涩痛,小便黄或尿血,大便秘结,或见心烦,下腹部胀,舌红,苔黄,脉数或滑数。

治则:清热解毒,止血通淋。

方剂:五淋散(《太平惠民和剂局方》)合小蓟引子(《济生方》)。

药物:茯苓、赤芍、当归、栀子、生地黄、小蓟、滑石、木通、蒲黄、藕节、竹叶、生甘草。

加减:尿血重者,加仙鹤草、白茅根。

备选方剂:导赤散(《小儿药证直诀》),石韦散(《太平惠民和剂局方》)。

2. 阴虚热结

证候:尿频、尿急,小便灼热涩痛,尿血,或见口干欲饮水,心烦失眠,舌红,少苔或微黄,脉细数。

治则:养阴清热,利水通淋。

方剂:猪苓汤(《伤寒论》)。

药物:猪苓、茯苓、泽泻、滑石、阿胶。

加减:尿血明显者,加大蓟、小蓟、白茅根;小便灼热明显者,加栀子,车前子。

备选方剂:加减两地汤(《中医妇科治疗学》)。

(四) 其他治法

中成药:湿热下注证,可选用癃清片、泌淋清胶囊;阴虚火旺,可选用知柏地黄丸。

(庞然　编　古炽明　审)

参考文献

[1] 汤钊猷.现代肿瘤学[M].上海:上海医科大学出版社,2000.

[2] 赵金铎.中医证候鉴别诊断学[M].北京:人民卫生出版社,1987.

[3] 李俊影,王景慧,杨德塑,等."通因通用"法论治放射性膀胱炎[J].中医肿瘤学杂志,2020,2(2):70-74.

[4] 高萍.辨证论治放射性肺炎及放射性膀胱炎的经验体会[J].贵阳中医学院学报,2005(2):34-35.

[5] 汪飞,王跃华.中西医结合治疗放射性膀胱炎 32 例[J].实用中医药杂志,2008(10):641.

第十二章 腺性膀胱炎

一、概述

属中医"淋证"范畴,主要为湿热下注与瘀热蓄积于膀胱。湿热之邪下注于膀胱,造成膀胱气化不畅,伤及血络,迫血妄行。《诸病源候论》谓:"诸淋者,由肾虚而膀胱热故也……虚则小便数,膀胱热则水下涩,数而且涩,则淋漓不宣,故谓之淋。"其中医诊断标准要结合患者症状、体征,西医诊断要考虑是否同时存在梗阻、结石、感染、盆腔脂肪增多症等。腺性膀胱炎的确诊仍然依靠经尿道膀胱镜检查和组织活检,应多点取材。

二、病因病机

(一)外感湿热

下阴不洁、秽浊之邪由下侵入人体,毒邪湿热逆侵膀胱,或由小肠邪热,心经火热、下肢丹毒等它脏外感之热邪传入膀胱,发为淋证。

(二)饮食不节

过食辛辣、肥甘厚味之品,湿热蕴结于脾胃,下注于膀胱,乃发淋证。

(三)情志失调

情志不遂,肝气郁结,膀胱气结,或气郁化火,火郁膀胱,均可致淋。

(四)禀赋不足或劳伤久病

先天禀赋不足,泌尿系统畸形,或久病耗损,劳伤过度,或久淋不愈,耗伤正气,或妊娠、产后脾肾气虚,膀胱易受外邪侵扰,发为本病。

三、辨证论治

(一)辨证要点

"淋证"的病位在膀胱,基本病机为湿热蕴结下焦,膀胱气化不利,病理因素为湿热。其本为肾虚,湿热贯穿始终。"淋证"的病理性质有虚实之分,且多见虚实夹杂之证。初期多因湿热为患,正气尚未虚损,多属实证;淋久湿热伤正,由肾及脾,每致脾肾两虚,由实转虚。"淋证"多以肾虚为本,膀胱湿热为标。

（二）治疗原则

实则清利,虚则补益,为淋证基本治则。实证以膀胱湿热为主,治宜清热利湿为法,虚证以脾肾两虚为主,治以补脾益肾为法。对虚实夹杂者,当以补通兼施。利小便、清热、祛湿、理气、补益是淋证最常用的治疗方法。

（三）分型论治

1. 湿热下注

证候:尿频、尿急、尿痛,小便黄或尿血,或镜下血尿,下腹部疼痛或不适,口渴不欲饮,大便黏腻不爽,舌红,苔黄腻,脉滑数或濡数。

治则:清热利湿。

方药:八正散(《太平惠民和剂局方》)。

药物:萹蓄、瞿麦、栀子、生大黄、木通、滑石、生甘草、车前子。

加减:尿血者,加生地黄、仙鹤草、白茅根。

备选方剂:龙胆泻肝汤(《太平惠民和剂局方》)、导赤散(《小儿药证直诀》)。

2. 肝郁气滞

证候:尿频、尿急、尿痛,或排尿困难,下腹部坠胀感明显,可伴见情绪低落或急躁易怒,舌红或紫黯,苔薄白或微黄,脉弦。

治则:疏肝理气通淋。

方药:沉香散(《太平圣惠方》)。

药物:沉香、石韦、滑石、当归、王不留行、白芍、陈皮、冬葵子、甘草。

加减:下腹部坠胀明显者,加枳壳、厚朴;口苦咽干者,加柴胡、黄芩。

备选方剂:丹栀逍遥散(《校注妇人良方》)。

3. 脾肾亏虚

证候:尿频、尿急,夜尿频多,下腹部或会阴部等部位隐痛不适,面色㿠白,神疲乏力,腰膝酸软,或伴头晕、耳鸣。舌淡红,苔薄,脉细无力或沉细。

治则:健脾益肾。

方剂:无比山药丸(《太平惠民和剂局方》)。

药物:山茱萸、泽泻、熟地、茯苓、巴戟天、牛膝、赤石脂、山药、杜仲、菟丝子、肉苁蓉。

加减:手足逆冷者,加附子、肉桂。

备选方剂:金匮肾气丸(《金匮要略》)。

（四）其他治法

中成药

补中益气颗粒:补中益气,升阳举陷,适用于脾气不足证,症见尿频、尿急、尿痛、食少便溏,舌淡苔白边有齿痕,脉沉细或濡细。

金匮肾气丸:补肾助阳,用于腰痛腿软,身半以下常有冷感,少腹拘急,小便不利或小便反多,入夜尤甚,舌淡而胖,脉虚弱。

（高瞻　编　王慎鸿　审）

参考文献

［1］桑滨生,邓文萍,卢伟坚. 中医药标准化概论［M］.北京:中国中医药出版社,2013.

［2］《腺性膀胱炎临床诊断和治疗中国专家共识》编写组. 腺性膀胱炎临床诊断和治疗中国专家共识［J］.中华泌尿外科杂志,2020,41（8）:566-568.

［3］周仲瑛. 中医内科学［M］.北京:中国中医药出版社,2003.

［4］黄舒园,赵润璞. 中西医治疗腺性膀胱炎研究进展［J］.中医临床研究,2017,9（1）:145-147.

第十三章　非复杂性尿路感染

非复杂性尿路感染在中医学中属于"淋证"等范畴,主要病机为湿热下注、膀胱气化不利。主要有中医内治法、外治法、中西医结合治疗等。"淋之为病,小便如粟状,少腹弦急,痛引脐中"即为《金匮要略》中对尿路感染的描述。古代医者按照病症的虚实将尿路感染分为实证和虚证。前者主要指尿路感染急性期,包括气闭郁滞证、心肝火盛证、精瘀阻窍证、湿热下注证;而后者主要是指尿路感染恢复期或反复发作包括阴阳两损证、肾阴虚损证、心脾气虚证、肾气不摄证、肾虚湿热证。

目前临床诊治的主要依据是按照《景岳全书》中以膀胱热为标、肾虚为本为病机的治疗原则,即"凡下陷者宜升提,涩者宜利,热者宜清,阳气不固者宜温补命门,虚者宜补"。

第一节　急性非复杂性膀胱炎

一、概述

急性非复杂性膀胱炎应当归类到中医学"淋证"范畴,主证有小便短数、滴沥刺痛、欲出未尽、小腹拘急、苔黄脉数等。病机为湿热蕴结下焦,膀胱气化失司。早在《黄帝内经》中,就有关于"淋"的叙述:"淋者,淋沥不尽,如雨淋而下。"如《素问》曰"初之气小便黄赤,甚则淋",指出淋证为小便淋沥不畅,甚或闭阻不通之病证。汉代张仲景在《金匮要略·五脏风寒积聚病脉证并治》中称其为"淋秘",将其病机归为"热在下焦"。

二、病因病机

(一)湿热下注

外感湿热病邪;或外阴不洁,湿毒侵袭;或过食肥甘厚腻、辛辣或嗜烟酒,脾失健运,水湿内停,化湿生热,湿热下注膀胱。

(二)肝郁气滞

若恼怒怫郁,肝失条达,气机郁结化火,疏泄不利,水道通调受阻,膀胱气化失司;或气郁化火,气火郁于下焦。

（三）脾肾两虚

湿热屡犯劳倦过度，房事不节，或久病体虚，年老体虚，或淋证日久失治，均可致脾肾亏虚，正虚之后，复感微邪，即可发病，或遇劳即发，而成劳淋。

（四）阴虚湿热

湿热留恋，肾阴受损，膀胱气化不利，而呈虚实夹杂之肾虚膀胱湿热之候。

三、辨证论治

（一）辨证要点

急性非复杂性膀胱炎病位在肾和膀胱，二者气化不利则发为本病。主要病机为"热在下焦"，湿热蕴积下焦，血络受损，气机不畅，膀胱气机不利，则出现排尿不畅，淋沥滞涩不通。此外，五脏六腑皆可致淋，临床应谨守病机，分型而治。

（二）治疗原则

淋证的成因虽有内外因之分，但其基本病理变化乃是湿热蕴结下焦，肾与膀胱气化不利为主，治疗原则当以实则清利湿热，虚则补益肾气。

（三）分型论治

1. 湿热下注

证候：尿频、尿急、尿痛，尿道灼热，尿色黄，或口渴不欲饮，或大便黏腻不爽，舌红，苔黄腻，脉滑数或濡数。

治则：清热利湿，通淋化浊。

方剂：八正散（《太平惠民和剂局方》）合龙胆泻肝汤（《肘后备急方》）加减。

药物：萹蓄、瞿麦、栀子、生大黄、川木通、灯心草、滑石、生甘草、龙胆草、车前子、当归、生地黄、泽泻、柴胡、黄芩。

加减：尿道灼热涩痛甚者，加石韦、冬葵子（冬葵果）、海金沙和琥珀粉（冲服）；少腹、会阴、睾丸胀痛者，加橘核、荔枝核、川楝子、延胡索。

备选方剂：程氏萆薢分清饮（《医学心悟》）、萆薢胜湿汤（《疡科心得集》）。

2. 肝郁气滞

证候：小便涩滞，淋沥不尽，少腹满痛，头痛面红，舌红苔薄白，或黄腻，脉沉弦。

治则：疏肝解郁。

方剂：沉香散（《三因极一病证方论》）加减。

药物：沉香、橘皮、当归、白芍、栀子、车前子、川楝子、王不留行、滑石、冬葵子、香附。

加减：胸胁胀满者，加青皮、乌药、小茴香；日久气滞血瘀者，加红花、赤芍、牛膝。

备选方剂：逍遥散（《太平惠民和剂局方》）。

3. 脾肾两虚

证候：尿频，余沥不尽，少腹坠胀、遇劳则发，腰酸神疲乏力，面足轻度浮肿，面色苍白，舌质淡，苔薄白，脉沉细或细弱。

治则：健脾益肾。

方剂：无比山药丸（《太平惠民和剂局方》）加减。

药物：山药、肉苁蓉、生地黄、山茱萸、菟丝子、黄精、茯苓、薏苡仁、淮山药、怀牛膝、石韦、鸡内金。

加减：脾虚下陷、肛门下坠、少气懒言者，加党参、黄芪、白术、升麻；面色苍白、手足不温者，加肉桂；

夹瘀者,加丹参、赤芍、蒲黄;湿热明显者,加龙胆草、白花蛇舌草。

备选方剂:补中益气汤(《脾胃论》)。

4. 阴虚湿热

证候:尿频不畅,解时刺痛,腰酸乏力,午后低热,手足烦热,口干、口苦,舌红,苔黄,脉细数。

治则:滋阴清热,利湿通淋。

方剂:知柏地黄丸(《景岳全书》)加减。

药物:知母、黄柏、生地黄、山药、山茱萸、茯苓、泽泻、牡丹皮、贞子、墨旱莲、牛膝、车前子、栀子、竹叶、蒲公英、石韦。

加减:骨蒸潮热者,加青蒿、鳖甲;目花干涩者,加枸杞子、菊花;小便不利者,加车前草、刘寄奴;有结石者,加金钱草、鸡内金。

备选方剂:猪苓汤(《伤寒论》)。

（四）其他治法

1. 其他内服经验方

(1) 开泄复方(魏道祥):药物有薤白、瓜蒌仁、滑石、茯苓、泽泻、石菖蒲、黄柏、栀子、制半夏、桔梗、生甘草。本方适用于阴虚湿热证,症见尿频不畅,解时刺痛,腰酸乏力,午后低热,手足烦热,口干、口苦,舌红,苔黄,脉细数。

(2) 清利通淋汤(康开彪等):药物有金银花、连翘、车前草、白茅根、虎杖、生地黄、黄芩、竹叶、甘草。本方适用于湿热下注证,症见尿频、尿急、尿痛,尿道灼热,尿色黄,或口渴不欲饮,或大便黏腻不爽,舌红,苔黄腻,脉滑数或濡数。

2. 中成药治疗 中药内治方剂的中成药,按证型辨证使用。

(1) 三金片:清热解毒、利湿,适用于下焦湿热证,症见尿频、尿急、尿痛、尿道灼热,尿色黄。

(2) 热淋清颗粒:清热泻火、利尿通淋,适用于湿热下注证,症见尿频、尿急、尿痛,口干、口苦,或大便黏腻不爽。

3. 针灸治疗 常用关元、中极、阴陵泉、气海、中极、足三里、三阴交等穴位。行针刺治疗,得气后留针 5~10min。每天或隔天 1 次,10~15 次为 1 个疗程。

（古炽明 编 高瞻 审）

第二节 反复发作性膀胱炎

一、概述

本病属中医"劳淋"范畴,以小便频数、余沥不尽、排尿疼痛、小腹拘急疼痛、反复发作为主要特征。《诸病源候论·淋病诸候》说:"诸淋者,由肾虚而膀胱热故也。"《临证指南医案》指出:"治淋之法……无瘀积而虚滑者,宜峻补。"说明凡淋证均有肾虚及膀胱湿热的病理因素存在。

二、病因病机

（一）脾肾两虚

"中气不足,溲便为之变"。脾主升清,脾虚气陷,肾虚膀胱气化失司,则尿有余沥、小便频数、余沥不尽、小腹拘急、反复发作。

（二）湿热瘀阻

邪热与血互结下焦膀胱，"热结膀胱"，热伤血络，迫血妄行，血不循经外溢，而出现尿血。瘀热结于下焦，气血凝滞不通。

（三）肝郁气滞

"肝足厥阴之脉，循股阴，入毛中，过阴器，抵小腹"。肝失疏泄，肝气郁滞，水道阻滞，津液失布，致小便不利。

（四）阳虚湿盛

邪气循膀胱经入腑，膀胱气化不利，水蓄膀胱，不得通利，下焦气机壅滞。

三、辨证论治

（一）辨证要点

劳淋多以脾肾亏虚为本，湿热蕴结下焦为标，并随着发作频次的递增、病程的迁延不愈，而出现虚实的变化。我们可以将反复发作性膀胱炎的病因病机主要概括为本虚标实：脏腑气机失调，气、阴、阳亏虚为本；湿热、寒湿蕴结下焦、瘀血闭阻为标。

（二）治疗原则

本病的病机关键是肾虚，膀胱气化不利，同时湿热流注膀胱，热邪伤阴，进一步阴损及阳，最终导致阴阳两虚，治疗上采用攻补兼施的治疗原则。

（三）分型论治

1. 脾肾两虚

证候：小便不甚赤涩，但淋沥不已，时作时止，遇劳即发，腰酸膝软，神疲乏力，舌质淡，脉细弱。

治则：健脾益肾。

方剂：无比山药丸（《太平惠民和剂局方》）加减。

药物：山药、肉苁蓉、生地黄、山茱萸、菟丝子、黄精、茯苓、薏苡仁、淮山药、怀牛膝、石韦、鸡内金。

加减：小腹胀、尿涩不畅者，加乌药、青皮。

备选方剂：补中益气汤（《脾胃论》）。

2. 湿热瘀阻

证候：小便黄赤灼热或肉眼血尿，色鲜红或兼夹有血块或镜下血尿，或尿急、尿频、排尿涩痛，少腹胀满，大便秘，或见发热，舌尖赤或舌尖边红干少津，苔白。

治则：清热利湿，活血化瘀。

方剂：桃核承气汤（《伤寒论》）加减。

药物：桃核、大黄、桂枝、炙甘草、芒硝。

加减：血尿严重者，加小蓟、蒲黄、藕节、白茅根。

备选方剂：小蓟饮子（《济生方》）合龙胆泻肝汤（《医方集解》）。

3. 肝郁气滞

证候：小便涩痛，灼热不爽，心烦易怒，口苦纳呆，或兼胁痛、小腹胀满，伴大便秘，舌质红，苔薄白，脉弦滑或弦数。

治则：疏肝解郁。

方剂：逍遥散（《伤寒论》）加减。

药物:甘草、当归、茯苓、白术、白芍、柴胡、生姜、薄荷。

加减:腰膝酸软、神疲乏力者,加杜仲、枸杞、怀牛膝。

备选方剂:沉香散(《三因极一病证方论》)。

4. 阳虚湿盛

证候:小便不利,小腹胀满,或见小腹冷痛,或口干欲饮,或伴眼睑浮肿,苔白滑,脉浮或浮数。

治则:温阳化气利水。

方剂:五苓散(《伤寒论》)加减。

药物:茯苓,猪苓,泽泻、白术、桂枝。

加减:小腹冷痛、尿道拘挛疼痛者,加芍药、甘草、威灵仙,以缓急止痛。

备选方剂:真武汤加减(《伤寒论》)。

(四) 其他治法

1. 其他内服经验方

(1) 瓜蒌瞿麦丸(郑桂敏等):药物有天花粉、茯苓、瞿麦、山药、仙灵脾、生牡蛎、桂枝。本方适用于脾肾两虚证,症见小便不甚赤涩,但淋沥不已,时作时止,遇劳即发,腰酸膝软,神疲乏力,舌质淡,脉细弱。

(2) 猪苓汤(段苇等):药物有猪苓、茯苓、泽泻、滑石、阿胶。本方适用于阳虚湿盛夹热证,症见小便不利,或色赤黄,小腹胀满,或见小腹冷痛,或口干欲饮,或伴眼睑浮肿,苔白滑,脉浮或浮数。

2. 中成药治疗　中药内治方剂的中成药,按证型辨证使用。

(1) 血尿安胶囊:清热利湿、凉血止血,适用于湿热蕴结证,症见尿血、尿频、尿急、尿痛。

(2) 宁泌泰胶囊:清热祛湿、消炎止痛,适用于湿热下焦证,症见小便不利、淋漓涩痛、尿血。

3. 针灸治疗　常用中极、关元、气海、三阴交、阴陵泉、照海、百会、大椎等穴位。行针刺治疗,得气后留针 5~10min。每天或隔天 1 次,10~15 次为 1 个疗程。

(古炽明 编 高瞻 审)

参考文献

[1] 魏道祥 . 开泄复方治疗尿路感染热淋证 55 例[J]. 辽宁中医杂志,2011(2):302-304.

[2] 康开彪,潘文,王煜,等 . 清利通淋汤治疗泌尿系感染 120 例临床观察[J]. 新中医,2010(11):47-48.

[3] 云峰,张水军,余艳华 . 抗菌药物加三金片治疗泌尿系感染[J]. 中国实验方剂学杂志,2012(19):291-294.

[4] 田竹芳 . 三金片治疗急性膀胱炎疗效观察[J]. 实用医技杂志,2004(12):1590-1591.

[5] 吴爱玲 . 热淋清颗粒治疗尿路感染临床分析[J]. 中国药物经济学,2012(6):180-181.

[6] 王慧敏 . 针刺治疗泌尿系感染 44 例[J]. 中国针灸,2008(8):588.

[7] 李淑伟 . 针药并用治疗反复尿路感染疗效观察[J]. 中国中医急症,2005(1):35-36.

[8] 郑桂敏,孟嫣,施洋,等 . 加减瓜蒌瞿麦丸治疗复发性尿路感染的临床观察[J]. 中国中西医结合肾病杂志,2017(6): 54-56.

[9] 段苇,黄秀贞,董彬 . 猪苓汤加减治疗女性反复尿路感染疗效观察[J]. 云南中医学院学报,2017,40(2):58-61.

[10] 王家菁,陈永华,杨盛,等 . 血尿安胶囊、左氧氟沙星治疗泌尿系感染疗效对比[J]. 中国中西医结合肾病杂志,2017, 18(1):59-60.

[11] 俞旭君,高庆和 . 宁泌泰胶囊在下尿路症状中临床应用中国专家共识[J]. 中华男科学杂志,2017,23(9):852-855.

[12] 谭维选,李义,谭维琴,等 . 针灸联合加味八正散治疗尿路感染患者急性尿潴留的疗效研究[J]. 中华医院感染学杂志,2017,27(20):4664-4667.

第十一篇

泌尿系统感染领域展望及新进展

尿路感染（UTI）是一种常见的感染。致病菌包括大肠埃希菌、粪肠球菌、尿肠球菌、肺炎克雷伯菌和奇异变形杆菌。在美国，医师诊断的 UTI 年发病率女性 >10%，男性 >3%，超过 60% 的女性将在一生中发生至少 1 次 UTI。个人感染风险取决于各种因素，包括年龄、性活动、家族史、医疗并发症和 UTI 个人病史。复发性 UTI 严重困扰患者，尽管有适当的抗菌药物治疗，也有超过 30% 的妇女将在 12 个月内经历随后的感染。由于细菌耐药性日益严重，UTI 治疗变得越来越困难。在本篇中，我们将讨论病原体和宿主在感染过程中的动态和多样性相互作用方面的最新进展，以及这些对宿主 - 病原体相互作用的因子是如何指导抗菌药物替代疗法而发展的，包括小分子黏附抑制剂、营养摄取抑制剂、改变宿主对感染反应的免疫调节疗法和针对微生物靶点的疫苗接种。这些有前途的抗菌药物替代疗法具有抑制复发和规避现有抗菌药物耐药性的潜力。

一、宿主免疫反应研究新进展

（一）膀胱对感染早期反应

1. 细菌的排出　一旦尿病原体侵入膀胱，宿主首先通过剥脱尿路上皮清除细菌。细菌的 1 型菌毛与伞细胞的尿斑蛋白相互结合，激活 caspase 信号通路诱导尿路上皮脱落。然而，这个过程也会暴露底层移行细胞层，促进细菌在上皮深处形成静止的细胞内细菌储库（quiescent intracellular reservoir，QIR）。事实上，绝大多数的尿路致病性大肠埃希菌（UPEC）会在 48h 内进入上皮细胞内形成细胞内细菌群落（IBCs）以逃避宿主免疫及抗菌药物对其清除，避免死亡。此外，在 UPEC 入侵上皮后，UPEC 会进入上皮内的梭状囊泡，与 Rab27b 蛋白结合。正常情况下，梭形囊泡的形成有助于尿路上皮的延展、更新与修复。在尿液积累过程中，环磷酸腺苷（cyclic AMP，cAMP）会诱导这些梭状囊泡的释放。在感染情况下，UPEC 激活 TLR4 受体导致尿路上皮细胞内 cAMP 快速升高，并分泌与 UPEC 结合的梭形囊泡，促进细菌的扩散与转移。因此，cAMP 的诱导可能是治疗 UTI 的一种非抗菌药物疗法。

膀胱上皮细胞的自噬反应也可能在清除 UPEC 的过程中发挥作用。UPEC 感染 24h，缺乏参与自噬小体生成的 Atg3$^{-/-}$ 小鼠膀胱内的细菌负荷量明显高于野生型小鼠。与此同时，使用自噬诱导肽治疗的野生型小鼠膀胱中的细菌负荷显著减少。自噬基因 *Atg16L1* 缺失的小鼠在尿路感染 24h 后膀胱单核细胞浸润增加，细菌清除率上升，提示 *Atg16L1* 多态性可能对 UTI 患者有益。进一步研究发现，*Atg16L1* 编码的蛋白中 T300A 变异可以减少 UTI 小鼠上皮中的 QIR 形成。总之，这些研究表明细胞自噬机制在介导膀胱慢性、复发性感染中发挥了重要作用。然而，许多研究都是在 5637 细胞系中进行的，该细胞系来自一位 Ⅱ 级膀胱癌男性患者。所以，在体外观察到的结果是否也会在体内和女性健康的膀胱组织中发生尚不清楚。此外，有证据表明，肿瘤细胞系在体外表现出的自噬通路的改变，体内并不总是明显的。因此，UTI 的动物模型对于检测自噬通路在细菌清除过程中的作用至关重要。

2. 抗菌　UPEC 感染后，宿主的上皮细胞核免疫细胞会分泌抗菌肽和相关蛋白，如 pentraxin 3（PTX3）、核糖核酸酶 7（ribonuclease 7，RNAse7）、抗菌肽和防御素等。PTX3 是一种模式识别分子，可以由尿路感染小鼠的尿路上皮和中性粒细胞分泌。TLR4 感应细菌后上调 PTX3，诱导中性粒细胞吞噬细菌。RNAse 7 存在于健康小鼠和人类的尿路中，可以破坏革兰氏阳性和革兰氏阴性细菌荚膜。抗菌肽（cathelicidin）是一种抗菌蛋白，它可以通过剪切促进人体内产生抗菌肽 LL-37，或促进小鼠体内产生鼠源抗菌肽相关抗菌肽（murine cathelicidin related antimicrobial peptide，mCRAMP）。缺乏抗菌肽会导致感染后膀胱内的细菌负担增加。人类中性粒细胞多肽（human neutrophil polypeptides，HNPs）1-4、人类 α- 防御素（human α defensins，HADs）5 以及各种人类 β- 防御素（human β defensins，HBDs）在尿路感染中对宿主发挥保护作用。当中性粒细胞吞噬细菌时，储存在中性粒细胞颗粒中的 HNPs 会杀死吞噬泡内或中性粒细胞表面的细菌。HAD5 只有在感染患者的尿液中才可以被检测到。HBD1 和 HBD2 都存在于人类的尿路中，HBD1 表达量很低，而 HBD2 的表达可以在肾盂肾炎患者尿液中检测到。α- 防御素和 β- 防御素在 UTI 实验模型中的作用目前仍不清楚，需要更多的研究来更好地了解它们在体内平衡和 UTI 中的作用。

3. 铁离子　铁对于宿主的代谢过程是必不可少的，也是病原体存活的关键营养物质。因此，对铁的控制是限制 UPEC 增长的关键因素。由于游离态的铁具有剧毒，因此铁的获取、储存和使用在宿主中受到严格管制。为了自身的增殖，UPEC 必须通过产生多达 4 种不同的铁载体（enterobactin、salmochelin、aerobactin、yeriniabactin）来克服宿主的铁隔离防御，这 4 种铁载体都是对铁具有高亲和力的分子。在某些情况下，UPEC 也可以通过宿主环境中丰富的特定金属转运体来摄入自由金属离子。在感染期间,宿主通过产生铁和铁载体结合蛋白(如乳铁蛋白和脂钙蛋白2)来限制细菌对铁的利用。乳铁蛋白是一种铁结合糖蛋白,是一种有效的铁螯合剂。与未感染的对照小鼠相比,感染小鼠膀胱中的乳铁蛋白含量增加,人乳铁蛋白治疗可减少感染小鼠膀胱中的细菌负担和中性粒细胞浸润。脂钙蛋白2能阻隔铁载体 enterobactin,但不能与 salmochelin 或 aerobactin 结合。因此,它阻止 UPEC 吸收铁的能力可能是有限的。在受感染的小鼠膀胱和肾脏中,上皮细胞和粒细胞响应 TLR4 介导的细菌感应而产生脂钙蛋白2,它的分泌限制了大肠埃希菌感染模型中的细菌生长。与感染野生型小鼠相比,缺乏脂钙蛋白2的小鼠膀胱中细菌数量更高。这些发现强调了铁在 UPEC 感染中的重要性。

4. 先天免疫介质　宿主在感应到细菌入侵后,除了分泌抗菌肽,还会分泌多种细胞因子来杀灭病原体。TLR4 信号转导是细胞因子诱导的主要途径。TLR4 是一种脂多糖(LPS)受体,表达于上皮细胞和免疫细胞表面。宿主通过 TLR4 识别细菌分泌的 LPS 可以诱导促炎细胞因子、趋化因子以及抗原呈递细胞(如巨噬细胞和树突状细胞)上的共刺激分子上调。在革兰氏阳性细菌感染后,膀胱或肾脏的细菌负担没有差异,这表明在宿主免疫应答中,TLR4 仅对泌尿道的革兰氏阴性细菌感染起主要作用。除了 TLR4,小鼠中的 TLR5 和 TLR11 信号通路有助于启动对 UTI 的免疫应答。TLR5 在小鼠膀胱和肾脏中表达,能识别细菌鞭毛蛋白。在 TLR5$^{-/-}$ 小鼠中,膀胱细菌负荷增加,提示鞭毛蛋白诱导的免疫应答在控制 UTI 中起关键作用。TLR11 在小鼠肾脏中表达,能够阻碍病原体在肾脏的定植。然而,在对人类基因组序列研究中发现,人类可能无法表达完整的 TLR11 蛋白,因此,TLR11 是在人类中完全缺失,还是仅仅在一个亚群体中缺失,还有待证实。

UPEC 感染小鼠的尿道上皮和免疫细胞会分泌一系列的炎症因子。与未感染小鼠相比,感染小鼠体内的炎症因子会提升数倍甚至数十倍,持续至少2周时间。雌性 C57BL/6 小鼠的细胞因子分泌和 UPEC 细菌负荷在 24h 达到峰值,并在 14d 后迅速下降。肿瘤坏死因子(TNF)是一种促炎细胞因子,在感染后 1h 就达到高峰,这表明它是由常驻免疫细胞而不是招募免疫细胞分泌的。CXCL12 是另一种参与宿主对 UTI 反应的细胞因子,在小鼠感染后 2h 就可在膀胱组织中检测到。UPEC 与尿路上皮结合后,CXCL12 的表达被诱导,表达增加促进炎症细胞被招募到感染部位,使用 CXCL12 中和抗体会减少 NK 细胞和 T 细胞进入感染小鼠膀胱的数量。值得注意的是,急性膀胱炎患者尿液中发现的细胞因子与 UTI 小鼠模型中发现的细胞因子相似,包括 TNF、CC 趋化因子配体2(CC chemokine ligand2,CCL2)、CCL3、CCL4、IL-1β、IL-6、IL-8、IL-10、IL-17 和粒细胞集落刺激因子(granulocyte colony stimulating factor,G-CSF)。

IL-1β 作为驱动炎症的主要因素,在 UTI 反应中具有特别重要的作用。IL-1β 由炎性小体复合体切割形成。尽管 IL-1β 在诱导炎症中起重要作用,但 IL-1β$^{-/-}$ 缺陷小鼠与野生型小鼠在感染后的病理评分并没有明显差异。然而,令人惊讶的是,炎症小体的 Asc$^{-/-}$ 或 Nlrp3$^{-/-}$ 小鼠与野生型小鼠在感染后会获得更高的病理评分和更严重的细菌负荷。研究显示,在 ASC 或 NLRP3 缺失的情况下,MMP7 上调并可切割 IL-1β,诱导炎症加重。

5. 细胞免疫介质　来自动物研究的数据清楚地表明,炎症细胞因子的产生可以诱导免疫细胞向膀胱浸润。中性粒细胞首先到达,并在感染后 24h 内吞噬大量细菌。然而,细菌可以改变自身形态(从杆状变为丝状)减少中性粒细胞的吞噬,保护自身。大量典型的 Ly6C$^+$ 单核细胞也在感染后 24~48h 浸润膀胱,分化为类似于常驻巨噬细胞的细胞,以及更为典型的树突状细胞。这些单核细胞来源的树突状细胞是否存在抗原并启动对 UPEC 的特异性免疫尚不清楚,但它们可以诱导单核细胞分化为淋巴结中功能完全的树突状细胞。早期研究认为,中性粒细胞对解决感染至关重要,这一结论来自耗竭性研究,在该研究中,Ly6G$^+$ 中性粒细胞和经典 Ly6C$^+$ 单核细胞通过 GR-1 抗体从循环中被清除。在这种情况下,两种类型的细胞在感染过程中都不存在,C3H/HeN 感染小鼠的肾脏细菌数量是同型对照小鼠的 1 000 倍,膀胱细菌数量是同型对照小鼠的 100 倍。然而另一项研究显示,在 UPEC 感染的前 24h 内,CSF2 比未感染的情况高出 100 倍。CSF2 可以诱导骨髓中中性粒细胞的成熟,促进循环中中性粒细胞数量的增加。中和 CSF2 后可以减少循环中中性粒细胞的数量,但 Ly6C⁺ 单核细胞的数量却没有减少,同时感染 48h 后细菌符合显著减少,从而挑战了中性粒细胞对细菌清除至关重要的假设。这些结果的差异强调了在实验环境中不仅要评估是期望的靶细胞的必要性,同时也要考虑到一种细胞类型的消耗几乎肯定会影响其他细胞群。

尽管巨噬细胞是膀胱内的主要免疫细胞,但它在正常及感染后的膀胱中的作用依旧尚不清楚。了解它们在感染过程中的作用存在一个挑战,即大多数研究没有区分在感染过程中,哪些是常驻巨噬细胞,哪些是单核细胞来源的巨噬细胞。这两种巨噬细胞似乎在 UTI 中有不同的作用。在使用 gfp 标记的 UPEC 感染小鼠的实验模型中,常驻巨噬细胞不表达 Ly6C 和细胞因子 CXCL1 和 CCL2 来吸引中性粒细胞以及 Ly6C⁺ 的单核细胞。感染后骨髓来源的单核细胞会产生 TNF,进而诱导 Ly6C 巨噬细胞产生 CXCL2,诱导中性粒细胞浸润来吞噬细菌。值得注意的是,在研究中未观察到常驻巨噬细胞内含有携带 gfp 标记的 UPEC。然而,另一项研究报道,常驻 Ly6C 巨噬细胞是 UTI 过程中吞噬 UPEC 的主要抗原呈递细胞。这种差异可能是由于常驻巨噬细胞具有高度的自身荧光,而这种信号有效地掩盖了这些细胞内表达 gfp 的细菌。此外,与对照组小鼠相比,感染组小鼠中巨噬细胞的消耗不会导致感染后 24h 内细胞因子表达的变化,包括 CCL2 或 CXCL1 的表达,这表明它们的主要作用不是在感染的急性期募集免疫细胞。有趣的是,尽管常驻巨噬细胞和浸润单核细胞在 UTI 期间吞噬细菌,但常驻巨噬细胞对于清除细菌并非必需的,因为耗尽这些细胞并不会影响感染后膀胱的细菌负荷。总之,这些结果表明,组织驻留巨噬细胞的主要作用不是吞噬细菌,甚至不是招募循环免疫细胞,这种作用可能是不确定的,但是,考虑到常驻巨噬细胞有助于其他组织损伤后的组织维护和修复,它们可能在膀胱中具有类似的功能。其他免疫细胞群对 UTI 应答的贡献尚未得到充分的研究。NK 细胞、嗜酸性粒细胞、γδ T 细胞和黏膜相关不变 T(mucosa associated invariant T,MAIT)细胞在小鼠 UTI 模型中增加并浸润膀胱组织。在 UPEC 感染期间,NK 细胞数量增加,但它们非常容易被表达毒素溶血素 A 的 UPEC 菌株杀死。然而,只有 50% 的 UPEC 菌株表达溶血素 A,因此,该机制可能不是 UPEC 通用的免疫逃避方法。嗜酸性粒细胞大量浸润膀胱,但它们在感染反应中的作用尚不清楚,它们在 UPEC 原发性感染过程中的消耗对细菌清除没有影响。γδ T 细胞在 UPEC 感染的先天应答中起保护作用。γδ T 细胞受体缺失的小鼠在感染后 14d 膀胱内的细菌计数明显高于野生型小鼠。γδ T 细胞介导的细菌清除机制尚不清楚,但这些细胞是 IL-17 的重要来源。MAIT 细胞能够识别微生物配体,这可能有助于宿主对 UTI 的免疫应答。事实上,某些罕见的免疫细胞群(如 MAIT 细胞或 ILCs)在尿路感染中的作用几乎完全未知,需要进一步的研究。

（二）膀胱的获得性免疫

1. 细胞免疫反应 当抗原呈递细胞(如树突状细胞)将源自病原体的抗原呈递给 T 细胞或 B 细胞时,免疫就开始了。在小鼠复发性膀胱感染模型或二次感染模型中,二次感染与初次感染相比,膀胱内的细菌负荷量要明显减少,但仍然存在细菌的膀胱定植,为原始水平的 1%~10%。树突状细胞在适应性免疫启动中发挥了作用,树突状细胞的耗尽会导致宿主 T 细胞和 / 或 B 细胞介导的免疫抵抗下降。在 Rag2⁻/⁻ 小鼠或 CD4⁺ 和 CD8⁺T 细胞缺失的动物中,二次感染与初次感染膀胱内的细菌负荷量无明显差异。出乎意料的是,膀胱巨噬细胞在 UTI 的适应性免疫中发挥了负面作用。在初次感染前耗竭小鼠巨噬细胞,其细菌负荷是未耗竭组的 1/10。相似的结果在 T 细胞消耗小鼠中并没有观察到,这表明膀胱的保护依赖于 T 细胞,更广泛地说,依赖于适应性免疫应答。有趣的是,在巨噬细胞耗竭的小鼠中,树突状细胞会吞噬更多的细菌。这表明，尽管巨噬细胞具有抗原呈递能力（MHC Ⅱ 表达），但巨噬细胞可能会减少树突状细胞与细菌的接触，进而削弱抗原呈递，限制适应性免疫反应的发展。

2. 体液免疫反应　在急性肾盂肾炎儿童的血清和尿液中可以发现大肠埃希菌 O 和 K 抗原抗体。特异性 IgA 是主要的抗体类别，其次是低水平的 IgG。ABU 患儿在尿中有对大肠埃希菌的 IgA 抗体，但在血清中没有，表明这是一种局部抗体反应。一项研究评估了 30 名健康女性、30 名有症状的 UTI 女性（尿中细菌计数为 105CFU/mL）和 30 名无症状的 UTI 女性的尿液和血清中的抗体产生情况。相较于健康女性和无症状的 UTI 患者，有症状的 UTI 患者的血清和尿液中 IgM 的水平、免疫球蛋白和 IgA 识别抗原明显上升。这一观察结果提出了一个问题，即无症状患者中强烈的局部抗体反应是否足以防止再次感染。值得注意的是，一项研究报告表示血清 IgA 缺乏的妇女对复发性 UTI 的易感性并不增加，这表明 IgA 在预防感染方面没有作用。然而，此研究的患者人数较少（$n=5$），无法进行合适的统计分析。因此，需要新的临床研究来探索 IgA 在人类复发性感染中的作用。为了研制适用于 UTI 的疫苗，研究人员付出了巨大努力。尿病原体产生的多种抗原或分子已被检测到，包括黏附蛋白 FimH、鞭毛蛋白（FliC）、α- 溶血素毒素和铁蛋白。减毒的活菌也经过了测试，对小鼠膀胱灌注含有脂多糖 O 抗原连接酶靶向缺失的 UPEC 菌株，细菌定植量与生理盐水对照组相比减少了 100 倍。然而，这种保护作用是有限的，因为在接种后 8 周就失去了效果。此外，在该研究中没有检测到抗体的产生，也没有增强宿主的杀菌能力。

二、新候选药物

（一）疫苗

1. 靶向细菌黏附过程的疫苗　细菌对尿路上皮的黏附是尿路感染发病机制中的关键一步。它允许细菌抵抗膀胱和尿液流动的机械清除，并增加大肠埃希菌感染的持久性。黏附细胞中的一个大家族是由伴侣蛋白 - 引导蛋白通路（chaperone-usher，CU）菌毛组成的细菌菌毛。这些菌毛是包括大肠埃希菌在内的多种致病菌的关键毒力因子。CU 菌毛介导对宿主和环境表面的黏附，促进对宿主组织的入侵，并促进细菌相互作用形成生物膜。对 CU 菌毛研究最多的是 1 型、P 型和 S 型菌毛，它们存在于泌尿道致病性大肠埃希菌中并介导其对黏膜表面的定植。它们促进不可逆的细菌附着和细菌对膀胱内尿路上皮细胞膜的侵入。由这些黏附素介导的相互作用可以刺激许多宿主反应，这些反应可以直接影响尿路感染的结果。由于黏附过程在细菌感染中的重要性，黏附相关的细菌蛋白是有希望的潜在疫苗靶点，并有可能开发相关抗体，以阻断黏附素 - 宿主细胞受体的相互作用，从而减少细菌定居。

FimH 是 1 型菌毛的黏附亚基的主要决定因素，它对尿道中的受体有高度的趋向性。它与单甘露糖结合，而肾上皮缺乏这种化合物，因此，FimH 在肾盂肾炎中的作用十分有限。而由于其在膀胱炎发病机制中的关键作用，已被确定为疫苗的良好候选物。FimCH 疫苗保护食蟹猴免于膀胱炎。另一项对小鼠鼻内和肌肉内给药的研究也显示了其对膀胱炎的保护作用，且鼻内给药产生了更强的免疫反应。在最近的一项研究中，一种重组蛋白 MrpH.FimH（由来自泌尿道致病性大肠埃希菌的 FimH 和来自奇异变形杆菌的 MprH 两种黏附素组合而成），通过经尿道注射后，产生了高免疫应答并对大肠埃希菌和奇异变形杆菌的侵入起到了保护作用。

相比之下，由于肾脏中存在球状鞘糖脂（P 型菌毛的受体），P 型菌毛更多地与肾盂肾炎有关。这种 P 型菌毛可以帮助细菌穿过上皮屏障进入血液，并可导致红细胞凝集。P 型菌毛由大约 1 000 个亚基组成，其中主要成分是蛋白亚基 PapA，次要亚基是 PapD、PapE、PapF 和 PapG。因此，基于这种菌毛的亚基的疫苗已被开发出来，以阻断细菌在肾的定植。通过针对主要亚基 PapA 开发的疫苗，虽然最初在小鼠中表现出有利，但由于保护性抗体产生不良而最终失败，这很可能是由于 PapA 菌毛亚基的自然变异。

一种新型的疫苗基于纯化 PapDG 蛋白显示出很好地预防细菌在食蟹猴肾脏定植的效果。

2. 靶向细菌荚膜的疫苗 荚膜的主要作用是覆盖和保护大肠埃希菌免受宿主免疫系统的攻击。它在宿主体内提供抗吞噬和补体介导的杀菌作用的保护。基于毒力因子的设计策略,荚膜代表了一个有希望的疫苗目标。通过这种方式,针对泌尿道致病性大肠埃希菌荚膜和脂多糖(LPS)成分的结合泌尿道感染疫苗在相同菌株攻击后的动物模型中显示出保护作用。在早期的研究中,腹腔内、皮下或膀胱内注射来自不同血清型(O6、O8 和 K13)的大肠埃希菌的 O-抗原可以保护大鼠和恒河猴免于肾盂肾炎。在配制靶向荚膜或 O-抗原(脂多糖最暴露的成分)的疫苗时,一个相当大的挑战是大肠埃希菌的分离株之间在血清型中有着巨大异质性。事实上,6 种不同的 O 血清型仅占泌尿道致病性大肠埃希菌分离株的 75%,使得广泛保护性结合疫苗的配方不切实际。此外,一些荚膜血清型,如 K1 和 K5,被认为通过分子模拟方式来逃避宿主免疫反应,这使它们不太可能作为疫苗候选靶点。目前还没有对这些疫苗进行人体研究。

3. 针对毒素的疫苗 泌尿道致病性大肠埃希菌分泌的几种毒素在泌尿道感染中作为毒力因子发挥着重要作用。它们具有改变宿主细胞信号级联和调节炎症反应的能力,也有着刺激宿主细胞死亡和进入更深层组织的能力。据报道,许多毒素包括 α-溶血素(α-hemolysin HlyA)或细胞毒性坏死因子 1(cytotoxic necrosis factor 1,CNF1)。HlyA 是一种成孔毒素,它能溶解红细胞,并诱导靶宿主细胞凋亡,促进膀胱上皮细胞脱落。CNF1 刺激肌动蛋白应力纤维形成和膜皱褶形成,导致大肠埃希菌进入细胞。这种蛋白质干扰多形核细胞的吞噬作用,并引发膀胱上皮细胞凋亡性死亡。鉴于其毒性的重要性,泌尿道致病性大肠埃希菌产生的毒素已被用于开发疫苗,以保护泌尿道感染期间的膀胱和肾脏。然而,由于它们是细菌分泌的,并不在细菌之中,故它们并不是理想的候选疫苗靶点。事实上,纯化的 HlyA 类毒素疫苗在使用溶血性泌尿道致病性大肠埃希菌毒株攻击的小鼠中预防了肾损伤,但没有预防细菌的定植。值得注意的是,HlyA 和 CNF1 不是作为"裸"蛋白质分泌的,而是与外膜囊泡(outer membrane vesicle,OMV)相关联,这些囊泡在生长的所有阶段都从革兰氏阴性菌表面起泡。OMV 还包含黏附素、酶和非蛋白抗原,如脂多糖。因此,OMV 是潜在的疫苗候选物,它们含有脂多糖和其他促炎毒力因子,所以它们不应该需要佐剂来刺激免疫系统。然而,还没有泌尿道致病性大肠埃希菌 OMV 疫苗经过测试。

4. 针对铁代谢的疫苗 大肠埃希菌利用铁来运输和储存氧气、DNA 合成、电子传递和代谢过氧化物,因此,能否获得铁对于细菌的延续是至关重要的。大肠埃希菌通过产生铁载体以便从宿主体内获得足够的铁。目前已经鉴定出 yersiniabatin、aerobactin、enterobactin 及 salmochelin 4 种铁载体体系。Brumbaugh 等人研究发现,针对 yersiniabactin 受体 FyuA 的抗体可以在感染状态下保护小鼠的肾脏。随后,他们又证明使用参与铁代谢的分子的抗体也可以保护小鼠,针对铁代谢的疫苗开发也是未来的重要研究方向。

(二) 小化合物

在当前定义下,小化合物是低分子量分子,通常是细菌底物或产物或其模拟物。它们可以通过结合与致病性相关的蛋白质的活性位点或底物结合位点来作为抑制剂,从而影响细菌的感染。

1. 靶向黏附的小化合物 如前所述,泌尿病原菌发病的关键机制之一是其黏附于尿路上皮,这是由于菌毛(特别是 1 型和 P 型菌毛)在膀胱炎和肾盂肾炎中起作用。黏附细胞器的非常保守的结构使它们成为开发抗菌剂的良好候选靶点。靶向黏附的小分子可分为两类:抑制菌毛黏附能力的小分子和靶向菌毛组装的小分子。

2. 杀菌毛剂 这些分子的主要作用是通过降低 1 型和 P 型菌毛的水平来防止泌尿道致病性大肠埃希菌菌毛的形成。杀菌毛剂是小分子,具有环融合的 2-吡啶酮骨架。一些杀菌毛剂通过黏附到菌毛装配伴侣蛋白的疏水底物结合位点,从而直接作用于菌毛装配伴侣蛋白。其他的杀菌毛剂通过干扰菌毛基因的转录,比如干扰参与鞭毛生成的基因,如杀菌毛剂 ec240,它是迄今为止最有效的 1 型菌毛和 1 型菌毛依赖性生物膜形成的抑制剂。

体外研究测试的潜在杀菌毛剂已显示出有希望的结果。这些化合物可以降低:①泌尿道致病性大肠埃希菌菌株在细胞上的黏附,菌毛密度减少 70%~80%。②形成 1 型菌毛依赖性生物膜的能力。在一项小鼠研究中,杀菌毛剂对黏附和生物膜形成有很强的影响,并且降低了体内实验中细菌的毒性。值得注意的是,它减少了非生物表面的生物膜形成。为了将这种化合物开发成治疗药物,需要进一步的研究来评估其药代动力学和药效学,并确定其在膀胱或其他潜在感染部位积累的浓度。

3. 针对脲酶的小化合物 脲酶是一种催化尿素水解的酶,在几种泌尿病原菌如奇异变形杆菌、克雷伯菌属、假单胞菌属和葡萄球菌属的发病机制中起着至关重要的作用。这种酶导致尿液的碱化,产生鸟粪石和碳酸磷灰石,它们构成了尿结石的主要成分。这些情况导致泌尿生殖上皮炎症反应,从而增加了导尿管相关生物膜形成的风险,从而可能导致肾盂肾炎的发生,这主要是由细菌和宿主的半胱氨酸蛋白酶导致的。

脲酶抑制剂研究最多的是异羟肟酸。这些分子通过与脲酶活性位点的两个镍离子结合,对脲酶具有高抑制活性。最初认为,这些分子可以防止尿液碱化来治疗尿路感染。然而,由于越来越多的证据表明有副作用,如诱发突变能力,因此它们被逐步淘汰。

通过与脲酶活性位点的镍离子类似的相互作用,研究发现苯基氨基磷酸酯具有最高的抑制活性。在体外模型和大鼠模型中测试这些分子的研究发现了有希望的结果。然而此后并没有进行体内研究或临床试验,可能是因为这些分子的水解稳定性差,导致半衰期非常短。

其他对细菌脲酶有抑制活性的分子已经被开发出来,但它们并不完全适用于治疗尿路感染。其中之一是醌类,一类具有高氧化能力的活性化合物。由于其细胞毒性和致癌性,这些分子尚未在体内模型中进行评估。

4. 靶向细菌荚膜的小分子化合物 多糖荚膜的合成在泌尿道致病性大肠埃希菌毒力中起重要作用。像其他病原体一样,荚膜被用作对抗调理吞噬作用和补体介导的杀伤的防御手段。荚膜还参与生物膜的形成和细胞内细菌群落的形成。到目前为止,由于它们的抗原性和低生物利用度,泌尿道致病性大肠埃希菌荚膜生物合成的小分子抑制剂还不能用于人类。尽管如此,通过小鼠研究最终确定了两种活性剂(DU003 和 DU01),它们可以显著导致细菌死亡。

(三)免疫调节剂

泌尿道感染发作后,通过分泌细胞因子,募集巨噬细胞和中性粒细胞,先天免疫系统迅速被激活。即使没有有效的抗菌药物治疗,这种免疫反应也足以对抗感染。在几种细菌菌株于膀胱中持续存在的情况下,可以观察到持续的急性免疫反应和组织炎症。此外,多重感染可导致慢性炎症,增加复发性泌尿道感染的发展风险。泌尿道致病性大肠埃希菌感染膀胱上皮细胞后,环氧化酶 -2(COX-2)的表达增加。此外,炎症的严重程度与表达增加之间存在相关性。COX-2 抑制可防止中性粒细胞的尿路上皮迁移和尿路上皮屏障的损伤,并促进先天免疫反应。一项对 79 名无并发症泌尿道感染妇女进行的双盲 RCT 研究显示,服用布洛芬(200mg/d)与服用环丙沙星相比,在第 4 天症状缓解的程度相同。

最近对 382 名女性进行的布洛芬 2×2 析因安慰剂 RCT 评估显示,服用布洛芬的患者抗菌药物使用量大幅减少,而症状缓解或恢复速度无差异。

绿茶提取物(green tea extraction,GTE)等植物免疫调节剂也显示出前景。GTE 含有一系列多酚化合物,尤其是儿茶素。儿茶素的生物特性是抗氧化、抗血管生成、抗增殖活性和抗肿瘤。一些体外研究显示 GTE 对泌尿道致病性大肠埃希菌有抗菌作用,在大鼠膀胱炎模型中,儿茶素显著降低炎症和尿道上皮水肿。这些结果表明了 GTE 的潜在作用,尽管作用机制仍不清楚。

（四）益生菌

益生菌是一种有健康益处的活微生物,近年来在抗感染领域受到越来越多的关注。

1. 阴道乳酸杆菌　乳酸杆菌经常是阴道菌群中的优势微生物。根据以往研究发现,它们有能力干扰泌尿道致病性大肠埃希菌的附着、生长和定植;正常阴道菌群的变化可促进尿路感染的发生;共生细菌（如乳酸杆菌）的使用降低了泌尿系统病原体的比例,从而恢复了细菌的体内平衡。尽管其确切的作用机制尚不清楚,但乳酸杆菌菌株似乎至少有 3 种不同的作用模式:

（1）益生菌与泌尿系统病原体在营养和附着部位上直接竞争,产生抑菌效果。

（2）益生菌通过乳酸菌副产物（如乳酸和过氧化氢）下调毒性基因表达的能力从而影响泌尿系统病原体毒性。这已经在一项体外实验研究中得到证明,其中乳酸杆菌副产物抑制大肠埃希菌中 1 型和 P 型菌毛编码基因的表达,破坏黏附和侵袭能力。

（3）乳酸菌对泌尿系统病原体的杀菌作用。这种效果可以通过产生被称为细菌素的抗菌肽来实现。这些细菌素可以减少泌尿系统病原体中一些特定菌株的数量。先前的研究中已经鉴定出产生针对大肠埃希菌的细菌素的乳杆菌物种。

益生菌也可以调节免疫系统。此外,分泌"免疫调节素"和细胞因子的细菌菌株能够减少病原菌的感染。乳杆菌具有这些抗炎和免疫调节作用。

一项非劣效性随机试验比较了 252 名患有复发性尿路感染的绝经后妇女的抗菌药物预防法和乳酸菌预防法。这些妇女接受了 12 个月的甲氧苄啶 - 磺胺甲噁唑（TMP-SMX）预防,每天 1 次 480mg 或每天两次口服含有 109CFU 鼠李糖乳杆菌 GR-1 和罗伊乳酸杆菌 RC-14 的胶囊。在随访的 1 年中,抗菌药物组的症状性尿路感染的平均数量为 2.9,而乳酸杆菌组为 3.3。乳酸杆菌的好处是,与甲氧苄啶 - 磺胺甲噁唑相比,它对抗菌药物耐药性没有影响。

在一项包括 620 名患者的荟萃分析中,强调了使用乳酸杆菌产品可降低泌尿道感染病的复发率（总相对危险度 =0.68,95%CI 0.44~0.93,$P<0.001$）。在这项研究中,两种阴道栓剂（含有脆裂乳杆菌 CTV05、鼠李糖乳杆菌 GR1 和罗伊乳杆菌 RC14）的功效最高。

最近对 81 名绝经前妇女进行的一项随机、双盲、安慰剂对照的初步研究表明,连续 26 周每天 2 次服用 Bio-Kult Pro-Cyan（一种含有嗜酸乳杆菌 PXN 35 和植物乳杆菌 PXN 47 的市售产品和蔓越莓提取物 PACs）可显著降低复发性尿路感染的数量（9.1 vs 33.3;P=0.005 3）。

2. 细菌干扰　大肠埃希菌菌株 83972 非毒性菌株（也称为细菌干扰）在膀胱中的干预性定植已经在神经源性膀胱患者中进行了研究。大肠埃希菌 83972 是一种临床菌株,从一名患有慢性泌尿系统定植的妇女中分离出来,该菌株自然丧失了形成 1 型和 P 型菌毛的能力。这种菌株已被用于预防目的,以防止病原物种的定植 / 感染。

在泌尿道感染的小鼠模型中,大肠埃希菌 83972 表现出比泌尿道致病性大肠埃希菌的强毒株更好的适应性。在像膀胱这样的恶劣环境中,这种适应性的差异对于细菌之间的竞争来说是一个至关重要的优势。83972 菌株可以通过独占资源和空间来减少尿路感染的影响。

在 7 项临床研究中:3 项 RCT,其中包括 1 项交叉设计的研究;4 项为预期性队列研究。样本量很小,从 12 个到 44 个不等。临床终点是首次复发前的时间间隔或随访期间的泌尿道感染发生率。尽管存在异质性,所有的研究都证明了无毒性菌株具有保护患者免受泌尿道感染病毒的能力。细菌干扰的一个限制是难以用非毒性菌株实现膀胱定植（在一个 RCT 中只有 38% 的患者能够定植）。

3. 捕食性细菌　捕食性细菌是小型的、可活动的 δ 变形菌,是其他革兰氏阴性菌的捕食性入侵者。它们占据着胞质内的一个位置,杀死、消化并溶解它们的宿主 - 猎物细胞。蛭弧菌和米考弧菌是研究最多的捕食性细菌。蛭弧菌利用其Ⅳ型菌毛附着并穿透猎物的外膜(bdelopast)。在细菌内部,蛭弧菌修改其猎物的膜,以允许自己生长,直到用尽所有的营养物质。整个过程只需要 2~3h。几种革兰氏阴性人类病原菌,如大肠埃希菌、克雷伯菌属和假单胞菌属细菌都能够被这些捕食性细菌作为目标。此外,体外研究表明,蛭弧菌显著减少了生物膜的数量。

体外和小鼠模型研究强调了这样一个事实,即食肉细菌对人类细胞系和动物都没有负面影响。因此,蛭弧菌 *B. dellovibrioa* 是一种潜在的治疗剂,但现实中尚未对此进行应用。迄今为止,还没有关于蛭弧菌治疗尿路感染的研究。然而,这些细菌为进一步的研究提供了令人兴奋的途径,而体内研究更是未来的研究重点。

三、展望

UTI 每年都会影响到全世界数以百万计的患者,有症状的 UTI 患者通常使用广谱抗菌药物治疗。然而,随着抗菌药物耐药性的增加和抗菌药物对肠道微生物群的影响,UTI 的治疗越发棘手,用抗菌药物替代疗法治疗 UTI 的需求也随之增加。随着对宿主 - 病原体相互作用的复杂性有了更深刻的认识,我们开始了解细菌毒力在整个感染周期中的动态调节,并能够确定细菌毒力的决定因素,并采取相应的治疗方法应对它们。这种治疗包括小分子黏附抑制剂、营养摄取抑制剂和细菌抗原免疫。同样,通过对人类宿主免疫反应机制的研究,解析了影响感染结局的宿主免疫反应机制,这为免疫调节治疗在 UTI 治疗中的应用提供了重要基础。

虽然我们还要做许多研究去理解抗菌药物替代治疗的方法,但是一旦取得新的突破,将有望改善数百万 UTI 患者的生活和健康。对 UTI 发病机制的理解有利于提供更多的治疗线索,这一方法也可用于其他感染的治疗,精确地定位细菌,以便于使我们的治疗更加精准、有效。

(李岩　编　史本康　审)

参考文献

［1］FOXMAN,BROWN P. Epidemiology of urinary tract infections-transmission and risk factors,incidence,and costs. Infectious Disease Clinics of North America［J］. Infectious Disease Clinics of North America,2003,17(2):227.

［2］ECHOLS RM,TOSIELLO RL,HAVERSTOCKE DC,et al. Demographic,clinical,and treatment parameters influencing the outcome of acute cystitis［J］. Clinical Infectious Diseases,1999,29(1):113-119.

［3］THUMBIKAT P,BERRY RE,ZHOU G,et al. Bacteria-induced uroplakin signaling mediates bladder response to infection［J］. PLoS Pathog,2009,5(5):e1000415.

［4］MULVEY M A,SCHILLING JD,HULTGREN SJ. Establishment of a persistent Escherichia coli reservoir during the acute phase of a bladder infection［J］. Infect Immun,2001,69(7):4572-4579.

［5］MYSOREKAR IU,HULTGREN SJ. Mechanisms of uropathogenic Escherichia coli persistence and eradication from the urinary tract［J］. Proc Natl Acad Sci USA,2006,103(38):14170-14175.

［6］BISHOP BL,DUNCAN MJ,SONG J,et al. Cyclic AMP-regulated exocytosis of Escherichia coli from infected bladder epithelial cells［J］. Nat. Med,2007,13(5):625-630.

［7］SONG J,DUNCAN MJ,LI G,et al. A novel TLR4-mediated signaling pathway leading to IL-6 responses in human bladder epithelial cells［J］. PLoS Pathog,2007,3(4):e60.

［8］CADWELL K,LIU JY,BROWN SL,et al. A key role for autophagy and the autophagy gene Atg16l1 in mouse and human intestinal Paneth cells ［J］. Nature,2008,456(7219):259-263.

［9］WANG C,MENDONSA GR,SYMINGTON JW,et al. Atg16L1 deficiency confers protection from uropathogenic Escherichia coli infection in vivo ［J］. Proc Natl Acad Sci USA,2012,109(27):11008-11013.

［10］JAILLON S,MOALLI F,RAGNARSDOTTIR B,et al. The humoral pattern recognition molecule PTX3 is a key component of innate immunity against urinary tract infection ［J］. Immunity,2014,40(4):621-632.

［11］BOIX E,NOGUES MV. Mammalian antimicrobial proteins and peptides:overview on the RNase A superfamily members involved in innate host defence ［J］. Mol Biosyst,2007,3(5):317-335.

［12］DURR UH,SUDHEENDRA US,RAMAMOORTHY A. LL-37,the only human member of the cathelicidin family of antimicrobial peptides ［J］. Biochim Biophys Acta,2006,1758(9):1408-1425.

［13］SPENCER JD,SCHWADERER AL,BECKNELL B,et al. The innate immune response during urinary tract infection and pyelonephritis ［J］. Pediatr. Nephrol,2014,29(7):1139-1149.

［14］VALORE EV,PARK CH,QUAYLE AJ,et al. Human beta-defensin-1:an antimicrobial peptide of urogenital tissues ［J］. J Clin Invest,1998,101(8):1633-1642.

［15］GOMES AC,MOREIRA AC,MESQUITA G,et al. Modulation of iron metabolism in response to infection:twists for all tastes ［J］. Pharmaceuticals,2018,11(3):84.

［16］ROBINSON AE,HEFFERNAN JR,HENDERSON JP. The iron hand of uropathogenic Escherichia coli:the role of transition metal control in virulence ［J］. Future Microbiol,2018,13(7):745-756.

［17］PATRAS KA,HA AD,ROOHOLFADA E,et al. Augmentation of urinary lactoferrin enhances host innate immune clearance of uropathogenic Escherichia coli ［J］. J Innate Immun,2019,11(6):481-495.

［18］STEIGEDAL M,MARSTAD A,HAUG M,et al. Lipocalin 2 imparts selective pressure on bacterial growth in the bladder and is elevated in women with urinary tract infection ［J］. J Immunol,2014,193(12):6081-6089.

［19］ADEREM A,ULEVITCH RJ. Toll-like receptors in the induction of the innate immune response ［J］. Nature,2000,406 (6797):782-787.

［20］HAGBERG L,HULL R,HULL S,et al. Difference in susceptibility to gram-negative urinary tract infection between C3H/ HeJ and C3H/HeN mice ［J］. Infect Immun,1984,46(3):839-844.

［21］ANDERSEN-NISSEN E,HAWN TR,SMITH KD,et al. Cutting edge:Tlr5$^{-/-}$ mice are more susceptible to Escherichia coli urinary tract infection ［J］. J Immunol,2007,178(8):4717-4720.

［22］ZHANG D,HAYDEN MS,GREENBLATT MB,et al. A toll-like receptor that prevents infection by uropathogenic bacteria ［J］. Science,2004,303(5663):1522-1526.

［23］INGERSOLL MA,KLINE KA,NIELSEN HV,et al. G-CSF induction early in uropathogenic Escherichia coli infection of the urinary tract modulates host immunity ［J］. Cell Microbiol,2008,10(12):2568-2578.

［24］ISAACSON B,HADAD T,GLASNER A,et al. Stromal cell-derived factor 1 mediates immune cell attraction upon urinary tract infection ［J］. Cell Rep,2017,20(1):40-47.

［25］SUNDAC L, DANDO SJ,SULLIVAN MJ,et al. Protein-based profiling of the immune response to uropathogenic Escherichia coli in adult patients immediately following hospital admission for acute cystitis ［J］. Pathog Dis,2016,74(6):ftw062.

［26］AMBITE I,PUTHIA M,NAGY K,et al. Molecular basis of acute cystitis reveals susceptibility genes and immunotherapeutic targets ［J］. PLoS Pathog,2016,12(10):e1005848.

［27］HORVATH DJ. Jr,LI B,CASPER T,et al. Morphological plasticity promotes resistance to phagocyte killing of uropathogenic Escherichia coli ［J］. Microbes Infect,2011,13(5):426-437.

［28］CHEONG C,MATOS I,CHOI JH,et al. Microbial stimulation fully differentiates monocytes to DC-SIGN/CD209+ dendritic cells for immune T cell areas ［J］. Cell,2010,143(3):416-429.

［29］HARAOKA M,HANG L,FRENDÉUS B,et al. Neutrophil recruitment and resistance to urinary tract infection ［J］. J Infect Dis,1999,180(4):1220-1229.

[30] INGERSOLL MA, KLINE KA, NIELSEN HV, et al. G-CSF induction early in uropathogenic Escherichia coli infection of the urinary tract modulates host immunity [J]. Cell Microbiol, 2008, 10(12):2568-2578.

[31] SCHIWON M, WEISHEIT C, FRANKEN L, et al. Crosstalk between sentinel and helper macrophages permits neutrophil migration into infected uroepithelium [J]. Cell, 2014, 156(3):456-468.

[32] MORA-BAU G, PLATT AM, van ROOIJEN N, et al. Macrophages subvert adaptive immunity to urinary tract infection [J]. PLoS Pathog, 2015, 11(7):e1005044 .

[33] ISAACSON B, HADAD T, GLASNER A, et al. Stromal cell-derived factor 1 mediates immune cell attraction upon urinary tract infection [J]. Cell Rep, 2017, 20(1):40-47 .

[34] ZYCHLINSKY SCHARFF A, ROUSSEAU M, LACERDA MARIANO L, et al. Sex differences in IL-17 contribute to chronicity in male versus female urinary tract infection [J]. JCI Insight, 2019, 5(13):e122998 .

[35] JONES-CARSON J, BALISH E, UEHLING DT. Susceptibility of immunodeficient gene-knockout mice to urinary tract infection [J]. J Urol, 1999, 161(1):338-341 .

[36] PAPOTTO PH, RIBOT JC, SILVA-SANTOS B. IL-17+ γδ T cells as kick-starters of inflammation [J]. Nat Immunol, 2017, 18(6):604-611.

[37] LE BOURHIS L, MARTIN E, PÉGUILLET I, et al. Antimicrobial activity of mucosal-associated invariant T cells [J]. Nat Immunol, 2010, 11(8):701-708 .

[38] JODAL U, AHLSTEDT S, CARLSSON, B et al. Local antibodies in childhood urinary tract infection: a preliminary study [J]. Int Arch Allergy Appl Immunol, 1974, 47(4):537-546 .

[39] ETHEL S, BHAT GK, HEGDE BM. Bacterial adherence and humoral immune response in women with symptomatic and asymptomatic urinary tract infection [J]. Indian J Med Microbiol, 2006, 24(1):30-33 .

[40] FLOEGE J, BODDEKER M, STOLTE H, et al. Urinary IgA, secretory IgA and secretory component in women with recurrent urinary tract infections [J]. Nephron, 1990, 56(1):50-55 .

[41] ASADI KARAM MR, OLOOMI M, MAHDAVI M, et al. Vaccination with recombinant FimH fused with flagellin enhances cellular and humoral immunity against urinary tract infection in mice [J]. Vaccine, 2013, 31(8):1210-1216 .

[42] BILLIPS BK, YAGGIE RE, CASHY JP, et al. A live-attenuated vaccine for the treatment of urinary tract infection by uropathogenic Escherichia coli [J]. J Infect Dis, 2009, 200(2):263-272 .

[43] SAUER FG, REMAUT H, HULTGREN SJ, et al. Fiber assembly by the chaperone-usher pathway [J]. Biochim Biophys Acta, 2004, 1694(1-3):259-267.

[44] MULVEY MA. Adhesion and entry of uropathogenic Escherichia coli [J]. Cell Microbiol, 2002, 4(5):257-271.

[45] WIZEMANN TM, ADAMOU JE, LANGERMANN S. Adhesins as targets for vaccine development [J]. Emerg Infect Dis, 1999, 5(3):395-403.

[46] LANGERMANN S, MÖLLBY R, BURLEIN JE, et al. Vaccination with FimH adhesin protects cynomolgus monkeys from colonization and infection by uropathogenic Escherichia coli [J]. J Infect Dis, 2000, 181(2):774-778.

[47] POGGIO TV, LA TORRE JL, SCODELLER EA. Intranasal immunization with a recombinant truncated FimH adhesin adjuvanted with CpG oligodeoxynucleotides protects mice against uropathogenic [J]. Can J Microbiol, 2006, 5(11):1093-1102.

[48] HABIBI M, ASADI KARAM MR, BOUZARI S. Transurethral instillation with fusion protein MrpH. FimH induces protective innate immune responses against uropathogenic Escherichia coli and Proteus mirabilis [J]. APMIS, 2016, 124(6):444-452.

[49] RIEGMAN N, VAN DIE I, LEUNISSEN J, et al. Biogenesis of F71 and F72 fimbriae of uropathogenic Escherichia coli: influence of the FsoF and FstFG proteins and localization of the Fso/FstE protein [J]. Mol Microbiol, 1988, 2(1):73-80.

[50] O'HANLEY P, LARK D, FALKOW S, et al. Molecular basis of Escherichia coli colonization of the upper urinary tract in BALB/c mice [J]. J Clin Invest, 1985, 75(2):347-360.

[51] DE REE JM, VAN DEN BOSCH JF. Serological response to the P fimbriae of uropathogenic Escherichia coli in pyelonephritis [J]. Infect Immun, 1987, 55(9):2204-2207.

［52］ROBERTS JA, KAACK MB, BASKIN G, et al. Antibody responses and protection from pyelonephritis following vaccination with purified Escherichia coli PapDG protein ［J］. J Urol, 2004, 171(4): 1682-1685.

［53］KAIJSER B, LARSSON P, OLLING S, et al. Protection against acute, ascending pyelonephritis caused by Escherichia coli in rats, using isolated capsular antigen conjugated to bovine serum albumin ［J］. Infect Immun, 1983, 39(1): 142-146.

［54］ROBERTS JA, KAACK MB, BASKIN G, et al. Prevention of renal scarring from pyelonephritis in nonhuman primates by vaccination with a synthetic Escherichia coli serotype O8 oligosaccharide-protein conjugate ［J］. Infect Immun, 1993, 61(12): 5214-5218.

［55］KUMAR V, GANGULY N, JOSHI K, et al. Protective efficacy and immunogenicity of Escherichia coli K13 diphtheria toxoid conjugate against experimental ascending pyelonephritis ［J］. Med Microbiol Immunol, 2005, 194(4): 211-217.

［56］STENUTZ R, WEINTRAUB A, WIDMALM G. The structures of Escherichia coli O-polysaccharide antigens ［J］. FEMS Microbiol. Rev, 2006, 30(3): 382-403.

［57］O'HANLEY P, LALONDE G, JI G. Alpha-hemolysin contributes to the pathogenicity of piliated digalactoside-binding Escherichia coli in the kidney: efficacy of an alpha-hemolysin vaccine in preventing renal injury in the BALB/c mouse model of pyelonephritis ［J］. Infect Immun, 1991, 59(3): 1153-1161.

［58］ELLIS TN, KUEHN MJ. Virulence and immunomodulatory roles of bacterial outer membrane vesicles ［J］. Microbiol Mol Biol Rev, 2010, 74(1): 81-94.

［59］ASADI KARAM MR, HABIBI M, BOUZARI S. Urinary tract infection: pathogenicity, antibiotic resistance and development of effective vaccines against Uropathogenic Escherichia coli ［J］. Mol Immunol, 2019, 108: 56-67.

［60］ELLIS TN, KUEHN MJ. Virulence and immunomodulatory roles of bacterial outer membrane vesicles ［J］. Microbiol Mol Biol Rev, 2010, 74(1): 81-94.

［61］BEEREPOOT M, GEERLINGS S. Non-antibiotic prophylaxis for urinary tract infections ［J］. Pathogens, 2016, 5(2): 36.

［62］MUENZNER P, TCHOUPA AK, KLAUSER B, et al. Uropathogenic E. coli exploit CEA to promote colonization of the urogenital tract mucosa ［J］. PLoS Pathog, 2016, 12(5): e1005608.

［63］PIATEK R, ZALEWSKA-PIATEK B, DZIERZBICKA K, et al. Pilicides inhibit the FGL chaperone/usher assisted biogenesis of the Dr fimbrial polyadhesin from uropathogenic Escherichia coli ［J］. BMC Microbiol, 2013, 13: 131.

［64］ÅBERG V, ALMQVIST F. Pilicides—small molecules targeting bacterial virulence ［J］. Org Biomol Chem, 2007, 5(12): 1827-1834.

［65］PINKNER JS, REMAUT H, BUELENS F, et al. Rationally designed small compounds inhibit pilus biogenesis in uropathogenic bacteria ［J］. Proc Natl Acad Sci USA, 2006, 103(47): 17897-17902.

［66］GREENE SE, PINKNER JS, CHORELL E, et al. Pilicide ec240 disrupts virulence circuits in uropathogenic Escherichia coli ［J］. mBio, 2014, 5(6): 14.

［67］CEGELSKI L, PINKNER JS, HAMMER ND, et al. Small-molecule inhibitors target Escherichia coli amyloid biogenesis and biofilm formation ［J］. Natl Inst Health, 2010, 5(12): 913-919.

［68］JACOBSEN SM, STICKLER DJ, MOBLEY HLT, et al. E. Complicated catheter-associated urinary tract infections due to Escherichia coli and Proteus mirabilis ［J］. Clin Microbiol Rev, 2008, 21(1): 26-59.

［69］XU W, FLORES-MIRELES AL, CUSUMANO ZT, et al. Host and bacterial proteases influence biofilm formation and virulence in a murine model of enterococcal catheter-associated urinary tract infection ［J］. NPJ Biofilms Microbiomes, 2017, 3: 28.

［70］AMTUL Z, RAHMAN AU, SIDDIQUI RA, et al. Chemistry and mechanism of urease inhibition ［J］. Curr Med Chem, 2002, 9(14): 1323-1348.

［71］BENINI S, RYPNIEWSKI WR, WILSON KS, et al. The complex of Bacillus pasteurii urease with acetohydroxamate anion from X-ray data at 1.55 A resolution ［J］. J Biol Inorg Chem, 2000, 5(1): 110-118.

［72］MORRIS NS, STICKLER DJ. The effect of urease inhibitors on the encrustation of urethral catheters ［J］. Urol Res, 1998, 26(4): 275-279.

［73］TEXIER-MAUGEIN J，CLERC M，VEKRIS A，et al. Ureaplasma urealyticum-induced bladder stones in rats and their prevention by flurofamide and doxycycline［J］. Isr. J. Med. Sci，1987，23（6）：565-567.

［74］POPE AJ，TOSELAND CD，RUSHANT B，et al. Effect of potent urease inhibitor，fluorofamide，on Helicobacter sp. in vivo and in vitro［J］. Dig Dis Sci，1998，43（1）：109-119.

［75］ZABORSKA W，KOT M，SUPERATA K. Inhibition of jack bean urease by 1，4-benzoquinone and 2，5-dimethyl-1，4-benzoquinone. Evaluation of the inhibition mechanism［J］. J Enzyme Inhib Med Chem，2002，17（4）：247-253.

［76］ROBERTS IS.The biochemistry and genetics of capsular polysaccharide production in bacteria［J］. Annu Rev Microbiol，1996，50：285-315.

［77］ANDERSON GG，Goller CC，JUSTICE S，et al. Polysaccharide capsule and sialic acid-mediated regulation promote biofilmlike intracellular bacterial communities during cystitis［J］. Infect Immun，2010，78（3）：963-975.

［78］Goller CC，ARSHAD M，NOAH JW，et al. Lifting the mask：identification of new small molecule inhibitors of uropathogenic Escherichia coli group 2 capsule biogenesis［J］. PLoS One，2014，9（7）：e96054.

［79］CHEN TC，TSAI JP，HUANG HJ，et al. Regulation of cyclooxygenase-2 expression in human bladder epithelial cells infected with type I fimbriated uropathogenic E. coli［J］. Cell Microbiol，2011，13（11）：1703-1713.

［80］HANNAN TJ，ROBERTS PL，RIEHL TE，et al. Inhibition of cyclooxygenase-2 prevents chronic and recurrent cystitis［J］. EBio Medicine，2014，1（1）：46-57.

［81］BLEIDORN J，GÁGYOR I，KOCHEN MM，et al. Symptomatic treatment（ibuprofen）or antibiotics（ciprofloxacin）for uncomplicated urinary tract infection?-results of a randomized controlled pilot trial［J］. BMC Med，2010，8：30.

［82］MOORE M，TRILL J，SIMPSON C，et al. Uva-ursi extract and ibuprofen as alternative treatments for uncomplicated urinary tract infection in women（ATAFUTI）：a factorial randomized trial［J］. Clin Microbiol Infect，2019，25（8）：973-980.

［83］BAE WJ，HA US，KIM S，et al.Reduction of oxidative stress may play a role in the anti-inflammatory effect of the novel herbal formulation in a rat model of hydrochloric acid-induced cystitis［J］. Neurourol Urodyn，2015，34：86-91.

［84］REYGAERT W，JUSUFI I. Green tea as an effective antimicrobial for urinary tract infections caused by Escherichia coli［J］. Front Microbiol，2013，4：162.

［85］NOORMANDI A，DABAGHZADEH F. Effects of green tea on Escherichia coli as a uropathogen［J］. J Tradit Complement Med，2014，5（1）：15-20.

［86］FALAGAS ME，BETSI GI，TOKAS T，et al. Probiotics for prevention of recurrent urinary tract infections in women：a review of the evidence from microbiological and clinical studies［J］. Drugs，2006，66（9）：1253-1261.

［87］HARDY H，HARRIS J，LYON E，et al. Probiotics，prebiotics and immunomodulation of gut mucosal defences：homeostasis and immunopathology［J］. Nutrients，2013，5（6）：1869-1912.

［88］DI CERBO A，PALMIERI B，APONTE M，et al.Mechanisms and therapeutic effectiveness of lactobacilli［J］. J Clin Pathol，2016，69（3）：187-203.

［89］CADIEUX PA，BURTON J，DEVILLARD E，et al. Lactobacillus byproducts inhibit the growth and virulence of uropathogenic Escherichia coli［J］. J Physiol Pharmacol，2009，60（Suppl 6）：13-18.

［90］CHIKINDAS ML，WEEKS R，DRIDER D，et al. Functions and emerging applications of bacteriocins［J］. Curr Opin Biotechnol，2018，49：23-28.

［91］RIAZ S，KASHIF NAWAZ S，HASNAIN S. Bacteriocins produced by L. fermentum and L. acidophilus can inhibit cephalosporin resistant E. coli［J］. Braz J Microbiol，2010，41（3）：643-648.

［92］KEMGANG TS，KAPILA S，SHANMUGAM VP，et al. Cross-talk between probiotic lactobacilli and host immune system［J］. J Appl Microbiol，2014，117（2）：303-319.

［93］ISOLAURI E，SÜTAS Y，KANKAANPÄÄ P，et al.Probiotics：effects on immunity［J］. Am J Clin Nutr，2001，73（2 Suppl）：444S-450S.

［94］BEEREPOOT MAJ，TER RIET G，NYS S，et al. Lactobacilli vs antibiotics to prevent urinary tract infections：a randomized，double-blind，noninferiority trial in postmenopausal women［J］. Arch Intern Med，2012，172（9）：704-712.

［95］NG QX,PETERS C,VENKATANARAYANAN N,et al. Use of Lactobacillus spp. to prevent recurrent urinary tract infections in females［J］. Med Hypotheses,2018,114:49-54.

［96］KORADIA P,KAPADIA S,TRIVEDI Y,et al.Probiotic and cranberry supplementation for preventing recurrent uncomplicated urinary tract infections in premenopausal women:a controlled pilot study［J］. Exp Rev Anti Infect Ther, 2019,17(9):733-740.

［97］ROOS V,ULETT GC,SCHEMBRI MA,et al. The asymptomatic bacteriuria Escherichia coli strain 83972 outcompetes uropathogenic E. coli strains in human urine［J］. Infect Immun,2006,74(1):615-624.

［98］HULL R,RUDY D,DONOVAN W,et al. Urinary tract infection prophylaxis using Escherichia coli 83972 in spinal cord injured patients［J］. J Urol,2000,163:872-877.

［99］DAROUICHE RO,DONOVAN WH,DEL TERZO M,et al. Pilot trial of bacterial interference for preventing urinary tract infection［J］. Urology,2001,58(3):339-344.

［100］DAROUICHE RO,THORNBY JI,STEWART CC,et al. Bacterial Interference for prevention of urinary tract infection:a prospective,randomized,placebo-controlled,double-blind pilot trial［J］. Clin Infect Dis,2005,41(10):1531-1534.

［101］DASHIFF A,JUNKA RA,LIBERA M,et al. Predation of human pathogens by the predatory bacteria Micavibrio aeruginosavorus and Bdellovibrio bacteriovorus［J］. J Appl Microbiol,2011,110(2):431-444.

［102］PRASAD A,CEVALLOS ME,RIOSA S,et al.A bacterial interference strategy for prevention of UTI in persons practicing intermittent catheterization［J］. Spinal Cord,2009,47(7):565-569.

［103］SUNDÉN F,HÅKANSSON L,LJUNGGREN E,et al. Escherichia coli 83972 bacteriuria protects against recurrent lower urinary tract infections in patients with incomplete bladder emptying［J］. J Urol,2010,184(1):179-185.

［104］DAROUICHE RO,GREEN BG,DONOVAN WH,et al. Multicenter randomized controlled trial of bacterial interference for prevention of urinary tract infection in patients with neurogenic bladder［J］. Urology,2011,78(2):341-346.

［105］KADOURI D,O'TOOLE G A. Susceptibility of biofilms to Bdellovibrio bacteriovorus attack［J］. Appl. Environ. Microbiol,2005,71:4044-4051.

［106］GUPTA S,TANG C,TRAN M,et al. Effect of predatory bacteria on human cell lines［J］. PLoS One,2016,11(8): e0161242.

［107］SHATZKES K,CHAE R,TANG C,et al. Examining the safety of respiratory and intravenous inoculation of Bdellovibrio bacteriovorus and Micavibrio aeruginosavorus in a mouse model［J］. Sci Rep,2015,5:12899.

52检